V&R Academic

Medizin und Kulturwissenschaft
Bonner Beiträge zur Geschichte, Anthropologie und Ethik der Medizin

Band 10

Herausgegeben von

Heinz Schott und Walter Bruchhausen

Isgard Ohls

Der Arzt Albert Schweitzer

Weltweit vernetzte Tropenmedizin zwischen Forschen, Heilen und Ethik

V&R unipress

Bonn University Press

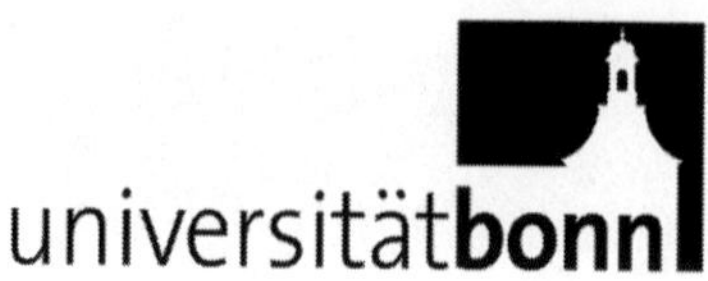

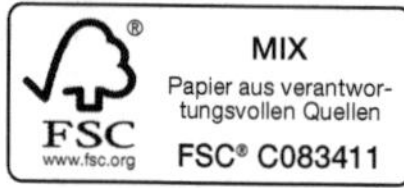

Bibliografische Information der Deutschen Nationalbibliothek

Die Deutsche Nationalbibliothek verzeichnet diese Publikation in der Deutschen Nationalbibliografie; detaillierte bibliografische Daten sind im Internet über http://dnb.d-nb.de abrufbar.

ISSN 2198-6185
ISBN 978-3-8471-0491-9

Weitere Ausgaben und Online-Angebote sind erhältlich unter: www.v-r.de

Veröffentlichungen der Bonn University Press erscheinen im Verlag V&R unipress GmbH.

Printed in Germany.
Titelbild: Deutsches Albert-Schweitzer-Zentrum Frankfurt a.M. (Archiv und Museum); Foto ohne Text und Jahr aus dem Nachlass des Arztes Prof. Hermann Mai.
Druck und Bindung: CPI buchbuecher.de GmbH, Zum Alten Berg 24, 96158 Birkach

Gedruckt auf alterungsbeständigem Papier.

Für Hildegard in Dankbarkeit
und freundschaftlicher Verbundenheit

Inhalt

Geleitwort 11

Einleitung 15
Forschungsstand, Material- und Quellenbasis 17

A. Der Mensch – Das Wirken in Europa (1875–1913)

A.1. Eine biographische Skizze – Albert Schweitzers Weg von Europa nach Afrika 33
A.1.1. Das Elternhaus, die Kindheit und Jugendzeit 33
A.1.2. Die Studienjahre 35
A.1.3. Die erste Ausreise nach Lambarene 37
A.1.4. Der Erste Weltkrieg und die Kriegsgefangenschaft 38
A.1.5. Die zweite Ausreise und Lambarenes Baugeschichte 43
A.1.6. Der Zweite Weltkrieg 46
A.1.7. Die Atomfrage 51
A.1.8. Das alltägliche Leben in Afrika 53
A.1.9. Das Lebensende 57
A.1.10. Der Nachruhm 61

A.2. Der Weg zur Medizin und der Wendepunkt im Jahr 1905 65

A.3. Die Jahre des Medizinstudiums 79

A.4. Der Konflikt mit der Pariser Missionsgesellschaft – Arzt und kein Missionar 99

A.5. Auf dem Weg in die Tropen 115

B. Der Arzt – Das Wirken in Afrika (1913–1965)

Einleitung 127

B.1. Medizinischer Alltag in den Tropen – einzelne Tropenkrankheiten und ihre Therapie 137
B.1.1. Die Tropischen Geschwüre 137
B.1.2. Das Sumpf- oder Wechselfieber (Malaria) 145
B.1.3. Die Schlafkrankheit (afrikanische Trypanosomiasis) 151
B.1.4. Der Aussatz (Lepra) 165
B.1.5. Die Vergiftungen 184

B.2. Die wissenschaftliche Forschung im tropenmedizinischen Alltag von Lambarene 189
B.2.1. Die Verbindungen zum Hamburger Bernhard-Nocht-Institut für Tropenmedizin 189
B.2.2. Exkurs: Das Tierexperiment 228
B.2.3. Internationale Kontakte zu weiteren tropenmedizinischen Instituten und Forschern 239
B.2.4. Exkurs: Der klinisch-therapeutische sowie wissenschaftliche Versuch im tropenärztlichen Alltag von Lambarene – die »medical notebooks« aus der Syracuse University Library 256
B.2.5. Die Entwicklungsgeschichte der wissenschaftlichen Forschung in Lambarene 275

C. Der Denker – Das Wirken Schweitzers in der und für die Welt (1913–2013)

Einleitung 301

C.1. Schweitzers Umgang mit den kranken Menschen: europäische und afrikanische PatientenInnen 307
C.1.1. Die EuropäerInnen 307
C.1.2. Die AfrikanerInnen 313
C.1.3. Der Vergleich 320

C.2. Ein europäisches Spital im afrikanischen Kontext: Die Begegnung von Biomedizin und traditioneller Medizin 331

C.3. Die ethisch-moralische Basis von Schweitzers tropenärztlichem Handeln . . . 357

Schlussresumé und Ausblick . . . 395

Wissenschaftlicher Anhang

1. Literaturverzeichnis . . . 401
1.1. Primärliteratur . . . 402
1.1.1. Ausgewählte und Gesammelte Werke . . . 402
1.1.2. Weitere Schriften von Albert Schweitzer . . . 403
1.1.2.1. Von Albert Schweitzer selbst veröffentlichte Werke . . . 403
1.1.2.2. Von anderen Autoren herausgegebene Bücher mit Texten von Albert Schweitzer . . . 404
1.1.2.3. Die Nachlassedition . . . 406
1.2. Sekundärliteratur . . . 406
1.2.1. Monographien . . . 406
1.2.2. Sammelbände . . . 417
1.2.3. Aufsätze . . . 421
1.2.4. Zeitschriftenartikel . . . 438
1.2.5. Lexikonartikel . . . 439
1.2.6. Archivmaterial und Manuskripte . . . 440
1.2.7 Internetquellen . . . 453
1.2.8. Wissenschaftliche Hilfsmittel . . . 454

2. Abkürzungsverzeichnis . . . 457
2.1. Schriften Albert Schweitzers – Nach Abkürzungen sortiert . 457
2.2. Weitere Abkürzungen . . . 462

3. Danksagung . . . 465

Geleitwort

Albert Schweitzer hat wie kein Anderer das Bild des europäischen Arztes in Afrika geprägt – für die mitteleuropäische und nordamerikanische Öffentlichkeit wie auch für die afrikanische Bevölkerung des frankophonen Zentralafrika. Dabei stand die Zuwendung zum leidenden Menschen, die sich aus seiner christlichen und ethischen Gesinnung ergab, im Vordergrund des Interesses von Hilfesuchenden vor Ort und Unterstützungswilligen in vielen Teilen der Welt. In den Hintergrund trat deshalb das Bewusstsein, dass seine Arbeit nicht nur einer nachahmungswürdigen Motivation und bewundernswerten Opferbereitschaft bedurfte, sondern ebenso eine organisatorische und medizinisch-wissenschaftliche Meisterleistung darstellte.

Die Verdrängung dieses Aspekts entsprang zum Teil einer häufig geringeren öffentlichen Wertschätzung von praktischen Fertigkeiten und handlungsrelevantem Wissen gegenüber der Erfüllung von moralischen Ansprüchen und Gewinnung von geistigen Erkenntnissen. Diese Verdrängung war aber auch Begleiterscheinung des gelegentlichen krampfhaften Versuchs, am Ideal oder Idol Schweitzer zu kratzen, den der Psychoanalytiker Horst-Eberhard Richter in seinem Vorwort zur Taschenbuchausgabe von Schweitzers autobiographischer Schrift »Zwischen Wasser und Urwald« konstatierte. Gegner Schweitzers, vor allem seiner Warnung vor Kernwaffen, seiner Kritik am Kolonialismus oder seiner Forderung nach Respektierung allen Lebens, aber auch seiner Stellung als moralische Instanz überhaupt konnten kaum seine persönliche Integrität in Frage stellen. Deshalb suchten sie sich andere Gebiete, neben seinem autoritären Führungsstil und seiner mangelhaften Auseinandersetzung mit einheimischen Sprachen und kulturellen Eigenarten vor allem seine medizinische Praxis im Hospital, die dann gerne als chaotisch, unhygienisch und insgesamt fern von allen gültigen Standards verurteilt wurde.

Solche vorschnellen Urteile von Besuchern relativierten sich fast immer nach längerer Auseinandersetzung mit Schweitzers sehr persönlicher Schöpfung am Urwaldfluss. Doch sie dürften dazu beigetragen haben, dass der tropenmedizinisch-wissenschaftlichen Seite seiner Tätigkeit nicht dieselbe Aufmerksamkeit und Anerkennung zu Teil wurde wie der menschlichen. Das gilt selbst für solche zeitgenössischen medizinischen Experten wie den Bonner Lehrstuhlinhaber für Innere Medizin Paul Martini, der als Autor des deutschsprachigen Standardwerks zur klinischen Forschung und als Arzt von Bundeskanzler Adenauer mit entsprechendem Einfluss auf die bundesdeutsche Forschungspolitik einen besonders privilegierten Überblick über die medizinische Wissenschaft der Zeit hatte. In der gängigen Entgegensetzung von Mediziner und Arzt, die bei Martini keine Abwertung beinhaltete, betonte er 1962 bei Schweitzer die Exzellenz des Ärztlichen derart, dass eine Gering(er)schätzung des Mediziners überdeutlich wurde. Das mag seine Berechtigung insofern haben, als es sicher weitaus größere tropenmedizinische Forscher gab – allerdings auch einige andere Ärztinnen und Ärzte, die ihr ganzes Leben überaus erfolgreich der kurativen Arbeit in Afrika widmeten.

Der materialreichen und gründlichen Studie von Isgard Ohls, die als Theologin, Musikerin und Ärztin Schweitzer in Vielem sehr nahe ist, kommt das große Verdienst zu, auch anhand von zahlreichen bisher unveröffentlichten Archivalien und in umfassender Kenntnis der bereits sehr umfangreichen Literatur zu Schweitzer mit einem solchen einseitigen Bild des bloß humanitären, weniger wissenschaftlichen Buschdoktors aufzuräumen. Ohne seine überragenden Leistungen auf theologisch-philosophisch-ethischem Gebiet, die sie schon in ihrer theologischen Dissertation ausführlich gewürdigt hat, im Geringsten zu schmälern, zeigt sie nun das fortwährende und aktive Interesse Schweitzers auf, durch neues wissenschaftlich gewonnenes Wissen die Behandlung in Lambarene beständig zu verbessern. Schweitzer war sich demnach sehr wohl bewusst, dass das für Patientinnen und Patienten entscheidende Gut, das er in den Urwald zu bringen suchte, nicht (nur) Menschlichkeit, sondern die Ergebnisse wissenschaftlicher Forschung waren. Dass Schweitzer dabei selbst vor dem Tierversuch nicht zurückschreckte, ja ihn mit ihm zur Verfügung stehendem Geld sogar selbst in Auftrag gab, mag weniger reflektierte Anhänger seiner Ehrfurcht vor dem Leben befremden. Es zeigt jedoch, wie wichtig für Schweitzer eine wissenschaftlich zuverlässige Versorgung der Kranken war. Einen grundsätzlichen Gegensatz zwischen Menschlichkeit und moderner, naturwissenschaftlich basierter Medizin, den manche Gegner letzterer damals und später zu konstruieren suchten, gab es für diesen auch geisteswissenschaftlich hoch gebildeten Mann offenbar nicht.

Mit aller historisch-kritischen Distanz, die eine solche Studie als wissenschaftliches Werk erst möglich macht, beweist Isgard Ohls, dass man nicht verschiedene Interessen und Tätigkeiten Schweitzers gegeneinander ausspielen muss, um seine imponierenden Leistungen angemessen untersuchen, darstellen und würdigen zu können. Es ist selbst bei näherer, ja denkbar detaillierter Betrachtung durch eine solche medizinhistorische Forschungsarbeit möglich, die

Gründlichkeit und Gewissenhaftigkeit Schweitzers in seiner Behandlung afrikanischer wie europäischer Kranker einschließlich deren beständiger Weiterentwicklung anzuerkennen. Eine Verbindung von hehrer Gesinnung mit defizitärer Praxis, die nicht selten Glaubwürdigkeit untergräbt, kann man also Schweitzer auch im Blick auf die Medizin nicht vorwerfen. Qualitätssicherung und -verbesserung funktionierte bei ihm ohne externe Kontrolle und Wettbewerb. Auch darin, im Kleinen und nicht nur im Großen, kann er ein Vorbild sein – sofern eine Zeit oder ein Fachgebiet überhaupt wieder bereit ist, die dringende Notwendigkeit von Vorbildern in Ergänzung zur inzwischen bevorzugten, selbstverständlich immer erforderlichen Regulierung anzuerkennen.

Diesem wertvollen Beitrag zu unserem Schweitzer-Bild und zur Schweitzer-Forschung ist zu wünschen, dass er in diesem Sinne nicht nur den engen Kreis der Anhängerschaft oder biographisch Interessierten erreicht und überzeugt, sondern darüber hinaus eine weitere Leserschaft, die sich der Frage nach dem Zusammenhang von humanitärem Engagement und wissenschaftlich basierter Lebensform – oder einfacher: der Menschlichkeit der Medizin – stellt.

Als Mitherausgeber der »Bonner Beiträge zur Geschichte, Anthropologie und Ethik der Medizin«, der selbst als Arzt und Theologe vor wie nach seiner vielfach ähnlichen, aber ungleich kürzeren Krankenhausarbeit in Afrika Schweitzer mit großem Gewinn und manchem Befremden gelesen hat, ist es mir eine Ehre und Freude, dass dieses Werk in unserer Buchreihe erscheint. Als zehnter Band zeigt es in exemplarischer Weise, wie die historische Perspektive die Frage nach dem Menschen und dem guten Handeln in der Medizin aufgreifen kann und vielfältig bereichert.

Bonn, im Juli 2015, dem 50. Todesjahr Alber Schweitzers
Walter Bruchhausen

Einleitung

»Den Arzt von Lambarene kenn ich nicht,
der Orgel spielt, den Meister Bach versteht,
als Deutender durch Christi Leben geht,
der Inder Denken prüft im klaren Licht.
Nun lebt er, in der Ferne lang verweilend,
am dunklen Kongo. Gern frag ich ihn,
warum er sich dem Abendland entziehn,
sich läutern musste, kranke Neger heilend.
Ich wüßt ihn gerne frei von allem Streit.–
Vielleicht verwies er auf des Herzens Drang,
das ihn zu schlichter Güte zwang,
vielleicht verwies er auf die wirre Zeit,
vielleicht auch lächelt er: Du blinder Tor,
und spielte mir die ›Kunst der Fuge‹ vor.«[1]

Diese Studie widmet sich Albert Schweitzers ärztlicher Tätigkeit vor dem Hintergrund seiner Auffassung von Tropenmedizin und Ethik. Sie möchte dabei einige spezielle Aspekte im tropenärztlichen Wirken Albert Schweitzers (1875–1965) in Lambarene/Gabun näher betrachten, u. a. seinen Anspruch auf Wissenschaftlichkeit im praktischen Alltagsgeschäft. Sie unternimmt dieses vor dem Hintergrund der 100-jährigen Existenz des Tropenspitals in Lambarene, welches im Jubiläumsjahr 2013 ein breites öffentliches Interesse an der Person und dem Werk Albert Schweitzers gezeigt hat bzw. an der dort praktizierten Medizin im ethischen Horizont der »Ehrfurcht vor dem Leben«.

Der auf Albert Schweitzer zurückzuführende Begriff der Ethik »Ehrfurcht vor dem Leben« wird aktuell in den unterschiedlichsten Kontexten gebraucht[2], allerdings in den seltensten Fällen noch mit dem Namen seines Erfinders verknüpft. Kann man den Begriff generell als grundlegendes ärztliches Handlungsprinzip in einer ähnlichen Ausrichtung wie den Hippokratischen Eid verstehen?

Der geprägten Formel »Ethik der Ehrfurcht vor dem Leben« wird diese Arbeit im Kontext ihres Themas »Der Tropenarzt Albert Schweitzer (1875–1965)« ein Stück weit nachspüren. Sie folgt dabei der Leitfrage: Was war das tropenmedizinische Proprium Lambarenes?

1 Gedichtet von Andreas Haushofer in den »Moabiter Sonetten«; in: Caroline Fetscher, Die Tropen als Text. Albert Schweitzers »Zwischen Wasser und Urwald«, Hamburg 1993, S. 31.

2 So z. B. in Hans Küngs »Projekt Weltethos« sowie in der aktuellen Debatte um Tierschutz und Ökologie, vgl. Gerhard Gansterer, »Die Ehrfurcht vor dem Leben. Die Rolle des ethischen Schlüsselbegriffs Albert Schweitzers in der theologisch-ökologischen Diskussion«, Frankfurt a. M. 1997 sowie Erich Gräßer, Albert Schweitzer. Ehrfurcht vor den Tieren, München 2006.

Gegenüber seinem ärztlichen Nachfolger Dr. Walter Munz sprach Albert Schweitzer einmal von dem Urwaldspital in Lambarene als einer »Improvisation seiner Ethik der Ehrfurcht vor dem Leben«.[3] In Lambarene wurde Medizin im ethischen Horizont der »Ehrfurcht vor dem Leben« betrieben, die auch das Handeln am kranken Menschen prägte. Schweitzer wollte mit diesem humanitären Hilfsprojekt, das experimentellen Charakter trug und in seiner entwicklungspolitischen Ausrichtung seiner Zeit weit voraus war[4], herausfinden, »ob die Ehrfurcht vor dem Leben eine tragfähige Grundlage sei und ob sie sich bewähre in der Wirklichkeit mit allen ihren Nöten und Freuden«.[5] Albert Schweitzers Denkansatz bzw. seine praktische Umsetzung erscheint dabei auch am Beginn eines neuen Jahrtausends für eine sich immer mehr vernetzende und auf Interdisziplinarität Wert legende Welt weiterhin bedenkenswert zu sein, worauf sowohl die Nachlassedition als auch die Publikationsfülle zum Jubiläumsjahr hingewiesen haben[6]. Viele Aspekte seines tropenärztlichen Wirkens erscheinen heutzutage aktuell und diskussionswürdig.

3 Walter Munz, »Albert Schweitzer im Gedächtnis der Afrikaner und in meiner Erinnerung«, Albert-Schweitzer-Studien 3, Bern/Stuttgart 1991, 28.

4 Zum Begriff der »Entwicklungshilfe«, der sich für den Bereich Gesundheit ab den 1930er Jahren und als staatliche »Entwicklungspolitik« zur Verbesserung der politischen, wirtschaftlichen und sozialen Situation in den sogenannten »Entwicklungsländern« erst in den 1950er Jahren etablierte (vgl. Trumans Antrittsrede zur Gründung der NATO am 20.1.1949), bei Schweitzer vgl. Isgard Ohls, »Improvisationen der Ehrfurcht vor allem Lebendigen – Albert Schweitzers Ästhetik der Mission«, Göttingen 2008, darin: Kap. B(2), 4. »Das missionsärztliche Entwicklungshilfeprojekt Lambarene 1924–1965«, 168–175.

5 Ebd., 28f.

6 Dazu gehören beispielsweise: Albert Schweitzer. Das Buch der Albert-Schweitzer-Zitate, hg. v. Einhard Weber, im Auftrag des DASZ und AISL, München 2013; Albert Schweitzer. Facetten einer Jahrhundertgestalt, Referate einer Vorlesungsreihe des Collegium generale der Universität Bern im Frühjahrssemester 2013, hg. im Auftrag des Collegium generale von Angela Berlis/Hubert Steinke/Fritz von Guten/Andreas Wagner, Berner Universitätsschriften 59, Bern 2013; Albert Schweitzer – Hundert Jahre Menschlichkeit. Gedenk- und Gedankenbuch zum 100. Jubiläum der Spitalgründung. Persönlichkeiten unserer Zeit schreiben über Albert Schweitzer, hg. v. Einhard Weber, Frankfurt a.M. 2013; Albert Schweitzer in Nierstein und Rheinhessen, Niersteiner Geschichtsblätter, hg. v. Geschichtsverein Nierstein, 2013; Albert Schweitzer Rundbrief Nr. 105. Jubiläumsausgabe »Best of« Jahrbuch 2013, hg. v. DASZ Frankfurt a.M., 2013; Wolfgang Heidt, Gelebte Menschlichkeit – Albert Schweitzer, Agentur des Rauhen Hauses Hamburg, Hamburg 2013; DASZ, Internationaler Albert-Schweitzer-Preis, Dokumentation der ersten Preisverleihung am 29. Mai 2011, hg. v. DASZ Frankfurt a.M., Stiftung DASZ Frankfurt a.M., Albert-Schweitzer-Haus Königsfeld/Schwarzwald, Königsfeld 2012; Jo und Walter Munz, Albert Schweitzers Lambarene 1913–2013. Zeitzeugen berichten zum 100-jährigen Jubiläum, elfundzehn-Verlag Schweiz, ohne Ortsangabe 2013; Walter Schiffer, Ehrfurcht vor dem Leben, Ein literarischer Gottesdienst in Memoriam Albert Schweitzer, hg. v. Stiftung DASZ Frankfurt a. M. 2013, Albert-Schweitzer-Reflexionen Bd. 1; Beate Steitz-Röckener, Albert Schweitzer, Agentur des Rauhen Hauses Hamburg, Hamburg 2012; Klaus Stoevesandt, Albert Schweitzer und Camus – Auf der Suche nach dem menschlichen Maß, Bonn 2013.

Forschungsstand, Material- und Quellenbasis

Daher überrascht es wenig, dass das Themenfeld »Der Arzt Schweitzer« in der bisherigen wissenschaftlichen Albert-Schweitzer-Forschung bereits zahlreich untersucht wurde, allerdings zumeist in Form kürzerer Abhandlungen und Aufsätze. Hier ist zu unterscheiden zwischen Aufsätzen von Zeitzeugen, die unter dem lebhaften Eindruck von Schweitzers tropenärztlichem Handeln standen – als erste Publikationen erschienen hier eine Arbeit des missionsärztlichen Kollegen Gottlieb Olpp (1872–1950) aus dem Deutschen Institut für ärztliche Mission in Tübingen (1922) sowie kurz vor Schweitzers Tod ein Sammelband, herausgegeben vom Biographen Hans-Walter Bähr (1915–1995), ebenfalls aus Tübingen[7] – und dem Beginn der wissenschaftlichen Albert-Schweitzer-Forschung. In den 1990er Jahren setzte eine erste kritische Auseinandersetzung mit Schweitzers ärztlichem Wirken unter einzelnen speziellen Gesichtspunkten, etwa dem Blick auf ökologische und medizinethische Themen, ein, für die exemplarisch die nach Nationen getrennte Herausgabe der Beiträge zur wissenschaftlichen Albert-Schweitzer-Forschung aus Deutschland und der Études Schweitzeriennes aus dem Elsass stehen.[8] Mit dem Erscheinen der Nachlassedition Schweitzers wurde ab der Jahrtausendwende eine differenzierte und umfassendere Auseinandersetzung mit dem ärztlichen Werk Schweitzers möglich.[9] Daneben existieren Monographien, bei denen man zwischen Berich-

7 Olpp, G., *Missionsarzt Prof. Dr. med., Dr. phil., D. theol. Albert Schweitzer,* in: Die ärztliche Mission. DifäM Tübingen, 12.Jg. Nr. 2 Januar 1922, 25–29; Baur, Hermann, *Das Spital in Lambarene,* in: Bähr, *Albert Schweitzer,* Tübingen 1962, 342–357; Kretschmer, Wolfgang, *Albert Schweitzers Ethik und die moderne Psychiatrie,* in: Bähr, *Albert Schweitzer,* Tübingen 1962, 326–335; Martini, Paul, *Albert Schweitzer als Arzt,* in: Bähr, *Albert Schweitzer,* Tübingen 1962, 313–320; Uchimura, Yushi, *Der ärztliche Weg der Humanität,* in: Bähr, *Albert Schweitzer,* Tübingen 1962, 336–339; Zbinden, Hans, *Lambarene – Sinnbild heilender Menschenliebe,* in: Bähr, *Albert Schweitzer,* Tübingen 1962, 384–391; Lauterburg-Bonjour, Markus, *Albert Schweitzer als Arzt,* in: Buri, *Ehrfurcht vor dem Leben,* Bern 1955, 159–166; Stoevesandt, Karl, *Albert Schweitzer als Arzt und Helfer der Menschheit,* EvTh H. 3 / 1955, 97–113; Mai, Hermann, *Der Arzt Albert Schweitzer.* Begegnung und Werk, Univ. 24 (1969), 629–640.

8 Drunkenmölle, Hans-Rudolf, *Arzt im ökologischen Kontext.* Zur ökologischen Medizin im Denken und Handeln Albert Schweitzers, in: Beyer/Stempel, *Welt, Umwelt, Ökologie (BASF 3),* Weinheim 1995, 157–163; Isch, Francois, Schweitzer médecin, Aufsatzsammlung in den Études Schweitzeriennes. Revue d'étique, de théologie et de philosophie, AFAAS, No.7, Strasbourg 1995; Kreß, Hartmut, *Prädiktive Medizin und ärztliche Beratung.* Albert Schweitzers Postulat der Steigerung ethischer Verantwortung im Blick auf das Arzt-Patienten-Verhältnis, in: Schüz, *Leben nach Maß – zwischen Machbarkeit und Unantastbarkeit.* Biotechnologie im Licht des Denkens von Albert Schweitzer (BASF 10), Frankfurt a. M. 2005, 231–253.

9 Baranzke, Heike, *Albert Schweitzer – ein Vordenker der Medizinethik?,* in: Altner et al., *Leben inmitten von Leben.* Die Aktualität der Ethik Albert Schweitzers, Stuttgart 2005, 52–67; Steinke, *Albert Schweitzer als Arzt: ein Versuch,* in: Berlis/Steinke/von Gunten/Wagner, Albert Schweitzer. Facetten einer Jahrhundertgestalt, Berner Universitätsschriften 59, Bern 2013,

ten von ärztlichen Mitarbeitern, welche von ihren individuellen Erfahrungen in der praktischen ärztlichen Zusammenarbeit mit Schweitzer und in der Phase nach seinem Tod berichten[10], und zwischen beobachtenden Besuchern des Spitallebens unterscheiden muss.[11] Wenige Studien haben ansatzweise eine kritische Würdigung des Arztes Albert Schweitzer vorgenommen.[12] Hier bilden die längeren Arbeiten von Hermann Mai aus dem Jahre 1992 und Walter Munz aus den Jahren 2005 bzw. 2013 eine Ausnahme, welche sich als ärztliche Kollegen und Mitarbeiter – aus ihren Erfahrungen im alltäglichen Umgang mit Schweitzer im Tropenspital gespeist – mit einzelnen Aspekten (v.a. infrastrukturell-organisatorischen, pädiatrischen, ethnomedizinischen oder biographischen) im ärztlichen Wirken Schweitzers auseinandergesetzt haben.[13] Es fällt auf, dass sich bislang keine systematische Studie seinem tropen-ärztlichen Wirken zugewandt hat. V.a. sein Anspruch auf *Wissenschaftlichkeit* im ärztlichen Alltagsgeschäft ist nicht kritisch gewürdigt worden. Daher soll Albert Schweitzers Wirken v.a. unter folgenden Gesichtspunkten betrachtet werden: Welche Basis bildete sein europäisches Wirken für die tropenärztliche Tätigkeit in Afrika? Wie sah der medizinische Alltag in den Tropen im einzelnen aus? Welche Krankheiten wurden behandelt, welche Therapieformen fanden Anwendung? Wie wandelten sich diese im Laufe der 50-jährigen Tätigkeit Schweitzers in den Tropen? Wie prägte die wissenschaftliche Forschung den tropenmedizinischen Alltag? Albert

177–192; van Soest, Aart, *Medizin und Weltanschauung bei Albert Schweitzer*, in: Müller/Becker, Religion und Verstehen. Albert Schweitzers Religionsverständnis und der interreligiöse Dialog (BASF 8), Frankfurt a. M. 2001, 143–163.

10 Jilek-Aall, Louise, *Working with Dr. Schweitzer.* Sharing his Reverence for Life, published simultaneously in Canada and the United States by Hancock House Publishers, Surrey,B.C./Blaine,WA 1990; Nessmann, Victor, *Avec Albert Schweitzer de 1924 à 1926.* Lettres de Lambaréné (Etudes Schweitzeriennes No.6), Strasbourg 1994; Wenzel, Lene/Bechtle, Ferdinand, *Albert Schweitzer* – Lambarene einst und jetzt, Stuttgart 1975; Steiner, Andreas, *Arzt im Busch.* Eine Herausforderung, Bern 1990.

11 Woytt-Secretan, Marie, *Albert Schweitzer.* Der Urwalddoktor von Lambarene, Bern 1947; Laedrich, Walter, *Albert Schweitzer.* Das Spital im Urwald, mit Aufnahmen von Anna Wildikann, Bern 1948; Oswald, Suzanne, *Im Urwaldspital von Lambarene*, hg. v. Schweizer Hilfsverein für das Albert-Schweitzer-Spital in Lambarene, Thun 1986.

12 Nossik, Boris Michailowitsch, *Albert Schweitzer.* Ein Leben für die Menschlichkeit, in: Humanisten der Tat. Hervorragende Ärzte im Dienst des Menschen hg. v. W. Genschoreck und A. Gläser, Leipzig 1978; Simmank, Lothar, *Der Arzt.* Wie Albert Schweitzer Not linderte, Berlin 2008.

13 Mai, Hermann, *Das Albert Schweitzer-Spital Lambarene*, Frankfurt a.M. 1984; Mai, Hermann, *Kinderarzt in zwei Erdteilen*, hg. v. Albert Schweitzer Archiv Frankfurt a.M., Kelkheim 1984; Mai, Hermann, *Albert Schweitzer und seine Kranken.* Ein Beitrag zur Geschichte der Tropenmedizin, Tübingen 1992; Munz, Walter und Jo, *Mit dem Herzen einer Gazelle und der Haut eines Nilpferd.* Albert Schweitzer in seinen letzten Lebensjahren und die Entwicklung seines Spitals bis zur Gegenwart, Frauenfeld/Stuttgart/Wien 2005 sowie dessen erweiterte Neuauflage unter dem Titel *Albert Schweitzers Lambarene 1913–2013.* Zeitzeugen berichten zum 100-jährigen Jubiläum, 2013.

Schweitzers Wirken wird v. a. unter zwei Gesichtspunkten betrachtet werden: a) Welche Rolle spielt der medizinisch-klinische Versuch in Schweitzers Wirken und in welcher Beziehung steht der Versuch zu dem ethischen Grundsatz »Ehrfurcht vor dem Leben«? b) Welche Beziehungen hatte Schweitzer zu Tropenärzten sowie Forschungsinstitutionen? Dabei wird es besonders um seinen Kontakt zum Hamburger Bernhard-Nocht-Institut für Tropenmedizin und dessen Mitarbeitern sowie zu den wissenschaftlichen Ergebnissen der tropenmedizinischen Forschung, wie beispielsweise denjenigen des englischen Tropenarztes und Entdeckers des Übertragungsweges der Malariaerkrankung Sir Ronald Ross, gehen. Abschließend wird ansatzweise nach dem Erbe dieses besonderen tropenärztlichen Wirkens in seiner gegenwärtigen, weltweiten Bedeutung gefragt werden.

Wie sieht die heranzuziehende *Materialbasis* im einzelnen aus? Schweitzer selbst hat sich in den verschiedensten Kontexten seines 90-jährigen Lebens wiederholt über seine ärztliche Tätigkeit in Lambarene geäußert und dabei immer wieder den Zusammenhang mit seinen ethischen Idealen in seinem Hilfsprojekt verdeutlicht, wie in dieser Studie im weiteren Verlauf im einzelnen gezeigt werden wird.[14] Daneben existieren zahlreiche Publikationen seiner MitarbeiterInnen, v. a. von Ärzten und Pflegerinnen sowie den zahlreichen Besuchern[15]: Wissenschaftlern, Journalisten, Familienangehörigen und von Menschen, die sich seinem Werk ganz allgemein verbunden fühlten, welche in den unterschiedlichsten Kontexten über die medizinische Arbeit, in welche sie während ihrer Aufenthalte Einblick gewinnen konnten, berichtet haben. Die umfangreiche Publikationstätigkeit geschah zum einen, um die finanzielle Weiterexistenz des Schweitzer' schen Spitalorganismus zu sichern, zum ande-

14 Primärquellen sind u. a. Fischer, Gerhard, Albert Schweitzer. Mitteilungen aus Lambarene 1913–14 [MLa], Berlin 1983; Albert Schweitzer, Zwischen Wasser und Urwald [WU], Bern 1921 (1921), in: AW I, 315–476; Albert Schweitzer, Briefe aus Lambarene 1924–27 [BRL 1924–27]. Berichte aus Lambarene, Basel/München 1955, in: AW I, 477–686; Albert Schweitzer, Aus meinem Leben und Denken [LD], Leipzig/Bern 1931, in: AW I, 19–252; Fischer, Gerhard, Albert Schweitzer. Briefe aus dem Lambaréné-Spital. Berichte aus den Jahren 1930–54 [BRL 1930–54]; Albert Schweitzer, Afrikanische Geschichten [AGe], Leipzig 1939. Bern/Stuttgart 1985; Bähr, Hans Walter, Albert Schweitzer. Leben, Werk und Denken 1905–1965 [LWD], mitgeteilt in seinen Briefen, Heidelberg 1987; Albert Schweitzer, Medicine in the jungle, in: The Journal of the American medical Assoziation, Vol. 156, No. 17, 1954, 1547–1549 [Syracuse University Library, Box 28, Albert Schweitzer Fellowship Records]; Albert Schweitzer, Le secours médical aux colonies, in: Revue Rouge, Paris, 15.9. 1931, Frankfurter Archiv, 444–450; Laedrich, Walter (Hg.), Das Spital im Urwald. Aufnahmen von Anna Wildikann, Bern 1948.

15 Vgl. Hubert Steinke, Albert Schweitzer als Arzt: ein Versuch, in: Albert Schweitzer. Facetten einer Jahrhundertgestalt, Referate einer Vorlesungsreihe des Collegium generale der Universität Bern im Frühjahrssemester 2013, hg. v. Angela Berlis/Hubert Steinke/Fritz von Guten/Andreas Wagner, Berner Universitätsschriften 59, Bern 2013, S. 177–192, S. 177.

ren, um den eigenen Lebensweg in seiner Zeit vor einer breiten Öffentlichkeit zu rechtfertigen bzw. die dort gelebten Ideale anderen Menschen mitzuteilen. Umso mehr erstaunt es, dass Schweitzer als Autor zahlreicher geisteswissenschaftlicher Schriften keine tropenmedizinischen Werke verfasst hat und stattdessen nur in seinen »Mitteilungen aus Lambarene« medizinische Berichte am Rande erstellte. »Dr. Schweitzer, aus dessen Feder ein Handbuch der Tropenmedizin den Rang eines aus einzigartiger Erfahrung erwachsenen Standardwerkes hätte erwerben können, hat stattdessen nur im Rahmen seiner Erlebnisberichte aus der Praxis erzählt. Dadurch ist nun nichts Systematisch-Zusammenfassendes, nur Fragmentarisches von seinem an Zeitumfang intensivsten Arbeitsgebiet niedergelegt. Aber gerade die in ›Wasser und Urwald‹ und in den ›Mitteilungen aus Lambarene‹ tagebuchartig aufgezeichneten Begebenheiten, die täglichen ›Fälle‹, zeigen ihn als Arzt viel näher, als ein Fachbuch dies je hätte leisten können: die behutsame, geschickte Chirurgenhand, das fährtensichere Gespür des guten Diagnostikers, den Einfallsreichtum bei aussichtslos erscheinenden Krankheitsbildern, die unlernbaren ärztlichen Qualitäten, die der verehrende Bonner Kollege Paul Martini an ihm rühmte: Verantwortungsbewußtsein, Ehrfurcht, Demut, Liebe und Wahrhaftigkeit. Schweitzer war nie Mediziner aus Leidenschaft, wie er stattdessen Musik, Theologie, Predigtamt begeistert und Philosophie mit bohrendem Ernst betrieben hat. Doch gerade er [...] besaß als Arzt die Gabe, daß ihm sein Tun unter den Händen zwar nicht zu Gold wurde, aber meist zu Erfolg und Segen gedieh. Dabei behauptete er, zu weich für diesen Beruf zu sein«[16]. Schweitzers konkrete ärztliche Leistung als Forscher und Wissenschaftler in den Tropen fand innerhalb von Würdigungen wie der beispielhaft zitierten des Hamburger Journalisten Harald Steffahn dabei wenig kritische Beachtung. Das Bild des unantastbaren Heiligen im Urwald, dessen philosophischer Denkansatz durchaus kritisiert werden konnte, erschien lange Jahre in seiner praktischen Tätigkeit als Verwirklichung dieses Denkens praktisch nicht zu kritisieren. Dabei hat es in der *Rezeptionsgeschichte* eine interessante *Entwicklung* gegeben:

Beginnend mit der Verleihung des Friedensnobelpreises 1952 und bis in die erste Zeit nach seinem Tod 1965 reichend, galt Albert Schweitzer als moralisch nahezu unanfechtbar. Kritik erfolgte nur am Spitalorganismus. In der neueren wissenschaftlichen Albert-Schweitzer-Forschung wird seit Beginn der 1990er Jahre jedoch gerade die medizinische Leistung Schweitzers verstärkt hervorgehoben und Kritik an dem philosophischen Entwurf einer Kulturphilosophie in Form der Weltanschauung der Ethik der Ehrfurcht vor dem Leben geübt. So fällt in der Rezeptionsgeschichte seines Lebenswerkes auf, dass sich offenbar gerade an der medizinische Tätigkeit in Lambarene die Geister schieden. Zu den ersten

16 Steffahn, Du aber folge mir nach, Bern/Stuttgart 1974, 115f.

Bewunderern zählen u. a. die ärztlichen Nachfolger, Walter Munz[17], Hermann Mai (1902–2001)[18], die Familienangehörigen[19], aber auch afrikanische Zeitzeugen, welche Walter Munz in den 1990er Jahren in Gabun interviewte[20]. Sie alle sahen in Schweitzer eine moralische Instanz, welche in einer außerordentlichen Persönlichkeitsstruktur ihre Wurzel fand[21]. Darüber hinaus wagten vereinzelte

17 Für Munz war Schweitzer »ein von Jesus Ergriffener«; Munz, ASS 3, 1991, 152.

18 Mai bewunderte an Schweitzer die ungeteilte und nicht teilbare Universalität bzw. Ganzheitlichkeit, welche verschiedene wissenschaftliche Disziplinen wie selbstverständlich miteinander verband, die »wohlüberlegte Ökonomie seiner Kräfte« bzw. den »instinktiven Ausgleich von Körperkraft und Geistesarbeit« [Mai, 1992, 116] sowie die »Meisterschaft der Improvisation, die Gabe der blitzschnellen Erfassung einer unerwarteten Situation und deren richtiger Einschätzung«, welche v. a. den Operateur auszeichnete; Mai, 1992, 120.

19 Nach seinem Tod kam es zu Auseinandersetzungen zwischen konservativen Schweitzer-Vereinigungen und progressiven Familienangehörigen, wie beispielsweise Rhena Schweitzer. »Es hat sich lange hingezogen, erst 1980 ist das neue Hospital entstanden. Rhena [...] war in den ganzen Albert Schweitzer Vereinen eine der progressivsten und sehr offen für neue Initiativen«, 5; Interview mit Ary van Wijnen: Mein Idol- Albert Schweitzer, http://www.dahw.de/aktuelles/news/albert-schweitzer-interview-mit-ary-van-wijnen.de; besucht am 26.11.2011; 11:50 Uhr; S. 1–8. Rhena betonte, dass ihr Vater nicht nur Opfer erbrachte, sondern in Übereinstimmung mit seinen Überzeugungen das lebte und tat, wie und was er wollte, »der absolut in Verantwortung für sich und in Harmonie mit sich stand«; Rhena Schweitzer, Mein Vater AS, o. J., o. S.

20 Vgl. den Generalinspektor des militärärztlichen Dienstes seines Landes, Dr. Duboze, der betonte, »wie hochgeschätzt Schweitzer als Arzt überall gewesen sei«; Duboze, in: Munz, ASS 3, 1991, 59. Ein Mitarbeiter erinnert sich folgendermaßen: »Schweitzer habe die Gabe gehabt, unzweideutig zu kritisieren, abzukanzeln, selten sogar dreinzuschlagen, wenn er es für nötig [75] hielt, aber immer habe er danach sofort die Versöhnung und die Fortsetzung des Miteinander gesucht«; Remanda, in: Munz, ASS 3, 1991, 76. Der Pfarrer Masson resümiert: »Schweitzer wird im Gabun nie mit kolonialen Kommandanten, auch nicht mit Priestern oder anderen Ärzten gemeinsam genannt. Er hat ihre Namen alle weit hinter sich gelassen«; Masson, in: Munz, ASS 3, 1991, 109. Walter Munz erfährt auf die Frage, was am meisten im Gedächtnis der Afrikaner verankert sei, als Antwort, dass man in ihm dreierlei Gestalten erinnere: den Arzt, den Philosophen und den Gottesmann. »Die Mehrheit meiner Landsleute behält Albert Schweitzer in tiefer Erinnerung als Arzt – vor dem Hintergrund seines Spitals«; in: Munz, ASS 3, 1991, 58.

21 Vgl. folgende drei Zeugnisse von Zeitzeugen: Marie Woytt-Secretan spricht von einem spürbaren, dabei unerklärbaren, »ganz eigenen Zauber« [Woytt-Secretan, 1947, 46]; Harald Steffahn berichtet von Schweitzers »wenngleich komplizierte[n], so doch harmonisch geschlossene[n] Natur« [Steffahn, rororo, 2006, 66], die ihre Wurzeln im Irrationalen hatte. Robert Minder beschrieb Schweitzers »Kraftfülle«, »Sensibilität« und »Selbstdisziplin«, welche ihn zum Verzicht führte; vgl. Minder in: Abé, 1984, 127. 35. Auf die Popularität Schweitzers ist Suermann ausführlich eingegangen: »Wie kaum ein anderer war Schweitzer in der Nachkriegswelt derart populär, dass [...] ein amerikanischer Journalist Schweizer für ›one of the most influential persons of his time‹ hielt [Cousins, Albert Schweitzers Mission. Healing and peace, London 1985, 11], ihn das *Life* Magazine 1947 gar als ›Greatest Man in the World‹ [Ohne Verfasserangabe, Jungle Philosopher, in: Life vom 6.10.1947, S. 95–98] bejubelte und sein Tropenspital als ›zweitgrößte Attraktion Afrikas nach den Viktoriafällen‹ beworben wurde [Steffahn, Du aber folge mir nach, Stuttgart 1974, S. 160]«; Suermann, 2012, 3.

Biographen – Harald Steffahn[22], James Bentley[23] und Nils Oermann[24] – auch Kritik an gerade dieser Primärpersönlichkeit.

Kritiker stammten häufig aus dem Umfeld des nach politischer Unabhängigkeit strebenden Gabun. Ernst Luther ist auf die Ambivalenz in der Würdigung Schweitzers eingegangen: neben der Verleihung der Paracelsusmedaille durch die deutsche Ärzteschaft stand harsche Kritik: »Noch im Dezember 1962 konnte man in der westdeutschen Wochenzeitschrift ›TV-Hören und sehen‹ Nr. 48 lesen: ›Jeden Morgen, wenn es Tag wird über Lambarene, beginnt für Albert Schweitzer ein neuer Kampf: Nicht gegen Tropenfieber und Medizinmänner. Seine Gegner sind viel gefährlicher: Sie fordern: ›Verschwinden sie endlich, Doktor Schweitzer‹«.[25] Schweitzer wusste um die Brisanz jeglicher politischer Äußerungen und vermied diese. Er empfand sich als Fremder und Gast in Gabun, was er 1964 als innere Haltung auch seinem ärztlichen Nachfolger Walter Munz vermittelte: »›Wenn sie einmal zu Dir kommen, um über Politik zu reden, dann tust Du, als verständest Du von diesen Wörtern nichts‹. – Loyalität und Neutralität blieben die Devise im Spital. Sie bewährten sich auch später, als das Wohlwollen und die finanzielle Unterstützung durch die gabunische Regierung unabdingbar notwendig wurden«[26]. Gleichzeitig gab es offizielle Eh-

22 Steffahn überliefert Schweitzers Aussage – »Wenn einer bei mir gearbeitet hat, gilt er als ausgebildet. Er wird leicht die Arbeit finden, denn die Leute sagen: Ja, wenn er's bei *dem* ausgehalten hat…« -, welche Zeugnis ablegt vom schwierigen persönlichen Umgang mit Schweitzer, um den er selber wußte; Steffahn, 1974, 126.

23 Bentley attestierte ihm eine »gespaltene Persönlichkeit«, die es gelernt hatte, ihre »Widersprüche zu ertragen und mit ihnen zu leben«. Als Beispiel führt er an: »Er widmete sich den Schwarzen und war gegen Rassismus. Trotzdem [16] leitete er in Lambarene ein hierarchisch gegliedertes Missionskrankenhaus, in dem nur Weiße verantwortungsvolle Posten innehatten. Obwohl er die westliche Zivilisation ablehnte, kehrte er immer wieder in diese Welt zurück«; Bentley, 1993, 17.

24 Oermann beschreibt die Außenwahrnehmung Schweitzers durch einige Journalisten als »von wissenschaftlicher Seite als medizinischer Dilettant oder als rein strategisch denkender, selbstverliebter Tyrann« [a. a. O., 251], welcher »der internationalen Öffentlichkeit sein Tropenhospital als humanitäres Paradies andienen wolle« [a. a. O., 253]. Er führt als Beispiel die nicht ausreichende Heilkraft eines Erkältungspulvers an, welches Eisenhower nicht kuriert habe; Oermann, 2010, 260. Daneben würdigt er an Schweitzers Tätigkeit, dass jener die Afrikaner zwar nicht ausgebeutet, aber auch nicht zu Ärzten ausgebildet habe; vgl. a. a. O., 211 f.; in: Zager, Buchbesprechung Oermann Biographie, in: DASZ Rb. Nr. 102, Jahrbuch 2010; 69. Suermann hat in diesem Zusammenhang in Schweitzer den Patriarchen, »der im Denken vergangener Jahrhunderte verharrte«, erkannt; Suermann, 2012, 41.

25 Luther, 2010, 35.

26 Munz, 2013, 156. Seine pazifistische Grundeinstellung mag darüber hinausgehend hier mithineingespielt haben. Eine Begebenheit aus dem Zweiten Weltkrieg kann das näher erhellen: Als 1945 Gefechte zwischen Gaullisten und Petainisten in Lambarene stattfanden und Gegenstände des Spitalbetriebs in die Kampfhandlungen hineingezogen wurden, z. B. ein Boot, verweigerte Schweitzer in der Folgezeit eine weitere Nutzung jener Gegenstände; vgl. Munz, ASS 3, 1991, 60.

rungen für Schweitzer: »Nichtsdestoweniger hat er zu den Behörden und zur [179] Regierung in Gabun, von dessen 420.000 Einwohnern schätzungsweise ein Sechstel (70.000) innerhalb von fünf Jahrzehnten bei ihm Patient war, ein gutes Verhältnis. Er besitzt den höchsten Orden der Republik«[27]. So kam nach Meinung des in Lambarene wirkenden Arztes Ary van Wijnen (*1936) die Kritik von drei Seiten: Seit 1957 zunächst wegen Schweitzers Widerstand gegen die Atombombenversuche aus Regierungskreisen der USA, gefolgt von »Kreisen der jungen, modernen afrikanischen Intellektuellen«, u. a. in der Zeitschrift »Jeune Afrique« (1962) und in dem Film »Le grand Blanc« (1995) sowie schließlich aus militärärztlichen Gruppen der früheren französischen Kolonien, wofür van Wijnen beispielhaft Andre Audoynauds Buch »Le docteur Schweitzer et son hôpital à Lambarene. L'envers d'un mythe«, das 2005 erschien und den Dokumentarfilm »Anatomie eines Heiligen«, »welcher am 30.10.2011 auf Arte zu sehen war«, anführt[28]. Das Spital hatte aus europäischer Sicht Mängel, auf die Rita Headrick hingewiesen hat. Sie berichtet von diversen Kritiken an Schweitzers Spitalorganismus im Laufe der 50-jährigen Geschichte, die dem tropenhygienischen Ansatz im Zeitalter der Bakteriologie klar widersprechen: Noel Gillespie habe bereits 1924 überliefert, dass Schweitzer »was not strong on sanitation… Several times I have seen him dressing injuries without washing his hands«[29]. Diese Kritik übten auch französische Regierungsärzte: »The health service report of 1932 mentioned for the first time […], the unsanitary conditions at Schweitzer's hospital. The buildings were encrusted with the soot of cooking fires, for the families of patients prepared food in the open spaces between buildings. Fulconis wrote that Schweitzer's loose manner of operating seemed to be an element in his success although it did not conform to ›our notions of sanitation and hospital discipline‹«[30]. Die französischen Regierungsspitäler wurden zu einer Konkurrenz: »Mme. Vaucel, daughter of one important colonial doctor and wife of another, accompanied her husband on an inspection of the hospital during World War II. […] She claimed rats had eaten the toes of a leper (Vaucel 1984) An hygiéniste in the health corps called the hospital ›truly disgusting, it is the least one can say of it‹«[31].

27 Steffahn, 1974, 180.

28 van Wijnen, Die Kritik an Albert Schweitzer, in dem letzten Jahrzehnt seines Lebens, in: DASZ Rb. 104, Jahrbuch 2012, S. 46. Vgl. auch als von van Wijnen herangezogene Quelle eine Studie des amerikanischen Geschichtsprofessors L. H. Wittner, erschienen in: Bulletin of the Atomic Scientists, Nr. 51, 1995, S. 55–61 mit Zugang zu Geheimdokumenten der Eisenhower-Regierung über den Konflikt mit A. Schweitzer; a. a. O., 53.

29 Gillespie 1971, 174, in: Headrick, 1994, 265.

30 SdS Gabon 1932, in: Headrick, 1994, 265.

31 Bessuges 1968, 46, in. a. a. O. Weitere Beispiele über die unhygienischen Zustände waren folgende: »Joan Johns, an English nurse who worked at Lambarene for two decades, said the walks were strewn with stained bandages and the spit of patients with lung diseases. As

Van Wijnen – als ein Vertreter der aktuell geführten Diskussion – bemängelt bei diesen Kritikpunkten die fehlende »Sachkenntnis« über die lokalen Besonderheiten in der Auseinandersetzung mit Schweitzers Lebenswerk und auch andere Schweitzerforscher loben heutzutage vermehrt gerade seine medizinische Tätigkeit.[32] Zahlenmäßig überwogen in der Rezeptionsgeschichte die Bewunderer von Schweitzers Spitalorganismus. Dieses hält bis in die Gegenwart an, betrachtet man die Arbeiten von Friedrich Schorlemmer, Norman Cousins und Eugen Drewermann.[33]

Vereinzelt hat es in der Rezeptionsgeschichte seines Lebenswerkes also Kritik gegeben, so an den hygienischen und technischen Standards, die in Lambarene herrschten und an seiner Primärpersönlichkeit.[34] Allerdings machen diese Stimmen – bei aller politischen Färbung – bis in die Gegenwart hinein nicht die Mehrzahl der Rezeptionen aus. Schweitzers Rezeptionsgeschichte in tropen- und missionsärztlichen Kreisen ist darüber hinausgehend verschiedentlich untersucht worden[35]. An der wissenschaftlichen Albert-Schweitzer-Forschung fällt

---

Schweitzer did not believe in toilets for Africans, they relieved themselves in chamber pots or in the [265] woods, Stools with mucus and blood surrounded the compound. According to Johns (1979), the hospital staff began wishing for Schweitzer's release from this vale of tears so they could clean the place up, build latrines, and, most revolutionary, install electricity and running water (see also Darlington 1968, 296)«; Headrick, 1994, 266. Zu Schweitzers Verbindung mit den USA vgl. weiterführend u. a. Munz, 2013, 275; Münster, 2010, 139–141.

32 Van Wijnen, in: DASZ Rb 104, Jahrbuch 2012, 53.

33 Von aktuelleren Forschungsbeiträgen sind folgende zu erwähnen: Schorlemmer erkennt in Schweitzer ein »Genie der Menschlichkeit«; Schorlemmer, 2009, 7. Der Philosoph Karl Löwith lobt den schlichten, eindrücklichen Redner; in: Schorlemmer, 2009, 51 f. Der amerikanische Publizist Norman Cousins betonte, Lambarene sei »unter der Regie von Albert Schweitzer ›kein Spielplatz für geistigen Ehrgeiz‹« [in: Schorlemmer, 2009, 157], da die alltäglichen Pflichten und ihre Bewältigung im Vordergrund gestanden haben. Die medizinische Tätigkeit Schweitzers wird lobend gewürdigt, u. a. von Günther/Götting, 2005, 202; Papaderos, BASF 3, 1995, 164. Der Theologe Drewermann erkannte darüber hinausgehend in Schweitzer die »zwei Evidenzen, Mitleid mit der leidenden Kreatur und eine Nachfolge Christi durch praktisches Tun«, welche seinen Lebensweg bestimmt und Anerkennung verdient hätten [Drewermann, Eine Einführung in Leben und Werk. Eugen Drewermann im Gespräch über Albert Schweitzer, CD-ROM, FIBM, Frankfurt a.M., 2000]«, Stefan Walther, Zum Geleit, in: DASZ, Internationaler Albert Schweitzer Preis. Dokumentation der ersten Preisverleihung, Königsfeld 2012, 11. Vgl. auch Steffahn, Lambarene 1964, in: DASZ Rb. 103, Jahrbuch 2011; 73 sowie Cousins, 1960, 100.

34 Steffahn, in: DASZ Rb. 105, Jahrbuch 2013, 76; Headrick, 1994, 265f. Vgl. weiterführend: Ohls, 2008, darin: Teil C (2), 1.4. »Die Rezeptionsgeschichte Albert Schweitzers«, 281–293.

35 Vgl. Holmes, Lisa, Albert Schweitzer and medical missions – a still valdid model? Manuskript [bei der Vf.in], Valparaiso 2003; Ohls, 2008: Auf den Seiten 137–190 erfolgt eine kritische Würdigung des Arztes Schweitzer und seines missionsärztlichen Entwicklungsprojektes Lambarene vor dem Hintergrund der Geschichte Gabuns; Olpp, G., Missionsarzt Prof. Dr. med., Dr. phil., D. theol. Albert Schweitzer, in: Die ärztliche Mission. DifäM Tübingen, 12.Jg. Nr. 2 Januar 1922, 25–29; Reinking, Jason, Albert Schweitzer and medical missions: a still valid model? Manuskript [bei der Vf.in], Valparaiso 2003; Steinke, Albert Schweitzer als Arzt: ein Versuch, in: Albert Schweitzer. Facetten einer Jahrhundertgestalt,

dabei – neben der äußerlichen Kritik am Spitalorganismus, der Schwierigkeit einer kritischen Würdigung der Persönlichkeit Albert Schweitzers und der bislang fehlenden Auseinandersetzung mit dem Wissenschaftler – auf, dass aufgrund der Komplexität seiner Persönlichkeit immer nur einzelne Aspekte, welche sich meist an unterschiedlichen Berufskategorien festmachten (etwa derjenigen des Arztes, Entwicklungshelfers, Philosophen, Theologen, Musikers, Orgelwissenschaftlers, Humanisten im Kampf gegen den Kolonialismus und den Einsatz von Atombomben, Schriftstellers, um nur einige Aspekte zu nennen), betrachtet werden konnten. Die Biographen taten sich bereits zu Lebzeiten schwer, Schweitzers Primärpersönlichkeit in seiner Komplexität zu würdigen. Betrachtet man sein praktisches ärztliches Wirken, so fällt auf, das diese ganzen verschiedenen Betätigungsfelder wie selbstverständlich ineinander flossen und alle ihren jeweiligen Platz im Alltagsgeschäft in Lambarene einnahmen. Lässt sich mit dem Blick auf den Tropenarzt Albert Schweitzer daher eine kritische Gesamtwürdigung als einer Synthese des global denkenden Menschen, kritischen Wissenschaftlers und praktisch wirkenden Arztes erreichen? Schweitzer selbst lädt zu einer komplexen Betrachtung seines Lebenswerkes in Lambarene ein: »Wenn ich es als meine Lebensaufgabe betrachte, die Sache der Kranken unter fernen Sternen zu verfechten, berufe ich mich auf die Barmherzigkeit, die Jesus und die Religion befehlen. Zugleich aber wende ich mich an das elementare Denken und Verstehen. Nicht als ein ›gutes Werk‹, sondern als eine unabweisbare Pflicht soll uns das, was unter den Farbigen zu tun ist, erscheinen«.[36]

Als *Textbasis* dienen dieser Arbeit die umfangreichen, z. Zt. über 5000 Einzeltitel umfassenden Bibliografien zu Werk und Person Albert Schweitzers.[37] Ich stütze meine Ausführungen zum einen auf die gesamte Primärliteratur Schweitzers, soweit sie meinem Forschungsvorhaben dienlich und zugängig war, ferner auf die wissenschaftlichen Sammelbände in den Reihen der »Études Schweitzeriennes«[38], der »Albert-Schweitzer-Studien«[39] und den »Beiträgen zur

---

Berner Universitätsschriften 59, Bern 2013, 177–192; van Soest, Aart, Medizin und Weltanschauung bei Albert Schweitzer, in: Müller/Becker, Religion und Verstehen. Albert Schweitzers Religionsverständnis und der interreligiöse Dialog (BASF 8), Frankfurt a. M. 2001, 143–163.

36 Albert Schweitzer, Zwischen Wasser und Urwald, in: Ausgewählte Werke Bd. I [AW I], hg. v. Rudolf Grabs, Berlin 1971, S. 472.

37 Es existiert eine Bibliographie zu Leben und Werk, herausgegeben vom Deutschen Albert-Schweitzer-Zentrum Frankfurt, die z. Zt. sämtliche Titel von und über Albert Schweitzer bis 2000 erfasst (4955 Werke). Daneben existiert die 1981 in den USA von der »Albert Schweitzer Fellowship« herausgegebene internationale Personalbibliographie der Veröffentlichungen von und über Albert Schweitzer bis 1980: Griffith, Nancy Snell/ Person, Laura, An International Bibliography, Boston 1981. Diese verzeichnet 5003 Werke aus dem Zeitraum 1898–1979. Vgl. weiterführend Einleitung zum Literaturverzeichnis.

38 Hg. v. »Association française des amis d'Albert Schweitzer«, Strasbourg; 11 Bände.

39 Hg. v. Richard Brüllmann für den »Schweizer Hilfsverein für das Albert-Schweitzer-

Albert-Schweitzer-Forschung«[40]. Daneben verarbeite ich ausgewählte Einzeluntersuchungen (v.a. auch die Berichte der MitarbeiterInnen Lambarenes) sowie die seit August 2006 komplett erschienene 10-bändige, von den jeweiligen Herausgebern z.T. kommentierte Nachlassedition Schweitzers.[41] Verstärkt wendet sich diese Untersuchung darüber hinaus auch der Analyse kleinerer Textsammlungen, Vorträge, Vorlesungen, Predigten und v.a. dem umfangreichen Briefkonvolut zu, da Schweitzer seinem eklektischen Denkansatz entsprechend in allen diesen Schriften auch Äußerungen zu medizinischen bzw. tropenärztlichen Themen gemacht hat. Die Briefe sind darüber hinausgehend Schweitzers Bindeglied in die Welt der Wissenschaften, weshalb sie in dieser Studie schwerpunktmäßig betrachtet werden sollen. Als historisches Quellenmaterial dienen darüber hinausgehend die zahlreichen Berichte von Mitarbeitern und Zeitzeugen, von internationalen Albert-Schweitzer-Organisationen sowie zum Jubiläum publizierten Schriften, welche einen deutlichen und lebhaften Einblick in die Geschichte Lambarenes unter tropenmedizinischem Blickwinkel ermöglichen. Daher wird z.T. umfangreich aus diesen Schriften zitiert. Sogenannte »graue Literatur« zu Albert Schweitzer findet keine Verwendung mit Ausnahme von Tageszeitungs- und Zeitschriftenartikeln, welche im »Deutschen Albert-Schweitzer-Zentrum« in Frankfurt a. M. in einer Tageschronologie zu seinem Leben katalogisiert sind.

Die Arbeit versteht sich als historische Quellenstudie, in die neben gedruckten und ungedruckten Quellen von Albert Schweitzer umfangreiches, bislang nicht editiertes *Archivmaterial* von und über Albert Schweitzer aus der Syracuse University Library N.Y, dem Hamburger Tropeninstitut, der »Maison d'Albert Schweitzer« in Günsbach, dem »Deutschen Albert Schweitzer Zentrum« in Frankfurt, dem »Deutschen Institut für ärztliche Mission« in Tübingen, dem Zürcher Zentralarchiv, der Albert-Schweitzer-Begegnungsstätte in Weimar, dem Landesbibliothekszentrum Rheinland-Pfalz in Speyer, welches die Korrespondenz zwischen Emil Lind und Albert Schweitzer als Briefkonvolut aus dem Nachlass besitzt sowie weiteres verstreut verfügbares, unveröffentlichtes Material, etwa aus dem Auktionshaus Stargardt, einbezogen werden wird. Das Ar-

Spital in Lambarene« in Zusammenarbeit mit der »Kommission für das Geistige Werk Albert Schweitzers«; 5 Bände.

40 Hg. v. der Wissenschaftlichen Albert-Schweitzer-Gesellschaft e.V. Mainz; 10 Bände.

41 Im August 2006 wurde die Herausgabe der Werke aus dem Nachlass (1995–2006) mit dem Erscheinen des 10. Bandes vorerst beendet. Diese Werke geben Einblick in die gesamte wissenschaftliche Schaffensperiode Schweitzers. Viele dieser Primärtexte Schweitzers, deren bloße Existenz lange Jahre bestritten wurde, erfordern eine wissenschaftliche Bearbeitung und Revision lange Zeit vertretener Thesen. Schweitzer ging theologisch »stumm wie ein Karpfen« als promovierter Tropenarzt und nicht wie geplant als Missionar nach Lambarene und verwendete den Begriff der »Ehrfurcht vor dem Leben« bereits in einer Straßburger Vorlesung aus dem Jahr 1912, wie im Abschnitt A dieser Arbeit weiter erläutert werden wird.

chivmaterial aus Syracuse, Hamburg und Frankfurt wurde zu einem Großteil von Fotokopien der handschriftlichen Originale erstmalig von der Verfasserin transkribiert.[42] Ein großer Teil des Nachlasses befindet sich als Depositum in der Zentralbibliothek Zürichs. Schweitzers Briefwechsel lagert in seinem ehemaligen Haus in Günsbach.[43] In Deutschland existieren diverse Fördervereine und nach ihm benannte soziale Einrichtungen. Dass der Zugang zum Archivmaterial z. T. stark eingeschränkt und dem einzelnen Wissenschaftler erschwert wird, ist bereits an anderem Ort zur Sprache gebracht worden und wird in dieser Studie an den jeweiligen Orten detailliert benannt werden.[44] Dass dieses Vorgehen z. T. in Schweitzers eigener Person gründet, ist erkennbar.[45] Dennoch erscheint es mir

42 Eine Auskunft über weiteres im Günsbacher Archiv lagerndes Material, welches im medizinischen Kontext von Bedeutung ist, liefert das Berner Forschungsteam um Prof. Steinke auf: img.unibe.ch, zuletzt besucht am 26. 7. 2014, 10.35 Uhr. Dort wird das aktuell seit Herbst 2013 laufende und auf drei Jahre angelegte Forschungsprojekt »Lambarene Hospital 1913–1965/Medical networks and international networks. Albert Schweitzer's Hospital in Lambarene, 1913–1965« beschrieben. Vgl. Detailed research plan, darin S. 11 »Archival Sources«. Es sind u. a. »patient records«, »patient cards«, »European patients«, »patient registers«, »operation protocols«, »birth protocols«, »statistics of the hospital«, »bills and orders to pharmaceutical companies« und »lists of European physicians and staff« im Günsbacher Zentralarchiv gelagert, allerdings nicht frei zugängig.

43 Die im elsässischen Privatarchiv in Günsbach lagernden Briefe sind größtenteils bislang unveröffentlicht und stellen eine wichtige Quelle der wissenschaftlichen Albert-Schweitzer-Forschung dar. »Dort liegen nach Auskunft des Archivleiters Daniel Mougin rund 20.000 von Schweitzer selbst verfasste und ungefähr 60.000 empfangene Briefe«; Suermann, 2012, 7.

44 Vgl. Ohls, 2008, u. a. S. 17.144ff.; vgl. die jeweiligen Vorworte der Nachlassedition; Scholl, BASF 2, 1994; Suermann, 2012: »Kritisch [...] ist hingegen zu sehen, dass manche Quellen wie z. B. Berichte der französischen Staatspolizei, die über Schweitzer nach dem Ende des Ersten Weltkrieges angelegt wurden, ein 1955 verfasster Aufsatz Schweitzers über den französischen Militär und Politiker Philippe Pétain (*Discours sur Maréchal Pétain)*, der während des Zweiten Weltkrieges mit den Nationalsozialisten kooperierte, oder Notizbände Schweitzers der Jahre 1900–1965, deren Existenz Johann Zürcher bestätigt, im Archiv von Günsbach nicht einsehbar waren, und zwei knapp hundert Seiten umfassende Abschnitte des Manuskripts zu *Wir Epigonen* von Schweitzers Tochter weder zur Veröffentlichung noch zur wissenschaftlichen Sichtung in der Dokumentationsausgabe freigegeben wurden, weil sie aus heutiger Sicht fragwürdig und überholt seien. Damit wird, wie der Theologe und Mitherausgeber der *Werke aus dem Nachlaß* Werner Zager schreibt, ein ›gereinigtes Schweitzerbild‹ vorgelegt, ›was dem Ethos [12] historischer Wissenschaft widerspricht, das Schweitzer selbst stets hochgehalten hat‹ [Zager, Albert Schweitzer als liberaler Theologe. Studien zu eine theologischen und philosophischen Denker, 25]«; Suermann, 2012, 13. Darüber hinausgehend merkt Thomas Suermann an, dass zahlreiche Briefe politischen Inhalts von Schweitzer vernichtet wurden, viele Primärzeugnisse in den Kriegszeiten verloren gingen oder dem Günsbacher Archiv nicht zur Verfügung gestellt wurden und damit nicht wissenschaftlich ausgewertet werden können.

45 Der Hamburger Journalist Harald Steffahn hat von folgendem Dialog mit Schweitzer ein Jahr vor dessen Tod berichtet, mit welchem er in Lambarene über die Veröffentlichung seines geistigen Nachlasses in Form einer Edition seiner Werke gesprochen hatte, v. a. auch des Briefkonvolutes: »Er ist geradezu empört, aber immer mit einem Stich ins Halbernste, Verschmitzte. Pardon, meine Briefe sind meine Sache. Ich habe meine Gedanken hinaus-

gerade im geistigen Anschluss an Schweitzers Lebenswerk wichtig zu betonen, dass gerade die große Kongruenz von Denken und öffentlichen Handeln ihn zu einer glaubhaften Persönlichkeit werden ließ, aus dem allerdings im nachhinein – allein schon aus Ehrfurcht vor dem Theologen Schweitzer – kein Ersatzgott oder bedingungslos zu verehrendes Idol gemacht werden sollte. Auch die großartigsten Menschen können und dürfen versagen, was sie für die Nachwelt nur noch glaubwürdiger erscheinen lässt.

Es ist daher das *Ziel* dieser umfangreichen Literaturstudie unter Beachtung der Quellenlage zum Thema »Der Tropenarzt Albert Schweitzer«, neben der gedanklichen Basis, welche der Wissenschaftler in Europa schuf, deren praktische Bewährungsprobe in der alltäglichen tropenärztlichen Existenz im Spitalorganismus Lambarenes' mit dem systematischen Anspruch der »Ehrfurcht vor dem Leben« als Ausdruck für Schweitzers Lebensphilosophie, kritisch zu würdigen. Aufgrund des beschränkten Seitenumfanges, dem diese Arbeit unterliegt, kann dieses in einzelnen Aspekten leider nur ansatzweise erfolgen.

Entsprechend diesem Vorhaben gliedert sich die Arbeit in drei Großabschnitte: Teil A: Der Mensch – Das Wirken in Europa (1875–1913); Teil B: Der Arzt – Das Wirken in Afrika (1913–1965); Teil C: Der Denker – Das Wirken Schweitzers in der Welt und für die Welt.

Teil A beschreibt Schweitzers biographischen Werdegang unter dem Gesichtspunkt seines Weges von Europa nach Afrika im zeit- und lebensgeschichtlichen Umfeld. Wichtig ist in diesem Abschnitt die biografische Erhellung des Wandels vom reinen wissenschaftlichen Gelehrten und praktizierenden Künstler zum handelnden Tropenarzt. Was ist an diesem biographischen Wendepunkt in Schweitzers Leben im einzelnen passiert? Wie kommt ein europäischer Wissenschaftler und Künstler dazu, als Tropenarzt von nahezu 40 Jahren unter der Sonne des Äquators vor 100 Jahren ein eigenes Krankendorf zu gründen? In welchen zeit- und wirkungsgeschichtlichen Kontext ist diese Entscheidung Schweitzers einzuordnen?

Teil B widmet sich seinem ärztlichen Wirken in Lambarene in den Jahren 1913–1965. In einem ersten Abschnitt B (1), wird es darum gehen, den medi-

---

geschickt. Was ich sonst schreibe, geht doch die Welt nichts an. – ›Du lebst nicht für Dich allein, das ist Dein Schicksal. Man wird die Briefe später doch sammeln und herausgeben.‹ – Ich werde das verbieten. – ›Danach wirst Du nicht gefragt.‹ – Pardon, ich werde meinen Freunden sagen, sie sollen die Briefe wegwerfen. – ›Das werden sie nicht tun.‹ [...] ›Herr Kik [Richard Kik, 1899–1969; Anm. der Vf.in] veröffentlicht Deine Briefe ja auch in den Rundbriefen.‹ Was der Kik mit meinen Briefen tut, ist seine Sache. Immerhin steht die Bemerkung nicht im logischen Zusammenhang mit der vorherigen Argumentation. Jedenfalls will er überhaupt nichts von dem wissen, worauf es mir ankommt, vom Bemühen um seinen geistigen Nachlass«; Steffahn, Lambarene 1964, 73, in: AS-RB. Nr. 103, Jahrbuch 2011 für die Freunde von Albert Schweitzer, hg. v. DASZ Frankfurt, »Doppelte Wahrheit?«; S. 71–75. Schweitzers Erben berufen sich immer wieder auf diese Scheu Albert Schweitzers.

zinischen Alltag in den Tropen anhand einzelner Tropenkrankheiten und ihrer Therapie exemplarisch darzustellen. Welche Charakteristika kann man in dem Krankendorf Lambarene ausmachen? Wie baute und organisierte Schweitzer dieses tropenmedizinische Projekt? Des weiteren wird der Schwerpunkt auf die Tropenmedizin gelegt werden: Betrachtet man Schweitzers tropenmedizinische Arbeit, so fällt auf, dass er sich verstärkt denjenigen Kranken zuwandte, welche vor 100 Jahren in Afrika – aufgrund der sie verunstaltenden Krankheitsbilder – zumeist keine ärztliche Hilfe erfuhren: den Aussätzigen und Schlafkranken. Auch der Einfluss von Seuchen auf die Spitalentwicklung, etwa eine Ruhrepidemie im Jahre 1927, wird zur Sprache kommen.

Ein Großabschnitt B (2) beschäftigt sich mit der wissenschaftlichen Forschung im Alltag Lambarenes. Es ist wenig bekannt, dass Schweitzer enge Kontakte zu tropenmedizinischen Instituten und Forschern aus dem Urwald heraus pflegte, dass er Versuche bzw. Experimente an Tieren und Menschen machte, um seine afrikanischen und europäischen PatientInnen nach dem besten, in seiner Zeit vorherrschenden medizinischen Standard behandeln zu können. Es wird dabei insbesondere um die Beziehungen Schweitzers zum Hamburger Bernhard-Nocht-Institut sowie um die Entwicklungsgeschichte der Forschung gehen.

Im C-Teil wird es schließlich darum gehen, Schweitzers tropenärztliches Handeln in seiner Bedeutung für seine Erben kritisch zu würdigen. Wie sah der medizinische Alltag eines Europäers in der afrikanischen Kultur aus? Wie löste der liberale Theologe und aufgeklärte Philosoph alltägliche Probleme auf dem medizinischen Gebiet, welche sich aus der afrikanischen Kultur und dem Glauben an die Wirkkraft von Geistern, Fetischen, Flüchen und Giften ergaben? Abschließend erfolgt die Frage nach dem bleibenden Zeugnis und der aktuellen Bedeutung Lambarenes. Es wird um seinen Umgang mit dem kranken Menschen, um die Stellung zu traditionellen Heilmethoden, um die ethische Basis seines Tropenspitals, um den gedanklich-theoretischen Überbau im ärztlichen Wirken sowie um eine systematische Zusammenschau der Einheit aus Wort und Tat gehen. Darüber hinaus werden Ausblicke auf offen gebliebene Forschungsfragen bzw. das Erbe Albert Schweitzers im 21. Jh. in seiner weltweiten Bedeutung angedacht werden. Welche aktuelle Bedeutung trägt Schweitzers interdisziplinäre Gedankenwelt bzw. sein ärztliches Handeln aus?

Am Beginn der Abschnitte B und C erfolgen jeweils knappe Einleitungen. In Anlehnung an Schweitzers Talent zur stilgebundenen Improvisation und seinen eklektischen Schreib- und Wissenschaftsstil, gibt es im fortlaufenden Text immer wieder Querverweise zwischen den einzelnen Großabschnitten und Kapiteln. So werden einzelne Gedanken im Laufe mancher Abschnitte nicht immer bis zu ihrem Ende ausgeführt, sondern es wird auf einen späteren oder früheren Ort innerhalb der Studie verwiesen.

Um den Text hinsichtlich seines Umfangs und Sprachflusses zu entlasten, werden alle längeren Zitate, welche einen weiterführenden Dialog mit den Quellen der Albert-Schweitzer-Forschung darstellen und meistens aus unveröffentlichtem Archivmaterial bestehen, teilweise innerhalb der Fußnoten bearbeitet. Alle diese Zitate sind für ein vertieftes Verständnis heranzuziehen und stellen eine Erweiterung des Fließtextes dar. Die Primärquellen werden, wie in der wissenschaftlichen Albert-Schweitzer-Forschung üblich, nach Siglen zitiert. Die übrige Literatur gebe ich nach der »Harvard-Notation« an. Für einige zentrale Begriffe verwende ich Kurzformen. Darüber hinaus benutze ich Kursiv- und Fettdruck sowie Unterstreichungen zur weiteren Gliederung und Akzentuierung einzelner Textabschnitte. Dieses erfolgt z. T. auch in den Zitaten. Der Arbeit ist ein ausführliches Literatur- und Abkürzungsverzeichnis als wissenschaftlicher Anhang beigefügt.

A. Der Mensch – Das Wirken in Europa (1875–1913)

A.1. Eine biographische Skizze – Albert Schweitzers Weg von Europa nach Afrika

»Wie fein muss doch dein Ohr gebildet sein
dass aus des Urwalds weit entlegenen Tiefen
du Stimmen hörtest, die um Hilfe riefen
für ihre Krankheit, ihrer Schmerzen Pein.
Die Orgel, dran du herzlich Bach gepriesen,
die Kanzel, wo dein Geist sich oft bewährte –
du liessest sie und folgtest jener Fährte,
die eine innere Stimme dir gewiesen.
Ein Christentum der Tat sieht man dich pflegen
Im fernen Kongo in den Lazaretten –
Du wirkst als Arzt nun Tausenden zum Segen,
Sein Leben opfernd, andere zu retten!
Und zur Erbauung deiner eignen Seele
Spielst du dir Nachts im Urwald Bach-Choräle!«[46]

A.1.1. Das Elternhaus, die Kindheit und Jugendzeit

Albert Schweitzer (1875–1965) wurde am 14.1.1875 im elsässischen Kaysersberg als erster Sohn in einer alemannisch-elsässischen Familie aus Pfarrern und Organisten geboren. Das Elsass gehörte zum Zeitpunkt seiner Geburt als Reichsland Elsass-Lothringen zu Deutschland. Schweitzer lernte als Muttersprache den elsässisch-oberdeutschen Dialekt, in der Familie wurde Französisch gesprochen. Erst in der Schule kam schließlich das Hochdeutsche hinzu. »So muß man auch seine Treue gegenüber der doppelten Bindung an Frankreich und an Deutschland verstehen.«[47] Als Elsässer war er in ein Grenzland hineingeboren worden, an welches er zeitlebens innerlich gebunden blieb. »Nicht zuletzt die Bindung an den Ursprung ermöglichte ihm den offenen Umgang mit der Welt als Ganzem: ›Ich empfinde es als etwas Wundervolles in meinem Leben, dass ich im Alter noch daheim sein darf, wo ich in der Jugend war, dass die Themen des Anfangs der Symphonie meines Lebens im Finale wiederkehren‹«[48].

Sein Vater, Ludwig Schweitzer (1846–1925), war Pfarrverweser der kleinen evangelischen Kirchengemeinde Kaysersberg, seine Mutter, Adele Schweitzer

46 Gedicht von Clara Faisst für Albert Schweitzer. Carlsruhe (März 28); in: Syracuse University Library, Collection Albert Schweitzer Papers, Box 8, Notebooks, Notizbuch 1928, S. 41.

47 Feschotte, in: Zweig et al., 1955, 99. So sprach Schweitzer später in Lambarene mit seinen Mitarbeitern den elsässischen Dialekt, hielt seine Andachten auf Deutsch und sprach bei offiziellen Anlässen – vor Behörden oder Patienten – französisch; vgl. Götting, 1964, 15.

48 Schorlemmer, 2009, 14.

(1842–1916), geb. Schillinger, war die Tochter eines Mühlbacher Pfarrers. Seinen Vornamen erhielt er von dem früh verstorbenen Bruder seiner Mutter, mit welchem ihn eines Tages die Liebe zum Orgelspiel und die innere Verpflichtung zu sozialem Engagement verbinden würden.[49] Albert wuchs zusammen mit vier Geschwistern im Pfarrhaus in Günsbach auf, wohin die Familie kurz nach seiner Geburt übersiedelte. Der Start ins Leben verlief für Albert schwer: Wie sein Vater – dieser litt an Rheuma, Magenproblemen und lebte in »geistiger Zurückgezogenheit«[50] – erfreute er sich zunächst an keiner stabilen Gesundheit: Im ersten halben Lebensjahr schwebte er aufgrund von Fieberanfällen wiederholt in Lebensgefahr. Das Kind »schien dem Tode nahe, und die Dorfbewohner sagten besorgt in ihrem elsässischen Dialekt: ›Das Büble isch die erschte Beerdigung, wo der neue Pfarrer halten wird‹. [...] Erst Monate später war das Kind außer Gefahr«[51].

Das heranwachsende Kind wird von den Biographen als naturverbunden-sensibel[52], verschwiegen-schüchtern[53], aber auch jähzornig und rechthaberisch[54] beschrieben. Als verträumter, in sich verschlossener, die kindliche Freiheit auskostender Junge tat sich Albert in der Schule mit ihren Verpflichtungen schwer. Zeitweise war seine Versetzung gefährdet. Erst als er in Mühlhausen bei

49 Als Pfarrer der Kirchengemeinde von St. Nikolaus in Straßburg besorgte er während des Deutsch-Französischen Krieges 1870 unter großem persönlichen Einsatz Medikamente und Verbandsstoffe für die Krankenhäuser der Stadt; vgl. Payne, 1964, 31.

50 Payne, 1964, 29f.

51 Ebd. 28.

52 Während eines Hochzeitsgottesdienstes, den sein Vater in der Günsbacher Kirche hielt, nahm er beispielsweise schmerzlich wahr, dass niemand ein anwesendes behindertes Kind zu heiraten beabsichtigte, sondern den »Krüppel« im heiligen Umfeld eines Sakralbaus zurückwies. Bereits hierin zeigte sich Schweitzers Wunsch des Andersseins als die Welt sowie der Wunsch, diese durch eigens Tun zu einem besseren zu verändern; vgl. Oermann, 2010, 22. Dieses Versprechen löste er durch die Hochzeit mit Helene Schweitzer-Bresslau indirekt und unbewusst eines Tages ein, da jene infolge eines Skiunfalls schwer gesundheitlich geschädigt war; vgl. Brabazon, 1975, 200.

53 Der Biograph Seaver hat zusammengefasst, inwiefern die »Verschwiegenheit« Schweitzers zwischenmenschliches Verhalten auch gegenüber seinen engsten Bezugspersonen zeitlebens geprägt hat: »Der junge Mann faßte mit 21 Jahren einen wichtigen Entschluß für sein Leben, behielt ihn aber für sich; führte ihn dann mit 30 Jahren aus, ohne jemandem vorher etwas zu sagen oder sich Rat zu holen. Als leitender Arzt hielt er seinen Entschluß, allen Schwierigkeiten zum Trotz ein neues Spital zu bauen, vor seinen Mitarbeitern geheim«; Seaver, 1950, 361.

54 So berichten Familienangehörige von einem aufbrausenden – an einen Vulkan erinnernden – Temperament Schweitzers, etwa sein Neffe Albert, dem er bei einer lateinischen Übersetzung half: »That force could still erupt in anger. [...] This time he made a mistake, and Schweitzer slapped him so hard it made [183] his nose bleed. Thereafter Schweitzer swore he would never help him again. Not till years later did he apologize, and asked if Albert had minded very much«; Brabazon, 1975, 184; vgl. Hagedorn, 1954, 122.

einem Bruder seines Vaters lebte, um das dortige Gymnasium besuchen zu können, wurde aus ihm ein eifrigerer Schüler.

A.1.2. Die Studienjahre

Bereits im Alter von 9 Jahren spielte Albert regelmäßig im sonntäglichen Gottesdienst die Orgel, und so verwundert es wenig, dass er nach bestandenem Abitur am 18.6.1893 parallel zu einem Theologie- und Philosophiestudium an der Straßburger Universität privater Orgelschüler von Charles Marie Widor (1845–1937) in Paris wurde. Die Musik wurde für ihn zu einer seelischen Stütze, welche seinen interdisziplinären Alltag zeitlebens begleitete, zugleich wurde sie zu einer wichtigen Einnahmequelle in den späteren Jahren. »Das Musizieren diente Schweitzer gleichsam als Meditation«[55]. Die Liebe zur Musik Johann Sebastian Bachs prägte seinen Alltag in Europa wie in Afrika.

Nach bestandenem ersten theologischen Examen am 6.5.1898, einer philosophischen Promotion mit einer Arbeit über Kant 1899 sowie der theologischen Ordination 1900, einer theologischen Lizentiatsarbeit 1901 und Habilitation 1902 wurde er mit 28 Jahren Dozent für Neues Testament an der Straßburger Universität, Direktor des dortigen Thomasstiftes sowie Vikar an der Straßburger St. Nicolai Kirche. Schweitzer war geistig dem »fin de siècle« verhaftet[56], verfolgte aber seine wissenschaftlichen Fragestellungen frei von Dogmatismus, Bekenntnistum, konfessionellen Streitigkeiten und polemischer Rechthaberei.[57] »Bei der Jesusforschung interessierte ihn die Frage nach dem historischen Jesus und die Eschatologie. Bei Kant war es primär die Religionsphilosophie, bei Bach die Verbindung von Musik, Theologie und Persönlichkeit, und in der Medizin war es die psychiatrische Beurteilung von Jesus. Schweitzer studierte ein breites Spektrum an Fächern, aus dem er sich immer wieder einzelne Themen auswählte, die damals zwar auf allgemeines Interesse stießen, aber nicht abschließend bearbeitet und dargestellt waren. So war es ihm möglich, wissenschaftliche Diskussionen anzuregen«[58]. Gleichzeitig blieb er ein intellektueller Außenseiter,

55 Schorlemmer, 2009, 162.

56 AW I, 159. Vgl. Picht, 276f. Den ideengeschichtlichen Hintergrund von Schweitzers wissenschaftlichem Wirken »in der Kaiserzeit des ausgehenden 19. Jahrhunderts« hat der Schweitzer-Forscher Hornig als Zusammenspiel der »wirtschaftliche[n] Entwicklung einer raschen Industrialisierung, des Erfolg[s] der exakten Naturwissenschaften, der erkenntniskritischen Philosophie des Neukantianismus sowie [...der] Geschichtswissenschaft [...], die sich mit den Problemen des Historismus und Werterelativismus konfrontiert sah« zusammengefasst; Hornig, BASF 5, 1997, 19.

57 Vgl. AW I, 158f.

58 Oermann, 2010, 33. Zur wissenschaftlichen Tätigkeit vgl. ausführlich Seaver, 1950, 346f.

ein »ketzerischer Irrlehrer«[59] in Straßburg, welches v.a. durch die Hinwendung zur Medizin nach außen sichtbar wurde.

Der Kongo und der Ort Lambarene rückten in jenen Jahren in Straßburg zusehends ins Blickfeld Schweitzers – und damit die Erkenntnis, dass ein Missionsarzt dort am meisten bewirken könne, so dass Schweitzer parallel zu seinen wissenschaftlichen und künstlerischen Tätigkeiten seit 13.10.1905 in Straßburg Medizin studierte. »Hier nun trat ein, was Jahre später die *Straßburger Post* [im November 1911, Anm. d. Vf.in] als einzigartig hervorhob: daß ein Mediziner gleichzeitig neutestamentliche Vorlesungen hielt, sonntags predigte, Orgelkonzerte veranstaltete, das große Buch zur Leben-Jesu-Forschung beendete und anschließend ein noch umfangreicheres Werk verfaßte, ein musizierpraktisches, bekannt unter dem schlichten Titel *J. S. Bach*«[60]. Die Jahre des Medizinstudiums und v.a. das erste ärztliche Wirken in Lambarene seit 1913 veränderten Schweitzer nachhaltig: »So war in kurzer Zeit aus dem Universitätsprofessor und Musiker Albert Schweitzer ein wahrer, rechter Urwalddoktor geworden, praktisch und voll Tatkraft, und doch voll Liebe und Güte, durchdrungen von dem einen Wunsche, Helfer und Retter zu sein«[61]. Die Gefährtin an seiner Seite war sowohl in Europa wie in Afrika Helene Bresslau (1879–1957). Sie war eine Tochter des jüdischen Historikers Harry Bresslau (1848–1926) (Lehrstuhlinhaber der Straßburger Universität) und dessen Ehefrau Caroline Isay (1854–1941). Nach dem Tod der ersten wichtigen weiblichen Bezugsperson in Schweitzers Leben, seiner Tante Mathilde Hertle (1850–1902)[62], begleitete Helene seit dem 22.3.1902 seinen Lebensweg[63]. Genauso wie Albert Schweitzer[64] bereitete sie sich gewissenhaft auf das Projekt »Lambarene« vor[65]. Helene und Albert heirateten am 18.6.1912 in Günsbach[66].

59 Seaver, 1950, 345.

60 Steffahn, 2005, 33. Der Erfolg des Bachbuches versetzte ihn wirtschaftlich in die Lage, Lambarene zu gründen; vgl. Schorlemmer, 2009, 162.

61 Woytt-Secretan, 1947, 84.

62 Diese in Paris lebende mütterliche Freundin war nach langer Krankheit am 18.2.1902 in Paris gestorben. Albert empfand diesen ersten Verlust als schmerzhaft, »wo ein Stück des eigenen Ich mitgeht«; Münster, 2010, 90.

63 Vgl. Egli, o.J., 3.

64 Dieser versuchte durch Spenden, Konzerte und Vorträge den wirtschaftlichen Erfolg des Afrikaprojektes zu sichern; vgl. Kleberger, 1989, 68.

65 Sie engagierte sich seit 1907 im überkonfessionellen und von der jeweiligen Staatszugehörigkeit unabhängigen Verein »Mütterheim«. Während ihrer vierjährigen Tätigkeit im Waisenhaus entwickelt sich »das ›Straßburger Armenpflegesystem‹ zum fortschrittlichsten Sozialsystem Deutschlands, das nach dem Zweiten Weltkrieg Vorbild für die Sozialgesetzgebung der Bundesrepublik Deutschland wird«; Simmank, 2008, 48. Vgl. ausführlich zum Ehepaar Schweitzer: Münster, S. 90–94; Egli, o.J. 3–6.

66 Vgl. Egli, o.J., 6. Ihr gemeinsames Kind, Rhena Schweitzer, bezeichnet diese ersten Ehejahre als »die glücklichsten des Lebens meiner Mutter, obwohl die Arbeit oft über ihre Kräfte ging«; Rhena Schweitzer, Meine Mutter Helene Schweitzer-Bresslau, DASZF, o.J., o.S.

A.1.3. Die erste Ausreise nach Lambarene

1913 gründete das Ehepaar Schweitzer am Ogowefluss in Gabun das Urwaldspital Lambarene. Die finanziellen Mittel hatten sie selbst aufgebracht. Die Ausreise war durch die Trauer und das Unverständnis von Seiten ihrer Familien überschattet: »Der Karfreitag 1913 hing wie eine schwere Wolke über dem Pfarrhaus. ›Die Großmutter‹, so schreibt deren Enkelin Suzanne über Schweitzers Mutter, ›war früh auf und ging mit starrem Blick umher. Sie war stumm. ›Mutter!‹ rief der Sohn, als er an jenem Morgen mit seiner Frau zum Frühstück kam, ›gibt es heute keinen Gugelhupf? Ich hoffe, zum Abschied…‹ Die Großmutter saß wie eine Statue am Tisch, jetzt kniff sie die Lippen zusammen und ging aus dem Zimmer. Bitter war das für den Sohn. Aber er wußte, was er ihr antat‹«[67]. Die Gründung des Urwaldspitals ging nicht ohne persönliche Opfer vonstatten: »Es ist der Tag des fleischlichen Opfers – Karfreitag, an dem er sich aufmacht in die subäquatoriale Zone seines Lebens, in die Unterwelt des Globus und dessen unheimlichen Urwald der kranken Körper, des hinfälligen Fleisches«[68].

Die ersten Briefe aus Lambarene sind dennoch voller freudigem Pioniergeist, etwa ein Brief an den Dirigenten des spanischen Chores Orféo Català, Lluís Millet (1867–1941) vom 23.7.1913: »Ihr wollt wissen, wie es [….] geht. Also: blendend. Keine Müdigkeit, kein Fieber. Das liegt an unserer sehr vernünftigen Lebensweise und an der wunderbaren Lage unseres Hauses. Es befindet sich hoch oben auf einem abgeholzten Hügel und überragt den Fluss. Fast keine Moskitos. […] Eben improvisiere ich innerlich einen Kontrapunkt über die Motive der Ruderer. Ich kann Ihnen sagen, dass wir glücklich sind. Unser Leben ist hart und eintönig. Von morgens 7 bis abends 6 Uhr gehören wir den Kranken. Oft habe ich am Tag 50–60 Fälle, die im Kanu über mehr als 100 km gekommen sind. Ach, dieses Elend….es ist unbeschreiblich. Und während ich die Geschwüre verbinde, höre ich die Messe von Bach, […] und es kommt mir vor, wie wenn einige der feierlichen Worte dieses Textes mitten unter diesen Unglückseligen erklängen, an denen man Gutes tut im Namen Jesu: …Benedictus qui venit in nomine Domini…«[69]. Überwiegen die Briefe von Albert zahlenmäßig, so geben auch Helenes Mitteilungen einen authentischen Einblick in diese erste Zeit in Afrika. »Da es unter ihnen keinen Arzt gibt, wird Albert Schweitzer schon nach wenigen Tagen erlaubt, die Kranken zu behandeln. Vormittags hält er in ihrem Zimmer Sprechstunde, nachmittags macht er ›Hausbesuche‹. Ihren Geschwistern berichtet Helene Schweitzer: ›Albert ist

67 Steffahn, 1974, 78.
68 Fetscher, 1993, 119.
69 LWD, 37; vgl. MLa, 2. Bericht 7/1913–1/1914, 98.

fleißig ich auch, aber meine Tätigkeit erhebt sich im Allgemeinen wenig über Geschirrwaschen, Zimmer aufräumen & Flicken, also erwartet nicht allzu viel Interessantes von mir‹«[70]. Doch die unbeschwerte erste Zeit hält nicht lange an, da die Weltpolitik über das weitere Ergehen des Ehepaares in Afrika entscheiden soll.

A.1.4. Der Erste Weltkrieg und die Kriegsgefangenschaft

Die Kolonie Gabun gehörte Anfang des 20. Jahrhunderts zu Französisch-Äquatorialafrika. Wie bereits vor der 1. Ausreise befürchtet, gerieten Schweitzers im Zuge des Ausbruchs des Ersten Weltkrieges in die feindliche Gemengelage nationalistischer Herrschafts- und Besitzansprüche.[71] Bereits ein Jahr nach Ankunft in Afrika wurde das Ehepaar Schweitzer aufgrund seiner deutschen Staatsangehörigkeit in der französischen Kolonie von den Besatzern unter Hausarrest gestellt[72], durfte zunächst seiner ärztlichen Tätigkeit nicht weiter

70 Mühlstein, 1998, 183. V.a. aus unveröffentlichten, unzugänglichen Zeugnissen, über welche die Erben Schweitzers verfügen, wird dieses erkennbar, etwa aus dem Bericht von Schweitzers Enkelin Monique Egli über Helenes Afrikatagebuch der ersten zwei Jahre in Afrika, welches sie für ihre Familie verfasste: »Diese wertvollen Zeugnisse einer unter schwersten Bedingungen geleisteten Pionierarbeit vermitteln ein authentisches Bild der ersten Jahre in Afrika. Sie beschreibt mit wachem Blick die Menschen und die Landschaften am Ogowe. Mit viel Humor berichtet sie über den schwierigen Alltag in ihrer neuen Heimat. Bescheidenheit und Ironie sind die wichtigsten Merkmale dieser Aufzeichnungen. In jeder Zeile ist die Begeisterung zu spüren, mit der das Ehepaar Schweitzer bei seiner Arbeit ist«; Egli, Helene Schweitzer-Bresslau, o. J., 7.

71 V.a. Helenes jüdisch-preußische Herkunft, ihre Abstammung von einem national-liberalen Geschichtsprofessor und ihr enger Kontakt nach Europa war der Besatzungsmacht suspekt, wie Headrick herausgearbeitet hat: »In December 1916 the head of the circumscription instructed the administrator at Lambarene to watch Schweitzer but to be ›so discreet, it would not attract attention‹ (Bas-Ogooue 1916). The postal agent was ordered to note the origin and destination of his mail and send to the lieutenant governor all mail except Swiss and French newspapers, postcards, letters already censored, and letters from people in France ›beyond all suspicion.‹«; Headrick, 1994, 259. Zudem machte Schweitzer in den Briefen an seine Familie wenige politische Äußerungen, verweigerte als Elsässer ein klares Bekenntnis zu Frankreich, was zur Behandlung als Kriegsgefangener führte, obwohl er nur seine politische Neutralität wahren wollte; vgl. Suermann, 2012, 134.

72 Da das Ehepaar seit Anfang Juli keine Nachrichten mehr aus Europa empfangen hatte, erfuhren sie erst am 4.8.1914 vom Kriegsbeginn. Schweitzer richtete sich auf eine lange Kriegsdauer ein, u. a., indem er die Kerzen für den Weihnachtsbaum aufsparte; vgl. AW I, WU, 440; Kleberger, 1989, 105. Das Ehepaar wurde unter Hausarrest gestellt und war fortan im Urwald gefangen. Eine Flucht nach Kamerun misslang und die Missionare schikanierten im patriotischen Eifer das Ehepaar Schweitzer. Ihre Enkelin resümiert: »Die Lebensbedingungen für Helene und Albert Schweitzer während des Krieges waren sehr viel härter als von Schweitzer später beschrieben«; Egli, Helene Schweitzer-Bresslau, o. J., 9.

nachgehen[73] – was praktisch das vorläufige Ende des Krankenhausbetriebs bedeutete[74] –, bis dieses Verbot auf Drängen von Charles Marie Widor in Paris und der Notwendigkeit, »weiße Patienten« medizinisch zu versorgen, aufgehoben werden konnte[75]. »Später erwirkte er vom französischen Bezirkshauptmann die Erlaubnis, wieder mit anderen Menschen reden und vor allem Kranke behandeln zu dürfen, wenn auch unter ständiger Begleitung seiner schwarzen Wache«[76]. Schweitzer hat die Kriegsjahre intensiv aus dem Urwald heraus miterlebt. »Jeden Tag, wenn ich morgens zum Spital hinuntergehe, kommt es mir als eine unbegreifliche Gnade vor, daß ich, wo jetzt so viele Menschen aus Pflicht Weh und Tod über andere Menschen bringen müssen, an Menschen Gutes tun und Menschenleben erhalten darf. Dieses Gefühl hebt mich über alle Müdigkeit hinaus«[77]. Einige Monate lang konnte Schweitzer wieder praktizieren. Allerdings erließ die Regierung Clemenceau bereits im September 1917 ein Dekret gegen Ausländer im französischen Kolonialreich, diese festzunehmen und in Frankreich in ein Internierungslager zu bringen. Schweitzer »erhielt den Befehl, das Krankenhaus aufzulösen und in 24 Stunden seine Sachen für die Reise zusammenzupacken. Zum Glück wurde das Schiff, das ihn nach Frankreich bringen sollte, aufgehalten, wodurch er Zeit hatte, die Arzneimittel und die medizinischen Instrumente in einer Wellblechbaracke zu verstecken«[78].

73 Vgl. AW I, LD, 157.160.

74 Dieses wird u.a. von dem Schweitzer-Biographen Payne herausgearbeitet: »Der Befehl von Brazzaville, der ihn zu Einzelhaft verurteilte, bedeutete den Abbruch des Krankenhausbetriebs; die Patienten wurden nach Hause geschickt, es herrschte Schweigen. In der kleinen, pulsierenden Stadt, die er aufgebaut hatte, war niemand mehr außer Joseph, der wie ein Geist umherwanderte, [...] bei den Kisten mit Medikamenten und Verbandsmaterial Wache stand«; Payne, 1964, 131. V.a. Helene litt unter den Entbehrungen und feindseligen Erfahrungen infolge des in den Kolonien aufflammenden Nationalismus. Was ihren Alltag erschwerte war ein Gerücht, »Schweitzer habe im doppelte Boden seines Koffers ein geheimes Dokument versteckt, einen vom deutschen Kaiser persönlich unterzeichneten Erlaß, der ihn zum Gouverneur ernannte, sobald die Deutschen von Kamerun aus Gabun erobert hätten«; Kleberger, 1989, 106.

75 Zu Widor vgl. Luther, 2010, 21; zu der Gleichbehandlung von »weißen« und »schwarzen« Patienten vgl. Kleberger: »Als ein hoher Regierungsbeamter von ihm behandelt werden wollte, kehrte der Doktor seinen »Elsässer Dickkopf« hervor und erklärte, er werde die Behandlung nur übernehmen, wenn er auch wieder seinen schwarzen Patienten zur Verfügung stehen dürfe«; Kleberger, 1989, 106. Vgl. auch einen Brief an Romain Rolland über die Internierungszeit aus Lambarene 1915, in: LWD, 44 sowie Fleischhack, 1965, 64.

76 Woytt-Secretan, 1947, 87.

77 AW I, WU, 442. Schweitzer wurde öfter Zeuge von persönlichen Schicksalsschlägen, etwa bei der Soldatenrekrutierung: »Auf einem Stein am Ufer saß lautlos weinend eine alte Frau, deren Sohn mitgenommen worden war. Ich ergriff ihre Hand und wollte sie trösten. Sie weinte weiter, als hörte sie mich nicht. Plötzlich fühlte ich, daß ich mit ihr weinte, lautlos in die untergehende Sonne weinte wie sie«; AW I, WU, 470. Vgl. auch Payne, 1964, 142.

78 Payne, 1964, 143.

Die Gesundheit des Ehepaares war durch den langen Tropenaufenthalt, u. a. durch eine Tropenanämie, Zahnprobleme, innere Nervosität und Erschöpfung geschwächt[79], als sie 1917 schließlich als Kriegsgefangene nach Europa ausgeschifft wurden. »Es war eine große Erleichterung, daß sie – besonders Helene – nach viereinhalb Tropenjahren endlich aus dem belastenden Klima herauskamen, aber trotzdem schmerzte und bekümmerte sie, daß sie ihr Werk verlassen mußten. Einen Ersatz für sie gab es nicht, und es war ungewiß, ob sie die Arbeit je wieder aufnehmen konnten«[80]. In Bordeaux, Garaison und St. Rémy de Provence wurde das Ehepaar Schweitzer bis Juli 1918 interniert[81]. Trotz des bleibenden Misstrauens gegen Schweitzer wurde er bald zum Lagerarzt bestellt. »Die Deutschen misstrauten Schweitzer, weil er so viel für die französische Kunst und Literatur getan, und vor allem, weil er sein humanitäres Werk ausgerechnet in einer französischen Kolonie begonnen habe. Schließlich, schrieb Vecchi, würden die Dienste des Doktors insbesondere von jenen Internierten geschätzt, die an Malaria und Dysenterie litten – Krankheiten, die sie sich in den Kolonien zugezogen hätten«[82]. Obwohl dem Ehepaar Schweitzer infolge der ärztlichen Tätigkeit während der Internierung einzelne Privilegien gewährt wurden, litten sie unter der Gefangenschaft.[83] Nach der Rückkehr ins Elsass erlangte Schweitzer schließlich die französische Staatsbürgerschaft, blieb aber ein »homme de Gunsbach et citoyen du monde«[84].

Schweitzer arbeitete während der Internierungszeit, wenn er nicht als Arzt benötigt wurde[85], an dem Entwurf einer Kulturphilosophie[86], welche nach dem Ersten Weltkrieg als Kulturphilosophie in zwei Bänden 1923 publiziert werden

79 Vgl. AW I, WU, 450; Kleberger, 1989, 111.

80 Kleberger, 1989, 119.

81 Vgl. AW I, LD, 175–182. Vgl. Bentley, 1993, 167f. Payne, 1964, 144f.

82 Bentley, 1993, 169

83 Sie erhielten ein eigenes Zimmer und Helene wurde schwanger: »Trotzdem waren die Schweitzers nicht glücklich. Vor den Patienten verbarg Albert seine Krankheit. [171…] Der raue Mistral bekam Helene nicht, und sie konnte sich auch nicht an die steinernen Fußböden gewöhnen. Sie und ihr Mann waren körperlich zu sehr geschwächt und vermutlich auch zu entmutigt«; Bentley, 1993, 172.

84 Poteau/Leser, Mulhouse 1994. Dieses ist der Titel einer Sammlung mit Photographien.

85 In einem Brief an den Direktor des Lagers für Zivilinternierte in Garaison beschrieb Schweitzer am 24.12.1917 seine Entscheidung für die Wiederaufnahme der ärztlichen Tätigkeit als »innere Pflicht« gegenüber seinen französischen ärztlichen Kollegen und der unter der Last des Weltkrieges leidenden Bevölkerung; vgl. LWD, 47.

86 Vgl. AW I, LD, 185. Schweitzer wollte für diese schwere Zeit in seinem Leben kein Mitleid ernten, da er währenddessen seine Kulturphilosophie der »Ehrfurcht vor dem Leben« ausarbeiten konnte; vgl. Abé, 1984, 125. Ähnliches geht aus einer brieflichen Äußerung 1918 nach der Rückkehr aus dem Internierungslager hervor: »Es ist ganz merkwürdig, wieder ein freier Mensch zu sein. Meine Erlebnisse lassen sich kurz zusammenfassen: daß ich es mit bösen und guten Menschen zu tun hatte und daß ich nur noch an das Gute, das mich oft rührte, denke«; in: Abé, 1984, 130.

konnte. 1915 hatte er während der Gefangenschaft bei einer Fahrt auf dem Ogowefluss den Begriff der »Ehrfurcht vor dem Leben« als Grundlage seines Ethikentwurfes und als zentrales Moment seiner Kulturphilosophie offenbarungsartig für sich entdecken können. Er weitete darin die Solidarität auf alle Ausdrucksformen des Lebens aus und machte die Prämisse »Ich bin Leben, das leben will, inmitten von Leben, das leben will«[87] zu einer der Kernaussagen seines Ethikentwurfes. Im elementaren Denken ist diese Kernaussage jedem Individuum erreichbar und führt zu einer tätigen, lebensbejahenden Auseinandersetzung mit der Welt.[88] Was Schweitzer in der Theorie erkannt hatte, ließ sich in der Praxis oft nur schwer verwirklichen, wie bereits aus den ersten öffentlich gehaltenen Predigten über die »Ehrfurchtsethik« 1919 in Straßburg erkennbar wird[89].

Nach der Rückkehr ins Elsass und der Geburt ihres einzigen Kindes, der Tochter Rhena (1919–2009) an seinem eigenem Geburtstag, dem 14.1.1919, in Straßburg, arbeitete Schweitzer zunächst als Assistenzarzt in der dermatologischen Klinik und als Vikar an St. Nicolai.[90] Das Ehepaar hatte nicht nur mit gesundheitlichen Problemen zu kämpfen – Albert litt an einer Dysenterie und musste sich zweier Operationen unterziehen[91], Helene erlebte das Wiederaufflammen ihrer bereits vor der ersten Ausreise bestehenden Tuberkulose –, sondern musste darüber hinausgehend ein neugeborenes Kind versorgen und

87 AW II, KE, 377.

88 Zur historischen Genese des Ethikentwurfs vgl. Ohls, 2008, 52–78,85–90, 104–128.

89 Ausführlich vgl. Ohls, 2008, 91–103.

90 Nach der Rückkehr dachte Schweitzer zunächst, als »Arzt in Uniform« arbeiten zu müssen, wie aus einem Brief an Robert Kaufmann in Zürich aus Straßburg vom 2.8.18 hervorgeht; in: LWD, 49. Allerdings hatte er ab dem 15.9.1918 eine feste Anstellung und wohnte in der Straßburger Thomasgasse 15. In einem Brief an Alice Helmbold in Straßburg aus Günsbach vom 27.8.18 hoffte er: »für meine tropische Praxis viel zu profitieren« und sprach von gesundheitlichen Problemen infolge des langen Tropenaufenthalts, die er aber zu überwinden hoffte; vgl. AW I, LD, 191.

91 Dabei handelt es sich um eine der wenigen Primärquellen, in denen Schweitzer von gesundheitlichen Problemen berichtet: »Vergebens hatte ich gehofft, in den heimatlichen Bergen die Mattigkeit samt dem bald leichter, bald schwerer auftretenden Fieber, an dem ich schon in der letzten Zeit in St. Rémy gelitten hatte, loszuwerden. Es ging mir von Tag zu Tag schlechter. Gegen Ende August führten mich das hohe Fieber und quälende Schmerzen darauf, dass es sich um eine Spätfolge der in Bordeaux überstandenen Dysenterie handelte, die einen alsbaldigen chirurgischen Eingriff erforderte. Sechs Kilometer weit schleppte ich mich, von meiner Frau begleitet, gegen Colmar zu, bis wir eine Fahrgelegenheit fanden. Am 1. September wurde ich in Straßburg von Professor Stolz operiert«; AW I, LD, 191. Vgl. auch das Zeugnis von Schweitzers Nichte Susanne Oswald: »Um ihrer [der Schmerzen, Anm. d. Vf.in] Herr zu werden, schimpfte er wie ein Rohrspatz über sämtliche [96] Staatsmänner der Welt, die den Krieg nicht verhindern ihn auch jetzt nicht beendigen konnten. [...] Nach 6 Kilometern konnte er nicht mehr weiter. [...] Ein Amöbenabszeß – sagte man uns«; Oswald, 1971, 97. Vgl. Payne, 1964, 151. Eine zweite Operation wurde notwendig, vgl. Hagedorn, 1954, 145.

wollte die durch den Ersten Weltkrieg angewachsenen Schulden bei der Pariser Missionsgesellschaft abbezahlen. »Die Wunden heilten, aber die Müdigkeit und der Verdruß bleiben. Er versuchte, nicht an Afrika zu denken. Er war Geistlicher und Arzt und verdiente nur ein kleines Einkommen in den Krankenhausabteilungen«[92]. Schweitzer spricht von dieser Zeit als einem schwarzen »Marasmus«[93]. Erst die Einladung des schwedischen Erzbischofs Nathan Söderblom (1866–1931) zu den Uppsala-Vorlesungen im Frühjahr 1920 brachte Licht in die hoffnungsleere Lage der Schweitzers. In Schweden berichtete er von seinen Erlebnissen als »Missionsarzt im Urwald Afrikas«[94], konnte Grundzüge seiner im Entstehen begriffenen Kulturphilosophie vor interessiertem Publikum vortragen, sammelte durch Konzerte und Vorträge Geld zum Abtragen der Schulden bei der Pariser Missionsgesellschaft, und genas in der abgeschiedenen Ruhe Schwedens von seinen körperlichen und seelischen Gebrechen.[95] Am Ende der Zeit in Schweden sah er sich in der Lage, sein Missionswerk in Afrika wieder aufzunehmen. »Ich selber, nachdem meine seit 1918 schwankende Gesundheit durch zwei Operationen wiederhergestellt ist und nachdem ich durch Orgelkonzerte und Vorträge die Mittel fand, um die während des Krieges für mein Werk gemachten Schulden abzutragen, darf den Entschluß fassen, meine Tätigkeit unter den Elenden in der Ferne fortzusetzen«[96]. Einige Schweitzerbiographen, so z.B. James Bentley gehen davon aus, dass Schweitzer aufgrund seiner angeschlagenen seelischen Verfassung nach den Jahren der Internierung bei dem Zürcher Psychoanalytiker Oskar Pfister (1873–1956) in Behandlung war.[97] Andere, so James Brabazon und Nils Oermann, halten den Besuch bei

92 Payne, 1964, 152.

93 Vgl. Brief an Prof. Dr. Gustav Adolf Andrich nach Heidelberg am 6.5.21, in: LWD, 60. Zur Nachkriegszeit vgl. auch AW I, LD, 189.

94 Vgl. Brief an Dompropst Pfannenstiel in Lund aus Uppsala am 13.V.20 (bei Erzbischof Söderblom), in welchem er über seinen Vortrag »*Viereinhalb Jahre als Missionsarzt in einem Schlafkrankheitsgebiet Aequatorialafrikas*« [LWD, 56] schreibt: »Nur die Not für mein Werk unter armen verlassenen Menschen im Urwald gibt mir den Mut, die Menschen mit meinen Angelegenheiten zu belästigen«; LWD, 57.

95 Vgl. Payne, 1964, 153f.

96 AW I, WU, 476.

97 Bentley berichtet über die »förmliche Konsultation« Schweitzers beim Zürcher protestantischen Geistlichen und Psychoanalytiker Oskar Pfister im Jahre 1922 folgendes: »Die Analyse fand statt nach Schweitzers Internierung in Frankreich während des Ersten Weltkrieges, als er unter starken Depressionen litt, zu deren Heilung Pfister beitrug. Albert Schweitzer vermochte die traumatischen Erlebnisse seiner frühern Jugend so geschickt zu verbergen, dass dieser wichtige Abschnitt in seiner Entwicklung nie ans Tageslicht kam. In seinen veröffentlichten Schriften wird die Bedeutung der Psychoanalyse für seine Genesung gekonnt heruntergespielt. In einem Bericht irrt sich Schweitzer sogar im Datum, indem er die Begegnung mit Pfister auf 1923 datiert statt auf 1922. Noch einige Zeit später bemühte er sich nach Kräften, die Tatsache zu verschleiern, dass er damals einen Nervenzusammenbruch erlitten hatte. [15…] In keiner der veröffentlichten Schriften wird Schweitzers Psychoanalyse

Pfister nur für eine private Konsultation.[98] Historisch sicher belegt ist der tiefe »Marasmus«[99] Schweitzers infolge der jahrelangen Internierung.

A.1.5. Die zweite Ausreise und Lambarenes Baugeschichte

Die zweite Ausreise Ende im Februar 1924 wurde für Schweitzer durch das energische Einschreiten des schwedischen Erzbischofs Nathan Söderbloms möglich, was er nie vergaß, wie aus dem ersten Brief auf der Reise aus Dakar/Senegal am 1.3.1924 deutlich wird: »Soeben habe ich wieder den Fuss auf afrikanischen Boden gesetzt. Ihnen verdanke ich es zum grossen Teil, dass ich es wieder kann. [...] Müde, aber zuversichtlich gehe ich in die neue Arbeit hinein«[100]. Allerdings musste er dieses Mal seine Frau und sein Kind in Europa zurücklassen, was die zweite Ausreise nach Lambarene überschattete.

Bei der Wiederankunft in Lambarene stellte Schweitzer fest, dass seine knapp 10 Jahre zuvor errichteten Bauten vom tropischen Urwald zurückerobert worden waren. Ein zweiter Aufbau des Spitals wurde nötig. Aufgrund einer im Jahr 1926/27 wütenden Dysenterieepidemie errichtete er bereits wenige Jahre später eine weitere, die 3. Spitalanlage.[101] »Anfang Mai gab es auf einem Holzplatz eine Dysenterieepidemie. Schweitzer fuhr mit dem Motorboot dorthin, behandelte leichter Erkrankte und veranlaßte, daß die Schwerkranken ins Hospital gebracht wurden. Auf dem Heimweg schrieb er einen längeren Brief an den Vater, nicht ahnend, daß dieser gerade an jenem 5. Mai 1925 starb«[102]. Der Vorteil des 3. Spitalneubaus war, dass mit dem Umzug auf ein eigenes Gelände die Unabhängigkeit von der Pariser Missionsgesellschaft ermöglicht wurde und er die medizinische Zukunft seines humanitären Experimentes sicherte. »Die Art, wie Schweitzer die Buchführung und die Patientenkartei seines Hospitals organisierte, lässt darauf schließen, dass Lambarene mehr für ihn sein sollte als eine Zwischenstation. Er ging fest davon aus, Patienten mehrmals zu behandeln«[103].

---

je erwähnt. Im Schweitzer-Archiv in Günsbach befinden sich nur einige Briefe, worin Albert Schweitzer Oskar Pfister dringend bittet, ihm die Unterlagen über seine kritische Selbstanalyse zurückzuschicken. Das mit Anmerkungen versehene Dokument wurde zurückgegeben und verblieb im Archiv. Es ist überaus aufschlussreich. Das charakteristische Wort in Schweitzers Selbstanalyse ist ›qualvoll‹. Das heißt nicht, dass er in seinen autobiographischen Schriften nicht aufrichtig ist – aber er schreibt eben nicht die ganze Wahrheit«; Bentley, 1993, 16.

98 Vgl. Oermann, 2010, 192. Bentley 15f.

99 LWD, 60.

100 Ebd., 71. Vgl. A.a.O. S. 197f.

101 Zur Baugeschichte Lambarenes vgl. Ohls, 2008, S. 184f., »Schweitzers Krankenhauskonzept und Bauweise«.

102 Kleberger, 1989, 155.

103 Oermann, 2010, 141.

Allerdings verhinderten die umfangreichen Baumassnahmen eine rasche Rückkehr nach Europa. Schweitzer litt unter der langen Trennung von seiner Familie. »Ich aber denke an das Opfer, das meine Frau und mein Kind für die Verlegung des Spitals bringen müssen. [...] Ohne mich kann nicht gebaut werden. Für die Anlage des Spitalganzen sind meine Erfahrungen erforderlich. Sind die Bauten einmal unter Dach, so mögen andere die Inneneinrichtung übernehmen«[104]. Bereits die wiederholte Absage von europäischen theologischen Lehrstuhlangeboten[105], die dauerhafte Tuberkuloseerkrankung seiner Ehefrau[106] sowie das Verhältnis zu seiner engen Mitarbeiterin Emmy Martin (1882–1971)[107], welche von Günsbach/Elsass aus die Geschicke Lambarenes leitete, während Helene Schweitzer-Bresslau mit Rhena in Königsfeld/ Schwarzwald weilte[108], belasteten die Beziehung des Ehepaars. Helene erlebte den Wiederaufbau Lambarenes und die Trennung von ihrem Ehemann als große persönliche Herausforderung in ihrer Ehe. »Helene Schweitzer fällt in eine tiefe [11] Niedergeschlagenheit. Verzweifelt schreibt sie an Albert: ›Es ist mein Schicksal, dass mir die Arbeit, die meine Freude war, genommen ist, und ich in solche gestellt bin, der ich nicht gewachsen bin. Ich versuche es so gut als möglich zu machen, aber das immer wiederholte Sich-aufraffen-müssen kostet unverhältnismäßig viel Kraft und der Kopf wird immer wirrer und dümmer. [...] Körperlich geht es mir auch gut, aber wie es in mir aussieht, weiß kein Mensch‹. [...] Damit sie in der argen Situation zurecht kommt, kümmert sie sich um ihre

104 AW I, BRL 1924–27, Herbst 1925, 621.

105 Zum Angebot der Zürcher Fakultät aus dem Sommer 1921 vgl. Helenes Reaktion auf die Absage der Professur: »*Ich höre sie schluchzend sagen: ›Nun bin ich für immer in einer unsicheren Existenz und ohne Heimat‹. Das war eine schreckliche Stunde*«; Simmank, 2008, 83. Zum Angebot der Leipziger Fakultät im Juli 1930 vgl. die rasche Absage von Emmy Martin ans Ministerium: »›Sein Leben gehört ganz seinem Werk in Lambarene und den vielen Kranken. Er hat schon wiederholt aus diesem Grunde Professuren ablehnen müssen‹. Der 13. Rundbrief des Schweitzer-Komitees in der DDR (1968), der diesen interessanten Briefwechsel erstmals publizierte, fügte dann auch die Antwort vom Oktober 1930 an, aus welcher ein innerer Konflikt Schweitzers hervorgeht: Auf der einen Seite steht der Wunsch nach eine neutestamentlichen Lehrtätigkeit, auf der anderen Seite die erkannte Lebensaufgabe, ›der Sache des medizinischen Helfens unter den primitiven Völkern zu dienen...‹«; Steffahn, 1974, 142.

106 Im Sommer 1922 verschlechterte sich Helenes Gesundheitszustand rapide: Sie erlitt infolge einer offenen Lungentuberkulose einen Blutsturz – Anfang des 20. Jh.s ein Todesurteil. Sie wird im Canstatter Krankenhaus bei Stuttgart von Schweitzers medizinischem Lehrer Prof. Cahn notfallmäßig behandelt. Nachdem sich ihre Lage etwas stabilisiert hat, verlässt Albert Schweitzer sie wieder: »Er fühlt sich dieser Herausforderung nicht gewachsen«; Simmank, 2008, 83. Erst im Herbst bessert sich langsam ihr Zustand; vgl. folgenden Brief Schweitzers vom 21.9.1922: »Von meiner Frau etwas bessere Nachrichten; aber sie ist halt ernstlich krank. [...] Rhena betet jeden Abend zum lieben Gott und den lieben Sternlein für die kranke Mutter«; Geiser, 1974, 33.

107 Vgl. Oermann, 2010, 123.

108 Vgl. einen Brief Schweitzers vom 27.10.22; in Geiser, 1974, 33f.

Mitmenschen in ihrer Umgebung. ›Nichts hilft ja so über eigenes Leid hinweg, als sich für andere ausgeben zu können und zu müssen‹, schreibt sie Jahre später nach dem Tod ihres Bruders Ernst an ihre Schwägerin«[109]. Im Sommer 1927 kehrt Albert Schweitzer erschöpft nach Europa zurück, was seine Frau sehr erleichtert.[110] Er sagte zwischen 1927 und 1929 viele Veranstaltungen ab, um an dem »unruhigen Leben« nicht »körperlich und geistig zu Grunde zu gehen«[111].

Die Hoffnung, bei der nächsten Ausreise ihren Ehemann wieder nach Lambarene begleiten zu können hatte Helene in den Jahren der Entbehrung getröstet, wie aus einem Brief an Anna Joß (1882–1973) vom 7. 10. 1924 hervorgeht: »Ich bin so dankbar, dass ich mich wieder gesund betrachten darf – und vielleicht, wenn sich das festigt und auch der [57] Schlaf sich noch bessert, werde ich doch vielleicht noch einmal so leistungsfähig, dass ich das nächste Mal mit nach Afrika darf«[112]. Diese Hoffnung sollte sich bei der dritten Ausreise bewahrheiten. »So wie bei ihrem ersten Afrika-Aufenthalt für ihre Eltern, führt Helene Schweitzer diesmal für ihre Tochter Tagebuch. So kann Rhena wenigstens in Gedanken die Zeit in Lambarene miterleben«[113].

Da sich jedoch die Fieberschübe und die Schlaflosigkeit in den Tropen verstärken, muss Helene Schweitzer-Bresslau nach 4 Monaten wieder abreisen, wie aus einem Brief Schweitzers vom 29. 4. 1930 hervorgeht: »Ich war in Cap Lopez mit meiner Frau, die sich vorgestern nach Europa eingeschifft hat. [...] Wenigstens hat sie jetzt das neue Spital gesehen und weiß, wie wir arbeiten. Sie hat Lambarene sehr genossen. – Wir wollen froh sein, dass sie das Klima so lange ertrug«[114].

In diesen Jahren wurde Schweitzer als Schriftsteller durch die Werke »Zwi-

109 Egli, Helene Schweitzer-Bresslau, o. J., 12.

110 Als Albert Schweitzer im Sommer 1927 nach dreieinhalb Jahren nach Europa zurückkehrt, berichtet seine Ehefrau von einer unbegreiflichen, »fabelhafte[n] Umwälzung aus der furchtbaren Unruhe der letzten Zeit in diese Stille und Ruhe«; Egli, o. J., 13.

111 Brief von Emmy Martin und Albert Schweitzer aus Straßburg am 14. 12. 1927; in: Geiser, 1974, 77.
Vgl. auch folgenden unveröffentlichten Brief aus dem Nachlass Emmy Martins aus Königsfeld am 28.II.1929, wegen Konzertabsprachen. »... Da ich Ende des Sommers fort will nach Afrika und vorher meinen Paulus fertig machen will, kann ich nicht einmal die Hälfte der versprochenen Concerte und Vorträge halten. Aber ich muss nach Afrika ...«; Stargardt-Koffer, Exzerpte und Notizen, am 18. April 2011 im Cafe an der Alten Oper beim Besuchertag von Stargardt.

112 Geiser, 1974, 58.

113 Rhena Schweitzer, DASZF, o. J., o.S.

114 Geiser, 1974, 96. Ergänzend vgl. den Bericht ihrer Enkelin: Nachdem sie fast vier Monate in Afrika verbracht hat und Rhena im Internat lebt, »nutzt Helene Schweitzer die ›Freiheit von Erziehungs- und Haushaltspflichten‹, um sich endlich einer richtigen Tuberkulosekur zu unterziehen«; Egli, Helene Schweitzer-Bresslau, o. J., 14. Unter einer Obst-Gemüse-Diät schließen sich die Kavernen und sie wird im Februar 1931 in einem stabileren Gesundheitszustand entlassen.

schen Wasser und Urwald« (1921) und die Autobiographien »Aus meiner Kindheit und Jugendzeit« (1924) und »Aus meinem Leben und Denken« (1930) einer breiteren Öffentlichkeit bekannt. Immer wieder kehrte er zu seiner Familie nach Europa zurück und lebte auch dort einen Spagat zwischen der Notwendigkeit, die finanziellen Mittel für das Spital zu sichern, weitere Publikationen zu veröffentlichen und für seine Familie da zu sein.[115] Sein Vater hatte bereits 1923 die Gefahr einer dauerhaften Überarbeitung seines Sohnes gesehen, wie aus einem Brief aus Günsbach vom 27.1.1923 hervorgeht: »Er strengt sich überhaupt [...] zu sehr an. Ich [39] möchte, dass er sich mehr schonte, um frisch und ausgeruht seine Tätigkeit in Afrika wieder aufnehmen zu können«[116]. Damals ahnte sein Vater noch nicht, dass ein Zweiter Weltkrieg erneut die gerade wieder mühsam gesicherte Existenz des Spitals bedrohte.

A.1.6. Der Zweite Weltkrieg

Obwohl Schweitzer sich zeitlebens um politische Neutralität bemühte, blieb sein deutsches Spital im Kolonialzeitalter weiterhin ein Dorn im Auge Frankreichs, wie Rita Headrick herausgearbeitet hat.[117] »Schweitzer schrieb während des

---

115 Als er im Januar 1932 nach Europa zurückkommt, begibt er sich auf Vortrags- und Konzertreisen, u.a. nach Deutschland, Holland, England und Schottland, gefolgt von einer »monatelang anhaltenden Müdigkeitskrise«, die bis zum Jahresbeginn 1933 anhält. Kurz darauf folgt »das Einkaufen und das Packen für die neue Ausreise nach Lambarene«; BRL 1930–54, 28.4.1933, 85.

116 Geiser, 1974, 40.

117 Sie berichtet ausführlich von diesem Bemühen Schweitzers um politische Abstinenz: »In his published work he omitted difficulties with the authorities and wrote sympathetically of French rule. He did not want his staff to include political comment in their letters home. The young Englishman whom Schweitzer brought with him in 1924 wrote to his mother: Schweitzer is just like a child about formalities ... he is positively afraid of customs... [...] He is so afraid the French government will hear of it and will penalize him at Lambarene (Gillespie 1971, 175). Old-timers at the Lambarene Hospital, both Africans and Europeans, professed to be unaware of difficulties with the French administration (Johns, Lagendyk, Nyama 1979). They did not know the government had tried to keep him from retuming to Gabon after World [266] War I and maintained that Schweitzer and the military doctor at Lambarene were always on the best of terms. In contrast, the French doctor at Lambarene, while unaware of the details, knew well the tradition of the health corps's opposition to Schweitzer. [...] This resentment toward Schweitzer stemmed from jealousy of his resources, his approach to health care and, above all, his Germanness. French health corps doctors envied his wealth of material equipment and personnel. [...] French military doctors also disagreed with his approach to health care. His personal, idiosyncratic facility ran against the style and policy of the official health service. [...] For example, in dealing with African trypanosomiasis, none of us may innovate or be creative. The diagnosis and treatment of the sick are standardized... It is absolutely necessary for an effective campaign... If all doctors behaved like Dr. Schweitzer, no collective action could be possible.

Krieges französisch, um der französischen Briefzensur die Arbeit zu erleichtern«[118].

Schweitzer ahnte das Ausmaß, welches dieser Krieg annehmen würde, weshalb er Europa 1939 rasch verließ, wie aus einem Brief vom 13.2.1939 aus Bordeaux hervorgeht. »Da die politische Situation sehr ernst ist, muß ich auf alle Fälle auf meinen Posten nach Lambarene; ich habe dort keinen französischen Arzt, was für das Werk und die ausländischen Helfer und Helferinnen [...] eine Gefahr bedeuten würde. Wie man mit ›Fremden‹, auch wenn sie in der edelsten Absicht im Lande sind, umgeht, wenn einmal kriegerische Verwicklungen da sind, habe ich selber zur Genüge erlebt«[119]. Durch die jüdische Herkunft seiner Ehefrau war er bereits zu einem frühen Zeitpunkt über das Ausmaß der nationalsozialistischen Herrschaft unterrichtet.[120] Der langjährige Arzt Helene Schweitzer-Bresslaus, Dr. Arnold Cahn (1858–1927), durfte seiner ärztlichen Tätigkeit nicht weiter nachgehen[121], viele Freunde und ehemalige Weggefährten gerieten ins berufliche Abseits. »Schweitzer versuchte in den 1930er Jahren, jüdische Freunde und Verwandte zu überreden, Deutschland so schnell wie möglich zu verlassen, und half ihnen, im Ausland eine berufliche Anstellung zu bekommen«[122]. Allerdings gibt es auch ein bislang im Günsbacher Archiv unter Verschluss gehaltenes Briefzeugnis, dass Schweitzer der jüdischen Ärztin Dr.

[267...] Writing in 1932, Fulconis [...] feared that Schweitzer and the three other doctors at Lambarene, ›with the same origins...from a dissident cell, mysterious in its connections and goals‹ (SdS Gabon 1932). In 1933, [268] perhaps as news from Germany grew more ominous, he became even more bitter: [...] One could hardly imagine the existence of this kind of French establishment in German territory (SdS AEF 1933). [...] The only nationalistic feelings he ever admitted to were those of being Alsatian. [269...] The French health care system of circuits and personnel changes, born of necessity and philosophy, was not conducive to winning African confidence«; Headrick, 1994, 270.

118 Sommer, 2010, ASFB, 88. Vgl. den Originalbrief vom 29. Februar 1945 an Martin Werner (»Je t'écris dans la langue qui est la plus simple pour la censuren«), in: Kurt Guggisberg (Hrsg.), Albert Schweitzer und Martin Werner. Ein Briefwechsel, in: Francesco Sciuto (Hrsg.), Weg und Werk Martin Werners, Bern/Stuttgart 1968, S. 43–79, S. 76.

119 Siefert, 1986, 165; ähnliche Aussagen vgl. BRL 1930–54, Folge März 1946, Kriegsjahre, 223.

120 Helenes Schweitzers Bruder Ernst emigrierte 1934 nach Brasilien, wo er bereits im Mai 1935 an einem Herzinfarkt starb. Helenes Haus in Königsberg und ihre Konten wurden beschlagnahmt, das Grab ihres Vaters geschändet und ihre Mutter in einer Heidelberger Pension bis zu ihrem Tod 1941 versteckt. Ebenso erfuhr er von der Ermordung seines ehemaligen ärztlichen Mitarbeiters Dr. Neßmann in der Gestapohaft. Der israelische Arzt Dr. Richard Friedman (*24.1.1922) verbrachte seinen Lebensabend in Lambarene (Aufenthalte waren vom 9.10.1956–10.5.1962 sowie 14.4.1963–31.1.1969), nachdem er den Gräueln der KZ-Inhaftierung als einziges Mitglied seiner Familie entkommen war. Vgl. Luther, 2010, 30. 241; Suermann, 2012, 182. Auch der ungarische Arzt Dr. Ladislas Goldschmid (15.4.1900–19.8.1979) fand während der Kriegsjahre Unterschlupf in Lambarene und lebte dort vom 2.4.1933–9.8.1935; 1.7.1936-Juli 1938 sowie 22.12.1938–15.6.1947.

121 Vgl. Egli, Helene Schweitzer-Bresslau, o.J., 15.

122 Suermann, 2012, 46. Zu den einzelnen Hilfestellungen von Schweitzer vgl. Suermann, 2012, 171–178.

Eline Epstein aus Breslau die Einreise nach Lambarene nicht ermöglichen wollte, als diese nicht bereit war, als Krankenschwester oder in einer anderen Funktion ausser als Ärztin bei ihm zu arbeiten. Offiziell wurde die Ablehnung mit dem Scheitern einer weiteren Spitalneugründung in Deutsch-Ostafrika begründet, weswegen Schweitzer in Verhandlungen mit der Berliner Missionsgesellschaft getreten war.[123] Thomas Suermann kommt am Ende seiner Ausführungen über

123 1933 wurde der Arierparagraph in die Brandenburgische Kirche eingeführt. Vor diesem Hintergrund ist folgendes Schreiben – im Rahmen der Auseinandersetzung zwischen Schweitzer und der Berliner Missionsgesellschaft – von dem Berliner Missionsdirektor Knak an den Tübinger Missionsarzt Fischer, der auch am Hamburger BNI gearbeitet hatte, am 22.9.33 zu verstehen: »Lieber Herr Doktor! Ich möchte Ihnen in der Anlage schon jetzt eine Meldung von einem Fräulein Dr. Epstein zusenden. […] Sie ist des Arierparagraphen wegen abgebaut. Generalsuperintendent Zänker in Breslau erzählte mir von ihr. Was er mir sagte, wird von den Zeugnissen bestätigt. Es handelt sich um eine ungewöhnlich tüchtige Dame. Ich sagte ihm, die einzige Möglichkeit, ihr auf dem Missionsfeld eine Arbeitsgelegenheit zu schaffen, sähe ich in einer Verbindung mit Prof. Schweitzer. Natürlich müßte sie dann nicht als selbständige Ärztin tätig sein, sondern den Posten versehen, der unter anderen Umständen durch eine Krankenschwester oder gar nach Schweitzers Plan durch einen Diakon versehen wird. Ich könne mir aber denken, daß eine Meldung von ihr von Schweitzer ernst genommen werde. Denn erstens hoffe ich doch, daß Ihre und meine Bedenken gegen einen Diakon schließlich nicht ohne Wirkung bei ihm geblieben sind. Zweitens würde der Arzt in Itete eine besonders tüchtige Mitarbeiterin sicher gut brauchen können, und Fräulein Dr. Epstein würde schon durch ihre Lage veranlaßt sein, Reibungen zu verhüten und sich in die Verhältnisse zu schicken. Drittens nähme ich an, daß Schweitzer die Stellung des deutschen Reiches und auch der Kirche zum Arierparagraphen energisch ablehne und darum gerne, wenn es im Bereich meiner Macht liegt, einer dadurch unschuldig betroffenen und tüchtigen Persönlichkeit zur Wirksamkeit verhelfen würde. Ich persönlich versuche ja, wo und wie ich nur irgend kann, die Tragödien, die hier im einzelnen entstanden sind, zu mildern. Ich würde mich freuen, wenn einer Persönlichkeit wenigstens auf diese Weise geholfen werden könnte«; in: Oelsner, 73. Aus dem Berliner Archivmaterial vgl. weiterführend: »*Wenn Sie Gründe haben anzunehmen, dass diese Sache mit Schweitzer unter keinen Umständen auch nur diskutabel ist, so bitte ich um freundliche, baldige Rücksendung der Papiere*« [Manuskript Berliner Missionsgesellschaft, 305]. Bereits am 27. Oktober 1933 folgte von Knak aus Berlin das Ablehnungsschreiben an Frau Dr. med. Epstein nach Breslau: »Sehr geehrtes Fräulein Doktor! Zu meinem lebhaften Bedauern muss ich Ihnen heute mitteilen, dass eine Mitarbeit in dem Schweitzerschen Unternehmen, von dem ich Ihnen schrieb, nicht mehr in Frage kommt. Die Ursache dafür liegt in keiner Weise in Ihrer Person, sondern vielmehr darin, dass Herr Professor Schweitzer seinen Plan, in Ostafrika eine weitere missionsärztliche Station einzurichten, ausschliesslich aus finanziellen Gründen einstweilen hat aufgeben müssen. Ich verbinde mit dieser Mitteilung, die ich sowohl in unserm wie in Ihrem Interesse aufrichtig bedaure, die Bitte, die Aufgabe von Prof. Schweitzers Plan nicht irgendwie in die weitere Oeffentlichkeit, besonders in die Presse, kommen zu lassen, weil erfahrungsgemäss die Folge davon sein würde, dass Schweitzer eine Fülle von Briefen bekäme, deren Beantwortung ihm viel Zeit nimmt«; (Akte der BMG betreffend Dr. Fischer, Hefter Nr. 156, s. o.). Als Ergänzung sei in diesem Rahmen erwähnt, dass 1934 von 11 ärztlichen Bewerbern für die Arbeit in Ostafrika zwei wegen ihres jüdischen Glaubens ausgeschlossen wurden (vgl. Niederschrift der Sitzung des Arbeitsaus-

Schweitzers Verhalten im NS-Staat zu folgender Schlussfolgerung: »Doch ließ sich Schweitzer nicht dazu bringen, als Verfechter des Humanitätsideals öffentlich den Nationalsozialismus zu verurteilen und an das Gewissen der deutschen Öffentlichkeit zu appellieren. [...] Johann Zürcher erklärt Schweitzers Haltung zu jener Zeit damit, dass viele seiner Bekannten und Anhänger in den Blick der Nazis geraten wären, hätte Schweitzer das nationalsozialistische Vorgehen öffentlich verurteilt. Dies habe Schweitzer um jeden Preis vermeiden wollen. Erich Gräßer betont zudem, dass man gerade in seinem beharrlichen Schweigen auch eine Art politische Demonstration erkennen könne«[124].

Helene Schweitzer rettete sich auf Umwegen über die Schweiz, Spanien und Angola auf dem Landweg nach Afrika, wo sie die Kriegsjahre zusammen mit ihrem Ehemann verlebte.[125] Durch Vortragsreisen in den USA hatte sie vor Kriegsbeginn die medizinische Versorgung des Spitalorganismus' gesichert. »Als deren Frucht gelangten dann im Jahre 1943 nach Lambarene Sendungen von dort an Geld, Medikamenten und Lebensmitteln, ohne die das Spital die Kriegszeit wohl nicht hätte überstehen können (Persönliche Mitteilung Prof. Woytt)«[126]. Rhena Schweitzer blieb zunächst ebenfalls in den USA[127] und besuchte Lambarene zuerst im Frühjahr 1939.[128] Die Kriegsjahre zehrten an den Nerven des Ehepaares.[129] Die medizinischen Ressourcen drohten aufgebraucht

schusses des BVfäM am 31.5.1934, Akte des Arbeitsausschusses); [Manuskript, 338]. Vgl. Ohls, 2008, Endnotenanhang, Lix, S. 376f. Leider sind aufgrund des eingeschränkten Archivzuganges kaum weitere Information über diese Ärztin einzuholen. Es handelt sich bei der beschriebenen Person um die 1929/1930 in Breslau mit einer Publikation zur Syphilis promovierte Eline Epstein; vgl. »Zur Frage der Veränderung des klinischen Bildes der Syphilis: Ein Vergleich der Erscheinungsformen der unbehandelten Frühsyphilis in den Jahren 1878–1899 und 1921–1926 von Eline Epstein«; 8° Hochschulschrift: Breslau, Univ., Diss., 1929 [1930] Dissertation. In: SA aus: Archiv für Dermatologie und Syphilis, 157, S. 667–676.

124 Suermann, 2012, 173. Die Berliner Journalistin C. Fetscher kommentierte Schweitzers Rolle im NS-Staat bereits 20 Jahre zuvor mit folgenden Worten: »Gewappnet in seiner festen Burg europäischer Ethik konnte ihm kein Dschungel, auch nicht der Nazidschungel, etwas anhaben. Sein Weiß blieb fleckenlos, nachgerade schattenlos«; Fetscher, 1993, 34.

125 Vgl. Egli, o.J., 15.

126 Mai, AS-Spital, 1984, o.S. Vgl. weiterführend auch Berichte über Schweitzers ersten USA-Aufenthalt 1949, wo er u.a. Pharmafirmen besuchte, um ihnen für die Medikamentenlieferungen zu danken; vgl. Schorlemmer, 2009, 192. In Aspen beklagte er gesundheitliche Probleme: In 2700 m Höhe bekam er Atemprobleme und erbat, »die dortigen ›Zauberdoktoren‹ möchten ihn behandeln«; Payne, 1964, 235. Vgl. Münster, 2010, 136–138; Payne, 1964, 233.

127 Rhena ließ sich in New York erfolgreich wegen einer Hauterkrankung behandeln. Vgl. zwei Briefzeugnisse vom 6.5.1938 und 7.1.1939; in: Geiser, 1974, 126.130.

128 Egli, o.J. 15.

129 Vgl. Cousins, 1960, 128f. Über die Geschehnisse in Europa ist das Team über ein Nachrichtenblatt, das die Radiostation in Lambarene zweimal wöchentlich herausgibt, informiert. »Die Nachrichten von dem, was in den Gefangenenlagern geschieht, von der Mißhandlung der Juden und von den Leiden, die die verschleppten Bevölkerungen erdulden,

zu werden.[130] Gleichzeitig waren sie sich ihrer privilegierten Stellung außerhalb des Kampfgebietes in Europa bewusst. Dieses wird v. a. aus unveröffentlichten brieflichen Nachkriegszeugnissen Schweitzers erkennbar, so u. a. aus einem Brief aus Lambarene vom 27.V.1946 an den protestantischen Pfarrer aus Speyer, Emil Lind (1890–1966), der seinerzeit bei Albert Schweitzer in Straßburg studiert hatte: »… Also jetzt kann man sich wieder schreiben! Es ist unfasslich! Was musst du alles erlebt haben! Wie oft habe ich an dich gedacht und mich um dich gesorgt! Wir hier waren ja nicht in solchen Gefahren wie ihr. Wir hatten nur das schwere Klima und die furchtbare Arbeit zu ertragen die ganzen Jahre hindurch. Seit März 1939 bin ich nicht aus dem Spital fortgekommen, nur einmal auf 18 Stunden, um einem Weissen in einem See in der Nähe das Bäumesetzen beizubringen! Selten, dass ich vor Mitternacht ins Bett kam. Und jeden Morgen … zog ich mit den Arbeitern in die Pflanzung, ehe ich mich in den medizinischen Dienst begab«[131]. Nur am Rande der medizinischen Alltagsroutine wird das Kriegsende in Lambarene wahrgenommen.[132] Schweitzer ist auch lange Zeit

erfüllen uns mit Entsetzen. […] Wir wissen es voneinander, daß wir uns alle täglich aus der ständigen Niedergeschlagenheit zu der Arbeit, die es zu tun gibt, aufraffen müssen. Miteinander erleben wir es fort und fort als etwas Unbegreifliches, daß wir, während andere zum Leiden verurteilt sind oder eine Leiden und Tod verursachende Tätigkeit ausüben müssen, das mitleidsvolle Helfen zum Beruf haben dürfen. Daß wir in dieser Weise begnadet sind, gibt uns täglich neue Kraft zur Arbeit und macht uns diese kostbar«; BRL 1930–54, Folge März 1946, Kriegsjahre, 246. Schweitzer berichtet von der »fortwährenden Überanstrengung« der Kriegsjahre; Payne, 1964, 222. Er erwähnt »Müdigkeit« und »Depressionen«, welche ihn und seine MitarbeiterInnen zu überwältigen drohten; Payne, 1964, 224. Bereits im Sommer 1944 war es zu materiellen, personellen und klimatischen Engpässen gekommen; vgl. Payne, 1964, 224f.

130 V.a. das für Operationen benötigte Equipment war eine wichtige Ressource, die den Weiterbestand des Krankenhausbetriebes sicherte. So bürgerte sich ein Ritual ein, den einzelnen Patienten für die Gaben in den Kriegsjahren auf besondere Weise danken zu lassen, incl. dem Erfinder der Lokalanästhesie Carl Ludwig Schleich (1859–1922), dessen Bild im Operationssaal hing und dem von Seiten der Patienten gedankt wurde, nachdem das ganze Team zuvor einzeln erwähnt worden war: »So Dr. Schweitzer used to say to the patient: […] ›Say thank you to Dr. Schleich.‹ ›Merci, Docteur Schleich.‹ Then the patient would be released«; Joy/Arnold, 1948, keine Seitenangaben.

131 Vgl. Inhalt des »Stargardt-Koffers«, Exzerpte und Notizen am 18. April 2011 im Cafe an der Alten Oper beim Besuchertag von Stargardt; Briefe an Lind, der die erste Biographie über Schweitzer 1948 verfasste. Es heißt in diesem Briefkonvolut in einem Brief aus Günsbach am 14.V.1949: »… Nun habe ich mich, trotz der vielen Arbeit, die auf mir liegt, hingesetzt und eine Überarbeitung deines Textes für die 2te Auflage gemacht und komme Dir dies nun beichten und Dich bitten, dass Du Dich damit einverstanden erklärst … Dann habe ich noch zu grosse und zu lange Betrachtungen über die jetzige Lage Deutschlands ausgeschieden … Das Buch hat 1/3 … seines Umfangs verloren, aber es wirkt nun, so gestrafft viel einheitlicher und direkter … Glaube meiner Erfahrung: niemals Erklärungen geben. Das Publikum verlangt sie nicht …«.

132 Schweitzer erledigte seine Korrespondenz, versorgte die Patienten, ließ den Spitalgong erschallen, als er das Kriegsende verkündete und bewachte danach den Fortgang der Spitalneubauten. »Für Lambarene war es ein Tag wie jeder andere gewesen«; Payne, 1964, 226.

nach Kriegsende aufgrund umfangreicher Versorgungsprobleme seines Krankenhausorganismus die Rückkehr nach Europa nicht möglich.[133] Nach und nach schickt er seine MitarbeiterInnen zur Erholung nach Europa.[134] Als er endlich selbst zurückkehren kann, ist die Erschöpfung groß, wie aus folgendem unveröffentlichtem Zeugnis von der Rückfahrt per Schiff vom 28.10.1949 hervorgeht: »Einen Tisch ›a quatre‹ bestellt, um keine ›conversation‹ machen zu müssen«[135]. Die persönliche Rückzugsmöglichkeit verlor Schweitzer aufgrund seiner weltweiten Popularität allerdings zusehends.

A.1.7. Die Atomfrage

Nach dem Zweiten Weltkrieg erhielt er zahlreiche Ehrungen. Sein Bekanntheitsgrad nahm stetig zu. Die Welt nahm Notiz von ihm und seinem Lebenswerk. Auftakt war die anstehende Verleihung des Friedensnobelpreis in Oslo 1952. In einem Brief an den Schriftsteller und Verleger Max Tau (1897–1976) heißt es am 23.12.1953: »Und dann kam der 13. Oct. und der Friedenspreis. Da haben Sie mir was angerichtet! Wie die Heuschrecken kamen Journalisten (die hier logiert werden mussten) und erzwangen von mir armem Kerl Mitteilungen, Interviews.[...] In den Nächten musste ich das niederschreiben, musste mich mit 3–4 Stunden Schlaf begnügen. Und zudem hatte ich gerade Schwerkranke, Weisse und Schwarze, die mir grosse Sorge machten. Ein Weisser starb...[....] Nur ganz langsam habe ich mich von dem, was ich in den zwei ersten Wochen des November durchgemacht, erholt«[136]. Die Verleihung des Friedensnobelpreises wurde auch zu einem weltweiten Motor der Verbreitung der Ehrfurchtsethik.[137]

133 Aufgrund von »Verordnungen« und »Devisengeschichten« benötigte Lambarene »eine feste Führung in jedem Augenblick«; Brief an Prof. Albert Einstein nach Princeton aus Lambarene am 30.4.48. Es heißt dort weiter: »Wie hätte ich braver Theologe je gedacht, dass ich, um das Spital über Wasser zu halten, zum Spekulanten und Hasardeur werden müsste. Aber das Spital ist es wert, dass ich durch es zum Sklaven werde«; LWD, 187. Gleichzeitig betont er, dass er täglich Orgel übe und an seiner Kulturphilosophie, einer »musikalischen Gedankensymphonie« arbeite; a. a. O., 187.

134 Hagedorn, 1954, 17.

135 Stargardt-Koffer, Exzerpte und Notizen, am 18. April 2011 im Cafe an der Alten Oper beim Besuchertag von Stargardt.

136 LWD, 236. Zudem kam es zu einem Ehekonflikt als Schweitzer in Begleitung von Emmy Martin zur Preisverleihung nach Oslo reisen wollte, was Helene Bresslau zu verhindern wusste; vgl. Oermann, 2010, 239.

137 Gegenüber seinem Freund Max Tau gab Schweitzer seine Empfindungen nach der Osloer Preisverleihung wieder: Er habe von der »Ehrfurcht vor dem Leben« allenfalls erwartet, dass eines Tages ein Gelehrter eine Doktorarbeit über sie verfassen würde, nicht aber, »dass die Gedanken der ›Ehrfurcht vor dem Leben‹ noch zu meinen Lebzeiten so wie hier in einem Volke Wurzeln schlagen würden«, was ihn sehr beglücke; in: Hagedorn, 1954, 258.

In der Rede zur Übergabe des Preises am 4.11.1954 in Oslo über »Das Problem des Friedens in der heutigen Welt« wurde darüber hinausgehend eine Weiche für Schweitzers Lebensabend gestellt: der Kampf gegen den Einsatz von Atomwaffen. »Im Alter tritt hier ein Wandel hervor. [...] Dem Wirken des einzelnen, dem Einfluß eines Menschen auf den anderen hatte er stets den Vorzug gegeben. In diesem Verhalten ist ebenso der Arzt des hilfsbedürftigen Nächsten zu erkennen wie nun auch plötzlich die Sorge gegenüber der Bedrohung der gesamten Menschheit, die den Arzt quasi aus der Sprechstunde herausholt und zum Aufruf vor der grenzenlosen Gefahr der Atomwaffen veranlasst«[138]. Zusammen mit u.a. Albert Einstein (1879–1955), Otto Hahn (1879–1968) und Norman Cousins (1915–1990), Werner Heisenberg (1901–1976), Frédéric Joiliot-Curie (1900–1958) und Linus Pauling (1901–1994) begann ein politisch aktiver Lebensabend aus dem Urwald Lambarenes heraus. Am 23.4.1957 erschien über den Sender Radio Oslo Schweitzers »Appell an die Menschheit«.[139] Neben zahlreichen Ehrungen traten allerdings auch verstärkt Kritiker auf den Plan. »Als er sich 1957 öffentlich aktiv gegen Kernwaffen zu engagieren begann und vielen Mächtigen und Einflussreichen eindringlich zusetzte, gingen im Westen die Ehrungen für den Humanisten, Mediziner und Pazifisten sowie die Spenden für sein Spital zurück. [196...] Der Arzt Schweitzer fühlte sich berechtigt, ›als Fachmann über die Gefahren der radioaktiven Verseuchung der Atmosphäre‹ zu reden. In einfachen und überzeugenden Worten legte er die von den Tests ausgehende radioaktive Kontamination und deren mögliche gesundheitliche Folgen für heutige und künftige Generationen sowie Tiere und Pflanzen prägnant dar. Eindringlich versuchte er Menschen wachzurütteln«[140]. Trotz dieses mutigen Vorgehens wurde Schweitzer zunehmend geraten, sich in der Atomfrage nicht weiter einzumischen.[141] Der Ost-West-Konflikt tat sein übriges

138 Mai, 1992, 129.

139 Vgl. Herzog, 1959, 158. Dieses geistige Vermächtnis wurde ein Jahr vor Schweitzers Tod noch durch eine Schallplattenaufnahme des deutschen Psychiaters Christoph Staewen ergänzt, welcher in Lambarene Schweitzers »Mein Wort an die Menschen« in Anwesenheit von Mathilde Kottmann aufnahm: »Wir waren beide ergriffen von der geheimen Feierlichkeit dieser technisch-prosaischen halben Stunde, in der der große alte Mann der Menschheit sein Vermächtnis sprach. Der Text war wie immer sanft in der Sprache und kompromisslos im Inhalt. Radio Oslo und zahlreiche Rundfunksender machten von der Schallplatte Gebrauch, für viele Sprecher der Abrüstungs- und Friedensbewegung und humanitären Anliegen wurde das Vermächtnis zum Zitatenschatz. [Mein Wort an die Menschen]«; Biegert, in: Altner, Leben, 2005, 149.

140 Schorlemmer, 2009, 201.

141 Vgl. Harald Steffahn, Lambarene 1964, in: DASZ Rb. Nr. 103, Jahrbuch 2011; S. 71–75 sowie zum Kolonialismuszeitalter Harald Steffahn, Schweitzer – sperrig, unbequem, ›gefährlich‹, in: DASZ Rb. 105, Jahrbuch 2013; S. 70–79. In der Atmosphäre des Kalten Krieges rieten ihm Freunde, »sich künftig ›auf wenige ethische Grundsätze und religiöse Überzeugungen,

zur Verschärfung der Atmosphäre dazu: »Ab 1962 versuchte die Staatsführung der DDR, Schweitzer für eigene Zwecke einzuspannen. Meiner schreibt ihm dazu am 18. Juni 1962: ›Dass die Absichten der Ulbricht, Götting usw. nur darauf gerichtet sind, in Anknüpfung an Deinen Kampf gegen die Atombombe Deine moralische Autorität für ihre politischen Sonderziele in Anspruch zu nehmen, dass sie aber kein Verständnis dafür haben, dass Deine Stellungnahme wurzelt in ethischen Ansichten und Grundsätzen und dass sie nach wie vor diesen feindlich gegenüberstehen, das wird gerade durch meine Erlebnisse mit den Funktionären der SED, die ich aus Anlass meiner Bemühungen um ›Leben und Denken‹ hatte, überzeugend deutlich‹«[142]. Aufgrund der politische Schieflage, in die Schweitzer im Zuge des Kalten Krieges zunehmend hineingeriet, konnten Anhänger ihn schließlich dazu bewegen, einen Film über sein Lebenswerk zu drehen, um die Kritiker zu beschwichtigen.[143] In seinen politischen Äusserungen agierte Schweitzer v. a. als Arzt: »Dr. Schweitzer's letters in the two years before his death reflected his hope that the test-ban treaty might carry over to control of the arms race in general. […] He wrote that he considered is a great privilege, in his nineties, to be able to continue working at his profession of medicine«[144].

A.1.8. Das alltägliche Leben in Afrika

Hatte Schweitzer in den ersten Jahren in Lambarene immer noch gehofft, dass die Arbeit ihm zukünftig genügend Freiräume ermöglichen würde, um seine wissenschaftlichen Projekte fortzuführen, so enthalten die späteren Berichte aus Lambarene zahlreiche Klagen über den anstrengenden Alltag, welcher nur wenig persönliche Freiräume ließ. So schrieb er am 6. 3. 1962 an den Pfarrer Emil Lind aus Speyer in einem bislang unveröffentlichten Brief aus Lambarene: »Mein Leben wird von Jahr zu Jahr erfüllter und darum immer schwerer durchzuhalten. Ich habe nie mehr einen Sonn-, nie mehr Ferientage. Ich bin immer müde, weil ich immer erst gegen Mitternacht zu Ruhe kommen, nie mehr das Gefühl des

---

die kein frommer Mensch verleugnen kann‹, zu beschränken und sich im Kampf gegen Atomwaffen nur auf medizinische Argumente zu stützen«; Schorlemmer, 2009, 216.

142 AS LD, Faksimilenachdruck 1931, Hamburg 2011, XXI; vgl. weiterführend Oermann, 2010, 279. Vgl. auch das Briefzeugnis von Cousins aus Lambarene am October 10, 1961: »One can speak a lot of foolishness in politics, but we have to remember that we can all be wiped out by a bomb in an few minutes. *In public I never discuss the problem of Berlin, because it is stupid. […] I give my opinion only on the problem of disarmament and peace!* This is the real problem«; Cousins, 1985, 271.

143 Schweitzer war zunächst vehement gegen diese Art der Dokumentation. Vgl. Brief von Erica Anderson an Norman Cousins vom 12. 10. 1958: »He says he has said all he has to say publicly and that now he is carrying on in letters, privately, to practically everyone he can write to…«; Cousins, 1985, 229.

144 Cousins, 1985, 300.

Ausgeschlafenseins habe. Das Spital wird immer grösser. Wir sind jetzt 6 Aerzte und 15 europäische Pflegerinnen. In der Woche werden 20 Operationen, wenn nicht mehr gemacht. Ständig muss ich in der trockenen Jahreszeit bauen, um neue Gebäude neben den schon vorhandenen zu erstellen. Die Leitung des grossen Spitals stellt grosse Anforderungen an mich und gibt Anlass zu einer grossen Korrespondenz (Bestellungen, Dankschreiben für Gaben). Dazu kommt persönliche Korrespondenz. Die ist furchtbar gross. Tag für Tag schreibe ich bis tief in die Nacht, mit überanstrengten schmerzenden Augen und der gequälten Schreibkrampfhand. Und viele Briefe bleiben unerledigt, was mich quält und deprimiert. Aber ultra posse nemo teneatur [...] Was mich tröstet in dem schweren Dasein, ist dass die Idee der Ehrfurcht vor dem Leben ihren Weg in der Welt macht. Dass ich dieses noch erleben würde hätte ich nicht gedacht! [...] Viel Arbeit (an Lektüre und Korrespondenz) macht mir der Kampf gegen die Atomwaffen. Die Welt will immer noch nicht wissen, in welcher Gefahr sie ist...«[145]. Immer wieder schimmern aus den Berichten Phasen der Überforderung durch, welchen alle Mitarbeiter – Schweitzer selbst nicht ausgenommen – ausgesetzt waren.[146]

Wie sehr die intellektuelle und künstlerische Tätigkeit seinen Alltag dabei immer wieder erleichterte, wird aus zahlreichen Äußerungen Schweitzers erkennbar. »Geistige Arbeit muß man haben, um sich in Afrika aufrechtzuerhalten. Der Gebildete, so merkwürdig es klin- [451] gen mag, erträgt das Leben im Urwald besser als der Ungebildete, weil er eine Erholung hat, die dieser nicht kennt. Beim Lesen eines ernsten Buches hört man auf, das Ding zu sein, das sich den ganzen Tag in dem Kampf gegen die Unzuverlässigkeit der Eingeborenen und die Zudringlichkeit des Getiers aufreibt, und wird wieder Mensch. Wehe dem, der hier nicht so immer wieder zu sich selbst kommt und neue Kräfte sammelt! Er geht an der furchtbaren Afrikaprosa zugrunde«[147]. Die Musik nahm dabei nicht nur für Schweitzer selbst, sondern auch für die Mitarbeiter eine

145 Archiv Speyer, Korrespondenz Schweitzer-Lind, unveröffentlichtes Archivmaterial. Vgl. ähnliche briefliche Äußerungen, u. a. an George Seaver in Dublin aus dem Jahr 1946, in welchem er zwar seinen gesunden Schlaf lobt, zugleich aber einen Tag der Erholung mit Ausschlafen, Musizieren und Schriftstellerei wünscht. Er fühle sich allerdings sowohl seinen Patienten als auch Geldgebern des Hospitals gegenüber verpflichtet, auf diesen möglichen Ruhetag zu verzichten; vgl. LWD, 177. In seinen Briefen aus Lambarene heißt es im Jahr 1954: »Aber diese Befriedigung kann mir nicht ganz darüber hinweghelfen, daß ich in dieser Zeit, dieses Bauunternehmens wegen, ein ganz anderes Leben führe, als ich vorhatte«; BRL 1930–54, Herbst 1945 – Frühjahr 1954, 275. Dieses Leben hätte ursprünglich neben dem medizinischen Betrieb eine Tätigkeit am Schreibtisch zur Fertigstellung wissenschaftlicher Werke und Erledigung der Korrespondenz umfassen sollen.

146 So litt er unter Fußgeschwüren, die während der Bautätigkeit aufgebrochen waren [vgl. AW I, BRL 1924–27, Spätherbst und Weihnachten 1924, 564], welche die alltägliche Anspannung und Nervosität steigerten; vgl. Payne, 1964, 112.

147 AW I, WU, 452.

zentrale, unterstützende Rolle ein: »Every evening after retreating to his room, he would sit at his specially built organ and play Bach for hours. […] It reaches us all, deeper and more meaningful than in any other place, holding out a promise that somewhere, some time, beauty and kindness will triumph, that peace and harmony will prevail in a land…the promised land we all are longing to find«[148]. Gerade der interdisziplinäre Ansatz seines Gründers sicherte das Proprium der medizinischen Versorgung und den Erhalt Lambarenes: *»Mit der Orgel und der Feder,* sagte er selbst, habe er sein Spital geschaffen und 50 Jahre fortgeführt«[149]. Diese Äußerung mag auch vor dem Hintergrund zu verstehen sein, dass Schweitzer immer wieder betonte, sich schlecht von dem Leiden seiner Patienten distanzieren zu können. »Wie bewegend ist sein Bekenntnis: ›An der Arbeit, so groß sie auch war, trug ich nicht so schwer als an der Sorge und der Verantwortung, die sie mit sich brachte. Ich gehöre leider zu den Ärzten, die das zu dem Beruf erforderliche robuste Temperament nicht besitzen und sich in ständiger Sorge um das Ergehen ihrer Schwerkranken und Operierten verzehren. Vergebens habe ich mich zu dem Gleichmute zu erziehen versucht, der dem Arzte bei aller Teilnahme mit den Leiden seiner Kranken das erforderliche Haushalten mit seinen seelischen Kräften ermöglicht‹«[150]. Schweitzer nahm als Mittelpunkt der Lambarener Mitarbeiterschaft einen zentralen Punkt im alltäglichen medizinischen Geschehen ein: An einem Schreibtisch saß er tagsüber inmitten der Pharmazie, dem medizinischen Stützpunkt Lambarenes, und widmete sich seiner umfangreichen Korrespondenz. »Nicht die geringste Hast war in ihm, aber eine erstaunliche Beharrlichkeit des Schaffens, so dass ein Brief dem andern folgte, in seiner langsamen, kleinen, gut leserlichen Schrift. Wenn wir Ärzte ihn etwas zu fragen hatten oder Patienten ihn grüssten, oder wenn seine Tochter Rhena aus dem Labor etwas berichtete, hörte er aufmerksam zu und gab seinen Bescheid. Auch Besucher brachten ihn nie aus seiner Ruhe«[151]. Schweitzer führte

148 Jilek-Aall, 1990, 33. Vgl. auch die Äußerung der Krankenschwester und Mitarbeiterin J. Siefert: »Jeder lauschte diesen Tönen, die mit den Lauten der Urwaldnacht und dem Tamtam der Eingeborenen vermischt, in unsere Zimmer drangen. Wir waren alle müde, noch etwas gehetzt von der reichlich bemessenen Tagesarbeit. Wir hatten den Wunsch zu lesen, zu schreiben, zu schlafen. Nun kam von dem Klavierspiel Stille und Frieden in jeden Raum«; Siefert, 1986, 58.

149 Mai, 1992, 69.

150 Ebd., 37.

151 Munz, 2013, 143. Zahlreiche Besucher berichten von diesem typischen Bild aus Lambarene. So schreibt Gerald Götting beispielsweise von der Verwendung einer Spezialfeder und wollener Armwärmer [vgl. Götting, 1964, 112]; die Krankenschwester Barbara Sixt spricht von diesem »strategisch wichtigen Platz« [Sixt, in: Munz, 2013, 59] und seine Tochter bemerkt dazu: »Sein Arbeitstisch in der Grande Pharmacie stand neben dem Labor, und ich konnte ihn […] während der langen Stunden beobachten, die er mit Medikamenten-Bestellungen, Briefschreiben, Beantworten der Fragen von Ärzten und Krankenschwestern verbrachte. Er war immer voll konzentriert auf die momentane Aufgabe, trotz des Kom-

neben seinen vielfachen Tätigkeiten ein fast asketisch-mönchisches Leben, predigte an Sonntagen[152], – lebte eine strenge, salz-, fett- und überwiegend fleischlose Diät, um mit den Kräften in den Tropen angemessen zu haushalten[153] –, verbrachte sein Leben in einem einzigen, überfüllten und unaufgeräumten Raum[154], in welchem er auch seine Mitarbeiter und Besucher empfing und versuchte den alltäglichen Herausforderungen, welche von seinem Team an ihn herangetragen wurden, mit dem ihm eigenen Humor zu begegnen[155]. Er blieb zeitlebens der autoritäre Mittelpunkt des Spitals.[156] An diese Haltung mussten sich einige Mitarbeiter erst gewöhnen.[157] V.a. im Zeitalter der Unabhängigkeitsbestrebungen in den Kolonien mutete diese Haltung antiquiert und überholt an.[158]

---

mens und Gehens und trotz des Lärms, der ihn umgab«; Rhena Schweitzer-Miller, in: Munz, 2013, 21.

152 So äußerte ein schwarzer Evangelist und ehemaliger Patient des Krankenhauses voller Verwunderung, Schweitzer predige »gerade, als hätte er wie ein Missionar Theologie studiert«; Steffahn, Lesebuch, 1986, 326.

153 Vgl. Steffahn, 1974, 188; Steffahn, 2005, 191.

154 Vgl. Jilek-Aall, 1990, 37.

155 So berichtet er über die Begegnung mit einem afrikanischen Besucher Lambarenes, den er zur Mitarbeit bei den anstehenden Bauarbeiten bewegen wollte, von dem er zu hören bekam: »›Ich bin ein Intellektueller und trage kein Holz‹, lautete die Antwort. ›Hast du Glück‹, erwiderte ich; ›auch ich wollte ein Intellektueller werden, aber es ist mir nicht gelungen.‹«; AW I, BRL 1924–27, Sommer 1925, 610.

156 Schweitzer akzeptierte Widerspruch nur von einer einzigen Person, seiner Tochter, die in Lambarene ein Laboratorium aufbaute [vgl. Rhena Schweitzer, Mein Vater Albert Schweitzer und die Jugend, DASZF, o.J., o.S.], wollte statt gutgemeinter Ratschläge »lieber Schläge« einstecken, um langen Diskussionen aus dem Weg zu gehen [Italiaander, 1958, 53], ging als »Tyrann mit dem goldenen Herzen« in die Geschichte Gabuns ein [Italiaander, 1958, 54] und konnte auch seine Gegner immer wieder aufgrund »the atmosphere of dedication and the obvious high success rate of the hospital« [Brabazon, 1975, 345] überzeugen.

157 So wurde Norman Cousins vor seinem ersten Besuch in Lambarene durch Emory Ross ausdrücklich vor Schweitzers autoritärem Auftreten und einer möglicherweise daraus resultierenden persönlichen Desillusionierung gewarnt [vgl. Cousins, 1960, 10–20] und berichtete von Widersprüchen zwischen dem ethischen Anspruch Schweitzers, wie er aus seinen Werken bekannt war, und dessen tatsächlichem alltäglichen Verhalten im Kontext des Spitals. »When Adlai Stevenson visited Lambarene he was escorted on a tour around the Hospital by the Doctor. The former presidential candidate noticed a large mosquito alighting on Dr. Schweitzer's arm and promptly swatted it. ›You shouldn't have done that‹, the Doctor said sharply. ›That was my mosquito. Besides, it wasn't necessary to call out the Sixth Fleet to deal with him‹. […] Once, he became particularly exasperated at an African who was putting boards of lumber in the wrong place. He mumbled that he could almost slap the man. Clara, who was standing nearby, was shocked and said so to the Doctor. ›Well, Clara‹, he said, ›I don't think I am going to slap him. But if I should do so, I want you to close your eyes and imagine that I am slapping a white man. In that case, it will probably be all right with you‹«; Cousins, 1960, 95.

158 Als Gabun 1960 seine politische Unabhängigkeit erlangte, erhielten Schweitzer und seine Mitarbeiter weiterhin eine Aufenthaltsgenehmigung. Zu Ehren Schweitzers wurde eine

Umso schwieriger gestaltete sich in den letzten Lebensjahren die Suche nach einem medizinischen Nachfolger für den Spitalorganismus. »Mit beinahe fünfundsiebzig Jahren war er immer noch unermüdlich als Verwalter, Apotheker, Aufseher, Maurer, Zimmermann, Pflanzer und Arzt tätig. Beim Wechsel von Ärzten mußte er ab und zu wieder als Chirurg einspringen. Schon lange meinte er, er müsse ›sein Haus bestellen‹, einen Nachfolger finden und einarbeiten. Doch das wollte ihm nicht gelingen. Für einen jungen Mediziner war es kein leichter Entschluß, sich ein ganzes Leben lang der Arbeit in dem mörderischen Klima zu verschreiben.«[159]

A.1.9. Das Lebensende

Bereits in den 1950er Jahren hatte Albert Schweitzer begonnen, seinen Abschied von dieser Welt vorzubereiten. So heißt es in einem Brief an Freunde in Israel am 8.3.1951: »Ich muss die Angelegenheiten und die Organisation meines Spitals so ordnen, dass dessen Betrieb nach meinem Tode weitergehen kann; ich muss versuchen, unvollendeten Arbeiten definitive Form zu geben«[160]. Wehmut klingt daneben aus Äußerungen Schweitzers, wenn er berichtet, dass er sich seinen Lebensabend ruhiger vorgestellt habe.[161] V.a. aus der unveröffentlichten Kor-

---

Briefmarke geprägt. 1961 wurde ihm der Groß-Kreuz-Orden verliehen. Bereits 1951 hatte er sich im Vorwort der französischen Ausgabe von »Zwischen Wasser und Urwald« mit den afrikanischen Unabhängigkeitsbestrebungen auseinandergesetzt und die Rede vom »großen und kleinen Bruder« folgendermaßen revidiert: »›Jetzt müssen wir uns darein finden, uns nicht mehr als die älteren Brüder zu fühlen und nicht mehr als solche zu handeln.‹ Doch aus dem Zusatz: ›So hat der Zeitgeist entschieden‹, klingt leise Skepsis. [...] Schweitzer meinte, er müsse die Eingeborenen zu Disziplin, Arbeitseifer und Unabhängigkeit von den Naturreligionen erziehen, bevor sie ihr Schicksal selber meistern konnten. So blieb er trotz der politischen Veränderung der Patriarch, der ihnen, manchmal recht herrisch, Anweisungen gab und über ihr Leben bestimmte«; Kleberger, 1989, 193.

159 Kleberger, 1989, 178. Die Hauswirtschafterin Emma Haussknecht berichtet, dass Schweitzer bis kurz vor dem Tod »noch fast in allen Zweigen des medizinischen und des aussermedizinischen Betriebes tätig« gewesen sei [Haussknecht, in: Reichenbecher, 2000, 99], zudem die sonntäglichen Gottesdienste gehalten habe und in den Pflanzungen tätig gewesen sei. Über die finanzielle Lage des Spitals ließ er alle Mitarbeiterinnen einschließlich seiner Tochter im Unklaren. »Ein Grund für Schweitzers Stillschweigen über seine finanzielle Lage hat womöglich mit den prekären Erfahrungen der Jahre 1913 bis 1917 zu tun«; Oermann, 2010, 142.

160 LWD, 208.

161 In einem Brief an den elsässischen Pfarrer Robert Hirt aus Lambarene am 10.10.50 äußert er seine Sehnsucht, den »Lebensabend in einer kleinen elsässischen Gemeinde als Pfarrer zu verbringen« [LWD, 203], schreibt in einem Brief an Carl J. Burckhardt in die Schweiz aus Lambarene am 14.8.1958, dass er nicht nach Europa kommen könne, da er »der Unfreieste der Unfreien« sei und sich »mit diesem Schicksal abfinden« müsse [LWD, 267]. Nicht ohne Stolz berichtet er in einem Dankesbrief am 9.6.1965 zu den Glückwünschen

respondenz zwischen Albert Schweitzer und Emil Lind geht dieses immer wieder hervor, beispielsweise aus zwei Briefen ein Jahr vor seinem Tod.[162]

Der eigene Abschied vom irdischen Dasein begann mit dem Sterben seiner Ehefrau Helene Schweitzer-Bresslau, die ihren Lebensabend in Lambarene verbrachte[163], aufgrund ihres kritischen Gesundheitszustandes im Mai 1957 in ein Krankenhaus nach Zürich ausgeflogen wurde[164], wo sie in Anwesenheit ihrer Tochter und Enkelkinder am 1. Juni 1957 starb. Nachdem Schweitzer durch eine angeordnete Obduktion die Todesursache hatte eruieren lassen, wurde sie am 25. Dezember 1957 in Lambarene beigesetzt.[165] In der Folgezeit ließ er sein

---

anlässlich seines 90. Geburtstags an Prof. Mai nach Münster von der stetig wachsenden Bettenzahl – von 50 auf 600 – im Laufe seiner 50-jährigen Tätigkeit in Lambarene; vgl. LWD, 350. Darüber hinausgehend haben verschiedene Biographen immer wieder auf den besonderen Verzicht in Schweitzers Lebensabend hingewiesen. So berichtet Schorlemmer beispielsweise von der wiederholten Ablehnung von Einladungen amerikanischer Universitäten zu Forschungsaufenthalten [vgl. Schorlemmer, 2009, 190]; Hagedorn spricht von dem Ende »als Privatmensch« bzw. eines Menschen mit dem Recht auf ein »privates Glücksgefühl« [Hagedorn, 1954, 209]; Götting erzählt von Schweitzers Abneigung gegenüber seiner Lesebrille, die ihn ans Altern erinnere [Günther/Götting, 2005, 111] und Cousins überliefert Schweitzers Freude am philosophisch-geistigen Austausch. »And he does not have the chance to exchange ideas [122] in the fields that mean so much to him«; Cousins, 1960, 123.

162 1) Albert Schweitzer an Lind aus Lambaréné am 14.10.1964: »Ich bin seit Jahren ein Überbeschäftigter. Nie habe ich einen freien Sonntag. Ich komme nicht mehr nach Europa. 1959 war ich zum letzten Mal dort. Seither hat mir die hier zu tuende Arbeit nicht mehr erlaubt irgendwie auf Reisen zu gehen. [...] Im Hauptfach bin ich zur Zeit, Architekt und Bauführer. Ich habe das ganze Spital gebaut, 60 Häuser«; Archiv Speyer, Lind. 2) Brief von Emmy Martin an Lind/Speyer aus Lambarene am 5.8.64: »Dem Doktor geht es gut. Er ist nur müder als im vorigen Jahr, und was ihm Mühe macht und ihn anstrengt, das ist das Schreiben. So ist man gezwungen ihm Vieles nicht mehr zumuten zu dürfen. Die Pflegerinnen verdanken alle Gaben selber. Nach dem Abendessen arbeitet er nie mehr, was er voriges Jahr noch tat. Alle arbeiten über ihre Kraft, es ist eben zu viel und aus der ganzen Welt strömt alles zusammen. [...] Viel Licht wird an seinem 90. Geburtstag auf Lambarene fallen, diese dummen unwahren Angriffe in der Presse berühren den Doktor nicht. Er will nicht, dass [1] man davon Notiz nimmt. In England wird das Buch von Knight kaum gekauft, in den guten Buchhandlungen ist es nicht zu haben«; Archiv Speyer, Lind.

163 Sie berichtete Besuchern von den Anfängen ihrer gemeinsamen Tätigkeit in Afrika und zeigte voller Stolz das Spitalgelände. »Der Besuch des Tropenhospitals ist zur ›zweitgrößten afri- [171] kanischen Attraktion nach den Viktoria-Fällen‹ geworden, stellte *Der Spiegel* 1960 fest«; Schorlemmer, 2009, 172. Vgl. auch den ausführlichen Bericht über eine Begegnung mit Helene Bresslau durch Norman Cousins, in welchem er von der beeindruckenden Kraft berichtet, die diese Frau trotz ihrer körperlichen Schwäche ausstrahlte; vgl. Cousins, 1960, 108–113.

164 Aufgrund einer ausgeprägten Selbstdisziplin vermochte sie den Alltag in den Tropen trotz mannigfaltiger körperlicher Gebrechen zu meistern. Sie nahm an den gemeinsamen Mahlzeiten mit ihren Tischgesprächen teil, hasste es, »als Invalide behandelt« [a.a.O] zu werden und bewahrte bis zum Lebensende eine »außerordentliche Würde«; Egli, Helene Schweitzer-Bresslau, o. J., 20.

165 Vgl. Münster, 2010, 145–147; Egli, Helene Schweitzer-Bresslau, o. J., 20.

Tropenklavier und wichtige Dokumente nach Günsbach bringen[166] und löste das Haus in Königsfeld auf[167]. Schweitzer hatte bereits 1964 seinen eigenen Sarg gezimmert[168], erfreute sich aber noch bis zum August 1965 einer guten Gesundheit, welche es ihm gestattete, einige Werke fertigzustellen. Anfang August strotzte er noch vor Kraft, wie aus folgendem Traum hervorgeht, den er im Frühjahr 1965 Walter Munz berichtete: »*Es hat mir heute geträumt, ich hätte viele junge Bäumchen gepflanzt und ich sei über eines der Bäumchen gestolpert. Dann bin ich aufgewacht und mein Bein tat mir weh.* Ich war damals und bin heute noch beeindruckt davon, dass der alte Schweitzer auch im Traum noch arbeitete. [...] Er kam regelmässig zum Frühstück mit uns und war anschliessend pünktlich um 8 Uhr am Morgenappell, an welchem die verschiedenen Arbeitsgruppen des Spitals ihre Aufgabe des Tages zugeteilt erhielten. [...] Dann kam er in die Grande Pharmacie zum Schreiben. [...] War er nicht am Schreibtisch, so arbeitete er auf einem Bauplatz. Abends hielt er die Andacht und erfand neue Präludien«[169].

Ab Mitte Juli 1965 hielt die holländische Krankenschwester Ali Silver (1914–1987) für Albert Schweitzer die Abendandachten im Refektorium, Schweitzer nahm nach einem Sturz am 23. 8. 1965 seltener an den gemeinsamen Mahlzeiten teil, übertrug die administrativen Verwaltungsgeschäfte zu deren Verwunderung an seine Tochter[170], die medizinische Nachfolge an Walter Munz und verfiel immer öfter in einen Schlaf.[171] Die Mitarbeiter des Spitals bemerkten, dass sein Tod bevorstand und nahmen auf ihre Weise, u. a. durch Sitzwachen vor seinem Zimmer, Abschied.[172] Am 26. und 27. 8. 1965 konnte er in Begleitung von Walter Munz und seiner Tochter zuletzt sein Spital besichtigen.[173] Am 28. 8. 1965

166 Vgl. Steffahn, 1974, 184f.

167 Einen Überblick über die Einzelheiten liefert Brabazon in seiner Biographie: »In August [...] he went to Europe to clear up Helene's affairs. The house at Königsfeld was handed over to the Moravian Brothers, and all Schweitzer's belongings were moved from there to Günsbach. Meticulous as ever, he made out an inventory: [...] Used Books (1300): value: 30,000 francs; Used Music notebooks (400): value: 25,000 francs; Packets of notebooks with choir notes (12): no value; Manuscripts of Dr. Schweitzer (12 packets): no value [...]; 170 year old piano, out of tune: no value; A plain wooden bed, used: 6,000 francs. Erica Anderson was in attendance with her car, and we find Schweitzer writing to Jerome Hill. [...] ›If she still finds a little time to help me in my journeys I shall be extremely grateful‹«; Brabazon, 1975, 437.

168 Vgl. Brabazon 1975, 465.

169 Munz, ASS 3, 1991, 285.

170 Vgl. Brabazon, 1975, 464.

171 Vgl. Steffahn, 1974, 206f.

172 Vgl. Munz, ASS 3, 1991, 286.

173 Neben Fahrten in einem Jeep durch das Spitalgelände [vgl. Steffahn, 2005, 236] wurde Schweitzer auf einem letzten Spaziergang durch das Spitaldorf von Ali Silver und Walter Munz begleitet. Munz erinnert sich an dieses Ereignis: »Arm in Arm gingen wir langsam die Treppenstufen hinunter und auf den Hof. Die Leute rückten still auseinander, um uns Platz

wurde ein kurzzeitiger Erregungszustand durch das Abspielen von Beethovens G-Dur Klavierkonzert, welches er zusammen mit seiner Frau vierhändig gespielt hatte, von den Mitarbeitern durchbrochen.[174]

Aufgrund einer Herzschwäche, welche auch sein künftiger Schwiegersohn, der amerikanische Kardiologe David Miller (1902–1968) nicht lindern konnte[175], starb er in der Nacht des 4.9.1965 in Lambarene. »Zwei Tage, bevor Albert Schweitzer starb, er lag schon einige Tage zu Bett, schaute er hinauf in die Ecke seines Moskitonetzes, lächelte friedlich, glücklich und sagte nur leise: Ist das nicht wunderbar? – Was er sah, werden wir nie wissen«[176].

Am Sonntagmorgen wurde um 5.30 Uhr die Spitalglocke geläutet und sein Leichnam am Nachmittag des 5.9.1965 auf dem Spitalfriedhof an der Seite seiner

---

zu geben. [286…] Von einem der Brotfruchtbäume am Wegrand schwebte ein dürres, gezacktes Blatt vor uns auf den Boden. Schweitzer verkannte es als ein flatterndes Huhn und sagte glücklich, wie schön es doch sei, dass in diesem Spital Menschen und Tiere so nahe beieinander lebten. Ich war gerührt, erklärte dem Doktor aber, es sei kein Huhn gewesen, sondern ein fallendes Blatt vom Brotfruchtbaum. Ich spürte, dass Schweitzer still erschrak über seine eigene Täuschung. Wir gingen weiter und blieben bald an einer Wegstelle stehen, von der aus wir fast das ganze Spital am Ogowe-Ufer überblicken konnten. Der Doktor schaute lange. Als zöge er eine Bilanz über alles hier Erlebte – über Leid und Freude –, sagte er dann in seinem gemütlichen Elsässerdialekt: *Awer es hett doch e Charme, des Spitol, finde ihr nit oi?* Dieses versöhnliche Wort war meines Wissens das letzte, das Schweitzer über sein Spital sagte«; Munz, ASS 3, 1991, 287. Einzelne Berichte über Schweitzers letzte Lebenstage hat Robert Minder im Sammelband »Rayonnement d'Albert Schweitzer«, 1975 zusammengefasst; vgl. auch Steffahn, rororo, 2006, 132.

174 Dieses berichtet auch der Journalist Steffahn; Steffahn, 1974, 206f.

175 Dr. Miller hat einen umfangreichen medizinischen Bericht über das Sterben Schweitzers verfasst, den Brabazon in seiner Biographie wiedergibt: „The terminal illness of Albert Schweitzer was caused primarily by cerebral vascular insufficiency which manifested itself quite abruptly on August 28, 1965, with impairment of consciousness and of cerebral regulation of cardiac and respiratory function. During the preceding week he had seemed more fatigued than usual, with some unsteadiness on his feet. On the evening of August 29, because in his semi-comatose condition he was unable to take sufficient fluid by mouth, he was given an intravenous infusion of physiologically-balanced electrolyte solution, slowly through the night. For the most part thereafter he remained semi-comatose and bed-rid- [464] den, with transient periods of increased reactivity. Until September 3, he was able to take clear fluids, including beer (which he had asked for) in small amounts by mouth. His blood pressure was well maintained until nearly the end, and an electrocardiogram on September 2 revealed no evidence of myocardial infarction. On 3 September, his fluid intake and urinary output diminished, his temperature rose gradually, his respirations became more rapid with evidence of diminished asperation of the right lung, and his coma deepened. Because of the evident irreversibility of his condition – deepening cerebral coma, increasing uremia and developing pneumonitis – no further diagnostic measures or specific therapeutic measures were carried out. He continued to receive constant and excellent nursing care but he did not require any analgesic medications, for at no time was there any evidence of suffering: Over the last few hours of his life his pulse grew weaker and his coma deepened further. At 11:30 p.m. September 4, 1965, he passed away quietly in peace and dignity in his bed at the hospital"; Brabazon 1975, 465.

176 Abé, 1984, 55.

Frau und erster HelferInnen in Lambarene beigesetzt.[177] Walter Munz hielt zusammen mit dem ersten Präsidenten Gabuns, Leon M'ba (1902–1968) die Traueransprache. Es erklangen der 90. Psalm, Schweitzers Lieblingskirchenlied »Ach bleib mit deiner Gnade bei uns, Herr Jesu Christ…« sowie afrikanische Gesänge. Er wurde neben einer Dattelpalme bestattet, »die er einst selbst aus einem Kern gezogen hatte. Dattelpalmen wachsen in Lambarene nicht, sie brauchen Salzluft. Damals […] hat er gesagt: ›Bei ihr will ich liegen, sie ist ein Fremdling in diesem Land, wie ich auch‹«[178]. Wochenlang dauerten die Trauerzeremonien für den Grand docteur[179]. »Während der folgenden Monate kamen jeden Samstag und Sonntag Trauergruppen aus den Dörfern von nah und fern – von allen Stämmen. Sie kamen zum Singen und Beten und für die ihnen so wichtigen Totentänze. Ihr Tam Tam bezeugte Liebe, Trauer und Dank«[180]. Diese Wahrnehmung teilte auch Schweitzers Familie: »Schweitzers Enkelin Christiane, die bald nach seinem Tode nach Lambarene flog, um ihrer Mutter beizustehen, hörte bei einem solchen Tanz ein altes Negerweib zum andern sagen: ›Tu sais, il y a maintenant deux vieillards dans le ciel, le Bon-Dieu et le Grand-Docteur‹«[181].

A.1.10. Der Nachruhm

Schweitzer hat sowohl zu Lebzeiten als auch nach seinem Tod unzählige Bewunderer, welche zu weilen einen Heiligenkult um seine Person sponnen, aber auch zahlreiche Kritiker, welche ohne Ortskenntnis das Spital zu vernichten suchten, auf den Plan gerufen. Die Rolle des Arztes nahm bei beiden Parteien dabei einen besonderen Stellenwert ein, worauf bereits im Forschungsstand in der Einleitung hingewiesen wurde.

Nachdem Albert Schweitzer im Jahre 1953 rückwirkend für 1952 den Friedensnobelpreis verliehen bekommen hatte, galt er moralisch als unanfechtbar. Seine Kritiker wandten sich daher dem Spitalorganismus zu: »Bisher gefeiert als

177 Zum Sterben Schweitzers existieren zahlreiche Berichte von Zeitzeugen, so u. a. von Munz, ASS 3, 1991, 286f.; Günther/Götting, 2005, 33f.; Neukirch, 2010, 105f.; Steffahn, 1974, 206–208; Steffahn, 2005, 235–237; Steffahn, rororo, 2006, 131–133; Oermann, 2010, 302–304; Brabazon 1975, 464–466.

178 Oswald, 1971, 197.

179 Vgl. folgendes Zeugnis: Die Totentänze der AfrikanerInnen für Albert Schweitzer hielten statt der gewöhnlichen Dauer von einer Woche bei ihm drei Monate an, »um den Menschen im Jenseits zu zeigen, was für ein bedeutender Mann zu ihnen kommt«; 1. Albert Schweitzer, Philosoph und Medizinmann. Sein Einsatz für Lambarene…; http://www.dahw.de/die-dahw/helfer-vor-ort-ruth-pfau-manfred-goes-to-lambarene.html; besucht am 26.11.2011, 11:51 Uhr, S. 1–3, 1.

180 Munz, ASS 3, 1991, 287.

181 Oswald, 1971, 197.

humanitäre Großtat am schwarzen Lazarus, erschien es nun als veraltet, rückständig, primitiv und von Hygiene bedenklich weit entfernt. [...] Die Fehlperspektive der Kritik lag darin, daß europäische und amerikanische Klinik-Begriffe unzulässig in den Urwald übertragen wurden. Albert Schweitzer unterhielt kein Krankenhaus, sondern ein Krankendorf, worin die zivilisatorisch unentwickelten Schwarzen aus dem Innern Gabuns ihre gewohnte heimische Umgebung wiederfanden. [...] Von hier aus auf die medizinische Versorgung zu schließen, war der zweite perspektivische Irrtum. Die Heilbehandlung konnte als einwandfrei gelten, gerade auch unter dem Gesichtspunkt Sauberkeit, Asepsis, Hygiene. Kenner des Klinik-Apparates haben Lambarene mit einem gut geführten Kreiskrankenhaus verglichen, in den natürlichen Grenzen seiner Möglichkeiten, erweitert freilich um den Wesensbereich Tropenmedizin«[182]. Eine geringe Sterblichkeitsrate kennzeichnete Lambarene sowie der Modellcharakter der Albert-Schweitzer-Spitalanlage für andere Krankenhäuser der Dritten Welt, beispielsweise das Albert-Schweitzer-Spital in Haiti von dem amerikanischen Arzt und Philanthropen William Larimer Mellon (1910–1989). »Mit ›Buschmedizin‹ wäre das nicht möglich gewesen«[183].

Schweitzer ging über die Angriffe von außen mit einer stoischen Gelassenheit hinweg, wie aus einem Brief an den Apotheker Dr. Robert Weiss (*1901; Todesjahr unbekannt) in Straßburg kurz vor seinem Lebensende aus dem Jahr 1963 hervorgeht: »Meine Strategie besteht darin, nie auf einen Angriff einzugehen, welcher Art er auch sei. [...] Gegen das Schweigen kann niemand auf die Dauer ankämpfen. [...] Man muss mich auch nicht verteidigen. Es ist mir bestimmt, unkämpferisch meinen Weg zu gehen«[184]. Bei aller Kritik an seinem Spital, war es doch das Gedankengebäude selbst, das für Schweitzer bleibende Gültigkeit beanspruchte: »Mein Vater war aber nicht nur Arzt im afrikanischen Urwald. Er war auch Theologe, Musiker und besonders Philosoph, der sein Denken und Wirken auf dem Fundament des Prinzips Ehrfurcht vor dem Leben aufbaute und in seinem Spital verwirklichte. Dort lebten weiße und schwarze Menschen in Harmonie mit Tieren und Pflanzen und Leiden fanden Erlösung«[185].

In den Briefen aus Lambarene wird in Schweitzers späten Lebensjahren – über die medizinische Tätigkeit hinaus – v.a. die Bedeutung der Ehrfurchtsethik in seinem Lebenswerk erkennbar: Schweitzer selber ging davon aus, dass das Krankenhaus als Symbol seines Denkens eines Tages verfallen würde, erhoffte aber zugleich, dass das geistige Gebäude seiner Kulturphilosophie weiterhin

182 Steffahn, in: DASZ Rb. 105, Jahrbuch 2013; 76.

183 Ebd., 76. Zur Qualität der medizinischen Versorgung vgl. das Zeugnis von Victor Nessmann aus den 1930er Jahren: Nessmann, Le médecin Albert Schweitzer; aus: Albert Schweitzer. Eine Würdigung, hg. v. Camille Schneider, 1934; S. 18.20, Frankfurter Archiv.

184 LWD, 322.

185 Rhena Schweitzer, in: Günther/Götting, 2005, 5.

Bestand haben würde. Lambarenes Spitalanlage hat im Jahr 2013 sein 100-jähriges Bestehen feiern können. Schweitzer übertrug 1964 die ärztliche Spitalleitung dem Schweizer Dr. Walter Munz, der zusammen mit seiner Ehefrau, der Hebamme Jo Munz-Bodongo, viele Jahre die Geschicke des Spitals leiten sollte. Schweitzers Tochter Rhena Schweitzer-Miller/Eckert erhielt die finanzielle Oberhoheit über das Spital und beaufsichtigte zudem die Forschungsarbeit in dem spitaleigenen Laboratorium.

Seit der ersten Gründung und dem ersten Aufbau aus dem Nichts im Jahr 1913 gab es vier Spitalbauten (1913 und 1924 in Andende, 1927 und 1981 in Lambarene). Die Spitalanlage wurde jeweils den wachsenden Patientenzahlen und ihren jeweiligen Bedürfnissen sowie dem medizinischen Fortschritt angepasst. In dem wirtschaftlich, administrativ und technisch selbständigen Krankenhausorganismus arbeitete bereits zu Schweitzers Lebzeiten eine internationale Mitarbeiterschaft aus verschiedenen Nationen zum Wohle der Patienten zusammen. Wenige Jahre vor Schweitzers Tod arbeiteten 1961 der Japaner Dr. Takahashi, der jüdische Arzt ungarischer Herkunft, Dr. Friedmann, der amerikanische Kardiologe Miller sowie diverse weitere Ärzte und Krankenschwestern aus den Niederlanden, dem Elsass, der Schweiz, Deutschland, England und Schweden zusammen mit afrikanischen Heilgehilfen, Laboranten, Pflegerinnen und Hilfshebammen. Das Krankendorf verfügte nach Schweitzers Tod über 70 Bauten, einfache Holzhäuser mit Wellblechdächern, diverse Werkstätten (Schreinerei, Wäscherei, Küche, Mechaniker- und Elektrikerwerkstätten) sowie über einen Frucht- und Gemüsegarten, welcher die Mitarbeiter ernährte. Zudem beherbergte das »Village de Lumière« zahlreiche Leprapatienten, von denen 1961 70 stationär gepflegt wurden. Wie bereits zu Schweitzers Lebzeiten wird der Krankenhausorganismus bis zum heutigen Tage von einer internationalen Mitarbeiterschaft getragen, welche sich um die Hauptbereiche einer kurativen und präventiven Medizin sowie Forschung und Lehre kümmert. Seit 1974 wird das Spital von einer internationalen Stiftung geleitet (AISL), in welcher die Gabunesen die Mehrheit haben. Diese Stiftung möchte das geistige Erbe Schweitzers, v. a. seine Ehrfurchtslehre, bewahren und weiter verbreiten.

Nach diesem kurzen Abriss von Schweitzers Lebensweg wird es nun im folgenden darum gehen, einige Stationen daraus, welche für das Verständnis der späteren Tätigkeit als Tropenarzt in Lambarene und den wissenschaftlichen Werdegang Schweitzers von Bedeutung sind, eingehender zu betrachten. Es wird dabei um den biographischen Wendepunkt im Jahr 1905 (Kap. A2), die Jahre des Medizinstudiums (Kap. A3), den Konflikt mit der Pariser Missionsgesellschaft (Kap. A4) und die konkreten Vorbereitungen vor der ersten Ausreise in die Tropen (Kap. A5) gehen.

A.2. Der Weg zur Medizin und der Wendepunkt im Jahr 1905

In einem Brief Albert Schweitzers an den Kattowitzer Musikdirektor Gustav von Lüpke (1875–1915) heißt es am 10.6.1908: »Ich habe mich vor drei Jahren, in meinem dreißigsten Jahre, entschlossen, Medizin zu studieren, [...] um später als Arzt in den Congo zu gehen. Dort stehen einige meiner Bekannten als Missionare im Dienst der Pariser Mission. Ein Arzt wäre so notwendig, da das Klima grausig ist und die armen Schwarzen wirklich Kinder der Schmerzen sind. Das Elend, das die Schlafkrankheit, Hungertyphus, eiternde Wunden, Augenkrankheiten etc. anrichten, ist schrecklich. Und kein Arzt aufzutreiben. Nun gehe ich also«[186]. Auch im Rückblick auf sein Leben berichtet Schweitzer in einer Ansprache zum Goldenen Afrika-Jubiläum im April 1963 ähnlich von seiner Ortswahl als Tropenarzt: »Ich erinnere mich noch an den Tag, da ich mein Medizinstudium beendet hatte und mich mit Herrn Morel unterhalten konnte. Er war Missionar in Lambarene. Er sagte zu mir: Kommen Sie doch zu uns!, und da er ein Elsässer ist und ich auch einer, so sagte ich mir: Ich gehe dorthin! Ich habe es mir nicht lange überlegt, sondern mit gesagt: Ich habe Vertrauen. Mein Vertrauen wurde nicht getäuscht«[187].

In weiteren autobiographischen Zeugnissen suggeriert Schweitzer eine ähnlich *geradlinige*, vollkommen selbstverständlich und nahezu konfliktlos verlaufende *Entwicklung* des Theologen, Philosophen und Musikers zum Urwald-

186 Steffahn, LB, ²1986, 119.

187 Ebd., 392f. Leon Morel zählte zu einem medizinischen Vorgänger Schweitzers in Lambarene. Ausführlich dazu vgl. I. Ohls, 2008, »Albert Schweitzers Wirkungsgeschichte in Gabun vor dem Hintergrund der Geschichte der protestantischen Missionskirchen in Gabun«, S. 137–142. Schweitzer wurde darüber hinausgehend durch den Tod der Missionarin Valerie Lantz, die 1906 am Ogowe an Schwarzwasserfieber gestorben war, zu seinem geplanten Wirken angeregt; vgl. MLa, 3. Bericht 1–5/1914, 101. Zusätzlich erwähnte er in seinen Schriften den Schweizer Missionar Maurice Robert (1878–1913) in N'Gômô, auf den u.a. das Vertrauen in das medizinische Wirken der Europäer zurückzuführen sei; vgl. AW I, WU, 351.

arzt im Kongo, in Lambarene.[188] »Mein Entschluß in Lambarene ein Spital zu gründen, geht auf das Jahr 1905 zurück. [...] Als Ort wählte ich [...] Lambarene, weil es ungefähr im Mittelpunkt des Gebietes liegt und von allen Richtungen her auf dem Wasserweg erreichbar ist«.[189] So haben auch einige Schweitzer-Forschung diese Sicht übernommen.[190]

In »Aus meinem Leben und Denken« klingt das *Wagnis*, welches hinter diesem biographischen Wendepunkt steht, immerhin an: »Als das Unvernünftigste an meinem Vorhaben erschien meinen Freunden, daß ich statt als Missionar als Arzt nach Afrika gehen wollte und mir also mit meinen dreißig Jahren vorerst noch ein langes und beschwerliches Studium auflud«[191]. Entspricht diese unproblematische innere und äußere Entwicklung den historischen Tatsachen?

Aus der Autobiographie »Aus meinem Leben und Denken« wird erkennbar, dass bereits der 21-jährige Theologie- und Philosophiestudent im Jahre 1896 zu Pfingsten ungewöhnliche Gedanken für seine berufliche Zukunft hegte: »Es kam mir unfasslich vor, dass ich, wo ich so viele Menschen um mich herum mit Leid und Sorge ringen sah, ein glückliches Leben führen durfte. [...] Als ich – es war im Jahre 1896 – in Pfingstferien zu Günsbach erwachte, überfiel mich der Gedanke, daß ich dieses Glück nicht als etwas Selbstverständliches hinnehmen dürfe, sondern etwas dafür geben müsse. Indem ich mich mit ihm auseinandersetzte, wurde ich [...] mit mir selber dahin eins, daß ich mich bis zu meinem dreißigsten Lebensjahr für berechtigt halten wollte, der Wissenschaft und der Kunst zu leben, um mich von da an einem unmittelbaren menschlichen Dienen zu weihen. Gar viel hatte mich beschäftigt, welche Bedeutung dem Worte Jesu, ›Wer sein Leben will behalten, der wird es verlieren, und wer sein Leben verliert um meinet- und des Evangeliums willen, der wird es behalten‹, für mich zukomme. Jetzt war sie gefunden. Zu dem äußeren Glücke besaß ich nun das innerliche. Welcher Art das für später geplante Wirken sein würde, war mir damals noch nicht klar. Ich überließ es den Umständen, mich zu führen«[192]. Die Entscheidung zu einem Dienen fiel also früh in Schweitzers akademischem Werdegang. Der Schweitzer-Biograph und böhmische Philosoph Oskar Kraus

---

188 AW I, 319ff. Zur ausführlichen Biographie und dem wissenschaftlichen Werdegang Albert Schweitzers vgl. Ohls, 2008, Teil A »Albert Schweitzers kognitiver Werdegang«, 2008, 31–79.

189 SiU, 4.

190 Beispielhaft sei der Arzt H. Mai angeführt, welcher von »einer nie unterbrochenen Einheitlichkeit und Konfliktlosigkeit« in Schweitzers Leben spricht und in ihm den Idealtypus eines Arztes erkennt: »Immer war es sein brennendes Anliegen, die Fragen, Bedürfnisse und Nöte des anderen zu hören und zu den seinen zu machen. Gibt es eine bessere Grundlage zur Berufung als Arzt?« Mai, 1992, 130.

191 AW I, 108.

192 Ebd., 98f. An verschiedenen Orten hat Schweitzer diese frühe Weichenstellung in seinem Leben erwähnt, von denen beispielhaft zwei erwähnt seien: AW I, KJ, 300; ASHB, 42. Vgl. Günzler, 1996, 47.

(1872–1942) bemerkte treffend: »Nicht allein das fremde Wehe, auch das eigene Glück hat ethische Kräfte in Schweitzer wachgerufen«[193].

Schweitzer erkannte bereits als Student, dass sein Streben einem »absolut persönlichen und unabhängigem Handeln«[194] galt, und dass es »ein unmittelbar menschliches, wenn auch noch so unscheinbares Dienen sein müsse«[195]. In den Jahren 1904/05 nahm seine *Suche* als Dozent für Neues Testament an der Straßburger Universität und als Direktor des Thomasstiftes eine immer konkretere Gestalt an. Zunächst plante er Waisenkinder bei sich aufzunehmen und zu erziehen.[196] Doch diese Pläne, welche Schweitzer zu einem Wirken in der »Inneren Mission« bestimmt hätten[197], wollten keine reale Form annehmen und entnervten Schweitzer zusehends. Im Mai 1904 heißt es in einem Brief an Helene Bresslau: »Ich möchte endlich meine Pläne ausführen. [...] Dieses lange Warten [auf Waisenkinder] war quälend für mich. [...] Ich weiß sehr wohl, daß alles, was ich predige, mit den Worten, wie sie meinen Mund verlassen, zu Boden fiele, wenn ich nicht meinem Weg folgen würde«[198].

Es setzte daher ein verstärktes Nachdenken über ein Handeln im Rahmen der »Äußeren Mission« ein, wie ein Brief vom 21.12 1904 an seine spätere Frau Helene Bresslau zeigt: »Mit meinen 30 Jahren fange ich ein neues Leben an! [...] Ja, ich will es, es muß sein, sonst bleibe ich nicht hier, denn wie soll ich sonst die wahre Befriedigung im Leben finden? [...] Ich wage nicht mehr, die Zeitschriften der französischen Missionsgesellschaft zu lesen, denn jedesmal wenn ich sie aufschlage, lese ich: ›Wir brauchen Menschen! Gibt es denn keine!?‹ Und dann sage ich mit, daß man den Stiftsdirektor, den Herrn Privatdozenten sehr gut ersetzen könnte, auch den Herrn Vikar und den Organisten [...] – und daß ich dort gebraucht würde -. Warten wir ab, wie jener Geist der Dinge, jenes geheimnisvolle Wesen, das man Gott nennt, mich, den ketzerischsten seiner

193 Kraus, Albert Schweitzer. Sein Werk und seine Weltanschauung, 1929, 14. Vgl. auch Suermann, 2012, 84.

194 AW I, 101. Dass es als Idealfall darum ging, als Einzelner im Rahmen von Organisationen Gutes zu tun, erkannte Schweitzer bereits in seiner Schulzeit in der »Beschäftigung mit Vagabunden und entlassenen Gefangenen«; AW I, 101. Nur viele Einzelpersonen konnten in Zusammenarbeit mit Organisationen diesen eine wirkliche Hilfe sein.

195 AW I, 99.

196 Vgl. ASHB, 51. Er konnte damit an Erfahrungen aus seiner Studienzeit anknüpfen, als er sich »als Mitglied der im Thomasstift tagenden studentischen Vereinigung ›Diaconat Thomana‹ in der Fürsorge« betätigte, in welcher er Gelder sammelte, welche er bedürftigen Straßburger Familien als Unterstützung überbrachte; AW I, 100.

197 Vgl. AW I, 99–101. Einen großen Einfluss übte auf Schweitzers soziale Gedankenwelt seine spätere Frau, Helene Bresslau, aus, welche seit ihrer Konfirmandinnenzeit in der städtischen Armenfürsorge tätig war und seit dem 1.4.1905 als städtische Waiseninspektorin in Straßburg wirkte; vgl. Mühlstein, 1998, 60f.65.74f.92f.108–125.

198 ASHB, 68.

Priester, leiten und führen wird«[199]. Albert Schweitzer ist sich seiner Sonderrolle im Rahmen der lutherischen Kirche bereits zu einem sehr frühen Zeitpunkt bewusst. Gerade dieses teilt er mit Helene Bresslau.[200] Und zwei Monate später, am 25.2.1905, heißt es noch präziser: »Ich will leben, als Jünger Jesu etwas tun. Das ist das Einzige, woran ich glaube – [...] Dieser Gedanke, nicht nur durch die Wissenschaft etwas zu sein, sondern durch das Leben, ist mir zunächst auf unerwartete Weise gekommen. [...] Ich habe nicht mehr den Ehrgeiz, ein großer Gelehrter zu werden, sondern mehr – einfach ein Mensch. [...] Ich lebe, ich kümmere mich nicht um die Existenz, das ist der Anfang der Weisheit, nämlich einen Wert für diese Existenz zu suchen. [...] Ich habe ihn gefunden, [...] diesen Wert: Jesus dienen [...] Ich [...] würde mich der französischen Mission im Kongo oder am Sambesi zur Verfügung stellen, denn dort werden Menschen gebraucht...«[201]. Hatte Schweitzer bereits als Kind eine Neigung zu naturwissenschaftlichem Denken verspürt[202] und in seiner Antrittsvorlesung an der theologischen Fakultät zu Straßburg am 1.3.1902 über »Die Bedeutung der Logosspekulation für die historische Darstellung des Leben Jesu im 4. Evangelium mit besonderer Berücksichtigung des Ausdrucks ›Menschensohn‹« auffallend viele medizinische Termini verwandt[203], so reifte in ihm erst langsam der

199 Ebd., 78.

200 Während eines Englandaufenthalts kommt sie mit sozialpädagogischen Strömungen ihrer Zeit in Kontakt und bemerkte ihre Sonderrolle innerhalb der evangelischen Kirche, »denn wir sind beide Ketzer und könnten einen ehrbaren Diener Gottes wohl einschüchtern«; Mühlstein, 1998, 78.

201 a.a.O., 82ff. Vgl. auch folgende theologische Äußerung Schweitzers: »In dem Irrgarten der modernen Geschichts- und Naturwissenschaft verirren sich die Menschen von sich selbst und habe zuletzt ganz das Bewußtsein davon verloren, dass das geistige Leben etwas Höheres ist als das Wissen. [...] Jesus hätte Mitleid mit den Menschen, die durch die heutige gelehrte Bildung ihres inneren geistigen Lebens verlustig gehen«; GNTe, 160.

202 Später in seinem Leben zog Schweitzer folgende Bilanz über den Chemie- und Physikunterricht seines Lehrers Dr. Förster: »Der naturwissenschaftliche Unterricht hatte für mich etwas eigentümlich Aufregendes. Ich wurde das Empfinden nicht los, dass man uns nicht genug sagte, wie wenig man von dem, was in der Natur vorgeht, auch wirklich versteht. Gegen die naturwissenschaftlichen Schulbücher hatte ich geradezu einen Haß. Ihre zuversichtlichen auf das Auswendiglernen zugeschnittenen Erklärungen – die, wie ich schon merkte, bereits auch etwas veraltet waren – befriedigten mich in keiner Weise. [...] Ein besonderes Rätsel war mir immer die Bildung des Regentropfens, der Schneeflocke und des Hagelkorns. Es verletzte mich, dass man das absolut Geheimnisvolle der Natur nicht anerkannte und zuversichtlich von Erklärung sprach, wo man es in Wirklichkeit nur zu tiefer eindringenden Beschreibungen gebracht hatte, die das Geheimnisvolle nur noch geheimnisvoller machten. Schon damals wurde mir klar, dass uns das, was wir als Kraft und als ›Leben‹ bezeichnen, seinem eigentlichen Wesen nach immer unerklärlich bleibt«; AW I; KJ, 293. Hier regen sich bereits Elemente von Schweitzers späterer Lebens- bzw. Kulturphilosophie der Ehrfurcht vor dem Leben mit ihrem Respekt vor dem Geheimnisvollen, das allen einzelnen Ausdrucksformen des Lebens innewohnt.

203 So bezeichnet Schweitzer die Synoptischen Evangelien als »Anatomie«, das Johannesevangelium dagegen als »Wiederbelebungsversuch«, welchen er durch die historische

Weg zum Tropenarzt von Lambarene heran. »Der Entschluß, mich dem Werke des ärztlichen Helfens in den Kolonien zu weihen, kam nicht als erster. Er tauchte auf, nachdem mich Pläne andersartigen Helfens vorher beschäftigt hatten und aus den verschiedensten Gründen aufgegeben worden waren. Eine Verkettung von Umständen wies mir dann den Weg zu den Schlafkranken und Aussätzigen Afrikas«[204]. Es gibt widersprüchliche Aussagen in Schweitzers Werk, wann der Entschluss im Jahr 1905 endgültig gefasst wurde. So berichtet er an einigen Stellen, an seinem 30. Geburtstag den Plan zum Medizinstudium gefasst zu haben, was sich mit dem mühevollen Ringen der Vorjahre, wie es aus dem Briefwechsel mit Helene Bresslau hervorgeht, deckt.[205] An anderen Stellen ist es die Lektüre eines Journals der Pariser Mission bereits im Herbst 1904, welche ihm seinen Weg in den Kongo gewiesen haben soll.[206]

Durch die zufällige Lektüre eines Artikels von Alfred Boegner (1851–1912), des Leiters der Pariser Missionsgesellschaft, mit der Überschrift »Les besoins de la Mission du Congo« wurde danach sein Lebensziel im Herbst 1904 plötzlich greifbar und konkret. Boegner hatte diesen Artikel unter dem Eindruck vom Tode des Handwerkermissionars Henry Chapuis (1876–1904), der im Mai 1904 28-jährig in Talaguga am Tropenfieber gestorben war, verfasst. Der Artikel »enthielt die Klage, daß es der Mission an Leuten fehle, um ihr Werk in Gabun, der nördlichen Provinz der Kongokolonie, zu betreiben. [...] Der Schluß lautete:

Einordnung des 4. Evangelisten geschehen lassen will: »Wir müssen nun diese Voraussetzungen uns geschichtlich wieder vergegenwärtigen, denn nur so gelangen wir dazu, dem leblosen Körper künstliche Wärme zuzuführen und den Gliedern dieses wunderbaren Gebildes die Starre zu nehmen. Der Ausdruck kehrt in das Antlitz zurück, die Gestalt richtet sich langsam auf, sie lebt, sie bewegt sich: das ist das Ergebnis der wissenschaftliche Wiederbelebungsversuche. Und doch – es ist die Überzeugung gerade der fortgeschrittensten Forscher – das Leben ist noch nicht ganz in die Gestalt zurückgekehrt. Einzelne Glieder lahmen noch etwas, das Auge ist noch zuweilen getrübt, und die Sprache ist noch nicht ganz wiedergewonnen. Wohl verstehen wir die Grundgedanken des 4. Evangeliums, aber die Art der Ausführung desselben mutet uns in einzelnen Details noch rätselhaft an«; SV, Nachlassedition, 1998, 27.

204 AW I, KJ, 300.

205 Vgl. einen Brief an Hermann Kutter vom 14.6.1908, in: Zager, BASF 11, 139. Des weiteren vgl. Brief an den Musikdirektor Gustav von Lüpke aus Kattowitz vom 10.6.1908: »Ich habe mit dem Gedanken 10 Jahre gekämpft, seit meinem zwanzigsten Jahr, und hatte mir vorgenommen, in meinem dreißigsten mich zu entscheiden. [*Es geschah am 14 Januar 1905, während ich am Reimarus arbeitete. Dann gab ich die Leitung des Stiftes auf, benachrichtigte meine Fakultät, dass ich auf eine akademische Carriere nicht reflectiere und begann im Herbst das Studium bei den Collegen von der anderen Fakultät.* 135]«, in: Steffahn, LB, ²1986, 119; [kursiv: + Ergänzung aus Zager, BASF 11, 134–138; Texte aus dem Günsbacher Zentralarchiv, was belegt, wie mit den Quellentexten Schweitzers im Sinne einer für die Öffentlichkeit eingeschränkt zugängigen, im Sinne der Herausgeber überarbeiteten und bereinigten Fassung umgegangen wird].

206 Vgl. AW I, 102. Der Arzt J. Scholl hat auf »das Irrationale des ganzen Vorgangs« hingewiesen; Scholl, BASF 2, 1994, 15.

›Menschen, die auf den Wink des Meisters einfach mit: Herr, ich mache mich auf den Weg, antworten, dieser bedarf die Kirche‹ [...] Das Suchen hatte ein Ende. [...] Das Ergebnis war, dass ich den Plan des rein menschlichen Dienens nunmehr in Äquatorialafrika zu verwirklichen beschloß«[207]. In den nun folgenden Monaten[208], v.a. Juli bis Oktober 1905, in denen Albert Schweitzer seinen Entschluss überdenkt, sich der Pariser Mission zur Verfügung zu stellen, und in denen er aufgrund der konfliktgeladenen Auseinandersetzung mit der Pariser Missionsgesellschaft, von denen im übernächsten Kapitel (A.4) ausführlicher berichtet werden wird, überhaupt erst zum Medizinstudium findet, erkennt er hinter dem Scheitern seiner ursprünglichen Pläne in der »Inneren Mission« einen höheren Sinn.[209] »Die Lektüre des Heftes der Pariser Mission hat ihn zwar sofort an den Kongo als künftiges Arbeitsgebiet gebunden, jedoch keineswegs vom ersten Augenblick an eine Tätigkeit als Arzt vorgezeichnet. Unveröffentlichte Briefe aus dem Nachlass sprechen hier eine eindeutige Sprache«[210]. Betrachtet man die Lektüre des Journals der Missionsgesellschaft im Herbst 1904 als Weg Schweitzers in die äußere Mission und die Äußerungen über seine Gedanken zur Medizin an seinem 30. Geburtstag, so können beide Aussagen vor dem Hintergrund von Schweitzers weiterem Lebensweg miteinander zur Deckung gebracht werden. »Als ein Mensch der schlichten Tat sagte er sich: ›An mich ist der Ruf ergangen, ich selber muß gehen. Ich werde Medizin studieren und hinausgehen, dort zu helfen, wo die Not so groß ist‹«[211].

Es hat in der wissenschaftlichen Schweitzer-Forschung immer wieder Diskussionen über die *Gründe*, die hinter dieser Lebensentscheidung Schweitzers gestanden haben mögen, gegeben. Meiner Ansicht nach steht an erster Stelle der Wunsch nach einer gelebten Jesusnachfolge. Darüber hinausgehend sind es biographische, humanitäre, politische und hamartiologische Gründe im Zeit-

207 AW I, 102. Vgl. ferner Payne, 1964, 88f.; Steffahn, 1974, 70f.

208 Der Briefwechsel zwischen Albert Schweitzer und Helene Bresslau aus diesem Zeitraum 1905/6 belegt den Prozess des Ringens deutlich; vgl. v.a. ASHB, 93f.107–109, 110f.

209 Darauf hat die Helene Schweitzer-Biographin V. Mühlstein hingewiesen: Vgl. Mühlstein, 1998, 101. Vgl. ferner Steffahn, »Der Ruf. Das Jahrzehnt vor Lambarene«; in: ders., 2005, 19–40 und den Artikel »Warum Albert Schweitzer nach Lambarene ging« von Robert Minder in der Süddeutschen Zeitung am Wochenende, 24./25.1.1976, Frankfurter Archivmaterial. Weitere Motive für seinen Gang nach Lambarene bietet Frey, 1993, 44–59. Schweitzers Hauptmotiv blieb dabei die gelebte Jesusnachfolge. Seine eigene Nachfolge war keineswegs eine geschichts- und situationslose imitatio Jesu, sondern ein im tiefsten Inneren zu verortendes Glaubenserlebnis. Ein Verstehen Jesu ist für Schweitzer ein Gehen – in seiner Biographie als Tropenarzt nach Lambarene.

210 Günzler, ASS 2, 67.

211 Woytt-Secretan, 1947, 52. Steffahn hat im Anschluss an Zweigs Definition dieses »schicksalhaften historischen Augenblicks« als einer »Sternstunde« in der Geschichte der Menschheit die besondere historische Bedeutung dieser Entscheidung herausgestellt; Steffahn, 1974, 70. Vgl. auch MLa 1913–14, 1983, 7.

alter des blühenden Kolonialismus, welche Schweitzer zu dem Weg nach Afrika bewogen haben mögen. Aufgrund der Wichtigkeit, diese Hintergründe für das Verständnis der späteren tropenärztlichen Tätigkeit Schweitzers näher zu beleuchten, soll hier gedanklich kurz verweilt werden.

Schweitzer wusste sich in Lambarene in der Nachfolge Jesu[212]: Das »Du aber folge mir nach«[213] hatte ihn auf »Vorposten des Reiches Gottes«[214] nach Lambarene berufen. Der hermeneutische Schlüssel für ein heutiges Verständnis Jesu wird das direkte Verstehen »von Willen zu Willen«[215], welches zum einen den historischen Heiler Jesus in Schweitzers Auffassung wiederbeleben ließ[216], zum anderen zu einem ethischen Imperativ[217] der Sühne an den Gräueltaten der Kolonialmächte in Übersee werden ließ[218], wovon die zahlreichen, auf den afrikanischen Kontinent aus Europa eingeschleppten Krankheiten nur einen kleinen Ausschnitt darstellten[219]. Diese Gedanken finden sich – verdichtet im

212 Vgl. u. a. Steffahn, 1974, 72; Schorlemmer, 2009, 8; Seaver, 1950, 362.

213 Mai, 1992, 70; vgl. Steffahn, 1974, 211.

214 Woytt-Secretan, 1947, 72.

215 Weiss, BASF 5, 1997, 53.

216 Vgl. auch Baranzke, in: Altner, Leben, 2005, 57. So verstand Schweitzer Jesu Sabbatheilungen als »Ausübung des ärztlichen Berufs«; GNTe, 132. Jesu Zeichen und Wunder seien v. a. Heilungen gewesen, die aber nicht wissenschaftlich erklärt, sondern religiös geglaubt werden wollten. »Es handelt sich dabei hauptsächlich um Heilungen an geistig Kranken, an Siechen, an Gelähmten und bestimmte Arten von Erblindung, das heißt um solche Krankheitsfälle, in denen die geistige Zerrüttung und die Erlahmung der Willenskraft eine große Rolle spielte. Jesus heilte die Menschen, indem er eine Kraft auf ihren Geist und auf ihr ganzes Wesen ausübte. Es ging eine Gewalt von seiner Persönlichkeit aus. Bezeichnend ist, dass er nur da heilen konnte, wo sich die Leute ihm gläubig ergaben. [...] Der Versuch nun, alle Heilungen Jesu beschreiben und erklären zu wollen, wäre verfehlt. [...] Denn um einen solchen Versuch durchzuführen, müssten wir jedes Mal eine genaue Beschreibung des Krankheitsfalles haben. [...] Mit einer *wissenschaftlichen* Er- [106] klärung der Heilungen Jesu ist nichts gewonnen, denn die Hauptsache kann doch keine Wissenschaft erklären, auch wenn sie sonst erläuternde Beispiele aus verschiedenen Zeiten bis auf die Gegenwart herab anzuführen imstande ist«; GNTe, 107.

217 Vgl. Rosenau, BASF 5, 1997, 133.135.

218 Vgl. einen Brief an Lüpke, 10.6.1908: »Es handelt sich für mich um Sein und Nichtsein der Religion. Religion heißt für mich ›Mensch sein‹, schlicht Mensch sein im Sinne Jesu. Draußen in den Kolonien geht es trostlos zu. Wir – die christlichen Nationen – schicken den Abschaum unserer Gesellschaft hin; wir denken nur daran, wie wir aus den dortigen Menschen viel heraus- [119] ziehen...kurz, was draußen vorgeht, ist ein Hohn auf Menschheit und Christentum. Soll die Schuld einigermaßen gesühnt werden, so müssen wir Menschen hinausschicken, die im Namen Jesu Gutes tun, nicht ›bekehrende‹ Missionare, sondern Menschen, die das an den Armen tun, was man tun muß, wenn die Bergpredigt und die Worte Jesu zu Recht bestehen. Bringt das Christentum dies nicht fertig, so ist es gerichtet«; Steffahn, LB, ^{2}1986, 120.

219 Schweitzers Freundin Elly Heuss-Knapp berichtet in einem Brief zu Schweitzers 75. Geburtstag, »das Gleichnis vom reichen Manne und dem armen Lazarus habe sich Dir dargestellt als Ruf der afrikanischen Kranken nach dem helfenden Arzt«; Geiser, 1974, 9. Vgl. auch Seaver, 1950, 347.

Motiv der Nachfolge – in einem Brief an Mahatma Ghandis (1869–1948) Freund Charles Freer Andrews (1871–1940) aus dem Jahr 1926 wieder: »Etwas von Jesu Geist ist immer in einem wirklichen Liebeswerk zu finden. [...] Für mich selbst wage ich zu sagen, daß ich nach Afrika ging, [...] bestimmt von Jesu Geist. Mein Bekenntnis des Glaubens steht am Schluß meines Buches ›Geschichte der Leben-Jesu-Forschung‹. [82...] Dies nun ist das große Mysterium. Jesu Geist befiehlt, und wir müssen gehorchen. [...] Jesus ist der Herr unserer Leben, unser Herr. Es sind nicht Theorien, die wir über ihn lehren – dies ist nicht die entscheidende Probe –, sondern eher, mit welchem Gehorsam wir ihm dienen«[220]. Auch die Beziehung zu Helene Bresslau sah er durch die Jesusnachfolge bestimmt und geprägt.[221] Beide teilten die Überzeugung, dass es in der christlichen Missionsarbeit vor allem auf die ethische Praxis ankomme. Von Sühne ist nicht die Rede im Blick auf den Kreuzestod Jesu, sondern im Blick auf die europäische Schuld der Kolonialmächte gegenüber den unterworfenen, ausgebeuteten und unterdrückten Völkern Afrikas.[222] Diese Haltung des Ehepaares Schweitzer gegenüber der Kolonialpolitik war Teil der zeitgenössischen Auseinandersetzung. »Der deutsche wie auch der europäische Kolonialismus waren ein Zerrbild rassisch definierter Sozialbeziehungen«[223]. Auch im deutschen Reichstag war die Kolonialpolitik ein häufiges Thema. Ähnlich wie Schweitzer in seiner Missionspredigt 1905 wies auch der sozialdemokratische Politiker August Bebel (1840–1913) auf die Schuld gegenüber den Bewohnern der Schutzgebiete hin: Für ihn war die Regierung mit verantwortlich für zahlreiche, häufig vertuschte »Schandtaten« der Deutschen in den Kolonien, weshalb es zu umfangreichen Untersuchungen des Reichstags kam und die Gouverneure von Togo und Kamerun aus ihrem Dienst entlassen wurden[224]. Zwischen 1905 und 1907 kam es nach Herero-Aufstand, Maji-Maji-Krieg und »Hottentotten-Wahlen« verstärkt zum Widerstand und zur Wende in der deutschen Kolonialpolitik. »In Europa veränderte sich vieles, denn zusammen mit den Berichten über den Herero-Aufstand in Deutsch-Südwestafrika führte der Streit über den Maji-Maji-Aufstand im Deutschen Reich zu einer politischen Krise. Sozialdemokraten und – gestützt auf die Nachrichten katholischer Missionare – Zentrumspolitiker wandten sich gegen die herrschende Kolonialpolitik und lehnten einen Nach-

220 LWD, 83.

221 Er verstand ihre Verbindung als tätige Arbeit im Weinberg des Herrn. Vgl. Mühlstein, 1998, 124.

222 Vgl. auch Helene Schweitzers briefliche Äußerung aus dem März 1945, in welcher sie von einer »Verantwortlichkeit für all das Gute, was wir in unserem Leben empfangen hatten« sprach, welches sie zu »Hilfeleistung gegenüber anderen« führte; in: Seaver, 1950, 164; Mühlstein, 1998, 24.

223 Grosse, Kolonialismus, Eugenik und bürgerliche Gesellschaft in Deutschland 1850–1918, 2000, 239.

224 Vgl. Grüntzig/Mehlhorn, 2005, 43.

tragsetat für Deutsch-Südwestafrika ab. In einer Reichstagsdebatte gelangte sogar die berüchtigte Nilpferdpeitsche (kiboko), mit der in Deutsch-Ostafrika für geringste Vergehen oder angeblich mangelnde Arbeitsleistung meist fünfundzwanzig (›hamso-ishirini‹) Schläge auf den Rücken gegeben wurden, aufs Rednerpult. Auf die aus diesem Konflikt resultierende Reichstagsauflösung folgten im Januar 1907 die sogenannten ›Hottentotten-Wahlen‹, in deren Wahlkampf der neu ernannte Direktor der Kolonialabteilung Dr. Bernhard Dernburg, paradoxerweise gegen die kolonialkritischen Parteien SPD und Zentrum wahlkämpfend, die kolonialpolitische Wende und darin auch die neue Rolle der Medizin bereits ankündigte: ›Hat man früher mit Zerstörungsmitteln kolonisiert, so kann man heute mit Erhaltungsmitteln kolonisieren, und dazu gehören ebenso der Missionar, wie der Arzt, die Eisenbahn, wie die Maschine, also die fortgeschrittene theoretische und angewandte Wissenschaft auf allen Gebieten‹ [Dernburg (1907), 60]. Nach der durch Dernburgs Kolonialpropaganda maßgeblich beeinflussten Wahl wurde die Kolonialabteilung des Auswärtigen Amtes zum eigenständigen Reichs-Kolonialamt umgestaltet und Dernburg damit am 17. 5. 1907 der erste Staatssekretär für die Kolonien. Er reiste daraufhin selbst zusammen mit dem befreundeten Walther Rathenau nach Deutsch-Ostafrika, um sich von den notwendigen Veränderungen ein Bild zu machen«[225]. Der Mensch galt zunehmend als wertvollstes Gut der Kolonien. Dieser sollte nicht länger als Sache behandelt werden: Neben Reformen in den Gebieten Erziehung, Wirtschaft, Sozialpolitik traten in der Gesundheitspolitik erste Forderungen nach einem neu anzustrebendem Arbeitsschutz auf. V.a. öffentliche Polikliniken sollten die neu definierte ärztliche Fürsorge gegenüber der autochthonen Bevölkerung sichern.[226] Allerdings waren diese Haltungen im Zuge des komplexen, zögerlich voranschreitenden Prozesses, »in dem sich Politik, Gesellschaft und Wissenschaft seit der Mitte des 19. Jahrhunderts im Sinne der ›Verwissenschaftlichung des Sozialen‹ miteinander rückkoppelten«[227] sehr umstritten. Als Folge der teilweise kolonialkritischen deutschen Debatten nach

225 Bruchhausen, 2006, 87.

226 Vgl. weiterführend zur Wende von der reinen Ausbeutung zur »Eingeborenenhygiene« nach den »Hottentotten-Wahlen« als Ausdruck von Reformbestrebungen und Weiterentwicklung des initialen Kolonialimperialismus: »Die neue politisch-ökonomisch orientierte Kolonialpolitik bestimmte auch die Neuorientierung der deutschen Tropenmedizin. Sie ist zwischen 1907 und 1914 von einer ganzen Reihe tropenmedizinischer Forscher und Ärzte aufgegriffen worden. Unter ihnen ist an erster Stelle der kaiserliche Regierungsarzt in Togo und Kamerun, Ludwig Külz, zu nennen. Külz hat [58…] versucht, Motive und Ziele deutscher Tropenmedizin an den kolonialpolitischen Forderungen des kaiserlichen Deutschland zu orientieren. Im Zentrum dieser Forderungen stand der Aspekt einer ›kolonialen Menschenökonomie‹, die auf radikale Weise durch die Instrumente einer ärztlich gesteuerten Akkulturation im Gewande sanitärer Pädagogik und durch den Einsatz ›kolonialer Rassenhygiene‹ verwirklicht werden sollte«; Eckart, 1997, 59.

227 Grosse, 2000, 18.

1905, in die auch Schweitzers Predigten und Gesinnung einzuordnen sind, spielten in kolonialer Praxis und Gesetzgebung wie auch in der öffentlichen Meinung Schutz und Wohlergehen der einheimischen Bevölkerung eine größere Rolle als in der Frühphase des Kolonialimperialismus. Doch Widerstand aus Kreisen von Siedlern und klassischen Kolonialpolitikern ebenso wie Unverständnis großer Teile der deutschen Bevölkerung blieben bis zum Ende der deutschen Kolonialherrschaft bestehen. »Alle Kolonialmächte glaubten rechtmäßig zu handeln und wussten die öffentliche Meinung hinter sich, wenn sie sich Kolonien erschlossen und diese fernen Gebiete ihren machtpolitischen sowie wirtschaftlichen Zielen unterordneten. Begriffe wie Selbstbestimmung und Partnerschaft im Umgang mit Kolonialvölkern waren noch nicht definiert«[228] bzw. bildeten nicht die Mehrheitsmeinung ab.[229]

Neben diesem zentralen, zeitbedingten Motiv Schweitzers gibt es wichtige weitere: Ein biographisches[230], humanitäres[231], welches biblisch im Gleichnis vom Reichen Mann und armen Lazarus wurzelt[232], ein politisches[233] und ha-

228 Grüntzig/Mehlhorn, 2005, 44.

229 Vgl. weiterführend zur Akklimatisationsproblematik und Eingeborenenfrage im Kolonialimperialismus: »Die Akklimatisationsfrage war für die Europäer Anlaß, sich mit ihrer bedrohten biologischen und kulturellen Exstenz in den Tropen und ihrer rassischen Identität als Weiße zu beschäftigen. Das gedankliche Gegenstück hierzu war die ›Eingeborenenfrage‹. [...] Gleichwohl stellte die ›Eingeborenenfrage‹ nicht die einfache Umkehrung der Akklimatisationsproblematik dar, sondern thematisch im Kern die Frage des Kulturkontaktes zwischen Europäern und den Bewohnern außereuropäischer Regionen im Zeitalter des Imperialismus«; Grosse, 2000, 96. Grosse resümiert: »Der Beginn der deutschen Kolonialpolitik fiel in die Periode des wirtschaftlichen und sozialen Wandels auf dem Weg des Deutschen Reiches zum Industriestaat am Ende des 19. Jahrhunderts und ist ebenso wie der Biologismus mit der Entwicklung des industriellen Modernisierungsprozesses in Verbindung zu bringen«; Grosse, a. a. O., 240.

230 So empfand Schweitzer bereits als Kind ein ausgeprägtes Mitleid gegenüber anderen Geschöpfen, v. a. den Tieren. In dieser kindlichen Gesinnung erkannte Mai die »Voraussetzung für die Haltung des späteren Arztes [...] als eine vor allem Leben ehrfürchtige Haltung«; Mai, 1992, 118.

231 Schweitzer erkannte, dass viele Krankheiten erst von den Kolonialmächten in die Tropen eingeschleppt worden waren, wo sie zu großen Leiden der indigenen Bevölkerung führten: »Den Schmerz aber fühlt das Naturkind wie wir, denn Mensch sein heißt der Gewalt des furchtbaren Herrn, dessen Name Weh ist, unterworfen sein. Das körperliche Elend ist draußen überall groß. [...] Wir sind verwöhnt. Wenn bei uns jemand krank ist, ist der Arzt sogleich zur Hand. Muß operiert werden, so tun sich alsbald die Türen einer Klinik auf. Aber man stelle sich vor, was es heißt, daß draußen Millionen und [471] Millionen ohne Hoffnung auf Hilfe leiden. Täglich erdulden Tausende und Tausende Grausiges an Schmerz, was ärztliche Kunst von ihnen wenden könnte. Täglich herrscht in vielen, vielen fernen Hütten Verzweiflung, die wir bannen könnten. Es wage doch jeder, nur die letzten zehn Jahre in seiner Familie auszudenken, wenn sie ohne Ärzte hätten verlebt werden sollen! Wir müssen aus dem Schlafe aufwachen und unsere Verantwortungen sehen«; AW I, WU, 472. Vgl. auch Hagedorn, 1954, 14.

232 Vgl. Schweitzer ausführlich dazu: »Das *Gleichnis vom reichen Mann und vom armen La-*

martiologisches[234] als Sühne für die Gräueltaten der Kolonialmächte in Übersee[235].

Schweitzer erkannte es als innere »Pflicht«, auf persönliches Glück zu verzichten und in den Dienst der äußeren Mission einzutreten.[236] Realistisch blickte er auf seine Person mit ihren besonderen Fähigkeiten.[237] In der biographischen Rückschau wird auch der Tropenarzt homogen in dieses selbstkonstruierte Idealbild seiner Person eingefügt: »Arzt wollte ich werden, um ohne irgendein Reden wirken zu können. Jahrelang hatte ich mich in Worten ausgegeben. [...] Das neue Tun aber konnte ich mir nicht als ein Reden von der Religion [108] der Liebe, sondern nur als ein reines Verwirklichen derselben vorstellen. Ärztliche Kenntnisse ermöglichten mir dieses Vorhaben in der besten und umfassendsten

zarus schien mir auf uns geredet zu sein. Wir sind der reiche Mann, weil wir durch die Fortschritte der Medizin im Besitze vieler Kenntnisse und Mittel gegen Krankheit und Schmerz sind. Die unermeßlichen Vorteile dieses Reichtums nehmen wir als etwas Selbstverständliches hin. Draußen in den Kolonien aber sitzt der arme Lazarus, das Volk der Farbigen, das der Krankheit und dem Schmerz ebenso wie wir, ja noch mehr als wir unterworfen ist und keine Mittel besitzt, um ihnen zu begegnen. Wie der Reiche sich aus Gedankenlosigkeit gegen den Armen vor seiner Türe versündigte, weil er sich nicht in seine Lage versetzte und sein Herz nicht reden ließ, also auch wir«; AW I, WU, 319. Vgl. auch Geiser, 1974, 20.

233 Der Arzt van Soest bemerkt dazu: »Es mögen noch andere Gründe für Schweitzers Entschluß bestanden haben: Minder postulierte zusätzlich zu den von Schweitzer genannten ein politisches (›Anti-Agadir‹-) und ein nationalistisches (›französisch-protestantisches‹) Motiv. C. G. Jung unterstellt, Schweitzer habe in Afrika ein ›passendes europafernes Refugium‹ aufgesucht, auf der ›Flucht vor dem Problem Europa‹«; van Soest, BASF 8, 2001, 147.

234 Als humanitäre Aufgabe fordert Schweitzer von der Gesellschaft: »Es muß die Zeit kommen, wo freiwillige Ärzte, von ihr gesandt und unterstützt, in bedeutender Zahl in die Welt hinausgehen und unter den Eingeborenen Gutes tun«; AW I, WU, 320. Vgl. auch Münster, 2010, 26.

235 So wetterte er in einer Predigt zum Missionsfest am 6.1.1905 von der Kanzel der Straßburger St. Nicolai-Kirche: »›Unsere Staaten, die vielgerühmten *Kulturstaaten* sind's draußen nicht, sondern nur Raubstaaten. Und wo sind in diesen Kulturstaaten die Menschen, die diese langwierige Arbeit unternehmen, jene Völker zu erziehen und ihnen die Segnungen unserer Kultur zu bringen. Wo sind die Arbeiter, die Handwerker, die Lehrer, die Gelehrten, die Ärzte, die dort, um an dieser Kulturaufgabe zu arbeiten, in diese Länder ziehen?‹« [...] Das Christentum, sagt er, werde zur Lüge und Schande, ›wenn nicht für jeden Gewalttätigen im Namen Jesu ein Helfer im Namen Jesu kommt, für jeden, der etwas raubt, einer der etwas bringt, für jeden, der flucht, einer, der segnet‹«; Steffahn, 1974, 72.

236 ASHB, 42. Vgl. auch einen Brief an Hermann Kutter vom 14.6.1908, in welchem er berichtet, zwar in der Religion zu wirken, aber nicht von ihr zu leben, was ihm »innere Festigkeit« verleihe; in: Zager, BASF 11, 139.

237 So lobt er seine »Gesundheit, ruhigen Nerven, Energie, praktischen Sinn, Zähigkeit, Besonnenheit, Bedürfnislosigkeit« und betonte, »mit der zum Ertragen eines etwaigen Misslingens des Planes erforderlichen Gemütsart ausgerüstet zu sein«; AW I, 104f.

Weise. […] Um einmal der Arzt der Armen sein zu können, lohnte es sich, so urteilte ich, Student der Medizin zu werden«[238].

Aus diesem Entschluss des Jahres 1895 ergaben sich folgenreiche *praktische Konsequenzen*[239]*:*

Zunächst galt es das Vertrauen seiner Familie zu gewinnen, wozu in erster Linie Helene Bresslau zählte.[240] »Am 13. Oktober 1905, einem Freitag, warf ich in Paris in einen Briefkasten der Avenue de la Grande Armée Briefe ein, in denen ich meinen Eltern und einigen meiner nächsten Bekannten mitteilte, dass ich mit Anfang des Wintersemesters Student der Medizin werden würde, um mich später als Arzt nach Äquatorialafrika zu begeben«[241]. Auch seinen Freundeskreis galt es zu überzeugen.[242] »Er redete sehr ungern von dem, was seinem Herzen am

---

238 AW I, 109. Auf die biographische Nähe zu Goethes »Wilhelm Meister« hat Simmank hingewiesen; Simmank, 2008, 89. Die Sonderrolle, die das Universalgenie Schweitzer damit einnahm, blieb auch seinen Weggefährten und den Zeitgenossen nicht verborgen: »Daß jemand mit so vielfältigen Gaben, zugleich erfolgsverwöhnt, seine Doppelkarriere in Kunst und Wissenschaft aufgab, um statt dessen Kranke im Urwald zu heilen, gehört zu den humanitären Beispielen großer Opfergesinnung«; Steffahn, 2005, 19.

239 Brabazon hat zurecht darauf hingewiesen, daß Schweitzer mit dieser Entscheidung seine gesicherte transdisziplinäre, berufliche und private Existenz aufs Spiel setzte; vgl. Brabazon, 1975, 162. Gleichzeitig lag in der Entscheidung ein besonderer Reiz und Gewinn: »As a medical missionary surely he would be acceptable. Active, practical, merciful-everything pointed to this as Schweitzer's field of work, except that he knew no medicine. […] He would step down from professor to student at the start of the next university year, when the medical course began. […] For another nine months he worked secretly at his plans«; Brabazon, 1975, 163.

240 Selbst diese warnte ihn vor den gesundheitlichen Tücken Afrikas: »Was werden Sie tun, wenn Sie von dort zurückkommen müssen weil Sie das Klima nicht vertragen? […] Haben Sie darüber jemals nachgedacht, über Ihre Gesundheit?«; ASHB, 108f.

241 AW I, 98.

242 Während seine engsten Freunde Verständnis für seine Entscheidung aufbrachten, galt er vielen Zeitgenossen als »berufliche Merkwürdigkeit«: »Über dieses vermeintliche Genie schrieb der Straßburger Historiker Friedrich Meinecke 1943 in seinen Erinnerungen: [….] ›Ein Kreis jüngerer Freunde schwärmte für ihn, aber selbst hier wurde man etwas irre an ihm, als man hörte, dass er die Theologie an den Nagel gehängt und als drittes Fach nun Medizin zu studieren angefangen habe, um als Arzt zu den Negern einmal gehen zu können‹ […] [F. Meinecke, Straßburg, Freiburg, Berlin. Erinnerungen 1901–1919, Stuttgart 1949, S. 25f.]«; in: Oermann, 2010, 85. Vgl. auch Hans Heinrich Stuckenschmidt, 1965, in: Münster, 2010, 232. Vgl. ferner Theodor Heuss' Laudatio bei der Verleihung des Friedenspreises des Deutschen Buchhandels an Albert Schweitzer in der Frankfurter Paulskirche im September 1951: »Sie waren damals beruflich eine Merkwürdigkeit, denn Sie waren Pfarrer und Theologiedozent und standen vor dem medizinischen Physikum, aber Sie hatte bereits ein Buch über Bach geschrieben, das die Sachkenner […] sehr hoch würdigten; jeder von uns war bereit, sich der starken und sicheren Gewalt Ihres eigenen Orgelspiels zu unterwerfen. […] Ihr Reichtum an Begabungen, der gehörte dazu; man nahm ihn eben als Gegebenheit. […] Die Spannung, dass Sie damals in einem Abschied aus dem Gesicherten und vor dem Aufbruch in das Ungewisse standen, die war kaum spürbar«; in: Mbondobari, 2003, 266.

nächsten stand. Noch mehr haßte er den Eindruck von Selbstgefälligkeit, der bei der Bekanntgabe einer so drastischen Entscheidung entstehen konnte. So sagte er nichts, sondern ebnete nur in aller Ruhe den Weg für seine medizinischen Studien«[243]. Ein wichtiger Schritt hierzu war auch die Kontaktaufnahme mit der Pariser Missionsgesellschaft. In einem Brief an den Missionsdirektor Alfred Boegner (1851–1912) bot er sich als Missionar an, der über einige medizinische Kenntnisse[244] für seine spätere Tätigkeit in Gabun verfügen wollte. »Da die Missionsgesellschaft keinen Arzt sucht, überrascht es nicht, dass sich Albert Schweitzer nicht explizit als Arzt bewirbt. Es ist vielmehr erstaunlich, dass er medizinische Kenntnisse für seine künftige Tätigkeit für ›unbedingt nötig‹ hält. Auch wenn er nicht an ein vollständiges Medizinstudium denkt, plant er, eineinhalb Jahre in Klinken zu hospitieren; eine relativ lange Zeit, wenn man sie mit Helene Bresslaus dreimonatiger Ausbildung zur Krankenpflegerin vergleicht«[245].

Schweitzer, der seinem Entschluss, Urwaldarzt zu werden, ein eigenes Kapitel seiner Autobiographie widmete[246], suggeriert hier, dass es einen »roten Faden«[247] zwischen dem Plan im 20. Lj., zunächst der Wissenschaft und Kunst zu leben, und dem unmittelbaren Dienst am Mitmenschen ab dem 30 Lj. in Form einer tropenärztlichen Tätigkeit gegeben habe, was nach Betrachtung der historischen Quellen in diesem Kapitel so nicht aufrechterhalten werden kann.[248] Vor dem Hintergrund dieser Erkenntnis ergibt sich auch die Notwendigkeit eines erneuter Blickes auf das nun folgende Medizinstudium (Kap. A3), den Konflikt mit der Pariser Missionsgesellschaft (Kap. A4) und die konkreten Vorbereitungen der Ausreise in die Tropen ab dem Jahr 1912 (Kap. A5.). Schweitzer kommentierte die vor ihm liegenden Jahre nachträglich wie folgt: »Wer sich vornimmt, Gutes zu wirken, darf nicht erwarten, dass die Menschen ihm deswegen Steine aus dem Weg räumen, sondern muß auf das Schicksalhafte gefaßt sein, dass sie ihm welche darauf rollen«[249].

243 Hagedorn, 1954, 90.

244 Brief an Boegner vom 9.7.1905, in: LWD, 11–13, vgl. a.a.O. 355f.; Scholl, BASF 2, 1994, 17.

245 Mühlstein, 1998, 103. Schweitzer wurde durch die Reaktionen seines Umfeldes verunsichert, v.a. durch den »bitteren Ton« in den Auseinandersetzungen und »die unverständliche Art und Weise, in der die Menschen seine Beweggründe herabwürdigten und seine Seele bloßlegten«; Payne, 1964, 92.

246 Vgl. Luther, 2010, 17.

247 Oermann, 2010, 307.

248 Vgl. ergänzend dazu auch die Schweitzer-Biographen Oermann, 2010, 84 sowie Steffahn und Woytt, in: Günzler, ASS 2, 1991, 67–70.

249 AW I, 106.

A.3. Die Jahre des Medizinstudiums

Schweitzer verfolgte seinen ursprünglichen Plan dennoch weiter, verließ das theologische Stift und begann zum Wintersemester 1905 ein vollgültiges Medizinstudium, welches er am 11.2.1912 mit der Approbation, einem daran anschließenden Jahr praktischer Tätigkeit in den Gebieten Chirurgie und Tropenmedizin in Straßburg und Paris und im März 1913 mit der medizinischen Dissertation an der Straßburger Universität beendete.

Aus der Lektüre des Journal de Mission mit einem Artikel über Frau Valentine Lantz (1873–1906), der plötzlich verstorbenen Krankenschwester und Hebamme von Lambarene, hatte Schweitzer den an ihn persönlich ergehenden Ruf in den Kongo vernommen.[250] »Wenn er sich innerhalb weniger Wochen dazu entscheidet, nicht als Theologe, sondern als Arzt nach Afrika zu gehen, so bedeutet es, daß die ärztliche Tätigkeit mehr seiner eigenen Vorstellung von Mission entspricht«[251].

An das *Komitee der Pariser Missionsgesellschaft* ließ er 1905 *zunächst* über Boegner melden: »Ich rechne mit zwei bis zweieinhalb Jahren, um meine Arbeiten zu beendigen und die Elemente der Medizin zu studieren«[252]. Er hoffte anfangs also noch auf eine zügigere Entsendung als »Sozialarbeiter und Prediger«[253] in den Congo, eventuell ab 1907. Obwohl sich von Anfang an Probleme in den Verhandlungen mit der Pariser Missionsgesellschaft auftaten, hielt Schweitzer aus innerer Verbundenheit und dem Gefühl der Berufung an ihr fest, wie im folgenden Kapitel A 4 weiter erörtert werden wird. »Wenn die Gesell-

250 Vgl. ASHB, 145.

251 Mühlstein, 1998, 104.

252 Buri, ZMiss 7 (1981), 203. Boegner legte nach dem offiziellen Bewerbungsschreiben an die Pariser Missionsgesellschaft vom 21.10.1905 »ein ›Dossier de candidature Schweitzer‹ an, in das er […] in der Rubrik ›Staatszugehörigkeit‹ ›Alsacien‹ eintrug«; Buri, a.a.O., 202; vgl. AW I, 111 und Woytt, in: ASS 1, 1989,138. Diese Akte wurde dem Komitee im Januar 1906 vorgelegt, nachdem Schweitzers Vorgesetzter an der Kirche St. Nicolai, Pfarrer Knittel, sich positiv über seinen Vikar geäußert hatte.

253 Luther, 2010, 194.

schaft es für nützlich hält, mich mein Medizinstudium beenden zu lassen, wird sie es tun. Das ist die Lösung, die mir am liebsten ist, weil die Gesellschaft dann mir gegenüber freier ist und ich es ihr gegenüber bin. Meine religiöse Überzeugung wird dann Privatsache sein. Aber wenn man schon früher einen Missionar braucht, beende ich das Studium nicht«[254]. Daneben gibt es aber auch briefliche Äußerungen Schweitzers aus dem Herbst 1905, u.a. an die Mühlhausener Lehrerin Anna Schäffer, welche von Anfang an von einer Zeitplanung von 5 Jahren ausgehen: »Ich [...] werde Medizinstudent, und in 5 Jahren werde ich meine Prüfungen abschliessen! Dann stehe ich der Congo-Mission zur Verfügung«[255]. Bereits zu Beginn seiner Laufbahn als Arzt tun sich also historische Widersprüche auf.

»Daß Schweitzer ein ungewöhnlicher Arzt war, wird schon aus seinem Werdegang deutlich. Er fängt spät mit dem Studium der Medizin an, und nichts in seiner Vorgeschichte deutet darauf hin, dass er sich vor seinem 30. Lebensjahr mit dem Gedanken, Arzt zu werden, ernsthaft befasst hatte«[256]. *Schweitzers Umfeld* reagierte daher entsetzt auf seine Pläne, in welche nur Helene Bresslau eingeweiht gewesen war.[257] V.a. seine Mutter zeigte bis zu seiner Abreise nach Lambarene kaum Verständnis für ihren bislang so scheinbar Karriere orientierten Sohn[258]. Am Ausreisetag nach Lambarene 1913 blieb sie wortkarg, konnte ihn kaum verabschieden und sollte ihren Sohn nie mehr lebend wiedersehen, da sie bereits 1916 bei einem Unfall in Günsbach tödlich verunglückte. Anfangs belastete ihn zusätzlich das Unverständnis seiner Freunde, v.a. auch Charles-Marie Widor, denen unbegreiflich war, wie ein so begabter und erfolgreicher Wissenschaftler und Musiker alles hinwerfen könne, um als Arzt unter den AfrikanerInnen zu leben.[259] »Whatever support he may have hoped for or ex-

254 ASHB, 116. Steffahn hat herausgearbeitet, dass Schweitzer weiterhin einen »inneren Vorbehalt gegen die reine Medizin« behielt: »Offensichtlich trennte Schweitzer sich nur schwer von dem Gedanken, dem Ruf des Meisters nicht als Prediger und Lehrer folgen zu dürfen. Und immer noch unterschätzte der liberale Vikar und Dozent den Widerstand an der theologischen Front in Paris«; Steffahn, 2005, 31.

255 LWD, 15.

256 van Soest, BASF 8, 2001, 143.

257 Vgl. AW I, 98.103f.; ASHB, 145. Schweitzer litt sehr unter dem Unverständnis seiner Freunde und erlebte diejenigen Menschen als »wahre Wohltat«, »die mir nicht mit der Faust ins Herz zu langen suchten, sondern mich für einen bisschen um den Verstand gekommenen ältlichen Jüngling ansahen und mich dementsprechend mit liebem Spott behandelten«; AW I, 104. V.a. Theologen taten sich schwer, seine Entscheidung nachzuvollziehen; vgl. Brabazon, 1975, 174f.

258 Vgl. Brabazon, 1975, 174. Vgl. dazu auch den Schweitzerbiographen Oermann, welcher im Tagebuch von Schweitzers Vater den Eintrag fand, »dass Schweitzer nach seiner Rückkehr aus Paris seine Eltern besuchte, um sie über seinen Entschluss zum Medizinstudium zu informieren. Beide waren jedoch schon im Bilde und von den Plänen ihres Sohnes wenig erbaut«; Oermann, 2010, 91.

259 Vgl. Scholl, BASF 2, 1994, 18.

pected from friends and relatives was not forthcoming. As is the manner of friends, they resented not having been taken into his confidence. [...] It was bad enough that he was going, throwing away God's gifts, but could he not at least have consulted them first?«[260]. Schweitzer musste immer wieder seine Pläne vor seinen Freunden rechtfertigen, eine Tätigkeit, die ihm zutiefst unangenehm war, wie auch aus einem Brief an den Musikdirektor Gustav von Lüpke aus Kattowitz vom 10.5.1908 hervorgeht: »Halten Sie mich nicht für einen Schwärmer. Ich bin ein furchtbar nüchterner und kühler Mensch. [...] Es kommt nur darauf an, dass man die elementaren Gedanken als Theologe zu denken wagt. Und ich bin eben nicht Theologe, sondern der Philosophie, dem ›Denken‹ ergeben«[261].

Schweitzer erscheint sein Lebensweg schlicht und logisch, als gelebte *Jesusnachfolge*, wie aus folgendem Schreiben an Anna Schäffer aus dem Okt./Nov. 1905 deutlich wird: »Ihr alle kanntet in mir nur den kritischen Geist. Aber hinter diesem gab es noch einen anderen, ganz einfachen, den nur zwei oder drei mir ganz vertraute Personen kannten, die von meinen Plänen wussten. ...*Da ich zu liberal bin, als daß die Missionsgesellschaft mich ohne Bedenken einstellen würde, und da ich keinen meiner Gedanken verhehlen will, und dort drüben v.a. Ärzte vonnöten sind, war ich entschlossen, dieses Fach mindestens zwei Jahre lang zu studieren. Der Erfolg meines Bach-Buches versetzte mich in die Lage, ein vollständiges Studium abzulegen. [....] Es ist mir schwer gefallen, auf eine glänzende Laufbahn als Universitätsgelehrter und Schriftsteller zu verzichten. Aber als einfacher Mensch im Dienste des größten Menschen, unseres Herren zu stehen, das bedeutet mehr Glück als der glänzende Erfolg, den ich zur Genüge in einem Alter gekostet habe, wo andere noch Lehrbuben sind, um es nie zu bedauern. Das ist die einzige Triebfeder aller meiner Entschlüsse. Diese überraschen, weil diese Seite einer Persönlichkeit ganz versteckt war. Aus meinen Predigten konnte man sie erraten. [...]* Wir sitzen alle auf einem Haufen, wir reiben uns auf in Streitereien und Diskussionen und wissen nicht, dass das wahre Leben aus dem einfachen Handeln entspringt und dass die wahre Religion darin besteht, wirklich im Dienste unseres Herrn zu stehen«[262].

Der *Studienbeginn* gestaltete sich schwierig, da Schweitzer als Mitglied des Lehrkörpers der Straßburger Universität nicht zugleich als regulärer Student eingeschrieben sein konnte und als Gasthörer wiederum nicht zu den Staatsexamina zugelassen werden konnte[263]. »In freundlichem Entgegenkommen er-

260 Brabazon, 1975, 174.

261 Steffahn, 1986, 121.

262 LWD, 14f.; vgl. auch ASHB, 124. Die kursiv gesetzten Textteile entstammen einem Briefmanuskript aus Günsbach. Scholl bemerkt zu recht: »Die kursiv gedruckten Abschnitte sind in der Sammelausgabe von Schweitzers Briefen unterschlagen, der zweite Abschnitt sogar ohne Auslassungszeichen!«; Scholl, 1994, S. 18.

263 Vgl. ASHB 118; Oermann, 2010, 97; AW I, LD, 112.

laubte mir die Regierung, dass ich aufgrund der Zeugnisse, die mir die Professoren der Medizin über die bei ihnen gehörten Vorlesungen ausstellen würden, mich zu den Prüfungen melden könne. Die Professoren ihrerseits beschlossen, dass ich als ihr Kollege alle Vorlesungen unentgeltlich hören sollte«[264]. Seine restlichen Aufgabenfelder als Stiftsdirektor, Hochschullehrer, Prediger, Schriftsteller und Organist wollte Schweitzer zu Beginn des Medizinstudiums nicht aufgeben[265]. »Erst vom Frühjahr 1906 an, als ich mit der Geschichte der Leben-Jesu-Forschung fertig war und die Leitung des Studienstiftes abgegeben hatte, konnte ich dem neuen Studium die erforderliche Zeit widmen«[266]. Die alltäglich gelebte Interdisziplinarität verlangte große Disziplin von Schweitzer. »In der Tat war Albert Schweitzer zwischen 1902 und 1905 und noch mehr ab Oktober 1905 als Medizinstudent ein Ausbund an Effizienz. [...] Er konnte sämtliche beruflichen Verpflich- [85] tungen schnell und auf kurzen Wegen rund um das Thomasstift erledigen, in dem sich seine Studierstube und seine Bibliothek befanden. Als Pastor von St. Nicolai predigte er nur sonntags und gab lediglich einmal pro Woche und nur außerhalb der Schulferien Konfirmandenunterricht. [86...] Es ging also mehreren Tätigkeiten gleichzeitig nach, aber keinem Brotberuf, der seine ständige Anwesenheit verlangt hätte«[267]. Im »dichten Nebel« startete Schweitzer am 13.10.1905 ins erste anatomische Kolleg[268]. Es folgten Jahre der Müdigkeit, welche am 3.10.1910 mit der letzten Station des Staatsexamens im Fach Chirurgie enden sollten[269]. Zudem erkrankten viele Familienmitglieder Schweitzers in den Studienjahren und bedurften seines medizinischen Rates, so Helene Bresslau an einer Wirbelsäulenverletzung nach einem Skiunfall und an Tuberkulose, seine Mutter 1907 an Typhus, seine Schwester Luise Ehretsmann-Schweitzer (1873–1927) an depres-

264 AW I, LD, 112.
265 Vgl. AW I, LD, 112f.115; Vgl. auch Kleberger, 1989, 62.
266 AW I, LD, 118.
267 Oermann, 2010, 87.
268 Vgl. AW I, LD, 112.
269 Vgl. ASHB, 118. Vgl. auch Schweitzers Studienakte, die in einem elsässischen Archiv lagert: »Le dossier du ›candidat médecin docteur en philosophie Albert Schweitzer de Kaysersberg‹ à la *Stattsprüfung* (examen d'État) est déposé aux Archives départementales du Bas-Rhin sous le code AL 91 (1363). La demande d'inscription est datée de juillet 1910 et la première épreuve a été subie le 22 novembre 1910. Toutes les copies de cet examen qui comportait sept épreuves sont classées dans ce dossier: toutes les notes vont de ›bien‹ à ›très bien‹, et le récapitulatif signé par le Pr Schwalbe, président de la commission, en date du décembre 1910, porte la mention ›très bien‹, ce qui traduit la conscience avec laquelle Albert Schweitzer a préparé cet examen et la valeur des connaissances acquises. La réussite à cet examen lui permettait de s'inscrire aux stages pratiques, qu'il effectua, du 11 janvier 1911 au 8 novembre 1911, dans le service de médecine du Pr Wenckebach, et, du 9 novembre 1911 au 27 janvier 1912, dans le service ›alsacien‹ non universitaire du docteur Jules Boeckel. La validation de ces stages lui confère l'*Approbation als Arzt*, c'est-à-dire l'autorisation d'exercer la médecine, signée en date du 11 février 1912«; Isch, in: E.S. No.7, 1995, 23.

siv-ängstlichen Verstimmungen sowie die beiden mütterlichen Freundinnen, Mathilde Hertle (1853–1902), genannt »Tata«, und später Fanny Reinach (1870–1917) an Krebs.

Bei aller äußerlichen Überforderung waren die folgenden Jahre der Auseinandersetzung mit den Naturwissenschaften auch ein »geistiges Erlebnis« für Schweitzer[270]. Nicht ohne Stolz berichtet er von dem begonnenen Studium: »Meine Lehrer in den fünf vorklinischen Semestern waren: Schwalbe, Weidenreich und Fuchs für Anatomie; Hofmeister, Ewald und Spiro für Physiologie; Thiele für Chemie; Braun und Cohn für Physik; Goette für Zoologie; Graf Solms und Jost für Botanik«[271]. Die Medizin war zu jener Zeit mit fünf vorklinischen und fünf klinischen Semestern klar curricular geregelt.[272] Schweitzer nahm nicht allein aufgrund seines späten Studienbeginns eine Sonderrolle zunächst unter den Studierenden, später unter der Ärzteschaft ein, in welcher Anfang des 20. Jahrhunderts »monarchistisches, antisoziales und autoritäres Denken und Handeln in den ärztlichen Standesorganisationen und bei seinen Lehrern das Normale war. Wir finden in seinen Schriften kein Wort über Hippokrates, keine Erwähnung der Ethik-Debatte, die der sozialdemokratische Arzt Albert Moll [1862–1939; Anm. der Vf.in[273]] in dieser Zeit anregte. Was Schweitzer von vornherein vom Ärztestand seiner Zeit unterscheidet, ist das völlige Fehlen eines Standesdünkels, ist sein fester Vorsatz, zu dienen und in Afrika Schuld abzutragen, für das was den Völkern dort die Kolonialherrschaft angetan hat. Schweitzer empfing seine ethischen Auffassungen nicht aus den in dieser Zeit gängigen Schriften zur ärztlichen Ethik, er erarbeitete sie sich in seinen Predigten ab 1905 und in den Vorlesungen 1912«[274]. Diese theologische Grundhaltung kennzeichnete auch sein ärztliches Handeln.

Schweitzer berichtet über seine *Begeisterung für die Naturwissenschaften*, welche er bereits als Kind und Gymnasiast empfunden hatte[275], die ihn seit

270 Steffahn, rororo, 2006, 73.

271 AW I, LD, 112.

272 Vgl. Isch, E.S. No.7, 1995, 22.

273 Moll, Ärztliche Ethik, 1902. Albert Moll untersuchte »600 Arbeiten über medizinische Versuche an Menschen unter dem Gesichtspunkt der erteilten Einwilligung. Er beschränkte sich dabei auf die Experimente, die nicht primär im Interesse der Versuchspersonen vorgenommen wurden«; Steinmann, 1975, 2. Er macht den Forschertrieb des Arztes dafür verantwortlich, wenn dieser seiner ersten Pflicht zu heilen nicht nachkomme. Gleichzeitig betont er, dass auch eine gegebene Einwilligung durch den Patienten nicht alle Versuche an Menschen rechtfertige. »Daraus sei jedoch keineswegs zu schließen, dass die Einholung einer Einwilligung überflüssig sei, wie der Bresslauer Prof. Neisser vier Jahre zuvor ge-[2] glaubt hatte, der deswegen in einem Disziplinarverfahren mit einem Verweis und einer Geldstrafe von 300 Mark belegt worden war«; a.a.O., 3.

274 Luther, 2010, 193.

275 Vgl. AW I, 119.293.

Beginn des Medizinstudiums im Oktober 1905 wieder ergriff.[276] »Endlich durfte ich mir die Kenntnisse erwerben, deren ich bedurfte, um in der Philosophie den Boden der Wirklichkeit unter den Füßen zu haben!

Die Beschäftigung mit den Naturwissenschaften brachte mit aber noch mehr als die ersehnte Vervollständigung des Wissens. Sie war mir ein geistiges Erlebnis. Von jeher hatte ich es als eine psychische Gefahr empfunden, dass es in den sogenannten Geisteswissenschaften, mit denen ich es bisher zu tun gehabt hatte, keine Wahrheit gibt, die sich von selbst als solche erweist, sondern dass eine Ansicht durch die Art, in der sie auftritt, Geltung von Wahrheit erlangen kann. [...] Nie vermag das sachliche Argument einen definitiven Sieg über die geschickt vorgebrachte Meinung davonzutragen. Wie oft besteht das, was als Fortschritt gilt, darin, dass eine mit Virtuosität argumentierende Ansicht die wirkliche Einsicht für lange außer Gefecht setzt! Fort und fort diesem Schauspiel zusehen zu müssen und es so vielfältig mit Menschen zu tun zu haben, denen der Sinn für das Wirkliche abhanden gekommen war, hatte ich als etwas Deprimierendes erlebt. Nun war ich plötzlich im anderen Lande. Ich gab mich mit Wahrheiten ab, die aus Wirklichkeiten bestanden, und befand mich unter Menschen, denen es selbstverständlich war, dass sie jede Behauptung durch Tatsachen zu erweisen [118] hatten. Dies empfand ich als ein für meine geistige Entwicklung notwendiges Erlebnis«[277]. Anders als die Schweitzerforscher Nils Oermann[278] und Thomas Suermann[279] betrachte ich den Wechsel in die Medizin nicht als Ende von Schweitzers wissenschaftlicher Karriere, als Wunsch sich der Welt der Wissenschaften zu entziehen. Betrachtet man zum einen die Publikationen, die während der Jahre in Afrika entstanden, u. a. die Ausarbeitung der Kulturphilosophie, welche durch die Herausgabe der Nachlassedition ein neues Licht auf die Jahre in Lambarene wirft und zum anderen auch Schweitzers Anspruch auf Wissenschaftlichkeit im medizinischen Alltag von Lambarene, dem sich diese Arbeit im besonderen widmen wird, so muss diese Haltung Oermanns und Suermanns kritisch hinterfragt werden. Schweitzer blieb bis zum Lebensende Wissenschaftler, der am europäischen Diskurs teilnahm. Dieses wird besonders auch an seiner medizinischen Forschung erkennbar, wie im Kapitel B 2, wo sein wissenschaftlicher Ansatz im Hinblick auf die medizinische Praxis und Forschungstätigkeit in Lambarene untersucht werden wird, weiter ausgeführt und geprüft werden wird. Gleichwohl findet man in seinem Ge-

276 Vgl. ebd., 118f.

277 AW I, LD, 119. Schweitzer trat damit in eine innere Nähe zum Universalgenie Goethe, wie Steffahn bemerkt hat, welcher »den Zeitaufwand für die Naturwissenschaften nicht als Verzettelung seiner Kräfte, sondern als Erweiterung des Horizontes begriffen hat«; Steffahn, rororo, 2006, 74.

278 Oermann, 2010, 99.

279 Suermann, 2012, 104f.

samtwerk keine verbindliche Definition seines Verständnisses von Wissenschaft, sondern – wie es seinem eklektischen, interdisziplinären, in den einzelnen Begriffen in ihrer jeweiligen Definition oft verschwimmenden Denkansatz entspricht[280] – an unterschiedlichen Stellen kurze Andeutungen. Dabei erfolgt eine Bestimmung von Wissenschaft hauptsächlich als Negativdefinition. Schweitzer kann sehr genau sagen, was für ihn nicht unter den Begriff der Wissenschaftlichkeit fällt. So heißt es beispielsweise in der Kulturphilosophie I und II: »Was aber Leben ist, vermag keine Wissenschaft zu sagen«[281]. V.a. in dem als Nachlassband herausgegebenen Manuskript »Wir Epigonen« sowie in den »Gesprächen über das Neue Testament« kommt Schweitzer wiederholt auf den Begriff zu sprechen. Da seine Lebensphilosophie die Ehrfurchtsethik bzw. die Kulturphilosophie und Weltanschauung der Ehrfurcht vor dem Leben ist, erstaunt es zunächst, wenn Schweitzer auch diese zur Negativfolie seines Wissenschaftsbegriffes werden lässt: »Ethik ist keine Wissenschaft, ebenso wenig als Ästhetik eine ist«[282]. Schweitzer löst diesen Wiederspruch folgendermaßen: »Das tiefste Wissen ist etwas Einfaches. Es besteht darin, dass ich erkenne, dass alles, was ist, Leben ist. Das erfahre ich bereits ohne Wissenschaft, durch die einfache Betrachtung der Welt. Aber die Wissenschaft vertieft und erweitert mir diese Erkenntnis«[283]. Wissenschaft ist für Schweitzer »gediegen« und vermag eine »besonnene Würdigung der Tatsachen« wahrzunehmen[284]. Zugleich ist sie Lebenswissenschaft, welche Denken und Wissen in einer soliden, umfassenden, geistreichen Bildung idealerweise vereint: »Auch in unserer Zeit steht jeder Mensch, der innerliches Leben hat, über der Wissenschaft, und es wird so bleiben, solange es Menschen und Wissenschaft gibt«[285]. Zugleich mahnt

280 Zur Einführung in Schweitzers Denken vgl. Günzler, 1996.

281 KPh I + II, 307, vgl. Weber, 2013, Kap. I/11, S. 17. In WE definiert Schweitzer in ähnlichem gedanklichen Zusammenhang die Begriffe »Leben« und »Wissenschaft«: »Es hat sich ein Kreis ethischer, logischer, psychologischer, historischer, naturwissenschaftlicher und metaphysischer Probleme herausgebildet, die immer neu bearbeitet werden, weil sie als die Philosophie gelten. Was nicht unter den Begriff dieser Wissenschaften, sondern unter den des Lebens fällt, wird als Philosophie zweiter Ordnung angesehen. Zu ihr herabzusteigen und sich mit ihr zu befassen, erfordert für die, die in der Gelehrsamkeit Sitz und Stimme haben, Mut und Überwindung. Es gilt als Nebenbeschäftigung, die sich mit der Fachphilosophie gerade noch verträgt«; WE, 32.

282 VVA, 41; vgl. Weber, 2013, Kap. 21/98, S. 158.

283 VVA, 143; vgl. Weber, 2013, Kap. 21/115, S. 161.

284 WE, 120.

285 GNTe, 159; vgl. Weber, 2013, Kap. 22/79, S. 176. Die Humanitätsgesinnung beging dabei einen fundamentalen Fehler: »Sie glaubte, einer ihr entsprechenden wissenschaftlich begründeten Welterkenntnis zu bedürfen und erlitt eine schwere Erschütterung, als sie auf diese verzichten mußte. Nun aber, wo durch die neueste Naturwissenschaft die Erkenntnis der Welt immer rätselhafter wird, geht ihr auf, dass sie ganz auf sich selber gestellt sein kann und in sich begründet, dass ihre wahre Begründetheit völlig in dem Wesen des Menschen gegeben ist. Sie ergibt sich aus der Meditation des Menschen über sich selbst, aus dem

Schweitzer den Menschen: »Nur der denkende Mensch und nur die denkende Wissenschaft sind wahrhaftig«[286]. Denken und Wissen sind für Schweitzer elementare »Bundesgenossen«[287] und sollen als Allianz aus »wissenschaftlichem« und »natürlichem« Philosophieren[288] auf der Basis umfassender universal gebildeter Elementarkenntnisse[289] zu einer vertieften Auseinandersetzung mit dem Leben führen[290], wie Schweitzer es in seinem Leben mit dem Studium der Medizin umsetzte, um aus der Wissenschaft heraus ins Handeln zu kommen[291].

---

tiefsten, immer wiederholten Erlebnis seines Wesens – wenn er es wagt, sich selber erleben zu wollen«; VVA, 207.

286 WE, 139, vgl. Weber, 2013, Kap. 23/14, S 181.

287 Vgl. weiterführend: »Die großen Fortschritte des Wissens haben bei uns kein allgemeines Denken über den Kosmos hervorgerufen. Dieses nahm im Gegenteil in dem Maße ab, als die Einzelkenntnisse sich mehrten. Der Grund liegt darin, dass die natürlichen Bande zwischen Wissen und Denken [...] gelöst sind. Früher hielten beide Bundesgenossenschaft. Das Denken schuf dem Erkennen freie Bahn, indem es seine Freiheit verfocht. Andererseits kamen alle Ergebnisse des Wissens dem allgemeinen Geistesleben dadurch zugute, dass die immer genauer festgestellte Gesetzmäßigkeit in der Natur mithalf, die Herrschaft der Vorurteile zu zerstören. Auch stärkte sie den Gedanken, dass die Zustände der Menschheit ihrerseits auf geistige Gesetze zu gründen seien. So richteten Wissen und Denken miteinander die Autorität der Vernunft auf«; WE, 137.

288 Vgl. weiterführend: »So ist das Bestehen eines allgemeinen Philosophierens eine Probe auf den Wert des wissenschaftlichen. Dieses kann das andere nur hervorbringen, wenn es tief und lebendig zugleich ist und die Elemente in sich trägt, die mit Notwendigkeit zu einer Auseinandersetzung mit der Wirklichkeit führen müssen. Die wissenschaftliche Philosophie ist der Strom, von dem der Grundwasserstand des allgemeinen Denkens abhängt«; WE, 32.

289 Vgl. ausführlich dazu: »Die Elementarkenntnisse sind unsolide. Das tritt selbst in den Wissenschaften zutage. Die heutigen Studenten leisten verhältnismäßig weniger als die früheren. [...] In Theologie, Philosophie, Rechtswissenschaft, Geschichte und Literatur sind sie mit den Quellen weniger vertraut als [die Studenten es] früher [waren]. Schon macht sich an [48] ihnen geltend, dass die, von denen sie unterrichtet werden, selbst in ihrer Wissenschaft nicht mehr universell genug sind, um die Zusammenhänge der Disziplinen untereinander zur Geltung zu bringen. Wo praktische Tätigkeit mit in Frage kommt, treten die Nachteile noch viel stärker hervor. Die Mediziner werden in Anatomie, Physiologie, in Pathologie, Bakteriologie und Pharmakologie eingeweiht, ohne vorher eine Lehrlingszeit in Apotheke, Spital und Spitalküche durchgemacht zu haben, in der sie sich das Elementarste an Handgriffen, Erfahrungen und Beobachtungen erwerben konnten. Sie haben von vornherein Lücken, die sehr viele von ihnen nicht mehr ausfüllen«; WE 49. Hier kommen wohl Schweitzers Erfahrungen mit der indigenen Bevölkerung Afrikas und seiner Forderung, dass alle Entwicklung vom Handwerk ausgehen müsse mit seiner eigenen an der Praxis orientierten Ausbildung als Musiker zusammen.

290 Vgl. weiterführend: »Die Spezialisierung der Wissenschaften ist eine solche, dass der Überblick über ein ganzes Gebiet immer schwieriger wird. [...] Der einzelne findet eine solche Befriedigung in der Beherrschung eines bestimmten Gebietes, dass er das Bedürfnis nach allgemeinerer Bildung und allgemeinerer Betätigung nicht mehr empfindet. Sein Wissen ist ihm nicht ein Standort, von dem aus er Umschau hält, sondern eine Höhle, in der er sich aufhält«; WE, 47.

291 Vgl. dazu: »Die Wissenschaft verblasst. Ich fühle nur noch eines: dass ich handeln will.

Bei aller Euphorie über das neue Studium, verlor Schweitzer nie das Ziel vor Augen. »Die Vorlesungen interessieren mich. Ich fühle, dass es etwas ist, was ich verstehe. Lernen für das Leben!«[292]. Das Studium fiel Schweitzer nicht leicht, zum einen, da sein Gedächtnis das eines 30 Jährigen war, er sich dem wissenschaftlichen Arbeiten und nicht dem stupiden Pauken verschrieben hatte und keine natürliche Begabung für die Medizin fühlte[293], zum anderen, da er aufgrund seines weitgespannten Interessensradius immer wieder anderen Tätigkeiten nachging. Der »Mediziner aus Pflicht, nicht aus Neigung«[294] sah sich mit »Stunden harten Bemühens« konfrontiert: »›Theologie und Musik‹, sagte er, ›waren gleichsam meine Muttersprache. [...] Aber die Medizin – das war eine andere Welt, auf die ich nicht vorbereitet war. Mehr als einmal bin ich von einer medizinischen Arbeit, mit der ich erbittert gerungen hatte, nach St. Wilhelm zu Ernst Münch gelaufen, um durch eine Stunde Bach Ruhe und notwendiges Gleichgewicht wiederzugewinnen‹«[295].

V.a. das Ringen mit der Müdigkeit machte Schweitzer zu schaffen, wie v. a. aus den Briefen an Helene Bresslau hervorgeht[296]. Sie prägte die vorklinischen Semester.[297] »Normalerweise ist ein Medizinstudium eine ausfüllende Beschäftigung. Hier lief die bisherige Arbeitsvielfalt ungeschmälert weiter. [....] Zu dem Zweck ging er den schwerstmöglichen Weg. [...] Aber das ging nur, weil Madelung [1846–1926; Prof. für Chirurgie an der Straßburger Universität; Anm. d. Vf.in] recht hatte. In einem Brief seines Prüflings, von 1937, steht: *Wie muß ich*

Alles andere kommt mir vor wie eine Komödie«; ASHB, 83; vgl. Weber, 2013, 193. Kap. 25/6, S. 193.

292 ASHB, 118.

293 AW I, LD, 119f. Vgl. Kleberger, 1989, 65.

294 Steffahn, rororo, 2006, 2006, 73.

295 Feschotte, in: Zweig, 1955, 42.

296 So heißt es beispielsweise: »Mein Kopf ist so krank, doch ein paar Tage Ruhe werden ihn heilen. Das Blatt, auf dem ich Ihnen schreibe, liegt auf dem Anatomiebuch, dem einzigen, das ich mitgenommen habe«; ASHB, 133. Wenig später berichtet er, es gehe ihm besser und nennt einen Grund: »Ich komme aus dem Anatomiesaal, das letzte Mal für dieses Jahr. Morgen früh schlafen«; ASHB, 161. Auf Bahnreisen widmet er sich der Chemie, die ihn interessiere, »obwohl ich noch nicht viel davon verstehe«; ASHB, 177. Er wird wegen seines ständigen Arbeitens von Helene Bresslau gewarnt: »Aber passen Sie auf Ihre Augen auf, ich flehe Sie an!«; ASHB, 182.

297 Davon berichtet der Schweitzerbiograph Payne an verschiedenen Stellen: Die Zusammenarbeit mit Menschen, »die geistig mit den Realitäten der Reagenzgläser und Mikroskope vertraut waren, die die Dinge klar und einfach sahen« [Payne, 1964, 94] war für ihn ebenso ein Novum wie die »Tretmühle des Studiums«, in welchem man erwartet, »dass die Studenten sich achtzehn Stunden am Tag ihrer Arbeit widmeten«; Payne, 1964, 95. Schweitzer ging an den Rand seiner physischen und psychischen Belastbarkeit. »Er trieb einen Raubbau mit seiner Gesundheit, der einen Mann, der nicht seine bäuerliche Kraft besaß, erschreckt hätte. Er war gewillt, sein Leben Afrika zu widmen, aber er war noch nicht bereit, seine Talente zu opfern«; Payne, 1964, 95.

Gott dankbar sein für diese prima Qualität Nerven«[298]. So korrigierte Schweitzer vier Wochen vor dem Physikumstermin noch die Druckfahnen für sein Bachbuch und ging seinen gewohnten beruflichen Tätigkeiten nach[299]. Er bekam einen Schreck, als er von dem anstehenden Termin fürs *Physikum* erfuhr: »Man hat mir gesagt, es sei in 14 Tagen! Schwalbe [1883–1914; Prof. der Anatomie; Anm. d. Vf.in[300]], der zufällig schon zurückgekommen war, hat mich beruhigt! Es wird nicht vor dem 10. Mai sein! Aber von der Angst, nicht fertig zu werden, war ich wie gelähmt«[301]. Schweitzer ging mit Eifer ans Lernen: »Die neun Stunden Arbeit pro Tag sind mir keine Last. Und dabei ist es gar nicht amüsant, Kolleghefte nachzulesen. Aber ich habe eine gewisse Lust am simplen Pauken! [...] Und bis jetzt bin ich so schnell vorangekommen, wie ich mir vorgenommen hatte. Also seien wir froh. Ich bin so zufrieden, dass ich arbeiten kann. Die Angst nicht fertig zu werden, lähmt mich nicht mehr. Ich lerne mit Freude. Kurz, ich bin 17 Jahre alt! [....] Ich verlasse Sie wieder und kehre zu Ewalds Kollegheft zurück. Morgens 9 $\frac{1}{2}$ bis 12 $\frac{1}{4}$: Physiologie, 2–4 $\frac{1}{2}$: Anatomie, 8–10: Physik und Botanik. So leben wir, so leben wir, so leben wir alle Tage«[302]. Am 13.5.1908 bestand Schweitzer nach 5 Semestern wider alle Erwartungen das Physikum. »Erst in den letzten Wochen ließ ich mich auf Zureden von Mitstudenten in einen ›Paukverband‹ aufnehmen und wurde so mit den Fragen bekannt, die die Professoren, den von den Studenten geführten Listen zufolge, zu stellen pflegten, wie auch mit den Antworten, die sie zu hören beliebten. Es ging über alles Erwarten gut, obgleich ich in jenen Examenstagen die schwerste Müdigkeitskrise, deren ich mich in meinem Leben entsinne, durchzumachen hatte«[303]. Nicht ohne Stolz berichtet er von dem bestandenen Examen in einem Brief an den Musikdirektor Gustav von Lüpke aus Kattowitz am 10.6.1908: »...ich habe vor drei Wochen mein Physikum bestanden und bin nun noch cand. med.! Neben der Arbeit am Bach habe ich mein Physikum vorbereitet, und manche Capitel sind während dem Sezieren auf der Anatomie ausgedacht! Als stud. med. stehe ich im 6ten Semester. In zwei Jahren mache ich Staatsexamen. [119...] Die Leute, die mich anfangs für verrückt hielten, spötteln nicht mehr. Die drei Jahre, die hinter mir liegen, sind grausig. Aber innerlich bin ich ruhig und glücklich. Einfach Mensch sein! Sogar die schweren Stunden, als ich unter den Studentlein

298 Steffahn, rororo, 2006, 74.
299 Oermann, 2010, 99f.
300 Vgl. ASHB, 386
301 ASHB, 202.
302 Ebd., 203. Vgl. auch Hagedorn, 1954, 100.
303 AW I, LD, 120. »Das in der Selbstbiographie (›Aus meinem Leben und Denken‹, S. 90) angegebene Jahr 1909 ist falsch. Die von Schweitzer dort als Referenz angeführte verregnete Einweihung der restaurierten Hohkönigsburg durch Kaiser Wilhelm II. fand am 13. Mai 1908 statt. Wie dieser Irrtum entstehen konnte, lässt sich nicht mehr klären«; ASHB, 203.

saß und Physicum baute, haben mich nicht angefochten. Und es wird mir nun so leicht, zu predigen! [...] Die meisten Predigten entwerfe ich während der klinischen Stunden«[304].

Mit Eifer ging er nach bestandenem Physikum in den *klinischen Abschnitt* des Medizinstudiums: »Und morgen der Anfang im Spital. [3.8.1908] Ich freue mich darauf; ich werde von $\frac{1}{4}$ nach 8 bis $\frac{1}{4}$ nach 12 und von $\frac{1}{2}$ 5 bis 7 Uhr dort sein. In der übrigen Zeit werde ich Medizin lesen. [...] Wie merkwürdig: ich habe schon wieder Lust zu arbeiten, und das Physikum ist erst 2 $\frac{1}{2}$ Monate her. Die menschliche Natur hat doch große Kraftreserven...«[305]. Die klinische Ausbildung fiel Schweitzer leichter, »weil der Stoff einheitlicher war. Meine hauptsächlichen Lehrer waren: Moritz, Arnold Cahn und Erich Meyer für innere Medizin; Madelung und Ledderhose für Chirurgie; Fehling und Freund für Gynäkologie; Wollenberg, Rosenfeld und Pfersdorff für Psychiatrie; Forster und Levy für Bakteriologie; Chiari für pathologische Anatomie; Schmiedeberg für Pharmakologie. Besonderes Interesse hatte ich für die Lehre von den Arzneimitteln, in der Arnold Cahn den praktischen und Schmiedeberg, der bekannte Erforscher der Digitalissubstanzen, den theoretischen Unterricht erteilte«[306]. Im Frühling 1919 konnte Albert Schweitzer am Bahnhof Straßburg-Neudorf Oswald Schmiedebergs (1838–1921) Arbeit über Digitalin während der Deportation seines Lehrers retten. Schweitzer nahm das Manuskript an sich »und ließ es später durch sichere Gelegenheit nach Baden-Baden zugehen. [...] Nicht lange, nachdem es im Druck erschienen war, starb er«[307]. In zahlreichen Briefen berichtet er vom klinischen Abschnitt seiner Ausbildung[308]. Es ist immer wieder

304 Steffahn, 1986, 120.

305 ASHB, 207.

306 AW I, LD, 120.

307 Ebd., 122. Vgl. auch H. Mai, »Ein Blick in Albert Schweitzers Krankenjournal von 1913/1914«, in: BASF 1, 1990, 295.

308 So u.a. in einem Brief an die Mutter seines Patenkindes Luise Lenel in Kiel aus Straßburg am 15.8.1909, in welchem er befürchtet, »zuletzt den Fiebern [in Afrika] doch erlegen« zu sein, »so tapfer ich mich wehren will«; LWD, 25. V.a. die Korrespondenz mit Helene Bresslau, welche zeitgleich ihre Krankenschwesterausbildung absolviert, enthält viele klinische Notizen aus den Jahren 1908–1912: »Ich mache mich ganz gut als Arzthelfer, und mein ganzes Bemühen ist zur Zeit, das Auskultieren und Perkutieren gut zu lernen. Wenn ich die Herzgrenzen bei einem Kranken bestimme, so stimmen sie nachher nie. Ich fange an, an meinem musikalischen Ohr zu zweifeln«; ASHB, 208. Schweitzer ringt um eine Tagesstruktur im Klinikalltag: »Dies sind sehr unruhige Tage...Ich muß wieder in die Medizin hineinkommen und so vieles erledigen! Endlich habe ich meinen Studienplan festgelegt! Sie bekommen ihn, sobald er endgültig ist. Fast jeden Tag bis 8 Uhr abends. Aber morgens fange ich erst $\frac{1}{2}$ 10 an. Damit habe ich eine Stunde zum Lesen«; ASHB, 257. Helene Bresslau nimmt regen Anteil an seiner Entwicklung und mahnt ihn zur Besonnenheit und Geduld hinsichtlich seiner fachlichen Fortschritte: »Wie geht's im Spital? Mein Großer wird nicht im Ernst verzweifeln wenn ihm am 2. Tag nicht gleich alles nach Wunsch gelingt, gelt?«; ASHB, 210. Schweitzer scheint dankbar für diese Form der Anteilnahme an seinem

die Augenheilkunde, die in diesen Briefen Erwähnung findet, als würde er ahnen, dass er diese in Lambarene eines Tages besonders benötigen würde[309]. Überhaupt erscheint das Medizinstudium im klinischen Alltag auf die künftige Tätigkeit in Afrika ausgerichtet zu sein: »Meine einzige Sorge ist, kein Klinikum zu versäumen. Noch zwei Wochen, dann sind Weihnachtsferien..[260] Das werden Ferien der Arbeit und des Klinikums sein«[310].

Bald schon sah sich Schweitzer mit dem *Abschlussexamen* konfrontiert und wurde von Helene Bresslau unterstützt, wie aus einem ihrer Briefe hervorgeht: »Und dann denke ich, dass von den 12 Monaten des Medizinalpraktikanten zwei Drittel vorbei sind, dass der ›Paulus‹ in den Druck geht & dass in 3 $\frac{1}{2}$ Monaten Weihnachten ist – armer G., es ist ja die natürliche Reaktion, dass man jetzt müde ist – aber es nimmt alles, alles ein Ende!«[311]. Schweitzer litt unter der Arbeitsbelastung in den Kliniken und dem anstehenden letzten Examen, wie die Briefe an Helene Bresslau belegen.[312] Er lernte in den letzten Monaten in einem abgelegenen Haus von Helenes Freundin Emmy Goehrs in Ruprechtsau[313]: »Zur Zeit bin ich ausschließlich ›Gehirn‹. Zu meiner Beruhigung sehe ich, dass ich beim Repetieren gut vorankomme, und der Gedanke, dass ich am Ende des Jahres werde aufatmen können, gibt mir Kraft … Und dann ein neues Leben … nicht mehr Knecht der Müdigkeit«[314]. Der Stratege Schweitzer wird in der Examensvorbereitung erkennbar, wenn er mit Professorentöchtern einen Ausflug kurz vor den Prüfungen unternimmt, denen er »lebhaft die Cour« machte, um

---

Studium: »Was der Große im Krankenhaus macht? Zuerst macht er den Rundgang mit dem Arzt im Saal 124 (Männersaal); dann hilft er bei den Analysen, Blutdruckmessungen, Punktionen, Krankengeschichten, und sieht zu, wie Röntgenbilder gemacht werden. Um 10 Uhr geht er in den Saal 121 (Männersaal); das Spiel wiederholt sich, nur dass er sich nun selbständig im Auskultieren und Perkutieren übt; und lässt sich seine Resultate nachher verbessern. Ich habe schon enorm viel gelernt. Mein Titel eines Dr. phil. nützt mir sehr, denn man ruft mich überall Dr. Schweitzer, mein Ansehen ist viel größer als das der anderen Famuli (Plural von Famulus) … obwohl einige von ihnen mehr wissen als ich. Aber der Titel machts«; ASHB, 209.

309 Vgl. ASHB, 255.257.274.

310 ASHB, 261.

311 Ebd., 327.

312 Aus dem Briefwechsel wird die Ausbildung in den einzelnen medizinischen Fachdisziplinen erkennbar, etwa der Wechsel aus der »Wollenbergschen Klinik« für Psychiatrie an März in die Gynäkologie [vgl. ASHB, 271], in die Pharmakologische Ausbildungsstätte von Dr. Cahn [vgl. ASHB, 284] sowie Chirurgie [vgl. ASHB, 296]. Schweitzers hohe Arbeitsbelastung wird u. a. aus folgender Äußerung ablesbar: »Ich habe medizinische Literatur mitgenommen, damit ich keine Zeit verliere«; ASHB, 290. Aber auch Fortschritte werden stolz an die Freundin berichtet: »Gestern war ich bei einer Operation des Uterus nach Tubagravidität und Platzung in den Bauch und bemerkte zu meinem lieblichen Erstaunen, dass ich jeden Schnitt und Nadelstich genau kannte und sie ohne Zögern zu machen wagen würde … das Getreide reift«; ASHB, 294.

313 ASHB, 391.

314 Ebd., 296.

sich »bei den Alten in Gunst zu setzen«[315]. Schweitzer beklagte in seinen Briefen diverse eigene gesundheitliche Probleme.[316] Doch schon bald standen die letzten Studientage und die Abschlussprüfungen an: »Letzter Tag der Medizinvorlesungen! Am 28. Oktober um 10 Uhr morgens ist es fünf Jahre her, dass ich zum ersten Mal in die Anatomie ging; es war ein [294] düsterer Nebeltag, und mein Herz war beklommen wegen all des Neuen und der Arbeit, die auf mich zukam ... und am 28. Juli 1910 zur gleichen Stunde überquere ich dieselbe Brücke bei blauem Himmel und strahlendem Sonnenschein auf dem Weg zur letzten Vorlesung...«[317]. Vom 15.10.–3.12.1910 fanden die letzten Prüfungen des medizinischen Staatsexamens statt.[318] Das Examensgeld hatte er durch die Uraufführung von Widors »Symphonia Sacra« in München verdient. »Als ich am 17. Dezember, nach der letzten Station bei dem Chirurgen Madelung, aus dem Spital in das Dunkel des Winterabends hinausschritt, konnte ich es nicht fassen, dass die furchtbare Anstrengung des Medizinstudiums nun hinter mir lag. [...] Wie aus weiter Ferne hörte ich Madelung, der neben mir ging, einmal über das andere sagen: ›Nur weil Sie so eine gute Gesundheit haben, haben Sie so etwas fertig bringen können‹«[319]. Die Klimax der Studienjahre war erreicht, als er das medizinische Staatsexamen mit der Gesamtnote »sehr gut« bestand.[320] Es schloss sich das »ärztliche Praktikum als Volontär«[321] in der Straßburger Universitätsklinik an und Schweitzer nahm ab März 1911 wieder Kontakt zur Pariser Missionsgesellschaft auf.[322]

In die Zeit des *Praktischen Jahres* fällt auch die zukunftsentscheidende Begegnung mit dem Missionars- Ehepaar Georgette und Leon Morel (1883–1976),

315 Ebd., 293.

316 Immer wieder berichtet er von Angina, Zahnarztbesuchen, Fieberschüben, rheumatischen Beschwerden und der Sorge um kranke Freunde und Familienmitglieder. Vgl. ASHB, 294.328.390.

317 ASHB, 295.

318 Sowohl bei der Angabe des Physikumstermins als auch des Staatsexamensdatums hat sich Schweitzer in seiner Autobiographie geirrt. »Wie für das Physikum steht in der Selbstbiographie ein falsches Datum: 17. Dezember 1911 (Albert Schweitzer, ›Aus meinem Leben und Denken‹, S. 92). Wie es zu diesem doppelten Irrtum kam, lässt sich nicht erklären«; ASHB, 299.

319 AW I, LD, 122. Die Erinnerungen an die Anstrengungen verblassten im Laufe der Jahre, so dass er erst von seinem Biographen Harald Steffahn auf das 50-jährige Jubiläum des medizinischen Staatsexamens hingewiesen werden musste: »Wir sprechen über die Medizin. Er sei sich, als dieses Studium geschafft war, wie der Reiter über dem Bodensee vorgekommen«; Steffahn, 2005, 218.

320 Vgl. Brabazon, 1975, 194. In den sechs Jahren des Medizinstudiums hatte er auch erkannt, »wie sehr der naturwissenschaftliche Forschungseifer und das leidenschaftliche Ringen um die Ausdrucksformen in der Kunst einander ähneln«; Hagedorn, 1954, 100. Vgl. auch MLa 1913–14, 8.

321 Luther, 2010, 19.

322 Scholl, BASF 2, 1994, 21.

welche von 1908–1911 in Lambarene gearbeitet hatten, und nun in der Universitätsklinik von Straßburg ihre medizinischen Kenntnisse erweitern wollten, weil sie unter ihrer fehlenden medizinischen Hilfsmöglichkeit in den Tropen und daraus resultierenden tragischen Todesfällen gelitten hatten.[323] Aus dieser Begegnung erfährt Schweitzer zum einen, wie wichtig ein Arzt auf der Missionsstation Lambarene gebraucht wird, zum anderen, wie sein zukünftiges Leben praktisch im Alltag Afrikas aussehen könnte. Auch die erste Begegnung mit Emil Lind, welcher für die weitere medizinische Entwicklung Lambarenes wichtig werden wird, wie der in dieser Arbeit erstmals wissenschaftlich ausgewertete Briefwechsel zeigt, fand in jenem Jahr in Straßburg statt: »Mit grosser Freude habe ich gelesen, was du über dein Straßburger Semester geschrieben hast. [....] Dass du mich als braven Assistenten im Spital entdecktest, war mir entfallen. Ich gab mir auch keine Rechenschaft, was ein armer Kandidat im Examen riskierte, wenn bekannt wurde, dass er meine Schriften gelesen hatte«[324]. Es knüpften sich weitere Beziehungen für die Zukunft in Lambarene und die praktische Ausbildung Schweitzers schritt voran.[325] »Die Welt der Medizin, in die Schweitzer eintrat, war die der damals noch nicht allgemein angezweifelten Triumphe. Von vielen Infektionskrank- [149] heiten waren gerade die Erreger entdeckt worden (zu Schweitzers Studienzeit noch die der Syphilis, der Framboesie, des Flecktyphus, der Sepsis, nur wenige Jahre vorher die von wichtigen ›Tropen‹-Krankheiten wie Malaria, Leishmaniose, Lepra und Schlafkrankheit), die Chirurgie wagte Eingriffe, die vor der Entwicklung von Anästhesie und aseptischen Techniken unvorstellbar gewesen waren, die von Röntgen entdeckten Strahlen und das Labor erweiterten die diagnostischen Möglichkeiten enorm, die Pharmakologie hatte sich zu einer exakten Wissenschaft entwickelt. Die ›Basis‹-Ausbildung, mit einigen chirurgischen Erfahrungen und einem Tropenkurs zusätzlich, wurde damals (und noch bis nach dem 2. Weltkrieg) als ausreichend für die selbständige ärztliche Tätigkeit in den Tropen angesehen. De facto war, was Schweitzer in seiner Studienzeit lernte, genau das, was er in Lambarene nötig hatte: die damals für die praktische Medizin zur Verfügung stehenden Möglichkeiten[326]. Am 11.2.1912 wurde Schweitzer approbiert.

323 Die Erinnerung an diese Begegnung blieb – anders als das Datum des Staatsexamens – Schweitzer zeitlebens präsent. Vgl. folgende Sekundärliteratur zur Begegnung zwischen Helene und Albert Schweitzer und Georgette und Leon Morel: Scholl, BASF 2, 1994, 22; Fleischhack, 1965, 24; Steffahn, 1974, 77f. Zu den tragischen Todesfällen infolge fehlender chirurgischer Hilfe in Lambarene vgl. Oswald, 1986, 10; Woytt-Secretan, 1947, 70. Vgl. Steffahn, rororo, 2006, 79.

324 Brief vom 12.6.60, in: LWD, 291.

325 Schweitzer konnte mit Operationen Geld verdienen [vgl. ASHB, 353] und erhielt am 10.4. 1910 das erste Geschenk für seine anstehende Ausreise von der Mutter eines Konfirmanden: ein ärztliches Besteck; Vgl. ASHB, 284.

326 van Soest, BASF 8, 2001, 150.

Das Praktische Jahr beförderte auch Schweitzers *wissenschaftliches Arbeiten* als Symbiose aus Natur- und Geisteswissenschaft: »Die Doppelrolle des Lernenden und Lehrenden gab der wissenschaftlichen Arbeit neue Impulse. [...] Erfahrungen seines jüngsten Studiums konnte er hier einbringen«[327]. So begann er nach Abschluss seines Medizinstudiums im Jahr 1912 mit der Abfassung seiner dritten *Dissertation* »Die psychiatrische Beurteilung Jesu. Kritik der von medizinischer Seite veröffentlichten Pathographien über Jesus‹«[328]. Zu der Wahl dieses Dissertationsthemas sah sich Schweitzer als habilitierter Neutestamentler besonders befähigt. In seiner eigenen neutestamentlichen Forschung, v. a. der »Geschichte der Leben Jesu Forschung« mit ihrer historischen Entmystifizierung der Gestalt Jesu Christi erkannte er eine Ursache für die zu Beginn des 20. Jh. aufkommende öffentliche Kritik und zunehmende psychiatrische Pathologisierung Jesu. Man kann in der Themenwahl auch eine Rechtfertigung seines eigenen Lebensweges sehen, wenn man bedenkt, dass Schweitzer scherzhaft über den Beginn seines Medizinstudiums überliefert hat, dass der Dekan ihn mit seinem Ansinnen, mit 30 Jahren ein Medizinstudium, – das dritte – aufnehmen zu wollen, am liebsten zum Kollegen der Psychiatrie überwiesen hätte.[329] »Das Thema klingt wie eine Retourkutsche an Professor Fehling«[330], den damaligen Dekan der Fakultät. Schweitzer wollte zeigen, dass Jesus keine Wahnideen verfolgte, wie die Psychiater G.L. de Losten, W. Hirsch, Ch. Binet-Sanglé und E. Rasmussen in ihren Jesuspathographien betont hatten.[331] Dass Schweitzer mit der Abfassung dieser Arbeit auch seinen weiteren Lebensweg ein Stück weit klarifizieren wollte, wird aus dem Ende seiner Promotionsschrift ablesbar, in welchem er Jesus als den »von den Propheten verheißenen ethischen Herrscher«[332] darstellt. Anders als die genannten Ärzte[333] stellte der Theologe

---

327 Kleberger, 1989, 66.

328 Vgl. ASHB 118; AW I, 112–115.122; van Soest, BASF 8, 2001, 151.

329 Vgl. AW I, LD, 112; Steffahn, rororo, 2006, 73.

330 Simmank, 2008, 53. Vgl. weiterführend dazu die Berliner Journalistin Fetscher: »Und es entsteht eine Dissertation als Rede gegen die Reden, die ihn der Desertion zeihen. Der Gewährsmann ist dabei kein Geringerer als Jesus selbst. Schweitzers Arbeit will zeitgenössische Pathologisierungen der Figur Jesus durch Ärzte – Psychiater – widerlegen, die dem Heiland unter anderem Paranoia und Megalomanie zur Last legen. Der Kandidat der Medizin schreibt über Jesus: ›Mitten im Erfolg verließ er die Scharen, die sich um ihn gesammelt hatten, um mit ihm den Anbruch des Reiches Gottes zu erwarten‹ [...] Scharen, sammeln, warten – [...] so illustriert er buchstäblich einen Aufbruch aus der Geborgenheit ins Ausgesetztsein«; Fetscher, 1993, 59.

331 Vgl. Oermann, 2010, 103; Kleberger, 1989, 66f.

332 AW I, LD, 124.

333 Vgl. ergänzend dazu: »Für eine aufwändigere experimentelle Arbeit etwa im Bereich der Physiologie oder für klinische Studien fehlte ihm schlicht die Zeit. Mit dieser medizinischen Arbeit wollte er zugleich der Kritik an seinen eschatologischen Thesen mit Hilfe seiner seitdem erworbenen medizinischen Kenntnisse entgegentreten«; Oermann, 2010, 103.

Schweitzer Jesus in den historischen Kontext spätjüdischer apokalyptischer Erwartungen hinein. Die Mediziner dagegen »diagnostizieren unter Bezugnahme auf die neutestamentlichen Texte Größenwahn, Halluzinationen und Verfolgungswahn bei Jesus. [...] Die laienhaften Textinterpretationen der Mediziner sind schnell demontiert; Schweitzers eschatologische Sicht funktioniert auch hier und rettet Jesus vor dem Urteil ›krankhaft‹«[334]. Die Fertigstellung der 46 Seiten umfassenden, einzigen eindeutigen medizinischen Schrift gestaltete sich u. a. aufgrund der Einarbeitung in das umfangreiche Paranoiaproblem als sehr zäh und war nur bedingt auf die hohe klinische Arbeitsbelastung Schweitzers im Jahr 1912 zurückzuführen.[335] »Schweitzer bleibt seiner wissenschaftlichen Herkunft treu: Er verwendet an erster Stelle historisch-kritische Argumente, namentlich auch bei der Wertung einzelner von den Psychiatern postulierten ›Symptome‹«[336]. V.a. die Auseinandersetzung mit den ärztlichen Kollegen und Gutachtern der Dissertation, dem Psychiatrischen Ordinarius Karl Pfersdorff (1875–1953) und dem Leiter der psychiatrischen Klinik Robert Wollenberg (1862–1942; seit 1898 Oberarzt am Hamburger Staatskrankenhaus Friedrichsberg, der heutigen Schön-Klinik-Eilbek) gestaltete sich mühselig.[337]

Am 9. 11. 1912 hielt Schweitzer in Straßburg einen Vortrag zum Thema »Kritik und Probleme der psychiatrischen Leben-Jesu-Forschung«, in welchem er sich über die im März 1913 in Druck gegebene Dissertation hinausgehend mit psychologischen Jesusdeutungen auseinandersetzte. Vor dem vorwiegend aus Ärzten bestehenden Publikum zeichnete Schweitzer ein psychologisch-kohärentes Gesamtbild der Persönlichkeit Jesu, nicht ohne seine Zuhörer zu provo-

334 Simmank, 2008, 54; vgl. Steffahn, rororo, 2006, 74f.

335 Dieses wird aus zahlreichen brieflichen Äußerungen Schweitzers gegenüber Helene Bresslau erkennbar. So heißt es am 2. 4. 1912 morgens: »1/2 3 Uhr nachmittags. Ich habe die ersten drei Seiten meiner Doktorarbeit geschrieben und mich damit von dem Zustand der Anspannung und Niedergeschlagenheit befreit, der zwangsläufig dem Beginn jeder neuen Arbeit vorausgeht...«; ASHB, 354; und abends jubelt er: »Hurrah, die erste Befangenheit ist überwunden. Sieben Seiten liegen da«; ASHB, 355. Am 9. 4. 1912 heißt es: »Heute abend Beginn des dritten Kapitels. Morgen, Mittwoch abend, fahre ich nach Straßburg, um sie am Donnerstag Pfersdorff vorzulegen«; ASHB, 357. Der Ordinarius für Psychiatrie, Karl Pfersdorff beriet Schweitzer bei der Abfassung der Dissertation; vgl. a. a. O., S. 369.

336 van Soest, BASF 8, 2001, 150. Mai hat auf einen Widerspruch in Schweitzers Veröffentlichungen hingewiesen: »Sein spätest errungenes, dafür nach Art und Umfang größtes Fachgebiet hat relativ am wenigsten Spezialbetrachtungen hervorgebracht [...]. Denn er selber hat im Gegensatz zu seinen vielen Schriften theologischer, musikkundlicher und philosophischer Zugehörigkeit nur eine einzige zur Medizin verfaßt, seine Dissertation«; Mai, 1992, 137. Vgl. auch Payne, 1964, 99, Oermann, 2010, 105 und Jean Paul Sorg, »Examen de la ›critique des jugements psychiatriques sur Jésus‹. (La thèse de doctorat en médecine de Schweitzer)«, in: E.S. No. 7, 1995, 76.

337 Vgl. ASHB, 359. Als er dem Psychiater Wollenberg 1912 die fertige Arbeit vorlegte, schrieb er an Helene: »Wenn ich sie ihm gebe, werde ich ihm sagen, dass ich entschlossen bin, keine Zeile daran zu ändern«; ASHB, 365; vgl. a. a. O., S. 386.

zieren: »Die Mitarbeit von Ärzten bei der Leben-Jesu-Forschung ist um ihrer gesetzlich-naturwissenschaftlichen, also unpersönlichen, ungeschichtlichen Methode willen überhaupt unerwünscht‹, bemerkt der freisinnige Kieler Theologe Baumgarten nach Besprechung einiger psychiatrischer Studien über Jesus, die ihn offenbar nicht befriedigt haben«[338]. Bei aller grundsätzlichen Skepsis gegenüber der historischen Psychiatrie[339], verlangt Schweitzer eine gewissenhafte wissenschaftliche Auseinandersetzung mit dem Thema und kritisiert, »daß die bisherigen psychiatrischen Studien über Jesus durchweg auf einem ziemlich niederen Niveau stehen und zu ihrer Diskreditierung selber das meiste beitragen«[340]. In seiner im März 1913 schließlich veröffentlichten Dissertation[341] übt er – im Bemühen, die »Ehrfurcht vor der Wahrheit über alles zu stellen«[342] –, grundsätzliche Kritik an der »pathographischen Methode« der Psychiater.[343] Schweitzer weist darauf hin, dass bereits die Geschichtsforschung Jesus pathologisiert habe.[344] Er selbst wolle sich mit seiner Arbeit nicht »zu einer bestimmten Form von Geisteskrankheit bei Jesus«[345] äußern, sondern »die Elementarsymptome, welche die drei Autoren zum Aufbau ihrer Diagnose verwertet haben, auf ihre historische Authentizität und, falls diese vorhanden, auf ihre klinische Dignität zu prüfen. Es werden also die einzelnen vorgebrachten Symptome – 1. Wahnideen, 2. Sinnestäuschungen, 3. Verhalten des Affekts, 4. sonstige Merkmale – getrennt besprochen werden«[346]. Schweitzer verneinte am Ende seiner Schrift eine Psychopathologie Jesu.[347] »Als Resultat

338 VVA, 285.

339 Vgl. VVA, 285.

340 Ebd., 288.

341 Vgl. folgendes Günsbacher Archivmaterial: »Son diplôme de Docteur en Médecine est conserve aux »Archives Centrales Albert Schweitzer«: il est signe en date du 21 juin 1913» ; Isch, in: E.S. No.7, 1995, 24.

342 PBJ, V.

343 Schweitzer betont in diesem Zusammenhang, dass es »bedenklich« und gegen »psychiatrische Gepflogenheiten« sei, »lediglich aus Akten über eine Persönlichkeit zu urteilen«, insbesondere dann, wenn »es sich um Individuen einer weit zurückliegenden Epoche und um unvollständige oder unsichere Ueberlieferung handelt«; PBJ, 1. Vgl. dazu Leven, Krankheiten: Historische Deutung versus retrospektive Diagnose, in: Paul/Schlich, 1998, 153–185.

344 Vgl. PBJ, 2.; Brabazon, 1975, 194–196.

345 PBJ, 27.

346 Ebd., 27.

347 Schweitzer kritisiert an den psychiatrischen Pathographien Jesu, dass das in ihnen verwandte Quellenmaterial unhistorisch sei, da die ältesten Evangelien, das Markus- und Matthäusevangelium nicht die Grundlage der Untersuchung bildeten, viele Äußerungen und Handlungen Jesu als zeit- und kulturbedingt – der spätjüdischen Weltanschauung entsprechend – als »normal« einzuordnen seien, und dass die diagnostizierten Krankheitsbilder selbst »Artefakte« seien »und überdies sich in die von den Autoren diagnostizierten klinischen Krankheitsformen nicht restlos einreihen lassen«; PBJ, 44. Vgl. AW I, LD, 124.

hatte ich festzustellen, dass die einzigen psychiatrisch eventuell zu diskutierenden und als historisch anzunehmenden Merkmale – die hohe Selbsteinschätzung und etwa noch Halluzinationen bei der Taufe – bei weitem nicht hinreichen, um das Vorhandensein einer Geisteskrankheit nachzuweisen«[348].

Die nicht obligatorisch zum Medizinstudium dazugehörende psychiatriehistorische Dissertation schuf eine weitere Qualifizierung des in Kürze ausreisenden Tropenarztes Schweitzer. »We may be fairly sure that no one else has ever taken a third doctorate with the precise intention of escaping the academic world of the first two«[349].

Parallel zu Schweitzers umfangreichem Medizinstudium absolviert seine zukünftige Ehefrau *Helene Bresslau* ab dem 1.10.1909 im Frankfurter Bürgerspital eine Ausbildung zur Krankenschwester. Sie wird mit harten Arbeitsbedingungen konfrontiert, bestehend aus einer täglichen Arbeitszeit von 14–18 Stunden, fehlendem Schutz vor Ansteckungen und einer Fülle von zusätzlichen Tätigkeiten, u.a. dem Putzen der Stationen.[350] »Ich blieb ganz allein auf Station, auf der Frauenseite operierten sie 2 $\frac{1}{2}$ Stunden lang & in der Zeit kamen Anforderungen von allen Seiten, dass man sich hätte vierteilen mögen«[351]. Immer wieder sind – anders als bei ihrem zukünftigen Ehemann – die Aussagen über Lernfortschritte von dem Gedanken durchkreuzt, die Ausbildung abzubrechen.[352] Nach bestandenem Examen kehrt sie erschöpft und krank nach Straßburg zurück. Zunächst leidet sie unter den Folgen einer Wirbelsäulenverletzung infolge eines Skiunfalls, bald schon wird deutlich, dass sie sich im Krankenhaus mit Tuberkulose infiziert hat. »Sowohl für sie wie auch für Albert Schweitzer muß die Diagnose wie ein Schock gewirkt haben. [...] Als Tuberkulosekranke kann sich Helene Bresslau unmöglich den Gefahren eines Tropenaufenthalts aussetzen. Aber selbst wenn sie in Europa bliebe, ist der Ausgang der Krankheit in einer Zeit ohne Antibiotika höchst ungewiß. [...] Da keine Krankheit, abgesehen von Geschlechtskrankheiten, so stigmatisierend ist wie

348 AW I, LD, 123.

349 Brabazon, 1975, 202. So war es auch nicht dieser neue akademische Grad, welcher die Zeitgenossen beeindruckte, sondern sein Auftreten als ärztliche Gesamtpersönlichkeit; vgl. das Zeugnis des Elsässers Isch: »Au printemps 1912, Albert Schweitzer étudie la médecine tropicale à Paris. Albert Schweitzer s'est donc préparé avec conscience et sérieux au rôle de médecin de brousse qu'il voulait devenir. D'ailleurs, tous les médecins qui ont vu travailler le docteur Schweitzer insistent sur sa solide culture médicale, son expérience professionnelle et son sens psychologique vis-à-vis des malades: mais son activité médicale doit être replacée dans le cadre où il a été amené à la développer et en fonction de ses conceptions sur le respect de la personnalité des autres«; Isch, in: E.S. No.7, 1995, 24.

350 Vgl. Mühlstein, 1998, 127.

351 ASHB, 268.

352 Vgl. Mühlstein, 1998, 129. Vgl. auch einen Brief von Helene aus Frankfurt vom 17.9.1910, in welchem sie von einer »Klausurprobearbeit (Krankenbericht)« erzählt und auf das nahende Ende der Stationsarbeit hofft, da sie »klapprig in den Nerven« geworden sei; ASHB, 297.

Tuberkulose, ist es nicht verwunderlich, wenn beide in ihren Briefen die Diagnose nicht erwähnen. [...] Anfang Februar 1911 geht Helene Bresslau für vier Monate in ein Sanatorium, wo sie sich relativ gut erholt«[353]. Das Band zwischen beiden wird immer enger und zärtlicher, wie aus dem Briefwechsel der Jahre vor Lambarene deutlich hervorgeht.[354] »›Weißt du, was für uns so schwer ist?‹ stellt Albert einmal fest, ›dass wir als reife Menschen wieder Lernende werden und in Lehrlingsabhängigkeit treten. Niemand wird wissen, wie viel Kraft wir gebraucht haben, um das zu können und uns in die Zeit zu schicken‹«[355]. Betrachtet man Schweitzers Gesamtwerk, so fällt auf, wie wenig er aus den Jahren des Medizinstudiums insgesamt berichtete. Eine Erkenntnis, die von seiner Tochter Rhena Schweitzer-Miller geteilt wird: »Erstaunlicherweise findet dieses Studium einer ganz neuen Materie wie auch das Erlebnis der Kontakte mit kranken Menschen kaum Erwähnung, sowohl bei meinem Vater wie auch bei meiner Mutter, die nur wenig über ihre Erfahrungen in der Krankenpflege schreibt«[356].

Hatte Schweitzer zusammen mit seiner zukünftigen Frau die formalen Voraussetzungen für eine Ausreise nach Lambarene geschaffen, so traten nun in der langwierigen Auseinandersetzung mit der Pariser Missionsgesellschaft neue Schwierigkeiten auf. »Obwohl er regelmäßig in Paris war, hat er sich in den letzten vier Jahren nur einmal mit dem Missionsdirektor Boegner getroffen, um ihm Geld zu übergeben, dass er im Gottesdienst für die Mission gesammelt hat. Wollte er sich nicht den unliebsamen Auseinandersetzungen aussetzen, oder war er, wie er selbst angibt, mit dem Studium so beschäftigt, dass er keine Zeit hatte?«[357]. Erst am 5.5.1910 erfolgte die nächste Begegnung mit Boegner und den beiden Komiteemitgliedern Couve und Jean Bianquis (1853–1935) in Paris: »Die Herrn haben ihm deutlich gemacht, dass er nur als Arzt eine Chance hat, als Mitarbeiter akzeptiert zu werden. Er bietet sich also der Mission als ›unabhängiger medizinischer Helfer‹ an. [...] Als Termin der Abreise wird der Juni/

353 Mühlstein, 1998, 131. Die Kontrolluntersuchungen bei Dr. Cahn in Straßburg lassen das Paar etwas aufatmen: Helene Bresslau sei lediglich zu »mager und schlaff geworden und viel zu erregbar, kurz und gut nervös« und soll sich ausgiebig erholen; ASHB, 193. Helene Bresslau berichtet am 18.3.1912 fast überschwenglich: »Ich bin nicht mehr traurig, sondern so recht innerlich heiter & froh. Berylein, mein liebes, Du kriegst eine gesunde Frau, die auch wieder was aushalten kann«; ASHB, 348.

354 Einige Briefe sind vor dem Hintergrund der baldigen Ausreise und dem Wissen um ihr gegenseitiges Aufeinander-Angewiesen-Sein geschrieben, so z.B. folgender Brief: »Von allen diesen Menschen werde ich einst getrennt sein, nur nicht von jemand der heute in der Ferne stand...«; ASHB, 230; vgl. a.a.O., 238. Andere Briefe enthalten Neckereien des verliebten Paares: »Dummerchen, Dummerchen! Wird mir nur nicht zu blöd unter der Haube. E bissele dumm (- daneben auch nett -) muß ja eine Krankenschwester sein, sonst pariert sie dem Chef nicht. Aber nicht zu viel!«; ASHB, 290.

355 Mühlstein, 1998, 128.

356 Vorwort von Rhena Schweitzer Miller zu ASHB, 6.

357 Mühlstein, 1998, 132.

Juli 1912 festgelegt. Erst jetzt, so meint er, ›ist alles entschieden‹. Eine große Täuschung, wie sich im Jahr darauf herausstellen wird. Geflissentlich hat er nämlich überhört, dass nach wie vor auch gegen den Arzt Albert Schweitzer schwere theologische Bedenken bestehen«[358]. Wie groß die Differenzen im einzelnen waren, soll im folgenden Kapitel eingehender betrachtet werden.

358 Ebd., 132.

A.4. Der Konflikt mit der Pariser Missionsgesellschaft – Arzt und kein Missionar

Der Konflikt mit der Pariser Missionsgesellschaft hat entscheidend dazu beigetragen, dass Albert Schweitzer nicht als theologischer Missionar, sondern als Tropenarzt 1913 nach Lambarene ausreiste. Einiges, für das Verständnis von Schweitzers ärztlichem Lebensweg Wichtiges, sei aus der Korrespondenz mit der Pariser Missionsgesellschaft, soweit sie der wissenschaftlichen Forschung zugängig ist, angeführt.[359]

Die Auseinandersetzungen begannen bereits, als Albert Schweitzer dem Direktor der Pariser Mission, Alfred Boegner, in einem ersten Schreiben seinen Dienst als Missionar anbot. Von der Medizin war zunächst nur beiläufig die Rede. In diesem ersten Brief an Alfred Boegner, den er am Abend des 9. Juli 1905

359 Bereits in Auseinandersetzung mit meiner Studie zu Albert Schweitzer aus dem Jahr 2008 zum Thema Mission erfuhr ich von der durch Rhena Schweitzer-Miller verhängten Forschungs- und Publikationssperre zum Themenfeld »Pariser Mission«, um dem Ansehen der Pariser Missionsgesellschaft nicht zu schaden. Auffällig bleibt, dass die Pariser Missionsgesellschaft das betreffende Material vor der Publikationssperre bereitwillig herausgegeben hatte. Über das unveröffentlichte Quellenmaterial berichtet Buri: »In der Bibliothek der Societe des Missions Evangeliques de Paris (heute: Service protestant de Mission et de relations internationales) befinden sich 141 Briefe Albert Schweitzers an die Direktoren der Pariser Mission aus den Jahren 1905–1926. Davon stammen 27 aus der Zeit vor seiner ersten Ausreise nach Lambarene im Jahr 1913; 54 hat er während seines ersten Aufenthaltes in Lambarene geschrieben, 47 während seines Europaaufenthaltes (1917–1924) und 13 wiederum in Lambarene. Dazu kommen sieben Briefe von Alfred Boegner aus den Jahren 1905–1912 und 51 aus den folgenden Jahren von den beiden nächsten Missionsdirektoren Jean Bianquis und Elie Allégret an Albert Schweitzer. Eine aufschlussreiche Ergänzung zu diesem Briefwechsel bilden 59 Auszüge aus den Verhandlungen des Pariser Missionskomitees über seine Beziehungen zu Albert Schweitzer von der ersten Kontaktnahme mit ihm bis zur völligen Herauslösung des Urwaldspitals aus dem Missionswerk während Schweitzers zweitem Lambareneaufenthalt. Ein besonderes Dossier von 89 Schriftstücken verschiedener Art aus der Zeit von 1905–1945 enthält Briefe von, an und über Albert Schweitzer in bezug auf sein Urwaldspital, u. a. Briefe zu seiner Kandidatur bei der Pariser Mission in den Jahren 1905 und 1911/12 von Mitgliedern ihres Komitees und sein Tagebuch über die ersten Tage in Lambarene, Berichte über den Wiederaufbau des Spitals nach dem Ersten Weltkrieg und die Schwierigkeiten während des Zweiten Weltkrieges usw.«; Buri, ZMiss Jg. 7, H. 4 (1981), 199.

schrieb, also etwa neun Monate nachdem er dessen Aufsatz im Missionsjournal gelesen hatte, erwähnte Schweitzer nicht die dabei erfahrene, persönliche Berufung zum Dienst im Congo.[360] Schweitzer unterbreitete Boegner einen genauen Plan, wie er sich sein Wirken als Missionar, der nur am Rande über einige ärztliche Kenntnisse verfügte, vorstellte und welche Kenntnisse er im Rahmen eines sechsmonatigen tropenmedizinischen Praktikums oder eines dreisemestrigen Studiums von Wintersemester 1905 an in der Straßburger Universitätsklinik zu erwerben gedachte.[361] »Tatsache ist, dass Schweitzer Boegner die Absicht kundtut, im März 1906 seine Kündigung an der theologischen Fakultät und am Studienstift einzureichen und nur noch bis September 1906 im Amt zu bleiben«[362]. Wie sehr Schweitzer an diesem Tag innerlich aufgewühlt war, zeigt folgender Brief an Helene Bresslau: »Meine Hand zittert ein wenig: ich habe soeben den Brief in den Kasten geworfen, in dem ich mich dem Direktor der Pariser Mission zur Verfügung stelle und mich bereit erkläre, ab Frühjahr 1907 aufzubrechen. Dies ist ein merkwürdiger Tag. […] Der Brief ist geschrieben: klar, präzis, ohne ›Gefühle‹, fast ein Geschäftsbrief. […] Ich gehe dort hin, um bei Jesus zu sein; er verfahre mit mir, wie er will. Ich werde ihn finden, das weiß ich. Und beten können: Dein Reich komme! Ich will verstehen, was das Wort bedeutet, das er gesagt hat: ›*Wer sein Leben verliert um meinetwillen und des Evangeliums willen, der wird es behalten*‹. Wenn er mich nur würdig erkennt, ihm zu dienen«[363]. Schweitzer rechnete nicht mit einer Absage auf seine Bewerbung und plante für das Frühjahr 1907 die Ausreise nach Afrika. Boegners Antwortbrief ist nicht erhalten geblieben.[364] Er berichtet allerdings in seiner

360 Erster Brief der Korrespondenz in: LWD, 11–13. Vgl. auch folgende Erweiterung von Zager durch lange unveröffentlichtes Archivmaterial: »Ich bin in dieser Beziehung sehr begünstigt, denn einige meiner Kollegen an der medizinischen Fakultät, die mir gut Freund sind, werden mich mit Vergnügen in ihre Kliniken zulassen und mir die Elementarkenntnisse beibringen, die ich brauche. Ich werde dieses Studium schon im kommenden Winter anfangen. [….] *Aber ich wünsche nicht, das Sie davon reden oder irgend jemandem meinen Namen nennen* vor dem 1. März, dem Tag, an dem ich beim Stift und bei der Universität meine Demission geben werde. […] Aber ich will vorher wissen, ob Sie mich verwenden können und wollen; ich will es vor dem Monat August wissen, um mich entsprechend einzurichten«; in: Zager, BASF 11, 2009, 315. Der Journalist Steffahn kommentiert diesen Brief: »Den ›Missionar‹ Schweitzer zu treffen, wo man auf den künftigen Urwalddoktor zu stoßen glaubt, ist daher überraschend. [70…] *Auf freundliche Rat von Professoren der Medizin an der hiesigen Fakultät entschloß ich mich, es nicht bei einer lückenhaften Ausbildung bewenden zu lassen, sondern das Studium rite zu betreiben,* heißt es im Lebenslauf für das medizinische Staatsexamen. ›Offiziell‹ erfahren wir nun das Ergebnis, als hätte es den Umweg nie gegeben. Die Zickzacklinie wird nachträglich zu einer Geraden«; Steffahn, rororo, 2006, 71.

361 Steffahn, LB, ^{2}1986, 102f.; vgl. Steffahn, rororo, 2006, 69.

362 Scholl, BASF 2, 1994, 17.

363 ASHB, 100.

364 Das lange Warten stellte Schweitzer vor eine innere Zerreißprobe (vgl. ASHB, 102). In einem

Autobiographie »Aus meinem Leben und Denken«: »Der liebe Missionsdirektor Boegner war zwar sehr bewegt, daß sich jemand auf seine Bitte um Arbeiter für die Kongomission gemeldet hatte, eröffnete mir aber alsbald, daß vorerst schwere Bedenken gegen meinen theologischen Standpunkt geltend gemacht wurden, weggeräumt werden müßten«[365]. In Paris wollte man den liberalen Theologen aus Straßburg nicht[366]. Einige Komiteemitglieder wehrten sich sogar dagegen, »die Dienste eines Missionsarztes anzunehmen, der nur die rechte christliche Liebe, nicht aber auch den rechten Glauben hätte«[367], was erstaunlich ist, da 1905 Schweitzers theologisch-philosophische Hauptwerke noch nicht erschienen waren, sondern erst während seines Medizinstudiums entstehen sollten.[368] Sein Schwager Gustav Woytt (1903–1993) spekuliert, daß das Komitee

rein privaten Brief vom 31.7.1905 antwortete Boegner auf Schweitzers Anfrage, ohne das Komitee der Pariser Missionsgesellschaft über diese ungewöhnliche Bewerbung informiert zu haben, um sich mit diesem im Herbst in Paris persönlich zu treffen; vgl. Buri, ZMiss 7 (1981), 202; Mühlstein, 1998, 103f.; Scholl, BASF 2, 1994, 21.

365 AW I, 111; vgl. Kleberger, 1989, 68. Schweitzer versuchte die aufgebrachten Gemüter mit folgenden Zeilen zu beschwichtigen: »Die Missionsgesellschaft übernimmt mir gegenüber keine Verpflichtungen. Sie hat einfach einen elsässischen Theologen, über den sie ab einem bestimmten Zeitpunkt frei verfügen kann« [Brief an Boegner, wahrscheinlich vom 11.10. 1905, Günsbacher Archiv], in: Scholl, BASF 2, 1994, 20.

366 Auf die einzelnen theologischen Streitpunkte hat Oermann hingewiesen: »Eine solche Sichtweise, die ohne Gott als Vaterfigur und ohne Jesus als am dritten Tage auferstandener Messias auskommt, blieb nicht ohne Rückwirkung auf Schweitzers persönliche Frömmigkeit. [52…] Trotz seiner theologischen Nähe zu den Unitariern, den christlichen Freidenkern oder dem ›Bund für Freies Christentum‹ verstand er sich zeitlebens als Glied der lutherischen Kirche. [53…] Von Fachtheologen wurde Schweitzer immer wieder vorgeworfen, er habe Gott zu einer ethischen Idee reduziert, statt ihn als personales Gegenüber zu begreifen«; Oermann, 2010, 54.

367 AW I, 111.

368 Die wissenschaftlichen Arbeiten der Jahre 1898–1905 bilden dabei auch eine gedankliche Voraussetzung für Schweitzers späteren Entschluss, Urwaldarzt zu werden und den daraus entstehenden Konflikt mit der Pariser Missionsgesellschaft (vgl. AW I, 300 und Selbst. 18f.). In der Auseinandersetzung mit Kant fand Schweizer in seiner philosophischen Dissertation zu einem neuen *Lebensbegriff* sowie einer Kant ähnelnden Auffassung von *Pflicht* und *Menschsein.* Sein großes musikalisches Vorbild – Bach – charakterisiert Schweitzer als einen »Architekten«, »Dichter und Maler« sowie »Mystiker«, später gar als einen »*Tröster der Menschheit*«. Daneben treten die Beschreibung des *demütig-gläubigen Menschseins* seines ersten Orgellehrers Eugen Münchs, die *historische* Leben-Jesu-Forschung in der Abendmahlsschrift bzw. im Messianitäts- und Leidensgeheimnis sowie die zahlreichen *populärwissenschaftlich-religiösen Reden* und *Predigtaussagen* Schweitzers in den unterschiedlichsten Kontexten. In der Beschäftigung mit dem Kantischen Imperativ, dem Historischen Jesus sowie der lebendigen Musikwelt nahm Schweitzers Lebensphilosophie im Kampf gegen alles Epigonentum – im doppelten Sinn, philosophisch und existentiell – immer sicher gestaltete Formen an (vgl. u.a. ASHB 77) und wurde für die Pariser Missionsgesellschaft zu einem Stein des Anstoßes. Vgl. dazu ausführlich Ohls, 2008, Teil A, Kap. 6 »Gedankliche Elemente der Ethik der Ehrfurcht vor dem Leben und des Missionsverständnisses in den Jahren vor Lambarene (1898–1913)«, S. 52–76 sowie Kap. 7 »Ehr-

wahrscheinlich nur Missionare aussenden wollte, »die im eigenen Missionshaus im richtigen Glauben ausgebildet worden waren«[369].

Schweitzers Konsequenz verblüfft zu diesem frühen Zeitpunkt der Auseinandersetzung über die Rechtgläubigkeit zwischen dem liberalen historischen Jesusforscher und der orthodoxen Missionsgesellschaft. »Es ist, als ob Schweitzer den Ruf Jesu so verstanden habe: Am Kongo sollst du dienen und nirgendwo anders, wenn nicht als Missionar, dann als Arzt! Diesem Ruf folgte er unbeirrt, trotz aller Schwierigkeiten.«[370]. Während der nun folgenden Jahre ließ Schweitzer viele Kollekten und Erträge aus Orgelkonzerten der Pariser Missionsgesellschaft zukommen.[371] Nach Abschluss seines Medizinstudium trat er erneut in Verhandlungen mit der Pariser Missionsgesellschaft ein.[372] In einem Brief vom 21. 3. 1911 betont Schweitzer sogar noch seinen Plan, hauptsächlich als Missionar in den Kongo gehen zu wollen.[373] Doch nicht allein nationale – Schweitzer befand sich als Elsässer im Kampffeld zwischen Deutschland und

---

furcht vor dem Leben – gedankliche Frucht der Straßburger Zeit und geistiges Rüstzeug des angehenden Missionsarztes«, S. 76–78.

369 Woytt, in: ASS 1, 1989, 131. Vgl. weiterführend auch Steffahn: Schweitzer sei bei der Mission »durchgefallen«, da »Diaspora-Gemeinden in fremdkonfessioneller Umgebung« aufgrund ihrer Glaubensstrenge den liberalen Theologen aus Straßburg ablehnten, was diesen zum Arztberuf führte; Steffahn 2005, 29.

370 Woytt, in: ASS 1, 1989, 134. Boegner verhehlte im Januar 1906 vor dem Komitee nicht die Gefahren, die von Schweitzers möglichem missionarischen Wirken ausgehen könnten: Er war ein Kandidat der »neuen französischen Schule«. »›Falls er als Arzt hinaus geht, so müßten doch seine dogmatischen Ansichten überprüft werden, denn er würde seinen Einfluss unfehlbar auf alle ausüben, mit denen er in Beziehung kommt‹. [Woytt, 139 f.]. […] So sehr die Komiteemitglieder unter dem Eindruck von Schweitzers Entschluß und der für ihn damit verbundenen Opfer stehen, so wenig können sie sich einen liberalen Theologen – trotz aller seiner Jesusfrömmigkeit – im Dienst ihrer bewußt orthodoxen Mission vorstellen«; Buri, ZMiss 7 (1981), 204f. Vgl. van Soest, BASF 8, 2001, 146; Steffahn, 2005, 92.

371 Vgl. z. B. LWD 18f. Vgl. einen Brief an Alfred Boegner nach Paris aus Straßburg vom 24. 1. 1908, in welchem er über den Fortgang seiner medizinischen Studien berichtete; vgl. LWD, 19.

372 Vgl. Mühlstein 131–133; LWD, 27.

373 Vgl. Woytt, in: ASS 1, 1989, 172 f.; Scholl, BASF 2, 1994, 21. Vgl. die medizinische Ausbildung von Missionaren bzw. »unabhängigen medizinischen Helfern« im DifäM in Tübingen zu der Zeit: »Der zudem angebotene Samariterkurs für Missionare war eine medizinische Laienausbildung. Auch diese Schüler/innen bekamen das Wissen nicht nur durch die Dozenten des DifäM, sondern auch durch den akademischen Lehrkörper der Universität vermittelt. Der Lehrplan war umfassend. Man gab den in entlegene Gebiete Ausreisenden ein breit angelegtes Grundlagenwissen mit auf den Weg, das sie in die Lage versetzen würde, vor Ort Hilfe zu leisten. Die Teilnehmenden befassten sich mit Anatomie, Innerer Medizin, kleiner Chirurgie, Augen- und Ohrenheilkunde, Haut- und Geschlechtskrankheiten, Psychiatrie und Tropenmedizin, Arzneimittellehre, [10] erster Hilfe und Geburtshilfe. Gute Geburtshilfe war für die Missionarsfamilien selbst von großer Wichtigkeit, immerhin starben damals etwa fünf Prozent der Mütter während oder nach einer Geburt«; DifäM, Festschrift 100 Jahre, 2006, 11.

Frankreich[374] – und medizinische Probleme – aufgrund der Gültigkeit eines deutschen Staatsexamens in einer französischen Kolonie[375] – traten zu diesem Zeitpunkt auf. Roland Wolf hat in den vergangenen Jahren anhand des ihm vorliegendem unveröffentlichtem Briefwechsel mit der Pariser Mission die Jahre 1911 und 1912 einige Aspekte herausgearbeitet.[376] Im theologischen Brief-

374 So kommt Suermann zu dem Ergebnis: »In einer Sitzung der Sonderkommission Senegal-Kongo vom Oktober 1911 wurde [...] das ganze Projekt Lambarene wieder [108] in Frage gestellt, [...] dass unter den gegebenen politischen Umständen, gemeint war die Marokkokrise, Schweitzer unmöglich in den Kongo entsandt werden könne. Der Grund lag für die Mitglieder darin, dass [...] die Gefahr der Ausspionierung bestehe. Die Kolonialverwaltung machte ihre Position unmissverständlich klar, dass ›la présence de Schweitzer en tant que citoyen allemand paraît indésirable‹ [Dossier Schweitzer, Archives de la Société des Missions Évangélique de Paris, zitiert nach: M. Koskas, Albert Schweitzer ou le démon de bien, Paris 1992, S. 78]«; Suermann, 2012, 109. Vgl. weiterführend Woytt zur Marokko-Krise und dem Zorn Schweitzers gegenüber den Brüdern Mannesmann, in: ASS 1, 1989, 173 sowie Wolf, der bislang unveröffentlichtes Material zitiert: »Ich bin fürchterlich traurig über diese Uneinigkeit, die zwischen den beiden Nationen entsteht und die dem, was ich machen wollte, die Grundlage entzieht. [...] Oh diese kleinlichen nationalen Streitigkeiten! ...«; Wolf, in: DASZ Rb. 103, Jahrbuch 2011; 54. Zu den gesundheitlichen Folgen der Pariser Auseinandersetzungen vgl. Luther, BASF 10, 2005, 154.

375 Scholl, BASF 2, 1994, 20. Vgl. auch LWD, 29.

376 So wollte sich die Kommission mit der »Frage Schweitzer« »erst nach Eingang des offiziellen Bewerbungsschreibens befassen«, welches Schweitzer am 20.5.1911 verfertigte. Schweitzer betont darin u.a.: *»Das Prinzip ist, dass ich mich gewissermaßen dem Werk der Pariser Mission anschließe. Sie sagen mir, wo ich mich niederlassen soll. Ich meinerseits versuche unter meinen Freunden aus der Welt der Musik und der Literatur und im Kreise meiner Zuhörer in Straßburg (St. Nicolai) die* [50] *Mittel für meine Ausrüstung zu finden und was ich benötige, um dort zu leben«* [a.a.O., 51]. Boegner erbat von Schweitzer zweimal eine »ausführlichere Stellungnahme zu den strittigen theologischen Fragen. Die blieb jedoch aus« [a.a.O., 51]. Am 3.7.1911 tagte das Komitee und kam zu folgender Entscheidung: »Das Komitee akzeptiert grundsätzlich seine [Schweitzers] Kandidatur als Arzt im Dienst der Missionsgesellschaft, stellt aber einige Schwierigkeiten praktischer Art bezüglich der legalen Ausübung der Medizin und der theologischen Position des Kandidaten fest, möchte gleichzeitig die Mittel finden, diese Schwierigkeiten zu lösen, und bearbeitet diese verschiedenen Fragen mit der Konferenz der Missionare im Kongo. Abschließend wird der Direktor beauftragt, Schweitzer [...] mitzuteilen, er solle alle Schritte unterlassen, die die religiöse Einheit der Mission beeinträchtigen könnten« [a.a.O., 52]. Schweitzer war aufgrund des ausgeprägten Misstrauens, das seiner Kandidatur entgegenschlug, stark beunruhigt, wie aus seiner Antwort am 1.9.1911 hervorgeht: *»Und meinen Sie nicht, dass es fast kleingläubig [sic] ist, nicht dieses ungeheure Vertrauen in den Geist Christi zu haben, dass er auch diejenigen zu verbinden vermag, die in Worten und Formulierung der Gedanken nicht ganz übereinstimmen?«* [53...] Nicht alle Komiteemitglieder teilten die Meinung von Direktor Boegner, der Schweitzer vertraute und sich sicher zeigte, dass dieser »im Geiste einer brüderlichen Zusammenarbeit unseren Missionaren werde helfen können, ohne etwas gegen den Geist ihres Werks und die Traditionen der Gesellschaft zu tun« (Protokoll der Komiteesitzung vom 4.12.1911); Wolf, in: DASZ Rb. 103, Jahrbuch 2011, 55. Wolf hat darauf hingewiesen, dass zwischen Oktober 1911 und Juni 1912 14 Sitzungen der Pariser Missionsgesellschaft stattfanden, um offene Fragen zu klären: Schweizers deutsches Arztdiplom, seine Staatszugehörigkeit, die Finanzierungsoptionen seines geplanten Pro-

wechsel dieser Jahre offenbart sich nun vollends das eklatante Konfliktpotential zwischen der Pariser Missionsgesellschaft und Albert Schweitzer. Die Pariser Missionsgesellschaft erweist sich als dogmengebundener als es Schweitzer geahnt hätte.[377]

Schweitzer richtete am 20.5.1911 also zunächst einen Brief im ähnlichen Tonfall wie von 1905 an Boegner.[378] Am 3.7.1911 antwortete Boegner auf Schweitzers Schreiben, nachdem er sein Anliegen dem Komitee vorgetragen hatte.[379] Aus Angst, Schweitzer könnte Verwirrung stiften und das Seelenheil nicht nur der Eingeborenen, sondern auch der Missionare gefährden, enthält dieser Brief weder eine klare Ansage noch eine Zusage. Die Missionare vor Ort sollen die letzte Entscheidung fällen und Schweitzers Tätigkeit auf eine rein medizinische beschränken. Zu dringend wird ein Arzt in Äquatorialafrika be-

jektes und theologische Streitigkeiten. Die ersten drei Problemfelder ließen sich relativ rasch klären. »Schweitzer selbst entschärfte das Problem, indem er seine guten Beziehungen zu einflussreichen Politikern spielen ließ. Offensichtlich ohne große Schwierigkeiten brachte er den Kolonialminister – und späteren französischen Staatspräsidenten – Lebrun sowie die Kolonialverwaltung im Kongo dazu, ihm ihre Unterstützung zuzusagen, und entzog damit den Befürchtungen der Missionsgesellschaft den Boden. Auch in der finanziellen Frage war es Schweitzer, der das Heft in der Hand hielt« [a.a.O., 56]. In theologischer Hinsicht blieb eine ausgeprägte Skepsis bestehen: »Man müsse allerdings die Ausreise und seine Präsenz unter den Missionaren im Kongo mit allen möglichen Vorsichtsmaßnahmen umgeben« [a.a.O., 56]. Das gegenseitige Misstrauen wird auch durch die noch ausstehende offizielle Ankündigung von Schweitzers Projekt im »Journal des Missions« genährt: Direktor Bianquis sah darin eine formale Angelegenheit, verfasste einen Text, den Schweitzer verwarf, da er sein Bewerbungsschreiben aus dem Juni 1905 nicht veröffentlichen wollte und betonte, »dass die Idee, als Arzt in den Kongo zu gehen, um so das Problem seiner theologischen Ansichten zu entschärfen, von ihm gekommen sei, und schlug vor, die theologische Frage in dem Artikel völlig auszublenden. Auch auf das zustimmende Schreiben des Komitees, ›ein Dokument brüderlicher Diplomatie‹, solle verzichtet werden. Abschließend merkte er an – der Satz ist im Original dick angestrichen und unterstrichen -, dass sich seine Ausreise infolge seiner Krankheit verzögern werde und der Artikel deshalb in einer späteren Nummer des Missionsheftes erscheinen könne«; Wolf, in: DASZ Rb. 104, Jahrbuch 2012, 58.

377 Aus einem Brief an Helene Bresslau geht hervor, dass eine entscheidende Konferenz zwischen Schweitzer, Boegner, Couve, Bianquis bereits am 5.5.1911 stattfand. Dieser Brief erklärt, warum Schweitzer sich dann 1912 auf eine Abmachung mit Boegner berufen konnte. Schweitzer bot der Missionsgesellschaft seine Dienste als »unabhängiger medizinischer Helfer der Mission, die mir die Unterkunft zur Verfügung stellt« an, blieb deutscher Staatsbürger, legalisierte seine französische Approbation, äußerte Heiratspläne gegenüber Helene Bresslau und setzte die Abreise auf Juni oder Juli 1912 fest; vgl. ASHB, 306.

378 Vgl. LWD 27; vgl. Woytt, ASS 1, 1989, 175, Buri, ZMiss 7 (1981), 206.

379 Es heißt dort u.a.: »Sie wissen, was bis heute die Flagge unserer Gesellschaft ist: Es ist das Evangelium ohne Vorbehalte, so wie die Apostel es gepredigt und [...] die Reformatoren [...] verkündet haben. [...] Das Komitee hat Ihr Versprechen zur Kenntnis genommen, jeden Schritt zu vermeiden, der die religiöse Einheit der Mission gefährden könnte. Es vergisst auch nicht, dass dadurch, dass Sie Ihre Dienste als Arzt anbieten, Sie im Voraus dazu mithelfen, die Schwierigkeiten zu überwinden«; Woytt, ASS 1, 1989, 178f; vgl. andere Briefübersetzung bei Buri, ZMiss (1981), 207.

nötigt, als dass man es sich erlauben könnte, Schweitzer eine Absage zu erteilen.[380]

Nach Boegners plötzlichem Tod am 25.2.1912 verhandelte Schweitzer mit dessen Nachfolger Jean Bianquis (1853–1935), der seine Pläne ebenfalls unterstützte[381], dem der stellvertretene Direktor Couve und der Generalsekretär Casalis zur Seite standen.[382] V.a. ein Komiteemitglied, Pfarrer Sautter von der Kirche Paris-Plaisance, wollte Schweitzer unter gar keinen Umständen, sowohl wegen seiner theologischen Ansichten als auch wegen seiner deutschen Nationalität, in den Congo entsenden.[383] Schweitzer erklärte sich in den folgenden Monaten zu persönlichen Gesprächen mit den einzelnen Komiteemitgliedern hinsichtlich seiner theologischen Positionen bereit. Diese Begegnungen entschärften allerdings nicht die angespannte Lage.[384] In der Zwischenzeit hatte Schweitzer jedoch so viele Mittel für sein Vorhaben sammeln können, dass er Ende April 1912 von der Pariser Missionsgesellschaft nicht mehr verlangte, als Missionsarzt in den Dienst der Kongomission genommen zu werden.[385] Er wollte ein unabhängiges Werk gründen und erbat nur noch die Gastfreundschaft der Pariser Missionsgesellschaft auf einer ihrer Stationen für zwei Jahre.[386] Die Pa-

380 Vgl. Woytt, ASS 1, 1989, 181f. In einem Brief an den Missionsdirektor am 23.2.1912 wird Lambarene als Ort auserkoren [vgl. LWD, 30] und dessen verkehrstechnisch günstige Lage am Ogowefluß gepriesen; vgl. Albert Schweitzer, Medicine in the Jungle, in: JAMA Vol. 156, No. 17, 1954, 1547, Syracuse University Library Box 28.

381 AW I, LD, 128.; vgl. Woytt, ASS 1, 1989, 194.

382 Vgl. Woytt, ASS 1, 1989, 169.

383 Woytt berichtet über Sautters Schreiben an das Komitee [vgl. Woytt, ASS 1, 1989, 189f.]: Nach Sautters Überzeugung dürfen Lehre und Leben nicht getrennt werden. Bei einem Laien könne über die Irrtümer in der Lehre hinweg gesehen werden, ein Arztmissionar jedoch müsse in der Lehre einen festen Standpunkt haben. Schweitzer werde sich im Kongo nicht mit der Nebenrolle begnügen, auf die man ihn beschränken wolle [vgl. LWD, 29]. Die Beziehungen zwischen Schweitzer und der Pariser Missionsgesellschaft finden zum Zeitpunkt der Marokkokrise 1911 statt: In einem Abkommen Ende 1911 begnügte Deutschland sich mit zwei Zugängen zum Kongofluß, das Ogwegebiet blieb französisch [vgl. AW I, 130]. Tatsächlich hatte Bianquis m. H. eines Rundschreibens vom 7.5. eine schriftliche Abstimmung eingeleitet, in welcher er das am Tage zuvor gefasste Insistieren des Komitees auf einen schriftlichen Vertrag mit Schweitzer zu umgehen versuchte, indem er sich an den kleineren Kreis der Comission Exécutive wandte. Diese stimmten am 13.5. mehrheitlich für die Entsendung Schweitzers als Gast in die Kongomission. Bianquis hatte auf diese Weise den Hauptopponenten Sautter schachmatt gesetzt, welcher daraufhin aus dem Komitee ausschied [vgl. Woytt, a.a.O., 199–201.210f.; Scholl, 23–25]. Vgl. weiterführend zu Sautter: Brabazon, 1975, 198f.

384 Vgl. Brabazon, 1975, 199. In persönlichen Begegnungen wollte Schweitzer den Komiteemitgliedern die Chance geben zu beurteilen »ob ich wirklich eine so große Gefahr für die Seelen der Neger und die Reputation der Missionsgesellschaft bedeutete« [AW I, LD, 129]. Vgl. Bentley, 1993, 116; Oermann, 2010, 125f.

385 Vgl. AW I, 127f.

386 Vgl. Woytt, ASS 1, 1989, 194; Scholl, BASF 2, 1994, 22f. Sein Verhältnis als Gast der Pariser Missionsgesellschaft hat er in einem seiner ersten Berichte aus Lambarene später so defi-

riser Missionsgesellschaft wollte alles schriftlich festlegen, was das Statut eines solchen Gastes, dessen religiöse Stellung und seine Rechte innerhalb der Missionskonferenz beträfe. Schweitzer weigerte sich jedoch kategorisch, einen schriftlichen Vertrag zu unterzeichnen.[387] Er betonte in der Folgezeit wiederholt, nur als Arzt kommen zu wollen und in allen theologischen Angelegenheiten »d'être muet comme une carpe«[388]. Das entsprechende Schreiben der Pariser Missionsgesellschaft ist am 13. 5. 1912 an Schweitzer gerichtet worden. Es heißt dort u. a.: »Indem Sie sich nur von Ihrem brennenden Wunsche leiten lassen im Namen des Herren Gutes zu tun, erklären Sie, [...] dass Sie nicht die Absicht haben, in den Dienst unserer Gesellschaft zu treten, Sie übernehmen ihr gegenüber keine Verpflichtungen, die Missionsgesellschaft ihrerseits übernimmt keine Verpflichtungen Ihnen gegenüber. Wir vertrauen darauf, dass Sie die Lehre, die Disziplin und die Ordnung der Mission achten werden und, ohne dass von Ihnen irgend etwas unternommen wird, das deren Einfluss kompromittieren könnte, Ihre Tätigkeit unter den Schwarzen im Gegenteil ein Zeugnis für das Evangelium sein wird«[389].

Der Öffentlichkeit wird das geplante Werk in einer knappen Randnotiz im

niert: »Sie gibt mir ein Wohnhaus von vier Zimmern mit Küche und Zubehör samt den Räumen für meine Gehilfen. Ferner baut sie mir eine Wellblechbaracke, die mir als Empfangsraum, Operationssaal und Spital dienen soll. Ihre Spediteure und Agenten in Paris und Le Havre besorgen meine Sendungen. Hierfür verpflichte ich mich, das weiße und schwarze Personal ihrer am Ogowe gelegenen Stationen zu behandeln. Dieser Vertrag gilt zunächst für zwei Jahre. Der rein humanitäre, interkonfessionelle und internationale Charakter meines Unternehmens wird hierdurch nicht berührt. Ich empfange, behandle und logiere die Kranken ohne Rücksicht auf Konfession und Nationalität. [...] Die Pariser Gesellschaft ist ihren Verpflichtungen in weitgehendstem Maße gerecht geworden. Ihre Vertreter auf der Station Lambarene waren für uns von geradezu aufopfernder Hilfsbereitschaft.‹ [Im ersten Bericht (Juli 1913) schreibt Albert Schweitzer zunächst noch freundlicher und persönlicher: »Ihre Vertreter auf der Station, die Herren Ellenberger, Christol, Kast und Ottmann, haben uns in allen Dingen geradezu aufopfernde Unterstützung zuteil werden lassen«]«; MLa, 1913–14,132.

387 Vgl. Mühlstein, 1998, 138f.; AW I, 128f.; Woytt, ASS 1, 1989, 204–207.

388 AW I, 129f. Dieses Verbot wusste Schweitzer allerdings aufgrund seiner Interdisziplinarität praktisch zu umgehen: »Obwohl der Pfarrer auf Wunsch der Missionsgesellschaft ›stumm wie ein Karpfen‹ bleiben muss, begreift er sein ganzes Leben als Verkündigung: Er predigt auch durch das Orgelspiel und durch seine ärztliche Kunst«; Simmank, 2008, 26. Vgl. Fetscher, 1993, 129; Münster, 2010, 108.

389 Woytt, ASS 1, 1989, 211. Ein parallel abgefasstes Schreiben ging an die Missionare in Gabun heraus, aus welchem erneut die großen Bedenken der Missionsgesellschaft gegenüber Schweitzer ersichtlich werden. Schweitzer stehe aufgrund seiner negativen Lehrmeinungen keineswegs im Dienste der Mission, könne nicht an der Missionarskonferenz teilnehmen und die Missionare werden vor ihm gewarnt: »Sie werden gut daran tun, ihn so wenig wie möglich zum Predigen aufzufordern, was ihm einen kirchlichen Charakter und den Anschein eines offiziellen Amtes geben könnte« [a. a. O.]. Gleichzeitig freue man sich über »die Gegenwart eines selbstlosen Arztes am Ogowe«, was »Sympathie« und einen »brüderlichen Empfang« rechtfertige; Woytt, a. a. O., 213f.

Journal des Missions dargelegt, nachdem Schweitzer und die Pariser Missionsgesellschaft sich nicht über eine Textform hatten einigen können: »Ein ärztliches Werk, aus christlichem Geist geboren, wird in Kürze im Kongo gegründet, nicht durch unsere Gesellschaft und auf ihre Kosten, aber doch im Einverständnis mit ihr. Ein Elsässer, Dr. Schweitzer wird es gründen«[390]. Das Ergebnis der ersten Verhandlungen schildert Schweitzer in »Zwischen Wasser und Urwald« und weiteren Schriften äußerst sachlich. Der dahinterstehende Konflikt ist nicht mehr erkennbar.[391] Allerdings enthält die offizielle Mitteilung der Pariser Missionsgesellschaft die interessante Angabe, dass Schweitzer sich in Lambarene niederlassen wolle, »in der Absicht, wissenschaftliche Forschungen zu betreiben und den von Krankheiten befallenen Schwarzen und Weißen die Hilfe Ihrer Aufopferung zu bringen«[392].

Schweitzer blieb nach den zähen sieben-jährigen Verhandlungen der Pariser Mission verbunden: Diese verschiffte seine Kisten nach Lambarene[393], stellte den Grund und Boden für die Spitalgründung in Lambarene bereit[394] und freute sich, dass Schweitzer nicht zuletzt auch die vor Ort ansässigen Missionare medizinisch versorgen konnte[395]. Wie Schweitzer es bereits in Europa vermutet hatte und gegenüber dem Pariser Missionsdirektor immer wieder betonte, klärte sich das Verhältnis zu den einzelnen Missionaren vor Ort rasch: »In Lambarene bereiteten uns die Missionare einen sehr herzlichen Empfang. Leider war es ihnen nicht möglich gewesen, die kleine Wellblechbaracke, in der ich meine ärztliche Tätigkeit beginnen sollte, zu erstellen. Sie hatten die nötigen Arbeiter nicht zusammengebracht«[396]. Immer wieder gibt es Abschnitte in Schweitzers Schriften, welche seine innere Verbitterung gegenüber dieser Missionsgesellschaft andeuten, so etwa zum Goldenen Afrikajubiläum 1963: Ein Missionar »hatte im Archiv der Missionsstation das Buch von 1913 gesucht und gefunden! Er las uns die zu Protokoll gebrachte Rede vor, die Albert Schweitzer bei seiner

390 Woytt, ASS 1, 1989, 217.

391 Vgl. AW I, 106.320f.; ASHB, 362.
Scholl weist allerdings auf einen Text hin, welcher die ironische Verbitterung Schweitzers über die Auseinandersetzungen deutlich macht: »In dem Aufsatz ›Wie mein Lebenswerk entstand‹ schreibt Schweitzer 1957: [....] ›Ich verlange nicht einen roten Heller von Ihnen (Missionsgesellschaften sind mit solchen Vorschlägen gerne einverstanden). Lassen Sie mich lediglich ein kleines Krankenhaus in einer Ihrer Niederlassungen errichten, und geben Sie mir solange Quartier, bis ich in der Lage bin, selbst zu bauen‹. [...] Der Konflikt mit den Pariser Offiziellen hatte also tiefe Wunden geschlagen«; Scholl, BASF 2, 1994, 25.

392 Scholl, BASF 2, 1994, 24.

393 Vgl. AW I, WU, 321.

394 Vgl. SiU, 4.

395 Vgl. einen Brief an die Oberin einer Franziskanerinnengemeinschaft in der Eremo Francescano in Umbrien, Madre Maria, aus Lambarene vom 27.7.1950, in dem er betont, auch der Arzt für die katholische Missionsstation zu sein; LWD, 201.

396 AW I, LD, 150.

Ankunft an die Mis- [203]sionsleute gerichtet hatte. [...] Er erklärte, dass dieser Tag das glückliche Ende eines langwierigen Hin und Her zwischen den Verantwortlichen der Pariser Mission und ihm sei. Nach Auffassung einiger leitender Herren in Paris sei nämlich sein Glaube als teilweise gefährlich beurteilt worden, und er habe in Europa versprechen müssen sich nur der ärztlichen Aufgabe zu widmen, in Glaubensfragen aber stumm zu bleiben wie ein Karpfen. Er freue sich jetzt, hier zu sein, und verspreche den Missionaren und allen Leuten der Station seine volle Hilfsbereitschaft; zugleich bitte er sie aber um Nachsicht, denn er sei mit seinen 38 Jahren nicht mehr jung und seine Kräfte seien begrenzt... Welche Heiterkeit ist in diesem Augenblick unter uns ausgebrochen, denn jetzt – 50 Jahre danach – sass Albert Schweitzer so vital, fröhlich und wie selbstverständlich unter uns!«[397]. Blieb Schweitzer bis zum Lebensende auch ein überzeugter Missionar[398], so gründete er in Lambarene keine Kirche – auch Jesus hatte im Freien Verkündigung betrieben[399] – und fing erst dann an zu predigen, als sein Spital mit dem dritten Neubau am 27.1.1927 von der Pariser Missionsgesellschaft völlig losgelöst war[400]. In letzter Konsequenz wurde der Konflikt nicht überwunden: »Bemerkenswert ist, dass es anders als mit den Mitgliedern der Pariser Missionsgesellschaft mit anderen Missionaren in Lambarene nie zu nicht überbrückbaren theologisch-dogmatische Differenzen kam. Schweitzer berichtet im Gegenteil, dass er schon nach wenigen Monaten gebeten wurde, Predigten zu übernehmen, und zudem nahm er an der allgemeinen Synode teil und durfte taufen. Deshalb verwundert es ein wenig, dass Schweizer in einem 1961 veröffentlichten Sammelband über die Geschichte der evangelischen Kirche in Gabun von 1842–1961 überhaupt nicht erwähnt wird. Deutlich wird an dieser Episode, dass Schweitzer sich [...] von dogmatische Hürden [106...] Anderer nicht entmutigen ließ, sondern Widerstände zu überwinden verstand und beharrlich und rational sein selbst gestecktes Ziel, medizinisch und humanitär und letztlich auch christlich-missionarisch in Afrika zu wirken, verfolgte«[401].

397 Munz, ASS 3, 1991, 204. Vgl. auch Steffahn, LB, ^{2}1986, 393f.

398 Vgl. folgende Quellenzeugnisse: Aufgrund der ausgeprägten Angst der AfrikanerInnen vor Fetischen erkennt es Schweitzer als »Menschenpflicht«, »den primitiven Völkern eine neue Weltanschauung zu bringen, um sie von dem quälenden Wahne zu befreien. In dieser Hinsicht würden auch die größten Skeptiker, einmal an Ort und Stelle, Freunde der Mission werden«; AW I, WU, 364. Vgl. auch einen Brief an Pfarrer Bauer in Meerane (DDR), in: LWD, 272; Payne, 1964, 262; Kleberger, 1989, 97; Oswald, 1986, 21; sowie Albert Schweitzer: »Ein missionsgeschichtliches Buch von einem Missionar gelesen«. Bemerkungen zu »Die evangelische Mission. Ursprung, Geschichte, Ziel«. Von Heinrich Frick, 1922. [Vergleich von protestantischer und katholischer Mission en detail durch Albert Schweitzer; Anm. d. Vf.in]; in: Zager, BASF 11, 2009, 329–336.

399 Vgl. Munz, ASS 3, 1991, 126.

400 Vgl. Woytt, ASS 2, 1991, 205.

401 Suermann, 2012, 107.

Das Verhältnis zur Pariser Missionsgesellschaft blieb auch nach dem ersten Wirken in Afrika und v. a. nach der Internierung im Ersten Weltkrieg angespannt. Die Rückzahlung der Schulden aus 21.600 Franken bei der Pariser Missionsgesellschaft[402], die er unfreiwillig durch den verlängerten Aufenthalt in den Tropen und die Internierungszeit hatte machen müssen[403], und die ihm nach dem Ersten Weltkrieg schwer zu schaffen gemacht hatten[404], sind nur ein Beispiel dafür. Von den während der Haft erlittenen Schikanen seitens der ortsansässigen Missionare schwieg das Ehepaar Schweitzer in der Folgezeit fast immer[405]. Als

402 Vgl. ausführlich dazu: Woytt, ASS 2, 1991, 234f. Als auch die wohlhabenden Patienten nicht mehr für ihre Behandlung und Medikamente bezahlen konnten und die ganze medizinische Versorgung wegen Geldmangels gefährdet war, erwarb Schweitzer von der Pariser Missionsgesellschaft einen Kredit über 17.000 Francs; vgl. Kleberger, 1989, 108; Steffahn, rororo, 2006, 80. Aufgrund des fehlenden Zugangs zu seinen deutschen Konten in Straßburg und der Geldentwertung ergab sich nach dem Krieg diese hohe Summe.

403 Vgl. Brief an Prof. Dr. Gustav Adolf Andrich, Heidelberg 16.III. 20, in: LWD, 55.
Vgl. auch zwei Dokumente zur Rückführung von Albert und Helene Schweitzer nach Europa im Oktober 1917, in welchen Schweitzer der Evangelischen Missionsgesellschaft in Lambarene seine »Instrumente, Büchsen, Arzneimittel« und sein privates Eigentum (Hausrat und zum ärztlichen Werk gehörende Gegenstände) schenkte, um ein staatliches Sequester über sein Hab und Gut, das ihm als feindlicher Ausländer drohte, zu umgehen. Schweitzer richtete an die Missionsgesellschaft folgendes Schreiben: »Die Listen sind so vollständig, wie sei sein können, wenn man in Eile packen muss. […] Ihnen mache ich […] mein gutes Mikroskop mit seinen Zusatzgeräten zum Geschenk. Ferner gebe ich der Station Lambarene eine völlig ausgestattete Apotheke, verschiedene Instrumente, den Autoklav zum Sterilisieren der Verbände und der Atoxyl-Lösungen. Das Ganze schätze ich auf etwa sechstausend Franken. Glauben Sie mir, dass ich sehr glücklich bin, auf diese Weise der Mission noch nützlich zu sein. [226…] Wie Sie wissen, schulden wir dem Missionshause Fr. 21.598,90 (Kontoauszug vom 25. Juli 1917)«; a. a. O., 227. Da Schweitzer in der Eile des Aufbruchs die Unterschrift unter dem Dokument vergaß, wurde das Sequester verhängt, seine Sachen aber nicht zwangsversteigert. Erst nach Waffenstillstand im November 1918 versuchte Schweitzer über die Pariser Missionsgesellschaft die Aufhebung des Sequesters zu bewirken, was sich über ein Jahr hinzog. »Dann erst war er wieder Eigentümer der Sachen«; Woytt, ASS 2, 1991, 231.

404 Am 12. 6. 1920 konnte er die Schulden abtragen und berichtete an seine Nichte aus Lysekil am Folgetag, sich wie eine Tanne wieder aufzurichten, »nachdem sie die Schneelast abgeschüttelt hat.«; Oswald, 1971, 101.

405 Suermann hat aus Archivmaterial herausgearbeitet, dass Schweitzer nicht so sehr unter den staatlichen Maßnahmen litt, als vielmehr unter der Feindseligkeit der französischen Missionare: »So sah es der französische Missionar Ottmann als eine patriotische Pflicht, Schweitzer zu schikanieren und ihn und seine Frau vor den einheimischen Schwarzen zu diffamieren. Eine Rolle mag dabei gespielt haben, dass zu Beginn des Krieges hartnäckig bis nach Paris das Gerücht umging, Schweitzer werde kraft einem von Kaiser Willhelm II. persönlich unterzeichneten Erlass, den er im doppelten Boden seines Koffers aufbewahre, nach einem Sieg der deutschen Truppen zum Gouverneur des Gabun. Der Schweitzer entgegenschlagende Hass ging so weit, dass die französischen Wachposten ›Leute, die uns Nahrungsmittel bringen wollten, vor unserem Haus arretierten, fesselten und prügelten, was natürlich die Lieferanten abschreckte‹ [Mühlstein, 164]. Während Helene sich mit ihrem Urteil über die schlechte Behandlung durch die französischen Missionsangestellten

der Schuldenberg beglichen war, trat Schweitzer zunächst offen an die Pariser Missionsgesellschaft heran[406]. Allerdings lehnte diese Schweitzer – nicht zuletzt aufgrund nationalistischer Motive[407] – nach dem Ersten Weltkrieg noch vehementer ab als zuvor.[408] Der Konflikt spitzte sich immer mehr zu und ließ eine erneute Rückkehr nahezu aussichtslos erscheinen.[409] Schweitzer plante daher in der Folge des langjährigen und zähen Konflikts mit der Pariser Missionsgesellschaft in Kooperation mit der Basler und Berliner Missionsgesellschaft[410] u. a. die Errichtung eines 2. Spitals in Kamerun/Westafrika oder Tanganyika/

---

und Soldaten zurückhielt, betonte Schweizer in persönlich gehaltenen Briefen an seine Familie und den Missionsdirektor Jean Bianquis, wie sehr er vom Verhalten der Missionsgesellschaft enttäuscht war. Die tat nämlich – wahrscheinlich klangen die theologischen wie politischen Differenzen von 1911 nach – nichts, um die widrige Lage des Ehepaars Schweitzer zu verbessern, so dass Schweitzer, mehr als es seine Autobiographie vorgibt, mit dem Missionsvorstand brach«; Suermann, 2012, 133.

406 Vgl. einen Brief an den Vorsitzenden der protestantischen Missionskonferenz im Ogowegebiet aus Straßburg am 24.7.1920, in: LWD, 57f.

407 Die historischen Ereignisse hat Suermann rekonstruiert: Schweitzer hatte am 1.8.1920 der Pariser Missionsgesellschaft das Angebot seiner Rückkehr nach Lambarene unterbreitet, wurde aber mit seinem Wunsch von dieser schroff zurückgewiesen und aufgefordert, sich »unabhängig von der Pariser Mission um die Errichtung einer Missionsstation« zu bemühen [a.a.O., 150]. »Anders als bei seiner ersten Ausreise lag der offizielle Grund nun nicht mehr in seiner liberalen Haltung, sondern war explizit politischer Natur. Gegen Schweitzer als früheren Kriegsgegner, späteren Kriegsgefangenen und jemanden, dessen politische Sympathien in den Augen vieler Franzosen nicht ihrem Land gehörten, weshalb er ja auch in den Fokus der politischen Polizei geraten war, formierten sich innerhalb der Pariser Mission große Widerstände. Schweitzer drückte gegenüber Bianquis im Februar 1921 seine Enttäuschung über die Entscheidung aus und gab ihm zu verstehen, dass sein Plan zur Rückkehr nach Afrika feststehe, und wenn nicht in Lambarene, dann vielleicht in Kamerun, Spanisch-Guinea oder auch in einer holländischen Kolonie. [150…]. Doch ließ sich die Pariser Mission nach energischem Druck der Missionare in Lambarene auf einen Kompromiss ein, dessen Aushandlung sich bis Dezember 1923 hinzog. Er sah vor, dass Schweitzer auf dem alten Missionsgelände eine provisorische Krankenstation errichten durfte, während das endgültige Spital und die Missionsstation räumlich getrennt sein mussten. [151…] Zusätzliche Unruhe in die Verhandlungen brachte ein Telegramm aus Lambarene, demzufolge der Generalgouverneur von Französisch-Äquatorialafrika, Augagneur, Schweitzer zur *persona non grata* erklärt habe. Der Gouverneur hatte die evangelische Mission schon mehrfach schikaniert, wes- [151] halb ihn Schweitzer als ›Protestantenfresser‹ bezeichnete«; Suermann, 2012, 152.

408 Vgl. Mühlstein, 1998, 189f.

409 Vgl. Scholl, BASF 2, 1994, 96–98. Schweitzers persönliche Kränkung wird aus einem Brief aus Spanien deutlich: »Ich bin ganz am Ende – und ich bekenne Ihnen offen, sehr verletzt durch diese Entscheidung – … Man bietet Ihnen einen Arzt, der Sie nichts kostet, der der Mission und den Missionaren sehr verbunden ist. Sie lehnen ihn ab … […] Im Moment werde ich im Elsaß noch nichts davon sagen, daß Sie die Beziehungen zu mir abgebrochen haben (denn das ist die wahre Bedeutung Ihrer Entscheidung), weil unsere Pastoren das nicht verstehen würden. [Schweitzer, Albert: Brief an das Pariser Missionskomitee vom 28. Februar 1921. Kopie des Manuskripts im Albert-Schweitzer-Zentralarchiv, Günsbach/ Elsaß (eigene Übersetzung)]«; Scholl, BASF 2, 1994, 97.

410 Vgl. LWD, 70f.; Geiser, 1974, 48; Woytt, ASS 2, 1991, 199.

Deutsch-Ostafrika, das unter dem Mandat des Völkerbundes stand, um von Paris zunehmend unabhängig zu werden[411]. »Sehr zweifelhaft ist mir, ob ich mein Werk gerade in Gabun fortsetze. Da ich dafür eintrete, dass Mission und humanitäre Unternehmungen ihren internationalen Charakter bewahren, ziehe ich es wahrscheinlich vor, mir ein neues Wirkungsfeld in Kamerun zu suchen, wo der Völkerbund etwas Internationalität garantiert, oder eventuell mit Dr. Wilhelm in China zusammenzuarbeiten«[412]. Schweitzer strebte ein unabhängiges, internationales, überkonfessionelles Missionswerk an. »Meine Zukunft ist dunkel und unsicher. Aber ich habe jetzt wieder den festen Glauben, dass ich für meine humanitären /7/ Ideen weiterwirken muss, ob ich dadurch auch ein alter Abenteurer werde. Halbwegs gesund bin ich wieder«[413]. Diese Pläne zerschlugen sich allerdings[414], so dass das Zweckbündnis mit Paris zunächst weiter aufrechterhalten blieb[415].

Warum bot Schweitzer nicht einer anderen Missionsgesellschaft seinen Dienst an? Warum ging er, der die Wolken des Ersten Weltkrieges bei seiner Ausreise nach Lambarene am Himmel heranziehen sah, als Elsässer mit damals noch deutscher Staatsangehörigkeit in die französische Congokolonie? Warum hielt Schweitzer so hartnäckig an der Pariser Missionsgesellschaft fest, obwohl sein »Sinn« offensichtlich von Anfang an »auf ein absolut persönliches und unabhängiges Handeln« »als einzelner und Freier« gerichtet war, und er sich nur, »wenn es sein müsse, einer Organisation zur Verfügung stellen« wollte?[416] Schweitzers Sympathie zur Pariser Missionsgesellschaft kann man verschiedenartig zu erklären versuchen[417]: Schweitzers theologisch liberal gesonnener

411 Vgl. Suermann, 2012, 153f.

412 Brief an Prof. Dr. Gustav Adolf Anrich, Heidelberg, bei Frau Prof. Fischer, 6.5.21, in: LWD, 61.

413 Brief an Gustav Anrich, 6.5.1921; in: Zager, BASF 11, 2009, 144.

414 Vgl. Ohls, 2008, 147–161, »Schweitzers Missionsverständnis in Konfrontation mit der Pariser, Berliner und Basler Mission« sowie in Anlehnung an diese Ausführungen, Suermann, 2012, 180f.

415 Nachdem er am 10.3.1922 in Paris zu Verhandlungen und Forderungen seitens der Missionsgesellschaft gekommen war, bekräftigte Schweitzer in einem Brief vom 30.4.1922 seinen Standpunkt: Die Trennung von dem Albert-Schweitzer-Spital und der Missionsgesellschaft erschwere die Versorgung mit Lebensmitteln und beende die medizinische Versorgung erkrankter Missionare. Er betonte, »alle praktischen Fragen könnten erst an Ort und Stelle, im Einvernehmen mit den Missionaren, gelöst werden«; Woytt, ASS 2, 1991, 194. Nach langen Verhandlungen erhielt Schweitzer am 5.12.1923 den Vertrag von Bianquis zugeschickt, nach welchem er Pacht für das benutzte Gelände zahlen, Personalentscheidungen für das Krankenhaus nur in enger Abstimmung mit Paris treffen und im Gegenzug einen Handwerkermissionar für seine Bauarbeiten von der Missionsgesellschaft an die Seite gestellt bekommen sollte; vgl. Scholl, 1994, 98.

416 AW I, 101.

417 Die »Société des Missions Evangéliques des Paris« (»Pariser Mission«) wurde 1822 in Paris aus Kreisen der Erweckungsbewegung als interkonfessionelle Gesellschaft gegründet. 1824

Vater hatte eine besondere Sympathie für die Evangelische Mission in Paris gehegt, »weil er in ihr einen freieren Zug zu verspüren glaubte als in anderen. Besonders schätzte er es, daß Casalis und andere ihrer bedeutenden Missionare in ihren Berichten statt der süßlichen Sprache Kanaans die des einfachen christlichen Herzens redeten«[418]. Allerdings musste sein Sohn die für ihn bittere Erfahrung machen, »daß die Frage der *Rechtgläubigkeit* im Pariser Missionskomitee dieselbe Rolle spielte wie in den anderen«[419]. Dennoch erlebte Schweitzers eine innerliche Gemeinsamkeit mit dieser aus der *Erweckungsbewegung* hervorgegangenen Gesellschaft.[420] Daneben mögen auch *nationale* Gedanken[421] eine Rolle gespielt haben, wenngleich Schweitzer stets den humanitären, überkonfessionellen und internationalen Charakter seines angestrebten missionarischen Wirkens betont hat und in Lambarene verwirklichte.[422]

---

wurde ein »Haus der Mission« eröffnet, um künftige Missionare ausbilden zu können. Seit 1826 erschien als Organ der Gesellschaft das »Journal des Missions Evangéliques«, welches auch Schweitzer las. Buri hat die Pariser Missionsgesellschaft als »orthodox« charakterisiert (Buri, ZMiss 7, 1981, 2–4). Seit 1966 hat eine weitreichende Umbildung stattgefunden. Die heutzutage selbständigen Kirchen sind Mitglieder im Ökumenischen Rat der Kirchen. Vgl. Artikel »Paris Evangelical Missionary Society«, in: »The encyclopedia of modern christian missions«, hg. v. B.L. Goddard, 590–593.

418 AW I, 109f. Eugène Casalis (1812–1891), der als Missionar der Pariser Missionsgesellschaft die Mission in Lesotho (1833–1855) gegründet hatte, wurde 1856 als Leiter der Pariser Missionsgesellschaft nach Frankreich gerufen. Er leistete wichtige sprach- und völkerkundliche Arbeiten. In »Mes souvenirs« (Paris 1930) berichtet er über die Anfangsjahre seiner Missionstätigkeit in Afrika; Vgl. Paul, »Von Grönland bis Lambarene«, Berlin 1951, 50f. Für Schweitzer scheint Eugène Casalis ein missionarisches Vorbild gewesen zu sein. Es wäre eine interessante Fragestellung beider Verhältnis zur Pariser Missionsgesellschaft – als Leiter (Casalis) und als »Ausgestoßener« (Schweitzer) – eingehender zu untersuchen, wofür mir leider das zu Forschungszwecken nicht freigegebene Quellenmaterial aus Paris fehlt.

419 AW I, 110f.

420 LWD, 13. Voller Kampfesgeist schreibt er: »Auch reizte mich, die Frage zum Austrag zu bringen, ob eine Missionsgesellschaft angesichts des Evangeliums Jesu sich das Recht zutrauen dürfe, den leidenden Eingeborenen ihres Arbeitsgebietes den Arzt zu versagen, weil er in ihrem Sinn nicht rechtgläubig genug wäre«; AW I, LD, 111.

421 Vgl. Steffahn, 2005, 35f. Die nationalen Konflikte nahmen nach dem Ersten Weltkrieg sogar noch zu: »Auf eine Anfrage des Kolonialministers antwortete der General-Gouverneur von Gabun in einem Telegramm kurz und bündig: AM FORMALLY OPPOSED TO RETURN OF SCHWEITZER TO GABON … IMPORTANCE OF HIS WORK GREATLY EXAGGERATED. REPRESENTS TYPE OF FOREIGN MISSIONARY ABSOLUTELY UNDESIRABLE. [Headrick, 260] [119] Die Mehrzahl der Missionare und Kolonialbeamten in den 50er Jahren ist noch dieser Meinung. […] Was die französische Öffentlichkeit offenbar störte, war Schweitzers Zurückhaltung in der deutsch-französischen Frage«; Mbondobari, 2003, 120. Vgl. zum afrikanischen Kontext auch Headrick: »More generally, they viewed his work with suspicion and resentment, even implying that he was intentionally showing them up by pointing out the poverty of their medical establishments. The resentment against Schweitzer blossomed into full-blown hostility once he was discovered and canonized by Americans after World War II«; Headrick, 1994, 258. Vgl. weiterführend Minder/Bähr 1964, 55–57; Headrick, 1994, 260.

422 Vgl. AW I, WU, 321; LWD, 11f. sowie Minder/Bähr, 1964, 82; Brabazon, 1975, 158.

Gustav Woytt bemerkt dazu: »Hier stößt man auf die Mystik in Schweitzers Wesen. Es kann nicht bezweifelt werden, dass er sich zu seinem Missionswerk direkt und ganz persönlich berufen fühlte«[423]. In der Auseinandersetzung traten dann die Gegensätze von Inspiration und Institution, Wagnis und Absicherung deutlich zu Tage. Schweitzer verstand unter Berufung etwas anderes als die Vertreter eines traditionellen Offenbarungs- und Heilsgeschichtsglaubens. Für mich gibt Schweitzers eine indirekte Antwort auch in seiner letzten Straßburger Vorlesung am 29.2.1912 im Wintersemester 1911/12 – im naturwissenschaftlich-interdisziplinären Kontext – »Die Ergebnisse der historisch-kritischen Theologie und der Naturwissenschaft für die Wertung der Religion«, in welcher er sein persönliches Verhältnis zur Kirche – und meines Erachtens implizit auch zu jeder Organisation – an sich darlegt: »Was die freien Geister jetzt tun müssen, ist nicht, sich im Kampf um ihre Existenz in den Kirchen selber zu schwächen. Luther hatte den Mut und die Kraft, sein religiöses Wollen auf sich selbst zu stellen und es in Freiheit sich entfalten lassen, und das kam nicht nur der neuen Gemeinschaft, sondern auch der Gegen-Kirche zu gute… Im Anfang war die Tat! Der freie religiöse Geist muß sich auf die Tat werfen und dort etwas schaffen, was ihm Autorität verleiht. Er muß persönliche Produkte schaffen, die das Ethische unserer Willensreligion an sich tragen… Nicht Worte siegen, sondern die Tat!«[424] Schweitzer hat sein Verhältnis zur Pariser Missionsgesellschaft – wie generell zu kirchlichen Organisationen – stets im Status eines in ihr und für sie wirkenden *Gastes* gesehen, dessen Hauptaugenmerk jedoch dem einzelnen Menschen in der konkreten Not galt. Schweitzer ordnete die tätige Nächstenliebe stets der Evangeliumsverkündigung expressis verbis vor und wollte damit einen ganzheitlichen Sendungsauftrag in der Nachfolge Jesu Christi erfüllen. Folgende Worte werden von Schweitzer überliefert: »Der Mann im Gleichnis Jesu rettet nicht die Seele des verlorenen Schafes, sondern das ganze Schaf«.[425] Die ärztliche Tätigkeit war ihm in erster Linie Mittel zum Zweck, welche es ihm ermöglichen sollte, sein Ideal vom Dienst am Nächsten zu verwirklichen. »Es kennzeichnet treffend die Gesinnung des Ethikers, wenn er als Pfarrer seiner Straßburger Gemeinde als Abschied zuruft: ›Jahrelang habe ich gepredigt, was zu tun sei – jetzt will ich tun, was ich gepredigt habe.‹ […] In dieser Gesinnung betrachtete er sein Hospital als Symbol seines Denkens. Suzanne Oswald [1897–1981; Schweitzers Nichte und eine Journalistin; Anm. d. Vf.in] nennt es ›das praktische Verhalten zum theoretischen Anspruch‹«[426].

423 Woytt, ASS 1, 1989, 128.

424 Vgl. SV, 722f.

425 AW I, 242.

426 Mai, 1992, 119. Vgl. auch Schweitzers letzte Straßburger Predigt am 25.2.1912 über die Apokalypse 2,10 und Vorlesung am 29.2.1912 an der Straßburger Universität: vgl. Wolf, in: DASZ Rb. 104, Jahrbuch 2012, 60.

Aus der näheren Betrachtung des Konflikts mit der Pariser Missionsgesellschaft ist jedoch deutlich erkennbar, dass Schweitzer erst sekundär als Arzt und nicht, wie zunächst geplant, als theologischer Missionar mit einigem medizinischen Grundwissen in den Congo ging, um etwa »Geschwüre zu behandeln, Wunden zu verbinden, Fieberanfälle zu bekämpfen«[427]. Die autobiographischen Schriften Schweitzers sind zusammenfassend also dahingehend zu korrigieren, dass erst die hartnäckige Weigerung der Pariser Missionsgesellschaft, die Bewerbung Schweitzers als Missionar für eine Tätigkeit im Congo anzunehmen, und die langjährige Skepsis des Komitees auch gegenüber einer Mitarbeit des Arztes Schweitzer dessen Pläne so veränderten, dass er schließlich ein unabhängiges, von ihm selbst finanziertes und geleitetes tropenärztliches Spital gründete, in welchem der Theologe Schweitzer nach außen zunächst in den Hintergrund trat. »Die Zielregion stand fest seit 1904, der Zielort erst seit 1912, nachdem die endlosen Widerstände innerhalb des Komitees der Pariser Missionsgesellschaft wegen der unorthodoxen Religiosität des ärztlichen Bewerbers überwunden waren«[428].

Nach den langjährigen Auseinandersetzungen mit der Pariser Missionsgesellschaft beschritt Albert Schweitzer ab 1912 den Weg vom europäischen Denker zum praktischen Tropenarzt in Afrika. Was hatte er – über den Konflikt mit Paris hinaus – auf diesem Weg zu beachten?

427 Woytt, ASS 1, 1989, 124.
428 Steffahn, rororo, 2006, 77; vgl. Bentley, 1993, 143.

A.5. Auf dem Weg in die Tropen

Vor der endgültigen ersten Ausreise nach Afrika 1913 stand ein wichtiges Jahr der Weichenstellung und *tropenmedizinischen Ausbildung*. Schweitzer beendete im Frühjahr 1912 seine Lehrtätigkeit an der Straßburger Universität und gab sein Predigeramt in St. Nicolai auf. Seine letzten Vorlesungen im Wintersemester 1911/12 »behandelten die Auseinandersetzung der religiösen Weltanschauung mit den Ergebnissen der geschichtlichen Erforschung der Religionen und den Tatsachen der Naturwissenschaften. [...] Nicht mehr zu predigen und nicht mehr Vorlesungen zu halten, bedeutete einen schweren Verlust für mich. Bis zu meiner Abreise nach Afrika vermied ich es dann nach Möglichkeit, an St. Nikolai oder an der Universität vorbeizugehen, weil der Anblick dieser Stätten eines nie wiederkehrenden Wirkens mir zu schmerzlich war«[429]. Er konnte sich über die Trauer des Abschieds nur mit der Aussicht auf das tropenmedizinische Wirken hinwegtrösten: »Gestern habe ich meine Vorlesung gehalten, mit frohem Herzen...und doch traurig. [...] Was für einen Hunger ich nach Medizin habe!«[430].

429 AW I, LD, 125. Schweitzer beantragte am 11.6.1912 seine Demission aus der Universität in Form einer zwei-jährigen Beurlaubung, um seine Tropentauglichkeit testen zu können und seine künftige Ehefrau materiell abzusichern. In dem offiziellen Schreiben des Privatdozenten betont dieser, evangelische Mission treiben zu wollen, »da es zur Zeit an Männern fehlt, die an der Ausbreitung des Christentums in Centralafrika arbeiten und dem unaufhaltsam vordringenden Muhammedanismus entgegenwirken. Ich glaube der Mission insbesondere noch dadurch dienen zu können, dass ich als praktischer Arzt die leibliche Not lindern helfe. Auch für die theologische Wissenschaft, glaube ich, wird mein Aufenthalt in Afrika nicht ganz ohne Gewinn sein, da ich, mit den Methoden der religionsgeschichtlichen Forschung vertraut, Gelegenheit haben werde, die primitiven Naturreligionen, die der Wissenschaft noch so viele Rätsel bieten, des näheren an Ort und Stelle systematisch zu erforschen«; in: Woytt, ASS 2, 1991, 139. Doch die Brücke in die Heimat, welche Schweitzer mit der Bitte um eine zweijährige akademische Beurlaubung gesucht hatte, wurde von Seiten der Universität abgebrochen. Diese wollte keinen Präzedenzfall schaffen, verlieh ihm aber am 14.12.1912 für seine »anerkennenswerten wissenschaftlichen Leistungen« den Titel eines Professors. Schweitzer verzichtete in einem Brief an den Kurator der Universität aufgrund der Ablehnung seines Beurlaubungsgesuches auf die Ausübung der venia legendi«; Wolf, in: DASZ Rb. 104, Jahrbuch 2012, 61.

430 ASHB, 256.

Neben der Beendigung letzter theologischer Schriften konnte er sein medizinisches Dissertationsprojekt über die psychiatrische Beurteilung des Leben Jesu Ende des Jahres erfolgreich beenden und wurde im März 2013 promoviert. »Aber auch als Arzt blieb er Theologe. [...] Als Schweitzer mit der Arbeit an der Dissertation begann, die ihn ein Jahr kostete, hatte er das unangenehme Gefühl, es sei zutiefst abstoßend, eine Persönlichkeit wie Jesus einer psychiatrischen Analyse zu unterziehen, abgesehen von der Überlegung, dass ›die Ehrfurcht vor der Wahrheit über alles andere gestellt werden muß‹«[431]. Die Psychiatrie war zu Beginn des 20. Jahrhunderts eine aufstrebende Wissenschaft, die teilnahm an der wissenschaftlichen Erkenntniserweiterung in Übersee, denkt man beispielsweise an die in der Öffentlichkeit – im Gegensatz zu den tropischen Infektionskrankheiten – wenig beachtete Forschungsexpedition des Münchner Lehrstuhlinhabers für Psychiatrie Emil Kraeplin (1856–1926) nach Niederländisch-Ostindien.[432] Die Auseinandersetzung Schweitzers mit dem Fach Psychiatrie blieb dabei eine theologisch-ethische: »Während seines Studiums hat er keine Spezialstudien im Fach Psychiatrie betrieben. Zu dieser Zeit herrschte die Vorstellung, psychische Krankheiten sind naturwissenschaftlich – mit Kaltwasserbehandlung, Elektroschock und Medikamenten – zu behandeln. [...] Die verhängnisvolle Konsequenz, die daraus entstand, war, wer krank ist, sollte sich nicht vermehren können und deshalb sterilisiert werden und wer nicht zu heilen ist, habe ein ›lebensunwertes Leben‹, wie es der Psychiater Alfred Hoche [1865–1943, Anm. d. Vf.in] und der Jurist Karl Binding [1841–1920; Anm. d. Vf.in] in dem schon genannten Buch ›Über die Freigabe der Vernichtung lebensunwerten Lebens‹ behaupteten. Für Schweitzers christlich-humanistische Ethik war diese Konsequenz unerträglich«[433]. An dem Dissertationsthema und der geringen Bezugnahme auf diese Entwicklungen innerhalb der Psychiatrie der Kriegsjahre im weiteren Schrifttum Schweitzers, wobei hier auch wieder nationalistische und ökonomische Gründe mit hineingespielt haben mögen, wird erkennbar, dass die Theologie auch weiterhin eine wichtige Säule seines ärztlichen Handelns bilden sollte. »In der Zeit um 1912 ist die Beschäftigung mit der Medizin und den Naturwissenschaften sowie die Philosophie- und Gesellschaftskritik die wesentliche Grundlage seiner ethischen Auffassung«[434].

Mit der medizinischen Promotion war seine akademische Ausbildung vorerst

431 Bentley, 1993, 123.

432 Vgl. weiterführend: »Ziel seiner Untersuchungen an außereuropäischen Geisteskranken war, ob sich hinsichtlich der Morbidität und Mortalität bedeutsame Unterschiede zu deutschen Patienten nachweisen ließen. Kraeplin entdeckt, dass die Abstammung einen wesentlichen Einfluß auf die Ausgestaltung der einzelnen klinischen Krankheitsbilder auszuüben vermag«; Grüntzig/Mehlhorn, 2005, 51.

433 Luther, 2010, 212.

434 Ebd., 48.

beendet. »Das Medizinstudium schloss er mit der Note ›sehr gut‹ ab, auch wenn seine medizinische Doktorarbeit in wissenschaftlicher Hinsicht nicht mit seinen theologischen Schriften vergleichbar ist«[435]. Die 20 Jahre akademischer Ausbildung sollten Früchte tragen – nicht nur in Form dreier Promotionen, einer Habilitation und zahlreicher wissenschaftlicher Veröffentlichungen. »In den langen Jahren, die dem Studium der Medizin gewidmet waren, hatte er sich viele neue Fähigkeiten erworben. Wenn ihn auch seine Kenntnisse auf dem Gebiet der Chirurgie nicht befriedigten so wusste er, dass er andererseits dem Durchschnitt der Studenten an pharmakologischem Wissen überlegen war. Er hatte noch viel zu lernen«[436].

Vom Frühjahr bis Sommer absolvierte er eine Ausbildung im Fach Tropenmedizin in Paris und traf Vorbereitungen für seine Ausreise nach Afrika[437]. »Ich wurde im Institut für Tropenkrankheiten erwartet, wo ich jetzt alle Tage arbeite … und das Neue belastet mich«[438]. Neben aller wissenschaftlichen Tätigkeit nahm die praktischen Vorbereitung der Ausreise nach Lambarene einen wesentlichen Teil der Zeit ein. Es begann »das Zusammentragen der Bestellungen. […] Wie viel wurde doch benötigt für die Ausstattung eines Urwaldspitales. [59…] Nichts durfte ja vergessen werden, denn drüben gab es nichts mehr zu

435 Oermann, 2010, 105.
Wie schwer sich Schweitzer mit der medizinischen Dissertation getan hat, wird u. a. von R. Wolf anhand bislang unveröffentlichten Quellenmaterials herausgearbeitet: Nachdem er Anfang April erste Skizzen seinem Doktorvater Prof. Pfersdorff vorgelegt hatte, musste er diese erneut umschreiben. »›Pfersdorff fand sie zu allgemein literarisch und zu wenig medizinisch. […] Er will sie viel einfacher halten als ich es wollte. Ich hatte einige Tage Traurigkeit, denn ich glaubte fast damit fertig zu sein. […]‹ (Brief an Helene am 14. 4. 1912) Schnell musste er dann feststellen, dass die Literatur so umfangreich war, dass er wesentlich langsamer vorankam, als er es sich vorgestellt hatte. Mit einer Sondererlaubnis begab er sich am Nachmittag in die normalerweise geschlossene Bibliothek, stellte Bücherlisten zusammen, schrieb am Abend Bestellzettel (70 nach dem Abendessen am 21.8.!) und füllte Kisten mit zu konsultierenden Büchern«; Wolf, in: DASZ Rb. 104, Jahrbuch 2012, 59.

436 Payne, 1964, 99.

437 Er ließ sich im Fach Tropenmedizin und nach den Auseinandersetzungen in Paris nicht im Gebiet Missionsmedizin ausbilden, wenngleich seine spätere Tätigkeit in Lambarene letzterem näher kam: »Ende des 19. Jahrhunderts war in vielen europäischen Ländern die Ausbildung von Missionsärzten schon weit fortgeschritten. Weltweit waren 770 Missionsmediziner im Einsatz. In Deutschland hingegen fand die Ärztliche Mission bis dahin nur geringe Unterstützung. So waren 1900 gerade einmal zwölf deutsche Ärzte in der Mission tätig. […] Ein entscheidender Meilenstein zur Förderung medizinischer Hilfe für Übersee war die Gründung des Deutschen Instituts für Ärztliche Mission (DifäM) in Tübingen im Jahre 1906 nach langjähriger Vorbereitung durch Paul Lechler«; DifäM, FS 100 Jahre, 2006, 8. So erscheint er auch als Missionsarzt in einigen Werken, u. a. unter der Rubrik »Meilensteine der Ärztlichen Mission« des DifäM: »1913 Albert Schweitzer geht nach Gabun. Bekanntester deutscher Missionsarzt. In Lambarene gründete er das berühmte Urwaldhospital«; DifäM, FS 100 Jahre, 2006, 16. Vgl. weiterführend: Das Deutsche Institut für ärztliche Mission in Tübingen, in: Eckart, 1997, 101–112.

438 ASHB, 360; 16. 4. 1912.

kaufen und das Nachschicken war in der damaligen Zeit mit viel Schwierigkeiten verknüpft«[439]. Die Einkäufe stellten den Wissenschaftler Schweitzer vor eine ganz neue Erfahrung: »Hatte ich zu Beginn meines medizinischen Studiums wissenschaftlich mit der Materie Bekanntschaft gemacht, so musste ich mich nun praktisch mit ihr befassen. [...] Bisher war ich ausschließlich mit geistiger Arbeit beschäftigt gewesen. Jetzt hieß es nach Katalogen Bestellungen ausarbeiten, tagelang Besorgungen machen, in den Geschäften herumstehen und Waren aussuchen, Lieferungen und Rechnungen prüfen, Kisten packen, genaue Listen für die Verzollung aufstellen und dergleichen mehr. Was hatte ich an Zeit und Mühe aufzuwenden, bis ich die Instrumente, die Medikamente, die Verbandstoffe und alles, was zur Ausstattung eines Spitals gehörte, zusammen hatte. [...] Anfangs empfand ich die Beschäftigung mit diesen Dingen als etwas Lästiges. [...] Heute bin ich so weit, dass mir das schöne Ausarbeiten einer Bestellung künstlerische Genugtuung bereitet. Ärger empfinde ich nur immer wieder darüber, dass so viele Warenkataloge, auch pharma- [126] zeutische, so unübersichtlich und unpraktisch angelegt sind«[440]. Die beschriebene Zusammenstellung der kompletten Spitalausrüstung, welche am Ende 70 Kisten Fracht betragen sollte und im Februar 1913 schließlich nach Bordeaux vorausgesandt werden konnte, zeigt den Arzt Schweitzer, welcher präzise die Ausreise vorbereitete: »In der Liste für die Medikamentenbestellungen [Manuskript Günsbach] finden sich neben den Bezeichnungen für etwa 100 Medikamente und Chemikalien Mengenangaben, Dosierungsempfehlungen, Anwendungshinweisen und Preisen einige Anmerkungen, die auf die besondere Sparsamkeit Schweitzers hinweisen. Bei der Substanz ›Theobromin‹ stand zunächst ein Preis von ›5 fr‹, der durchgestrichen und durch die Bemerkung ›en Allemagne 3 fr‹ ersetzt ist. Der Zusatz zur Bestellung von 200 Gramm ›Aspirin Bayer‹, ›au bien Acetylsalicylsäure 0,5 g‹, zeigt, daß schon damals ›Generika‹ auf dem Markt waren, die billiger als das Originalpräparat verkauft wurden. Die in insgesamt siebzig Kisten verpackte Fracht für den ersten Aufenthalt in Lambarene umfaßte neben einem kompletten chirurgischen und anästhesiologischen Instrumentarium auch eine zahnärztliche Ausrüstung«[441].

Neben der fachlichen und instrumentellen Vorbereitung der Afrikareise, gab es aber auch größere organisatorische *Hindernisse* zu überwinden. »Bezeichnenderweise hatte er die Klärung vieler wichtiger Fragen bis zuletzt aufgeschoben«[442]. So musste die Akzeptanz seiner deutschen Approbation in der französischen Kolonie sichergestellt werden. »Eine Unmenge von eidesstattli-

439 Woytt-Secretan, 1947, 60.
440 AW I, LD, 126.
441 Scholl, BASF 2, 1994, 52.
442 Payne, 1964, 99.

chen Erklärungen, die seine außergewöhnliche Eignung für seine Arbeit in Französisch-Äquatorial-Afrika bezeugten, lief von deutschen und französischen Universitäten ein. Gestützt auf diese Erklärungen konnte der französische Kolonialsekretär erreichen, dass von der allgemeinen Regel eine Ausnahme gemacht wurde«[443]. Als Elsässer befand sich Schweitzer zudem im Interessenskonflikt zwischen französischen und deutschen Territorialansprüchen in Übersee, wie aus folgendem Brief an Helene Bresslau erkennbar wird: »Bezüglich der Politik bin ich nicht Deiner Meinung – sollte ›unser Congo‹ wirklich deutsch werden, so mußt Du grade hin und sorgen, daß die französische Mission nicht um den Ertrag ihrer Arbeit gebracht wird. Man kann auch auf der anderen Seite zeigen, dass man über den Nationen steht«[444]. 1912 machte er schließlich die langjährige Beziehung zu Helene Schweitzer-Bresslau offiziell.[445] Am 18.6. 1912 fand die Hochzeit statt. »Erst als der achtunddreißigjährige Dr. med. zum Aufbruch rüstete, beim Einkaufen und Packen war, über letzten wissenschaftlichen Arbeiten saß, in Paris eine tropenmedizinische Zusatzausbildung absolvierte, die letzte Predigt hielt [...] und seinen Hausstand auflöste, erfahren wir, dass inzwischen ein anderer ›Hausstand‹ begründet worden war«[446]. Lange Jahre hindurch hatte er seinen Wunsch, Helene Bresslau als Gefährtin an seiner Seite mit nach Afrika zu nehmen, überdacht, »riskierte er doch dort nicht weniger als sein Leben und seine Gesundheit im von Malaria und anderen Tropenkrankheiten geplagten Gabun«[447]. Zunächst hatte er beträchtliche Bedenken, Helene Bresslau den Tropenaufenthalt zuzumuten[448]. Es war schlussendlich die gläubige Gewissheit um die Nachfolge Jesu, welche ihn zur Hochzeit und gemeinsamen Ausreise nach Afrika veranlasste: »Nur musst Du immer bedenken, dass wir die Dinge nicht mit dem gewöhnlichen Gefühle betrachten dürfen, sondern nur von dem Wollen für das Reich Gottes, das [...] wir in fernes Land tragen wollen...Für uns gibt es nichts als dieses...Alle anderen Bande sind gelöst...und dieses schafft die gewaltigsten Bande unter uns beiden«[449]. Helene Schweitzer-Bresslau hatte parallel zu seinem Aufenthalt in Paris zu Jahresbeginn 1912 in den Straßburger Klinken praktische Erfahrungen als Krankenschwester gesammelt[450] und zudem einen Kursus der Selbstverteidigung inklusive des Waffen-

443 Ebd., 100. Vgl. auch Kleberger, 1989, 70.

444 ASHB, 313.

445 Vgl. einen Brief an den Chor Orféo Català , Lluis Millet, in Barcelona aus Straßburg vom 9.1.12, in: LWD, 29.

446 Steffahn, rororo, 2006, 75.

447 Suermann, 2012, 102; Zu den Erfahrungen Schweitzers mit Tropenkrankheiten: Albert Schweitzer, Von der Mission. Gedanken und Erfahrungen, in: VVA, S. 316–359 (347–354).

448 Vgl. ASHB, 317.

449 ASHB, 324.

450 Vgl. Mühlstein, 1998, 137.

gebrauchs besucht[451]. »Auch wenn sie in ihren Briefen nichts davon erwähnen, versuchen sie sich über das Land, in dem sie die nächsten Jahre ihres Lebens verbringen wollen, zu informieren. Es gibt nur die Bücher von Paul Belloni Du Chaillu und Pierre Savorgnan de Brazza [1852–1905; Anm. d. Vf.in], die Ende des Jahrhunderts den Ogowe und das französische Kongogebiet bereisten und eine für damalige Verhältnisse recht aufgeklärte Haltung gegenüber den Afrikanern hatten. [137...] Hermann Bresslau schenkt ihnen das Buch von Ludwig Külz ›Blätter und Briefe eines Arztes aus dem tropischen Deutsch-Afrika‹. Trotz der Lektüre scheint Helene Bresslau recht naive Vorstellungen vom Leben im Westafrika gehabt zu haben. Als gelte es, einen bürgerlichen Haushalt zu etablieren, möchte sie ein Ledersofa mitnehmen; und als dies nicht möglich ist, achtet sie darauf, dass wenigstens das Silberbesteck vollzählig ist«[452].

Dabei verlor das Ehepaar die medizinische Vorbereitung auf die Ausreise als Teil der Vorbereitungen nicht aus dem Blick: Nach seiner Rückkehr ins Elsass versuchte Schweitzer in den Straßburger Kliniken so viel wie möglich von dem praktisch zu erlernen, »was er in Afrika brauchen würde, besonders in der Chirurgie und in der Tropenmedizin. [...] Ende 1911 war er bei medizinischen Lehrgängen einer jungen Missionarin, Frau Morel, begegnet, die mit ihrem Mann zusammen seit 1908 in Lambarene eine Missionsstation führte. Bei diesem Europaurlaub wollte sie die Zeit nutzen, um mehr medizinische Kenntnisse zu erwerben, die in jener unterentwickelten zentraläquatorialen Gegend dringend nötig waren. Sie war sich aber darüber klar, dass das Wissen, das sie erlangen konnte, bei weitem nicht ausreichen würde, und deshalb erfreut zu hören, dass Schweitzer in Afrika als Arzt wirken wollte«[453].

Bei aller Freude auf Afrika, gab es weiterhin zahlreiche Auseinandersetzungen mit der Pariser Missionsgesellschaft, wie im vorherigen Kapitel bereits beschrieben wurde, die ihn jetzt aber gesundheitlich angriffen[454]. Aufgrund der

451 Ebd., 1998, 141f.

452 Mühlstein, 1998, 138. Vgl. zu Ludwig Külz, dessen »Blätter und Briefe eines Arztes in Deutsch-Westafrika« 1906 in Erstauflage und bereits 1910 unter dem Titel »Tropenarzt im afrikanischen Busch« in der zweiten Auflage erschien; Grüntzig/Mehlhorn, 2005, 248.250. Zu erwähnen ist in diesem Kontext noch Mary Kingsleys »Travels in West Africa«, das 1897 in London erschienen war und 1989 als deutsche Auflage unter dem Titel »Die grünen Mauern meiner Flüsse. Aufzeichnungen aus Westafrika« in München aufgelegt wurde, das sie nicht rezipierte. Helene Schweitzer hätte von dieser weiblichen Missionarin wichtige Hinweise über ein Leben in den Tropen erhalten können. Bücher wie »Zwielichtiges Afrika« von Georges Balandier sollten erst Mitte der 1960er Jahre erscheinen.

453 Kleberger, 1989, 67. Nach Auskunft von Georgette und Leon Morel ist »für ihre künftige ärztliche Tätigkeit Lambarene die zentralgelegenste und beste Missionsstation«; Mühlstein, 1998, 138.

454 Dieses geht aus dem Briefwechsel zwischen Helene und Albert Schweitzer hervor. »Zwischen den Briefen vom 16.4. und vom 26.5.1912 liegt die Krise, die das Afrika-Werk fast zum Scheitern gebracht hätte. Sie umfasst die Zeit vom 9. bis zum 13. Mai. Schweitzer

Konflikte mit der Pariser Missionsgesellschaft wollte er sein Vorhaben endgültig auf eigene finanzielle Füße stellen, um von der Pariser Missionsgesellschaft unabhängig zu bleiben[455]. Durch Gaben der deutschen Professorenschaft der Straßburger Universität, die Gemeinde St. Nicolai und private Spender (Annie Fischer, die Witwe des Straßburger Ordinarius für Chirurgie Fritz Fischer und Schwester des Ruhrindustriellen Hugo Stines [1870–1924]) konnte Schweitzer in den Herbst- und Wintermonaten 1912 die Reise und den Betrieb des Spitals für ein Jahr sicherstellen[456]. »Bald sind großzügige Spender gefunden: Fanny Reinach und Madame Albert Hartmann, die in Paris lebende Gattin des Spinnereibesitzers in Münster, werden jährlich 1000 Franc zahlen, Onkel Auguste Schweitzer 500 Francs. Aber vor allem Annie Fischer, die über ein großes Vermögen verfügt, trägt viel zur Finanzierung bei. Inzwischen hat sich auch ein kleines Komitee gebildet, das bei der Beschaffung von Spenden, Medikamenten und Material behilflich ist und später für den Nachschub zuständig sein wird«[457]. Fand sich am Ende schließlich eine für beide Seiten befriedigende Lösung, so zehrten die Auseinandersetzungen in Paris an Schweitzers Nerven.

Diese Konflikte schwächten Schweitzer zusammen mit einer verschleppten Angina tonsillaris so sehr, dass sich die zunächst für Juli geplante Ausreise immer wieder verzögerte. »Wochenlang leidet er unter Fieberanfällen, Kopfschmerzen, Übelkeit, schweren Herzrhythmusstörungen, alles Symptome, die nach Meinung des behandelnden Arztes Professor Cahn für ›eine allgemeine Infektion in Folge einer Angina‹ sprechen. Um einem bleibenden Herzschaden vorzubeugen, verordnet er eine mindestens viermonatige Erholungspause«[458]. Er verbrachte den Sommer an verschiedenen Orten, u.a. in Königsfeld/Schwarzwald und auf dem Schloß la Motte Servolez bei seiner Freundin Fanny Reinach (1870–1917) in der Savoie[459]. Erst zu Jahresbeginn 1913 sah sich Schweitzer in der Lage, die Ausreise im März zu starten[460]. Am 21.3.1913 –

weigerte sich kategorisch, einen von der Leitung der Pariser Mission vorgelegten Vertrag zu unterschreiben, wonach er in Lambarene die Weisungen des Komitees zu befolgen habe [361...] Die starke Nervenbelastung dieser Tage in Verbindung mit einer Angina führte bei Schweitzer zu einer körperlichen und seelischen Depression, die mehrere Monate dauerte. Er litt unter Übelkeit, Brechreiz, Fieberanfällen und Herzbeschwerden. Bei seiner Hochzeit am 18. Juni 1912 war er nur halbwegs wiederhergestellt«; ASHB, 362.

455 Vgl. Hagedorn, 1954, 106.

456 Vgl. AW I, LD, 127f.; Steffahn, 2005, 37.

457 Mühlstein, 1998, 139.

458 Ebd., 140.

459 Vgl. ASHB, 396. Die Auseinandersetzungen mit Paris hatten Schweitzer auch die Freude am Orgelspiel genommen: »Erst Anfang September, mehr als vier Monate nach seinem letzten Konzert Ende April in Paris, konnte er an Helene schreiben: ›Ich habe 1 $\frac{1}{2}$ Stunden Musik gemacht, ohne mich zu ermüden! Welch ein Fortschritt‹, wobei die Worte ›ohne mich zu ermüden‹ unterstrichen sind«; Wolf, in: DASZ Rb. 104, Jahrbuch 2012, 60.

460 Vgl. ASHB, 362.

Karfreitag – brach das Ehepaar Schweitzer aus Günsbach in Europa nach Französisch-Äquatorial-Afrika auf.

Schweitzer war sich – trotz der Bemühungen 1912 – seiner unzureichenden Vorbereitung auf die tropenärztliche Tätigkeit durchaus bewusst, wie aus einem Schreiben an den Arzt und Blutdruckforscher Dr. Heinrich von Recklinghausen (1867–1942) aus Barcelona bereits am 14.3.1912 hervorgeht: »Ja gewiss, ich möchte gerne noch bleiben, um operieren zu lernen, aber dieser Zwischenzustand wird unhaltbar...Ich will einmal mit allem brechen. Auf Urlaub dann viel Nötiges dazulernen«[461]. So nutzte er gleich die erste Überfahrt nach Afrika, um sich im Fach Tropenmedizin mit Hilfe eines Militärarztes, »der schon zwölf Jahre Äquatorialafrika hinter sich hat und nun als Leiter des bakteriologischen Instituts nach Grand Bassam geht« fortzubilden: »Auf meine Bitten widmet er mir jeden Morgen zwei Stunden, spricht die gesamte Tropenmedizin mit mir durch und berichtet mir von seinen Versuchen und Erfahrungen«[462]. Das Ehepaar Schweitzer trägt von nun an Kopfbedeckung, um der Sonne, dem »schlimmsten Feind«[463] zu entkommen, kleidet sich ganz in Weiß und fühlt sich

Vgl. auch folgenden Brief an den Pariser Missionsdirektor Bianquis vom 18.1.1913, welcher von der Vorfreude auf die Ausreise berichtet: »Ich fühle, wie meine Gesundheit zurückkommt! Ich fürchte mich nicht mehr vor der Arbeit, wie noch vor zwei Monaten, der Puls ist wieder normal geworden, der Kopf klar...das ist ein unbeschreibliches Gefühl«; LWD, 31.

461 LWD, 30.

462 AW I, WU, 332. In MLa 1. Bericht 3–6/1913, heißt es hingegen leicht abweichend, dass ein »Oberstabsarzt« »es für sehr notwendig« halte, »daß unabhängige Ärzte in möglichst großer Anzahl sich der Eingeborenenbevölkerung widmen, und glaubt, daß man nur so der Schlafkrankheit Herr werden könne«; 23. Die Angaben erfolgen an diesem früheren Dokumentationsort präziser. Man kann Schweitzer damit in Weiterführung von Positionen W. Eckarts in eine lange Tradition von einzelnen tropenmedizinischen Praktikern, denen im 19. Jh. viele Missionare vorausgegangen waren, hineinstellen: »Deutsche Medizin und deutsche medizinale Infrastrukturen wirkten auf ihre Weise innovativ in Afrika, China und im Pazifik und leisteten ihren Beitrag zur Modernisierung der dortigen Gesellschaften; und die deutsche tropenmedizinische Forschung profitierte nicht nur von den Expeditionsergebnissen eines Robert Koch, sondern vor allem von der mühseligen Kleinarbeit und von der oft genug durch eigenes Krankheitserleben geprägten Erfahrung ihrer Tropenpraktiker«; Eckart, 1997, 10. Trotz der Bekämpfung von Seuchen und der Errichtung von Krankenhäusern und Sanitätsstationen in den kolonialen Schutzgebieten mangelte es »in Deutschland an Ärzten mit Kenntnissen über tropische und exotische Krankheiten«; Grüntzig/Mehlhorn, 2005, 46. W. Eckart hat folgende Zahlen ermittelt: »Zwischen 1880 und 1918 sind in allen deutschen Schutzgebieten einschließlich Kiautschous insgesamt nur 550 Ärzte tätig gewesen. Nur 145 von diesen wurden als Regierungsärzte vom Auswärtigen Amt bzw. vom Reichskolonialamt besoldet. Anfang 1914 hielten sich in allen deutschen Kolonien, von Westafrika bis China, insgesamt 139 Militär- und Zivilärzte auf. Bei einer geschätzten Kolonialbevölkerung von etwa 14 Millionen entsprach dies einer Ärztedichte von 1:100.000; im Kaiserreich selbst belief sich das gleiche Verhältnis zur gleichen Zeit bei einer Bevölkerung von etwa 60 Millionen und ca. 35.000 Ärzten auf etwa 1:171«; Eckart, 1997, 543.

463 AW I, 332.

so verkleidet fremd in der Welt der erfahrenen Tropenreisenden[464]. Die Bekleidung hatte er in Paris bei Soubeyran in der Belle Jardinière erstanden[465].

Der fortan bestehenden gesundheitlichen Bedrohung durch das Tropenklima ist sich Schweitzer bereits auf der Reise nach Afrika bewusst: »›Gute Gesundheit!‹ Das Wort wird lächelnd, aber immer wieder und wieder ausgesprochen und hat unter diesem Himmel einen ernsten Klang«[466]. Das Ehepaar befand sich in einer langen Tradition der »gefährlichen Kolonialmedizin« – im Zuge der Kolonialgeschichte machte die Tropenmedizin wichtige Fortschritte –, worauf u. a. Wolfgang Eckart hingewiesen hat: »Die vielzitierte Formel von den Tropen als dem ›Grab des weißen Mannes‹ wurde durch zahlreiche Beispiele bestätigt«[467]. Das im Zuge der kolonialen Expansionsbestrebungen zwischen 1870 und 1910 aufblühende Expeditionsfieber glich nicht selten »Himmelfahrtskommandos«, deren Rückkehr oftmals ungewiss blieb.[468] »Im Hinblick auf die Vermeidung von Krankheit und Tod schien es geradezu zwingend, sich in der Bakterienwelt auszukennen. Das bakteriologische Wissen wurde damit nicht nur zum Kanon des modernen Kulturmenschen stilisiert; die von den Bakteriologen versprochene, in vermeintlich fassbare Nähe gerückte Befreiung der Menschheit von deren tödlichen ›Geißeln‹ und die konkreten, von jedermann ausführbaren Maßnahmen der individuellen und kollektiven Prävention schürten zugleich auch überzeichnete Heils- und Heilungserwartungen, mithin gar Erlösungsphantasien«[469].

Bald erschienen die ersten Patienten auch auf dem Schiff mit den »klassischen Tropenkrankheiten, die Schweitzer noch in Europa studiert«[470] hatte. Dass es einen beträchtlichen Unterschied zwischen der theoretischen und praktischen Krankheitslehre an den modernen Kliniken Straßburgs, dem Pariser Tropeninstitut und der ärztlichen Praxis im Dschungel Afrikas geben würde, wurde Schweitzer bereits auf dieser Reise nach Lambarene bewusst. So erwähnt er in den ersten medizinischen Mitteilungen aus Lambarene diverse Tropenkrankheiten (z. B. Schlafkrankheit, Malaria, Tuberkulose), »unterläßt

464 Vgl. AW I, WU, 333. Vgl. MLa, 1. Bericht 3–6/1913, 23f.

465 Vgl. Brief an Frau Missionar Noel Christol in N'Gômô aus Lambarene am 25.8.13; in: LWD, 38.

466 AW I, WU, 335.

467 Eckart, Medizin und Kolonialimperialismus. Deutschland 1884–1945, 1997, 543. Der Zusammenhang zwischen Kolonial- und Tropenmedizin kann im Rahmen dieser Arbeit nur angedeutet werden.

468 Vgl. dazu weiterführend Grüntzig/Mehlhorn, Expeditionen ins Reich der Seuchen. Medizinische Himmelfahrtskommandos der deutschen Kaiser- und Kolonialzeit, München 2005.

469 Sarasin/Berger/Hänseler/Spörri, Bakteriologie und Moderne. Studien zur Biopolitik des Unsichtbaren 1870–1910, Frankfurt a.M. 2007, 35.

470 Oermann, 2010, 138.

aber gezielte therapeutische Maßnahmen. Welche sollte er aus Straßburg oder Paris auch mitgebracht haben?«[471]

Afrika würde für die Tropenneulinge viele Überraschungen bereithalten. Am Ostersonntag war das Ehepaar an Bord der »Europa« nach Lambarene aufgebrochen. Am 16.4.1913 erreichten sie schließlich Lambarene, wo sie das erste Spitaldorf gründen wollten. Welche Stätte empfing die weißen Europäer? Was kennzeichnet den Ort ihrer Ausreise – »Lambarene« – in der Zeit vor, während und nach ihrer Tätigkeit? Welche Strukturen erwarteten das Ehepaar in Afrika?

»Gleich in den ersten Wochen hatte ich also Gelegenheit festzustellen, dass das körperliche Elend unter den Eingeborenen nicht geringer sondern eher größer war, als ich angenommen hatte. Wie froh war ich, allen Einwendungen zum Trotz, meinen Plan als Arzt hierher zu kommen ausgeführt zu haben! Als ich Dr. Nassau, dem hochbetagten Gründer der Missionsstation Lambarene, nach Amerika meldete, dass sie jetzt wieder mit einem Arzt besetzt sei, war seine Freude groß«[472].

471 Mai, 1992, 58. Bei der *Schlafkrankheit* klaffte »ein beträchtlicher Unterschied« zwischen den bisherigen Erfahrungen in Europa und »der ersten Berührung mit den notvoll gequälten und vom Tod bedrohten Kranken im Urwald«; Mai, 1992, 17. Während der Überfahrt wurden ihm hinsichtlich der *Malaria* »viele andere, für einen Tropenarzt wichtige Punkte vor Augen geführt«; Mai, 1992, 30. Da er die *Tuberkulose* als Medizinstudent und aufgrund der persönlichen Erfahrungen an der Seite seiner erkrankten Ehefrau kennengelernt hatte, »bildete für ihn das häufige Vorkommen bei seinen afrikanischen Patienten von Anfang an keine Überraschung«; Mai, 1992, 58. Zur Geschichte der TBC vgl. weiterführend im medizinhistorischen Kontext Grüntzig/Mehlhorn, 2005, 26f.107; Ruffié/Sournia, Die Seuchen in der Geschichte der Menschheit, [2]1987, Kap. III Lepra und Tuberkulose, 83–105.

472 AW I, LD, 151. Der amerikanische Missionsarzt und Philosoph Robert Hamil Nassau (11.10.1835–6.5.1921) hatte 1876 den Stadtteil Andende der Provinzhauptstadt Lambarene gegründet, die 1892 von der Pariser Missionsgesellschaft übernommen wurde. Hier errichtete Schweitzer 1913 sein erstes Tropenhospital.

B. Der Arzt – Das Wirken in Afrika (1913–1965)

Einleitung

»Ist nicht längst total veraltet, was der Schnauzbart da gestaltet?
Schmutzgewässer fließt in Rinnen, die ganz offen sind, von hinnen.
Wäsche hängt zum Trocknen da, und das Lepradorf ist nah,
ohne daß man vor den Kranken, abgeschirmt durch sichre Schranken.
Kochen auf dem offnen Feuer ist so manchem nicht geheuer,
weil daneben Holzbaracken; höchste Zeit, sie abzuwracken.
So, mit dem Drei-Tage-Blick, kehren sie nach Haus zurück,
ohne tiefer auszuloten, was den Kranken hier geboten.
Glauben, nur in weißen Betten könnte man die Siechen retten,
nur auf dem Hygieneboden europäischer Methoden.
Schweitzer wollte Heilung gründen eigens auf das Wohlbefinden
seiner kranken Gabunesen, die im Urwald stets gewesen
und von alledem nichts kennen, was ›zivilisiert‹ wir nennen.
Teil der Schweitzer-Therapie: Trenne die Patienten nie
vom gewohnten Urwaldleben, könnte sonst Probleme geben.
Was den Urwalddoktor ehrte, waren hohe Heilungswerte.
Sterblichkeit war kleingeschrieben, ist bis heute so geblieben«[473].

Von den *Schwierigkeiten*, denen das Ehepaar Schweitzer sich bei seiner *Ankunft in Lambarene* im April 1913 gegenübersah, ist an verschiedenen Orten berichtet worden.[474] »Vieles hat er sich trotz einer Ausbildung in Tropenmedizin in Paris ›nicht so schlimm vorgestellt‹. Erstaunt war er über die Häufigkeit von Lungenentzündungen und von Herzkrankheiten. […] Auch den Leistenbruch hatte er in Straßburg bei dem Chirurgen Otto Wilhelm Madelung (1846–1926) kennengelernt. Neu aber war für ihn die riesige Anzahl solcher Kranker und deren Grundlage, eine allgemeine Bindegewebsschwäche. […] Unter dem großen Zulauf von Hernien- (Bruch-)Trägern fanden sich oft schmerzgequälte Patienten [295…], deren Bruch eingeklemmt, ›inkarzeriert‹ war«[475]. Bald nach seiner Ankunft musste er die erste Operation durchführen.

Der Alltag des Ehepaars Schweitzer war durch gute Organisation und präventivmedizinische Maßnahmen gegen Malariainfektion, Sonnenstich und hygienische Maßnahmen geprägt.[476] Afrika präsentierte sich dem Ehepaar dennoch in vielerlei Hinsicht immer wieder überraschend. »Selbstverständlich

473 Steffahn, »Der ›gefährliche‹ Schweitzer«. Gesprochene Biographie für den 27. Evangelischen Kirchentag Leipzig 1997, in: Steffahn, 2005, 80f.

474 Zu Schweitzers Krankenhauskonzept sowie Lambarenes Bauweise und Infrastruktur vgl. Ohls, 2008, 184–186; zu Schweitzers Wirkungsgeschichte in Gabun, den medizinischen Vorgängern in Lambarene und in Gabun sowie der strukturellen Entwicklung des Krankenhausorganismus, vgl. Ohls, 2008, 137–143.

475 Mai, BASF 1, 1990, 296.

476 Vgl. Kleberger, 1989, 104f.

waren die Besonderheiten der Tropenkrankheiten trotz spezieller Vorbildung für Schweitzer in mancher Hinsicht neu und überraschend. […] Sehr rasch fällt der ärztliche Blick auf jenes Besondere der meisten Erkrankungen in den Tropen, auf die Summation mehrerer Ursachen. Während in Europa der Student der Medizin mit guten Gründen darauf hingewiesen wird, […] ob sich nicht alle Beschwerden und Krankheitszeichen eines Patienten auf eine einzige Ursache zurückführen ließen, liegt die gleiche Situation in den Tropen zumeist umgekehrt: fast jeder leidet gleichzeitig an mehreren Krankheiten«[477]. Viele der Krankheiten sind aus Europa nach Afrika eingeschleppt worden, wie Schweitzer bitter vermerkt.[478] Vieles von dem, was er in Paris gelernt hat, erscheint im Alltag in Lambarene in einem anderen Licht, etwa die Häufigkeiten von Erkältungen unter der Tropensonne[479] oder die Notwendigkeit des Mikroskopierens zur Diagnostik der klinischen Krankheitsmanifestationen[480]. »Auf zwei Gebieten hat er, weniger heilkundlich als psychotherapeutisch, mit seiner Begabung, auf den Kern eines Problems zu stoßen und es von dort her zu lösen, ganz spezielle Erfolge erzielt. Er hat sowohl Lepröse wie Geisteskranke aus ihrer Lethargie befreit, indem er ihnen Pflichten gab«[481]. Bei aller Belastung freute Schweitzer sich, dass er nach Lambarene gekommen war: »›Die Ausübung der Medizin im Urwald ist nicht eine tragische, trostlose oder niederdrückende Tätigkeit. Sie ist ein Abenteuer voller Leidenschaft und spannender Momente‹. Es gab auch viele Freuden: Operationserfolge und Heilungen von früher als hoffnungslos angesehenen Fällen, die Dankbarkeit der Patienten und ihre Zuneigung zum ›großen weißen Doktor‹«[482].

Schweitzer stach durch seinen Umgang mit den Patienten aus der Masse der Tropenärzte hervor.[483] Ihm war jegliche Gleichgültigkeit gegenüber dem Schicksal seiner Patienten fremd.[484]

Albert Schweitzers tropenmedizinischer Alltag war von den verschiedensten Anforderungen erfüllt: der Sorge um akut Erkrankte, etwa infolge tropischer Infektionskrankheiten, um Verunglückte – Verletzungen und Unfälle infolge der

477 Mai, 1992, 124. Vgl. auch a. a. O., 18.

478 Vgl. AW I, WU, 400f.

479 Vgl. ebd., 366.

480 Vgl. Mai, 1992, 31.

481 Steffahn, 1974, 121.

482 Kleberger, 1989, 103.

483 Vgl. das Zeugnis des Journalisten Steffahn, welcher auf die Frage, »was den guten Arzt auszeichne«, antwortete: »das Geschick seiner Hände, das Gespür in seiner Diagnostik, seine Heilkunst mit einem Wort. Je mehr unterdessen die Medizin zur Organtechnik entartet, in Spezialistentum selbst innerhalb eines einzelnen Fachgebietes aufgesplittert ist und unter der Krankenschwemme zum reinen [227] ›Verarzten‹ verarmt, desto lauter erschallt der Ruf nach dem *Menschen* im weißen Kittel«; Steffahn, 2005, 228.

484 Vgl. AW I, LD, 153.

Begegnung mit Tieren des Urwaldes waren häufig, so u.a. bei der Jagd – , um gebärende Mütter, bedrohte Kinder, um Geisteskranke, um Leprakranke, etc.. Kurz nach der Ankunft in Lambarene heißt es 1913 in einem Brief an Schweitzers Schwester Adele Woytt (1876–1969) in Oberhausbergen bei Straßburg: »Da sind zuerst die schrecklichen Geschwüre jeder Art. Man heilt sie durch Jodoform und andere Mittel. Dann die Lepra in allen Stadien. Da braucht es eine sehr langwierige Behandlung mit Chaulmoograöl oder anderen Mitteln. Die Ergebnisse werde ich erst in zehn Monaten zu sehen bekommen. In ihrem Anfangsstadium lässt sich die Lepra sehr schwer diagnostizieren. Und trotzdem ist das sehr wichtig, denn die Behandlung soll vor den Geschwüren einsetzen. Schlafkrankheit sehe ich viel. Sie ist für die armen Leute sehr schmerzhaft, und bis ich eingerichtet bin, muss ich mich damit begnügen, ihnen Beruhigungsmittel zu geben. – Und die Elephantiasis…dieses Anschwellen der Gliedmassen, das stetig zunimmt. Es ist schrecklich; zum Schluss sind die Beine so dick, dass die Leute sie nicht mehr schleppen können. Viele Herzkranke; die Leute ersticken. Und dann ihre Freude, wenn das Digitalin wirkt!«[485].

Nach dem Eintreffen ärztlicher Mitarbeiter ab 1924 wird das Spital darüber hinaus in den folgenden Jahren zum »chirurgischen Mittelpunkt für einen großen Urwaldbereich«[486]. Alle Ärzte müssen in Lambarene chirurgisch tätig sein: An drei Vormittagen in der Woche wird operiert, so dass pro Woche im Durchschnitt zehn bis zwölf Operationen (v.a. eingeklemmte Hernien[487]) neben zahlreichen kleineren chirurgischen Eingriffen erfolgen.[488] »Ständig werden hundertzwanzig bis hundertsechzig schwarze Patienten beherbergt. In der Hauptsache handelt es sich um Fälle von Malaria, Frambösia, Dysenterie, Lepra, Schlafkrankheit. Fast ein Drittel der Patienten ist, wie gewöhnlich, wegen tropischer phagedänischer Geschwüre bei uns. Fünfzehn bis zwanzig Pritschen sind mit Leuten belegt, die operiert sind oder auf die Operation warten«[489]. Neben lebensbedrohlichen entzündlichen Baucherkrankungen ging es oft auch um Kämpfe zwischen Mensch und Tier. »Fast immer liegt ein Zeitraum von

485 LWD, 32. Vgl. zum medizinhistorischen Hintergrund der Tropenmedizin weiterführend: Ruffié/Sournia, Die Seuchen in der Geschichte der Menschheit, ^{2}1987, Kap. VII. Von Parasiten bedroht: Die Dritte Welt, 171–177; Kap. VIII. Infektionskrankheiten und die Entwicklung des Krankheitsbegriffs, 178–201; Leven, Die Geschichte der Infektionskrankheiten, 1997, Kap. IV. Mikrobiologische Ära, 63–138; Ranford, ›Bid the sickness cease‹. Disease in the history of Black Africa, 1983.

486 BRL 1930–54, 285. Vgl. weiterführend Ohls, 2008, Kap. B (2) 7., »Das Zeugnis der MitarbeiterInnen aus Lambarene«, S. 190–197, welches u.a. Auskunft über das medizinische Team, die Mitteilungen aus dem Lambarenespital incl. der Bildung von Organisationen gibt.

487 Vgl. Mai, 1992, 122.

488 Vgl. BRL 1930–54, 285.

489 BRL 1924–27, 652.

Stunden, ja auch Tagen zwischen Verletzung und Ankunft beim Arzt. Quetschungen, Zerreißungen von Weichteilen und Körperhöhlen (Bauch, Brust, Schädel), Knochenbrüche aller Art und jeden Umfangs samt Wundinfektion durch Tiere (Elefanten, Leoparden, Flußpferde, Schlangen) sind dann die schwierigen Aufgaben des helfenden Chirurgen«[490]. Unfälle nehmen im Laufe der Arbeitsjahre in Lambarene aufgrund zunehmender Technisierung des alltäglichen Lebens, etwa in Form von Arbeits-, Biß-, Jagd- und Schussunfällen stetig zu.[491]

Trotz spezieller Vorbildung in Tropenmedizin waren die Besonderheiten in Afrika für Schweitzer oft neu und überraschend, etwa sozialmedizinische Aspekte von Mangelernährung, welche rasche Operationen verhinderten[492], das nur Europäer befallende Schwarzwasserfieber[493], die Häufigkeit von Bronchitiden infolge »herzgefährdender Trockenzeiten«[494] und nächtlichen Temperaturabfalls bei allgemein hoher Luftfeuchtigkeit im Urwald Gabuns[495], rätselhafte Lähmungserscheinungen infolge einer B-Avitaminose bei mit geschältem Reis ernährten Hilfsarbeitern (Beriberi)[496], um nur einige Beispiele zu nennen. Eine Amöbenruhr bzw. Dysenterieepidemie erzwang 1927 in kürzester Zeit den kompletten dritten Spitalneubau, welcher zugleich die lange erwünscht Unabhängigkeit von der Pariser Missionsgesellschaft brachte.

In den meisten Fällen suchten die afrikanischen Einheimischen den europäischen Arzt erst im fortgeschrittenen Stadium ihrer oft multiplen, keineswegs monokausal erklärbaren Erkrankungen[497] auf und erschwerten damit den Behandlungserfolg: Wegen einzelner Erkrankungen suche der Afrikaner keinen Arzt auf, sondern erst, wenn Komplikationen mit einem neuen Leiden auftreten. »Unsicher ist oft die Frage, wie viele Kranke bei ihrer ersten Begegnung mit dem Arzt schon Behandlungen durch Medizinmänner, Feticheure hinter sich haben oder auch noch in dieser Verbindung stehen«[498].

Umso größer war die Freude, wenn die medizinische Behandlung in Lambarene endlich von einem langen Leiden befreite: »Als Doktor Lauterburg nach getanem Werk den Operierten auf sein Lager trägt, tanzt ein alter Schwarzer feierlich vor ihm einher. Er weiß keine bessere Art, seinen Gefühlen Ausdruck zu geben. [...] Alle Spitalinsassen umstehen das Lager des Operierten, der die

490 Mai, 1992, 123.
491 Vgl. BRL 1924–27, 515.577.652–654.665.
492 Vgl. BRL 1930–54, 98.
493 Vgl. BRL 1924–27, 533f.
494 Mai, 1992, 51f.
495 Ebd., 51f.
496 Vgl. ebd., 124.
497 Vgl. ebd.,124.
498 Ebd., 124.

Hände der Ärzte faßt und nicht müde wird, sie unter ständigem ›Akewa! Akewa!‹ (Danke! Danke!) zu streicheln«[499]. V.a. die Gaben der modernen Anästhesie werden für Schweitzer in Lambarene zu einer Art Segen. »Der Schmerz ist ein furchtbarerer Herr als der Tod. Eine rührende Geste der Dankbarkeit galt daher auch einem der Befreier auf diesem Gebiet, Carl Ludwig Schleich (1859–1922), dem Erfinder der Infiltrations-Anästhesie. Manchmal mußte der Operierte, wenn er erleichtert und fassungslos feststellte, daß ›böses Wurm‹ verschwunden, vor dessen Portrait sich verbeugen«[500]. Die Anästhesie machte im Laufe der 50-jährigen Spitalgeschichte immer größere Fortschritte.[501]

Es kennzeichnet Schweitzers medizinischen Anspruch, dass er während 50-jähriger Tätigkeit im Gabun stetig um medizinische Forschung und wissenschaftlichen Fortschritt durch verbesserte diagnostische und organisatorische Maßnahmen bemüht war.[502] Er stand damit im Zuge der wissenschaftlichen Fortentwicklung der deutschen Tropenmedizin in einer langen Traditionskette, welche über Robert Koch[503], die Abkehr von der Miasmen- hin zur Kontagien-

499 BRL 1924–27, 636.

500 Steffahn, 1974, 116.

501 Vgl. BRL 1930–54, 125.

502 Vgl. BRL 1924–27, 539. Vgl. auch das Zeugnis des ärztlichen Mitarbeiters Hermann Mai, der an Schweitzers ambulanter Krankenbehandlung zweierlei bewunderte: »Zum einen, dass er schon sieben Wochen nach der Ankunft mit seinen 70 Kisten in Lambarene mit der Führung eines Krankenjournals beginnen konnte. Zum zweiten finde ich es bestaunenswert, mit welcher Sorgfalt er zum Namen das Alter und die Herkunft des Kranken notiert hat. [...] Das Führen von Krankenjournalen hat er bei seinen vielen anderweitigen Vorbereitungen zu Hause schon vorbedacht und dafür Stöße von rückseitig unbedruckten Papieren, [...] ja sogar seine offenbar in großer Anzahl gedruckte Promotionsurkunde nach Afrika mitgebracht. Wenn es einmal besonders eilig zuging, dann hat er sogar mitten zwischen die gedruckten Zeilen seine ärztlichen Notizen eingetragen. Es gibt Seiten, auf denen man zwischen den lateinischen Texten und dem Namen des Kaisers Wilhelm und des Rektors Madelung Schweitzers Befund eines Patienten, dessen Diagnose und Therapie finden kann«; Mai, BASF 1, 1990, 296.

503 Vgl. Kap. »Die Begründung der Bakteriologie. Pasteur und Koch«, in: Meyer-Steineg/Sudhoff, Illustrierte Geschichte der Medizin, 2006, 318–320. »Die methodischen Postulate Kochs, wie sie seit 1893 nach einer Formulierung von dessen Assistenten Loeffler genannt werden, sind von ihm selbst nie systematisch ausgearbeitet worden, sondern wurden erst auf der Grundlage verschiedener Äusserungen Kochs, von Bakteriologen, Mikrobiologen und Historikern formuliert«; Sarasin et al., 2007, 19. Die Kochschen Postulate seien ein »kleiner, ins Naturwissenschaftliche gewendeter Kriterienkatalog von Modernität überhaupt. [...] Diese *laboratory revolution* hat, worauf schon Georges Canguilhem aufmerksam machte, der jahrtausendealten [20] medizinischen Empirie und ihren ›Systemen‹ ein Ende bereitet, und sie hat auch in vielen anderen Gebieten jenen epistemologischen Schub ausgelöst, der moderne Naturwissenschaft von traditioneller Naturbeobachtung trennt«; a.a.O., 21. Der Ansteckungsgedanke bzw. die »Erregertheorie, wie sie in Deutschland durch das Wirken Robert Kochs wissenschaftlich anerkannt und in Laienkreisen populär wurde, ist freilich nicht die Wirklichkeit selbst. Vielmehr handelt es sich um eine mit subtilen Mitteln (Extraktion, Züchtung, Färbung, Photographie) erzielte ›Repräsentation‹, die ein Abbild der Wirklichkeit erzeugt, das dem modernen naturwissenschaftlichen Denken

Theorie[504], die Medikalisierung[505], die Verknüpfung von Laborerkenntnissen mit Feldforschung[506] bis zur Durchführung von Tier- und Humanexperimenten[507] in den kolonialen Gebieten reicht. »Aufbauend auf den ersten Erkenntnissen, vor allem auch der deutschen Tropenmedizin, setzte um die Wende des 19. zum 20. Jahrhundert eine anhaltende explosive Entwicklungsphase ein, die als ein

---

entspricht«; Leven, Die Geschichte der Infektionskrankheiten. Von der Antike bis ins 20. Jahrhundert, 139. Vgl. weiterführend Temkin, Eine historische Analyse des Infektionsbegriffs, in: Sarasin et al., 2007, 44–67.

504 Als Erklärungsursache für epidemisch auftretende Krankheiten konnten auf der einen Seite die »Kontagien« i. S. von Ansteckungstheorien, als »Agens, das von außen kommt« sowie »Miasmen« gelten. Letzteres bezeichnete »bei den Griechen unreine Luft und seit dem 18. Jahrhundert bis weit in die zweite Hälfte des 19. Jahrhunderts hinein vornehmlich die ›Ausdünstungen‹ des Bodens« als Ausdruck für die lokalen Gegebenheiten, die eine Krankheit mitbedingten; Sarasin et al, 2007, 17. Seit den 1860er Jahren fand unter Hygienikern und ersten Bakteriologen um Luis Pasteur ein »Übergang von einer ätiologischen Theorie, die immer mit vielfältigen, schwer zu fassenden Ursachen rechnete [18…], hin zur Konzeption der *einen* Krankheitsursache« statt [a. a. O., 19]. »Bahnbrechend war […] nicht einfach das Konzept des Ansteckungsstoffes, sondern vielmehr die Fähigkeit der Bakterien-Forscher, dieses Agens mit aufwendigen Labortechniken sichtbar und identifizierbar zu machen und zu zeigen, dass die Infektion einzig und allein auf diesen lebenden, aktiven Organismus zurückgeführt werden kann«; a. a. O., 19. Damit liess sich scheinbar jede Infektionskrankheit beherrschen, kannte man nur das jene hervorrufende Agens. Vgl. weiterführend: Latour, Krieg und Frieden. Starke Mikroben – schwache Hygieniker, in: Sarasin et al, 2007, 111–175; Gradmann, Unsichtbare Feinde. Bakteriologie und politische Sprache im deutschen Kaiserreich, in: Sarasin et al., 2007, 327–353; Sarasin, Die Visualisierung des Feindes. Über metaphorische Technologie der frühen Bakteriologie, in: ders. et al., 2007, 427–461.

505 Vgl. Vasold, Pest, Not und schwere Plagen. Seuchen und Epidemien vom Mittelalter bis heute, München 1991, darin: Kap. IX. Der Durchbruch der Medikalisierung, 214–246 und Kap. X Epidemien und Seuchenbekämpfung im Zeitalter der Medikalisierung, 247–284.

506 Koch erkannte die »große Bedeutung von Expeditionen zum Studium und zur Eindämmung von Seuchen. Dieser neue Forschungsansatz musste aber auch von den Geldgebern, der Ministerialbürokratie, dem Reichstag und den stets kritischen Kollegen unterstützt werden«; Grüntzig/Mehlhorn, 2005, 22. Vgl. ergänzend dazu: »Vielleicht ist das überhaupt bezeichnend für jene Phase naturwissenschaftlicher Modernität: […] dass sie […] mit ihren Labormethoden auszog, um in der ›Wirklichkeit‹ außerhalb der Labormauern dem nachzujagen, was das Labor ausblendetet«; Sarasin et al., 2007, 27.

507 Eckart hat darauf hingewiesen, dass die medizinische Infrastruktur in Übersee auch der Aufrechterhaltung einer wirtschaftlichen Kooperation und der Erforschung unbekannter Tropenkrankheiten diente: »Wissenschaftlicher Ehrgeiz junger Ärzte einer bakteriologisch erfolgreichen Nation nutzen ihre Chance und experimentieren mit gefährlichen neuen Medikamenten in den Schlafkrankheits-›Konzentrationslagern‹ und Lepraasylen in Togo, Kamerun und Deutsch-Ostafrika«; Eckart, 1997, 9. Deutsche Tropenmedizin wurde damit auch zu einer »experimentierenden Forschungsmedizin«, die »auf ihre Weise brutal die indigene Bevölkerung ihrer Schutzgebiete ausgebeutet hatte«; Eckart, 1997, 506. Vgl. weiterführend auch Eckart: »Der größte Versuch, den die Einbildungskraft ersinnen kann« – Der Krieg als hygienisch-bakteriologisches Laboratorium und Erfahrungsfeld, in: Eckart/Gradmann, Die Medizin und der Erste Weltkrieg, 299–320; ferner Eckart, 1997, darin Kap. »Zur Kolonialmedizin in Deutsch-Ostafrika«, 291–388 sowie Eckart, Geschichte der Medizin, Kap. 10, »Umrisse einer Medizin des 20. Jahrhunderts«, [3]1998, 319–395.

Königsweg in der Medizingeschichte anzusehen ist«[508]. Alle diese Elemente – auf die im Rahmen dieser wissenschaftlichen Arbeit nur schlaglichtartig hingewiesen werden kann – findet man auch bei Schweitzer, worauf im B2-Teil eingegangen werden wird.[509] »Im Feld der Tropenmedizin [...] war es die Bakteriologie und insbesondere Kochs bakteriologisch-parasitologisches Paradigma, das sich spätestens ab den 1890er Jahren durchsetzte und das tropenmedizinische Unterfangen prägte. Die Bakteriologie hatte dabei eine doppelte Aufgabe zu erfüllen: Zum einen sollte sie die Gesundheit der Kolonisatoren, zum anderen die der Kolonisierten sicherstellen«[510].

Dennoch bleibt die *Tropenmedizin* Schweitzers eine Dimension, die es – auch vor dem Hintergrund der Kolonialwirtschaft und dem aufkeimenden Tropentourismus – genauer zu betrachten gilt, trägt sie doch den eigenen Nimbus einer »Trope im medizinischen Diskurs«, wie es die Journalistin Caroline Fetscher bereits zu Beginn der 90er Jahre feststellte[511]. Medizinische Spezialuntersuchungen sollen sicherstellen, dass die ins Ungewisse, Bedrohliche Ausreisenden auch »tropentauglich« genug sind, der anderen Welt standzuhalten.[512] »So dargestellt erscheint Afrika als krank und lebensbedrohend. Vor allem die Gefahr, sich mit tropischen Krankheiten zu infizieren, wird zum zentralen Topos. [...] Das Exotische als das Seltsame und als das Bedrohliche wird verstärkt durch Schilderungen von krassen Bildern voller Schrecken und Horror. Es entsteht der Eindruck eines gefährlichen menschenfressenden (im übertragenen wie im eigentlichen Sinn) Afrikas«[513]. Wolfgang Eckart hat bemerkt, dass die deutsche Kolonialmedizin bis in die Gegenwart »vom Nimbus der Abenteuerlichkeit und des selbstlosen, entbehrungsreichen Einsatzes deutscher Ärzte fernab der Heimat umgeben« sei.[514]

508 Grüntzig/Mehlhorn, 2005, 9.

509 Eine eingehendere, vergleichende Untersuchung zu Albert Schweitzer und den Publikationen Robert Kochs, des Hamburger Tropeninstituts sowie der Deutschen tropenmedizinischen Gesellschaft mit ihren Arbeiten auf dem Gebiet der Tropenmedizin (1926) unter Hinzuziehung der Sekundärliteratur ist an anderem Ort geplant.

510 Sarasin et al., 2007, 37.

511 Vgl. Fetscher, 1993, 129–131.

512 Zum internationalen Impfpaß vgl. Götting, 1964, 31.

513 Mbondobari, 2003, 45.

514 Eckart, 1997, 9. Man denke im Zusammenhang mit Tropenmedizin sofort »an das Klischee vom Urwalddoktor, an Robert Koch in Afrika, an gefährliche Tsetse-Fliegen, dämonische Medizinmänner und blutsaugende Moskitos oder an Lambarene. Die Entstehung solcher Scheinwelten ist rekonstruierbar. Sie fußt auf der Verbitterung über den Verlust der deutschen Schutzgebiete im Ersten Weltkrieg und auf der revisionistischen Überhöhung kolonialer Pionierleistungen besonders auf tropenmedizinischem Gebiet der Weimarer Republik und im NS-Staat, findet Nahrung in der Albert-Schweitzer-Hagiographie der 50er und 60er Jahre, ist Reflex auf die vergebliche Suche der frühen medizinischen Entwicklungshilfe nach historischen Wurzeln«; a.a.O., 9. Zur kritischen Disziplingeschichte der Tropenmedizin vgl. a.a.O., 20ff. Vgl. weiterführend auch Anderson, Immunität im Empire.

Begann Schweitzers eigene »Tropentauglichkeit« mit den umfangreichen Vorbereitungen im Jahr 1912, so waren die folgenden Jahre der afrikanischen Praxis von einer beständigen Weiterbildung im Fach »Tropenmedizin« gekennzeichnet, wie Schweitzer in verschiedenen Briefen dokumentiert hat.[515] Sein tropenmedizinisches Wirken war »segensreich«, wie Zeitzeugen es bezeichnen: »In Gabun selbst reagiert man auch gelassen und erklärte: ›Wenn Dr. Schweitzer im Jahre 1913 nicht gekommen wäre, uns zu helfen, wäre der mittlere Teil unseres Landes schon ausgestorben und entvölkert.‹ Treffender lässt sich das segensreiche Wirken des Doktors nicht charakterisieren«[516].

Dieses Wirken soll nun im einzelnen unter folgenden zwei Fragestellungen exemplarisch dargestellt und weiter erörtert werden.

1) Was kennzeichnete den medizinischen Alltag in den Tropen?
2) Welche Verbindungen bestanden zwischen dem praktisch-tropenärztlichen Alltag in Lambarene und einzelnen Forschungsinstituten?

Der ersten Frage soll anhand einzelner tropenmedizinischer Krankheiten und deren Therapie nachgegangen werden. Das tropenmedizinische Proprium von Lambarene wird dabei besonders deutlich an der Behandlung folgender Krankheitsbilder erkennbar: der tropischen Geschwüren (Kap. 1), der Malaria (Kap. 2), der Schlafkrankheit (Kap. 3), der Lepra (Kap. 4) und der Vergiftungen (Kap. 5).

Es werden zunächst die tropischen Geschwüre betrachtet werden, da diese zahlenmäßig einen breiten Raum einnahmen und der Unterschied zwischen

---

Rasse, Krankheit und die neue Tropenmedizin 1900–1920, in: Sarasin et al, 2007, 462–495; Hauer, Die Weltgeltung der deutschen Tropenmedizin, 1936.

515 Vgl. folgende zwei Briefausschnitte: In einem Brief an Prof. Dr. Adolf von Harnack nach Berlin aus Königsfeld vom 22.9.23 berichtet er von seiner Tätigkeit in Straßburger Kliniken während der Ferien, um »noch recht viel in Chirurgie zu lernen. Meine Freude ist, jetzt die Staroperation zu beherrschen«; LWD, 69. Im Brief an Margarethe Klinckerfuss nach Stuttgart aus Günsbach vom 19.3.49 lobt er die Lokalanästhesie im Anschluss an Schleich in ihrer Bedeutung für tropenärztliches Arbeiten; vgl. LWD, 189. Vgl. auch folgende Sekundärliteratur, aus welcher u. a. Fortbildungen in der Gynäkologie an der Straßburger Frauenklinik [vgl. Mühlstein, 1998, 196] hervorgehen sowie das Zeugnis des Elsässers Isch über Schweitzers medizinische Weiterbildung: »De nombreux extraits de sa correspondance se font l'écho de son souci de perfectionner ses connaissances. Dans sa correspondance avec le Professeur Oskar Kraus de Prague publiée dans les *Études Schweitzériennes* no. 3 10, nous notons dans une lettre du 22. 11. 1922: ›Je viens de Copenhague et me rends à Hambourg où je m'arrêterai à l'Institut de Pathologie Tropicale pour me renseigner sur ce merveilleux médicament qu'on a inventé récemment contre la maladie du sommeil‹. Et dans une lettre du 12. 11. 1923: ›L'achat d'instruments et de médicaments m'absorbe entièrement sans compter la poursuite de la formation médicale. Je veux devenir et il faut que je devienne un chirurgien capable de réussir tous les genres d'intervention. Ce n'est pas rien!‹«; Isch, in: E.S. 7, 1995, 25.

516 Günther/Götting, 2005, 27.

indigenen Heilpraktiken und Schweitzers schulmedizinischem Ansatz beispielhaft verdeutlicht werden kann. Zweitens wird die Therapie der Malaria betrachtet werden, einer Erkrankung, die in Schweitzers Schriften zumeist nur am Rande erwähnt wird, galt sie zu seinen Lebzeiten durch die Chinintherapie als beherrschbar. Diese prägt allerdings die gegenwärtige Forschungstätigkeit in Lambarene im 21. Jh. über die Verbindungen zum Tübinger DifäM (Deutsches Institut für ärztliche Mission) stark, da man – anders als zu Schweitzers Lebzeiten – heutzutage weit davon entfernt ist, der Krankheit, welche durch immer stärkere Resistenzbildung geprägt ist, Herr zu werden. Der Kontrast der Forschungsverbindungen zum Hamburger Bernhard-Nocht-Institut zu Schweitzers Lebzeiten und zum DifäM im 21. Jh. kann anhand der Malaria-Erkrankung darüber hinaus beispielhaft erhellt werden. In einem dritten Unterkapitel soll die Stellung und Therapie der Schlafkrankheit im tropenärztlichen Alltag von Lambarene beleuchtet werden, da hier Schweitzers wissenschaftlicher Forschungsansatz verdeutlicht werden kann. Des weiteren wird Schweitzers Umgang mit LeprapatientInnen in einem gesonderten Kapitel betrachtet werden, da hier die wissenschaftliche Entwicklung einzelner Therapieoptionen und sein sozialmedizinischer Behandlungsansatz exemplarisch dargestellt werden können. Am Umgang mit den einheimischen Giften werden die Grenzen der europäischen Biomedizin im afrikanischen Kulturkontext beleuchtet werden.

Die Kontakte Schweitzers zu verschiedenen Forschungsinstituten, welche den wissenschaftlichen Anspruch Schweitzers in seinem tropenärztlichen Handeln verdeutlichen, werden in einem zweiten Großkapitel dargestellt werden. Zunächst wird die Verbindung zum Hamburger Bernhard-Nocht-Institut in den 1920er-1940er Jahren (Kap. B.2.1.) und in einem weiterem Kapitel das internationale Forschungsnetzwerk Schweitzers (Kap. B.2.3.), welches bis in die Gegenwart Lambarenes hinein Ausdruck des lebendigen Spitalorganismus ist, betrachtet werden. Darüber hinausgehend wird in einem ersten Exkurs vor dem Hintergrund der Forschungsarbeiten am Hamburger Bernhard-Nocht-Institut Schweitzers Stellung zum Tierexperiment (Kap. B.2.2.), in einem zweiten Exkurs die generelle Bedeutung des klinisch-therapeutischen bzw. wissenschaftlichen Versuchs im tropenärztlichen Alltag anhand von Archivmaterial der Syracuse University Library N.Y. ansatzweise betrachtet werden (Kap. B.2.4.). In einem abschließenden Kapitel (B.2.5.) wird die Entwicklungsgeschichte der wissenschaftlichen Forschung in Lambarene von Schweitzers Lebzeiten bis in die Gegenwart dargestellt werden.

»Wer den Mediziner Schweitzer beurteilen will, muß im Kontext mitlesen, was an außermedizinischer Energie, Geduld und Fertigkeit auszubringen war, um aus dem völligen Nichts die Stätte zu schaffen, die dann weltweiten Symbolwert bekam. Insofern war die Frage nach der ärztlichen Versorgung eigentlich mit einer verengten Linse gestellt; sie verlangt ein Weitwinkelobjektiv. Gleichwohl:

es ist hinreichend klar geworden, dass der Arzt Schweitzer, ganz für sich gesehen, seinen Stand zwischen Wasser und Urwald würdig vertreten hat. Flüchtige Augen, die, über äußerer Primitivität und Unhygiene, seine Urwaldmedizin mit ›Buschmedizin‹ gleichsetzten, sahen an den Realitäten vorbei«[517].

517 Steffahn, rororo, 2006, 90.

B.1. Medizinischer Alltag in den Tropen – einzelne Tropenkrankheiten und ihre Therapie

B.1.1. Die Tropischen Geschwüre

Die Auseinandersetzung mit den tropischen Geschwüren nimmt seit Schweitzers Lebzeiten bis in die Gegenwart hinein einen Großteil der ärztlichen Tätigkeit in Lambarene ein und soll daher am Anfang der Betrachtungen stehen. Bereits in einem der ersten Briefe an die Mühlhausener Lehrerin Anna Schäffer aus dem Lambarenespital, am 18.5.1913, heißt es: »Für den Arzt, welch Elend! Geschwüre, Aussatz, Schlafkrankheit mit ihren entsetzlichen Schmerzen«[518]. Schweitzer verknüpft seinen Bericht sofort mit der Bitte um Nachsendung von Verbandsmaterial und fragt nach den Ursachen der zahlreichen Geschwüre.

Es werden von ihm unterschiedlichste *Geschwürstypen* erwähnt[519]: tiefliegende, multiple Muskelabszesse bei AfrikanerInnen wie EuropäerInnen[520], eingeklemmte Hernien[521] und Inzisionen von Tropen-Ulcera verschiedener Arten, Geschwüre infolge von Insektenstichen (Sandflöhen (Sarcopsylla penetrans) oder die Elephantiasis), infolge von Infektionen (Frambösia), die numerisch dominierenden phagedänischen Geschwüre und auch von Krebsgeschwüren berichtet er bereits zu Beginn seiner Tätigkeitsaufnahme in Afrika.[522]

Unter den 30–40 Kranken, welche Schweitzer im Durchschnitt täglich versorgte, fanden sich diverse Hautgeschwüre, meist im fortgeschrittenen Stadium,

518 LWD, 33. Es heißt dort weiter: »Es braucht aber Berge von Verbandzeug! Betteln Sie für mich überall altes Leinenzeug zusammen, wenn es auch noch so zerrissen ist, und schicken Sie es an Frau Prof. Fischer in Straßburg, Thomasgasse 15, die es mir hierher sendet«; LWD, 33; AW I, WU, 396.

519 Vgl. R. Müller (Lambaréné), L'Hôpital Albert-Schweitzer à 50 ans, in: Médecine et Hygiène, Journal suisse d'informations médicales, Genève, Vingt et unième année No. 621 18.12. 1963; Vingt-deuxième année No. 624 15.1.1964, Med et Hyg, 21–22: 1116–1117 et 38–40, 1963/4; S.10; Frankfurter Archiv.

520 Vgl. BRL 1924–27, 533f.

521 Vgl. ebd., 636; BRL 1930–54, 232f.

522 Vgl. Götting, 1964, 80.

u. a. durch Schädigungen des *Sandflohs* verursacht.[523] »Da sich an einem einzigen Fuß oft über 40 Sandflöhe eingenistet haben, so ist das Geschwür schon von Anfang an sehr umfassend. Als ich in Lambarene ankam, fand ich ein halbes Dutzend Schulknaben, welche an Gangräne der Zehen litten, die auf die [48] Zerstörungen des Sandflohes zurückgingen«[524]. Der weibliche Sandfloh (Rhynchoprion penetrans) bohrte sich in die Füße, vorwiegend unter den Zehennagel, legte dort seine Eier ab und verstarb im Anschluss daran außerhalb des Körpers des Wirts. Aufgrund der hygienischen Umstände, der nur sehr schmerzhaft möglichen mechanischen Entfernung der Eier, welche oft unterlassen wurde und der Neigung der Afrikaner zum Barfußlaufen, entstanden häufig infizierte Wunden, die eine Art Gangrän bildeten. Diese Plage war 1872 aus Südamerika nach Afrika eingeschleppt worden.[525] Schweitzer empfahl, beim ersten Jucken der Haut den Floh herauszubohren, da sich andernfalls in der entzündeten Haut weitere Sandflöhe einnisten und sich ein ausuferndes Geschwür bilden konnte. »Ich habe noch das Gebrüll in den Ohren, das jeden Samstagmorgen aus der Knabenschule zu Lambarene zu mir herüberdrang. An diesem Tage revidierte nämlich der schwarze Lehrer die Füße der Zöglinge und entfernte, auf eine manchmal primitive Art, die Sandflöhe, die sie aus Unachtsamkeit oder aus Angst vor der schmerzhaften Prozedur hatten stehen lassen. Zur Strafe rieb er ihnen dann Pfeffer in die Wunden. Die Angst vor dieser Strafe, sagte er mir, wäre das einzige Mittel, sie dazu zu bringen, sich die Sandflöhe jeden Abend selber auszubohren.

Auch die Tiere haben unter den Sandflöhen zu leiden. Als ich eines Abends zwischen N'Gomo und Lambarene in einem Dorfe haltmachte, kam ein gezähmter Schimpanse auf mich zu und zeigte mir mit kläglichem Gesicht seine Hände, wo ausgewachsene Sandflöhe und Wunden von vorhergegangenen Ausbohrungen nebeneinander zu sehen waren. Mein zahmes Wildschwein, auf den Namen Josephine hörend, kam von selbst ins Spital, um sich die Sandflöhe aus den Füßen ziehen zu lassen und ertrug die Schmerzen der Prozedur mit großer Geduld«[526]. Aufgrund der Häufigkeit dieser Erkrankung versuchte Schweitzer rasch nach seiner Ankunft auf dem Spitalgelände das prophylaktische Tragen von langen Hosen, Kniestrümpfen und Schuhen durchzusetzen.[527] Als einen Erfolg dieser sich allmählich durchsetzenden Maßnahme konnte er bereits in den Jahren des 2. Weltkrieges einen Rückgang der Geschwüre sehen,

523 Zur medizinhistorischen Einordnung der Tungiasis vgl. Grüntzig/Mehlhorn, 2005, 198f.
524 MLa, 1. Bericht 3–6/1913, 49.
525 Vgl. AW I, WU, 396. Woytt-Secretan, 1947, 80.
526 Mission 1919, VVA, 350f. Vgl. Woyt-Secretan, Blau, 1957, 12.
527 Vgl. Günther/Götting, 2005, 108; Geiser, 1974, 59.

was er aber auch auf einen Rückgang der Anzahl der Tiere zurückführte, ohne eine genauere Ursache benennen zu können.[528]

Eng verknüpft mit dieser Art von Geschwüren war auch die *Craw-Craw-Erkrankung*, die v. a. die Füße und Unterschenkel befiel und sehr schmerzte. »Ihr Erreger ist unbekannt. Die Behandlung besteht darin, dass man das Geschwür mit einem Watteproppfen ausbohrt, bis es richtig blutet. Dann wird es mit Sublimat ausgewaschen und mit Borsäure, die bekanntlich ein Pulver ist, ausgefüllt. Darüber kommt ein Verband, den man zehn Tage liegenläßt«[529]. Schweitzer erkrankte selbst an diesem Geschwürstyp, von dem man in den Anfangsjahren in Lambarene nicht den Erreger kannte, aber vermutete, dass dieser auf Grashalmen saß.[530]

Zahlenmäßig dominierte diese Erkrankung allerdings nicht, sondern die an die Lues – mit ihren tiefen, runden, scharf umrandeten, ausgestanzten Geschwüren –[531] erinnernden hoch-kontagiösen *Framboesiageschwüre* traten häufiger auf[532]: »Diese Krankheit heißt ›Himbeerkrankheit‹, weil sie mit leicht blutenden, rundlich erhabenen Hautaffektionen beginnt, die tatsächlich an die rötliche Frucht erinnern. [...] Später, nach Ablauf dieser Erscheinungen, treten dann, durch Jahre hindurch, Geschwüre an den verschiedensten Körperteilen auf. Sie können Nase und Rachen zerstören. Wo Ärzte vorhanden sind, kann dem Übel begegnet werden, da es auf Gaben von Jodkalium und, noch besser, auf intravenöse Einspritzungen von Neo-Salvarsan prompt weicht. Am Ogowe hatten schon die amerikanischen Missionare Jodkalium mit Erfolg verabreicht. Wenn ein Bote aus dem Innern mit einer Flasche um den Hals zu mir kam und sagte, er solle ›den Trank‹ für einen Kranken holen, brauchte ich nicht lange zu fragen, um welche Medizin es sich handelte, sondern wußte, daß er dreißig Gramm Jodkalium in einen Liter Wasser gelöst wünschte. Leider sind Jodkalium und Neo-Salvarsan, ebenso wie Chaulmoograöl und Atoxyl, sehr teure Medikamente«[533]. Schweitzer erwähnt Behandlungsunterschiede in der Therapie zwischen sich und seinen Vorgängern: »Die alte Behandlung bestand darin, dass man die Geschwüre mit einer Lösung von Kupfersulfat (Cuprum sulfuricum) betupfte und dem Kranken zweimal täglich zwei Gramm Jodkali (Kalium jodatum), in Wasser gelöst, gab. Neuerdings hat sich gezeigt, dass Einspritzungen von Arsenobenzol in die Armvenen schnelle und dauernde Heilung bringen«[534].

528 Vgl. BRL 1930–54, Folge März 1946, Kriegsjahre, 239.
529 AW I, WU, 397.
530 Vgl. Woyt-Secretan, Blau, 1957, 12.
531 Vgl. AW I, BRL 1924–27, Frühjahr bis Herbst 1924, 512.
532 Zur Erkrankung in ihrem medizinhistorischen Kontext vgl. Grüntzig/Mehlhorn, 2005, 146f.
533 Mission 1919, VVA, 351f. Zur Behandlung der Frambösie – wie auch der Lues – mit Salvarsan in der Medizingeschichte vgl. Grüntzig/Mehlhorn, 2005, 138ff.235.
534 AW I, WU, 397.

Durch seine neuartige Therapie der Injektion von Neosalvarsan (Arsenobenzol) wurde Schweitzers Ruf unter den Afrikanern gefestigt.[535]

V.a. bei Arbeitern aus dem Landesinneren trat ein Geschwürstyp auf, die *phagedänischen* Geschwüre (Ulcus phagedaenicum tropicum), welcher Schweitzers medizinisches Alltagsgeschäft dominierte. Viele Arbeiter wurden arbeitsunfähig: »In unreinen Hütten beieinander hausend und aller Hygiene bar, stecken sie sich natürlich gegenseitig an. Es kommt vor, daß mir von einem Holzplatz auf einmal ein Dutzend Leute zugehen, bei denen phagedänische Geschwüre im Anschluß an einen einzigen Fall ausgebrochen sind«[536]. Mit dieser Art von Geschwüren wurde Schweitzer auch bei dem Stamm der »Bendjabis« konfrontiert: »Einige von ihnen sind so elend, daß wir sie wohl kaum retten können. Bei längerer Dauer nämlich fangen die mit den Geschwüren gegebenen Fäulnisstoffe an, das Allgemeinbefinden in schwerster Weise zu schädigen. [...] Morgens, wenn zum Verbinden gerufen wird, kommen Patienten hergerutscht und hergekrochen, weil die Geschwüre ihnen das Gehen unmöglich machen«[537]. Einzelne abgeordnete, oft aus den Niederlanden stammende Ärztinnen und Pflegerinnen (Frau Dr. Wildikann und die Krankenschwestern Toni van Leer und Ali Silver) widmeten sich v. a. diesen Kranken.[538] Die Geschwüre reichen von den Füßen übers Schienbein bis zu den Knien[539], sind äußerst schmerzhaft und übel riechend. Nicht wenige Kranke versterben aufgrund mangelnder sozialer Fürsorge aufgrund des Gestanks und der Ohnmacht der Fetischeure[540] außerhalb von Lambarene: »Nicht selten ist das ganze Bein eine einzige wunde Fläche, in der die Sehnen und [397] Knochen wie weiße Inseln liegen. Die Schmerzen sind furchtbar. Der Gestank ist derart, dass es niemand in der Nähe dieser Kranken aushalten kann. Sie liegen in irgendeiner Hütte und bekommen das Essen gebracht. Nach und nach magern sie ab und sterben, nachdem sie furchtbar gelitten haben. Diese schrecklichsten der Geschwüre sind am Ogowe sehr verbreitet«[541]. Ein Drittel der an Geschwüren Erkrankten in Lambarene leidet unter diesem Geschwürstypus.[542] »Die Behandlung besteht darin, daß man das Geschwür alle fünf oder sechs Tage in Narkose mit dem scharfen Löffel auskratzt, bis alles kranke Gewebe nach und nach entfernt ist. In der Zwischenzeit macht man feuchte Verbände mit Kalium permanganicum oder bestreut die Geschwürsfläche mit Borsäure und Natrium bicarbonicum, zu gleichen Teilen

535 Vgl. Woytt-Secretan, 1947, 79; Woyt-Secretan, Blau, 1957, 12.
536 BRL 1924–27, 553.
537 AW I, BRL 1924–27, Winter und Frühling 1924, 578.
538 Vgl. BRL 1930–54, Mai 1937, 179f.; Oswald, 1971, 142f.
539 Vgl. SiU, 13.
540 Vgl. Mai, 1992, 35; Woyt-Secretan, Blau, 1957, 11.
541 AW I, WU, 398.
542 Woytt-Secretan, 1947, 80f.

gemischt«[543]. Schweitzer erlebt wegen der Länge der Behandlung viele Probleme im klinischen Alltag.[544] Die Patienten werden zu Dauergästen in Lambarene: Ihre medizinische Versorgung und Ernährung stellte teilweise über Monate besondere Anforderungen an das Lambarener Team, bevor sie geheilt entlassen werden konnten[545]. Das verstreute Archivmaterial enthält verschiedene Krankenakten von Patienten u.a. mit phagedänischen Geschwüren und gibt damit Einblick in den klinischen Alltag der Versorgung dieser Kranken. An diesem Ort sei auf dieses Material nur verwiesen.[546]

Neben den phagedänischen Geschwüren gab es die *Elephantiasis*-Tumoren in Lambarene, von den an zahlreichen Stellen berichtet wird.[547] »Verursacht sind diese oft monströsen Gebilde durch die Spätfolge einer Übertragung mikroskopisch kleiner Würmchen (Filarien), die ihrerseits durch Insektenstiche in den Menschen, dessen Blut- und Lymphbahn gelangen. Haben sich solche Geschwülste einmal zu großen Gebilden entwickelt, bleibt nur operative Abhilfe übrig. In den Berichten des Spitals finden sich Aufzeichnungen (auch Lichtbilder) von Hodengeschwülsten von 30, ja sogar 40 kg Gewicht. Ein solcher Eingriff dauert 5 Stunden und mehr und erfordert größte Umsicht zur Blutstillung. […] Der Geheilte wird nach der Rückkehr in sein heimisches Dorf wie ein Wunder bestaunt«[548]. Die Ärzte in Lambarene berichten von einer Krankheitsätiologie und aufwändigen Operationen dieser Elephantiasis-Patienten.[549] Durch die Dominanz dieser Erkrankung im klinischen Alltag, wurde auch Schweitzers Neugierde als Forscher auf diesem Gebiet geweckt.[550] »Auch wenn die Hernien und Inzisionen der unzählbaren Geschwüre sowie andere Eingriffe, die man zur sog. ›kleinen Chirurgie‹ rechnet, zahlenmäßig im Vordergrund standen, so hat sich Dr. Schweitzer schon zu einer recht frühen Zeit der Operation von Elefan-

543 AW I, BRL 1924–27, Frühjahr bis Herbst 1924, 515. Vgl. auch Mission 1919, VVA, 351f.

544 Es gibt aber auch Fallberichte, die vom fehlenden Vertrauen in die von Schweitzer angewandte Heilkunst Zeugnis ablegen; vgl. AW I, BRL 1924–27, Frühjahr bis Herbst 1924, 513–515.

545 Vgl. AW I, WU, 398.

546 U.a. in: Mai, dort beispielsweise Abbildung 24, 1992, 70.

547 Zur medizinhistorischen Einordnung der Elephantiasis vgl. Grüntzig/Mehlhorn, 2005, 218–220.200–221.

548 Mai, AS-Spital, 1984, o.S.

549 Mai hat zur Ätiologie dieser Erkrankung folgendes zusammengetragen: »Durch eine Verstopfung der Lymphbahnen können riesige Tumoren (Anschwellungen) entstehen. Da diese besonders häufig an den Beinen vorkommen und Ober- und Unterschenkel zu mächtigen Verdickungen verformen, hat sich die Bezeichnung Elefantiasis eingebürgert. Sie wird auch beibehalten, wenn andere Körperstellen befallen sind. [38…] Streng genommen gehört die Elefantiasis bereits zu den durch Tiere verursachten Schäden (Zoonosen). Die Überträger sind Tiere und die Filarien ebenfalls, wenn auch mikroskopisch klein«; Mai, 1992, 40.

550 Vgl. BRL 1924–27, 636; BRL 1930–54, 42; MLa, 1. Bericht 3–6/1913, 51.

tiasis-Geschwülsten zugewandt. [...] Dies war nun gewiß alles andere als ›kleine Chirurgie‹. [...] Ich glaube nicht, daß der Straßburger Student und Praktikant viel Gelegenheit hatte, sich auf solche Anforderungen vorzubereiten. Um so wertvoller erscheinen mir die damals gegebenen Einzelheiten eines optimalen operativen Vorgehens, um eine möglichst weitgehende Schonung der Gefäße und damit den geringst möglichen Blutverlust zu gewährleisten«[551]. Schweitzer entwickelte ein neues Verfahren in der Anwendung von Hautplastiken bei der Operation von Elephantiasisgeschwüren, auf welches im Rahmen dieser Arbeit nicht näher eingegangen werden kann. Rasch spricht sich das medizinische Geschick bei der Heilung von Elephantiasistumoren im Umkreis von Lambarene herum.[552]

Am Rande der Berichte aus Lambarene erscheint die *Krätze* (Scabies)[553]: Manche Patienten werden durch den Juckreiz am Schlafen gehindert, kratzen sich den Körper wund und erleiden eiternde Superinfektionen. Albert Schweitzer konnte diesen Patienten rasch helfen: »Nachdem der Patient im Fluß gebadet hat, wird er, so lang er ist, mit einer Salbe angestrichen, die ich aus Schwefelpulver (Sulfur depuratum), rohem Palmöl, Ölresten aus Sardinenbüchsen und Schmierseife bereite. In einer Blechdose, in der sterilisierte Milch

551 Mai, 126f.

552 Dieses geht aus folgendem Bericht Schweitzers aus den Anfangsjahren hervor: »Welchen Ruf die in unserem Spital betriebene Chirurgie durch die Tätigkeit von Dr. Lauterburg, Dr. Mündler, Dr. Hediger, Dr. Stalder, Frl. Dr. Schnabel und neuerdings durch die von Frl. Dr. Schmitz besitzt, erfuhren wir vor einigen Wochen, als miteinander sechs Wilde mit Elephantiasistumoren von fünfhundert Kilometer weit her aus dem Innern. [...] ›Operiert uns gut‹, sagten sie bei ihrer Ankunft. ›Kommen wir glücklich nach Hause, so treffen vier Kanus voll Männer mit Elephantiasis bei euch zur Operation ein.‹ Der größte dieser Tumoren wog fünfundzwanzig Kilo. Fast hätten wir den Träger desselben verloren. Über der sehr langen und schmerzhaften Operation erlitt er eine Herzschwäche, deren wir nur schwer Herr wurden. In Narkose lassen sich diese Operationen nämlich ihrer langen Dauer wegen nicht ausführen. Die Lokalanaesthesie aber bleibt immer unbefriedigend, weil sie in dem Elephantiasisgewebe nicht wirksam ist. Überdies bedeutet die Entfernung eines so großen Tumors, besonders da damit ein sehr großer Blut- und Lymphverlust einhergeht, einen ›Schock‹, der unter Umständen sehr gefährlich werden kann. Wir sind immer erschüttert, zu sehen, mit welcher Zuversicht sich die Träger so großer Elephantiasistumoren auf den Operationstisch legen, als handelte es sich um einen ganz gefahrlosen Eingriff. [...] Schon nach acht Tagen sind unsere operierten Elephantiasispatienten so verjüngt, daß wir sie fast nicht mehr erkennen. Wie teuer uns diese Operationen und die wochenlange Verpflegung zu stehen kommen, ahnen diese braven Wilden nicht. Und wenn sie sich auf den Heimweg machen, muß ich jeden von ihnen noch mit Geld ausstatten, daß sie sich Kanus mieten und Lebensmittel auf der langen Reise verschaffen können«; BRL 1920–54, 41f. Diese Äußerungen Schweitzers erinnern an aktuelle gesundheitsökonomische und politische Diskussionen der Patientenversorgung im Zeitalter der finanziellen Ressourcenverknappung, vgl. dazu u.a. Aumüller/Grundmann/Vanja (Hg.), Der Dienst am Menschen. Krankenversorgung zwischen Caritas, Medizin und Ökonomie vom Mittelalter bis zu Neuzeit, Marburg 2007.

553 Zum medizinhistorischen Hintergrund der Skabies vgl. Winkle, [3]2005, 1050–1066.

ankam, erhält er noch eine Portion mit, um sich zu Hause zweimal selber anzustreichen. Der Erfolg ist ausgezeichnet. Am zweiten Tag bereits läßt das Jucken nach. Meine Krätzsalbe hat mich in wenig Wochen weithin berühmt gemacht«[554].

Zum Schluss des Kapitels über die tropischen Geschwüre darf nicht der Blick auf den *onkologischen* Bereich im klinischen Alltag fehlen. Neben dem Auftreten von Magengeschwüren bei Menschen und Tieren[555] enthalten die Berichte aus Lambarene in der Frühzeit aufgrund der geringen Anzahl der Fälle wenig Aussagen über Karzinome. »Das Datum des Aufkommens des Karzinoms (Krebs) [...] ist für unsere Gegend nicht mit derselben Sicherheit festzustellen wie die der Blinddarmentzündung. Wir können nicht mit Bestimmtheit behaupten, daß es früher hier gar keinen Krebs gab, weil die mikroskopische Untersuchung aller festgestellten Tumo- [278] ren (Geschwülste), die über ihre Natur Auskunft gibt, hier erst seit einigen Jahren stattfindet. Nur so viel kann ich aus meiner eigenen bis auf 1918 zurückgehenden Erfahrung sagen, daß, wenn Krebs vorkam, dies immerhin sehr selten gewesen sein muß und daß er erst mit der Zeit etwas häufiger geworden ist. [...] Es liegt nahe, diese Tatsachen mit der Zunahme des Salzkonsums der Eingeborenen zusammenzubringen«[556], welches ab 1874 mit den weißen Siedlern in Kilosäcken ins Land gebracht wurde. Schweitzer hat in der Folgezeit immer häufiger von Karzinomerkrankungen berichtet, die Hypothese des vermehrten Salzkonsums als Auslösefaktor in seinen Schriften allerdings nicht wieder aufgegriffen.[557]

Die *Therapie* der tropischen Geschwüre reicht von der Beschreibung von intravenösen Einspritzungen bis zu Hauttransplantationen[558] und zeigt, wie umfangreich Schweitzers therapeutisches Wirken in Lambarene war. Gab es Hauttransplantationen selten, so bildeten die Injektionen allsamstäglich einen selbstverständlichen Teil des Klinikbildes: Die zahlreichen – bis zu 20 pro Tag – intravenösen Einspritzungen gelingen aufgrund der fehlenden transdermalen Sichtbarkeit des Gefäßverlaufs, aufgrund einer infolge von Hautausschlägen verhärteten Cutis und des schlechten Ernährungszustandes der Patienten teilweise nur unter Mühen: »Ein kleines Schlafkrankheitsmädchen, Zitombo, ist

554 AW I, WU, 351. Vgl. auch MLa, 1. Bericht 3–6/1913, 51.

555 So wurde beim Verkauf von Eingeweiden durch Einheimische bei einem Krokodil ein Magengeschwür festgestellt; vgl. Mai, 1992, 60.

556 BRL 1930–54, Herbst 1945-Frühjahr 1954, 279.

557 Eine umfangreiche Darstellung der in den Jahren 1961–1963 in Lambarene vorgekommenen Tumorerkrankungen liefert R. Müller (Lambaréné), L'Hôpital Albert-Schweitzer à 50 ans, in: Médecine et Hygiene, Journal suisse d'informations médicales, Genève, Vingt et unième année No. 621 18. 12. 1963; Vingt-deuxième année No. 624 15. 1. 1964, Med et Hyg, 21–22: 1116–1117 et 38–40, 1963/4; 10f.; Frankfurter Archivmaterial. Vgl. daraus folgende tabellarische Übersicht: »Tumeurs malignes diagnostiquées en 1961 et 1962 Total: 50 cas Sarcomes [et...] Carcinomes«; R. Müller, a. a. O., 11.

558 Vgl. Steiner, 1990, 7.

unsere gefürchtetste Patientin. Gar manches Stückchen Zucker muß ihr in den Mund gesteckt werden, um ihre Tränen zu stillen, wenn die Nadel immer wieder in dem dünnen Ärmchen herumsucht. Wenn dann alles vorüber ist, wird sie auf dem Arm des Doktors aus dem Spital herausgetragen«[559]. Die besondere europäische Afrikaprosa, die Erzählungen wie dieser innewohnt, hat Caroline Fetscher herausgearbeitet: »Der schwarze Körper ist paradigmatisch für den dunklen Körper, der sich dem Licht und dem Beobachtetwerden widersetzt. [...] Der Neger trägt auf nackter Haut die Nacht. Schwarz kommt aus Afrika«[560].

Die kleine alltägliche Chirurgie in Lambarene war für die AfrikanerInnen immer wieder ein *besonderes Rätsel.*[561] Waren sie mit ihren heilkundlichen Maßnahmen ohnmächtig gegenüber den großen Geschwüren[562], so stand Schweitzer zusammen mit seinen HelferInnen ebenso fassungslos vor dem Ausmaß der Zerstörung, welches durch die indigenen Heilpraktiken angerichtet wurde. »Sie gehen darauf aus, den Eiter abzuschließen, indem sie die Wunde mit [Anfang 351] biegsamer Baumrinde verbinden oder sie mit Blättern und Harz zudecken, statt ihn abfließen zu lassen oder aufsaugende Verbände darauf zu legen. Mein Heilgehilfe und ich brauchten manchmal eine halbe Stunde, bis wir einen infolge solcher Behandlung zerfressenen Fuß erst nur notdürftig vom Verbande und dem Eiter befreit hatten«[563]. Es gibt unzählige Fallberichte aus den ersten Jahren des Wirkens in Lambarene.[564] Kehrten die von ihren langjährigen Geschwüren befreiten PatientInnen geheilt in ihre Heimatdörfer zurück, so kamen viele aus dem Staunen nicht mehr heraus: Todgeweihte jagten den Zurückgebliebenen einen Schrecken ein, da jene eher an Geister als an eine Genesung glauben wollten.[565] Schweitzer ist sich des Erfolges seiner Therapie bewusst und wird nicht müde, in Europa um Spenden für die Versorgung der »Tumorpatienten« zu werben: »Mögen die Mittel noch so beschränkt sein: was man damit ausrichten kann, ist viel. Schon allein die Freude der mit Geschwüren Behafteten zu sehen, wenn sie endlich einmal sauber verbunden sind und mit ihren wunden Füßen nicht immer im Schmutz laufen müssen, wäre es wert, dass man hier arbeitet!«[566].

559 BRL 1924–27, 516f.
560 Fetscher, 1993, 128.
561 Vgl. Mai, 1992, 39f.
562 Schweitzer berichtet von Baumrindenpulver, welches in der Wunde zu einem festen Teig wird und damit den Eiterabfluss behindert; vgl. AW I, WU, 351.
563 Mission 1919, VVA, 350f. Vgl. auch Payne, 1964, 113.
564 Viele PatientInnen konnten aufgrund der langen Vorbehandlung mit einheimischen Heilmethoden auch in Lambarene nicht mehr gerettet werden; vgl. Oswald, 1986, 9f; Kleberger, 1989, 98.
565 BRL 1924–27, 607.
566 LWD, 40. Aus dem Rundbrief Albert Schweitzers nach Straßburg für die Förderer und Freunde seines Werkes.

Statistisches Material belegt die großen Erfolge in der Chirurgie Lambarenes: »Im ganzen wurden in unserm Spital im Verlauf des Jahres 1930 hundertachtundzwanzig Operationen – kleinere chirurgische Eingriffe nicht mit eingerechnet – ausgeführt. Von diesen Operierten starben sieben. Bei dreien allerdings, die in hoffnungslosem Zustand eingeliefert worden waren, hatten wir nur operiert, um nichts unversucht zu lassen«[567]. Ab Mitte der 1930er Jahre traten die tropischen Fußgeschwüre unverändert in ihrer Anzahl auf[568], allerdings besaßen die Ärzte in Lambarene immer bessere therapeutische Optionen, vgl. das Zeugnis des Pädiaters Hermann Mai: »Ich kann hier sogleich anfügen, daß auch heute im Zeitalter der Sulfonamide und Antibiotika das Tropen-Ulcus zwar gewiß seltener geworden, seine Behandlung rascher möglich ist als in den Anfangszeiten Lambarenes, aber verschwunden, wie andere Eiterungen, ist das Ulcus nicht«[569]. In den 1960er Jahren wuchsen die therapeutischen Behandlungsoptionen weiter.[570] Ab den 1980er Jahren sind die medikamentösen Optionen durch den Einsatz von Breitbandantibiotika wiederum stark erweitert: »Die früher so gefürchteten Tropengeschwüre sind zwar nicht verschwunden, heilen aber bei gezielt moderner Therapie etwas rascher als früher«[571]. Zudem sind die plastisch-chirurgischen Behandlungsoptionen bereits zu diesem Zeitpunkt stark erweitert.[572] Zur weiteren therapeutischen Entwicklung in Lambarene vgl. Kap. B.2..

B.1.2. Das Sumpf- oder Wechselfieber (Malaria)

Während die Lepra und Schlafkrankheit einen breiten Raum in Schweitzers »Mitteilungen aus Lambarene« (s. o.) einnehmen, so überrascht das geringe Interesse an der Malaria, einer Sammelbezeichnung für durch Plasmodien/Protozoen hervorgerufene Infektionen, welche typisch für die Tropen ist. Waren die beiden erstgenannten für den in Straßburg und Paris ausgebildeten Tropenmediziner (1911–1913) ärztliches, überraschendes Neuland, so gilt dieses nicht für die Malaria. Bereits bei seiner ersten Abreise verfügte er aufgrund seiner Ausbildung in Straßburg und Paris sowie durch den tropenmedizinischen

567 BRL 1930–54, 42.

568 Vgl. BRL 1930–54, Januar 1935, 118.

569 Mai, 1992, 127.

570 Rhena Schweitzer berichtet in den 1960er Jahren von zahlreichen tropischen Geschwüren, Frambösie, Hauttuberkulose und Carcinomen; vgl. Rhena Schweitzer, Lambarene März-August 1964, DASZF, o. J., o.S.

571 Mai, AS-Spital, 1984, o.S.

572 In den 1960er Jahren arbeitete der tschechische Facharzt für Plastische Chirurgie Dr. Sedlaczek in Lambarene; vgl. den Bericht in: Fischer, 1984, 39.

Unterricht während der Überfahrt nach Lambarene über reiche Kenntnisse hinsichtlich der klinischen Krankheitsmanifestation, ihres Überträgers (*Anophelesmücke*)[573], ihres Verlaufs, ihrer Therapie, Vorbeugung und Prognose.[574] Die feuchten, direkt unter dem Äquator gelegenen Sumpf-Gebiete des Ogoweflusses und damit Lambarenes bildeten ideale holoendemische Lebensbedingungen für die Anophelesmücke, was bedeutete, »daß praktisch jedes Überträger-Insekt (Moskito) den Krankheitskeim beherbergt, daß somit jeder Stich zur Infektion führt und daß infolgedessen kaum ein Bewohner einer solchen Region von der Ansteckung verschont bleibt«[575]. Standen vereinzelte Missionare zu Beginn des 20. Jh. der Gefahr der Ansteckung noch relativ unwissend gegenüber[576], so herrschte zu Schweitzers Lambarenezeiten eine ausgeprägte Prophylaxe vor, welche durch den Einsatz von Moskitonetzen aus weißer Gaze[577], dem Tragen heller Kleidung, dem abendlichen Geschlossenhalten von Türen und Fenstern[578] und dem Einsammeln von herumliegenden Blechbüchsen als Brutstätten der Anophelesmücke[579] geprägt war. Nach Albert Schweitzers Schriften trat die Malaria »in verschiedenen Formen auf, von der die Malaria

573 1880 hatte der französische Militärarzt Louis Alphons Laveran (1845–1922) in Algier »bei der mikroskopischen Prüfung von Blut malariakranker [772] Fremdenlegionäre [...] zwischen den Erythrozyten ›kleine, amöboid bewegliche Gebilde‹« gesehen, »die er im Blut Gesunder niemals finden konnte und die er daher für die Erreger der Malaria hielt. Die Blutproben mussten während des Fieberanfalls und vor dem Gebrauch von Chinin entnommen werden«; Winkle, [3]2005, 773. Vgl. zur Entdeckung des Infektionskreislaufs in der Anophelesmücke durch Ronald Ross Kap. B.2.1.

574 Zur medizinhistorischen Einordnung der Malaria vgl. Grüntzig/Mehlhorn, 2005, 94f.126–141.142f; Bernadino Fantini, Malaria and the First World War, in: Eckart/Gradmann, 2003, 241–272; Harrison, Mosquitoes, Malaria and Man: A History of the Hostilities since 1880, 1978; Ruffie/Sournia, Die Seuchen in der Geschichte der Menschheit, [2]1987, Kap. VI. Über Luft, Wasser und Örtlichkeiten [Malaria], 146–170; Schimitschek/Werner, Malaria Fleckfieber Pest, 1985, darin Teil 1: Malaria, 15.72.

575 Mai, 1992, 30. Der Arzt Müller berichtet folgendes von der Therapie in den 1960er Jahren in Lambarene: »Le rôle de la malaria est également discuté. [..] Nous employons à cet effet avant tout de la chloroquine (Aralen, Resochine, Nivaquine), tandis que la quinine est réservée aux cas les plus graves de malaria, et avant tout à sa forme cérébrale«; R. Müller (Lambaréné), L'Hôpital Albert-Schweitzer à 50 ans, in: Médecine et Hygiene, 1963/4; 9, Frankfurter Archiv.

576 So hatte die Lehrerin Galley in Talagouga v. a. von Konserven gelebt und litt bald in Ermangelung eines Moskitonetzes unter Anämie und Malaria; vgl. Siefert, 1986, 103. Die Folgen einer fehlenden Malariaprophylaxe bekamen aber auch noch die Schweitzermitarbeiter in Lambarene zu spüren, wie von Marie Secretan am 28.1. 1930 von einem wagemutigen Engländer berichtet wird, welcher während seines dreijährigen Tropenaufenthalts die Einnahme von Chinin nur belächelt hatte. Zum Zeitpunkt der Untersuchung fanden sich »20 Parasiten in einem Blickfeld des Mikroskops«, und der Patient musste langsam an die Gabe von Chinin gewöhnt werden; Mai, 1992, 32.

577 Vgl. SiU, 17.

578 Vgl. Woytt-Secretan, 1947, 79; Barthélemy, 1953; 29.

579 Vgl. AGe, 72.

tropica die gefährlichste ist. Die Erreger sind außer- [80] ordentlich kleine, einzellige Lebewesen, sogenannte Plasmodien, die sich im menschlichen Blut entwickeln. Viele Bewohner Afrikas finden gar nichts dabei, dass sie gelegentlich Fieber mit Schüttelfrost haben. [...] Die Anfälle der Malaria gehen zwar bald vorüber, die Krankheit wirkt aber, wenn sie erst einmal chronisch geworden ist, außerordentlich schwächend und ist meist mit Anämie verbunden. Auch die Milz schwillt dann sehr stark an. [...] Doch gibt es heute wirksame Mittel, meistens in Tablettenform, die eine Erkrankung schon in ihrer ersten Entwicklung unterbrechen und damit einen Malariaausbruch verhindern«[580]. Aufgrund dieser Maßnahmen konnte bereits 1913 einer Malariainfektion vorgebeugt werden. Stolz heißt es am 6.10.1913 in einem Brief an ein Straßburger Gemeindemitglied: »Noch kein Anfall von Fieber! Freilich muss man sehr vorsichtig leben«[581]. Dennoch litt das Ehepaar Schweitzer unter den zahlreichen Insekten Lambarenes, welche den Nachtschlaf behinderten, wie aus einem Brief an den Verleger August Albers (1873–1941) vom 27.4.30 hervorgeht: »Noch schlimmer als die Moskitos sind winzig kleine Stechmücken, gegen die kein Moskitonetz Schutz gewährt. Da wirft man sich mit brennenden Armen und brennendem Kopf auf dem heissen Bett hin und her. [107...] Dieser kleinen Stechmücken wegen schreibe ich dir also mit einem Brummschädel, als hätten wir bis in den Morgen mit bestem Münchener Bier gekneipt«[582].

Schweitzer besaß bereits beim ersten Aufenthalt 1913 einen ausreichenden Medikamentenvorrat an *Chinin*, dem zu Beginn des 20. Jahrhunderts souveränen Heilmittel gegen Malaria.[583] »Wir nahmen es im Spital regelmäßig ein, von uns war nie jemand malariakrank«[584]. Bereits bei seinem ersten Tropenaufenthalt brachte er 70 Materialkisten in Port Gentil an Land. Mangel an Chinin trat in der Spitalgeschichte zu keinem Zeitpunkt auf. Schweitzer orderte kontinuierlich dieses Medikament, wie aus einem Brief vom 9.1.1941 an den Arzt Edward Hicky Hume (1876–1957; The Christian Medical Council for Overseas Work, New York), hervorgeht: »Aber wenn Sie die Bestellung verringern, so verringern Sie nicht die 5 Kilo Chinin. Die brauchen wir unbedingt. Ich

580 Götting, 1964, 81. Vgl. auch Lauterburg-Bonjour, 1942, 62; Italiaander, 1955, 20.

581 LWD, 39.

582 Ebd., 108. Vgl. auch Geiser, 1974, 97.

583 Zur Geschichte des Chinins vgl. zur Prophylaxe Grüntzig/Mehlhorn, 2005, 52f. Zunächst hatte es in der Medizingeschichte Widerstände gegen eine Chininkur gegeben, da es die »Leistungsfähigkeit der Arbeiter« schwäche, a.a.O., 149. Als es 1825 im Jeverland zu einer Malariaepidemie kam, erfolgte die Therapie aus ökonomischen Gründen zunächst nicht mit Chinin: »An der Nordseeküste wurde bei Malariafällen Arsenik und Opium benötigt, nicht zuletzt deshalb, weil das Chinin zu teuer war. Auf der Marsch war das Wechselfieber doppelt so häufig wie auf der Geest und fast achtmal so häufig wie auf dem ›Sande‹ (Dünensand). Das Leiden hieß mit Recht ›Marschfieber‹«; Winkle, [3]2005, 769.

584 Siefert, 1986, 100.

hätte sogar 6 Kilo bestellt, wenn es billiger wäre«[585]. Aus den Mitteilungen aus Lambarene geht Schweitzers Dankbarkeit über dieses Medikament deutlich hervor. Zugleich will er damit die Spendenbereitschaft seiner Geber bestärken.[586] Chinin wurde sowohl zur Prophylaxe[587], zur Notfalltherapie[588] und zur Behandlung der chronischen Malaria – bei Europäern wie Afrikanern –[589] in Lambarene erfolgreich eingesetzt. Das therapeutische Spektrum wurde im Laufe der Jahre kontinuierlich erweitert: »Neuerdings verfügen wir neben dem Chinin noch über das Atebrin, das Plasmochin und andere die Malariaparasiten abtötende Stoffe«[590]. Zudem wurde Chinin nicht nur oral und intramuskulär, sondern auch intravenös verabreicht.[591]

Die *Malariadiagnostik* bereitete Schweitzer wenig Schwierigkeiten, weshalb er kaum schriftlich zu Beginn seiner Arbeit oder mündlich in späteren Lebensjahren davon erzählt hat. Mithilfe des Mikroskops konnte er im »dicken Bluttropfen«[592] mit relativ einfachen Mitteln eine Differentialdiagnose zur Schlafkrankheit stellen. Ebenso erwähnt er keine Einzelheiten der verschiedenen Entwicklungsstadien nach einem Stich der Anophelesmücke in den roten Blutkörperchen der Gestochenen. Diese Vorgänge waren ihm durch seine tropenmedizinische Ausbildung in Europa vertraut.[593]

Neu sind für ihn die zahlreichen *Komplikationen* infolge der meist chronischen Infektion mit Malaria, allen voran Rheumatismus[594], Milz- und Lebervergrößerungen[595]. Schweitzer berichtet von therapeutischen Fortschritten während seiner Jahre in Afrika: »Einen großen Fortschritt hat die Tropenmedizin in der Behandlung der mächtigen Milzvergrößerungen (Splenomegalien)

585 LWD, 159.

586 Vgl. Mai, 1992, 31.

587 Schweitzer empfahl seinen MitarbeiterInnen, »täglich ein Viertelgramm Chinin zu nehmen. Wer diese Vorschriften gewissenhaft befolgt, hat gut Aussicht, auch in Gegenden, in denen Malaria sehr verbreitet ist, von ihr verschont zu bleiben«; SiU, 11. Resochin war auch in den 1990er Jahren zur Prophylaxe in Lambarene empfohlen, vgl. den Bericht von Lenk, 1990, 22.

588 Vgl. den Bericht von »Frau Missionar Faure« aus N'Gômô; in AW I, WU, 369 und das Zeugnis des Lambarenemitarbeiters Neukirch, in: ders., 2010, 111f.

589 Vgl. SiU 11. Vgl. auch den Bericht der Zeitzeugin Kleberger, 1989, 99.

590 SiU, 11.

591 Vgl. Mission 1919, VVA, 347f.

592 Über diese spezielle mikroskopische Untersuchung zur Diagnostik berichtet Mai: »Die Malaria-Erreger sind in einem ›dicken Tropfen‹ im Blut zu entdecken. Damit läßt sich die Diagnose eindeutig sichern und folglich die spezielle Therapie […] durchführen«; Mai, 1992, 18.

593 Vgl. Mai, 1992, 31.

594 Schweitzer übersetzt dieses Leiden in die Sprache seiner Patienten: »›Der Wurm beißt in allen Gelenken‹. Chinin und salizylsaures Natron setzen seinem Wüten ein Ziel«; MLa, 2. Bericht 7/1913–1/1914, 80.

595 Vgl. Mission 1919, VVA, 347f; MLa, 1. Bericht 3–6/1913, 49.

[…] zu verzeichnen. Sie verdankt ihn vornehmlich der italienischen Wissenschaft. […] Mit der neuen Behandlungsweise gelingt es sehr oft, diesen Kranken die Gesundheit wiederzugeben. Sie besteht in intravenösen Einspritzungen von je einem Kubikzentimeter Adrenalinlösung, wobei der Patient zuerst nur ein Hundertstelmilli- [213] gramm Adrenalin erhält. Im Verlaufe gesteigerter Dosen erhält er zuletzt Einspritzungen von einem Zehntelmilligramm. Während dieser Adrenalinbehandlung wird die chronische Malaria durch Chinin und Plasmochin bekämpft. Die Wirksamkeit dieser Kur […] ist wahrscheinlich so zu erklären, daß das Adrenalin eine Zusammenziehung des elastischen Gewebes der Milz zur Folge hat, bei der die zahlreichen in der Milz vorhandenen Malariaparasiten in die Blutbahn gedrängt werden, wo sie dann durch das Chinin und das Plasmochin abgetötet werden, während sie in der Milz gegen diese Stoffe geschützt waren. Merkwürdigerweise werden nach unseren Erfahrungen bei den Mulatten leichter Heilungen erzielt als bei den Schwarzen. Die Krankheit ist hier bei den Mulatten auch verbreiteter als bei den Schwarzen«[596].

Berichtet werden auch Fälle, wo die Malaria zu einer *anderen Krankheit hinzukommt* und den Krankheitsverlauf verkompliziert, etwa bei einem Sonnenstich, bei Lepra, der Schlafkrankheit, Anämien, Alkoholismus, Pneumonien und v. a. bei Kindern.

Schweitzer trug konsequent eine Kopfbedeckung[597] und behandelte jeden Sonnenstich wie einen Malariaanfall mit intramuskulären Chinineinspritzungen und ausreichender Flüssigkeitssubstitution[598], womit er gute Erfolge erzielte: »Es hat sich in der Tropenmedizin sogar die Regel herausentwickelt, man solle bei Insolations-(Sonnenstich-)Fieber auf jeden Fall eine Malariabe- [10] handlung durchführen«[599]. Gefährlich gestaltete sich auch die Koinfektion mit einer Pneumonie: »Namentlich hervorgehoben erwähnt der Doktor auch den Bruder des Schulmeisters Ojembo, der sich bei einem Malaria-Anfall wie unsinnig in starken Erregungszuständen gebärdete«[600]. V.a. Kinder[601] waren durch die Malaria in Kombination mit anderen Erkrankungen bedroht. Einige überlebten es nicht, da sie sich bei ihrer Einlieferung bereits im Koma befanden[602], andere konnten das Spital im stabilisierten Zustand wieder verlassen[603]. »Die Milz, die

596 BRL 1930–54, Folge Februar 1939, Lambarene 4.12.1938, 214.

597 Stolz berichtet er, nie »einen Malariaanfall gehabt« zu haben, »obwohl Malaria natürlich nicht davon kommt, dass man in den Tropen abends unbedeckten Hauptes geht«, AW I, LD, 117.

598 Vgl. AW I, WU, 372; MLa, 2. Bericht 7/1913–1/1914, 90.

599 Mai, 1992, 11.

600 Ebd., 31.

601 Vgl. Mai, 1992, 30f.

602 Vgl. BRL 1930–54, Februar 1934, 106.

603 So berichten Lambarenebesucher von einem 10-jährigen Jungen, welcher nach kurzem

infolge dieser Fieber bekanntlich anschwillt und hart und schmerzhaft wird, ragt bei ihnen manchmal wie ein harter Stein unter den linken Rippen in den Leib hinein und geht nicht selten fast bis zum Nabel. Lege ich diese Kinder auf den Tisch, um sie zu untersuchen, so decken sie instinktiv die Gegend der Milz mit den Armen und Händen zu, weil sie Angst haben, ich könnte den schmerzenden Stein aus Versehen berühren. [399…] Als Medikamente kommen Arsen und Chinin in betracht. Unser Koch, unser Wäscher und unser Boy bekommen zweimal in der Woche ein halbes Gramm Chinin«[604].

Trotz der umfangreichen medizinischen Prophylaxe, enthalten die Mitteilungen aus Lambarene auch die Berichte von *Todesfällen* infolge von Malariainfektionen, so häufig infolge von Biergenuß bei erkrankten Europäern, was er nicht erklären konnte.[605] Im Januar 1930 berichtet Marie Woytt-Secretan (1900–1990) in ihrem Tagebuch von der erfolglosen Therapie eines multimorbiden 10-jährigen Kindes: »Sie hat Malaria mit Bauchwassersucht und starken Ödemen an allen Gliedern und dabei auch noch Dysenterie«. Trotz tagelangen Kampfes »ist ihr Tod eine rechte Enttäuschung für Herrn Schweitzer und mich«[606]. Schweitzer berichtet darüber hinausgehend vom sogenannten *Schwarzwasserfieber*, einer Komplikation der Malaria, welche für Europäer eine große Gefahr darstellte. So verstarb ein europäisches Kind am 4. 5. 1934 in seinem Spital, weil seine Eltern ihm eine ausreichende Chininprophylaxe jahrelang verwehrt hatten und bei den ersten klinischen Anzeichen einer Malaria durch eine Überdosis an Chinin einen Schwarzwasserfieberanfall provoziert hatten.[607]

Auch in der medikamentösen Therapie des nur Weiße befallenen Schwarzwasserfiebers ist es erforderlich, dass Schweitzer sein medizinisches Wissen den tropischen Umweltbedingungen anpasst und mit verschiedenen therapeutischen Optionen hantiert, um in der Behandlung dieses Krankheitsbildes erfolgreich zu sein.[608]

Aufenthalt im Albert-Schweitzer-Spital nach einem Malariaanfall rasch entlassen werden konnte; vgl. Günther/Götting, 2005, 126.

604 AW I, WU, 400.

605 Vgl. BRL 1924–27, 683.

606 Marie Secretan, Tagebuch, Juni 1931, S. 30, abgedruckt in: Mai, 1992, 31.

607 Vgl. Siefert, 1986,100. Zur medizinhistorischen Einordnung des Schwarzwasserfiebers vgl. Grüntzig/Mehlhorn, 2005, 122.

608 So berichtet Schweitzer von seiner speziellen Behandlungsmethode bei einem an Schwarzwasserfieber leidenden Polen, Herrn Rochowiack, die darin bestand: »daß dem Kranken möglichst bald in jeden Schenkel zweihundert Kubikzentimeter einer dreiprozentigen Kochsalzlösung unter die Haut injiziert werden. Zwei- oder dreimal, mit je sechs Stunden Pause, werden die Einspritzungen wiederholt. Sie sind sehr schmerzhaft. Aber der schlimmste Schmerz tritt nicht gleich, sondern erst nach einigen Tagen auf, wenn der Kranke schon außer Gefahr ist und sich darüber, im Hinblick auf seine Errettung, nicht über Gebühr aufregt. Diese Einspritzungen halte ich, nach meiner Erfahrung, für die Hauptsache in der Behandlung des Schwarzwasserfiebers. Daneben injiziere ich noch, wie

Stellt man Schweitzers unkomplizierten Umgang mit diesem Krankheitsbild, seine therapeutischen Erfolge und die wenigen Berichte darüber den *aktuellen* tropenmedizinischen Bemühungen in Zentralafrika gegenüber, so fällt fast 100 Jahre später auf, dass die Medizin weit entfernt von einer endgültigen Ausrottung dieser Krankheit steht.[609] Die Anophelesmücke ist auch in Gabun resistent gegen manches Medikament geworden, was die Prophylaxe und adäquate Therapie erschwert.[610]

B.1.3. Die Schlafkrankheit (afrikanische Trypanosomiasis)

Eine besondere *Herausforderung* für das medizinische Team in Lambarene war die Schlafkrankheit.[611] Bereits in einem der ersten Briefe aus Lambarene am 6. 10. 1913 an das Straßburger Kirchengemeindemitglied Ida Luise Wernicke heißt es: »Am schrecklichsten ist es hier mit dem Aussatz und der Schlafkrankheit. Am letzten Donnerstag Morgen hatten *alle* Clienten, die neu vorsprachen, die letztere Krankheit. Ich beobachte alle Vorsichtsmassregeln, um nicht selbst angesteckt zu werden«[612]. Diese Krankheit ist eine der wenigen, bei denen Schweitzer explizit eine persönliche Angst vor Ansteckung zur Sprache bringt: »Auf einer Bootsfahrt verteidigte ich mich während einer Stunde gegen die einzige Tse-Tse, die uns folgte und es auf mich abgesehen zu haben schien. [...] und so zu [Ende 350] ihrem Ziele [kam...], was mir etwas unheimlich war, da ich

es die Regel ist, sterilisiertes Blutserum sowie künstliches Serum und verabreiche Calciumchlorat in starken Dosen. Daß plötzliche starke Chinindosen bei Leuten, die nicht regelmäßig Chinin nehmen, irgendwie den Ausbruch des Schwarzwasserfiebers verursachen, habe ich auch diesmal bestätigt gefunden. Herr Rochowiack fühlte sich etwas fiebrig und nahm Chinin. [...] Am andern Morgen hatte er Schwarzwasserfieber. Unter welchen Bedingungen Chinin die massenhafte Zerstörung von roten Blutkörperchen bewirkt, was ja der Vorgang beim Schwarzwasserfieber ist, wissen wir freilich nicht, wie uns gerade bei dieser Erkrankung noch vieles rätselhaft ist. Unerklärbar zum Beispiel ist, daß sie immer nur Europäer, fast nie Schwarze befällt«; BRL 1924–27, 575f.

609 Vgl. dazu den Bakteriologen und Medizinhistoriker Stefan Winkle: »Nach Angaben der WHO leben über zwei Milliarden Menschen oder etwa 40 % der Weltbevölkerung in Malaria-Endemiegebieten und gelten daher als potentiell gefährdet. Die Zahl der Krankheitsfälle schätzt man auf 500 Millionen, jährlich 2 Millionen Menschen sterben. In einigen tropischen Ländern soll die Malaria für eine Vielzahl der kindlichen Todesfälle verantwortlich sein«; Winkle, [3]2005, 707.

610 Vgl. aktuelle Forschungen zur Malaria des Hamburger Bernhard-Nocht-Instituts und die aktuelle Forschungslage in Lambarene, wie sie der u. a. der vor Ort tätige Tropenarzt Florian Steinert 2011 dargelegt hat (s. Kap. B.2.).

611 Zum medizingeschichtlichen Hintergrund dieser Krankheit vgl. Grüntzig/Mehlhorn, 2005, 2005, 196f; Vaughan, 1991, Kap. 2 Rats' Tails and Trypanosomes: Nature and Culture in Early Colonial Medicine, 29–54.

612 LWD, 39.

auf jener Fahrt einige der Schlafkrankheit verdächtige Ruderer im Boot hatte«[613]. Daher nahm die Auseinandersetzung mit dieser Krankheit vom Beginn des Wirkens einen breiten Raum ein: »Die Erkenntnis der Gefahr, die dem Lande droht, hat uns sehr ernst gestimmt; die Einsicht, wie wenig wir tun können, um dem ganzen Umfang des Übels Einhalt zu gebieten, macht uns manchmal fast verzagt«[614].

An zahlreichen Stellen in seinem Werk beschreibt Schweitzer die Ätiologie, Epidemiologie und Ausbreitung der Erkrankung[615], welche das medizinische Team in Lambarene im klinischen Alltag beschäftigte. Der klinische Eindruck, welche diese Kranken bei Schweitzer hinterließen war eindrücklich: »Von den Schmerzen, die die Schlafkrankheit in dem ersten und zweiten Stadium zu verursachen vermag, kann man sich keinen Begriff machen. ›Seit Monaten‹, klagte mir ein stämmiger Mann, ›weine ich jede Nacht.‹ Manche Schlafkranke geraten in eine Art von Raserei, so daß sie von ihren Angehörigen gefesselt werden müssen. Mit salicylsaurem Natron, Bromsalzen und Schlafmitteln kann man diesen Ärmsten der Armen viele Linderung schaffen«[616]. Infolge dessen sind die Berichte aus Lambarene voller indirekter Spendenaufrufe und der Bitte um weitere medizinische Helfer, um dieser Erkrankung Herr werden zu können: »Wo zur Zeit tausend Mark ausgegeben werden, müßte eine Million aufgewandt werden; wo ein Arzt ist, müßten fünfundzwanzig sein. Die Kolonialbeamten kennen den furchtbaren Ernst der Lage. Ihre Vorstellungen nützen aber nichts,

613 Mission 1919, VVA, 350.

614 MLa, 3. Bericht 1–5/1914, 131.

615 So sieht Schweitzer die starke Ausbreitung durch den Handel verursacht; vgl. Mission 1919, VVA, 349. »When I first came to Lambarene in 1913, the chief problem was the sleeping sickness that was then ravaging the country. It had not always existed in the region in which we were located but had been prevalent farther to the south, in the region of Loango, [...] sleeping sickness, which was already talked about by the slave traders of the 17th and 18th centuries, had been restricted largely to these endemic foci. However, when the white traders hired bearers in the Loango region for their commerce, these bearers spread the disease to regions that formerly had been free from sleeping sickness. Now sleeping sickness traveled with the traders, and everywhere many people died from it«; Medicine in the Jungle, in: JAMA Vol. 156, No. 17, 1548, Frankfurter Archiv. Zudem trat sie besonders häufig unter Arbeitern, welche mit dem Holzfällen am Ogowe beschäftigt waren, auf, von wo aus sie sich ausbreitete; vgl. MLa, 1. Bericht 3–6/1913, 49. Bereits in den 1920er Jahren erkannte Schweitzer ihren Ausbreitungsweg wie folgt: »Ihr Hauptherd liegt im Gebiet der N'Gounje, des Nebenflusses des Ogowe, etwa hundertundfünfzig Kilometer von hier. Vereinzelte Herde finden sich um Lambarene herum und an den Seen hinter N'Gômô. [....] Kommt die Schlafkrankheit in ein neues Gebiet, so richtet sie zunächst ungeheure Verheerungen an. Im ersten Ansturm kann sie ein Drittel der Bevölkerung dahinraffen«; AW I, WU, 389. Auch den Blick auf Afrika als Ganzes verlor er nicht: »Zur Zeit hat sich die Schlafkrankheit von der Ostküste Afrikas bis zur Westküste und vom Niger im Norden bis zum Zambesi im Süden ausgebreitet«; AW I, WU, 395. Vgl. ferner Mission 1919, VVA, 349; Kleberger, 1989, 100; Woytt-Secretan, 1947, 79.

616 MLa, 1. Bericht 3–6/1913, 49.

da die europäischen Rüstungen große Aufwendungen für die Sanierung der gefährdeten Kolonien unmöglich machen. So bleibt es bei Halb- und Viertelsmaßregeln«[617]. Schweitzer teilte sein Interesse an gerade dieser Erkrankung mit einigen Tropenärzten, worauf die Berliner Journalistin Caroline Fetscher hingewiesen hat.[618] Neben diesen philosophischen Betrachtungen galt Schweitzers Interesse dem naturwissenschaftlichen Infektionsweg der Schlafkrankheit.

Die Schlafkrankheit ist eine von Trypanosomen verursachte und durch *Tsetsefliegen* (Glossina palpalis) übertragene Erkrankung[619], deren Klinik – wie auch die der Malaria – durch das Wirt-Erreger-Überträger-Verhältnis bestimmt wird.[620] Verglichen mit der tagsüber aktiven Tse-Tse-Fliege seien »die

617 MLa, 3. Bericht 1–5/1914, 123.

618 »Gerade die ›Schlafkrankheit‹. ›La maladie de somneil‹, ›the sleeping-sickness‹, mit der so oft ›der Wahnsinn‹ einhergeht, sucht das ausgiebige Interesse der Tropenärzte. Sie will Anfang des Jahrhunderts immer genauer untersucht, immer detaillierter beschrieben werden. [132...] Was mit dem Trypanosoma verstärkt ins Blut gerät, scheint dem Neger von jeher anzuhaften, wie die Schlafkrankheit Afrikas Tropen. [133...] Krankheit, Sexualität und Faulheit: schlafen bezeichnet alles drei«; Fetscher, 1993, 135.

619 Robert Koch hatte während der Expedition auf der Karawanenstrasse in Ostafrika im Mai 1905 einen Tsetseherd entdeckt und »in den Tsestefliegen Trypanosomen« nachgewiesen, »die im Fliegenkörper ›einen eigentümlichen Entwicklungsgang durchmachen‹ [160...] Allerdings bereitete es ihm unendliche Mühe und Arbeit, um zu diesem Ergebnis zu kommen. Während andere Expeditionsteilnehmer sich nach dem anstrengenden Tagesmarsch ausruhen, sitzt Koch noch stundenlang am Mikroskop und präpariert Fliegen«; Grüntzig/Mehlhorn, 2005, 161. Zur folgenden Schlafkrankheitsexpedition unter Leitung von Robert Koch nach Deutsch-Ostafrika 1906/07 vgl. a.a.O., 178–199. Nach der Entwicklung wirkungsvoller Therapeutika gegen die Schlafkrankheit gab es immer wieder Expeditionen und Medikamententestungen in den Kolonien, u.a. eine deutsche Expedition 1921 nach Nordrhodesien und Belgisch-Kongo, vgl. Eckart, 1997, 510f.

620 Man unterscheidet eine westafrikanische (Erreger: Trypanosoma brucei gambiense) von einer ostafrikanischen Form (Erreger: Trypanosoma brucei rhodesiense), deren Klinik meist in zwei Phasen verläuft: Auf einen ausgeprägten Primäraffekt mit kurzer Inkubationszeit bei plötzlich hohem Fieber, starker Parasitämie, akuter Myokarditis und Polyserositis folgt in der zweiten Phase ein ZNS-Befall mit Erregernachweis im Liquor, Blut und Lymphknotenpunktat, mit einem 3–9 monatigem Verlauf und der häufigen Todesursache Herzversagen; vgl. Pschyrembel 261. Aufl., 2007, S. 1964. Schweitzer gibt den Anfang des 20. Jahrhunderts vorherrschenden Erkenntnis- und Forschungsstand ausführlich wieder: »Anno 1901 fanden die englischen Ärzte Ford und Dutton bei der mikroskopischen Untersuchung des Blutes von Fieberkranken in Gambia [...] bewegliche kleine Lebewesen, die sie ihrer Form nach mit sich drehenden Bohrern verglichen und daher Trypanosomen (Bohrerkörper) benannten. Zwei Jahre später entdeckten die Leiter der englischen Expedition zur Erforschung der Schlafkrankheit im Ugandagebiete bei einer Reihe von Patienten ebenfalls bewegliche kleine Lebewesen. In Kenntnis der Veröffentlichungen von Ford und Dutton legten sie sich die Frage vor, ob diese nicht mit den bei Fieberkranken aus dem Gebiete des Gambia gefundenen identisch wären, und untersuchten nun ihrerseits Fieberkrankem wobei sie denselben Erreger fanden wie bei den Schlafkranken. Damit war bewiesen, dass das ›Gambienische Fieber‹ nur ein Vorstadium der Schlafkrankheit ist«; AW I, WU, 392. Trypanosomen waren als Erreger von Tierseuchen bekannt, die allerdings auf den Menschen übertragen werden konnten. Koch hatte auf die allgemeine Gefährdung

schlimmsten Moskitos harmlose Geschöpfe. Die Tse-Tse-Fliege ist etwa anderthalbmal so groß wie unsere gewöhnliche Stubenfliege. [...] Um sich Blut zu verschaffen, sticht die Tse-Tse durch die dicksten Tuche. Dabei ist sie äußerst vorsichtig und schlau. [...] Der Flug ist lautlos. [...] Vorsichtig wie sie ist, vermeidet sie es, sich auf einen hellen Grund, auf dem sie gut sichtbar würde, niederzulassen. Darum sind weiße Kleider der beste Schutz gegen sie. [...] Am meisten hatten die Schwarzen zu leiden«[621]. War der Stich der Tse-Tse-Fliege erfolgt, so imponierte der Erkrankte mit einer charakteristischen Klinik: »Im ersten Stadium der Krankheit findet sich der Erreger im Blut und in der Lymphflüssigkeit; im zweiten ist er in die Flüssigkeit der Hirn- und Rückenmarkshäute eingedrungen und bewirkt nun krankhafte Veränderungen in diesen, die dann die schweren nervösen Schädigungen und zuletzt das Schlafen zur Folge haben. In dem letzten Stadium kann der Erreger aus dem Blute und den Lymphgefäßen ganz verschwunden sein. [124...] Am ansteckendsten ist der Schlafkranke also lange, bevor er schläft; bevor er von seiner Krankheit überhaupt etwas weiß, weil in dieser Periode die Trypanosomen in seinem Blute sind und von hier aus durch Stechfliegen und Glossinen auf andere übertragen werden«[622].

Wichtig blieb die rasche *Diagnostik* und *differentialdiagnostische Abgrenzung* dieser Krankheit gegenüber anderen Krankheitsbildern (infektiologischen, psychiatrischen oder toxikologischen) – Schlafkrankheit erinnert im klinischen Erscheinungsbild häufig an delirante Trunkenheit oder Vergiftungen[623]–, möglichst im Anfangsstadium, für die Schweitzer eine routinemäßige Laboruntersuchung des Blutes vornahm. Die Abgrenzung fiel zu Beginn der Erkrankung nicht immer leicht: Die Erkrankung zeigte eine unspezifische Klinik aus Fieberanfällen, Kopfschmerzen, Schlaflosigkeit, Geisteskrankheit sowie unklaren Lymphdrüsenschwellungen.[624] Schweitzer beschreibt den Ablauf in zwei Phasen. Im ersten Stadium imponierten Fieberanfälle, »die in ganz unregelmäßigen Intervallen und in wechselnder Stärke auftreten. Sie unterscheiden sich von denen der Malaria dadurch, daß sie gegen Abend und nicht im Verlauf der Nacht oder des Morgens auftreten, nicht von Schüttelfrösten begleitet sind

hingewiesen: Befanden sich Trypanosomen im Speichel von Stechfliegen, so konnten diese durch beliebig viele Stiche weitere Personen infizieren; vgl. MLa, 3. Bericht 1–5/1914, 121.

621 AW I, WU, 357. Vgl. auch die nahezu wortgleiche Schilderung aus der Frühzeit in MLa, 2. Bericht 7/1913–1/1914, 61.

622 MLa, 3. Bericht 1–5/1914, 125. Vgl. auch Mai, 1992, 20; Fetscher, 1993, 27.

623 Vgl. BRL 1924–27, 656.

624 Vgl. AW I, WU, 390. Dieses Wissen war auch schon Sklavenhändlern im 19. Jahrhundert bekannt: »Fast regelmäßig ist eine Schwellung von Lymphdrüsen (Lymphdrüsen-Ganglien), besonders von den im Nacken längs des Muskels Sternocleidomastoideus gelegenen, zu bemerken. Dieses Zeichen soll schon den alten Sklavenhändlern bekannt gewesen sein. Es wird berichtet, daß sie die Neger, bei denen sie die Knötchen bemerkten, beim Kaufe zurückwiesen oder sie ihnen, in der Hoffnung, die ›Ware‹ dadurch in gutem Zustande zu behalten, herausschnitten«; MLa, 3. Bericht 1–5/1914, 116.

und durch Chinin nicht beeinflußt werden. Es kann aber auch sein, daß die Temperatur nach ein oder zwei Fieberanfällen monatelang normal bleibt und der Patient sich außerordentlich wohl fühlt«[625]. Umso wichtiger wird es, den Fortgang der Erkrankung zu verzögern, um das Eintreten des unheilbaren letzten Stadiums zu verhindern.[626] Schweitzer beschreibt an verschiedenen Stellen in seinem Werk aufwendige diagnostische Maßnahmen.[627] »Bei den Schlafkranken (oder Verdächtigen) kann der Erreger ebenfalls im Blut, noch sicherer im Punktat der Lymphknoten oder sogar in der Rückenmarkflüssigkeit gefunden werden. […] Er führt in seinem Bericht des Jahres 1914 eine ganze Reihe solcher Erfahrungen auf«[628].

Anhand der Schlafkrankheit kann eine *Entwicklung der Therapie* beobachtet werden, wie sie der allgemeinen medizingeschichtlichen Entwicklung einzelner Medikamente entsprach bzw. diese abbildete: In den ersten Jahren in Lambarene wurden vorwiegend Einspritzungen mit Atoxyl[629], in den 1920/1930er Jahren mit

625 MLa, 3. Bericht 1–5/1914, 116.129.

626 Schweitzer schildert eindrücklich ihr Leiden, welches vom Schlaf sich bis zum Koma steigern kann: »Die Kranken liegen dann gefühl- und teilnahmslos da, lassen Wasser und Kot abgehen, ohne es zu bemerken, und magern immer mehr ab. Vom Liegen werden der Rücken und die Seiten von immer weiter um sich greifenden Geschwüren bedeckt. Die Knie sind an den Hals gezogen. Das Bild ist entsetzlich. Der erlösende Tod lässt oft lange auf sich warten«; AW I, WU, 391. Im letzten Stadium können komatöse Zustände, epileptische Anfälle, Lähmungserscheinungen und weitere Nerven- und Geisteskrankheiten auftreten; vgl. MLa, 3. Bericht 1–5/1914, 117f. Vgl. Günther/Götting, 2005, 107.

627 Vgl. MLa, 3. Bericht 1–5/1914, 123f. Trypanosomen lassen sich allerdings aufgrund ihres raren Auftretens im Blutausstrich nicht immer leicht unter dem Mikroskop entdecken: »In vielen Fällen gelingt dies nur, wenn man das Blut vorher während einer Stunde zentrifugiert und in besonderer Weise behandelt hat. Um die Einwohner eines einzigen Dorfes auf Schlafkrankheit zu untersuchen, hat ein Arzt, von einem oder zwei Gehilfen unterstützt, also mehrere Tage zu tun und muß sechs Monate nachher wieder damit anfangen, da sonst nichts getan ist«; Mission 1919, VVA, 349. Vgl. Payne, 1964, 111f.

628 Mai, 1992, 18. Die von Schweitzer verwendete Methode basiert auf den Erkenntnissen Robert Kochs, welche jener auf seiner Expedition nach Deutsch-Ostafrika 1906/07 entwickelt hatte und Gustav Giemsas Arbeiten am Hamburger Bernhard-Nocht-Institut: »Die mikroskopische Diagnose ›stützte sich anfangs lediglich auf die englische Methode der Drüsenpunktion, denn in Blutausstrichen der Kranken fand man nur selten Trypanosomen, unter 180 Untersuchungen [186] nur dreimal. Dieses Resultat verbesserte sich rasch, als wir anstatt Ausstriche große gefärbte Tropfen untersuchten‹. […] Bei dieser Methode wird der Bluttropfen nach dem Trocknen ohne Vorbehandlung mit einem Gemisch aus Eosin und Azur II gefärbt (nach Giemsa). Fast zu hundert Prozent gelingt dadurch der Nachweis der Parasiten im Blut. Ein großer Vorteil dieses Verfahrens war die leichte Ausführbarkeit; es bedurfte nur einiger Bluttropfen […] aus dem Ohrläppchen. […] Die Blutuntersuchungen ergeben, dass die Schlafkrankheit sich ganz allmählich entwickelt: Zunächst zeigen die Patienten lange Zeit keine Symptome, obwohl sich bereits Trypanosomen im Blut nachweisen lassen, dann stellen sich Drüsenschwellungen und später nervöse Erscheinungen ein«; Grüntzig/Mehlhorn, 2005, 187.

629 Bereits Robert Koch erprobte auf jener Expedition 1906/7 Atoxyl: »Atoxyl, ein verhältnismäßig einfach gebautes, organisches Arsenpräparat der Vereinigten Chemischen Werke,

Tryparsamid und »Bayer 205«[630] gemacht, seit den 1950er Jahren erfolgte sukzessive der Einsatz von Penicillinen bzw. Sulfonamiden. Dass dieser medizinische Fortschritt auf Tier- und Menschenversuchen, z. T. an vulnerablen Patientengruppen in den Kolonialgebieten beruhte, hat Wolfgang Eckart herausgearbeitet.[631]

Berlin, hatte sich bereits in der Behandlung von Hautkrankheiten bewährt und wurde 1905 von der Liverpooler Tropenmedizinischen Schule aufgrund von Tierversuchen (Kaninchen) auch zur Behandlung der Schlafkrankheit empfohlen. Nachdem in einigen Fällen über günstige Erfolge berichtet worden war, wollte Koch das Mittel im großen Maßstabe einsetzen. Die schnelle klinische Besserung durch dieses Medikament war ganz erstaunlich, auch bei Schwerkranken, wovon Koch eine Reihe von Fällen auflistet«, Grüntzig/Mehlhorn, 2005, 187. Neben die Pharmakotherapie traten allerdings auch allgemeine prophylaktische Maßnahmen: »Nach Kochs Vorschlägen wird die Bekämpfung der Schlafkrankheit von Friedrich Karl Kleine (1869–1951) in Deutsch-Ostafrika organisiert. Vorgebildete Ärzte setzen die wissenschaftlichen Untersuchungen fort und behandeln die zahlreichen Patienten am Viktoria- und Tanganjika-See. Damit verbunden werden allgemeine sanitäre Maßnahmen«; a. a. O., 191.

630 Nachdem das Präparat »Bayer 205« bzw. Germanin, heute Suramin, 1916 durch »Heymann, Kothe und Dressel in den Laboratorien der Leverkusener Bayer-Werke« entdeckt, in Tierexperimenten an schlafkranken Rindern sich seine Wirksamkeit bewiesen und Mühlens und Merk am Hamburger Institut für Schiffs- und Tropenkrankheiten 1921 die exemplarische Heilung eines Schlafkranken Patienten durchführen konnten, schien der Siegeszug der Substanz ungebrochen; vgl. Eckart, 1997, 509. Nachdem Kleine ab 1925 Abteilungsleiter am Institut Robert Koch geworden war, entwickelte er weitere wirksame Pharmazeutika gegen die Schlafkrankheit, von denen Schweitzer in Lambarene zeitversetzt profitierte: »Sein Name bleibt eng verbunden mit späteren Arbeiten über ein 1916 entdecktes neues Mittel zur Bekämpfung der Schlafkrankheit. […] Mit diesem Medikament, einem farblosen, wasserlöslichen Harnstoffderivat, erzielte Kleine während seiner Afrika-Expedition 1921–1922 Ergebnisse, die an ›biblische Heilungen‹ erinnerten. Germanin erlaubte erstmals eine systematische Bekämpfung der Seuche. […] Dank einer nahezu vollständigen seuchenmedizinischen Abdeckung aller Risikogebiete, konnte in den fünfziger Jahren des letzten Jahrhunderts die Krankheitshäufigkeit in den meisten Trypanosomiasis-Gebieten auf weniger als 0,1 Prozent der Gesamtbevölkerung gesenkt werden«; Grüntzig/Mehlhorn, 2005, 192.

631 »Wie bei der Malaria standen immunisierende Prophylaxe- oder Heilmaßnahmen nicht zur Verfügung, und so begann bald nach der Jahrhundertwende die Suche nach einem chemischen Heilmittel. Um Heilversuche mit gefährlichen Arsenpräparaten leichter vornehmen zu können, führte man Schlafkranke auch aus weit entfernten Regionen ihrer jeweiligen Kolonie in besonders befestigten und abgesicherten Schlafkrankheits-›Konzentrationslagern‹ zusammen und erprobte an ihnen unter Anwendung physischer, psychischer und rechtlicher Zwangsmaßnahmen die hochtoxischen Präparate. […] Die sorglose Experimentiersucht mancher Ärzte stand im klaren moralischen Widerspruch zu geläufigen und z. T. auch bereits kodifizierten (Preußen, 1900) Auffassungen hinsichtlich humanexperimenteller Vorgehensweisen in der Heimat«; Eckart, 1997, 546. Vgl. Eckart, Die Kolonie als Laboratorium. Schlafkrankheitsbekämpfung und Humanexperimente in den deutschen Kolonien Togo und Kamerun 1908–1914, in: Griesecke et al., 2009. 199–227. In der »Musterkolonie« Togo wurden die gefährlichen Experimente erst 1913/14 verboten, d. h. im Ausreisejahr Schweitzers, der diese Medikamente in Lambarene aber weiterhin anwendete und z. T. selber Medikamente für die Pharmaindustrie erprobte, wie in Kap. B2.4. dargestellt werden wird. Auch »Bayer 205« wurde noch in den 1920er Jahren von anderen Ärzten außer Schweitzer in den Kolonialge-

Am *Anfang* der Therapie standen Injektionen mit Atoxyl, einer Anilin-Arsen-Verbindung, welche im Anfangsstadium der Erkrankung, solange die Trypanosomen sich nur im Blut und noch nicht im Liquor oder Gehirn befanden, eine wirkungsvolle Therapiemaßnahme darstellte.[632] Als gefährliche Nebenwirkung dieser Therapie wird die Erblindung beschrieben, wovon es einzelne Fallbeispiele gibt.[633] Die Dosierung dieses Medikaments erfolgte aufgrund praktischer Erfahrungen: »Nicht selten bleibt Atoxyl ganz wirkungslos, besonders wenn man mit zu niedrigen Dosen begonnen hat. Die Trypanosomen haben sich dann an den Stoff gewöhnt und sind, wie man sagt, ›atoxylfest‹ geworden. Statt aus dem Blute und der Lymphdrüsenflüssigkeit zu verschwinden, leben sie darin weiter und vermehren sich. Auch hohe Dosen vermögen ihnen dann nichts mehr anzuhaben. In diesem Falle muß dann neben dem Atoxyl noch Brechweinsteinlösung (weinsaures Antimonylkalium, Tartarus emeticus) verwandt werden. Man löst ein Gramm dieser Materie in einem Liter physiologischer Kochsalzlösung auf. Diese Flüssigkeit läßt sich aber nicht unter die Haut spritzen, sondern muß direkt in eine Vene des Armes geleitet werden. Zu jeder dieser

bieten zuerst an Menschen erprobt: »In Ermangelung eigener kolonialer Erprobungsfelder erwirkte Carl Duisberg, Geheimer Rat und Generaldirektor der IG-Farben, durch Vermittlung des Auswärtigen Amtes im Spätsommer des Jahres 1921 die Genehmigung der britischen Regierung, eine deutsche Expedition zur Erprobung des Medikamentes in eines ihrer afrikanischen Kolonialgebiete zu entsenden«; Eckart, 1997, 509.

632 Zur genauen Dosierung vgl.: »Das Hauptmittel gegen Trypanosomen ist Arsen; am meisten wirkt es als Atoxyl, wo es mit Anilin verbunden ist. Atoxyl enthält etwa 38 % Arsen. Es stellt sich als ein weißes, in Wasser leicht lösliches Pulver dar. Leider ist es sehr teuer. Das Kilo kostet dreihundertundfünfzig Mark. Zu einer wirksamen Kur sind aber eine ganze Reihe von Grammen nötig. Soll die Gefahr des Rückfalls vermieden werden, so muß das Mittel fortgesetzt genommen werden. Das Atoxyl wird in zehnprozentiger Lösung unter die Haut gespritzt. Die drei ersten Einspritzungen folgen in Zwischenräumen von einem Tag aufeinander. Der Patient erhält also jeden zweiten Tag eine Ein- [125] spritzung. Dabei wird die erste Dosis von einem halben Gramm jedesmal um ein halbes Gramm erhöht, so daß er das dritte Mal deren anderthalb erhält. Nachher geht man auf ein halbes Gramm zurück und wiederholt die Injektion nun jeden fünften Tag«; MLa, 3. Bericht 1–5/1914, 126; vgl. AW I, WU, 393; Mission 1919, VVA, 349. Weiterführend zur Therapie vgl. Kap. B.2.

633 Die Nebenwirkungen hat er eindrücklich beschrieben: Atoxyl kann zu Erblindung und Tod führen und muss als frische Lösung sauber und dunkel aufbewahrt werden, da es sich sonst zersetzt und giftig wird; vgl. MLa, 3. Bericht 1–5/1914, 126. Vgl. Woytt-Secretan, 1947, 154; Kleberger, 1989, 100. Schweitzer hofft auf neue Medikamente, wie aus folgender Äußerung hervorgeht: »Darum sucht man eifrig nach einem Verfahren, das erlaubt, Antimonverbindungen und Atoxyl miteinander zu kombinieren, ohne dabei intravenöse Injektionen vornehmen zu müssen. Ein befriedigender Erfolg ist noch nicht erreicht worden. Auch andere Stoffe, mit denen man die Wirkung des Atoxyls zu steigern gedenkt, haben sich noch nicht voll bewährt. Alle Bemühungen, ein wirkungskräftiges Serum gegen Schlafkrankheit herzustellen, haben bislang zu nichts geführt. [127] An eine ›Heilung‹ aller behandelten Schlafkranken ist also noch nicht zu denken. Man wird in vielen Fällen helfen können. In andern wird man sich damit begnügen müssen, die Patienten zu ›sterilisieren‹, das heißt, ihr Blut durch eine Reihe von Atoxyleinspritzungen von Trypanosomen zu befreien«; MLa, 3. Bericht 1–5/1914, 128.

intravenösen Injektionen nimmt man hundert Gramm der Lösung«[634]. Die Therapie blieb aufwendig. Schweitzer musste die Erkrankten wegen der Ansteckungsgefahr in abgelegenen Sonderbauten unterbringen[635] und war durch die arbeitsintensiven und langwierige Injektionstherapie stark beansprucht.[636] »For the latter the treatment was still at that time pitifully inadequate; the discovery of the sulfone drugs was years ahead yet. One sleeping sickness patient had fits of mental disturbance which made him violent, and a crude wooden cage had to be built for him. The enclosure was impossibly primitive, but better than the treatment his own people often gave to the mentally sick – to tie them up and pitch them in the river«[637].

In der Folgezeit kam es durch Versuche auf diesem Feld zur Entwicklung zweier wirkungsvoller Präparate: das amerikanische »Tryparsamid« sowie das deutsche »Bayer 205«[638].

Dank der Tryparsamid-Versuche am Rockefeller-Institut konnte die Schlafkrankheit nun auch im fortgeschrittenen Stadium behandelt werden. »Diese Heilung ist mit 6,5 Gramm Tryparsamid erreicht worden. […] ›Bayer 205‹, das Mittel der Bayerschen Farbwerke, und das amerikanische Tryparsamid bedeuten beide eine große Errungenschaft in dem Kampfe gegen die Schlafkrankheit. Beide haben sie ihre eigentümlichen Vorzüge und ihre Nachteile. Das Tryparsamid ist in den vorgeschrittenen Fällen wirksamer als Bayer 205. Aber es hat den Nachteil, daß es, wie das früher gebrauchte Atoxyl, in manchen Fällen den Sehnerv schädigt und Erblindungen zur Folge haben kann. Trotz aller aufgewandten Vorsicht haben auch wir einen Fall von Erblindung zu verzeichnen. Mit wieviel größerer Zuversicht stehen wir nun im Kampfe gegen die Schlafkrankheit als früher!«[639]. Daneben erprobt Schweitzer nicht nur die Produkte der verschiedenen Pharmafirmen, sondern auch eigene therapeutische Schemata zur Behandlung der Schlafkrankheit (vgl. Kap. B.2.).[640]

---

634 MLa, 3. Bericht 1–5/1914, 127.

635 Vgl. MLa, 3. Bericht 1–5/1914, 129.

636 Vgl. AW I, BRL 1924–27, Frühjahr bis Herbst 1924, 516 f.; Woytt-Secretan, 1947, 79.

637 Brabazon, 1975, 307.

638 Der im letzten Stadium erkrankte Monzo kann von Mathilde Kottmann dank der Einspritzung von Bayer 205 gerettet werden: »Nach vielen Monaten konnte er wieder gehen, sprechen, lachen und sah blühend aus. Nur das Augenlicht fand er nicht wieder, er blieb für immer blind. […] Auch für ihn fand Doktor Schweitzer eine Beschäftigung, damit er das Bewußtsein hatte, seinen Lebensunterhalt zu verdienen. Er mußte am Flug mit einer Angel kleine Fische fangen für Gustav, den lahmen Fischadler. So wurde hier die alte Fabel vom Lahmen und vom Blinden zur Wirklichkeit«; Woyt-Secretan, Blau, 1957, 64.

639 BRL 1924–27, 655 f. Rhena Schweitzer hatte nach einer Lumbalpunktion Trypanosomen entdeckt, woraufhin eine Heilung des Patienten auch in diesem Stadium noch möglich wurde; vgl. Mai, 1992, 20.

640 Mai, 1992, 20. Schweitzer hat die historischen Fortschritte in der Therapie selbst ausführlich beschrieben: »When I came to Lambarene sleeping sickness was in full swing. We

An der *Therapie* der Schlafkrankheit im Verlauf der Jahrzehnte in Afrika lässt sich über das bereits Genannte hinausgehend Schweitzers *medizinische Forschung* im tropenärztlichen Alltag in Lambarene beobachten: Zunächst schien diese Krankheit nahezu unheilbar zu sein.[641] Durch sorgfältigere mikroskopische Arbeiten gelang es allerdings immer öfter, Erkrankte als geheilt zu entlassen, da Schweitzer früher die richtige Diagnose stellen und entsprechende Therapien einleiten konnte. »Eine große Freude erleben wir an dem Herrn, der an Schlafkrankheit leidet. […] Bei diesem Falle sehen wir wieder, wie recht wir daran tun, bei jeder Erkrankung die mit Fieber oder Kopfschmerz oder Rheumatismus einhergeht, das Blut unter dem Mikroskop zu untersuchen. Ohne die dadurch erhaltene Auskunft würde ein solcher Fall beginnender Schlafkrankheit als Malaria gelten und mit Chinin behandelt werden, womit nichts erreicht wäre und kostbare Zeit verloren ginge. Auch die neuen Mittel gegen Schlafkrankheit wirken mit irgendeiner Sicherheit nur im ersten und zweiten Stadium der Krankheit. Natürlich erfährt der Patient die Natur seines Leidens erst, wenn er auf dem Wege der Genesung ist«[642]. Die Arbeit am Mikroskop muss allerdings in den Hintergrund treten, solange Schweitzer kaum über weitere medizinische Mitarbeiter verfügt. Dennoch weckt das Ausmaß der Erkrankung in Lambarene bereits 1914 Schweitzers Forschergeist: »Anfangs nahm ich die mikroskopische Untersuchung des Blutes nur dann vor, wenn irgendwie Verdacht auf Schlafkrankheit vorlag. In dem Maße, als das Einräumen der Apotheke, des Konsultationsraumes und des Operationszimmers beendet war, [113] gewann ich Zeit, das Mikroskop mehr zu Worte kommen zu lassen. Dabei machte ich die Entdeckung, daß Lambarene mitten in verseuchtem Gebiete liegt und das ganze Land des Unterlaufs des Ogowe auf das ernstlichste bedroht ist. Den Anstoß zum konsequenten Forschen gaben mir drei Fälle, die in dem der Missionsstation gegenüberliegenden Dorfe auftraten«[643]. In den ersten Jahren verfasst er um-

then used sodium arsanilate (Atoxyl) to combat the disease. It was dangerous, however, even in small doses, because it could cause blindness by its effect on the optic nerve. Moreover, it was not very effective. Only when after 1920 the German drug suramin (Germanin, Bayer 205) sodium became available, and after we had obtained the American drug tryparsamid, thanks to Miss Pearce, was it possible to treat the disease effectively. I was active in the campaign against sleeping sickness until 1928. After that the task was taken over by the French colonial government, which organized the campaign in the following manner. Groups of medical assistants, under the direction of physicians, went to the native villages and brought the patients with sleeping sickness to special camps where they were treated. After the patients had been discharged as cured and had been permitted to go back to their villages, they were reexamined at six-month intervals, and, when they had not been definitely cured, they were given another course of treatment. Today it can be said that the campaign against sleeping sickness has been won«; Medicine in the Jungle, in: JAMA Vol. 156, No. 17, 1548, Frankfurter Archiv.

641 Vgl. BRL 1924–27, 510.

642 Ebd., 566.

643 MLa, 3. Bericht 1–5/1914, 114.

fangreiche Abhandlungen über den wissenschaftlichen Kenntnisstand der Erkrankung.[644] Bereits 1914 war er bemüht, seinen Kenntnisstand auf diesem Gebiet zu erweitern, etwa um die Haltbarkeit der verwendeten Atoxylverbindungen zu steigern: »Eine Autorität in Schlafkrankheitsfragen, mit der ich in Briefwechsel stehe, wies mich an, die Lösung zehn Minuten lang bei hundertundzehn Grad im Dampf zu sterilisieren. Auf diese Weise läßt sie sich eine Reihe von Wochen aufbewahren und wird überdies noch wirksamer. Ich bin dieser Vorschrift gefolgt und habe bei Hunderten von Einspritzungen keinen Unfall zu verzeichnen gehabt, aber eine Reihe sehr erfreulicher Erfolge gesehen«[645]. Aus bislang unveröffentlichtem Archivmaterial aus Syracuse geht zudem hervor, dass Schweitzer eigene Mischungen produzierte und erprobte: So schrieb er in Königsfeld am 3.4.1928 aufgrund eines Zeitungsartikels gegen die Tse-Tse-Fliege, in welchem die Verwendung von »Bamber-oil« empfohlen wurde: »Es herstellen lassen! A.S. ›The composition of Bamber oil (see Castellani and Chalmer's ›Tropical Medicine‹) should be as follows: – Citronella oil 1 $\frac{1}{2}$ part, kerosine 1 part, coconut oil 2 parts, to which is added carbolic acid (1 per cent). This makes a colourless liquid, having a pleasant citron-like odour. It is to some extent volatile, but leaves no stain upon the clothing, and in still air one application retains is efficacy for several hours. Citronelle oil, the chief ingredient, has been tried alone as a protection against tsetse bites, with only partial success, I understand. In conjunction, however, with coconut oil and kerosine I have on several occations in the Bahr-el-Ghazal and the Congo found it most useful, and as recently as February last I had a convincing proof of its value‹«[646].

Die intensive Beschäftigung mit der Schlafkrankheit mag auch daher rühren, dass sie in der Anfangszeit häufig *tödlich* endete. Zu oft erlagen Schweitzers PatientInnen dieser Krankheit.[647] Schweitzer sprach von einer chronischen Erkrankung, als einer »sicher immer zum Tode führende Entzündung der Hirnhäute und des Gehirns«[648]. Die in Lambarene erfolgte Behandlung konnte oft den Tod nur hinauszögern und das Leiden phasenweise lindern.[649]

Diese Erkrankung befiel Afrikaner wie Europäer, so dass es immer wieder

644 Vgl. AW I, WU, 392f.

645 MLa, 3. Bericht 1–5/1914, 126.

646 Syracuse, Collection Albert Schweitzer Papers, Box 8, Notebooks, »Notizbuch 1928«, S. 43.

647 Vgl. BRL 1924–27, 571; Mai, 1992, 126.

648 AW I, WU, 393.

649 So berichtet er folgenden Fall: »Im Dezember hatte ich einen Kranken in diesem letzten Stadium [ergänzend dazu in MLa, 3. Bericht, 118, heißt es: »mit Atoxyl«] behandelt. Nach vier Wochen zogen die Seinen mit ihm eilends davon, damit er wenigstens in seinem Dorfe sterbe. Ich selber erwartete das Ende in nächster Zeit. Dieser Tage bekam ich Nachricht, dass er nachher wieder gegessen, gesprochen und aufrecht gesessen habe und erst im April gestorben sei. Meistens führt eine Pneumonie das Ende herbei«; AW I, WU, 391.

Fallbeispiele aus beiden Bevölkerungsgruppen gibt.[650] Schweitzer gewöhnte sich rasch an, nahezu alle PatientInnen seines Spitals auf das Vorliegen von Trypanosomen im Blut zu untersuchen, sobald ihm eine zunehmende Benommenheit der Kranken auffiel. »Auf die Kunde der in diesen beiden Fällen erzielten Erfolge hin stellte sich eine ganze Reihe von Leuten von nah und fern ein, die an sich eine zunehmende [114] Schläfrigkeit bemerkt hatten. Bei den meisten konnte ich den Erreger der Schlafkrankheit nachweisen. Eine Reihe von ihnen kam regelmäßig zu den Atoxyleinspritzungen und erlebte eine erfreuliche Besserung. Als ich nun gar anfing, allen Patienten Blut oder Lymphdrüsenflüssigkeit zu entnehmen und mit dem Mikroskop zu untersuchen, mußte ich feststellen, daß sich bei vielen, die mit anscheinend geringen Klagen zu mir kamen, in Wirklichkeit die Schlafkrankheit ankündigte«[651]. Rasch erkannte er, dass eine wirkungsvolle Bekämpfung dieser Erkrankung eine systematische Reihenuntersuchung der Bevölkerung – »aller anscheinend Gesunden, da gerade diese die Krankheit verbreiten«[652] – notwendig machte. Bei aller Gründlichkeit fällt in den Berichten aus Lambarene auf, dass Schweitzer im klinischen Alltag dazu neigte, europäische, weiße Schlafkranke ans Pasteurinstitut nach Brazaville bzw. Paris – »wo die französischen Schlafkranken gepflegt werden« – zu schicken, während er die afrikanischen, schwarzen Kranken vor Ort beließ.[653] Welche Unterschiede gab es darüber hinausgehend in der Therapie beider Gruppen?

In den Schilderungen über die *AfrikanerInnen* fällt auf, dass das Ansehen dieser Erkrankten im kulturellen Umfeld Afrikas sehr gering war. Viele der Schlafkranken wurden ihrem Schicksal überlassen und dämmerten sozial ausgestoßen und nicht therapiert dem sicheren Tod entgegen.[654] Inwiefern häufig zu beobachtende psychische Komorbiditäten dazu beigetragen haben mögen, kann an dieser Stelle nur vermutet werden. Schweitzers Berichte sind voller Schilderungen von depressiver Verstimmung, suizidalen Krisen und Gedächtniseinschränkungen.[655] »Ein geistesgestörter Schlafkranker mit Namen N'Tsama kommt am Anfang des Jahres zu uns. Er ist zum Gerippe abgemagert. Wir behandeln ihn mit Tryparsamid, dem neuen Schlafkrankheitsmittel des Rockefeller-Instituts, das wir eben zu Versuchszwecken erhalten haben. Langsam legt sich seine Aufgeregtheit. Als geistige Störung bleibt ein unheimlicher Drang zum Stehlen zurück. [...] Von der Schlafkrankheit hat er nur eine gewisse Ermüdbarkeit und Reizbarkeit behalten«[656]. Wurde die Krankheit rechtzeitig dia-

650 Minder/Bähr, 1964, 98; MLa, 3. Bericht 1–5/1914, 115.
651 MLa, 3. Bericht 1–5/1914, 115.
652 Ebd., 125.
653 Vgl. AW I, 390.
654 Vgl. AW I, BRL 1924–27, 1926, 656; AW I, WU, 470. Vgl. auch Payne, 1964, 142.
655 Vgl. MLa, 3. Bericht 1–5/1914, 117.
656 BRL 1924–27, 654f.

gnostiziert, so zog dieses eine langwierige Injektionstherapie nach sich, welche dem Team aus Lambarene viele Mühen bereitete, v. a. bei den Kindern aufgrund der schwierigen Venenverhältnisse und der langen Therapiezeiten.[657] »Die Schlafkranken behalte ich sechs Wochen hier. Dann wird mit der Kur acht Wochen ausgesetzt. Sie gehen nach Hause und kommen nachher wieder. Leider habe ich viele Fälle im letzten Stadium, die sehr viel Arbeit machen und doch wohl kaum mehr zu retten sind«[658]. Anhand der Schlafkrankheit wird auch ein Konflikt mit der Pariser Missionsgesellschaft während der Internierungszeit des Ehepaars Schweitzer während des Ersten Weltkrieges in Lambarene sehr deutlich beschrieben: Ein für das Ehepaar arbeitender Boy Acaga, welcher für das kinderlose Paar zu einem Ziehsohn wurde, steckte sich bei seinem Vater an. Ihm wurde aufgrund von Streitigkeiten zwischen vor Ort tätigen Missionaren und dem Ehepaar Schweitzer eine weitere Therapie der Schlafkrankheit verwehrt und der Kontakt zu ihnen untersagt.[659]

Auch bei den *EuropäerInnen* macht sich der Beginn dieser Erkrankung mit psychischen Auffälligkeiten – dem »Tropenkoller« – bemerkbar.[660] Auffällig häufig wird die Erkrankung bei den »Weißen« im Frühstadium erkannt und kann vollständig geheilt werden.[661] Dennoch bleibt die Klinik eindrücklich: Ein wenige Wochen vor der Einlieferung in Lambarene infizierter Europäer sieht nach 3,5 Wochen Afrikaaufenthalt »schon ganz verfallen aus. Er trägt die Leidensmaske, die für den Gesichtsausdruck bei fortgeschrittener Schlafkrankheit charakteristisch ist. Einen so stürmischen Verlauf der Krankheit habe ich noch nie beobachtet. Nach dreiwöchiger Behandlung fühlt er sich wie neugeboren. Eine solche ans Wunder grenzende Heilung gibt wieder neuen Mut zur Arbeit«[662].

---

657 Vgl. MLa, 3. Bericht 1–5/1914, 127; AW I, BRL 1924–27, Frühjahr bis Herbst 1924, 517.
658 AW I, BRL 1924–27, Frühjahr bis Herbst 1924, 510. Vgl. auch AW I, WU, 391.
659 Vgl. Mühlstein, 1998, 166. Sie hat folgendes anhand unveröffentlichtem Archivmaterial recherchieren können: »Albert Schweitzer ist tief verärgert und macht seiner Empörung in einem wütenden Brief an Bianquis Luft: ›Und beachten Sie, dass der Junge an Schlafkrankheit erkrankt ist, und ich ihn seit Monaten mit Atoxyl behandele und für ihn schon beträchtliche Summen aufgewendet habe, genau wie für seinen ebenfalls erkrankten Vater und Bruder!‹ Verärgert ist Albert Schweitzer auch über das mangelnde Rückgrad Haugs, der ihm erst in einem Gespräch recht gibt und dafür sorgen will, dass die fortgesetzten Kränkungen aufhören, ›…am nächsten Tag beugt er sich Ottmann! Und ich mit meiner müden Frau mitten in der Arbeit, um Frieden zu haben, entschieden uns, uns von unserem Boy zu trennen, der uns so viel bedeutete, weil er von Anfang unseres Aufenthaltes an bei uns war‹. Helene Schweitzer ist so traurig über den Verlust des Kleinen, dass sie es erst Monate später sehr zaghaft im Brief an die Eltern erwähnt: ›Auch Acaga hat Ferien bekommen – zu meinem Leidwesen – aber es [167] war besser für den Kleinen, der sich ja doch immer noch als zu uns gehörig betrachtet‹«; Mühlstein, 168.
660 MLa, 3. Bericht 1–5/1914, 117.
661 Minder/Bähr, 1964, 98.
662 BRL 1924–27, 607.

Schweitzer vertritt gegenüber dieser Patientengruppe einen auffallend präventivmedizinischen Ansatz: Vorsorgemaßnahmen, wie der Einsatz von Fenster-Drahtgittern, spezielle bauliche Maßnahmen, das Tragen heller Kleidung sowie ärztliche Kontrollen der aus den Tropen nach Europa Heimkehrenden werden in den Schriften genannt.[663] In einer frühen Straßburger Predigt kam Schweitzer bereits vor europäischen Publikum beispielhaft auf diese Erkrankung zu sprechen und nutzte sie zu einem Appell zum praktischen Wirken in Afrika im missionarischen Kontext: »Ihr wisst, dass im Innern von Afrika die Schlafkrankheit herrscht. Zuerst werden die Leute ein klein wenig matt, dann immer mehr und mehr, bis sie zuletzt immer wie schlafend daliegen und an Entkräftung sterben. Der berühmte Professor Koch aus Berlin war vor 1 $\frac{1}{2}$ Jahren in jenen Gegenden, um [88] die Schlafkrankheit zu studieren und entdeckte die Anfänge des Übels an vielen. [...] – So gibt es [daneben] eine Schlafkrankheit der Seele, bei der die Hauptgefahr ist, dass man sie nicht kommen fühlt; darum müsst ihr auf euch achten; und wie ihr die geringste Gleichgültigkeit an euch merkt und gewahr werdet, wie ein gewisser Ernst, eine Sehnsucht, eine Begeisterungsfähigkeit in euch abnimmt, dann müsst ihr über euch erschrecken und euch klar werden, dass das davon kommt, dass eure Seelen Schaden gelitten.[...] Und bleibet in der *Tat.* [...] Was ist ein Mensch, der nicht ›*wirkt*‹, der nicht von seinen Gaben und Kräften, von dem, was er hat, Anwendung macht, um da mitzuwirken, wo Menschen nötig sind?«[664]

Der praktische tropenärztliche Alltag in Lambarene ließ derartige philosophische Betrachtungen allerdings rasch in den Hintergrund treten. Vor afrikanischem Publikum war für diese Gedanken schlichtweg kaum Zeit.

Da diese Erkrankung nach wie vor einen wesentlichen Anteil der alltäglichen Arbeit im Spital ausmachte, weitete Schweitzer seinen Aktionsradius zunehmend auf die Umgebung Lambarenes aus.[665] »Nach Ende des zweiten Welt-

663 Vgl. MLa, 3. Bericht 1–5/1914, 122.130f.

664 SPr, 88f.

665 Vgl. das Briefzeugnis Schweitzers, das Mai veröffentlicht hat: »Unter unseren 150 täglich hospitalisierten Kranken haben wir durchgängig 8 bis 10 Schlafkranke, wenn nicht mehr. Nicht weit von hier, 140 km entfernt, von uns aber durch Wasserfälle getrennt, liegen große Schlafkrankheitszentren. Wir hoffen, dort auch zu wirken. [...] Eben schreibe ich, ob das Rockefeller [20] Institute uns mit Tryparsamid helfen kann, da wir ja in der Lage sind, bei allen Schlafkrankheitsfällen Lumbalpunktion zu machen. Wir haben uns schon Tryparsamid verschafft und schöne Erfolge damit gehabt. Aber es fehlen eben die Mittel, so viel davon zu haben, als ich brauche. Darum kommen meine Kollegen mit dieser Bitte an Mrs. Pearce. Sie sind in Amerika, und können Sie unsere Bitte unterstützen, so tun Sie es bitte«; Albert Schweitzer, in: Mai, 1992, 21. Von einer Kooperation mit den Regierungsspitälern berichtet auch Headrick: »Schweitzer was sometimes asked to collaborate in the sleeping sickness campaign. He continued to treat European and African timber company employees, while his staff went out to villages near the hospital to bring back the sick«; Headrick, 1994, 261.

krieges berichtet Dr. Schweitzer (erneut) im März 1946 über die inzwischen von der Regierung durchgeführten Maßnahmen zur Bekämpfung der Schlafkrankheit. [...] Jetzt – 1946 – stand sogar ein großes Schlafkrankenlager zur Verfügung. Dorthin konnte Schweitzer zur Entlastung seines eigenen Spitals Patienten überweisen«[666].

Ab Mitte der *1940er Jahre* übernahm das gabunesische Regierungsspital zunehmend diese Patienten. »Mit der Schlafkrankheit haben wir jetzt viel weniger zu tun als in früheren Jahren, weil ein Regierungsarzt sich mit der Bekämpfung derselben in unserer Gegend abgibt. Ein großes Schlafkrankenlager befindet sich etwas flußabwärts von Lambarene. Zur richtigen Bekämpfung von Schlafkrankheit ist nämlich erforderlich, daß in regelmäßigen Abständen der Arzt oder ein ihn vertretender weißer Heilgehilfe sämtliche Dörfer eines bestimmten Gebietes aufsucht und alle Einwohner daraufhin untersucht, ob durch das Mikroskop in ihrem Blute oder in ihrer Rückenmarksflüssigkeit die Erreger der Schlafkrankheit zu entdecken sind. Unsere Tätigkeit beschränkt sich nunmehr darauf, Kranke, die zu uns kommen und bei denen wir irgendwie Verdacht auf Schlafkrankheit haben, dem mit der Bekämpfung der Schlafkrankheit betrauten Regierungsarzt zuzuweisen«[667]. Schweitzer profitierte zum einen also von dem Status eines »Durchgangskrankenhauses«[668] und der Unterstützung durch Regierungsspitäler als Spezialbehandlungsstätten für die Schlafkrankheit[669], zum anderen von umfangreichen präventivmedizinischen Kampagnen[670] sowie von der Verwendung neuer Medikamente[671]. Es bedurfte einer Kombination aus allen genannten Aspekten, um der Krankheit wirkungsvoll begegnen zu können. »Die als infiziert erkannten Eingeborenen müssen längere Zeit in Schlafkrankheitslagern regelmäßig behandelt werden, ehe sie wieder in ihre Dörfer entlassen werden können. Bis 1928 pflegten wir sie in unserem Spital, ohne sie natürlich [11] genügend überwachen zu können, um ein Entweichen zu verhindern. Seitdem nun die Regierung hier Schlafkrankheitslager in verschiedenen Gegenden errichtet hat, behandeln wir Schlafkranke nun mehr ausnahmsweise, [...] was eine große Entlastung unseres Betriebes bedeutet«[672]. Fortschritte in der Behandlung bedeuteten allerdings nicht, dass die Krankheit ausgerottet war, wie Zeugnisse aus den 1980er Jahren eindrucksvoll belegen: »Einige Länder

666 Mai, 1992, 21.
667 BRL 1930–54, Folge März 1946, Kriegsjahre, 242.
668 Italiaander, 1955, 20.
669 Auch einen Boy Antoine N'Zamba auf einem Holzplatz in Azingo im Ogowegebiet schickt er am 2. 6. 1937 mit einem Tertiärstadium der Schlafkrankheit zum Regierungsarzt; vgl. LWD, 145.
670 Schweitzer startete mit Reihenuntersuchungen zunächst unter den Kindern der Missionsstation; vgl. MLa, 3. Bericht 1–5/1914, 128. Vgl. Oswald, 1971, 143.
671 Vgl. Götting, 1964, 80.
672 SiU, 12. Vgl. auch Mai, AS-Spital, 1984, o.S.

Afrikas, darunter Gabun und Kamerun, widmeten dem französischen Arzt Dr. Eugene Janot aus Anlass seines 100. Geburtstages im Jahre 1979 je eine Sonderbriefmarke mit seinem Bild samt der angeblich besiegten Tsetse-Fliege. Das Deutsche Ärzteblatt übernahm in Heft 13 vom 27.3.1980 diese Darstellung mit der Überschrift: ›Die Schlafkrankheit besiegt‹. Im gleichen Jahr erlebte ich mit Dr. Walter Munz im Albert-Schweitzer-Spital drei neue Schlafkranke!«[673]. Trotz der Ausweitung therapeutischer Handlungsoptionen, blieb diese Tropenkrankheit eine Herausforderung. Schweitzer hatte den Kampf gegen diese Erkrankung früh aufgenommen und blickte auf die dabei gemachten Erfahrungen am Lebensende dankbar zurück, wie aus einem Brief an die holländische Königin Juliane in den Haag (1909–2004) aus Lambarene vom 26.4.1963 belegt: »Ich betrachte es als einen Vorzug, dass ich dieses Spital in der Zeit des grossen Kampfes gegen die Schlafkrankheit gründen konnte«[674]. Die Rezeptionsgeschichte Schweitzers würdigt seinen Anteil an der Eindämmung dieser »gefürchtetsten Geißeln der afrikanischen Bevölkerung« immer wieder. »Der ›große Doktor‹ hat einen erheblichen Anteil daran, dass sie in Gabun wie auch in anderen Teilen Afrikas so wirksam eingedämmt werden konnte«[675]. In der breiten Rezeptionsgeschichte dominieren neben der Schlafkrankheit Berichte über das im folgenden Kapitel zu besprechenden Krankheitsbild, die Lepra. Letztere galt durch wirksamere Medikamente an Schweitzers Lebensende als »besiegt«.

B.1.4. Der Aussatz (Lepra)

Schweitzer legte einen Schwerpunkt seiner tropenärztlichen Wirkens auf die Behandlung der bereits in der Bibel eine Sonderstellung einnehmenden »Aussätzigen«, welche in Afrika an den Rand der Gesellschaft gedrängt und aus Furcht vor Ansteckung oft nicht therapiert wurden, sondern aus dem Sozialverband ausgeschlossen waren. Lambarene wurde mit der Behandlung der Lepra zu einem zweifachen Experimentierfeld Schweitzers: zum einen durch die experimentelle Entwicklung neuer Therapien, zum anderen durch das praktische Einüben in die Ethik der Ehrfurcht vor dem Leben im klinischen Alltag des Lepradorfes. »Schon im Sommer 1913 nimmt er in seinem ersten Bericht den Satz auf: *Leprafälle bekomme ich jeden Tag zu sehen.* Von da an beschäftigen ihn andauernd die Gedanken an eine erfolgreiche Therapie, eine Hilfe für die Verstümmelten, an einen Beistand für die Ausgestoßenen [...], an die Beschaffung

673 Mai, 1992, 21.
674 LWD, 323.
675 Götting, 1964, 80.

der kostspieligen Medikamente und nicht zuletzt die zweckmäßigste Art der Unterbringung«[676]. Schweitzer befand sich damit in einer langen medizinhistorischen Tradition.[677]

Lepra, eine durch das Mycobakterium leprae verursachte *Infektionskrankheit* der Haut, der Schleimhaut und des peripheren Nervensystems mit Neigung zu trophischen und sensiblen Störungen, Lähmungen und Verstümmelungen, war wegen ihrer Ansteckungsgefahr AfrikanerInnen wie EuropäerInnen suspekt[678]. So fiel die differentialdiagnostische Abgrenzung gegenüber anderen Infektionskrankheiten schwer[679], es bestand eine große Gefahr der Ansteckung auf dem engen Spitalgelände[680], die Übertragungswege waren bis in die 80er Jahre des 20. Jh. unklar[681] und die Therapieformen waren sehr verschieden[682], wobei im Laufe

676 Mai, 1992, 22.

677 Vgl. weiterführend Eckart: »In der Aussatzbekämpfung versuchten die Kolonialärzte neue Wege zu gehen und die Leprosarien alten Typs, die von Gefangenenlagern kaum zu unterscheiden waren, durch moderne und bisweilen sogar offene ›Lepra-Ackerbau-Kolonien‹ mit dem Ziel der Subsistenzwirtschaft zu ersetzen. Das als ›System Mansfeld‹ in Kamerun zuerst erprobte Verfahren bewährte sich tatsächlich auch in anderen Kolonien, so etwa in Deutsch-Ostafrika, wo die Lepra-Arbeit überwiegend auf den Schultern der Missionen ruhte. Aber es gab auch hier Fehlschläge und Schattenseiten, und besonders in Deutsch-Ostafrika versuchten Schutztruppenärzte immer wieder, zum Teil mit äußerst schmerzhaften Injektionen neue Lepramedikamente zu testen«; Eckart, 1997, 545. Vgl. auch Vaughan, 1991, Kap. 4: Without the Camp: Institutions and Identities in the Colonial History of Leprosy, 77–99.

678 Vgl. Woytt-Secretan, 1947, 79. Zur medizingeschichtlichen Einordnung der Krankheit vgl. Ruffié/Sournia, Die Seuchen in der Geschichte der Menschheit, Kap. III Lepra und Tuberkulose, 83–105; Müller-Bütow, Lepra. Ein medizinhistorischer Überblick, 1981; Koelbing et al, Beiträge zur Geschichte der Lepra, 1972; Kästner, Der Aussatz in der Geschichte, in: Riha, 1999, 89–108.

679 Vgl. den Bericht eines Lambarenebesuchers aus den 1950er Jahren: »Die Leprabazillen sind säurefeste und alkoholfeste Stäbchen, den Tuberkulosebazillen morphologisch sehr ähnlich. Bis heute scheiterten alle Versuche, die Hansenischen Bazillen zu kultivieren oder sie auf ein Versuchstier zu übertragen. Es wurde noch kein lebendiger oder nicht lebendiger Nährboden gefunden, wo die Bazilli Hanseni ein regelmäßiges, konstantes Wachstum gezeigt hätten. Diese Tatschen aber sind es, die jegliches Experimentieren mit Therapeutica hindern und gleichzeitig auch erheblich die Diagnostik erschweren«; Italiaander, 1958, 38.

680 Vgl. AW I, WU, 398.

681 Vgl. das Zeugnis von Ärzten aus den 1960er Jahren: »Man kennt seit 1871 den Erreger. Er wurde nach seinem Entdecker, dem Arzt Gerhard Armauer Hansen, benannt (bazillus hanseni). Doch wie die Übertragung der Infektionskrankheit erfolgt, weiß man bis zur Stunde nicht. Auch anderes ist unbekannt. Die Inkubationszeit kann zwei, drei auch zehn oder dreißig Jahre betragen. Die Krankheit selbst nimmt dann ihren unerbittlichen, chronischen Verlauf: Die Extremitäten, der Kopf eingeschlossen, lösen sich in einer Knorpelschicht auf. Glied für Glied fault regelrecht ab, sofern man die Lepra nicht stoppen kann. Die Krankheit selbst führt zwar nicht direkt zum Tode, doch Haut und Nervensystem werden auf Dauer derart in Mitleidenschaft gezogen, dass der Exitus unausweichlich ist. Hinzu kommen oft noch andere Infektionen, da die Abwehrkräfte nachhaltig geschädigt werden. Da es bis dato nicht gelang, den Lepra-Bazillus auf einem künstlichen Nährboden zu entwickeln, fanden auch kaum Experimente zur [112] Herstellung wirksamer Gegen-

der Spitalgeschichte immer bessere entwickelt wurden. »Der Aussatz ist keine einheitliche Krankheit. Es gibt schnell verlaufende und langsam verlaufende Formen. [...] Oft sind die rötlichen, scharf umrandeten Flecken auf der Haut schon so typisch, daß sie mit keinen anderen Verfärbungen, [...] verwechselt werden können. Sehr charakteristisch ist die Gefühllosigkeit inmitten der Flecken und an den Extremitäten. [...] Natürlich sind zur Stellung der Diagnose alle andern Gefühllosigkeit ver- [70] ursachenden Nervenkrankheiten vorerst auszuschalten. Die Nadel muß nachher auf das sorgfältigste desinfiziert werden, da jeder, der sich mit ihr sticht, sonst Lepra bekommen kann. In fortgeschrittenen Fällen sind Geschwüre vorhanden. Sie sitzen gewöhnlich an den Händen und Füßen und sind von rissiger Haut umgeben. Typisch ist der Sitz eines Geschwüres unter der großen Zehe. In zweifelhaften Fällen gibt das Mikroskop Auskunft. Die Gesunden werden von den Kranken angesteckt, wenn sie ihre Umschlagetücher anlegen, auf derselben Matte sitzen oder schlafen oder mit kleinen Hautverletzungen Gegenstände berühren, die jene benutzt hatten«[683].

So gestaltete sich die *Therapie* dieser Erkrankung als eine komplexe (sozial-) medizinische Aufgabe, welche im Laufe der 50-jährigen Spitalgeschichte verschiedene Etappen durchlief. »Bis zum zweiten Weltkrieg galt die Lepra als unheilbar. Das wussten die meisten Kranken auch. So kamen sie zu der Leprastation eigentlich nur, um hier ein Asyl zu finden, wenn die Entkräftung schon weit fortgeschritten war. Man gab ihnen das Chaulmoogra-Öl, das aus dem Samen eines Baumes in Hinterindien gewonnen wird und [97] seiner Bitterkeit wegen in einem Gemisch von Sesamöl und Erdnussöl regelmäßig eingenommen werden muß. Jetzt verwendet man auch Injektionen mit Bromin und Diason. Seit 1948 benutzt man in Lambarene Sulfone (Schwefelpräparate), die nach dem, was wir hörten, gute Resultate erzielen. Mit ihrer Hilfe kann man heute im Anfangsstadium der Krankheit eine Heilung erreichen. Ein großer Erfolg besteht aber schon darin, die Krankheit zum Stillstand zu bringen und die Geschwüre am Körper zu schließen«[684].

Die Behandlung des Aussatzes gestaltete sich in Lambarene v.a. in der *Anfangszeit seit 1913* sehr langwierig und erst nach einer mehrwöchigen Kur bemerkte der Kranke gewöhnlich eine Besserung. »Gar vielen geht vorher die Geduld aus, und sie lassen sich nicht weiter halten. Gewöhnlich kommen sie ja nur, um zum Trinken bereitetes, das heißt mit Sesam- und Erdnußöl reichlich versetztes Chaulmoograöl zu holen, das sie dann zu Hause einnehmen. Diese Kur sind sie von früher her gewohnt. Daß aber viel mehr zu erreichen ist, wenn

---

mittel statt. (Erst seit 1984 gilt die Krankheit als heilbar und wird mit Antibiotika bekämpft.) »; Günther/Götting, 2005, 113. Vgl. auch Götting, 1964, 97.

682 Vgl. Mission 1919, VVA, 350.

683 MLa, 2. Bericht 7/1913–1/1914, 71.

684 Götting, 1964, 98.

dazu noch eine Reihe von Einspritzungen mit Chaulmoograöl kommen, lassen sie sich nicht gerne beibringen, weil dies einen zu langen Aufenthalt im Spital erfordert. Wir hoffen aber Erfolge zu haben, die sie überzeugen«[685]. Das Chaulmoograöl war in den ersten Jahren in Lambarene das einzige zur Verfügung stehende Medikament. »Leprafälle [...] werden mit Waschungen und einer Lösung von indi- [49] schem Chaulmoograöl behandelt. Eine wirkliche Heilung wird dadurch nicht erzielt. Jedoch ist die Besserung so stark und anhaltend, daß sie der Genesung fast gleich kommt«[686]. Seine Beschaffung erfolgte über einen Missionar in der französischen Schweiz, Herrn Delord, und war sehr kostspielig und aufwändig.[687] Viele Leprakranke werden in den ersten Jahren in Lambarene schon bald wieder mit einem für die Ärzte unbefriedigenden Ergebnis entlassen. »Die Aussätzigen werden nach zehn Tagen mit einem Vorrat von Chaulmoograöl nach Hause entlassen mit der Weisung, in sechs Wochen wiederzukommen. Zur intensiven Behandlung mit den neueren intramuskulär einzuspritzenden Mitteln kann ich sie erst brauchen, wenn im Spital mehr Platz ist und ich nicht mehr Arzt und Baumeister zugleich sein muß. Überdies ist eine richtige [510] Chaulmoograölkur die beste Einleitung zu den intensiveren Behandlungen«[688].

Schweitzer *experimentierte* zunächst nach Angaben medizinischer Zeitschriften mit intravenösen Gaben von Chaulmoograöl, das er in anderen Ölen und in Äther auflöste, um die Therapie der Lepra unter tropischen Bedingungen verbessern zu können. Die Einspritzungen »gaben uns nur mäßig befriedigende Resultate«[689] und hatten den Nachteil, dass sie täglich von einem Arzt vorge-

685 AW I, BRL 1924–27, Winter und Frühjahr 1924, 578.

686 MLa, 1. Bericht 3–6/1913, 50.

687 Vgl. folgende drei Quellen: Das indische Chaulmoograöl (Oleum gynocardiae) sei teuer und komme verfälscht auf den Markt, weshalb er es »durch den emeritierten Missionar Delord aus der französischen Schweiz [...] besitzt. Nach seiner Anweisung auch verabreiche ich das widerwärtig schmeckende Medikament in einem Gemisch von Sesamöl und Erdnussöl, wodurch es leichter ertragen wird. Neuerdings wird auch empfohlen, Chaulmoograöl unter die Haut zu spritzen. Ob sichere, dauernde Heilungen bei der Lepra zu erzielen sind, ist fraglich. Aber in jedem Falle lassen sich Besserungen und lange anhaltender Stillstand erreichen, die manchmal praktisch einer Heilung fast gleichkommen«; AW I, WU, 399. Über die Dosierung berichtet Schweitzer aus der Anfangszeit im einzelnen: »Als Medikament dient hauptsächlich das indische Chaulmoograöl, das etwa zu sieben Prozent mit gewöhnlichem Öl vermischt und kaffeelöffelweise in von acht zu acht Tagen, steigenden Dosen eingenommen wird. Leider hat es einen abscheulichen Geschmack, verursacht oft Magen- und Darmbeschwerden und muß dann auf einige Zeit ausgesetzt werden. Die Geschwüre und Flecken werden mit chaulmoograhaltigen Seifen und Salben bestrichen und verbunden. Zur allgemeinen Kräftigung verabreiche ich noch Eisen und Arsen«; MLa, 2. Bericht 7/1913–1/1914, 70. Der ärztliche Mitarbeiter Mai berichtet, dass Schweitzer noch andere Präparate verwendete: »Etwas bessere Ergebnisse schienen ihm die Verabreichung von Diphtherietoxoid (aus England) kombiniert mit Chaulmoogra-Öl, Trypaflavin, Arsen und Methylenblau-Injektionen zu gewährleisten«; Mai, 1992, 25.

688 AW I, BRL 1924–27, Frühjahr bis Herbst 1924, 511.

689 BRL 1924–27, 578f.

nommen werden mussten. Dank der Zusammenarbeit mit dem Hamburger Tropeninstitut gelang es ihm, diese Technik zusehends zu verfeinern. Er berichtet ausführlich über dieses neue Verfahren, welches nach durchgeführten Tierversuchen von Prof. Giemsa und Dr. Kessler subkutane Injektionen von in Erdnussöl gelöstem Chaulmoograöl an Patienten in Lambarene ermöglichte (vgl. weiterführend Kap. B.2.1.)[690]. Allerdings erlangte er mit Chaulmoograöl meist nur einen Krankheitsstillstand.[691] Im Verlauf der 50-jährigen Spitalgeschichte berichtete Schweitzer immer wieder von medizinischen Experimenten und Fortschritten in der Leprabehandlung, von denen er in Lambarene profitieren konnte:

In den *40er* Jahren des 20. Jahrhunderts erzählte er von neuen Forschungsergebnissen: »Auf Madagaskar machen französische Ärzte seit 1937 vielversprechende Versuche mit einem Stoff, der aus einer dort vorkommenden Pflanze (Hydrocatylus asiatica) gewonnen wird. Sie erzielen mit dieser Behandlung eine rasche Heilung der leprösen Ulceration. In Amerika erprobt man, ebenfalls mit Erfolg, einen mit den Sulfanilamiden verwandten Stoff Promin. Wie froh werden wir Ärzte, die mit Leprakranken zu tun haben, sein, wenn wir einmal über eine schneller und besser zum Ziele führende Behandlungsweise verfügen als bisher!«[692] V.a. das Glucosulfon Promin und das Sulfoxon Diason waren zwei wichtige Neuerungen[693], welche Schweitzer seinen Leprapatienten rasch nach ihrer Einführung in den USA in Form von Heilversuchen zu Gute kommen ließ. »Wir verwenden sie seit einigen Monaten. Zur Zeit werden damit etwa 60 Leprakranke in unserem Spital behandelt. Besonders wertvoll ist uns das in intravenösen Injektionen gegebene Promin, weil es in relativ kurzer Zeit die schwere und so schmerzhaften Leprageschwüre an den Füßen zur Abheilung bringt. Diese in viel größerem Stile als bisher betriebene Behandlung der Lepra bringt bedeutende Mehrausgaben und eine starke Zunahme der Arbeit mit sich«[694]. Nach Angaben des Lambarene Arztes Ary van Wijnen hat Schweitzer auch das amerikanische Medikament Dapson erprobt: »Er hat von amerikanischen Freunden 1943 das erste Medikament bekommen, es ausprobiert und

690 Vgl. ebd., 579.
691 SiU, 12.
692 BRL 1930–54, 243.
693 Schweitzer berichtet detailliert über seinen ersten Fall: »I was one of the first to use these drugs in Africa. Kind American friends had supplied me with them. The first patient whom I treated with these drugs was a native evangelist of the Protestant mission. […] Everything I had tried to heal these suppurating and foul smelling ulcerations with had failed. The use of the American drugs now produced the miracle. After a few weeks the sores became cleaner, and after some months they closed completely, so that this man who had been lying on his bed, a picture of misery, was now able to walk about«; Medicine in the Jungle, in: JAMA Vol. 156, No. 17, 1954, 1549, Frankfurter Archivmaterial.
694 SiU, 12.

damit großen Erfolg gehabt«[695]. Trotz langsamer therapeutischer Fortschritte blieb die Lepra im klinischen Alltag eine bleibende Herausforderung. Besucher Lambarenes berichten immer wieder von abschreckenden Wunden.[696]

In den *1950er Jahren* gab es schließlich mit den Sulfonen neue potente Medikamente, die er sofort zusätzlich zum Altbewährten in seinem Lepradorf einsetzte für »Fälle, die nur sehr langsam heilen oder überhaupt stehen bleiben«[697]. Die Sulfonpräparate trugen verschiedene Namen[698], wurden rasch nach ihrer Entdeckung in den USA in Lambarene eingesetzt[699], verlangten allerdings weiterhin einen langfristigen therapeutischen Einsatz[700], so dass diese Kranken einen Sonderversorgungsbereich auf dem Spitalgelände erhielten. »Bis etwa zum zweiten Weltkrieg wurde die Lepra für eine unheilbare Krankheit gehalten. Chefarzt Dr. Percy erzählt: ›Die Einheimischen wussten genau, dass der weiße Doktor machtlos war, die Krankheit zu heilen. […] Jetzt, nach vierzig Jahren, hat sich die Lage vollständig geändert. […] Die chemische Gruppe der Sulfone wurde 1924 von Prof. Dr. Faget vom Leprosarium Chardewell (Louisiana) in die Therapie der Lepra eingeführt, und das brachte einen Wendepunkt in die Geschichte dieser bis dahin praktisch unheilbaren Krankheit. In Lambarene erhielten wir die ersten Sulfone 1948. Drei Jahre danach erzielten wir die ersten

695 S. 4, in: Interview mit Ary van Wijnen: Mein Idol – Albert Schweitzer, http://www.dahw.de/aktuelles/news/albert-schweitzer-interview-mit-ary-van-wijnen.html; besucht am 26.11.2011; 11:50 Uhr; S. 1–8.

696 Viel Verbandsmaterial wurde benötigt: »Since they were always in short supply in Africa, the old bandages, stained with pus and dirt, were rolled up and stowed away to be cleaned and sterilized later on. Soon they would flutter like white ghosts from the clotheslines outside the colony, ready to be used again on the next clinic day«; Jilek-Aall, 1990, 182.

697 BRL 1930–54, 284f.

698 Vgl. folgenden Bericht einer Lambareneärztin: »When a new anti-leprosy medication, a sulfonamide preparation called D.A.D.P.S., was introduced in the early 1940s, it was so effective that Schweitzer's hospital became inundated with an ever-increasing stream of people afflicted with the disease«; Jilek-Aall, 1990, 177.

699 Dieses hatte steigende Patientenzahlen zur Folge: »Als das Versuchsstadium mit Sulphone vorüber war und die Kranken in wachsender Zahl mit diesen Mitteln behandelt wurden, bemerkten die Eingeborenen, […] daß der weiße Doktor die Herrschaft über die Krankheit erlangte. Das Ergebnis war, daß die Leprösen ins Spital kamen nicht nur in wachsender Zahl, sondern auch in verhältnismäßig frühem Stadium der Krankheit, und daß sie sich bereit zeigten, mehrere Jahre im Spital zu bleiben, damit sie geheilt werden konnten. Und so geschah es, daß bis 1950 wir durchschnittlich 50 bis 60 Lepröse zu behandeln hatten; 1951 stieg die Zahl auf 100, 1952 auf 200 und 1953 erreichte sie beinahe 300«; Percy, Medizinische Arbeit in Lambarene, 5. Rb, 1954, 32. Vgl. auch die Angaben von Italiaander: »1950 zählte das Hospital fünfzig bis sechzig Lepröse, 1951 einhundert, 1952 zweihundert und 1953 dreihundert. Einige Ziffern für [39] A.E.F. mögen das Bild abrunden: Es wurden amtlich gezählt und behandelt (Zahlen in Klammern): 1952: 37508 (2268), 1954: 56670 (12103), 1955: 102064 (84698). Das heißt natürlich nicht, dass die Leprösen sich vermehrten, sondern sich mehr und mehr aus ihrem verstoßenen Leben hervorwagten und in Behandlung begaben«; Italiaander, 1958, 40.

700 Vgl. Mai, 1992, 25f.

guten Resultate‹«[701]. Stolz und Freude über den medizinischen Fortschritt klingen aus den Mitteilungen aus Lambarene heraus, da »Arzneimittel endlich anfangen über diese gefürchtete Krankheit den Sieg davonzutragen. [...] Die Sulphone werden in der Form von Einspritzungen gegeben oder auch durch den Mund dargereicht. Wir haben keine festgelegte Formel für die Behandlung: jeder Fall wird einzeln für sich studiert, und sehr oft werden die Sulphone in Verbindung mit andern Heilmitteln gegeben, mit Chaulmoogra, mit Streptomycin und andern, so daß unserer Erfahrung gemäß ein befriedigendes Resultat erreicht werden kann«[702].

Die Lepra blieb also trotz der medizinischen Fortschritte in der Pharmakotherapie eine individuelle medizinische Herausforderung.[703] »Unter den schweren Fällen von Aussatz gibt es einige, die seit drei Jahren bei uns sind. Was wir für sie tun können, ist, ihnen täglich ihre Wunden verbinden, ihnen mehr oder weniger anhaltende Linderung verschaffen, ihre Leiden mildern und ihnen Unterkunft und auskömmliche Nahrung geben«[704].

Daher schuf Schweitzer seit 1953 ein Lepradorf[705], in welchem diese chronisch Kranken versorgt werden konnten, was eine Neuerung in Afrika darstellte. Dieses wurde deshalb nötig, weil die Leprakranken im *afrikanischen Sozialverband* eine Sonderstellung einnahmen: Die Krankenschwester Marie Secretan schildert im Juni 1931 anlässlich einer Flussfahrt nach Samkita noch ihr Entsetzen über den sorglosen Umgang mit der Ansteckungsgefahr von Kindern an Lepra: »In einer Türöffnung stand eine ältere Frau, deren Gesicht und Hände ganz vom Aussatz, Lepra, zerfressen waren. Leere Augenhöhlen, anstatt Nase ein zerfressenes Loch, Lippen und Zunge waren verschwollen und zerfressen. An den Händen fehlten die meisten Finger, und was vielleicht das Schlimmste war, sie hielt in ihren Armen ihr kleines Enkelkind, wiegte es hin und her und lallte mit ihrer abgefressenen Zunge eine eintönige Melodie. Sie ahnte nicht, daß sie diesem kleinen Kind die schreckliche Krankheit übertrug bzw. schon übertragen hatte. Vielleicht ist diese erst nach Jahren, wenn das Kind schon groß war, ausgebrochen. Niemand von ihnen wußte dann, daß dies eine Ansteckung der Großmutter war«[706]. Schweitzers erstes Wirken in Lambarene galt dem Kampf gegen diese vielfältigen Ansteckungsformen.[707] Eine glückliche und sinnvolle

701 Italiaander, 1958, 39. Vgl. Taap, 1974, 47f.
702 Percy, 5. AS-Rb., 1954, 33.
703 Vgl. Italiaander, 1958, 38.
704 BRL 1930–54, 284f.
705 Vgl. Hagedorn, 1954, 245.252.
706 Abgedruckt in: Mai, 1992, 26.
707 Der Theologe wird an folgender Äußerung, die er im medizinischen Kontext macht, erkennbar: »Meiner Beobachtung nach gehören die Leprösen zu den dankbarsten Patienten. Die Geschichte von den zehn Aussätzigen gilt jedenfalls nicht für den Ogowe. Hier kommen

Lösung gelingt erst in den fünfziger Jahren in Gestalt der Errichtung seines Lepradorfes, wo er seit 1956 Vorbeugungsmaßnahmen erprobte. »Anfangs hat er auf strenge Maßnahmen geachtet. Waschen und Kochen von Umschlagtüchern, Schlafunterlagen und Kleidungsstücken, auch die Reinigung von Eßgeschirren legte er seinen Patienten ans Herz. Sogar der Händedruck war ihm in der Anfangszeit nicht unverdächtig für die Übertragung des Erregers. [...] Es darf vorweggenommen werden, daß die Übertragungsart der Leprabazillen auch im Jahre 1991 noch nicht mit letzter Sicherheit geklärt ist. [...] Bis heute konnte nämlich kein Tier gefunden werden, welches, mit Hansens Keimen infiziert, krank wird«[708].

Schweitzer schuf mit seinem Lepradorf ein besonderes *medizinisches Experiment.* Neu war beispielsweise, die Kinder nicht von den erwachsenen Kranken zu isolieren, sondern das soziale Netzwerk intakt zu lassen. »Sorglosigkeit und Hygiene, proteinreiche Nahrung und äußerst sorgfältige, tägliche Versorgung der Geschwüre, all das hat offenbar [...] die Anfälligkeit der im Lepradorf heranwachsenden Kinder so vermindert, daß die sonst befürchteten Erkrankungen ausgeblieben sind. Innerhalb der Leprologie sehe ich dieses Ergebnis als eine Großtat an und als Bereicherung unserer Vorstellungen über diese Krankheit zugleich«[709]. Auch im anderen Kontext betont der in Lambarene tätige Pädiater Mai die Tatsache, dass es in Lambarene trotz des gemeinsamen Wohnens keine Neuansteckungen bei Kindern, die im westafrikanischen Regenwald ansonsten unter vielerlei Infektionen und Parasiten, insbesondere Malaria und Lepra litten, gab: »Schweitzer wußte recht genau, daß eine Infektion erst wirksam wird, wenn [...] seine [des Patienten, Anm. d. Vf.in] Abwehr anderweitig geschwächt ist. [...] Schweitzer hat die Kinder im Lepradorf ganz besonders bedacht ernährt und umsorgt. Ich glaube, daß er damit ihre Widerstandskraft erhöht und den Aussatz ihrer Eltern von ihnen ferngehalten hat«[710]. Diese Sichtweise wird 100 Jahre später durch das medizinische Fachgebiet der »psychologischen Immunologie« bestätigt.[711]

Da die lokalen Heilmittel bei dieser Erkrankung versagten[712], in den ersten

sie alle zurück ... und drücken mir dankerfüllt die Hand«; MLa, 2. Bericht 7/1913–1/1914, 72.

708 Mai, 1992, 22.

709 Ebd., 128.

710 Ebd., 1992, 61.

711 Zum Problem der Ansteckung vgl. die Ärztin Jilek-Aall. »Healthy, well-fed people seldom contract the disease-and even among the afflicted, long-time and intimate contact is usually necessary before the illness is transferred from one person to another. Among the people where the disease is endemic, some will get it and others are spared. Children of leprous parents seem to have a certain immunity against the illness, but not the grandchildren. The exact mechanism of the contagion is not known«; Jilek-Aall, 1990, 173.

712 Vgl. MLa, 1. Bericht 3–6/1913, 49.

Jahren nur wenige Medikamente zur Verfügung standen[713], war das Spitaldorf von Anbeginn an eine Zufluchtsstätte für die nicht nur an den körperlichen Folgen der Lepra[714], sondern v. a. an der sozialen Ausgrenzung[715] und zunehmenden Isolation leidenden AfrikanerInnen[716]. Die Ausgrenzung machte nicht einmal vor Kindern halt.[717] Lepra war wegen ihrer Ansteckungsgefahr und der in den Anfangsjahren geringen therapeutischen Behandlungsoptionen auch vielen Europäern suspekt[718]. Dieses erklärt vielleicht die umfangreiche Rezeptionsgeschichte des Lepradorfes in den verschiedenen Berichten aus Lambarene. Die Aussätzigen stellten nicht nur in Afrika eine besondere Bedrohung für den Sozialverband dar.[719] Der japanische Arzt Isao Takahashi[720]

713 Vgl. MLa, 2. Bericht 7/1913–1/1914, 98.

714 Vgl. Günther/Götting, 2005, 17 f.

715 Daß dieser in Schweitzers Lepradorf entgegengewirkt wurde, hat der Arzt van Wijnen in einem Interview bestätigt: Lepra galt als stigmatisierend und sozial abstoßend, was für die Dörfer der Umgebung, nicht aber für Lambarene galt. Er selber habe keine Angst vor Ansteckung gehabt, sondern fühlte vielmehr, »welche Not diese Menschen haben – die Ausgrenzung und auch wegen ihrer körperlichen Leiden«, 4; Interview mit Ary van Wijnen: Mein Idol – Albert Schweitzer, http://www.dahw.de/aktuelles/news/albert-schweitzer-interview-mit-ary-van-wijnen.html; besucht am 26. 11. 2011; 11:50 Uhr; S. 1–8.

716 Über die Rolle von Lambarene als Asyl für Leprapatienten berichtet Percy in: 5. AS-Rb, 1954, 32.

717 Die Ärztin Jilek-Aall [1990, 171–184] berichtet ausführlich von einem Kind, dass, nachdem es die Diagnose Lepra erhalten hatte, sofort von seiner Familie verstoßen wurde und im Lepradorf eine neue, dauerhafte Heimat fand [a. a. O., 176]. Schweitzer versucht, den ersten Kontakt mit dem Lepradorf für das verängstigte Kind so angenehm wie möglich zu gestalten [vgl. a. a. O., 179]. Auch die Eltern werden versuchsweise in die Therapie mit einbezogen [vgl. a. a. O., 179 f]. Bereits nach kurzer Zeit hat sich das erkrankte Kind im Dorf eingelebt. »›Here we are all sisters and brothers‹, he said haltingly. Then he lifted his head and taking in the whole village with his eyes, he expressed what I had myself felt to be true: ›This is a good place to be living‹«; Jilek-Aall, 1990, 184.

718 So berichtet eine Mitarbeiterin aus Lambarene über ihren empfundenen Ekel, als sie im Anschluss an einen Gottesdienst Leprakranken die Hände schüttelte: »Ich will mich ins Freie flüchten [aus Gottesdienst in Andende auf Missionsstation wegen Stickigkeit der Luft; Anm. d. Vf.in], doch da versperren mir schon ein paar alte Weiber den Ausgang. Sind dies wirklich Frauen und nicht ausgedörrte Totengerippe oder teuflische Vogelscheuchen, die mir die weißgefleckte Hand entgegenstrecken? Herzhaft greife ich zu mit dem gewohnten Gruß. [...] Die Freude über meine Zutraulichkeit leuchtet aus ihren blutunterlaufenen Augen. Ich muß gestehen, es schaudert mich ein bisschen beim Händedruck, wenn ich dabei auf die angefressenen Gesichter und die sichtbar durchseuchten stinkenden Körper blicke. Aber ihre Freude macht mich froh. Kann mir's wohl jemand verargen, dass ich nachher mit gespreizten Fingern den Hang hinunter zum Ogowe fliege, um in seinem klaren Wasser die tausend Bakterien abzuspülen?«; Lauterburg-Bonjour, 1942, 53.

719 Götting hat sich zur Geschichte der Lepra außerhalb Afrikas folgendermaßen geäußert: »Seit Jahrtausenden leidet die Menschheit darunter. [...] Wissenschaftler schätzen, dass es heute noch etwa acht bis zehn Millionen Leprakranke in der Welt gibt. In Europa ist der Aussatz so gut wie ausgestorben. Auch in Nordamerika gibt es nur vereinzelte, [88...] meist eingeschleppte Fälle, während in Mittel- und Südamerika zahlreiche Erkrankungen be-

erwarb besondere Verdienste in der medizinischen Versorgung der Leprapatienten[721], welche lange Zeit aufgrund ihrer »Löwengesichter« isoliert worden waren[722], so dass in den 50er Jahren die Patientenzahlen im Spitaldorf kontinuierlich zunahmen.

Wie war dieses *Lepradorf* nun im einzelnen beschaffen?

Mit dem Geld des Friedensnobelpreises und europäischen Spenden[723] gründete Schweitzer im Mai 1953 zwanzig Gehminuten vom restlichen Spital entfernt halbwegs zwischen der protestantischen Missionsstation und dem restlichen Krankenhauskomplex auf einer Höhe mit Blick auf Fluß, Wald und Spital ein »*Lepradorf*«, in welchem die »Aussätzigen« in ihrem Sozialverband ein neues Leben fernab von gesellschaftlicher Ausgrenzung beginnen konnten. »In unserem Spital können wir zwanzig europäische und dreihundertsechzig eingeborene Patienten aufnehmen. Im Aussätzigen-Dorf ist Platz für zweihundert Kranke. Der Bau dieses Lepra-Dorfes wurde Ende 1955 fertig, er hat uns zweieinhalb Jahre gekostet. Zwei Aussätzige haben ein gemeinsames Zimmer und eine Küche. Rings um dieses Dorf können die Patienten Bananen anpflanzen. [...] Eine Helferin arbeitet vom Morgen bis zum Abend dort. Neben ihrer medizinischen Tätigkeit ist sie auch der ›Bürgermeister‹ des Dorfes. Sie ist gewohnt, die kleineren Palaver zu schlichten, die größeren werden mir vorgebracht. Für die Kinder, die mit ihren aussätzigen Eltern gekommen sind, und für leprakranke Kinder befindet sich eine Schule im Dorf. Sie wird von einem Aussätzigen geleitet, der die Gabe und die Elementarkenntnisse dafür besitzt. [...] Manchmal erleben wir die Überraschung, dank der regelmäßigen Pflege, die wir ihnen angedeihen lassen, eine Besserung feststellen zu können, die weit über das Maß hinausgeht, das wir erwarteten«[724]. Dieses führte zu steigenden Fallzahlen und der Notwendigkeit, die Kranken zu versorgen.[725] Wie gestaltete sich die *Bauweise* des Spitals im einzelnen?

---

kannt sind. Im südlichen Asien, in Indien, Thailand, Malaysia und anderen Ländern ist die Lepra genauso häufig wie in Zentralafrika«; Götting, 1964, 97.

720 Dieser war zu folgenden Zeiten in Lambarene tätig: 24.12.1958–26.7.1961; 8.10.1961–12.7.1965; Dezember 1965–25.5.1966.

721 Vgl. Günther/Götting, 2005, 113f.

722 Vgl. Oswald, 1986, 18f.

723 Nach seiner schwedischen Spenderin hieß eine Hütte »Haus Greta Lagerfelt«, welches über feste, verschließbare Türen verfügte; vgl. BRL 1930–54, Herbst 1945-Frühjahr 1954, 274f.

724 BRL 1930–54, 284f.

725 Auf die Schwierigkeiten in der logistischen Krankenversorgung hat Percy hingewiesen: »1953 begann der Doktor sein Lepradorf zu bauen: Quartiere für die Patienten, ein großes Gebäude für die Behandlung, Verbandräume, ein Laboratorium und ein Gebäude für kleine chirurgische Eingriffe (große Operationen werden im Operationsraum des Hauptspitals ausgeführt). Die Patienten haben kleine Zimmer mit zwei Betten für jedes Zimmer und einer Küche, dort leben sie – und können selbst ihre Mahlzeiten kochen. Diese Zimmer werden gegenwärtig aus Beton und harten Hölzern gebaut, und es wird noch einige Monate dauern bis alle Patienten untergebracht sind. [32] Alle Leprakranken werden von uns

Die neu errichteten Gebäude waren stabil und von längerer »Halbwertzeit«, da die Kranken »zwischen zwei bis fünf Jahre unter medizinischer Aufsicht bleiben sollten. Der Doktor bemüht sich ihnen die Gelegenheit zu geben, so zu leben, wie sie das in ihren Heimatdörfern tun«[726]. Die baulichen Maßnahmen waren ein großer Fortschritt: »Bis jetzt haben die 240 Leprösen in Unterkünften aus Bambus und Palmblättern gelebt. Alle zwei Jahre mußten die Hütten gründlichst ausgebessert werden, und alle drei Jahre müssen sie vollständig erneuert werden. Jetzt ersetzt Dr. Schweitzer diese primitiven Unterkünfte durch Gebäude, deren Betongrundmauern das Rahmenwerk tragen, zu dem das Hartholz, das am Ort wächst, verwandt wird. Das Dach ist aus Wellblech«[727]. V.a. aus den Briefen aus Lambarene erfahren die Europäer von der Bauweise dieses Spitaldorfes: Es ist aus stabilem Baumaterial geschaffen[728], große Terrassierungsarbeiten sollen seinen Fortbestand sichern[729], umgeben von einem tropischen Garten, abseits vom zentralen Spitalbetrieb gelegen[730], errichtete Schweitzer unter seiner strengen Aufsicht dieses Dorf[731], z. T. mit den Leprapatienten zusammen[732]. Seine Nichte, die Zürcher Journalistin Suzanne Oswald (1897–1981), berichtet, wie schwer die Aufsicht über die Arbeiter einer anderen Person außer Schweitzer selbst fiel.[733] Detailliert berichtet Schweitzer von den

ernährt, ausgenommen die, die aus der nahen Nachbarschaft kommen. Diese erhalten Nahrung in rohem Zustand und kochen sie selbst auf die Art, an die sie in ihren eigenen Dörfern gewöhnt sind«; Percy, in: 5. AS-Rb, 1954, 33.

726 Reichenbecher, 2001, 175.

727 Ebd., 174.

728 Vgl. Albert Schweitzer, Medicine in the Jungle, in: JAMA Vol. 156, No. 17, 1954, 1549, Syracuse University Library; ferner einen Brief an Max Tau nach Oslo aus Lambarene am 23.12.53; in: LWD, 236; sowie Payne, 1964, 239f.

729 Vgl. Brief an Gemeinden im Elsaß. Ein Dankeswort für Spenden, aus Lambarene im März 1955; in: LWD, 249. Vgl. Oswald, 1986, 17.

730 Vgl. Siefert, 1960, 5.

731 Vgl. Brief an Albert Einstein nach Princeton aus Lambarene vom 20.2.55; in: LWD, 246.

732 Günther/Götting, 2005, 113.

733 Schweitzers Nichte, Suzanne Oswald, berichtet über ihr Amt als Aufseherin im Lepradorf, als sie die Bauarbeiten überwachte und eigene Erfahrungen im Umgang mit den AfrikanerInnen sammeln konnte. »Ich hatte mein Amt, ich war Aufseherin im Lepradorf«; vgl. Oswald, 1986, 17f. Vgl. einen früheren Bericht derselben Autorin, welcher die Ablehnung eines jungen Leprapatienten, Theodore, gegenüber Schweitzers Arbeitstherapie veranschaulicht: »Vermutlich war es sinnlos, bestimmt aber fruchtlos, daß ich mich – entgegen Onkel Berys Prinzip – in eine Diskussion mit ihm einließ. Ob das Lepradorf für die Weißen oder für die Schwarzen gebaut werde? Ob er nicht wisse, daß die Weißen, die dem Doktor das Geld für Zement, Hartholzbalken und Wellblechdächer schenkten, dieses Geld auch mit Arbeit erst verdienen mußten? Und ob er nicht denke, daß auch er mit seiner Arbeit mithelfen sollte, das Dorf zu bauen, das Dorf für Menschen, die so krank sind wie er es war? – Theodore hörte mit frommen Augen mir aufmerksam zu, die Logik des Vorgebrachten ließ ihn kalt, – als ein erster jugendlicher ›contestataire‹ in Lambarene blieb er dabei, daß in Europa Buben seines Alters, nicht arbeiten … Dann, mit raschem Blick auf meine Uhr,

einzelnen Fortschritten in der Errichtung dieses Spitaldorfes.[734] Das Bauprojekt zog sich über lange Zeit. Erst im Dezember 1954 »schiffte er sich in Bordeaux mit fünf Tonnen Gepäck ein – der Einrichtung für die neue Leprastation des Krankenhauses«[735].

Der Alltag war stark ritualisiert[736] und strukturiert.[737] »Die Leprösen führen hier ein friedliches, [...] fröhliches Leben. Sie haben die sauberen Baracken und wohnen schöner als in ihrem Dorf. Sie kennen keine Sorgen um das Essen, denn sie bekommen die nötige Ration vom Spital. Ihre furchtbaren Wunden werden mit den neuesten Mitteln behandelt«[738]. Viele Berichte schildern das friedliche Miteinander in diesem Lepradorf. »Wir sehen eine Mutter, die ihr Kind in einer Schüssel badet. Eine alte Frau raucht vor ihrem Haus eine Pfeife und lädt uns ein, ihr Heim, das ihr letztes sein wird, zu besichtigen. [115...] Es gehört nicht viel dazu, um diese Menschen glücklich zu machen. Wir sehen ihnen die innere Ruhe und Zufriedenheit an«[739]. V.a. die erkrankten Kinder profitierten von dem engen Leben in diesem Sozialverband.[740] »Die Krankheit hat eine oft jahrelange In-

verkündete er strahlend, daß es Zeit sei für die Spritze, die der schwarze Heilgehilfe ihm jeden Tag verabreicht, und daß es mit der Arbeit für heute fertig sei!«; Oswald, 1971, 160.

734 Dass der Gründung des Lepradorfes viele Überlegungen Schweitzers vorangingen, wird aus folgenden Aufzeichnungen deutlich: Die Versorgung von über 200 Leprapatienten ließ das Spital zu einem fast doppelt so großen Unternehmen werden, was mit erheblichen Kosten einherging. »Aber ich glaubte, den Leprakranken dieser Gegend die Heilung, die ihnen die in Amerika während des Krieges entdeckten Mittel versprachen, nicht vorenthalten zu dürfen. Ich glaube, im Geiste unseres Spitals und im Sinne der Freunde, die es unterstützen, gehandelt zu haben«; BRL 1930–54, Herbst 1945-Frühjahr 1954, 261 sowie vgl. die folgenden drei Seiten.

735 Payne, 1964, 251.

736 Vgl. »The Leper Villages, 1951 (British Bulletin, No. 19 June 1951)«; in: Abé, 1984, 115.

737 Ein Arbeitsalltag im Lepradorf wird von Gerda Schaafsma folgendermaßen geschildert: Der Arbeitsalltag beginnt um 6 Uhr mit Glockengeläut. »Zuerst werden nun die Medikamente ausgeteilt, dann verletzte Hände und Füße verbunden. Dreimal in der Woche teile ich anschließend Reis und Kochbananen aus. [...] In den Häusern, in der Pflanzung, in der Nähwerkstatt und im Atelier sind junge und alte Dorfbewohner beschäftigt. Seit kurzem haben wir auch eine Schuhmacherei. Viele unserer Leute haben Fußwunden, und deshalb ist es notwendig, dass sie eine richtig angepasste Fußbekleidung bekommen. [...] So haben wir für einen der Kranken, dem ein Bein amputiert werden musste, sogar eine einfache Prothese gemacht. [...] Seit einiger Zeit haben wir auch ein eigenes Dorfgeschäft, wo die verschiedenen wichtigsten Haushaltartikel erhältlich sind«; Schaafsma, in: Bomze-Bamberger, Das Neue Lambarene, 1984, o.S.

738 Siefert, 1960, 6.

739 Günther/Götting, 2005, 116. Vgl. ausführlicher dazu: Bericht aus dem Lepradorf (British Bulletin, No. 19 June 1951), in: Abé, 1984, 115–117 sowie »Village de Lumière« von Alain Douvigou, in: Bomze-Bamberger, Das Neue Lambarene, 1984, o.S.

740 Vgl. folgenden Bericht: »Die Kranken weben, schnitzen und verrichten ihre Hausarbeit. Das Leben erhält Sinn, und sie haben Vertrauen, das für sie Halt ist und auch eine besondere Art der Zufriedenheit und Freude fördert«; Götting, 1964, 100. Eine Freundin Schweitzers, Marie-Anne, versorgte die Leprapatienten über viele Jahre mit großzügigen Geschenken; vgl. Jilek-Aall, 1990, 82f.

kubationszeit, und man kann jahrzehntelang mit Aussatz leben. Nach einigen Patienten guckt er [Dr. Takahashi; Anm. d. Vf.in] mich [Krankenschwester Erika Taap; Anm. d. Vf.in] einmal groß an und sagt: ›Als Dr. Schweitzer mich das erste Mal hierherbrachte, hat er zu mir gesagt, ›das hier ist nicht dein Spital, das ist deine große – Familie‹«[741]. Die medizinischen Abläufe waren organisiert, die Behandlungsräume einfach und zweckmäßig eingerichtet[742]. Trotz der medizinischen Fortschritte auf dem Gebiet der Behandlung, galt Schweitzers Sorge der Verhinderung von Ansteckungen und Krankheitsverschlimmerungen. So ließ er aus alten Autoreifen Sohlen für seine Patienten herstellen, um eine Verschmutzung der Wunden und damit eine Verhinderung der Heilung abzuwenden[743].

Neben den lokalen, Lamberenespezifischen Gegebenheiten, entstand mit dem Lepradorf ein besonderes Sozialprojekt: Das »villlage de lumière«[744] strahlte als Symbol der Integration von ursprünglich ausgegrenzten Menschen in die Welt hinein. Die neue Aufmerksamkeit, die diesem Projekt zuteil werden sollte, wurde u. a. durch einen Glockenturm symbolisiert.[745] »It is probably from this time that the popular imagination began to iden- [393] tify the Schweitzer hospital exclusively with leprosy, and it is worth reite-rating that until the end of the Second World War leprosy treatments were so laborious and ineffective that lepers made a very small proportion of the patients. Ten or fifteen years later the hospital's usefulness in the leprosy campaign was ending as the government took it over, and once again lepers were in a minority there. But at this particular juncture Schweitzer's hospital was the only place for hundreds of miles offering the newest treatment«[746].

Schweitzer verzeichnete in diesem heilsamen sozialen Klima erhebliche Be-

741 Taap, 1974, 49.

742 Besucher merkten, wie schwer sie sich – im Unterschied zu den MitarbeiterInnen von Lambarene – mit der Versorgung der Leprapatienten tun würden: »Überall eine einfache und zweckmäßige Einrichtung. Tische, Regale, Arzneiflaschen und ein eingerichtetes Laboratorium. Eine junge Frau mit ihrem Kind auf dem Arm war eingetreten. Sie befand sich auf dem Wege der Besserung. Trotzdem sah ihr Fuß nach der Abnahme der Binden für unsere Augen erschreckend aus. Eine scharf riechende grüne Salbe wurde aufgetragen, und die Frau schluckte zwei Löffel voller Pulver, spülte mit Wasser nach und ging, ohne auch nur für kurze Zeit ihr Kind vom Arm zu nehmen und ohne ein Wort zu sagen. Mehrere schwarze Krankenpfleger unterstützen den Arzt bei seiner Arbeit«; Götting, 1964, 99.

743 Vgl. Brief von Emmy Martin aus Lambarene am 22.2.1951, in: Geiser, 1974, 151; Oswald, 1986, 14.

744 Kleberger, 1989, 183.

745 Der Spiegel-Redakteur Claus Jakobi entdeckte 1960 in Lambarene inmitten des Lepradorfes einen Glockenturm mit der Aufschrift »›Für den Frieden in der ganzen Welt‹ – gestiftet von den Pressenwerkern Morgenröthe, DDR«, welchen Schweitzer zu seinem 85. Geburtstag geschenkt bekommen hatte; Oermann, 2010, 271.

746 Brabazon, 1975, 394. Vgl. Italiaander, 1955, 20f; Günther/Götting, 2005, 149.

handlungserfolge: »Da war Gabriel, ein von verschiedenen schweren Krankheiten geplagter Leprapatient, der nach einer Wirbelsäulentuberkulose ein großes lepröses Unterschenkelgeschwür hatte, das auf keine Behandlung ansprach. Es machte schließlich eine Unterschenkelamputation erforderlich. [...] Zu allem Unglück kam nach der Operation eine Tetanusinfektion hinzu. Der arme Kranke lag fünf Wochen lang mit rechtwinklig nach hinten gezogenem Kopf im Bett, er hatte einen Luftröhrenschnitt und atmete mühsam durch eine Kanüle. Ernährt wurde er durch eine Nasensonde. Seine Chancen zu überleben, waren äußerst gering.[....] Als ich ein Jahr danach wieder nach Lambarene kam, sah ich zu meiner Freude den strahlenden Gabriel vor seiner Hütte sitzen, wie er sich mit Korbflechtarbeiten seinen Lebensunterhalt verdiente und wieder fröhlich im Lepradorf seine Tage zubrachte«[747].

Viele PatientInnen verbrachten den Rest ihres Lebens im Lepradorf. Albert Schweitzers Tochter Rhena ergänzt das Bild des Lepradorfes noch mit einem eignen Erlebnis und schreibt: »In Lambarene blieben die Leprakranken nur zu gern im Lepradorf und weigerten sich oft, in ihr Dorf zurückzukehren, auch wenn das medizinisch vollkommen gerechtfertigt war und für uns eine wünschenswerte Entlastung gewesen wäre: Ich hatte sogar einmal eine Revolte. Sie sagten mir, mein Vater hätte das Lepra-Dorf für sie gebaut, so daß sie ihr ganzes Leben dort verbringen könnten, und ich hätte kein Recht, sie heimzuschicken«[748]. Genauso war für zahlreiche MitarbeiterInnen eine Tätigkeit im Lepradorf prägend, wie etwa für Dr. Takahashi[749], Dr. Steiner[750], für die Krankenschwestern Trudi[751], Greti[752] und Lucie[753] oder für die Besucherin Joan Clent[754].

747 Fischer, 1984, 36f.

748 in: Mai, 1992, 28 bzw. Drunkenmölle, BASF 3, 1995, 160. Vgl. dazu auch Mai: »Handwerker verschiedener Richtung tragen durch ihre Produkte, Werkzeuge und Gebrauchsgegenstände, aber auch kunstvolle Schnitzarbeiten aus Holz und Speckstein, zum Unterhalt des Dorfes bei, ebenso wie der Ertrag der mancherlei Pflanzungen (Öl-, Kokospalmen, Mango, Pampelmusen u.a. Obstarten, besonders aber Erdnüsse, Süßkartoffeln, Maniok, Bananen und die mächtigen Bälle der Brotfruchtbäume), alles freilich in erster Linie für den Bedarf der Leprösen«; Mai, 1992, 28. Der afrikanische Zeitzeuge Alain Douvigou charakterisiert das Lepradorf in diesem Zusammenhang wie folgt: »Wenn das Albert-Schweitzer-Spital eine lebende Person wäre, dann wäre das Lepradorf sein Herz«; in: Mai, 1992, 29.

749 Vgl. Minder/Bähr 1964, 103; Günther/Götting, 2005, 114f; Siefert, 1960, 5f.

750 Die Behandlung blieb auch in der Folgezeit sehr aufwändig: »Viermal pro Woche helfe ich im Lepradorf verbinden. Die Lepra-Patienten haben die meisten offenen Wunden an den Füßen, teilweise 1 cm tiefe, große trockene Löcher, die immer gleich aussehen. Sie werden mit Bambus-Wattestäbchen zuerst mit Kivarollösung, dann mit Merkurochrom gepinselt, mit Perubalsamsalbe bestrichen und je nach Wunsch kommt Puder oben drauf. Das Ganze wird mit Gazebinden oder mit von vielen Frauen gestrickten Bandagen abgedeckt«; Emmi Steiner, in: Bomze-Bamberger, Das Neue Lambarene, 1984, o.S.

751 Vgl. Barthélemy, 1953, 40. Es gab aber auch Auseinandersetzungen zwischen dieser Mitarbeiterin und indigenen Heilern. »In fact, there was very little that had been published on lepers-whether with respect to medical treatment or their social problems-that Trudi had

Auch wenn das Lepradorf räumlich etwas entfernt lag, war es ein Teil des Spitallebens und ein Beispiel für gelebte *Sozialmedizin.*[755] Vielfach wurde es in der Medizin- und Forschungsgeschichte rezipiert.[756] Es existieren zahlreiche Schilderungen dieses besonderen Dorfes, u.a. von Emmy Martin aus dem August 1962: »Ich bin morgens oft im Lepradorf. Vom Spital führt der Weg dorthin durch einen herrlichen Palmenwald. [...] Er heißt nun auch ›Avenue Vigne‹. Dann sitze ich auf einem Schemelchen neben dem Tisch, um den sich die Kranken auf Bänken gruppieren, die verbunden werden sollen. Geduldig warten sie, bis die Reihe an sie kommt«[757]. Neben medizinischen Fallbeispielen[758],

---

not read. Her nurse's training had been of a general nature. [...] This combination of day-by-day experience and observation and her constant study had now made her, as Dr. Friedmann had remarked, one of the best-informed and most competent persons on the subject in the world. [147...] Trudi's only real difficulties were with the witch doctors who hovered just outside the village. Once, when Trudi discovered that some of the patients were not taking their medicines because of omens cast by a witch doctor, she tracked down the fetisher and threatened right then and there to wreak all sorts of havoc on him if he didn't remove his hex at once. The fetisher lost no time in notifying the patients that it was proper and necessary for them to resume their medication«; Cousins, 1960, 148. Vgl. ferner einen Brief vom 10.12.1956 aus Lambarene, in: Geiser, 1974, 169.

752 Vgl. Oswald, 1971, 142.

753 Vgl. folgenden Bericht: »Da ich das ›Village de Lumiére‹, als Arbeitsgebiet zugeteilt erhielt, suchte ich sofort Alain, den Pfleger der afrikanischen Kranken und Leiter des Dorfes auf. [...] Viermal in der Woche werden von 7.30 Uhr an die Verbände über den schweren, tiefen Wunden erneuert. Jedesmal gibt es mindestens 100 bis 200 Verbände wegzunehmen und frisch zu machen. Jeden Morgen werden die Medikamente ausgegeben. Dreimal in der Woche werden Lebensmittel verteilt: Reis, Manjok, Bananen usw. [...] Alain hat es so eingerichtet, dass jeder an irgendeiner Arbeit teilnehmen kann und dafür einen kleinen Lohn bekommt, um sein Essen zu verbessern«; Schwester Lucie, in: Bomze-Bamberger, Das Neue Lambarene, 1984, o.S.

754 Die britische Krankenschwester Joan Clent war während diverser Aufenthalte im Zeitraum vom 19.12.1962–1982 in Lambarene tätig und übernahm nach dem Weggang von Dr. Takahashi 1966 die Leitung des Lepradorfes. Vgl. »Im Lepradorf – Village de Lumière von Joan Clent England«, aufgeschrieben von Jo Munz, Clent/Munz, in: Munz, 2013, 76. Vgl. ferner: »Wie schön ist es, die Kinder dieser schrecklich verstümmelten Menschen gesund geboren und zu tüchtigen jungen Männern und Frauen heranwachsen zu sehen. Sie haben einen sehr speziellen Geist, vielleicht, weil sie von Menschen geboren worden sind, die die Narben des Schmerzes tragen. Wir müssen ihnen helfen, eine positive Lebensauffassung zu finden«; Clent, in: Bomze-Bamberger, Das Neue Lambarene, 1984, o.S.

755 Besonders deutlich wurde dieses erkennbar an Ali Silvers Aufsatz »The Leper Villages« im British Bulletin No.19 aus dem Jahr 1951; abgedruckt in: Abé, 1984, 115–117.

756 Vgl. Italiaander, 1955, 21f; Götting, 1964, 98; Barthélemy, 1953, 54f. Vgl. weiter Taap, 1974, 30; Kleberger, 1989, 182f; Oermann, 2010, 237.

757 Minder/Bähr, 1974, 103.

758 Vgl. zwei Fallbeispiele über die seit Kindertagen in Lambarenes Lepradorf lebenden Alain Douviogou und Emane Benoit; in: Munz, ASS 3, 1991, 236–239. »Wir hatten im Village de Lumière vier verschiedene Werkstätten für Holzschnitzer, Steinhauer, Schneider und Schuhmacher. Am erstaunlichsten waren die Steinfiguren. Unsere Handwerker hatten selbst so viel Elend erfahren mit ihren Füssen, dass sie – fast sicher unbewusst – alle ihre Menschengestalten ohne Füsse darstellten. Allein das neugeborene Kind in der Mutter-

enthalten die Mitteilungen aus Lambarene aus dem Lepradorf v. a. Geschichten der sozialen Fürsorge Schweitzers für diese sozial Entgrenzten. »Jeder Lambarene-Besucher kannte den Renommier-Kranken des Dorfes, den lebendigen Beweis, wie günstige Lebensbedingungen und Beschäftigung ein Dauerleiden in Lebensbejahung wenden können: Victor, mit verkrüppelten Füßen und fingerlosen Händen, schnitzte Pirogen, Masken, Krokodile, ja Musikinstrumente – kunstvoll und exakt. [...] Heute ist die Leprösen-Behandlung sogar erweitert: hin zur Rehabilitation. Mit chirurgischen Eingriffen und Gymnastik soll erreicht werden, daß diese, landläufig gesehen, unheilbar Kranken (15.000 allein in Gabun), deren Leiden auch bisher schon mit Sulfonamiden wenigstens zum Stillstand gebracht wurden, in den normalen Lebens- und Arbeitsprozeß zurückkehren können«[759]. Dieses Moment in Lambarene war allerdings im damaligen afrikanischen Zeitkontext eine Besonderheit. »Im sozialökologischen Sinne baute Albert Schweitzer ein zweites Dorf. [159...] Hier wird noch einmal sehr deutlich, daß es Albert Schweitzer [...] um den durch die Krankheit zum Aussätzigen gemachten Menschen, um eine gesundheitliche, gesellschaftliche und gleichzeitig ökologische Lebensperspektive [ging]«[760]. In Lambarene fand eine Form von Arbeitstherapie statt, welche den Kranken neuen Lebensmut gab. »Schon bei unserer Ankunft hatten wir Lepröse getroffen; denn aus ihnen sind ja die Rudermannschaften des Spitals zusammengesetzt, die auch uns den Ogowe hinauf zum Spital gerudert hatten«[761]. Neben Kunsthandwerk[762], Musik[763] und

darstellung hatte Füsse«; Munz, ASS 3, 1991, 241. Sowie die Krankengeschichte von Colaume Daniel im Dorf des Lichtes (Lepradorf); in: Neukirch, 2010, 227. Einen weiteren Fall – Pfarrer Efe – schildert Suzanne Oswald; in: Oswald, 1971, 143.

759 Steffahn, 1974, 121. Hermann Mai berichtet von der Ablehnung der Errichtung eines Rehazentrums für Lepra-Patienten im Albert-Schweitzer-Spital, da sich nach Aussage der WHO zunehmend frische Infektionen ereignen würden. »Deutlicher, aber zugleich auch bedauerlicher kann man den Mißerfolg einer jeden eindeutig sicheren Therapie kaum beweisen. Der im Jahre 1914 von Schweitzer in Andende niedergeschriebene Satz: ›Ob sichere, dauernde Heilungen bei der Lepra zu erzielen sind, ist fraglich‹, hat heute noch Geltung«; Mai, 1992, 128.

760 Drunkenmölle, BASF 3, 1995, 160.

761 Götting, 1964, 88.

762 Rhena Schweitzer hegte eine innige Verbindung zur den Leprapatienten, wie aus folgendem Bericht hervorgeht: »Am Fluß haben wir uns schon begrüßt, Maman Hélène. [...] Wie immer mit einem für sie viel zu schweren Baby auf dem Arm, einige kleine Kinder an ihrem Rockzipfel hängend. Die langjährige Heilgehilfen, Luc mit den großen Lepraknoten [...], Simon der aus dem Kamerun gekommen ist, N'Zabie, Hilaire. Alain, der ruhige, zuverlässige von uns als geheilt entlassen, wurde er gegen seinen Willen von seiner Familie nach dem Norden geschickt um Geld zu verdienen, erlitt dort einen Rückfall und ist nun wieder bei uns im Lepradorf. Da will er bleiben, denn ›Ich kann nur im Dorf leben‹ sagt er mir. Für dieses Dorf und seine Leidensgenossen will er arbeiten, auch wenn der Lohn klein ist. Es ist die vertraute Atmosphäre des Lepradorfes, das die Leprösen als ihr eigenes betrachten, in dem sie, die Ausgestoßenen, eine Gemeinschaft bilden. Victor, der Künstler im Holzschnitzen, der seit mehr als 10 Jahren bei uns im Lepradorf ist, dem Zehen und Finger

lokalen Traditionen[764] wurde praktisch für den Weiterbestand dieses Teils des komplexen Krankendorforganismus gesorgt. »Dr. Takahashi sagte uns, dass seiner Auffassung nach die in Lambarene angewandte Arbeitstherapie für die Heilung der Lepra von besonderer Bedeutung sei. Wenn es irgend möglich ist, arbeiten die Leprakranken mit den anderen gemeinsam im Spital. Sie sind also nicht isoliert und ihrem Schicksal überlassen, sondern haben die Möglichkeit, am allgemeinen Leben – wenn auch behindert – teilzunehmen. Sie würden sonst allzu leicht einem gefährlichen Fatalismus anheimfallen, der dazu noch von ihren vielen abergläubischen Vorstellungen bestärkt würde. Daß ihnen leichte Aufgaben gestellt werden, hat nach der Meinung des japanischen Arztes auch dazu geführt, dass im Gegensatz zu anderen Leprastationen hier kein Selbstmordversuch unternommen wurde«[765].

Den erkrankten AfrikanerInnen war die ethische Besonderheit – das Leben unter der ethischen Prämisse der *Ehrfurcht vor dem Leben* – dieses Dorfes und Schweitzers sozialmedizinisches Handeln im Kontext der gabunesischen Kultur

---

abgefault sind, der lange Jahre zur Unbeweglichkeit verurteilt war, jetzt aber dank dem Geschenk speziell konstruierter Schuhe kurze Strecken wieder laufen kann, der mit unbeirrbarer Zähigkeit die schönsten Sachen schnitzt, indem er das Schnitzmesser zwischen den Handflächen hält, er hat dieses Gefühl einmal sehr schön ausgedrückt als er sagte: ›Für die anderen Kranken hat grand docteur das Spital am Fluß gebaut, aber uns hat er das Dorf geschenkt‹. Das Herz des Lepradorfes ist die Pharmacie, Case Greta Lagerfeldt. [...] Dort werden Medikamente verabreicht, Spritzen gegeben, die Patienten untersucht«; Rhena Schweitzer, Wiedersehen mit Lambarene im Sommer 1960, DASZF, o. J., o.S.

763 Vgl. den Chor der Patienten, welcher beim gemeinsamen Abendessen mit Passagen aus Händels Messias einer Krankenschwester den Abschied erleichtern will: »The choir was most unusual in the range of its voices. [...] The singing was superbly blended. Clara whispered to me that the voices belonged to African lepers [145] and that they had been trained by Trudi Bochsler, the young nurse in charge of the leper village«; Cousins, 1960, 146.

764 Über die Arbeit der Dorfbewohner heißt es: »Banza war Schuhmacher, Kenguele Georges Schneider, Revassa Victor Harfenschnitzer. Badinga Jean-Louis fing an, mit ausgesprochenem Talent kleine Tam-Tams und Pirogen herzustellen, die im Laden des Spitals als Erinnerungsstücke verkauft werden. Wer wirklich nur sitzen konnte, drehte Watte auf fein geschnittene Bambusstäbchen, für Wundbehandlungen im Dorf und im Spital. Dorfbewohner, denen es besser ging, arbeiteten ihrer Möglichkeit entsprechend im Spital, als Bewacher der aufgehängten Wäsche, als Steinklopfer oder Helfer des Schreiners oder des Maurers. Andere gingen auf Fischfang oder ruderten Patienten über den Fluss. Die Frauen besorgten ihre Pflanzungen. Zur Zeit von Alain und Joan entstanden ein Steinhaueratelier und eine Werkstatt für Holzarbeiten. Ein Gemeinschaftsraum wurde einigermassen gemütlich eingerichtet«; Clent/Munz, in: Munz, 2013, 77. Darüber hinaus nähten sie »Palmblätter zu Blattziegeln zusammen oder sie hecheln Bambusfasern, die später zu Lendentüchern verwebt werden«; Barthélemy, 1953, 55.

765 Götting, 1964, 99. Vgl. auch dazu folgende Äußerung: »Fatalismus, so Dr. Takahashi, sei für Menschen, die dem Aberglauben tief verhaftet wären, sehr gefährlich. Die Suizide, die man früher unter Leprösen registrierte, seien zurückgegangen. Im neuen Dorf, und das sagt er nicht ohne Stolz, habe noch kein Kranker versucht, Hand an sich zu legen«; Günther/Götting, 2005, 114.

und Geschichte, wo die Schwachen eben nicht aus dem Sozialverband ausgegrenzt wurden, zumeist bewusst: Die afrikanische Kindergärtnerin und Leprapatientin Hélène ließ einige ihrer Zöglinge unter Albert Schweitzers Zimmerfenster Dankeslieder anstimmen. »›Wir wollen dem Doktor für die Arbeit danken, die er für uns leistet‹. Diese arme Frau hatte den Gedanken gehabt zu kommen, um zu zeigen, daß sie verstand, welche Mühsal Dr. Schweitzer Tag für Tag auf sich nahm, um Wohnstätten für die Kranken zu schaffen, welche die Eingeborenen in ihren Dörfern mit solcher Verachtung behandeln. Die Kinder sangen und tanzten schüchtern, aber Freude stand in ihren kleinen Gesichtern geschrieben«[766].

Das Einüben in die gelebte »Ehrfurcht vor dem Leben«, Schweitzers philosophisch-ethische Grundannahme, schuf ein Klima des Umgangs, welches auf die einzelnen Menschen heilsam abfärbte. Die Sonderstellung, welche die Leprösen dank ihrer ausführlichen Therapie in Lambarene erhielten, fiel auch zahlreichen BesucherInnen Lambarenes auf, wie aus den Berichten von Ali Silver (1914–1987)[767], Rolf Italiaander (1913–1991)[768] und Edith Fischer[769] deutlich wird. »Ein europäischer Schriftsteller [...] wurde [...] zu seinem größten Unbehagen von vier Leprakranken in Empfang genommen und bis zum Spital gerudert. Er gestand Schweitzer sein Gefühl des Ekels. ›Ach was, man gewöhnt sich an alles!‹ entgegnete der Doktor. ›Man muß einfach. Alles hängt davon ab, dass man *für* etwas lebt. Die meisten Leute leben heutzutage *gegen* etwas‹«[770]. Gerade die Begegnung mit den Leprakranken prägte viele Besucher Lambarenes.[771] Die lange Aufenthaltsdauer im Lambarenespital ließ die Leprösen zu wichtigen Mitgliedern der Spitalgemeinde werden.[772] »Erst recht aber mußte den Leprosorien mittelalterlicher Prägung und der unmenschlichen Aussetzung von Leprakranken ein markantes, sichtbares und erlebbares Zeichen der ›Ehrfurcht vor dem Leben‹ entgegengesetzt werden. Ein Dorf wie jedes andere jener afrikanischen Region mußte es werden. Frei aus- und eingehen sollte jeder Dorfbewohner können. Das Verbleiben für kurz oder lang, auch bis zum Lebensende, war jedem gegeben. Kinder sollten in Spiel und Ungebundenheit sich frei bewegen können, Haustiere sich tummeln, Pflanzungen angelegt werden und Handwerker einer Tätigkeit nachgehen, soweit es ihnen ihr Leiden erlaubte«[773].

Die Auseinandersetzung mit dieser Krankheit war auch in der *weiteren Spi-*

766 Reichenbecher, 2001, 175.
767 Vgl. Abé, Akewa 1984, 42.
768 Vgl. Italiaander, 1955, 16f.
769 Vgl. Fischer, 1984, 32f.
770 Hagedorn, 1954, 231.
771 Vgl. Munz, ASS 3, 1991, 107.
772 Mai spricht von »Gelebter Ethik in Lambarene«; Mai, ASS 2, 1991, 98.
773 Mai, 1992, 27.

talgeschichte von Bedeutung.[774] Die Vernichtung in Form sozialer Ausgrenzung oder in Form des Einsatzes von Massenvernichtungsmitteln wie den Atomwaffen stand im Widerspruch zum ethischen Anspruch der Ehrfurcht vor dem Leben und zum medizinisch-therapeutischen Know-how Mitte des 20. Jahrhunderts.[775] Diese Sicht auf das Lepradorf zog sich durch die Geschichte des Spitals, wie Zeugnisse aus den 1960er Jahren[776], den 1980er Jahren[777], den 1990er Jahren[778] und schließlich nach der Jahrtausendwende belegen, z. B. durch das DAHW mit der Tätigkeit der deutschen Ärztin und Nonne Dr. Ruth Pfau (*1929)[779]. »Albert Schweitzer lernt schnell, wie man freundliche Publicity in bare Spenden-Münze verwandelt«[780]. Das »Dorf des Lichtes« will wie ein Leuchtturm aus Lambarene hinaus in die Welt strahlen. »Zusammen mit den Angehörigen der Patienten sind mitunter mehrere hundert Menschen auf dem Gelände. Es gibt eine Näherei, eine Tischlerei, Werkstätten und Reparaturbetriebe, Geschäfte und sogar einen kleinen Flugplatz«[781]. So ist die Rezeptionsgeschichte dieses Spitalteils fast durchweg positiv: »Albert Schweitzer ist tot, er war der Bruder aller Menschen und weil sein Leben eine Botschaft darstellt, wird er immer unter uns bleiben«[782]. Nicht alle in Lambarene behandelten Krankheiten hatten derartige Erfolge zu verzeichnen, wie im folgenden Kapitel – der Auseinandersetzung mit den Vergiftungen – deutlich werden wird.

774 Vgl. ebd., 127f.

775 Ebd., 128f.

776 Vgl. Cousins, 1960, 155f.

777 Vgl. Clent, in: Bomze-Bamberger, Das Neue Lambarene, 1984, o.S.

778 Munz äußert folgendes: »Im Village de Lumière […] wohnen heute ungefähr 250 Menschen. Unter ihnen finden sich manche ehemalige Leprapatienten, die vor Jahrzehnten wegen der Krankheit ihre Dörfer verlassen mussten. Während der oft mehrjährigen Behandlungszeit in Lambarene fanden sie hier eine neue Heimat und gründeten nicht selten eine eigene Familie. […] Im Jahre 1991 sind 40 Leprakranke im Dorf, welche wegen ihrer Geschwüre an Händen und/oder Füssen dauernder Pflege bedürfen. Zu ihnen gesellt sich die Gruppe der neu eingetretenen Leprakranken, die den ersten Teil der Therapie im Village de Lumière [39] erhalten, bevor sie später ambulant weiterbehandelt werden können. Im Jahre 1988 wurden 18 neue Leprapatienten hospitalisiert, 1989 waren es 15 neue Kranke. Die kurative und die fürsorgend-soziale Medizin sind im Village de Lumière besonders innig verbunden miteinander«; Munz, ASS 3, 1991, 40.

779 Über das DAHW berichtet van Wijnen: »Mindestens eine halbe Million Menschen leidet noch an Lepra. […] Sie müssen versorgt werden genauso wie die Menschen, die Folgeerscheinungen von Lepra haben. Die deutsche Lepra- und Tuberkulosehilfe ist eine der wenigen Organisationen, die sich darum bemüht«; 7. Interview mit Ary van Wijnen: Mein Idol: Albert Schweitzer, http://www.dahw.de/aktuelles/news/albert-schweitzer-interview-mit-ary-van-wijnen.html; besucht am 26.11.2011; 11:50 Uhr; S. 1–8.

780 Simmank, 2008, 95.

781 Ebd., 98.

782 Ausspruch von Raoul Follereau, »Ein großer Fürsprecher der Leprakranken in der Welt, erinnert sich an Albert Schweitzer«; in: Bomze-Bamberger, Das Neue Lambarene, 1984, o.S.

B.1.5. Die Vergiftungen

»Wie unheimlich ist doch Äquatorialafrika durch die vielen Dramen, in denen das Gift seine Rolle spielt!«[783] Mit der unberechenbaren Wirkung einheimischer Gifte war das medizinische Team häufig konfrontiert. »Daß hier viel mit Giften gearbeitet wird, muß nach allem, was ich höre, wohl richtig sein. [...] Freilich werden auch viele plötzliche und unerklärliche Todesfälle von den Eingeborenen zu Unrecht als Vergiftungen angesehen«[784].

Man kann verschiedene Arten von Vergiftungen unterscheiden: diejenigen durch einheimische Tiere, Pflanzen und Nahrungsmittel sowie die unheimlichen »Verwünschungen« von Personen, die nicht selten mit dem Tod für diejenigen endeten, denen sie als Fluch von Fetischeuren angehängt wurden. Die Angst vor dieser Art von »Vergiftung« prägte auch den medizinischen Alltag von Lambarene.

Doch zunächst zur ersten Gruppe: »Öfters haben wir Leute, die von *Schlangen* gebissen wurden, zu behandeln. Da nie mit Sicherheit festzustellen ist, daß es sich um eine ungiftige handelt, erhalten alle Einspritzungen von Serum gegen Schlangengift«[785]. Schweizer versuchte seine Mitarbeiter so gut es ging vor Schlangenbissen zu schützen, indem er ihnen bei Wanderungen erfahrene Einheimische an die Seite stellte und sich selbst damit tröstete, dass Lambarene nicht allzu viele Schlangen beherbergte.[786] Dennoch fürchtete er die »vipère cornue« als giftigste Schlangenart Lambarenes sehr, erlag doch auch eine seiner geliebten Antilopen einem Schlangenbiss[787].

Neben den Schlangen berichtet Schweitzer immer wieder auch von *Pilz-* und weiteren Vergiftungen: »Von verschiedenen Holzplätzen werden uns in Serien auftretende schwere Erkrankungen und plötzliche Todesfälle gemeldet. Pilze kommen nicht in Frage, weil die Leute keine gegessen haben. Und doch muß es eine Nahrungsmittelvergiftung sein, weil gewöhnlich diejenigen, die miteinander auf die Suche in den Wald gehen, daran erkranken«[788]. Eine Reihe von zu

783 AW I, BRL 1924–27, 1926, 657.

784 AW I, 362. Vgl. auch MLa, 2. Bericht 7/1913–1/1914, 76.

785 BRL 1930–54, 19.9.1937, 191.

786 Vgl. BRL 1930–54, 19.9.1937, 191 f.

787 Zur physiologischen Wirkung der Schlangengifte siehe die Ausführungen von Mai: »Die größte Gefahr unter den Schlangen Gabuns bildet die ›vipère cornue‹. Sie ist nur etwa 1 m lang, aber dick und stülpt bei Erregung einen hornförmigen Auswuchs am Kopf aus (daher der Name). Man darf sie keinesfalls berühren. Ihr Biß ist binnen Minuten tödlich, da ihr (saponinartiges) Gift in Kürze die roten Blutkörperchen des Menschen auflöst, ohne die das Leben nicht möglich ist. Gegen mehrere Schlangengifte hielt Schweitzer in seiner Pharmacie Sera (Gegengifte) bereit. Gegen den Biß der Gabon-Viper gibt es kein Serum. Giftig sind auch die kleinen, grünen Schlangen«; Mai, 1992, 42.

788 AW I, BRL 1924–27, Herbst 1925, 614.

Skeletten abgemagerten Patienten seines Spitals bringt ihn auf eine weitere Vergiftungsquelle in Gabun: den Genuss von wildem *Honig* einer kleinen Bienenart, die in Ameisennestern hohler Baumstämme hauste, welcher ein der Dysenterie ähnliches Krankheitsbild bewirkt: »Der Honig ist schädlich, weil er Ameisensäure enthält. Diese kann schwere Nierenentzündung hervorrufen. Besonders gefährlich ist der Honig für die Wilden dadurch, daß sie ihn in sehr großer Menge essen und die Waben und allen anhängenden Schmutz aus dem Ameisennest mit hinunterschlingen. [...] Leider fehlt uns die Zeit, dieser interessanten Frage nachzugehen. Nach Kräften verbreiten wir in dieser Gegend, daß man jenen Honig, der viel dunkler ist als der gewöhnliche wilde Honig, meiden solle«[789].

Bei den mannigfaltigen Vergiftungen im Spital fällt es Schweitzer nicht immer leicht zu entscheiden, ob es sich bei dem Verzehr um ein Versehen, Absicht oder einen Anschlag gehandelt hat. »Auch gibt es *Pflanzen*, deren Blätter und Wurzeln eine erregende Wirkung entfalten. Ihre Verwendung kann Hunger, Durst und Ermüdung beseitigen, sich aber auch zu Ausgelassenheit, Tobsucht und Tod steigern. Die einheimischen Medizinmänner (Féticheure) bedienen sich vielfach solcher Säfte mit wechselndem Erfolg. Viele ernsthafte Versuche an europäischen Pharmakologischen Instituten waren vergeblich, diese Geheimnisse zu ergründen«[790]. Die Erregungszustände infolge von Genuss bestimmter Pflanzenarten erinnern an psychiatrische Krankheitsbilder: »Die durch Gifte hervorgerufenen Erregungszustände waren viel schwerer zu behandeln als die der echten Geisteskranken. Schweitzer versuchte, etwas Näheres darüber zu erfahren, um vielleicht Gegengifte entwickeln zu können. Doch das gelang ihm nicht, denn kundige Eingeborene durften ihre Kenntnisse keinesfalls weitergeben. Durchbrach jemand diese Regel, wurde er sofort getötet. In niedrigen Dosen nahmen schwarze Ruderer die Gifte als Drogen zur Aktivitätssteigerung ein«[791]. Die Schädigung des Körpers durch den Konsum derartiger pflanzlicher Substanzen hat Schweitzer verschiedentlich beschrieben: »Auch mit unfreiwilligen Vergiftungen muß ich rechnen. Von den Wurzeln, Rinden und Blättern, die die Schwarzen gegen mancherlei Krankheit anwenden, haben manche die Eigenschaft, daß sie die Nieren stark reizen, andere, daß sie das Herz angreifen. Wird eine zu starke Menge verabreicht, so kommt das Leben in Gefahr. [...] Schlägt das Herz abnorm langsam, so ist anzunehmen, daß der Patient Samen des hier massenhaft [594] vorkommenden Strophantusstrauches erhielt. Es gibt auch Tobsuchtsanfälle, die auf Vergiftung zurückgehen. Europäer, die sich hier mit

789 Ebd., 614.
790 Mai, AS-Spital, 1984, o.S. Vgl. dazu auch AW I, 362; MLa, 2. Bericht 7/1913–1/1914, 76.
791 Kleberger, 1989, 93.

Heilmitteln der Eingeborenen behandeln lassen und dies unter Umständen schwer büßen, sind nicht so selten, wie man glauben möchte«[792].

Dass der Genuss von bestimmten Pflanzen, wie etwa der *Ibogawurzel*, nicht nur einen berauschenden Effekt hat, sondern auch für Geheimbünde durch die *Fetischeure* benutzt wird, ist von Schweitzer überliefert worden.[793] Die Fetischeure bedienen sich geheimnisvoller Gifte und schüren die Abhängigkeit von Ahnengeistern. »Ihre Anwendung und Verabreichung ist mystisch und verursacht Unsicherheit und [15] Angst. Sogar an eine Fernwirkung glauben viele Menschen. Sie fürchten Strafe und Rache. ›Fetischpriester und Zauberinnen verzeihen nicht‹, wird dem Europäer erklärt. Sogar Ahnen und böse Geister bedienen sich dieser heimtückischen Methoden; dabei erscheint also eine Verbindung willentlicher Giftanwendung mit der Anschauung animistisch-religiöser Vorstellungen gegeben«[794]. Die Fetischeure als Anhänger der traditionellen afrikanischen Medizin wurden v.a. auf dem Gebiet der Vergiftungen für den europäischen Mediziner Schweitzer zu einer ernsten Bedrohung seines ärztlichen Handelns, wie in einem gesonderten Kapitel (C.2.) noch weiter betrachtet werden wird. Schweitzer fiel es im klinischen Alltag nicht immer leicht zu unterscheiden, ob es sich um heimtückische oder versehentliche Vergiftungen handelte.[795] Selbst die Ursache der jeweiligen Vergiftung herauszufinden, gelang nicht immer. Allzu oft konnte Schweitzer den Patienten nicht mehr vor dem Tod bewahren.[796] Die Welt der Fetischeure blieb für den Fremdling aus Europa verschlossen. Davon zeugen zahlreiche *Beispiele aus dem klinischen Alltag* in den Mitteilungen aus Lambarene. »Dr. Schweitzer hat sich bis in seine letzte Lebenszeit bemüht, in Gesprächen sowohl mit Dolmetschern wie pharmakologischen Fachleuten über jene Gifte Klarheit zu bekommen – ohne Ergebnis«[797]. Die Therapie der Vergiftungen war aufgrund der ermangelnden

---

792 AW I, BRL 1924–27, Winter und Frühling 1925, 595.

793 Die Zeitzeugin Lauterburg-Bonjour hat ausführlich über den in Lambarenes Umgebung verbreiteten Geheimbund der Buiti berichtet, in welchem auch die Verwendung der Ibogawurzel eine Rolle spielt. Für Eingeweihte sind die Reste der Kulthandlungen in den Dörfern erkennbar: »Ein Mittelpfosten in Form zweier verschlungener Äste und mit einem rautenförmigen Loch stützt beim Eingang jede Buitihütte. Er stellt den Getöteten dar, aufrecht stehend mit gekreuzten Beinen und emporgestreckten Armen. Durch das Loch soll der Buitigeist nachts oft herausschlüpfen, um Palaver zu schlichten oder auch Leute aus Rache umzubringen. Ein Mitglied des Geheimbundes verfehlt nie, in jedem Dorf zuerst dem Buitifetisch seine Ehre zu erweisen, indem er ihn berührt sodann niederkniet und seine Arme in die Höhe wirft. Frauen und Kindern ist es untersagt, die Buitihütte zu betreten. Dafür besitzen sie tief im Wald versteckt ihren eigenen Fetisch, Naschimba genannt, den wiederum keine Männer erblicken dürfen«; Lauterburg-Bonjour, 1942, 81.

794 Mai, 1992, 16.

795 Vgl. AW I, BRL 1924–27, 1926, 657f.

796 Vgl. Mai, 1992, 16.

797 Ebd., 15f.

Kenntnisse relativ standardisiert: »Mir genügt, daß ich seit 1913 gepulverte Tierkohle als Heilmittel in einer Reihe von Fällen erprobt habe. Sowie ich Verdacht hege, bekommt der Patient gepulverte Tierkohle – wenn solche nicht vorhanden ist, tut es auch gewöhnliche Holzkohle – , in Wasser geschüttelt, zu trinken. Verständnisvoll schaut mich Joseph an, wenn ich ›das schwarze Medikament‹ bereite«[798]. Daneben weckt das Thema Gifte und Fetischeure auch Schweitzers Ehrgeiz als Missionar: »Pfarrer Albert Frey erzählt 1990 von dem alten Sebastien, der sich mit Beschwerden zum Sterben rüstete, weil ihm ein – bereits verstorbener – Krankenwärter eine Spritze mit Gift verabreicht habe, nur durch Bibellesung und Gebet sei er ›von den Toten erweckt worden‹«[799]. Auf diese Weise gelang es auch Schweitzer immer wieder, einzelne Patienten dem Tode zu entreißen.[800] Die Auseinandersetzung mit den Giften und Vergiftungspraktiken Afrikas führt Schweitzer auch die Abgründe der sozialen Beziehungen vor Augen.[801]

---

798 AW I, BRL 1924–27, Winter und Frühling 1925, 59.

799 Mai, 1992, 16.

800 Vgl. AW I, BRL 1924–27, Winter und Frühling 1925, 593; AW I, BRL 1924–27, 1926, 656.

801 Beispielhaft seien folgende zwei Krankengeschichten angeführt: 1) »Aus immer neuen Erlebnissen wird N'Tschinda-N'Tschinda gewahr, daß Chirurgie in Afrika etwas anderes ist als in Europa. Beim Streit mit einem anderen – eines Weibes wegen – hat ein Mann einen Hieb mit dem Buschmesser auf den Vorderarm empfangen. […] Eine Sehnennaht ist notwendig, die unser Chirurg nach allen Regeln der Kunst ausführt. […] Eine rechte Freude erlebt Herr Lauterburg an seinem Patienten aber nicht, trotz der schön ausgeführten Sehnennaht. Die Verletzung scheint gut zu heilen. Aber der Mann fängt an, verfallen auszusehen. Er torkelt, wenn er zum Verbinden kommt, ist benommen und verliert die [592] Sprache. Etwas ratlos steht N'Tschinda-N'Tschinda vor einer Infektion, die solche Allgemeinerscheinungen hervorruft, ohne Fieber und bei normal heilender Wunde … ›Vergiftung‹, äußere ich, als er mich auf den Fall aufmerksam macht. Wer längere Zeit hier arbeitet, zieht in allen unklaren Fällen diese Möglichkeit alsbald in Betracht. Unter ehrendem Vorwand wird der Begleiter, der dem Verwundeten bisher kochte, im Spital beschäftigt. Der Kranke erhält das Essen nur aus der Hand eines unserer Gehilfen. Langsam, sehr langsam gehen daraufhin die Erscheinungen zurück«; AW I, BRL 1924–27, Winter und Frühling 1925, 593. 2) »Ein mir bekannter schwarzer Holzhändler wird in seltsamem Zustand eingeliefert. Er scheint bei klarem Bewußtsein, aber er kann nicht sprechen und nicht schluk- [656] ken. Seine Muskeln weisen eine merkwürdige Steifigkeit auf. Seine Glieder zittern ständig, wenn auch ganz leicht. Er zeigt kataleptische Erscheinungen, indem er die Arme in der Haltung behält, die man ihnen gegeben hat. […] Da er jede Nahrung ausspuckt, wird er wochenlang mit dem Schlauch durch die Nase ernährt. Die Rettung hängt davon ab, ob es uns gelingt, die Spannung der Muskulatur wirksam zu bekämpfen. Der Kranke wird mit Chlorhydrat und intravenösen Einspritzungen von Medikamenten, die die Muskelstarre lösen sollen, behandelt. Was hat Dr. Trensz, der hier den ersten Fall einer solchen Vergiftung sieht, mit diesem Manne für Arbeit! Nach drei Monaten kann er als geheilt entlassen werden. Von dem, was im Spital mit ihm geschah, hat er keine Erinnerung. Dieser Holzhändler hatte sich kurz zuvor mit Familienangehörigen, die an seinem Geschäft beteiligt waren, wegen Geldsachen entzweit. Also werden es diese gewesen sein, die ihm das Gift gaben! So darf man in Afrika nicht schließen. Für den Kenner der Mentalität der Eingeborenen ist wahrscheinlich, daß ein Feind, der ihm schon lange nachstellte, oder jemand,

Die »Angst vor Vergiftungen« war bei den Afrikanern so groß, dass »kein Eingeborener ein Gericht« anrührte, »dass er nicht eigenhändig zubereitet« hatte[802]. Das ist auch eine Erklärung dafür, dass im Spital von Lambarene die afrikanischen Patienten im Unterschied zu den Europäern keine zubereiteten *Speisen* erhielten, sondern nur Lebensmittelrationen.[803] »Im Spital wurde der Versuch gemacht, unter weißer Bewachung kochen zu lassen. Das Essen blieb unangetastet. Denn wenn ein Wächter einem Schwerkranken gezwungenermaßen die Mahlzeiten herrichten muß, kommt es vor, dass er sich dieser lästigen Arbeitsleistung entledigt, indem er den Hilflosen vergiftet. Daher sein berechtigtes Misstrauen«[804]. Und so enthalten die Mitteilungen aus Lambarene immer wieder Berichte von Vergiftungen an Patienten des Spitals.[805] Diese Angst machte nicht einmal vor der Versorgung durch die eigenen Angehörigen Halt.[806]

Schweitzer *wünschte* sich gerade auf dem Gebiet der Vergiftungen eine größere Kooperation mit den Fetischeuren, ausreichende Zeit und personelle Unterstützung für eine wissenschaftliche Erforschung der Wirkweise der Gifte[807] und das Ende des für Europäer lebensgefährlichen Gift-Geheimbundes in Afrika: »Ich hoffe mit der Zeit etwas Näheres über diese Medikamente zu erfahren, obwohl es nicht sehr leicht ist, da alles Geheimnis ist. Wer in den Verdacht kommt, etwas, und dies gar noch einem Weißen, verraten zu haben, darf mit Sicherheit erwarten, daß er dem Gift nicht entgeht«[808].

---

der ihn aus dem Wege haben wollte, die Gelegenheit dieses Zwistes wahrnahm, um ihn zu vergiften, weil er sich sagte, daß der Verdacht auf die mit ihm in Hader befindlichen Familienmitglieder fallen würde«; AW I, BRL 1924–27, 1926, 657.

802 Lauterburg-Bonjour, 1942, 24.

803 Diese bestanden aus »Krokodil-, Schlangen- oder Büffelfleisch, Fisch, Reis, Mais, Palmöl oder Bananen und Maniok«; Lauterburg-Bonjour, 1942, 24.

804 Lauterburg-Bonjour, 1942, 24.

805 Vgl. Scholl, BASF 2, 1994, 56.

806 So verweigerte ein Kranker jegliche Nahrung – Bananen, Reis oder Milch – aus den Händen seiner Verwandten, nicht aber aus derjenigen seines europäischen Arztes. »Den Verwandten wird dies so erklärt, daß er besonders zubereiteter Speisen und Getränke bedürfe. Er ist aber nicht mehr zu retten«; AW I, BRL 1924–27, Winter und Frühling 1925, 594. Mai tradiert Schweitzers Bericht über zwei junge Frauen, die infolge eines Familienstreits Nahrung verweigerten und entkräftet in Lambarene erschienen: »*Diese von wochenlanger Angst entstellten Gesichter verfolgten mich lange*«; heißt es bei Schweitzer; in: Mai, 1992, 16.

807 So heißt es in einem Bericht aus Lambarene, dass er hoffe, einmal genügend Ärzte in Lambarene zu haben, um »Untersuchungen über die Gifte« vornehmen zu können; AW I, BRL 1924–27, Winter und Frühling 1925, 594.

808 AW I, WU, 362. Vgl. auch MLa, 2. Bericht 7/1913–1/1914, 76.

B.2. Die wissenschaftliche Forschung im tropenmedizinischen Alltag von Lambarene

B.2.1. Die Verbindungen zum Hamburger Bernhard-Nocht-Institut für Tropenmedizin

In zwei Disziplinen – der Musik und der Medizin – hielt Albert Schweitzer zeitlebens regen Kontakt nach *Hamburg:* zum einen aufgrund seines künstlerischen und musikwissenschaftlichen Interesses zur Kirchengemeinde St. Jacobi mit ihrer Arp-Schnitger-Orgel[809], zum anderen zum Hamburger Tropeninstitut, welches u. a. dazu beitrug, seinen wissenschaftlichen Anspruch in der ärztlichen Tätigkeit in Lambarene sicherzustellen.

Bereits vor der zweiten Ausreise nach Lambarene, hielt er sich 1920 für mehrere Monate am Hamburger Bernhard-Nocht-Institut auf, um seine Kenntnisse auf dem Gebiet der Tropenmedizin zu erweitern. Der Hafenarzt Bernhard Nocht (1857–1945)[810] hatte am 1.10.1900 in Hamburg das erste

809 Vgl. einen Brief an die Kirchenverwaltung von St. Jacobi nach Hamburg aus Schweden am 24.11.27, in welchem er sich für den 4.12.27 in der Hamburger Kirchengemeinde ankündigt; in: LWD, 96.

810 Zu *Bernhard Nocht* vgl.: Olpp, Hervorragende Tropenärzte in Wort und Bild, München, 1932, S. 296–299. Nachdem Nocht am 1.4.1893 Hafenarzt in Hamburg geworden war, kümmerte er sich zunächst um dessen Hygiene und arbeitete an einer Ausbildungseinrichtung für das Fach Tropenmedizin. Er erkannte die doppelte Notwendigkeit, aus den Tropen krank zurückgekehrte Seeleute zu behandeln, was alsbald im Hamburger Seemannskrankenhaus möglich wurde, und die eingehende wissenschaftliche Auseinandersetzung mit Tropenkrankheiten auch in Deutschland zu fördern. Mit der Gründung der Hamburger Universität 1919 wurde Nocht als Direktor des ISTK Professor für Hygiene. Seit 1927 war er Vizepräsident der Hygienekommission, seit 1930 Vorsitzender der Leprakommission des Völkerbundes. »In den Jahren 1924/26 führten ihn als Leiter der Malariakommission des Völkerbundes zahlreiche Studienreisen durch das Mittelmeer, nach Südosteuropa, nach Russland, Schweden, Norwegen und England. [...] Seine Forschungen über die Malaria und die Ätiologie des Schwarzwasserfiebers sind in dem gemeinschaftlich mit M. Mayer herausgegebenen gediegenen Buch ›Die Malaria‹ erschienen. In seiner Arbeit über die Segelschiff-Beriberi gab er den Anstoß zur modernen Beriberiforschung und wies ihr die Wege, die sie dann gegangen ist. Mit Giemsa führte er einen brauchbaren Apparat zur Rattenvertilgung auf Schiffen mit dem sogenannten Generatorgas ein; mit Schaumann

deutsche Institut für Tropenmedizin, am 1.1.1901 das angegliederte Seemannskrankenhaus ins Leben gerufen.[811] Seine Gründung erfolgte zeitnah zur Eröffnung zweier weiterer tropenmedizinischer Forschungsinstitute: Bereits 1899 waren die Liverpool School of Tropical Medicine und die London School of Hygiene & Tropical Medicine entstanden. »Europäische Kolonisation in tropischen Gebieten Afrikas, Asiens oder des pazifischen Raumes wäre jedoch ohne den Aufbau einer medizinalen Infrastruktur, die Errichtung tropenhygienischer Forschungs- und Ausbildungsinstitute und die Entsendung einer großen Anzahl medizinischen Personals nicht möglich gewesen. Eine wirtschaftliche ›Ausbeute‹ hätte ohne ärztliche Betreuung des häufig als ›wichtiger kolonialer Kapitalwert‹ apostrophierten ›eingeborenen‹ Arbeiters, ohne ärztliche Maßnahmen gegen in Europa [...] unbekannte Seuchen nicht stattfinden können«[812]. Die Gründungen erfolgten infolge einer Blüte der Tropenmedizin im Kolonialzeitalter. Dieses erforderte auch in Europa eine besondere tropenmedizinische Ausbildung.[813] Am Hamburger Tropeninstitut wurden »bis 1903 in acht mehr-

---

förderte er die experimentelle Forschung der Avitaminosen. Mit großem Erfolg ist Nocht auch als Lehrer der Tropenhygiene tätig gewesen«; Olpp, 1932, 298.

811 Zur *Geschichte des Tropeninstituts* vgl. Wulf, Das Hamburger Tropeninstitut 1919 bis 1945. Auswärtige Kulturpolitik und Kolonialrevisionismus nach Versailles, Berlin/Hamburg 1994. Robert Koch hatte zunächst die Errichtung einer an die Universität angegliederten Forschungs- und Ausbildungsstätte für Tropenmedizin in Berlin geplant. Das künftige Institut sollte der Kolonialabteilung des Auswärtigen Amtes unterstellt und in der Durchführung von Forschungsexpeditionen unterstützt werden. Auf Vorschlag Nochts wurde im Sommer 1899 Hamburg als Gründungsort von der Reichsregierung akzeptiert und von der Kolonialabteilung mit folgenden Aufgaben betraut: »die Ausbildung von Ärzten für den Tropendienst, die Behandlung Tropenkranker und die Erforschung des Wesens der Tropenkrankheiten, insbesondere der Malaria, sowie das Studium der Tropenhygiene. [...] Die Reichsregierung überträgt dem Institut die tropenärztliche Aus- und Fortbildung der Regierungs- und Schutztruppenärzte«; Grüntzig/Mehlhorn, 2005, 48. Die rasche Eröffnung verschiedener tropenmedizinischer Institute, die innerhalb weniger Jahre zu Weltruhm gelangen sollten, ließ sich nach Aussage Nochts u.a. »auf die 1898 durch Ronald Ross gemachte Entdeckung zurückführen, dass die Malariaparasiten durch eine bestimmte Art von Stechmücken, nämlich die der Gattung Anopheles, von Mensch zu Mensch übertragen werden. Gleichzeitig begann sich auch die Ätiologie anderer Tropenkrankheiten zu klären«; Wulf, 1994, 1. Vgl. ferner Archiv des ISTK Hamburg, Ordner 2–115 (B); »Zur Geschichte des Instituts für Schiffs- und Tropenkrankheiten«; Tabellarische Übersicht, [Geschichte ISTK, Tabelle] S. 1–9.

812 Eckart, 1997, 13.

813 Zur *Ausbildung am Tropeninstitut* vgl. Nocht primär, Ordner 2–29, 1938, Archiv des ISTK Hamburg: »Kursus über Tropenmedizin, Tropenhygiene exotische Pathologie medizinische Parasitologie« – Flyer zur Gründung und Organisation des Instituts [Kursus-Flyer, 1938] , welcher u.a. die sieben Abteilungen aufführt (1. Helminthologische Abteilung; 2. Klinische Abteilung; 3. Chemische Abteilung; 4. Protozoologische Abteilung; 5. Entomologische Abteilung; 6. Pathologisch-anatomische Abteilung; 7. Bakteriologisch-hygienische Abteilung). Im Juni 1926 fand der erste Malaria-Sonderkurs im Auftrag der Genfer Hygienekommission statt; vgl. Wulf, 1994; 69. »Eine erste tropenmedizinische Zeitschrift, das *Archiv für Schiffs- und Tropenhygiene. Pathologie und Hygiene exotischer Krankheiten*

wöchigen Kursen bereits weit über 100 Ärzte auf ihre Tätigkeit in den Tropen vorbereitet. Bis 1914 stieg die Zahl der Ausbildungskurse auf 38 und die der Kursteilnehmer auf über 800. [...] In der tropenhygienischen Forschung stand neben Malaria- und Fleckfieberuntersuchungen wie in vergleichbaren europäischen Instituten so auch in Hamburg bis 1914 das Problem der Trypanosomenerkrankungen deutlich im Vordergrund. Daneben wurden zwischen 1903 und 1914 insgesamt 13 wissenschaftliche Expeditionen durchgeführt«[814]. Die klinische Patientenversorgung geriet dabei keineswegs aus dem Blick: »Bis 1907 hatte das Institut 1578 Malariakranke, 83 Fälle von Ruhr (meist Amöbenruhr) betreut, 71 Personen hatten an Schwarzwasserfieber gelitten, 145 an Beri-Beri, 2 waren wegen Schlafkrankheit behandelt«[815].

Die deutsche Tropenmedizin profitierte dabei auch von den Erfahrungen, welche vereinzelte Missionsärzte – und zu ihnen gehört als »Spätankömmling« auch Albert Schweitzer, der ein Jahr vor Ende der effektiven deutschen Kolonialherrschaft in Afrika eintraf – in den Kolonien lange vor dem Eintreffen deutscher Behörden hatten sammeln können.[816]

Diese erste Kontaktaufnahme Schweitzers zum Bernhard-Nocht-Institut sollte für die weitere Spitalgeschichte insofern von Bedeutung werden, weil aus ihr zum einen ein reger wissenschaftlicher Austausch durch die Durchführung von Versuchen und Experimenten zwischen Hamburg und Lambarene zustande kam, zum anderen, weil Schweitzer in der Folge im Jahr 1927 die Bernhard-Nocht-Medaille verliehen bekam.[817] Nach seinem Tod bestand darüber hinaus-

war bereits 1897 von Carl Mense begründet und sogleich von der *Deutschen Kolonialgesellschaft* durch ein ›Abonnement auf 25 Exemplare‹ unterstützt worden. [...] Die *Deutsche Tropenmedizinische Gesellschaft* schließlich wurde 1907 ins Leben gerufen und diente einer Vielzahl deutscher Kolonialmediziner und tropenmedizinischer Forscher als Fachverband und Forum für ihre wissenschaftlichen Ergebnisse«; Eckart, 1997, 90.

814 Eckart, 1997, 89.

815 Martini, 1957, 100.

816 Zur geschichtlichen Entwicklung der deutschen Tropenmedizin, der Entwicklung der ärztlichen Mission und den Verbindungen zwischen Nocht und Schweitzer vgl. Martini, Bernhard Nocht. Ein Lebensbild, Hamburg/Dingwort 1957. Darin: »Kein Wunder also, dass ziemlich gleichzeitig mit der D. tropenmed. Gesellschaft in Berlin der ›Verein für ärztliche Mission‹ gegründet wurde und dass überhaupt der Gedanke der ärztlichen Eingeborenenhilfe in den Missionen rege geworden war, nicht nur bei uns. [...] Schon 1905 war der Dozent für Theologie in Straßburg Albert Schweitzer ohne Anlehnung an eine Gesellschaft, weitblickend und planmäßig in die Fußstapfen seines Meisters getreten und erwarb sich dazu eine gründliche Ausbildung als Arzt. Er reiste später zum Predigen und Heilen nach Lambarene aus. Hier hat er mit zwei Unterbrechungen, sozusagen konfessionslos als Mensch und Christ bis heute gearbeitet. 1912 konnte dann Paul Lechner in Tübingen das ev. Missionsärztliche Institut eröffnen, an dem die Tropenmedizin ebenfalls gelehrt wurde. Es war 1908 in weiten Kreisen verstanden, wie notwendig vermehrte ärztliche Hilfe in den Tropen und dazu vor allem Gelegenheit zu tropenärztlicher Ausbildung waren«; a. a. O., 83. Vgl. weiterführend Grüntzig/Mehlhorn, 2005, 50.

817 Dazu vgl. Mannweiler, Geschichte des Instituts für Schiffs- und Tropenkrankheiten in

gehend zwischen 1981–1986 eine enge Forschungskooperation zwischen dem Lambarener Spital und dem Hamburger Tropenmedizinischen Institut. Wie waren die Kontakte nun im einzelnen gestaltet?

Aus bislang unveröffentlichtem Archivmaterial aus dem Hamburger Bernhard-Nocht-Institut[818] bzw. Günsbacher Zentralarchiv geht hervor, dass

Hamburg, 1900–1945, Keltern-Weiler, 1998. Zum 25-jährigen Bestehen des Instituts erschien 1925 eine Festschrift, die 28 Beiträge aus Deutschland und 35 aus dem Ausland enthielt. »Die ›Vereinigung der Freunde des Hamburger Tropeninstituts‹ stiftete zum Jubiläum die ›Bernhard Nocht-Medaille‹ für Leistungen auf dem Gebiet der Tropenmedizin«; a. a. O., 77. Wissenschaftler konnten damit auf besondere Weise mit Hamburg verbunden und geehrt werden; vgl. Wulf, 1994, 34. Zum Hintergrund der Stiftung der Medaille vgl. auch eine »Vertrauliche Denkschrift der Vereinigung der Freunde des Hamburger Tropeninstituts. Für das Hamburger Institut für Schiffs- und Tropenkrankheiten«; August 1921 [Denkschrift, 1921], Unterzeichner u. a. Arning, Nocht, Cuno, etc. Archiv des ISTK Hamburg, Ordner 2–1 (V), aus welcher die ökonomische Notlage des Instituts hervorgeht: »Zur Zeit sind nicht nur solche Expeditionen unmöglich (der Reisefond von M 15000 im Frieden ist gestrichen), sondern auch unsere *Forschungen in Hamburg selbst leiden derartig unter den knappen Institutsmitteln, dass die deutsche Tropen- und Auslandsmedizinforschung verkümmern muß, wenn nicht eine baldige großzügige Hilfsaktion einsetzt. Das Hamburger Tropeninstitut darf nicht untergehen.* Deshalb haben Freunde der deutschen Wissenschaft und speziell des Hamburger Tropeninstituts eine *Hilfsaktion* für dieses Institut durch eine ›Vereinigung der Freunde des Hamburger Tropeninstituts‹ beschlossen, um dem Institut zunächst über die nächsten schweren fünf Jahre hinwegzuhelfen und eine fruchtbringende Betätigung daheim und im Auslande zu ermöglichen. Es sollen Mittel zur Erhöhung des Etats für die wissenschaftlich-experimentellen Forschungen im Institut selbst, für ausländische Literatur sowie für wissenschaftliche Forschungs-, Vortrags- und Werbereisen, zunächst nach Südamerika und evtl. Spanien sowie Niederländisch-Indien, gesammelt werden« [3]. Die Bernhard-Nocht-Medaille ist u. a. verliehen worden an [Bernhard-Nocht-Medaille-Tabelle aus dem Archiv des ISTK Hamburg]: 1925: Prof. Nocht, Hamburg/Prof. Fülleborn, Hamburg/Prof. Gosio, Amsterdam/Dr. Deeks, New York; 1926: Dr. Risquez, Caracas; 1927: Prof. Schweitzer, Königsfeld (Baden); 1928: Prof. Mollow, Sofia/Dr. Mann, Leverkusen/Dr. Tejera, Caracas/Prof. da Rocha Lima, Sao Paulo; 1929: Prof. Mayer, Hamburg; 1930: Prof. Giemsa, Hamburg/Prof. Paschen, Hamburg/Prof. Iturbe, Caracas; 1932: Prof. Mühlens, Hamburg/Prof. Ziemann, Berlin/Prof. Mense, Kassel […]; 1933: Prof. Hörlein, Wuppertal-Elberfeld; 1934: Prof. Olpp, Tübingen/Prof. Risquez, Caracas […]; 1937: Prof. Manson-Bahr, London/Prof. Martini, Hamburg/Prof. Reichenow, Hamburg […]; 1940: Prof. Kikuth, Wuppertal-Elberfeld/Prof. Schmidt, Wuppertal-Elberfeld/Prof. Hoffmann, Havanna [….]; 1957: Prof. Nauck, Hamburg/Prof. Vogel, Hamburg […Liste reicht bis 1973, Prof. Brand, USA]. Zur Verleihung der Medaille an den Gründer des Tübinger DifäM Prof. Olpp am 19. 19. 1934 vgl. Mühlens, Institut für Schiffs- und Tropenkrankheiten, 25. 8. 1934, Archiv des ISTK Hamburg, Ordner 2–35.

818 Zum Archivmaterial vgl. Müller, Archiv des ISTK Hamburg, Ordner 2–164; 6. 11. 1952: »Die aus dem Kriege geretteten und für das Archiv bestimmten Akten sind z. Zt. im Kurssaal des Instituts – vorläufig geordnet – untergebracht. Ein eiserner Klappenschrank enthält Akten über Personalien, Reisen, Presse-Berichte, Verhandlungen, Manuskripte und Schriftwechsel, besondere Fragen betreffend, Ausschnitte aus Zeitungen u. Zeitschriften, Zus.-Stellungen von Literatur über Tropenkrankheiten (Nocht u. Mühlens). In 2 (Holz-) Schränken befinden sich: Wichtiger Schriftwechsel aus den Jahren 1900–1950 (chron. geordn.), Akten der Vereinigung der Freunde des Trop.-Inst., Akten der Deutschen Tropenmed.Ges. u. ä.«. Wulf (1994) hat darauf hingewiesen, dass sich im Archiv des BNI »nicht ein

Schweitzer gerne an die *ersten Begegnungen* im Hamburger Tropeninstitut zurückdachte. In einem offiziellen Schreiben vom 19.1.1955 heißt es: »Tausend Dank für die so freundliche Einladung zum Feste des 50-jährigen Bestehens des Tropeninstituts. Ach, wie gerne käme ich, denn ich verdanke ja dem Institut so viel. Nach dem ersten Kriege durfte ich dort während mehrerer Monate sein und meine Kenntnisse in Tropenkrankheiten erweitern. Aber ich kann zur Zeit keine Pläne für die Zukunft machen. Ich lerne hier zwei neue, junge, tüchtige Aerzte an, nicht nur in Medizin sondern in allem was das Arbeiten unter den Primitiven und in relativ primitiven Verhältnissen erfordert. Und wenn ich ja gegen Herbst nach Europa zurückkommen könnte, weiss ich nicht, ob die Müdigkeit, die es auszukurieren gibt, mit schon das Reisen erlaubt«[819]. In einem parallel abgefassten persönlichen Schreiben an den Direktor Prof. Ernst Georg Nauck (1897–1967) mit gleichem Datum heißt es: »Ich danke Ihnen für die lieben Wünsche, die mir das Tropeninstitut für meine 80 Jahre zugehen liess. Dieses Gedenken hat mich herzlich gefreut. Ich hänge ja am Tropeninstitut, dem ich so viel verdanke an Kenntnissen, die ich mir während eines mehrmonatlichen Aufenthalts in Hamburg anno 1920, wo ich Tag für Tag im Tropeninstitut weilte, darselbst aneignen durfte. So gar manchmal denke ich an jene schöne Zeit zurück«[820]. Nicht nur 1920, sondern auch 1923 weilte Schweitzer nach Archivmaterial am Tropeninstitut. So heißt es in einem Brief vom 28.6.1923 an die Schweizer Lambarene-Unterstützerin Anna Joß (1882–1973) in Kröschenbrunn voller ungeduldiger Erwartung auf die nächste Ausreise nach Lambarene: »Hoffentlich zählt diese Wartezeit nur noch nach kurzen Wochen. Ich fülle sie dadurch aus, dass ich meine Kenntnisse in Medizin noch erweitere. Ich habe lernen Zähne plombieren, auch die Staroperation will ich gut beherrschen. Eben komme ich von Hamburg, wo ich mehrere Wochen am Tropeninstitut zubrachte und viel lernte«[821]. Dass dieser Besuch in Hamburg politische Konsequenzen im Zeitalter nationalistischer Streitigkeiten und territorialer Hegemonieansprüche hatte, ist von Thomas Suermann herausgearbeitet worden: »Das ohnehin schon

systematisch gesammelter, geordneter und räumlich zusammengefasster Fundus historischer Schriftstücke, Photos, etc.« befinde, »sondern es geht um Quellenbestände, die sich – verstreut, zum Teil unsortiert und nicht selten zufällig wiederentdeckt – im Bernhard-Nocht-Institut befinden«; a. a. O., XI. Neben einem Ordner zur Person Albert Schweitzer hat die Vf.in für diese wissenschaftliche Arbeit u.a. 12 Aktenordner aus dem Zeitraum 1900–1945 gesichtet, die einen Teil der Institutskorrespondenz, Reise- und Forschungsberichte enthalten sowie gesonderte Ordner zur Institutsgeschichte. Zudem erfolgte eine Sichtung der auf dem Institutsdachboden lagernden, bislang unsortierten und z.T. unveröffentlichten Sonderdrucke des Archivs.

819 Hamburger bzw. Günsbacher Archivmaterial, Brief von Schweitzer aus Lambarene vom 19.1.1955 an das Hamburger Tropeninstitut.

820 Hamburger bzw. Günsbacher Archivmaterial, Brief von Schweitzer aus Lambarene vom 19.1.1955 an den Direktor des Tropeninstituts, Prof. Nauck.

821 Geiser, 1974, 43.

vergiftete Klima zwischen Frankreich und Deutschland verschlechterte sich mit der Ruhrbesetzung durch französische Truppen 1923 weiter und entfachte zusätzliche nationalistische Ressentiments auf beiden Seiten. Das Gerücht eines Besuchs von Schweitzer beim Tropeninstitut in Hamburg ließ in Paris die Befürchtung aufkommen, er plane in Lambarene eine Dependance des deutschen Instituts, was wiederum die Grundlage für Ansprüche Deutschlands in Afrika bilde. Schweitzer sah sich daraufhin zu einer Klarstellung bei Bianquis genötigt«[822].

Dass die Bindungen von Schweitzer nach Hamburg daneben auch von großem *privaten Vertrauen* geprägt waren, geht auch aus einer Randnotiz der Helene Schweitzer Biographin Verena Mühlstein hervor, nach der Helene und Rhena Schweitzer in den 1930er Jahren den Bakteriologen und Chemiker Dr. Gustav Giemsa (1867–1948)[823] am Tropeninstitut wegen einer hartnäckigen Furunkulose konsultierten: »Um die Behandlungserfolge nicht zu gefährden [Tuberkulose-Therapie bei Max Gerson (1881–1959) in Kassel 1930; Anm. d. Vf.in], beschließt Helene Schweitzer, den Winter über in der Klinik zu bleiben. Unterbrechen will sie ihren Aufenthalt nur, um mit Rhena während der Weihnachtsferien nach Hamburg zu fahren. Rhena soll dort am Tropeninstitut gründlich untersucht werden, da sie seit langem unter einer schweren Furunkulose leidet, deren Ursache bis jetzt kein Arzt feststellen konnte. Albert Schweitzer möchte deshalb, dass sie von Dr. Gustav Giemsa untersucht wird, einem der führenden Tropen-Bakteriologen Deutschlands. Dr. Gerson ist nicht begeistert, dass seine Patientin gerade in das nasskalte Hamburger Klima fährt. Doch dies kann ihren Entschluß nicht ändern, ›denn allein lasse ich das Kind auf keinen Fall dahin, auch weder mit einem Verwandten, noch mit Frau Fischer‹. Auch die Hamburger Verwandten wird sie bei dem Aufenthalt vernachlässigen müssen. Sie möchte niemanden kränken, aber ›das Kind & ich waren zu lange getrennt & haben uns zu sehr auf dieses Zusammensein gefreut, um es den Rücksichten nach rechts & links zu opfern. Und mir tut das arme Kerlchen so

822 Suermann, 2012, 151.

823 Zu Giemsas Forschungsarbeit vgl. Archiv des ISTK Hamburg, Ordner 2–26; »Prof. Dr. med. h.c. Gustav Giemsa zum 70. Geburtstage am 20. Nov. 1937«; Archiv für Schiffs- und Tropen-Hygiene, Bd. 41/Heft 12, Dezember 1937 [Giemsa, 1937]: »Seine Forschungen betrafen im wesentlichen drei Gebiete: die färberische Darstellung der parasitischen Protozoen, praktische Fragen der Schiffs- und Tropenhygiene und Probleme der experimentellen Chemotherapie. [...] Klassisch geworden ist sein Name und wird es bleiben durch seine Arbeiten über die Romanowsky-Färbung, durch die er dieser für die praktische und wissenschaftliche Tropenmedizin unentbehrlichen Methode ihre endgültige und allgemein anwendbare Form gegeben hat. Die ›Giemsa-Färbung‹ ist in aller Welt bekannt und hat zu wichtigen Entdeckungen geführt [letzter Halbsatz per Handschrift ergänzt; Anm. d. Vf.in]. Zudem erwähnt der Artikel Giemsas Forschungen ›auf dem Gebiete der Chemotherapie der Malaria‹ mit wichtigen Erkenntnissen über den ›Zusammenhang zwischen chemischer Konstitution und therapeutischer Wirkung‹«; a. a. O.

leid, dem seine so ersehnten Weihnachtsferien wieder mit den dummen Eiterungen verdorben werden‹. Nach Weihnachten [S. 223] nimmt sie Rhena für die letzten beiden Behandlungsmonate zu sich nach Kassel«[824]. Dass enge private Bindungen zwischen Hamburg und Schweitzers Familie bestanden, wird auch aus zahlreichen Glückwunschschreiben zu Geburtstagen und Jubiläen in den Folgejahren erkennbar. Im Jahr 1937 las Bernhard Nocht beispielsweise voller kollegialem Interesse die Mitteilungen Schweitzers aus Lambarene. Und Schweitzer assoziierte mit Hamburg wiederholt in persönlichen Briefen den Vortrag einer Beethoven-Klaviersonate durch die Gattin Nochts während eines Hamburg-Aufenthalts[825]. In einem Glückwunschschreiben zum Geburtstag vom 12. 1. 1935 spricht der Direktor des Tropeninstituts Peter Mühlens (1874–1943) Schweitzer seine fachliche Anerkennung aus: »Möchten Sie noch viele Jahre in alter Frische und Arbeitsfreudigkeit Ihre segensreiche Tätigkeit in Ihrem schönen Arbeitsbereich zum Wohle der leidenden Menschheit ausüben. Die Tropenmedizin ist nach wie vor stolz auf Sie!«[826]

In den Folgejahren bemühte sich das Tropeninstitut zwischen 1950–1955 immer wieder darum, Schweitzer zu einem erneuten Besuch zu bewegen – allerdings vergeblich, wie aus der Korrespondenz der Archive hervorgeht.[827]

824 Mühlstein, 1998, 223 f.

825 Vgl.: »Wie schön war der Abend bei Ihnen! Den Schluss der C-Dur Sonate hatte ich nie so gehört. Dieses ruhige Tempo [1] war eine Offenbarung für mich. Wie danke ich Ihrer verehrten Frau Gemahlin für diesen Genuss, den mir nicht einmal die gebrochene Endphalange meines kleinen rechten Fingers trüben konnte! Zum Glück ist die Sache gut geheilt. Bitte übermitteln Sie Ihrer Frau Gemahlin meine ehrerbietigen Empfehlungen. Beste Grüsse an Herrn Prof. Fülleborn. Meiner Frau geht es bedeutend besser, so dass ich ohne zu grosse Sorge abfahre. Herzlichst Ihr Albert Schweitzer«; Frankfurter Archivmaterial, Brief Schweitzers aus Günsbach an Prof. Giemsa vom 2. 2. 1924.

826 Hamburger bzw. Günsbacher Archivmaterial, Brief von Mühlens an Schweitzer vom 12. 1. 1935.

827 Vgl. folgende vier Briefe aus dem Hamburger bzw. Günsbacher Zentralarchiv: Schweitzer wurde zur 50-Jahrfeier des Tropeninstituts am 26. 9. 1950 eingeladen (Hamburger bzw. Günsbacher Archiv, Brief von Nauck an Schweitzer vom 14. 4. 1950), worauf Schweitzer antwortete: »Die Leute behaupten ich sei über 75 Jahre alt, und langsam käme ich dazu es selber zu glauben, wenn es mir die Arbeit in Lambarene erlaubte. Die Aussichten, dass ich im September in Hamburg sein kann, sind nicht glänzend. Aber in Gedanken werde ich mitfeiern [»abends« durchgestrichen; Anm. d. Vf.in] in dankbarem Gedenken, was mir das Tropeninstitut geboten hat, und ihm, das in der Zeit seines Bestehens so Schweres erlebt hat, meine besten Wünsche für die kommende entgegenbringen. [durchgestrichen: Lassen Sie mich aber vorsichtshalber wissen, an welchen Tagen im Sept. die Gründungsfeier stattfinden wird.] Mit besten Gedanken und mit der Bitte den am Tropeninstitute wirkenden Kollegen meine besten Grüsse zu übermitteln. Ihr ergebener A. Schweitzer«; Hamburger bzw. Günsbacher Archiv, Brief von Schweitzer aus Lambarene an Prof. Nauck nach Hamburg vom 5. 5. 1950. 1954 erging an ihn die Einladung, auf der Durchreise nach Oslo einen Zwischenstopp am BNI einzulegen (Hamburger bzw. Günsbacher Archivmaterial, Brief von Prof. Vogel aus Hamburg an Schweitzer nach Straßburg am 12. 9. 1954), welcher die Bemerkung »R. 23. 9. 1954 unmöglich« trägt. Am 19. 1. 1955 antwortete

Die *wissenschaftliche Kooperation* zwischen Albert Schweitzer und dem Hamburger Institut für Schiffs- und Tropenkrankheiten erfolgt vor dem Hintergrund eines zeitimmanenten Verständnisses von Wissenschaft, das im Rahmen dieser Studie nur angedeutet werden kann. Zum einen ist dieses vor dem Hintergrund der Konkurrenzsituation mit Berlin zu verstehen, welches sich unter dem Wirken Robert Kochs Ende des 19. Jahrhunderts zu einem Zentrum bahnbrechender Experimente und Expeditionen entwickelt hatte. Für Schweitzer beinhaltet dieses zugleich eine ethische Verpflichtung: »Den Kampf gegen die Krankheiten hat man in fast allen Kolonien zu spät und zunächst mit viel zu geringer Energie unternommen. Daß er heute mit einiger Aussicht auf Erfolg geführt werden kann, verdanken wir den Waffen, die uns die neueste medizinische Wissenschaft in die Hand gibt«[828]. Zum anderen sind die zahlreichen Methodenentwicklungen und die Standardisierung der Untersuchungswege wegweisend für die Wissenschaft. »Mit dem Forschreiten der biologischen und chemischen Kenntnisse sowie der Entdeckung neuer physikalischer Messmethoden entwickelte sich zugleich aus einer beschreibenden eine experimentelle Wissenschaft, die es ermöglichte, innerhalb von nur vierzig Jahren – von etwa 1870–1910 – alle wichtigen bakteriologischen und parasitären Erkrankungen nachzuweisen«[829]. In diesem Zusammenhang muss Claude Bernards »Introduction à l'étude de la médecine expérimentale« von 1865 als »Bibel der wissenschaftlichen Medizin« Erwähnung finden, »denn es geht hier um die Frage nach den Methoden, die geeignet sind, das Maß an Sicherheit im ärztlichen Denken und Handeln zu steigern, die Zuverlässigkeit der Erkenntnis von der Ebene der Empirie auf die Ebene der Wissenschaft zu heben. Der einzige Weg zu diesem Ziel war in Bernards Augen: die richtig betriebene experimentelle Medizin«[830]. Anders als das anfängliche abgeschiedene tropenärztliche Wirken

Schweitzer ausführlicher: »Diesen Herbst fuhr ich in Hamburg durch, als ich mich nach Oslo begab. Aber ich durfte mich weder auf der Hinreise noch auf der Rückreise aufhalten. Ich musste alles in Eile abmachen, weil ich möglichst bald nach Lambarene zurück musste. Wird es mir noch einmal vergönnt sein, zu Ihnen ins Tropeninstitut zu kommen wie gerne täte ich es.... Mit besten Grüssen für Sie und die Herren des Instituts Ihr ergebener [?] Albert Schweitzer«; Archivmaterial Hamburg bzw. Günsbach; Brief von Schweitzer an den Direktor des Tropeninstituts Prof. Nauck vom 19.1.1955.

828 Schweitzer, Wir Epigonen [WE], Nachlassedition, 338.

829 Grüntzig/Mehlhorn, 2005, 10. Zu den Kochschen Postulaten im Anschluss an seinen Lehrer Jakob Henle (1809–1885) vgl. u.a. ebd., 17. Zu den einzelnen Methoden und Untersuchungsverfahren vgl. ebd., 325. Zu den Überschneidungen von Bakteriologie und Moderne vgl. Sarasin et al., 2007, 15.

830 Bernard, 1961, 11. Vgl. weiterführend: »Die Ausgangs [11] punkte sind oft zufällige Beobachtungen. Daraus entsteht im Kopf des Forschers die Idee eines möglichen Zusammenhanges, der die Beobachtung eventuell erklären könnte. Die nächsten Schritte des Forschers wären die Aufstellung eines Arbeitsplanes und die Wahl und die Entwicklung der geeigneten Methode. Dann folgt der entscheidende Schritt, die experimentelle Überprü-

Schweitzers in Lambarene vollzogen sich diese Neuerungen im Rahmen der öffentlichen Diskussionen: »Bakteriologen, insbesondere Pasteur und Koch, waren keine stillen, einsamen Forscher, abgeschieden von der Welt. Sie waren in der öffentlichen Wahrnehmung gefeierte Helden, welche die Mikroorganismen erfolgreich bekämpften und vorhandene, bisher gesichtslose und heimtückische Infektionskrankheiten zu bändigen versprachen«[831]. Gleichwohl wies Schweitzer auf einen Schwachpunkt in der Entwicklung zu Beginn des 20. Jahrhunderts hin: der Entfremdung von Wissenschaft und Denken. Für ihn war Wissenschaftlichkeit »im tiefsten Sinne des Wortes« »Wissen, in dem die Nötigung zum Nachdenken über alle Dinge und der Trieb zu einer wahrhaften Weltanschauung liegt«[832]. Er beklagt die geringe Interdisziplinarität und Oberflächlichkeit des Wissens, welche im Zuge des Spezialistentums zunehme. »Dieses Wissen, das dem Denken nichts mehr bietet, ist die große Gefahr für unser geistiges Leben. [...] Die indifferente Wissenschaft ist wohlangesehen, weil sie den Platz für alle Meinungen der Weltanschauung frei lässt und bequem, weil sie außerhalb aller Konflikte bleibt. Sie findet sich in taktvoller Weise damit ab, [138] dass es bei uns wohl Freiheit des Wissens, aber nicht des wissenschaftlichen Denkens gibt. Da wahre Wissenschaft immer auch denkendes Wissen sein soll, gibt es bei uns in Wirklichkeit keine Freiheit der Wissenschaft. Um sie wieder zu besitzen, müssen wir sie uns in geistigen Kämpfen wieder erringen«[833]. Schweitzer glaubte, mit der Weltanschauung der Ehrfurcht vor dem Leben und seinem Lebensbegriff, der Wissenschaft – im Gegensatz zu zeitgenössischen reinen Naturwissenschaftlern – entscheidende Dienste geleistet zu haben. »Die große Frage ist: *Wie kommt der Mensch aus dem egoistischen Trieb, dem Selbsterhaltungstrieb heraus?* Man kann nicht sagen, dass die Naturwissenschaft in diesen philosophischen Versuchen besonders Glück gehabt hat, denn das Armselige, was sie hier zu bieten vermag, tritt in nackter Weise zutage. Typisch ist Jacques Loeb aus Amerika, der sich viel mit physiologischen Vorstellungen über das Leben abgab und in seinen Experimenten Hervorragendes geleistet hat; aber bei seinen Reflexionen hört die Vernunft da auf, wo das Experiment aufhört. [...] In den letzten zwei Kapiteln des Vortrags sprach er über den Inhalt des Lebens und die Ethik, und hier offenbarte sich die ganze Naivität des Naturforschers in hohem Grade: ›Wenn wir selber chemische Mechanismen sind, wie kann es da eine Ethik geben? Antwort: Unsere Instinkte sind die Wurzel unserer Ethik, und die Instinkte sind erblich, wie die Formbestandteile unseres Körpers‹. Woher kommt denn

---

fung der Idee auf ihre Richtigkeit oder Unrichtigkeit. [...] Skepsis ist seine methodische Haltung«; ebd., 12.

831 Sarasin et al., 2007, 33.

832 WE, 322.

833 Ebd., 139.

plötzlich dieser Instinkt? Die Zelle hat ihn nicht, […] sondern es existiert nur der Instinkt der Selbsterhaltung des Daseins«[834].

Vor diesem geschichtlichen Hintergrund ist auch das Werk verschiedener Wissenschaftstheoretiker, etwa Ludwik Fleck (1896–1961)[835], Georges Canguilhem (1904–1995)[836] oder Paul-Michel Foucault (1926–1984)[837] zu verstehen, wobei ihre jeweiligen Beziehungen zum interdisziplinären-wissenschaftlichen Denken Schweitzers betrachtenswert wären, was im Rahmen dieser Studie leider nicht erfolgen kann.[838] Zusammen mit Schweitzer wiesen sie bereits zu Beginn

834 SV, 704.

835 Das 1935 publizierte Werk »Entstehung und Entwicklung einer wissenschaftlichen Tatsache« des polnischen Bakteriologen und Erkenntnistheoretikers Ludwik Fleck gilt als Teil der neuen, konstruktivistischen Schule in der Wissenschaftsgeschichte. In ihm versteht Fleck wissenschaftliche Tatsachen als Produkt bestimmter »Denkstile«, nicht artikulierter Überzeugungen von »Denkkollektiven«, der Gemeinschaft von Wissenschaften. Wahrheiten bilden sich im Rahmen dieser historischen Kontingente heraus. Wissenschaft ist für Fleck »kein formales Konstrukt, sondern wesentlich eine Tätigkeit, veranstaltet von Forschungsgemeinschaften«; Fleck, 1980, VIII. Wissen könne nicht von den Menschen, die es erwerben, betrachtet werden. Wissen setze sich aus empirischen, spekulativen, sozialen, historischen und psychologischen Faktoren zusammen, um nur einige zu benennen. »Unter dem Titel der ›populären Wissenschaft‹ hat Fleck schließlich einen Aspekt angesprochen, dessen Bedeutung erst heute aufzugehen scheint, wo die Rolle der Experten fragwürdig und die Rechtfertigung des Wissenschaftlers vor der Gesellschaft erstmalig als Aufgabe gesehen wird«; a. a. O., XLV.

836 Vgl. weiterführend: »Während [Gaston] Bachelard eine neue Methode für die Geschichtsschreibung der ›harten‹ Wissenschaften (Chemie, Physik, Mathematik) erfand und Foucault die Geschichte der ›weichen‹ (Human) Wissenschaften durch seine Diskursanalyse erneuerte, entwickelte Canguilhem mit Blick auf Medizin, Biologie und Psychologie eine eigenständige Form historischer Analyse und Kritik, die v. a. auf die begrifflichen und technischen Werkzeuge der Forschung abstellt«; Borck et al. 2005, 8. Dabei geht Canguilhems Wissenschaftsgeschichte, anders als die klassische Ideen- und Theoriegeschichte von einem »›Primat des Praktischen‹ aus, durch den der Umgang mit den begrifflichen und technischen Werkzeugen der Erkenntnis auf konkrete Tätigkeiten menschlicher Lebewesen in bestimmten Umwelten zurückbezogen wird. […] Wissenschaftliche Begriffe schreiben sich in Büchern, aber auch in Laboratorien und Kliniken ein, wo sie beispielsweise in Demonstrationsapparate oder diagnostische Verfahren verlängert werden. Es sind die Bedeutungsverschiebungen, die sich aus dem Wechsel wissenschaftlicher Praktiken zwischen solchen Terrains ergeben, die im Anschluss an Canguilhem aufschlussreich thematisiert werden können. […] Mit Robert Koch wurde die gelungene tierexperimentelle Reproduktion des Pathologischen zum Maß der Krankheit«; Borck et al., 2005, 37.

837 Vgl. Michel Foucaults »Les mots et les choses« von 1966, in welchem wissenschaftliche Aussagen »jeweils den Aussageregeln einer epochenspezifischen Episteme – später sprach er, einschränkend von ›Diskursen‹« folgen, »d. h. einer Ordnung des Wissens und der Zeichen, die den Möglichkeitshorizont für alle Wahrheitsansprüche wissenschaftlicher Aussagen beschreibt«; Sarasin et al, 2007, 9. Foucaults 1963 erschienene »La naissance de la clinique« sei nach eigener Aussage in Canguilhems »Art, Wissenschaftsgeschichte zu treiben«, verwurzelt; Borck et al., 2005, 20.

838 Interessant wäre beispielsweise, Schweitzers Verständnis von Geistes- und Naturwissenschaften, wie es in Kap. A.1.3. ausgeführt wurde mit demjenigen der einzelnen Wissen-

des 20. Jh. den Lebenswissenschaften im aktuellen Diskurs eine entscheidende Rolle zu, was sich zu Beginn des 21. Jh. zu wiederholen scheint: »Heutzutage ist es die hochtechnisierte Konfiguration der lebenswissenschaftlichen Forschung, die nicht nur wissenschaftlich produktiv ist, sondern auch philosophisch provoziert«[839]. Diese werden »zur Leitdisziplin der kommenden Jahrzehnte. [...] Sie stellen Schlüsseltechnologien dafür zur Verfügung und rekonfigurieren die Diskurse in weitreichender Weise. Nach der industriellen und der digitalen Revolution kündigt sich eine weitere Umwälzung an, die ihre Dynamik aus einer Synthese von biologischem und technologischem Wissen bezieht. Seither stellen sich grundlegende Fragen zum Verhältnis von Organismus und Maschine, von Leben und Technik mit neuer Dringlichkeit«[840].

Wie sah die *wissenschaftliche Kooperation zwischen Hamburg und Lambarene* nun im einzelnen aus? Schweitzer berichtet in den »Briefen aus Lambarene« im Frühling 1925 als einziger bislang veröffentlichter Textstelle von Versuchen mit Chaulmoograöl in der *Lepratherapie.* »Nun sind wir in der glücklichen Lage, Chaulmoograöl unter die Haut einspritzen zu können. Aus Versuchen, die Herr Professor Giemsa in Hamburg und sein Assistent, Herr Doktor Adolph Keßler, in

---

schaftstheoretiker zu vergleichen. Wie Canguilhem empfand er beispielsweise das Studium der Naturwissenschaften als »intellektuelle Vervollkommnung« (Borck et al., 2005, 27) und beschrieb als bleibende Gefahr der Geisteswissenschaften, dass sich ihr Wahrheitsgehalt oft nur aufgrund der Güte, mit welcher diese vorgetragen werden, bewies. Gleichzeitig kennzeichnet beide Philosophen-Ärzte die Interdisziplinarität, wobei Schweitzers Kulturphilosophie der Weltanschauung der Ehrfurcht vor dem Leben durch ihre Einfachheit besticht, wohingegen Canguilhem behauptete, »dass die der Philosophie eigene Funktion darin besteht, die Existenz des Menschen komplizierter zu machen, einschließlich der Existenz des Wissenschaftshistorikers«; Borck et al. 2005, 9. Für beide war die Philosophie keine Wissenschaft, um nur einige Aspekte anzudeuten. Interessant wäre auch ein Diskurs mit Schweitzers Großneffen Jean-Paul Sartre.

839 Borck et al., Maß und Eigensinn, 2005, 39.

840 Ebd., 7. Zur weiterführenden Literatur vgl. Morange, Georges Canguilhem und die Biologie des 20. Jahrhunderts, in: Borck et al., 2005, 257–274; Delaporte, Die Problematik der Geschichte und das Leben, in: Borck et al., 2005, 295–316; Métraux, Georges Canguilhem als Architekt einer Philosophie des Lebenden, in: Borck et al., 2005, 317–346; Beck, Mensch-Tier-Wesen. Zur ethischen Problematik von Hybriden, Chimären, Pathenoten, 2009; Rehmann-Sutter, Zwischen den Molekülen. Beiträge zur Philosophie der Genetik, 2005; Wiesemann/Biller-Andorno, Medizinethik, 2005; Irrgang, Grundriß der medizinischen Ethik, 1995; Schulz, Medizinische Forschung am Menschen im 19. und 20. Jahrhundert, in: Schulz et al., [3]2012, 249–267; Paul, Wissenschaftstheoretische Aspekte medizinischer Forschung, in Schulz et al., [3]2012, 268–282; Fangerau, Ethik der medizinischen Forschung, in: Schulz et al., [3]2012, 283–300; Jessen, Die Naturwissenschaften und die Nation. Perspektiven einer Wechselbeziehung in der europäischen Geschichte, in: ders./Vogel, 2002, 7–37; Penny, Wissenschaft in einer polyzentrischen Nation, in: Jessen/Vogel, 2002, 80–94; Schröder, Die Nation an der Grenze. Deutsche und französische Nationalgeographien und der Grenzfall Elsaß-Lothringen, in: Jessen/Vogel, 2002, 207–234; Evangelische Akademie Hofgeismar (Hg.), Humangenetik – Medizinische, ethische, rechtliche Aspekte in Gentechnologie, 1986.

zuvorkommender Weise für uns unternommen haben, wofür wir ihnen sehr dankbar sind, ergibt sich, daß das Chaulmoograöl, das sonst Niederschläge bildet, in Erdnußöl gut in Lösung gehalten wird, und zwar schon, wenn man gleiche Mengen von beiden nimmt. Einspritzungen mit dieser Mischung unter die Haut werden ohne Schmerzen ertragen und gut resorbiert. Sie sind zudem völlig unschädlich. Auf Grund dieser Resultate behandeln wir Lepra nun mit Chaulmoograöleinspritzungen unter die Haut. Diese sind viel schneller gemacht als die in die Venen und können, als ganz ungefährlich, durch den Heilgehilfen ausgeführt werden. Zur Zeit verfahren wir so: Vier Teile Chaulmoograöl werden in fünf Teilen Erdnußöl gelöst, wobei beide erwärmt werden. Nachher wird die Lösung sterilisiert. Sie hält sich lange steril. Der Patient bekommt täglich einen halben bis zwei Kubikzentimeter davon unter die Haut gespritzt. Ob noch höhere Dosen dauernd gut ertragen werden, wird noch ausprobiert. In zu großen Mengen kann Chaulmoograöl schädlich wirken. Die Erfolge unserer Behandlungsweise sind sehr ermutigend«[841].

Wie wurden die *Versuche* praktisch konkret durchgeführt?

In einem Brief Schweitzers an Prof. Giemsa aus Günsbach vom 2.2.1924 forderte er diesen explizit zu *Tierversuchen* mit dem neuen indischen Lepramittel Chaulmoogra auf, für die er finanziell aufkommt. Es heißt in diesem Brief:

> »Sie müssen denken, dass ich die Chaulmoogra-Sache vergessen habe. Dem ist nicht so. Nur war Herr Reinhardt in Indien. Darum konnte ich erst jetzt Bescheid von ihm erhalten. Hier eine Copie seines Briefes. Sie bekommen also, persönlich, jetzt sofort 300 gr zur Verfügung gestellt und noch 1 ½ L! Das ist herrlich! Nun kann Dr. Kessler, den ich herzlich zu grüssen bitte, sich ans Werk machen! Ist erwiesen, dass die intravenöse Injektion in jeder Hinsicht ertragen wird, so ist ein wichtiger Entscheid erlangt.
> Für die Versuchstiere [-reihe?; unleserlich, Anm. d. Vf.in] steht Ihnen ein Credit von 200 (zweihundert Schw. Frcs.) offen, von dem Sie so viel erheben als Sie brauchen. Sie brauchen dafür nur an Pfarrer Dr. Hans Baur. Leonhardsgraben 63 Basel (Schweiz) zu schreiben, der die schweizerischen Mittel meines Unternehmens verwaltet.
> Verzeihen Sie die geschäftliche Kürze dieser Zeilen. Ich stehe ganz im Packen und bin furchtbar müde. Und ein übler Schreibkrampf macht mir die Feder zur Qual. [....]
> PS. 1) Ich schiffe mich am 18ten Februar ein.
> PS. 2) Aus einer missverständlich gedeuteten Zeile meines Briefes wollte Ihnen Herr Reinhart 3 L. senden. Aber 1 ½ L. genügen wohl.
> PS. 3) Das Lob gebührt also Ihnen absolut persönlich. Das Institut hat nichts damit zu thun«[842].

Schweitzer ließ im Hamburger Tropeninstitut Versuche an Hunden durchführen.[843] Der Chemiker Giemsa war von der Notwendigkeit der Durchführung von

841 AW I, BRL 1924–27, Winter und Frühling 1925, 579.
842 Archivmaterial Frankfurt; Brief von Schweitzer aus Günsbach an Giemsa vom 2.2.1924.
843 Vgl. dazu die bislang unedierte Primärquelle: »Ueber Versuche mit subkutanen Chaul-

Tierversuchen und »wohl oder übel« dem »Experiment am Menschen«, »nachdem man sich über die rein physiologische Wirkung der betreffenden

moograöl (aus Taraktogenos Kurzii) Injektionen. Die Versuche wurden an Hunden mit einem Gewicht von 10–15 kg vorgenommen. Es wurden verschiedene Oele zur Verdünnung gewählt, teils mit, teils ohne Aetherzusatz, einerseits um die bei Zimmertemperatur im Chaulmoograöl auftretenden Niederschläge auszuschalten, andererseits um eine möglichst schmerzlose Injektion zu ermöglichen. Während bei Verdünnungen mit anderen Oelen im Verhältnis 1+1 nur mit Aether eine völlig klare Lösung erzielt werden konnte, gelang es mit Arachisöl, eine solche im Verhältnis 1+1 herzustellen, die auch nach wochenlangem Stehen bei Zimmertemperatur völlig klar ohne jeden Bodensatz blieb. Der Vorteil des Aetherfortfalls liegt schon darin, daß die Injektion nach dem Verhalten des Tieres schmerzlos ist. Die Tiere ertrugen die Applikation ohne jede Schmerzäußerung, während sie bei den Verdünnungen mit Aether Schmerzäußerungen zeigten. Zuerst wurde in Zeitabständen von je 8 Tagen injiziert, wozu stets verschiedene Körperstellen gewählt wurden. Wir gingen zuerst bis zu der von Harper für den Menschen angegebenen Dosis von anfänglich 0,295 ccm Oel über. Der Zustand der Tiere wurde in keiner Weise beeinflußt, Freßlust und Verdauung blieben gut, und der Urin blieb stets frei von Eiweiß. Später gingen wir zu der von Harper angegebenen doppelten Dosis über und injizierten jeden 3. Tag. Auch nach dieser Applikationsmethode trat keine Veränderung im Zustand der Tiere ein. Um die Zuverlässigkeit der Methode aufs äußerste zu erproben, wählten wir für weitere Injektionen stets dieselbe Körperfläche und zwar immer ein und dieselbe Glutäalgegend. Es traten keine Entzündungen oder sonstigen krankhaften Veränderungen an den Injektionsstellen auf, was wohl für die Häufigkeit, mit der ja bei der Therapie injiziert werden muß, von großer Bedeutung ist. Blieben schon bei der ja immerhin übertriebenen Inanspruchnahme desselben Körperteils durch die Injektionen jegliche Komplikationen aus, so ist erst recht keine solche in der Praxis bei dieser Methode zu befürchten, da man ja hier aus praktischen Gründen mit der Injektionsstelle mehr [3] wechseln wird. Weitere Versuche wurden mit Zusatz von 3 % Phenol zu dem Chaulmoogra-Arachis-Ölgemisch gemacht, in der Absicht, noch eine besondere Sterilität des Oeles zu erzielen. Die Tiere ertrugen die Injektionen ebenfalls ohne jede Schmerzäußerung und ohne Spuren von Eiweiß im Urin. Jedoch bildeten sich nach ein paar Tagen an der Injektionsstelle kleine, oberflächliche nekrotisierende Partien, die sich dann glatt abstießen. Berücksichtigt man diese Nebenerscheinung, ferner die immerhin bei längerer Behandlung drohende Gefahr der Phenolvergiftung, so erscheint es doch ratsam, den Zusatz von Phenol zu unterlassen und nur eine einfache gleichteilige Mischung von Chaulmoogra-Arachisöl subkutan zu verwenden. Das Chaulmoograöl wird bis zur völligen Lösung erwärmt und mit etwas angewärmtem Arachisöl zu gleichen Teilen versetzt. Diese Lösung bleibt, wie oben erwähnt, klar und bildet keinen Bodensatz mehr. Kessler«; Hamburger bzw. Günsbacher Archivmaterial, Anhang zum Brief von Giemsa an Schweitzer vom 6.9.1924. Vgl. ergänzend dazu einen Brief von Kikuth, chemo-therap. Lab. I.G. Farbenindustrie A.G., Elberfeld 24.4.30 an Nocht; Archiv des ISTK Hamburg, Ordner 2-1 (K): »Bezüglich unseres Gespräches bei meinem letzten Besuch im Tropeninstitut kann ich Ihnen mitteilen, dass dem Handelsantileprol der Aethylester der Gesamtfettsäuren von Taraktogenos Kurzii zu Grunde liegt. Das englische Alepol ist das Natriumsalz der Gesamtfettsäuren von Taraktogenos Kurzii. Auch bei diesem Präparat ist die Chaulmoograsäure nicht in reiner Form isoliert. Nach Berichten aus Südamerika soll es angeblich trotz der sehr geringen Dosen gut wirksam sein. Als Konkurrenz zu den Chaulmoograpräparaten ganz allgemein hat das Instituto Oswaldo Cruz sowohl einen nationalen Antileprol-Ersatz in Ampullen wie auch einen Alepolersatz in Tablettenform herausgebracht. Diese Präparate stellen aber nichts neuartiges dar«.

Substanzen durch Versuche an gesunden Tieren hinreichend orientiert hat«[844], grundsätzlich überzeugt.[845] Von diesen Tierversuchen durch Kessler und seinen Ergebnissen ist in einem Brief von Prof. Giemsa aus Hamburg am 6.9.1924 an Schweitzer nach Lambarene die Rede. »Anliegend übersende ich Ihnen einen Bericht von Dr. Kessler über seine mit Chaulmoograöl gemachten Tierversuche, die, wie Sie sehen, zu recht befriedigenden Ergebnissen geführt haben. Bevor die Prüfung vorgenommen wurde, habe ich eine Reihe von fetten Oelen verschiedenster Art zur Verdünnung des Chaulmoograöls verwandt in der Hoffnung, daß vielleicht das eine oder andere niederschlagsfreie Mischungen gestattet, ohne daß ein Zusatz anderer Lösungsmittel (Aether u. dergl.) nötig ist. Es leitete mich hierbei der schon von Ihnen ausgesprochene Gedanke, daß man in Anbetracht der in Afrika obwaltenden, sehr primitiven Verhältnisse ein Injektionsmaterial ausfindig machen müßte, das nicht nur haltbar, sondern vor allem auch leicht herstellbar ist. Es hat sich gezeigt, daß in der Tat das überall leicht erhältliche und billige Oel der Arachis Hypogea sich sehr gut hierfür eignet. Das Oel an sich wird auch noch in größeren Dosen, als wie sie von Dr. Kessler gegeben wurden, vorzüglich resorbiert und wenn nötig, könnte das Verhältnis von Chaulmoogra-: Arachisöl auch 1:2 gewählt werden, da sich mit der Höhe des Arachisölzusatzes sicherlich auch die Resorption des Chaulmoograöles beschleunigen und dessen Reizwirkung vermindern dürfte. Ein Zusatz von 3 % Phenol, der sich bei den intramuskulären Einspritzungen von öliger Suspension des Natriumtribismutyltartarates (Bi 5) außerordentlich bewährt hat, scheint bei der subkutanen Injektion nach den Erfahrungen von Dr. Kessler nicht zu empfehlen zu sein. Immerhin könnte es möglich sein, daß im Tropenklima ein Phenolzusatz sich als [Ende S. 1] notwendig erweist, um der Einwanderung von Bakterien vorzubeugen und daß man dann vielleicht die intramuskuläre Verwendung der Lösung versucht. Die Gefahr einer Intoxikation durch Phenol scheint mir nicht vorhanden zu sein, denn beim Bi 5 werden 2 ccm des (3 % Phenol enthaltenden Bi 5-) Oeles, die jeden 3. bis 4. Tag (im ganzen 10 Injek-

844 Giemsa, Neuere Ergebnisse der Chemotherapie, besonderer Abdruck a. d. Archiv d. Pharmazie, hg. v. Deutschen Apotheker Verein. 257. Band, 3. Heft, 1919, Institut für Schiffs- und Tropenkrankheiten, Hamburg, 191.

845 Vgl. weiterführend ebd.: »Bekanntlich bezweckt die Chemotherapie das systematische Auffinden von chemischen Mitteln zur Heilung von Infektionskrankheiten und zwar mit Hilfe von Experimenten an Tieren, die mit den entsprechenden Erregern infiziert worden sind; mit anderen Worten: sie strebt eine innere Desinfektion des erkrankten Organismus durch chemische Stoffe an. [...190] Die Führung hat hierbei stets das biologische Experiment am Versuchstier, und Voraussetzung für ein erfolgreiches Arbeiten ist, dass sich die in Frage kommenden Krankheitserreger auf geeignete Tiere übertragen lassen. Bei einer Reihe solcher pathogenen Parasiten ist dies nun der Fall, so bei den Erregern der verschiedenen Trypanosomenseuchen, des Rückfallfiebers, der Syphilis. Weit schwieriger liegen die Verhältnisse bei solchen Krankheiten, für welche Tiere unempfänglich sind, wie z. B. der Malaria«; a. a. O., 191.

tionen) gegeben werden, vom Menschen glatt vertragen, während hier ja nur kleinere Dosen in Frage kommen. Für einen solchen Zusatz kommt jedoch Ac. carbol. liqued. der Pharmacopoe nicht in Betracht, sondern nur ein auf dem Dampfbade verflüssigtes wasserfreies Phenol, da sich nur dieses mit dem Oel klar mischt. Am bequemsten dürfte es sein, wenn man zunächst einen Vorrat von Arachisöl mit 6 % Phenolgehalt herstellt und dieses dann mit gleichen Teilen Chaulmoograöles gut durchmischt.

Zu den Versuchen haben wir 100 Schweizer Franken erhalten, die uns Herr Pfarrer Dr. Bauer freundlichst überwiesen hat und die vollauf genügt haben. Es sollte mich außerordentlich freuen, wenn Ihnen unsere Erfahrungen von Nutzen sein könnten, und ich wäre Ihnen sehr dankbar, wenn Sie mich gelegentlich darüber unterrichten würden, ob sich die Mischung bewährt hat. Am 11. Februar schickte ich Ihnen einen Brief und einige Separata, und ich nehme an, daß die Sendung in Ihre Hände gelangt ist. In unserem Institute ist alles wohlauf. Im politischen Horizont wird es jetzt etwas lichter und Optimisten behaupten, daß die schlimmste Zeit Deutschlands, der Vergangenheit angehöre. […] Hoffend, daß Sie sich besten Wohlseins erfreuen und daß sich dort alles Ihren Wünschen entsprechend entwickelt hat, sende ich Ihnen, dergl. meine Frau und Dr. Kessler herzlichste Grüße, zugleich mit den allerbesten Wünschen für Ihre weitere Tätigkeit im schönen Afrika«[846].

Dass die Mitarbeiter des Hamburger Tropeninstituts von Schweitzers Gebrauch des Chaulmoograöls im klinischen Alltag ausgingen, wird aus einer brieflichen Anfrage von Prof. Giemsa vom 7.1.1932 nach Lambarene erkennbar: »Nun komme ich noch mit einer zweiten Bitte: Herr Prof. Nocht, der sich zur Zeit sehr für Lepra interessiert, fragte mich kürzlich, ob mir über die ›klinische‹ Handhabung der Chaulmoogra-Arachis-Oel-Injektionen Genaueres bekannt wäre, was ich verneinen mußte. Da ich weiss, daß Sie die Methode dort hinreichend ausprobiert haben, wäre ich Ihnen außerordentlich dankbar, wenn Sie mir hierüber nähere Angaben machen könnten [Ende S. 2] und zwar 1. Zusammensetzung des Oelgemisches, 2. Art der Injektion, 3. Grösse der einzelnen Gaben, 4. Wiederholung der Injektionen, 5. Größe der Gesamtdosis, 6. Erfolge. […] PS. Haben wir nicht wieder bald einmal das Vergnügen, Sie bei uns zu sehen?[3]«[847].

Schweitzer antwortete mit einjähriger Verzögerung auf die Anfrage Giemsas am 10.1.1933. In einem parallel abgefassten Schreiben der Mitarbeiterin Marie Secretan an Prof. Giemsa lässt Schweitzer diese starke Verzögerung entschuldigen. »War durch ein Versehen dieser Brief in einem grossen Sack voll uner-

846 Hamburger bzw. Günsbacher Archivmaterial, Brief vom 6.9.1924 von Giemsa aus dem Hamburger Tropeninstitut nach Lambarene an Albert Schweitzer.
847 Archivmaterial Hamburg bzw. Günsbach, Brief von Giemsa an Schweitzer vom 7.1.1932.

ledigter Briefe untergetaucht und ist erst heute bei einer gründlichen Revision zum Vorschein gekommen. Herr Schweitzer ist seit letztem Sommer ganz auf [1] seine philosophische Arbeit konzentriert und darunter leidet seine Riesenkorrespondenz. Augenblicklich sind wir am Packen von über 100 Kisten und Koffern die mit ihm nach Afrika reisen. Es braucht ja so viel in einem Urwaldspital mit etwa 300 Kranken. Herr Schweitzer denkt Anfang März abzureisen«[848]. Schweitzer selber antwortet am selben Tag mit folgenden Zeilen: »Also wir haben beide so viel zu tun, dass unsere Correspondenz nicht recht erledigt wird und erteilen uns daraufhin Absolution für alle Gegenwart und Zukunft. Ich fahre in 8 Wochen wieder nach Afrika. Werde dort Versuche mit Trypaflavine an Lepra fortsetzen. Meine beiden Aerzte sind nicht dazu zu bringen, in meiner Abwesenheit, diese Versuche systematisch fortzusetzen. Sie haben als richtige Entschuldigung, dass sie in der Arbeit ertrinken. Aber ich werde Ihnen berichten. Die Injektionstherapie von Chaulmoogra, wie wir sie nach Ihren Angaben praktizierten, haben wir aufgegeben, weil das Bayersche neue Antileprol bessere Resultate gibt. Beste Grüsse an H. Geheimrat Nocht«[849]. Schweitzer hat sich von der Chaulmoogratherapie der 1920er Jahre zum Zeitpunkt der Anfrage bereits abgewandt und verwendet das Bayerpräparat Antileprol (vgl. weiterführend Kap. B.2.4.). In einem undatierten Brief nach Hamburg heißt es dann wiederum wohl zu einem späteren Zeitpunkt: »Zur Zeit behandeln wir Leprafälle mit … Trypaflavin und sehen sehr schöne Erfolge, stärkere als bei Chaulmoogra und Chaulmoograderivaten. Dies noch unter uns«[850].

Welche Rolle nahmen dabei die Farbwerke in Deutschland ein? Schweitzer erhielt nach einem Schreiben von Prof. Giemsa vom 7.1.1932, das nach Günsbach ging, neue Pharmakotherapeutika zur Leprabehandlung, u.a. Trypaflavin, nachdem dieses an Tieren und Menschen zuvor erprobt worden war. »Es ist mir bekannt, daß besonders das Forschungslaboratorium der I.G. Farbenindustrie (Elberfeld) in letzter Zeit eine grosse Anzahl neuer Verbindungen dieser Art synthetisiert hat, von denen einige einen hohen Wirkungsgrad gegenüber gewissen Parasiten aufweisen. Wenn Sie es daher wünschen, würde ich gern veranlassen, daß Ihnen das eine oder das andere dieser Präparate zur Prüfung bei Lepra zugeschickt wird. Selbstverständlich kämen hierbei nur solche Verbindungen in Frage, die pharmakologisch bereits bei Tier und Mensch näher untersucht worden sind.

Es würde mich ausserordentlich interessieren, von Ihnen über die weiteren Erfahrungen mit Trypaflavin zu hören, von deren Ausfall es ja abhängig sein

848 Frankfurter Archivmaterial, Brief von Marie Secretan an Giemsa vom 10.1.1933.

849 Frankfurter Archivmaterial, Brief von Schweitzer aus Günsbach an Giemsa nach Hamburg vom 10.1.1933.

850 Frankfurter Archivmaterial, Brief von Schweitzer an Prof. Giemsa nach Hamburg ohne Datum.

wird, ob es geboten erscheint, die Chemotherapie der Lepra durch Akridinderivate weiter auszubauen. Welch ungeahnt schöne Ueberraschung wäre es, wenn es gelänge, die Menschheit schließlich auch von dieser wohl schlimmsten aller Geisseln zu befreien!«[851]

Schweitzer antwortete auf diesen Brief am 10.1.1933 auf die bereits weiter oben beschriebene Weise. In der Lepratherapie wird aus der Kooperation zwischen Hamburg und Lambarene zum einen die Durchführung von Tier- und Menschenversuchen mit anschließenden Medikamentenstudien in den Tropen, zum anderen der pharmakologische Fortschritt in den therapeutischen Möglichkeiten, die Schweitzer für seine Patienten voll ausschöpfen wollte, erkennbar.

Anders verhielt es sich in der Therapie der *Schlafkrankheit.* Bereits 1929 hatte er das Arsenpräparat 4002 zu Versuchszwecken über die Höchster Farbwerke durch die Vermittlung einer Straßburger Apotheke am 8.10.1929 erhalten. »Die Höchster Farbwerke sollen den Stoff an die Drogerie St Mare Strassburg St Maragasse, senden und bei der Adresse hinzufügen: ›Pour l'Hôpital du Dr. [3] Albert Schweitzer à Lambarene (Afrique Equatoriale francaise) Echantillon gratuit‹. Dieses auch auf der Zollerklärung wiederholen. Die Drogerie St Mare hat nämlich die Güte, alle meine Zollsachen zu erledigen. Und wenn der Vermerk, dass es für mich ist auf der Adresse und in der Zollerklärung steht, ist der Zoll gewöhnlich sehr freundlich. Dies sogleich schicken, dass ich es nach Afrika mitnehmen kann. Ich fahre in 6 Wochen, aber meine Kisten gehen früher. Und geben Sie mir, bitte, genau und [4] ausführlich an (wie für einen armen, dummen Negerdoktor) was bei der Erprobung zu beachten ist. Wie freue ich mich darauf [5]«[852]. Diesem Schreiben ist ein weiterer Brief mit nahezu identischem Inhalt an die Höchster Farbwerke beigelegt: »Versendung des Arsenpräparats Nr. 4002 an Dr. A. Schweitzer. Die Sendung (Brief oder Postpaket) richten an Drogerie St Mare, Strassburg. […] Auf der Zollerklärung ›Echantillon gratuit (unentgeldliche Warenprobe) pour [1] l'Hôpital au Dr. Albert Schweitzer à Lambaréné‹. Die Drogerie St. Mare und mich selber durch Brief vom Abgang der Sendung benachrichtigen. A. Schweitzer«[853].

Schweitzer erbat in einem Brief, der am 8.10.1929 in Hamburg eintraf, von Giemsa absolute Vertraulichkeit über die von ihm beabsichtigten Versuchsreihen in Lambarene: »Ich arbeite an der Fertigstellung eines Werkes über Paulus, das vor meiner Abreise (Ende Nov.) gedruckt werden muss. Darum war ich nicht

851 Hamburger bzw. Günsbacher Archiv, Brief von Giemsa aus Hamburg an Schweitzer nach Lambarene vom 7.1.1932.

852 Frankfurter Archivmaterial, Brief von Schweitzer an Giemsa aus Straßburg, Jahrgang 1929 [AS an Giemsa/Höchster Farbwerke, 1929].

853 Frankfurter Archivmaterial, Brief von Schweitzer an die Höchster Farbwerke aus Straßburg, Speichergasse 2, dem Lager- und Packort für Lambarene, Jahrgang 1929 [AS an Giemsa/Höchster Farbwerke, 1929].

bei der Zusammenkunft in Tübingen und erfahre erst durch Ihre Zeilen von dem herrlichen Präparat. Natürlich versuche ich es mit Freuden. Das Material ist bei mir reichlich vorhanden. Nur bitte ich Sie gar keine Notizen [1] in die Zeitungen zu bringen, dass ich das Präparat versuche. Ich könnte sonst gleich Geschichten mit der Afrika-Zoll-Behörde bekommen, dass ich heimlich deutsche Medikamente einführe. Aber die Versuche, soweit es unter meinen primitiven Verhältnissen dort möglich ist, im Vergleich mit Tryparsamide, das will ich gerne durchführen. Gelänge es ein Mittel von starker Wirkung ohne die Gefahr der Augenschädigung zu haben, so wären so viele schwere Probleme [2] der Schlafkrankheitsbekämpfung gelöst.– Also, nicht wahr, Sie sorgen dafür, dass in keiner Weise, Nachrichten über die Erprobung des Mittels durch mich in die Öffentlichkeit gelangen, ehe das mein Bericht in Ihren Händen ist, für das A.f.S.u.I.– Jetzt die Sendung«[854]. Aus ökonomischen, eventuell politischen und weniger aus ethischen Gesichtspunkten möchte Schweitzer nicht, dass die Öffentlichkeit über seine Versuche erfährt. Er steht damit in einer sehr langen medizingeschichtlichen und ethischen Traditionskette zum Humanexperiment, auf die in Kap. B.2.4. weiter eingegangen werden wird. Einiges Grundsätzliches sei bereits in diesem Kapitel, in dem es auch um den wissenschaftlichen Anspruch Schweitzers geht, angedeutet.

Schweitzer positionierte sich in seinen Schriften nur zum Tierexperiment[855],

854 Frankfurter Archivmaterial, Brief von Schweitzer aus Straßburg am 9.10.1929 an Giemsa nach Hamburg.

855 Exemplarisch hierfür mögen die Ausführungen in WE stehen: »Eine der schwersten Fragen unseres Verhaltens zur Kreatur ist mit der modernen Wissenschaft aufgekommen. Versuche am Tier setzen uns instand, Beobachtungen über die Funktionen des Lebens und die Krankheits- und Heilungsvorgänge anzustellen und dadurch in unser Kenntnis der Mittel der Erhaltung des Lebens und der Meisterung des Schmerzes bereichert zu werden. Das Beginnen an sich, so grauenhaft es in manchem sein mag, ist berechtigt, weil das Leben, das wir opfern, und der Schmerz, den wir bereiten, tausend und tausendfach wiedergebracht werden durch Leben, das dadurch erhalten, und Weh, das dadurch überwunden wird. Aber auch hier darf uns niemals das Bewusstsein der Verantwortung verlassen. Wer den Beruf zu solchen Forschungen hat, muß sich in jedem einzelnen Falle fragen, ob das, was er mit der wehrlosen Kreatur unternimmt, wirklich einen Zweck hat [195] und ob er alles getan, um den Schmerz, wo es geht auszuschalten. Anders ist er ebenso schuldig wie die, die ohne Beruf in Gedankenlosigkeit töten und peinigen, mag er auch vorgeben, sich auf den Dienst der Wissenschaft berufen zu können. Niemals kann diese die viele Misshandlung, die heute in ihrem Namen begangen wird, rechtfertigen. Dies gilt besonders von der Kreatur, die so massenhaft Lehr- und Demonstrationszwecken geopfert wird, wo ein Versuch für viele und oft auch eine Beschreibung genügen würde. Das wissenschaftliche Gewissen muß zugleich ein sittliches sein. Diejenigen aber, die die Wohltat der Narkose, der Operationen und so vieler helfenden und lindernden Mittel an sich oder ihren Nächsten erfahren, müssen gegenwärtig haben, dass wir dies alles nicht nur den forschenden Menschen, sondern auch dem Tier verdanken, das es uns in seinem Leiden erworben hat. [...] Die Wissenschaft hat uns sie [die Kreatur; Anm. d. Vf.in] nicht nur unserem Wissen näher gebracht, sondern uns auch durch ein neues sittliches Band mit ihr verbunden«; WE, 196.

führte in Lambarene aber auch Versuche an Menschen aus, wie es der medizinischen Tradition entsprach: »Die Medizin ist eine Erfahrungswissenschaft. Wegen der unendlichen Vielzahl der biologischen Komponenten, ihrer Reaktionen und Interaktionen, kann kein Arzt den Erfolg seiner Behandlung garantieren. Selbst der Routineeingriff bleibt, ex ante gesehen, ein Heilversuch. Der Fortschritt der Medizin soll die Behandlungschancen berechenbarer machen, die immanenten Eingriffsrisiken reduzieren und neue Behandlungsmöglichkeiten eröffnen«[856]. Die grundlegende Differenzierung zwischen Heilversuchen und medizinischen Experimenten lag bereits den »Richtlinien des Reichsministers des Innern für neuartige *Heilbehandlungen* und *wissenschaftliche Versuche* am Menschen aus dem Jahre 1931 zugrunde. Auch die für die biomedizinische Forschung am Menschen richtungsweisende Deklaration von Helsinki aus dem Jahre 1964, bzw. ihre vom Weltärztebund 1975 beschlossene revidierte Fassung gehen von der Unterscheidung zwischen der medizinischen Forschung in Verbindung mit ärztlicher Versorgung und der nichttherapeutischen, rein wissenschaftlichen Anwendung neuer Medikamente und Methoden aus«[857]. Ein Kernproblem in der Diskussion über das Humanexperiment ist die Frage, unter welchen Bedingungen der Versuch an und mit Menschen erlaubt ist. Dass die jeweiligen Wissenschaftstheorien in die Beantwortung dieser Frage hineinspielen, ist von Fritz Krafft bereits dargelegt worden.[858] Die Reflexion über des Menschenexperiment findet nach der Jahrhundertwende zuerst u. a. bei Albert Moll statt. »Später machte sich die Kritik vor allem an den Spannungen zwischen Wissenschaftsskepsis und praktischem Handlungsbedarf [235] fest. Ab 1880 spielte auch die Kritik an industriellen Interessen und der finanziellen Ausbeutung von ungenügend erprobten Entdeckungen eine Rolle. […] Auch in der Blütezeit naturwissenschaftlich-experimenteller Medizin [existierten] moralische Kriterien für die Vornahme von Versuchen am Menschen und [waren] im allgemeinen Bewusstsein verankert, […] auch wenn eine Kodifizierung und systematische Thematisierung ausstand«[859]. Heutzutage verfügen die meisten Länder über rechtliche und moralische Kodifizierungen für die Durchführung von Versuchen an Menschen und Tieren, deren Einhaltung von Ethikkommis-

856 Kleinsorge et al., 1985, V.
857 Hirsch, in: Kleinsorge et al., 1985, 13.
858 Vgl.: »Theorien und komplexe Theoriensysteme, also Wissenschaft(en), wurden und werden vielmehr stets erst durch des Menschen denkerisches und sprachliches Handeln geschaffen. Wissenschaft ist ebenso wie die Technik und technische Artefakte ein Produkt des menschlichen Intellektes und somit ein genuin geschichtliches Geschehen, das folglich weder in seinen Fortschritten determiniert ist, noch einer Naturgesetzlichkeit unterliegt; dieses intellektuelle Produkt Wissenschaft ist vielmehr weitestgehend jeweils von den Absichten und Zielen des Handelnden her […] bestimmt«; Krafft, in: Helmchen/Winnau, 1986, 318.
859 Elkeles, 1996, 236.

sionen begleitet wird, welche Forschungsvorhaben auf ihre Vereinbarkeit mit den rechtlichen und berufsethischen Normen prüfen. Für den wissenschaftlichen Fortschritt entscheidende Versuche hat es in der Medizingeschichte jedoch auch ohne diesen Rahmen gegeben, wie im folgenden nun weiter gezeigt werden soll.

Das Hamburger BNI spielte in der Durchführung von Tier- und Menschenversuchen eine wichtige Rolle, nicht nur für Albert Schweitzer. Über die intensiven Forschungsbeziehungen des BNI gibt umfangreiches, größtenteils unveröffentlichtes Quellenmaterial am Tropeninstitut Auskunft. Gustav Giemsa lobt 1928 beispielsweise die zwei Arsinsäuren Stovarsol und Tryparsamid, die sich in der Praxis der Schlafkrankheitsbekämpfung – ähnlich dem Atoxyl – bewährt haben. »In einem sehr wichtigen Punkte stehen ferner sämtliche Arsenverbindungen, einschließlich des Tryparsamids, weit hinter dem arsenfreien *»Bayer 205«* (*Germanin*) zurück, und zwar in prophylaktischer Hinsicht«[860]. Seine Erkenntnisse beruhen auf Tier- und Menschenexperimenten: »Ich möchte heute nur noch hinzufügen, dass die hervorragende Schutzwirkung, die früher von Mayer und Zeiß zunächst im Tierexperiment festgestellt wurde, nach neueren in Schlafkrankheitsgebieten vorgenommenen praktischen Versuchen auch beim Menschen voll zum Ausdruck kommt. [731….] In den französischen Kolonien geschieht es z. B. derart, dass man dort alle noch gesunden Leute, um sie vor der Infektion zu schützen, von Zeit zu Zeit mit Bayer 205 behandelt bzw. mit Moranyl – so heißt das später von Fourneau hergestellte Präparat gleicher Zusammensetzung – alle Kranken der ersten Periode mit Atoxyl und alle der zweiten mit Tryparsamid. In anderen Kolonien zieht man zur Therapie auch noch Antimonpräparate hinzu. Auf diese Weise hofft man, durch rein medikamentöse Behandlung eine völlige Ausrottung dieser Seuche zu erzielen, woran vor Existenz des Bayer 205 gar nicht zu denken war«[861].

Nach Tierversuchen und Testungen an Freiwilligen wurde »Bayer 205« am Hamburger BNI 1921 zuerst an einem belgischen und englischen Arzt erfolgreich getestet. Letzterer war seit 1920 erkrankt und zuvor frustran in Rhodesien und Liverpool therapiert worden.[862] Im Bemühen um die Erforschung des Ein-

860 Giemsa, Neuere Arbeiten auf dem Gebiet der Chemotherapie, Sonderabdruck aus »Zeitschrift für angewandte Chemie« 1928, Nr. 27. Institut für Schiffs- und Tropenkrankheiten, Hamburg, S. 731–737, S. 731.

861 Ebd., 732.

862 Vgl. Martini, Nocht, 1957, 136; Wulf, 1994, 8. Mannweiler (1998) resümiert das wissenschaftliche Vorgehen: »Labortiere, die mit tier- oder menschenpathogenen afrikanischen Trypanosomen infiziert waren, konnten mit Bayer 205 geheilt oder, prophylaktisch verabreicht, vor einer Infektion geschützt werden. […] Auch bei Schlafkrankheitsfällen konnte Bayer 205 erprobt werden«, a. a. O., 144. Sowie: »In tierexperimentellen Untersuchungen erzielte Mayer Ergebnisse, mit denen er die Kliniker bei einigen Schlafkrankheitsfällen über Dosierung, Applikationswege und Rezidive beraten konnte. Hierher gehört auch die zeitlich

satzes von Bayer 205 bestanden auch Beziehungen nach Harvard, wie aus einem Brief von Fülleborn vom 7.5.1924 hervorgeht: »›Bayer 205‹ ist gerade unter dem Namen ›Germanin‹ für Versuche freigegeben worden und von den Farbenfabriken vorm. Friedr. Bayer & Co., Leverkusen bei Köln a. Rhein erhältlich; wahrscheinlich wird es auch die New Yorker Vertretung der obengenannten Firma jetzt abgeben, während sie es im Dezember v. Js., als ich mich in Ihrem Interesse danach erkundigte, noch nicht durfte«.[863] Tyzzer antwortete am 21.3.1924 folgendermaßen: »It is very kind of you to take an interest in the blackhead problem. I shall be very glad to obtain a supply of ›Bayer 205‹ sufficient to test it upon this disease. It might be well, during the coming summer, to test it in an practical way on an farm where turkeys are being raised, as well as upon the experimental disease. If you can arrange to obtain a supply I will be greatly obliged. [...] How long the chicken remains a carrier we do not know, but the organisms persist in great numbers in laboratory chickens for over two months«[864]. Das Hamburger BNI verfügte über zahlreiche Tropenpräparate, u. a. der Firma Bayer, die in Deutschland nicht im Handel waren.[865] »Im Hamburger Tropenkrankenhaus wurden u. a. auch alle [durchgestrichen] die neuen deutschen Medikamente der Nachkriegszeit zum ersten Male in grösserem Umfange angewandt bezw. in ihrer Wirkung zuerst erkannt. Ich nenne nur das Schlafkrankheitsmittel ›Germanin‹, das bei uns in seiner Amöbendysenterie-Heilwirkung entdeckte ›Yatren 105‹, die neuen Malariamittel Plasmochin und Atebrin, eine Anzahl Antimonpräparate u. a.m.. Tausenden und Abertausenden von Tropenbewohnern haben diese deutschen Heilmittel Gesundheit und Leben wiedergegeben und erhalten. Die Anwendung von derartigen neuen Medikamenten – die wir unserer chemischen Industrie und ihren wissenschaftlichen Mitarbeitern verdanken – erfolgt zunächst im Tierversuch, und erst dann, wenn

länger zurückliegende Empfehlung Bernhard Nochts, Chinin in fraktionierten Dosen zu verabreichen, um das Auftreten von Schwarzwasserfieber zu vermeiden oder seinen Verlauf zu mildern«; a. a. O., 214.

863 Brief von Fülleborn an Tyzzer, Harvard University, Medical school, Departement of comparative pathology, Archiv des ISTK Hamburg, Ordner 2-1 (T), 7.5.1924.

864 Antwortbrief von Tyzzer an Fülleborn aus Harvard am 21.3.1924; Archiv des ISTK Hamburg, Ordner 2-1 (T).

865 Vgl. BNI: Liste mit Medikamenten von Bayer Leverkusen [Liste Medikamente Bayer]; »Tropenpräparate«; Archiv des ISTK; Ordner 2-137: »Bayer 205 (Germanin); Indikation: Trypanosomiasis (Therapie und Prophylaxe); Packung und Preis (AV o.U.): Ampullen 10x0,5 g DM 18,10; 5x 1,0 g DM 17,40; Prospekt: -, englisch französ. spanisch; Lieferung: Besorgung ü/das zuständige Bayer Pharma-Büro. In Deutschland nicht im Handel. Primaquine; Indikation: Malaria; Packung und Preis (AV o.U.): Tabletten 15x15 mg DM 2,25; Prospekt: -, englisch französ. spanisch; Lieferung: Besorgung ü/ das zuständige Bayer Pharma-Büro. In Deutschland nicht im Handel Resochin; Indikation: Malaria; Packung und Preis (AV o.U.): Tabletten 30x 0,25 g DM 5,90; 100 x 0,25 g DM 15,–; Prospekt: Deutsch, englisch, französ. spanisch; Lieferung ü/ Großhandel«.

ihre Unschädlichkeit erwiesen ist, am Menschen«[866]. Die umfangreichen Medikamentenstudien dienten auch der Sicherung deutscher Herrschaftsansprüche in den Kolonien und waren Teil der Kolonialrevisionismusdebatte, worauf Wolfgang Eckart hingewiesen hat.[867]

Leider erwiesen sich das Arsenpräparat 4002 und das Bayerpräparat 205 bzw. Tryparsamid in der klinischen Erprobung in Lambarene als nicht so erfolgreich in der Bekämpfung der Schlafkrankheit, wie es Schweitzer und Giemsa aufgrund von Tier- und Menschenversuchen im Vorfeld angenommen hatten. Enttäuscht heißt es in einem Brief Schweitzers aus Lambarene nach Hamburg: »Hier also unsere Resultate! Ich bin tief betrübt, dass sie nicht ermutigend sind. Aber wir haben sehr sorgfältig und vorsichtig und ich glaube gewissenhaft geprüft.

Dass unsere Dosen zu gross waren kann ich nicht glauben. – Das Überraschendste: Während bei 205 und Tryparsamid das Körpergewicht der Leute zunimmt, auch wenn sonst der Erfolg nicht anhielt, ist mit 4002 nichts davon zu sehen. – Zu müde, um Ihnen so zu schreiben wie ich möchte. Nicht wahr [1] es bleibt dabei, dass diese Versuche, wie ausgemacht, anonym sind. Ich zähle auf Sie. Dieser Bericht ist also ganz vertraulich. Wie gerne hätte ich Ihnen Gutes berichtet. Immer mehr komme ich dazu, dem 205 im Frühstadium den Vorzug vor dem Tryparsamid zu geben«[868].

In zwei Antwortschreiben aus den Jahren 1932 bzw. 1933 versucht Giemsa Schweitzer über seine sichtbare Enttäuschung hinwegzuhelfen. Zunächst heißt es am 7.1.1932: »Hochverehrter, lieber Herr Kollege! Entschuldigen Sie bitte vielmals, daß ich Ihre Zeilen vom Juli v. Js. (Bericht über die Prüfung des Arsenpräparats 4002) erst heute beantworte. Ein mir äusserst peinlicher Zufall hinderte mich leider daran, dies früher zu tun. Unter einer Sammelsendung [...]

---

866 Mühlens, Wissenschaft und Praxis im Hamburger Tropeninstitut; 1934, Archiv des ISTK Hamburg, Ordner 2–23; 4.

867 Vgl.: „Die Entwicklung eines deutschen Medikaments gegen die Schlafkrankheit tritt als wichtigstes medizinisches Argument der Kolonialrevisionismus-Debatte in den zwanziger und frühen dreißiger Jahren regelmäßig in Erscheinung und wird besonders nach der Machtübernahme der Nationalsozialisten sowohl als Argument für die besondere Kolonisationsbefähigung Deutschlands [...] als auch gegen die Unfähigkeit der Mandatsmächte – besonders Frankreich –, eine suffiziente Kolonialmedizin zu betreiben, immer wieder gern thematisiert. Eine ähnliche, wenn auch dem Umfang nach kaum vergleichbare Bedeutung als medizinisches Argument der Kolonialrevision sollte seit den späten [512] zwanziger Jahren der Herstellung und erfolgreichen Erprobung synthetischer Malariamittel (Plasmochin, Atebrin) bei der Firma *Bayer (IG – Farben)* zukommen. Immerhin sollte es mit diesen Präparaten in den dreißiger Jahren gelingen, das Monopol des internationalen Chininsyndikats zu brechen und von ‚Alt‹-Chinin weitgehend unabhängig zu werden. Andere, sicher ebenso wichtige deutsche Medikamentenentwicklungen, wie etwa die des Neostibosan gegen Kala Azar, des Fuadin gegen Bilharziose oder des Yatren gegen die Amoebenruhr, spielen als Argumente der politischen Kolonialdiskussion hingegen allenfalls vereinzelt eine Rolle“; Eckart, 1997, 513.

868 Frankfurter Archiv, Brief von Schweitzer ohne Datum an Giemsa nach Hamburg.

befand sich auch Ihr Brief, der aber plötzlich, ohne daß ich ihn geöffnet hatte, spurlos verschwunden war. [...] Erst vor wenigen Tagen – inzwischen war auch Ihre Karte vom 7.10. eingetroffen – gelang es mir, ihn nach erneutem, intensivstem Suchen aus einem Aktenstück, in das er versehentlich hineingelangt war, ans Tageslicht zu befördern. So lernte ich denn leider auch erst jetzt seinen Inhalt kennen, und ich beeile mich nunmehr, Ihnen für die mich sehr interessierenden Mitteilungen sowie für die vielen Mühen, die Sie mit der Prüfung des Arsenpräparates gehabt haben, herzlichst zu danken. Ich bedauere recht sehr, daß Ihre klinischen Versuche nicht das gebracht haben, was man auf Grund der Tierexperimente von dem Präparat erwarten durfte. Ihre Beobachtungen stehen aber nicht vereinzelt da, denn in Ostafrika wurden mit dem Präparat ganz ähnliche Erfahrungen gemacht. Andererseits liegen aus Kamerun weit günstigere Berichte vor. Hierdurch wird wiederum die alte Erfahrung bestätigt, daß die Resistenz der Trypanosomenstämme gegenüber chemotherapeutischen Mitteln regionär recht [1] verschieden sein kann, und es ist anzunehmen, daß in Ihrer Gegend offenbar ein durch Arsen generell sehr schwer zu beeinflussender Stamm vorliegt. Somit wird dort wohl »Bayer 205« das Mittel der Wahl sein. Natürlich werde ich Ihre Mitteilungen über 4002 vertraulich behandeln, ebenso wie die hochinteressanten Andeutungen über Ihre aussichtsreiche Behandlung der Lepra mit Trypaflavin. Es wäre ja ungemein wichtig, wenn sich dort eine Wirksamkeit an einer grösseren Anzahl von Fällen einwandfrei nachweisen liesse, denn dann wäre es meines Erachtens in hohem Grade angezeigt, auch noch andere Akridinderivate in den Kreis solcher Untersuchungen einzuschliessen«[869]. Schweitzer antwortet am 10. 1. 1933. Giemsa schreibt ergänzend am 14. 1. 1933 an Schweitzer: »Auch ich habe seit meiner vor 35 Jahren erfolgten Rückkehr aus unserem ehemaligen Deutsch-Ostafrika den sehnlichen Wunsch, mich wieder einmal in dem mir sehr lieb gewordenen schwarzen Erdteil praktisch betätigen zu können, aber da man leider wohl kaum damit rechnen kann, daß wir unsere Kolonien in absehbarer Zeit zurückerhalten, werde ich meine Absichten wohl nicht mehr verwirklichen können. Ich bedaure dies umsomehr, als ich im Verlaufe meiner hiesigen wissenschaftlichen Tätigkeit auf viele recht interessante und wichtige Fragen tropenhygienischer Natur gestoßen bin, die nur durch Versuche an Ort und Stelle zu beantworten sind. Ich begrüsse es sehr, daß Sie die Trypaflavin-Versuche bei Lepra in Lambarene wieder aufnehmen wollen. Sollte sich hierbei eine ausgesprochene gute Wirkung an einer hinreichend grossen Anzahl von Fällen feststellen lassen, so wäre dies von größter Bedeutung und würde zweifellos einen kräftigen Ansporn dazu geben, die Chemotherapie der Lepra durch Akridinderivate weiter auszubauen. Die günstige Beeinflussung

869 Hamburger bzw. Günsbacher Archiv, Brief von Giemsa vom 7. 1. 1932, auf den Schweitzer am 10. 1. 1933 antwortete.

dieser Krankheit durch Trypaflavin ist übrigens auch schon von anderer Seite gemacht worden und zwar von Leger, der im Bull. de la Soc. de Pathologie exotique [1] (Bd.23, 1930, S.1009) hierüber berichtete. Allerdings handelte es sich dort nur um einen einzigen Fall. Wir sind ungemein erfreut darüber, daß Sie uns demnächst in Hamburg besuchen wollen, und meine Frau ist sehr stolz darauf, Ihnen wieder einmal die Waldstein-Sonate vorspielen zu dürfen«[870]. Feldforschung war auch im Zeitalter des Kolonialismus Teil der wissenschaftlichen Erkenntnisgenerierung, wie aus diesem Schreiben hervorgeht. »Zwar hatte Giemsa mehrere Jahre in Ostafrika hinter sich und Fülleborn [Friedrich Fülleborn (1866–1933); Anm. d. Vf.in] hatte von 1896–1900 Schutztruppeneinheiten in Deutsch-Ostafrika ärztlich betreut und dabei auch für Land und Leute ein offenes Auge gehabt, andere Mitglieder jedoch waren nicht so glücklich gewesen. Wer aber über Tropenkrankheiten und -hygiene lehren will, muß beide in den Tropen kennengelernt haben und mit ausländischem Schaffen auf diesem Gebiete bekannt geworden sein«[871].

Neben der Beschäftigung mit der Schlafkrankheit und Lepra betrieben Wissenschaftler am BNI, unter ihnen v.a. Gustav Giemsa, eine intensive *Malariaforschung* – wiederum durch den Einsatz von Tier- und Menschenversuchen. »Die ersten Versuche, Malariaparasiten in vitro durch Pharmaka zu beeinflussen, stammen von ihrem Entdecker Laveran (l.c.), welcher bereits 1881 feststellte, dass Chinin in Lösung von 1:1000 beim Vermischen mit gleichen Teilen Malariablut sofort eine Einstellung jeder Lebenserscheinung der Parasiten zur Folge hat. Eingehendere systematische Studien mit malariziden Mitteln verschiedener Art und Konzentration in vitro datieren erst aus neuerer Zeit«[872]. 1926 bereits lobt Giemsa das synthetische, chininfreie Präparat Plasmochin als potentes Antimalarikum. Auch dieses war durch Experimente erworbenes Wissen.[873] Nach Giemsa leistete Plasmochin im klinischen Alltag große Dienste.

870 Hamburger bzw. Günsbacher Archiv, Brief von Giemsa an Schweitzer vom 14.1.1933.

871 Martini, Nocht, 1957, 63.

872 Giemsa, Biochemische Methoden bei Malariauntersuchungen, Separat-Abdruck aus dem Handbuch der biochemischen Arbeitsmethoden, hg.v. Abderhalden, Berlin/Wien 1912; Dachboden des Instituts für Schiffs- und Tropenkrankheiten, Hamburg, Sonderdruckarchiv, S. 193–222; hier S. 216.

873 Giemsa, Ein neues synthetisches Malaria-Heilmittel der I.G. Farbenindustrie A.-G., in: Koloniale Rundschau, H. 11, Berlin, 1926, S. 400ff; vgl. kurze Mitteilung in »Der Kolonialdeutsche« Nr. 20, S. 336, 1926, Institut für Schiffs- und Tropenkrankheiten, Hamburg: »Sehr erschwerend wirkte bei derartigen Forschungen der Umstand, dass uns entsprechende Tierexperimente nicht zur Verfügung standen, denn die menschliche Malaria lässt sich auf die üblichen Laboratoriumstiere nicht übertragen. Erst seit Kopanaris 1911 im Hamburger Tropeninstitut die wichtige Entdeckung machte, dass sich die Parasiten einer bisweilen bei Vögeln anzutreffenden Malariaart (Vogel-Proteosomen) ganz ähnlich wie die der menschlichen Malaria durch Chinin beeinflussen lassen, war die Möglichkeit zu erfolgreicher Arbeit auf diesem Gebiete nähergerückt. [...Den Farbwerken] schließlich

»Von ganz eminenter Bedeutung wäre es, wenn es gelänge, mit Hilfe des Plasmochins den Ausbruch von ›Malariahämoglobinurie‹ zu verhindern. Man kann daher mit Recht darauf gespannt sein, ob den günstigen Beobachtungen, die Mühlens nach dieser Richtung in einigen Fällen gemacht hat, generelle Bedeutung zukommt. [1075…] So darf man guten Mutes hoffen, dass es der chemotherapeutischen Forschung gelingen wird, in absehbarer Zeit auf Substanzen zu stoßen, die eine noch wirksamere Behandlung der Malaria gestatten«[874]. Wie die Malaria infolge der Forschungen am BNI in den 1940er Jahren schließlich umfangreich therapiert werden konnte, zeigt eine Übersicht für den Studentenunterricht an der Hamburger Universität.[875]

Die Forschungen Giemsas und weiterer Mitarbeiter waren u.a. durch einen regen Kontakt zwischen dem Hamburger Bernhard-Nocht-Institut und Ronald Ross (1857–1932), dem Entdecker des Übertragungsweges der Malaria, ermöglicht worden.[876] Bernhard Nocht orientierte sich zunächst an dem baulichen

---

glückte, eine alkaloidähnliche Substanz, ›Plasmochin‹ genannt, aufzufinden, deren antiparasitäre Fähigkeiten im Tierexperiment die des Chinins um das vielfache übertrafen. […] Solche Versuche wurden zuerst von Prof. Mühlens im Hamburger Tropeninstitut, später von ihm und anderen Klinikern in ausgiebiger Weise in südeuropäischen Malaria-Gegenden angestellt. […] Dass nach den bisherigen allgemeinen Eindrücken weniger Rückfälle von Tertiana und Quartana nach Plasmochinbehandlung auftraten als bei der sonst üblichen Chinintherapie«; 400.

874 Giemsa, Chemotherapie der Malaria, Sonderabdruck aus Handbuch der pathogenen Mikroorganismen, hg. v. Kolle/Kraus/Uhlenhuth, Band VII, Lfg. 42, Jena/Berlin/Wien 1930, Dachboden des Instituts für Schiffs- und Tropenkrankheiten, Hamburg, Sonderdruckarchiv, S. 1061–1078, hier S. 1077. Vgl. Weiterführend: Giemsa, Neuere Ergebnisse der Chemotherapie, in: Extrait du comptes rendus du congrès international de médecine tropicale et d'hygiène, le Caire-Egypte, décembre 1928, Sonderdruck des Instituts für Schiffs- und Tropenkrankheiten, Hamburg, S. 299–309; Giemsa/Werner (1912), Erfahrungen Chinin, Archiv für Schiffs- und Tropenhygiene 16 (Beiheft 4): 65–89; Giemsa/Werner (1914a), Erfahrungen Alkaloide, Archiv für Schiffs- und Tropenhygiene, 18: 12–15; Giemsa/Werner (1914b), Erfahrungen Alkaloide, Archiv für Schiffs- und Tropenhygiene, 18 (Beiheft 5): 81–100. Mannweiler (1998) fragt sich, »warum Giemsa beim Studium der Chininderivate blieb als bereits erkennbar war, dass die Forschung andere Wege erfolgreich beschritt«; 214.

875 Archiv des ISTK Hamburg; Ordner 2–22 (B); Malaria. 1. Trimester 1940. Studenten [Malaria, 1940]; S. 1–3: »Spezifische Behandlung: 1) Chinin-Salze: Grundbedingungen: a) genügend große Dosen genügend lange unter Kontrolle und regelmäßig geben; b) gutes Präparat, vor allem Chinin hydrochloricum; c) normale Funktion der Verdauungsorgane. Nebenwirkungen und Nachteile des Chinins: Ohrensausen, Herz- und Verdauungsbeschwerden, Idiosynkrasie, Blutungen, ev. Schwarzwasserfieber. Keine Wirkung auf C. Dosis: per os, intramuskulär. Verschiedene Präparate gebrauchsfertig: Urethan, Chinin, Cardiazol-Chinin, Solvochin, Chininlösung Bayer. 2) Plasmochin (synthetisch) = Chinolinderivat = Gametenmittel. Vor- und Nachteile. Pl. Compositum und simplex. Chinoplasmin. 3) Atebrin = Akridinderivat = Schizontenmittel. Anwendungsmethoden«.

876 Vgl. Olpp, 1932; darin: Ross; S. 347–355: »Am 9.7.1898 wurde das Rätsel gelöst. […] Weitere Experimente bestätigten, dass er gesunde Vögel durch den Stich infizierter Moskiten malariakrank machen konnte, während die Kontrollen gesund blieben. Am 25.7. telegraphierte Ross seine wunderbare Entdeckung an Manson; dieser empfing das Tele-

Vorbild des Liverpooler Tropeninstituts und bedauerte die Absage der Malariakonferenz in Liverpool: »I had the intention […] to come to Liverpool and study the organization and arrange- [S.1] ments of your tropical School and hoped to learn a great deal for the benefit of the Hamburg tropical Institute, which shall be opened in autumns«[877]. Ross war zur Eröffnungsfeier zugegen: »›Unvergeßliche Stunden für alle, die der Eröffnungsfeier des damals größten und schönsten Tropeninstituts der Welt beiwohnen durften!‹ [Bausenator Schumacher] Nirgends eine Dissonanz, abgesehen vielleicht von einer Redewendung des schon mehrfach erwähnten Sir Ronald Ross. Er meinte, das Institut habe nur einen Fehler, dass es nicht in London stehe, und er fügte launig-zornig zu Nocht gewandt hinzu: ›If I had a bomb I would blow you up‹, ein Wort, dem das Schicksal leider eine schlimmere Bedeutung gegeben hat, als die eines reichlich gewagten Komplimentes«[878]. Bernhard Nocht war darüber hinausgehend zeitlebens um regen wissenschaftlichen Austausch bemüht, wie der unveröffentlichte Briefwechsel mit Ronald Ross belegt. Nach der Eröffnungsfeier schreibt er am 8. 12. 1900 nach London: »But at last it [5] will be a fine institution. […] I did not do much scientific work in the last months, but had much trouble as medical officer« [6][879]. Am 1. 5. 1902 schreibt Nocht nach London und beklagt sich über die Konkurrenzsituation mit dem Berliner Robert Koch Institut, an dem auch er geforscht hatte: »I am not very satisfied, that I am not able to do myself or to induce in others any experimental work, since all our expeditions are sent out from Berlin by Koch. But if the results are good, it is all the same. [1] They have lost their specific staining power. Giemsa has found the effective principle in Rom. […] We are sending you two little flacons with Giemsa's pure Methylenazur. You have only to solve it in water and then mix it with an Eosine solution. It stains powerfully and wonderfully without any failure«[880]. 1914 weilte Ronald Ross »as a representative of the Liverpool Tropical School or Universi-

gramm kurz vor der Tagung der British Medical Association in Edinburg und hielt als Präsident der Sektion für Tropenkrankheiten am 28.7. einen Vortrag über die Entdeckung von Ross. [352…] Am 3. 11. 1902 wurde Ross in Anerkennung seiner Malariaforschungen mit dem Nobelpreis bedacht. […] Vom 10.–12. Nov. 1902 gab er seine Harben-Lectures in London und veröffentlichte dabei zum erstenmal seine Dicktropfenmethode zum schnelleren Auffinden von Plasmodien im Blute. Am 2.12 wurde er zum o. Prof. der Universität Liverpool berufen«; 354.

877 Briefe von Nocht an Ross vom 30. 6. 1900; Archiv des ISTK Hamburg, Ordner; 50/142; Ross Archiv File 50.

878 Martini, Nocht, 1957; 94.

879 Brief von Nocht an Ross vom 8. 12. 1900; Archiv des ISTK Hamburg, Ordner; 50/209; Ross Archiv File 50.

880 Brief von Nocht an Ross vom 1. 5. 1902; Archiv des ISTK Hamburg, Ordner; 50/376; Ross Archiv File 50. Zu Fülleborns Besuch der tropenmedizinischen Institute in Liverpool und London 1903 und dem Treffen mit Patrick Manson und Ronald Ross vgl. Wulf, 1994, 45.

ty«[881] erneut in Hamburg. Nochts Vortrag während eines Festaktes am ISTK gibt Einblicke in die wissenschaftliche Forschungsgeschichte: »Gegenüber der Malaria insbesondere versagten die neuen bakteriologischen Methoden; alle Versuche, auf dem Wege der bakteriologischen Reinkultur und des Tierversuches weitere Aufschlüsse über die Aetiologie der Krankheit zu erhalten, blieben erfolglos. Man blieb darüber im Unklaren, wo die Malariaparasiten außerhalb des Menschen existieren und wie sie in den Menschen hineingelangen. Erst 1898 gelang es dem heute zu meiner Freude unter uns weilenden Sir Ronald Ross, die schon vorher von einigen Forschern, namentlich von Sir Patrick Manson vermutete Entwicklung der Malariaparasiten in gewissen Mückenarten festzustellen«[882]. Als eine bleibende Frucht der wissenschaftlichen Beziehungen existiert eine Fülle von Publikationen von Ronald Ross im Hamburger Bernhard-Nocht-Institut.[883] V.a. Nocht widmete sich im Anschluss an Ross umfangreichen Studien zur Malaria. 1918 erschien zusammen mit Martin Mayer eine Monographie zur Malaria, welche praktische Fragen diskutierte. So führte er die fraktionierte Malariaprophylaxe mit Chinin ein, um die gefürchteten Nebenwirkungen zu minimieren.[884] Daneben beschäftigte ihn eine adäquate Mückenbekämpfung.[885]

881 Brief von Nocht an Ross am 12.5.1914; Archiv des ISTK Hamburg, Ordner; 20/343. Vgl. den Antwortbrief von Ross an Nocht am 14.5.1914; Archiv des ISTK Hamburg, Ordner; 20/345; Ross Archiv File 50: »I am coming over to your opening ceremony, and probably Professor Stephens of Liverpool will come with me«.

882 Nocht, primär, Vortrag ohne Titel aus dem Jahr 1914; Archiv des ISTK Hamburg, Ordner 2–6; S. 1.

883 Hegner, Sir Ronald Ross and the discovery of the Mosquito transmission of malaria, in: The Journal of Parasitology, hg. v. Ward, Vol. XIX, June 1933, No. 4, S. 312f.; Ross, An improved method for the microscopical diagnosis of intermittend fever, in: The Lancet Vol. I July 1903, Jg. 81, hg. v. Wakley/London, 86f; Boyce/Ross, The History of the discovery of trypanosomes in man, in: The lancet Vol. I July 1903, Jg. 81, hg. v. Wakley/London, 509–513; Count Morner, The nobel prize for medicine, 1902, in: The Lancet Vol. I July 1903, Jg. 81, hg. v. Wakley/London, 122f; Ross/Thomson, Experiments on the treatment of animals infected with Trypanosomes by means of Atoxyl, vaccines, cold, x-rays and leucocytic extract; enumerative methods employed; in: Annals of tropical medicine and parasitology, hg. v. Liverpool school of tropical medicine, Vol. IV, 1910/11, S. 487–527, Archiv des ISTK Hamburg; Ross/Thomson, A case of blackwater fever followed by a peculiar Relapse without Haemoglobinuria or derectable Plasmodia, in: Annuals of tropical medicine and parasitology, hg. v. Liverpool school of tropical medicine, Vol. IV, 1910/11, 307–315; Ross/Thomson, A case of sleeping sickness studied by precise enumerative methods: further observations, in: Annals of tropical medicine and parasitology, hg. v. Liverpool school of tropical medicine, Vol. III, 1910/11, 395–415; Ross, Prevention of Malaria, The Lancet Vol. II/2, 1907, S. 1053.1197; Ross, Mosquito Malaria, The British Journal 1897, Vol. I/2, S. 1179; Ross, Notes on parasites, Cambridge 1906; Ross, Observations, in: The British Medical Journal Jan. 30, 1897, S. 251.

884 Nocht, Über Chinintherapie bei Malaria, Sonderabdruck aus den »Verhandlungen des deutschen Kolonialkongresses 1905«, Sektionssitzung am 6.10., Nachmittag, Dachboden des Instituts für Schiffs- und Tropenkrankheiten, Hamburg, Sonderdruckarchiv, 214–217. 1928 hielt er auf dem internationalen Tropenmedizinischen Kongress in Kairo einen

Auf seiner Reise nach Deutsch-Ostafrika 1911/12 probierte er eine »Abreschlampe« und eine »Giemsa'sche Mückenspritze« im Kampf gegen die Anophelesmücken aus.[886] Darüber hinaus fand in Daressalem der von Nocht und Giemsa erfundene »Schiffs-Desinfektor« als schwimmender Generatorgasapparat im Kampf gegen Schiffsratten als Überträger der Pest Einsatz.[887] Nocht beforschte darüber hinausgehend im Anschluss an die Arbeiten Gustav Giemsas in den 1930er Jahren den Einsatz und die Wirkungsweise der neuen Malariamittel Beprochin bzw. Plasmochin und Atebrin. Im Herbst 1924 hatten Chemiker der Elberfelder wissenschaftlichen Abteilung der I.G. Farbenindustrie eine rein

»Vortrag über die hämolytische (blutlösende) Wirkung des Chi- [146] nins, gestützt auf Versuche, die er mit Kessler zusammen im Rahmen seiner Schwarzwasserfieberstudien im Tropeninstitut ausgeführt hatte«, Martini, Nocht, 1957, 147. Vgl. Wulf, 1994, 64f. Zu Nochts Forschungsergebnissen vgl. zusammenfassend: Mannweiler, 1998: »In seiner klinischen Abteilung im Alten Allgemeinen Krankenhaus St. Georg beschäftigte sich Nocht mit Verbesserungen der Chinindosierung. Bis zur Eröffnung des Seemannskrankenhauses behandelte er 565 Malariakranke. 248 davon bezog er in seine Studie ein. Die von Robert Koch stammende Empfehlung, die Chinintagesdosis nur dann zu geben, wenn durch das Auftreten der Erreger im Blut ein bevorstehender Fieberanfall angezeigt wird oder, bei der Malaria tropica, bald nach Abklingen eines Fieberanfalls konnte Nocht aus Zeitmangel nicht ausführen. Nocht teilte stattdessen seine Tagesdosis, nach italienischem Vorbild, in zwei oder drei Teile und befasste sich mit dieser ›Fraktionierung‹ auch im Seemannskrankenhaus. Am Ende dieser Studien empfahl er ohne Rücksicht auf Fieberanfall und Fiebertyp, d.h. Erregerart, täglich 5 Dosen von je 0,2 g Chinin zu verabreichen, wobei Chinin und chininfreie Tage dem üblichen Dosierungsschema entsprachen. Die etwas umständliche Methode hatte den Vorteil, dass schwere Chinin-Nebenwirkungen ausblieben (Nocht 1899, 1906, 1909). Bis zum Ersten Weltkrieg hatte sich diese Methode in Deutschland und seinen Kolonien durchgesetzt, wurde aber auch in anderen Ländern angewendet«; a.a.O., 106.

885 Nocht/Mayer, Merkblatt zur Vorbeugung und Behandlung der Malaria sowie zur Bekämpfung ihrer Ueberträger, der Stechmücken, Sonderdruck aus der Münchener medizinischen Wochenschrift 1916, Nr. 17, S. 623–625, Dachboden des Instituts für Schiffs- und Tropenkrankheiten, Hamburg, Sonderdruckarchiv, 1–7. Danach besteht die beste Malariaprophylaxe in der Gabe von Chinin in fraktionierten Dosen und der Verwendung eines Mückennetzes.

886 Archiv des ISTK Hamburg, Ordner 2–8, Bernhard Nocht, Reise nach Ostafrika, S. 1–30: Dieser Ordner enthält einen Bericht über Nochts Forschungen im Schlafkrankheitsgebiet Deutsch-Ostafrikas von Oktober 1911-März 1912: »Ich hatte mir vorgenommen, bei meinem Besuch in Daressalam zwei neue Mitte gegen die Mückenplage in den Tropen auszuprobieren: die Abreschlampe und die Giemsa'sche Mückenspritze. Mit der Abreschlampe haben wir in Daressalam […] Anopheles gefangen, aber nicht in solchen Mengen, dass die Anwendung des komplizierten Apparates als Mückenvertilgungsmittel ernstlich in Betracht gezogen werden könnte. Die Giemsa'sche Spritze hat sich sehr bewährt und wird in Zukunft ein wichtiges [25] Hilfsmittel bei der Mückenvertilgung auch in den Tropen werden. […] Ferner habe ich den in Daressalam befindlichen Apparat zum Töten von Ratten durch kohlenoxydhaltiges Gas geprüft«; 26. Vgl. Mannweiler, 1998, 33. Vgl. weiterführend: Giemsa »verkaufte 1912 eine Standardlösung zur Vernichtung der Stechmücke, ›Mückenfluid‹ genannt, über Dr. Kade [Pharmaunternehmen; Anm. d. Vf.in] für 2,38 Mark pro Kilogramm inkl. Flasche«; Grüntzig/Mehlhorn, 2005, 72.

887 Vgl. Grüntzig/Mehlhorn, 2005, 117.

synthetische Chinolinverbindung hergestellt, die sich als gegen Malaria wirksam erwies. »Seit 1926 ist Plasmochin in die Malariatherapie eingeführt und hat so allgemeines Interesse gefunden, das in den bis heute vergangenen 4 Jahren bereits an 300 Publikationen über die Plasmochintherapie aus fast allen Weltteilen erschienen sind«[888]. Plasmochin wurde im Hamburger Institut chemisch analysiert[889] und erste Versuche von Schiffsärzten wurden unter der Prämisse der Verschwiegenheit initiiert. Das wissenschaftliche Erkenntnismonopol sollte gewahrt werden, wenn es heißt: Der Schiffsarzt müsse sich verpflichten, »über die evtl. Erfolge ohne Einverständnis des Tropeninstituts und der Farbenfabriken Bayer nichts zu veröffentlichen, weder in der medizinischen noch in der Tagespresse. Diese Verpflichtung ist unbedingt erforderlich, da bisher auch von Seiten des Tropeninstituts noch keine Publikation erfolgt ist, und die Priorität des Instituts bezw. der Farbenfabriken gewahrt bleiben muss«[890]. Auf dem Schiff sollte es Kontrollgruppen geben, welche Chinin erhielten und es erfolgte eine detaillierte Beschreibung zum Verhalten des Schiffsarztes, um die Forschungsergebnisse nicht zu gefährden.[891] Die Forschung boomte. Bereits im November

888 Nocht/Mühlens, Die Behandlung der Malaria mit Plamochin, compte-rendu de 2e Congrès international du paludisme, Alger 1930, t.11, Sonderdruck, Dachboden des Instituts für Schiffs- und Tropenkrankheiten, Hamburg, Sonderdruckarchiv, S. 285–315, hier S. 286. Nocht prüfte am BNI unter Hinzuziehung der Literatur und anhand seiner klinischen Erfahrungen viele Fragen: »1.) Wie verhält sich die Wirkung des Plasmochin zu der des Chinin? 2.) Welches ist seine zweckmässigste Anwendung? 3.) Welches sind die Nebenwirkungen und Kontraindikationen? 4.) Welche Bedeutung hat Plasmochin in epidemiologischer Hinsicht für die persönliche Malariaprophylaxe und die Assanierung ganzer Malariabezirke? [287…] Die namentlich bei zu hoher Dosierung möglichen Plasmochin-Nebenwirkungen müssen vor allem zur Vorsicht beim Vorliegen von Komplikationen speziell von Leberkrankheiten, bei Hungernden, Dysenterikern und stark Anämischen sowie bei schwersten Malariainfecktionen mahnen«; a.a.O., 306. Vgl. Wulf, 1994, 56.

889 Über die chemische Zusammensetzung des Plasmochins heißt es in einem Brief Dr. Peisers aus Leverkusen an Mühlens am 16.11.1924; Archiv des ISTK Hamburg: »Ich möchte Ihnen davon Kenntnis geben, dass heute an Sie vorweg 1000 Tabletten Plasmochin com. ›C‹ auf den Weg gebracht wurden, die folgende Zusammensetzung haben: Hydrochinin hydrochloric. 0,1 g; Plasmochin 0,015 g. Die weiter bestellten 9000 Tabletten folgen demnächst«.

890 Über Versuche eines Schiffsarztes mit Plasmochin wird folgendes berichtet: »Leiter der klinischen Abteilung des Tropeninstituts; Streng vertraulich! Anweisung zur Ausübung der Malaria-Prophylaxe mit Beprochin«; Archiv des ISTK Hamburg; Ordner 2-1 (M).

891 »7.) Um eine Kontrolle und einen Vergleich gegenüber Chinin zu haben und somit dem Prophylaxeversuch auch wissenschaftlichen Wert zu geben, [1] ist es notwendig, dass an Bord desselben Schiffes wenn möglich einige Leute als Kontrollen ohne Prophylaxe bleiben. Man könnte als solche Kontrollen diejenigen lassen, die freiwillig zu einer Verhütung nicht bereit wären. Ich würde vorschlagen, dass etwa 15–20 Mann der Besatzung, die sich freiwillig hierzu melden, die Beprochin-Prophylaxe machen und dass den anderen anheimgestellt wird, Chinin-Prophylaxe zu machen. […] 9.) Endlich müsste der Schiffsarzt sich verpflichten, von allen unter Chinin- und Beprochin-Prophylaxe Stehenden alle 2 Wochen am Tage vor dem neuen Prophylaxe-Turnus ein Blutpräparat (dicker Tropfen) zu machen und die Präparate in mit Heftpflaster verschlossenen Blechbüchsen kühl aufzuheben, damit

1930 trat das chemotherapeutische Forschungslaboratorium Elberfelds mit der Bitte an die Klinische Abteilung des Tropeninstituts heran, »ein neues, bereits tierexperimentell und in einigen klinischen Versuchen erprobtes Malariamittel mit dem Laboratoriumsnamen Erion auf breiterer Ebene anzuwenden. Die Behandlungsversuche waren bereits wenige Tage später von Mühlens in Hamburg begonnen und dann in Venezuela, Kolumbien und Mexiko fortgesetzt worden. Das später Atebrin genannte Medikament war im Gegensatz zum Plasmochin, das eine Vernichtung der Tropicagameten bewirkt hatte, ein reines Schizontenmittel und damit eine wichtige Ergänzung zum Plasmochin. Schon bald setzte sich die kombinierte Behandlung mit beiden Medikamenten bei Malaria tropica durch. Sie galt damals als beste und sicherste Behandlungsmethode gegen diese Krankheit«[892]. Die Kombination aus Plasmochin und Atebrin hat auch Albert Schweitzer in Lambarene angewandt, blieb ihr aber zeitlebens skeptisch gegenüber eingestellt, da er nach wie vor zahlreiche Nebenwirkungen bei seinen Patienten beobachtete (vgl. Kap. B 2.4.). In diesem Zusammenhang ist auch die Rolle des zwischen Mai 1925 und April 1931 am Hamburger ISTK und von 1928–1930 in Ostafrika tätigen Missionsarztes Otto Fischer zu erwähnen, welcher wichtig für die Entwicklung der neuen Medikamente war, der im Zuge von Schweitzers Deutsch-Ostafrikaplänen im Zusammenhang mit der Gründung einer Zweigstelle von Lambarene nach Verhandlungen mit der Berliner Missionsgesellschaft auch mit diesem in Kontakt stand.[893] In den 1930er Jahren fand darüber hinausgehend eine intensive Beschäftigung mit der Lepra und Schlafkrankheit statt, was u. a. auch aus der Kooperation mit Albert Schweitzer in Lambarene hervorgeht. Eine Fülle von Publikationen erschienen unter Nochts Leitung zwischen 1900–1930 im Tropeninstitut.[894] Humanitäre Bestrebungen

---

sie bei der Rückkehr nach Hamburg untersucht werden können. Die zugehörigen Objektträger in Blechbüchsen werden vom Tropeninstitut zur Verfügung gestellt«[2]; Archiv des ISTK Hamburg; Ordner 2-1 (M), S. 1–2. Vgl. Mannweiler, 1998, 204f.

892 Wulf, 1994, 62.

893 Vgl. weiterführend: »Otto Fischer hat sich mit therapeutischen und ätiologischen Fragen tropischer Infektionskrankheiten beschäftigt. Er stellte fest, dass man mit Bayer 205 bei der Behandlung der Schlafkrankheit keineswegs Primärheilungen erzielen könne, sondern eher mit regelmäßigen Rückfällen rechnen müsse (Fischer 1927a; Fischer & Kunert 1930). […] Fischer war an den von Mühlens begonnenen Erstuntersuchungen des synthetischen Malariamittels Plasmochins beteiligt. Und wies auch prophylaktische Anwendungsmöglichkeiten von Plasmochin nach (Fischer 1927b). Eingehender befasste sich Fischer mit der Methämoglobinbildung des Plasmochins und zeigte Dosierungen auf, mit denen diese Nebenwirkung verhindert, die gametozide Wirkung des Plasmochin aber erhalten werden kann (Fischer & Weise 1927; Fischer 1928c)«; Mannweiler, 1998, 208.

894 Nocht, Über die Therapie der Malaria. Separatabdruck aus der Wiener Medizinischen Wochenschrift, Nr. 9, 1919, hg. v. Perles, Wien, Dachboden des Instituts für Schiffs- und Tropenkrankheiten, Hamburg, Sonderdruckarchiv, 2–9; Nocht, Über Schwarzwasserfieber, Sonderabdruck aus den Verhandlungen des deutschen Kolonialkongresses 1905, Dachboden des Instituts für Schiffs- und Tropenkrankheiten, Hamburg, Sonderdruckarchiv,

wurden in jenem Zeitalter gefördert, u. a. von der Rockefeller Foundation. »Was vorher einzelne Männer wie [...] Ronald Ross in Ismailia, Albert Schweitzer in Lambarene, [...] und andere anderswo einzeln geschaffen hatten, das wurde nun organisiert und [...] gab dem Völkerbund eine Glorie, nach der man wohl unsere Zeit, besonders seit 1920, als die Epoche der Welteroberung gegen die Seuchen bezeichnen wird«[895]. Mit Hilfe von Werbefilmen sollte für die neuesten pharmazeutischen Errungenschaften auf dem tropischen Kampfschauplatz geworben werden, wie aus folgendem Brief der Firma Bayer an Mühlens vom 13.7. 1934 hervorgeht: »Unser Malaria-Kultur-Tonfilm, von dessen Entstehen wir Sie seinerzeit bereits in Kenntnis setzten, ist nunmehr fertiggestellt und liegt vor in einer Fassung mit Schluss Atebrin/Plasmochin, und mit einer Fassung mit Schluss Chinoplasmin«[896]. Zudem erfolgten am Bernhard-Nocht-Institut – über das im Rahmen der Auseinandersetzung mit Schweitzers bereits erwähnte hinausgehend – zahlreiche Versuche, Experimente und klinische Studien, was an diesem Ort nur angedeutet werden kann. Oberarzt Manteufel erprobte, wie

---

218–225; Nocht, Malaria und Schwarzwasserfieber, 4 Vorträge, gedruckt in Berlin vom Kriegsministerium, Dachboden des Instituts für Schiffs- und Tropenkrankheiten, Hamburg, Sonderdruckarchiv, 3–42; Mühlens, Vortrag »Bernhard Nocht und die deutsche Tropenmedizin«, 1941, Archiv des ISTK Hamburg, Ordner 2–22 (B), S. 1–12; Zeitschrift aus dem Archiv für Schiffs- und Tropenhygiene, hg.v. Mense, 10. Bd., Leipzig 1906. Darin: Nocht, Über Chinintherapie und Malaria. Über Schwarzwasserfieber, [Zusammenfassung der Therapieempfehlungen], S. 29–33; Nocht, Über das Wesen und die Bekämpfung einiger wichtiger Tropenkrankheiten, Vortrag 1914; Nocht, Über Erfahrungen bei Malariastudienreisen in Europa, Archiv für Schiffs- und Tropenhygiene, 1926, Bd. 30, S. 1; Nocht (1899), Tropenmalaria, Archiv für Schiffs- und Tropenhygiene, 3: 1–19; Nocht (1906), Chinintherapie, Archiv für Schiffs- und Tropenhygiene, 10: 29–33; Nocht (1909), Therapie der Malaria, Deutsche medizinische Wochenschrift, 30: 513–517; Nocht/Mayer (1918), Malaria, Springer-Verlag; Nocht/Werner (1910), Chininresistenz, Deutsche medizinische Wochenschrift, 36: 1557–1560. Auch in der Folgezeit blieb das ISTK ein wichtiges Forschungszentrum, vgl. u. a.: Vorträge bei der XI. Tagung der Deutschen Tropenmedizinischen Gesellschaft. Deutscher Nachrichtendienst; 40-jähriges Bestehen des Instituts und 11. Tagung DTG 1940; Norddeutscher Nachrichtendienst Hamburg, 3.10.40; Nr. 275 Bl. 7–10; Nr. 276 Bl. 5–13; Nr. 277 Bl. 5–12; Archiv des ISTK Hamburg, Ordner 2–29 (Nocht primär), darin: 1) Geheimrat Kleine (Mitarbeiter von R. Koch); Die Schlafkrankheit in Ostafrika vor und nach dem Kriege; Nr. 275 Bl. 8; ha/39/222/53. 2) Stabsarzt: Dr. Frégonneau: Verbreitung der gegenwärtig wichtigsten Tropenkrankheiten in Ostafrika und deren Bekämpfungsmaßnahmen; Nr. 275 Bl. 10; ha/38/252/53. 3) Prof. H. Hörlein-Elberfeld: 30 Jahre chemotherapeutische Forschung auf tropenmedizinischem Gebiet; Nr. 276 Bl. 5; s/34/272/63. 4) Prof. Kikuth: Die Bedeutung des neuen Entwicklungszyklus der Malariaparasiten für die Weiterentwicklung der Malariatherapie; Nr. 276 Bl. 5; s/34/272/63. 5) Dr. Zumpt: Die Tsetsefliege und ihre Bekämpfung; Nr. 276 Bl. 7; a/33/242/63.

895 Martini, Nocht, 1957; 141. Vgl. ferner: Olpp, 1932; darin: Schweitzer; S. 372–375 sowie das Vorwort: »Unter den 24 Missionsärzten sei besonders hingewiesen auf die Lebensbeschreibungen von Fisch, Liebendörfer, Schweitzer, Parker, Swain, Main und Cook«; S. V.

896 Brief von Bayer, I.G. Farbenindustrie AG an Mühlens vom 13.7.1934, Archiv des ISTK Hamburg, Ordner 2–3 (B). Vgl. auch den UFA-Propaganda-Spielfilm der Nationalsozialisten zum Germanin vom 15.5.1943, vgl. Eckart, 1997, 514ff.

bereits angedeutet wurde, Giemsas Mückenspritze 1912 in Daressalem und lobte ihre Einsatzmöglichkeiten.[897] Zum neuen Malariamittel Malarine erging am 21.6.1934 folgende Anfrage ans BNI: In den letzten Monaten sei dieses neue Präparat von der Firma Boremsky GmbH Düsseldorf auf den Markt gebracht worden. Die I.G. Farbenindustrie Bayer kritisiert die große Reklame und vermutet, »dass es sich um ein mehr oder minder schwindelhaftes Erzeugnis handelt. [2…] Wir halten in diesem Falle eine Prüfung am kranken Menschen für unumgänglich notwendig, wie sie in Deutschland wohl nur am Tropeninstitut durchgeführt werden könnte. Wir wären Ihnen daher sehr dankbar, wenn Sie diese Prüfung anregen würden, und sind gern bereit, eventuell entstehende Unkosten für die Beschaffung des notwendigen Materials zu übernehmen, halten es aber für zweckmässig, wenn Sie das Mittel selbst bestellen, weil wir befürchten, dass die Boremsky G.m.b.H., die ihr Mittel in Deutschland gar nicht ausgeboten hat, uns persönlich nicht beliefern wird. […] Die Versuche liegen u.E. im öffentlichen Interesse und im Sinne unserer gegenwärtigen Regierung, die ja unter allen Umständen vermeiden will, dass das Renommee der deutschen Industrie durch Lieferung minderwertiger Ware ins Ausland geschädigt wird. Von Interesse ist vielleicht noch der Preis des Mittels. Er beträgt RM 4.– für 30 g, d.h. ca. RM 3.24 pro Gramm Chinin«[898]. Malarine galt als preiswert und nebenwirkungsarm.[899] Über Schwierigkeiten in den Versuchen berichtet dagegen

---

897 Vgl. Manteufel, Oberarzt, Abschrift!, Aerztliches Laboratorium. J. No. 76, Daressalem, 18.2. 1912, Archiv des ISTK Hamburg, Anlage 1: »Für die hier besprochenen Ausspritzungs-Versuche stellte Herr Medizinalrat Nocht die tragbare Spritze zur Verfügung, die von Giemsa in seiner Veröffentlichung empfohlen wird. Für den gewünschten Zweck ist die Tragbarkeit des Apparates ein entschiedener Vorteil. Als insektentötendes Mittel wurde teils die Giemsa'sche Mischung von Pyrethyum, Tetrachlorkohlenwasserstoff und Seifenlauge, teils das von der chemischen Fabrik Flörsheim gelieferte Mikrothan verwandt. <u>Ein wesentlicher Unterschied hat sich dabei nicht gezeigt, so dass wohl lediglich die Billigkeit bei der Bevorzugung des einen oder anderen Mittels in Frage kommen wird.</u> [1…] Immerhin aber kann es keinem Zweifel unterliegen, dass eine Kombination unserer jetzigen Maßnahmen gegen die Mückenbrutplätze mit einer planmäßigen Vernichtung der fliegenden Mückengenerationen durch Ausspritzen so erfolgversprechend ist, dass ein Versuch im großen angezeigt ist. Da ein solcher Versuch im Notfalle mit dem Personal des Laboratoriums ausführbar wäre, kommt als Kostenaufwand nur die Anschaffung von 10 Spritzen und der nötigen insektentötenden Lösung in Betracht. <u>Wir rechnen etwa 1 Liter Mikrothan auf drei Hütten</u>« [3], a.a.O.

898 Anfrage an das BNI: Archiv des ISTK Hamburg, Ordner 2–3 (B), Brief von »Bayer« I.G. Farbenindustrie A-G vom 21.6.1934, i.V. Dr. Zschucka an Mühlens, 1–3, hier S.3. Am 9.4. 1934 war das Präparat Malarine bereits im analytischen Laboratorium in Elberfeld auf seine chemische Zusammensetzung untersucht worden und die Base aufgrund ihrer Reaktionen als Chinin bestimmt worden; vgl. Brief von der I.G. Farbenindustrie Aktiengesellschaft, gez. Ebert, aus dem Analytischen Laboratorium in W.-Elberfeld zum neuen Malariamittel »Malarine« im Archiv des ISTK Hamburg, Ordner 2–3 (B).

899 Vgl. Abschrift über Malarine. Heilmittel gegen Malaria von Dr. Cartellieri, Archiv des ISTK Hamburg, Ordner 2–3 (B).

Mühlens am 26. 11. 1934 gegenüber Bayer: »Beiliegend übersende ich Ihnen zur vertraulichen Kenntnisnahme die Beobachtungen über die Anwendung von ›Malarine‹ bei Affen-Malaria, die von Herrn Prof. Nauck ausgeführt worden sind. Ich habe das Medikament bisher beim Menschen noch nicht angewandt, da die von der Firma verlangte Garantie, bei Ausführung von Versuchen beim Menschen für jeden Schaden aufzukommen, der durch die Anwendung des Medikamentes und auch durch eventuelle Unterlassung einer wirksameren Behandlungsmethode entstehen könnte, noch aussteht«[900].

Das Präparat Bayer 205 wurde 1924 auch gegen die ›Mal de caderas‹ – eine Trypanosomiasis bei Pferden eingesetzt. Der Präsident des nationalen Hygienedepartements in Argentinien, Prof. Araoz Alfaro, war mit Peter Mühlens Plänen einverstanden, »insbesondere auch mit dem Vorschlage der systematischen Behandlung von an Mal de caderas leidenden Militärpferden mit ›Bayer 205‹ in Verbindung mit dem Kriegsministerium. [1....] In diesem Zusammenhang sei vertraulich erwähnt, dass noch vor kurzem das Dep. Nac. de Hig. im Begriffe stand, ein Angebot der Rockefeller-Stiftung, die ganze Malariabekämpfung in Nord-Argentinien zu leiten, anzunehmen. Der Vertrag war schon zur Unterzeichnung fertig. Im letzten Augenblick brachten aber doch nationale Gründe die Sache zum Scheitern, zumal da die Amerikaner ganz allein schalten und walten wollten«[901]. Mühlens berichtet ausführlich über die ergebnislosen Prophylaxe- und Behandlungsversuche an Pferden.[902] Darüber hinausgehend gab es zeitweise Pläne, am BNI ein »Institut für Antimonforschung« aufzubauen, einem bei vielen Tropenkrankheiten einsetzbaren neuen Therapeutikum[903]. Es

900 Archiv des ISTK Hamburg, Ordner 2–3 (B), Brief des Institutsdirektors Mühlens an die Firma »Bayer« I.G. Farbenindustrie A-G-Wissenschaftliche Abteilung »Pharma« Leverkusen a. Rh. vom 26. November 1934.

901 Mühlens, Bericht aus Buenos-Aires vom 19. 3. 1924, Bericht II, Vertraulich, Archiv des ISTK Hamburg, Ordner 2–1 (M), S. 2.

902 Vgl. Mühlens, Bericht aus Monteros vom 16. 4. 1924, Bericht IV, Vertraulich, Archiv des ISTK Hamburg, Ordner 2–1 (M); Mühlens, Bericht aus Buenos Aires vom 21. 5. 1924, Bericht V, Vertraulich, Archiv des ISTK Hamburg, Ordner 2–1 (M): »4.) Das Kriegsministerium hat mir für die schon in einem früheren Bericht erwähnten bevorstehenden Mal de caderas = Prophylaxe- u. Behandlungsversuche bereits 50 Pferde zur Verfügung gestellt; die prophylaktischen Injektionen mit ›Bayer 205‹ erfolgen in den nächsten Tagen. Die gespritzten Tiere werden dann mit den Kontrolltieren in die am meisten mit Mal de caderas verseuchten Gegenden des ›Gran Chaw‹ (an Grenze Paraguay) geschickt. Wir sollen dann Mitte Juni zur Untersuchung bezw. weiterer Beobachtung u. Behandlung der Tiere nachreisen«. Mühlens an Obermedizinalrat 11.XI.1924, Buenos Aires, Archiv des ISTK Hamburg, Ordner 2–1 (M): »Die Mal de caderan-Zeit war leider schon vorüber. Unser Versuch daher nicht massgebend da alle Kontrollen gesund blieben«; 2.

903 Die Antimontherapie sollte hier auf weitere, bislang unheilbare Krankheiten ausgedehnt werden. Im Anschluss an Arbeiten von Martin Mayer (Medizinische Klinik 1922) gab es umfangreiche (inter)nationale Forschungskontakte bezüglich dieser neuen Substanz; vgl. »Vertraulich! Plan zu einem Antimon-Unternehmen für die Tropenmedizin«; Archiv des

blieb lediglich bei den Plänen. Versuche wurden auch während der Zeit des Dritten Reiches an vulnerablen Patientenkollektiven, u.a. Paralytikern in der Irrenanstalt Wulmstorf durchgeführt.[904] Bereits im Sommer 1919 hatte Peter Mühlens in Zusammenarbeit mit ärztlichen Kollegen begonnen, »Paralysepatienten mit Malaria- und Rekurrensfieber zu behandeln. In der Heil- und Pflegeanstalt Langenhorn ging es Anfang der vierziger Jahre jedoch nicht um eine adäquate Behandlung von Paralytikern, sondern um die Erprobung eines neuen Präparates als Malariaprophylaktikum«[905]. Die 1937 vom Chemotherapeutischen Laboratorium der I.G. Farben-Abteilung Bayer entwickelten Präparate Resochin und Sontochin waren zunächst in Tierversuchen erprobt »und nach pharmakologischen Vorprüfungen noch Ende 1937 bei der Behandlung der Impfmalaria der Paralytiker angewandt worden. Ende 1938/Anfang 1939 waren am Hamburger Tropeninstitut von Peter Mühlens, Walter Menk und dem Sekundärarzt Werner Mohr die ersten Therapieversuche bei natürlich erworbener Malaria durchgeführt worden. Im Frühjahr 1939 hatte Menk das Medikament erstmals unter tropischen Bedingungen in Kamerun eingesetzt. In der Folgezeit wurden in Hamburg Behandlungsversuche bei Rückkehrern aus Tanganjika und heimkehrenden Kriegsgefangenen aus der Gegend bei Dakar vorgenommen. Zwischen 1942 und 1945 wurde das neue Schizontenmittel dann in großem Umfang bei Malariaerkrankungen von Wehrmachtsangehörigen verwendet. Die Sontochinversuche – nicht nur am Hamburger Tropeninstitut – unterlagen kriegsbedingt strengster Geheimhaltung«[906]. Der Abtransport von Geisteskranken aus Langenhorn in die Vernichtungslager gefährdete dabei immer wieder die Versuchsbedingungen, worauf der Arzt Walter Menk hinwies.[907] Mühlens wandte sich darüber hinausgehend am 5.4.1939 mit folgender Anfrage an die Provinzialirrenanstalt Wunstorf: »Ein bei einem hannoveranischen

ISTK Hamburg, Ordner 2–1, (Sch), Schmidt an Nocht 3/1926, 1–29. Vgl. auch Prof. Schmidt [Prof. an technischer Hochschule Dresden und Chemiker bei der Chemischen Fabrik von Heyden in Radebeul] an Prof. Pfeiffer [Präsident des Gesundheitsamtes Hamburg]; 29.4. 1926; Archiv des ISTK Hamburg, Ordner 2–1 (Sch).

904 Vgl. weiterführend dazu Wulf/Schmiedebach, Wahnsinn und Malaria – Schnittpunkte und Grenzverwischungen zwischen Psychiatrie und Tropenmedizin in Hamburg (1900–1925), Gesnerus 71/1 (2014), 98–141.

905 Wulf, 1994, 124.

906 Ebd., 124.

907 »Er unterstrich, dass die Bebachtungsdauer bei den bis dahin bereits in die Sontochinversuche einbezogenen Personen einschließlich der Abschlussbeobachtung etwa zweieinviertel Jahre betragen solle, da die Verträglichkeit einer neuen Malaria-Dauerprophylaxe mindestens über diesen Zeitrum geprüft werden müsse. [...] Menk sah sich schließlich zu der Feststellung veranlasst, dass bei ordnungsgemäßer Durchführung der Versuche eine ›nennenswerte Gefährdung‹ der in den Versuch einbezogenen Patienten nicht eintreten könne. [125...] Behandlungsversuche gegen Malaria fanden im Berichtsjahr 1942 außerdem mit dem Präparat Febrastin wie dem Antimonpräparat Tartarus stibiatus statt«; Wulf, 1994, 126.

Kollegen – der sich eine zeitlang in Wunstorf zu Musterungszwecken aufhalten musste – vorgekommener rätselhafter Quartanaanfall gibt uns Veranlassung nachzuforschen, woher die Infektion wohl stammen könnte. Mir wurde mitgeteilt, dass in der dortigen Provinzial-Irrenanstalt Malariabehandlungen bei Paralytikern gemacht werden. Ich wäre Ihnen dankbar, wenn Sie mich wissen lassen würden, ob Sie einen Tertiana- oder Quartanastamm haben und ob Sie mir evtl. auch einige Ausstriche von einem Paralytiker senden würden. Auch bitte ich mir mitzuteilen, ob Ihnen bekannt ist, ob unter der Zivilbevölkerung von Wunstorf [...] Malariafälle vorgekommen sind«[908]. Die Anfrage wurde am 6.4.1939 mit folgenden Worten abgewiesen: »In der hiesigen Anstalt werden Malariabehandlungen vorgenommen. Es wird jedoch ausschließlich Tertiana verwandt. Einige Ausstriche von einem Paralytiker kann ich leider nicht übersenden, da hier z.Zt. eine Paralysebehandlung nicht stattfindet Soweit mir bekannt, sind unter der Zivilbevölkerung von Wunstorf Malariafälle nicht vorgekommen«.[909] Darüber hinaus bewegten die Institutsmitglieder immer wieder großdeutsche Expansionspläne, etwa in Deutsch-Ostafrika[910], wie seinerzeit auch Schweitzer vor der zweiten Ausreise nach Lambarene 1924.

Aus Hamburg wurden weiterhin Berichte über neue Präparate – etwa für die »Färbung von Protozoen« – nach Lambarene geschickt, wofür sich Schweitzer am 7.10.1952 mit einer Postkarte, welche die Essensausgabe in Lambarene als Motiv trug, bei Giemsa bedankte.[911] Schweitzer hält – zum Teil über seine MitarbeiterInnen – Kontakt nach Hamburg[912]. Fast als Kommentar zu den durch-

908 Archiv des ISTK Hamburg, Ordner 2–3 (B), Brief vom Direktor des BNI Mühlens an die Provinzial-Irrenanstalt Wunstorf, 5.4.39.

909 Archiv des ISTK Hamburg, Ordner 2–3 (B), Brief von Dr. Pfitzer an BNI-Direktor aus Wunstorf am 6.4.1939.

910 So wurden Doktorarbeiten vergeben, welche sich mit kolonialmedizinischen Themen befassten; vgl. Wulf, 1994, 88. »Am 18. Februar 1938 bewilligte Sauerbruch Mühlens 2.500 RM für eine Reise in das britische Mandatsgebiet Kameruns zur Durchführung der Vorarbeiten für die Gründung einer Zweigstelle des Hamburger Instituts für Schiffs- und Tropenkrankheiten«; 91. Vgl. auch zu den wissenschaftlichen Forschungsreisen des BNI als Teil der medizinischen Kolonialrevision: Eckart, 1997, 529.

911 Vgl. Brief von Schweitzer an Giemsa vom 7.10.32: »Eben, beim nochmaligen Lesen Ihrer mir im Sommer zugesandten Abhandlungen, sehe ich, dass sie nicht den Vermerk des Beantwortetseins tragen. Wollen Sie bitte mein Schweigen entschuldigen. Manchmal habe ich eben nicht mehr die Kraft alles zu tun, was ich möchte. Aus Ihren Darlegungen habe ich armer Urwalddoktor wie immer wertvolle Förderung erfahren! Tausend Dank besonders für die ›Färbung der Protocoen‹. Herzliche Grüsse an Sie und Ihre verehrte Gemahlin. Ihr ergebener A. Schweitzer«; Frankfurter Archivmaterial.

912 Vgl. folgendes Schreiben von Mathilde Kottmann an Giemsa: »Herr Schweitzer hat sich sehr gefreut durch Ihre Arbeit über Sabrassen und ultraviolette Strahlen wieder von Ihnen zu hören. Da er oft abwesend sein muss und auch hier sehr beschäftigt ist, war es ihm bis jetzt unmöglich Ihnen zu danken. Der dritte Band seiner Kulturphilosophie, welcher Herrn Schweitzer schon jahrelang beschäftigt, sollte noch vor der Rückreise nach Afrika beendet

geführten Tierversuchen zur Lepra und den klinischen Menschenversuchen zur Schlafkrankheit mutet Schweitzers Nachsatz in diesem Brief vom 30. 11. 1932 an: »Lieber College. Ja, das Nachprüfen von Versuchen, wie notwendig ist das! Ich danke Ihnen für die Zusendung!«[913]

Im Jahr 1927 erhielt Schweitzer durch das Hamburger Tropeninstitut die *Bernhard-Nocht-Medaille* für Leistungen in der Tropenmedizin verliehen. In einem Schreiben vom 9. 12. 1927 wurde Schweitzer dem Auswahlgremium mit folgenden Worten als Kandidat empfohlen: »Sehr geehrter Herr Professor Arning! Wie Sie schon wissen, haben der Direktor und die Abteilungsvorsteher des Tropeninstituts Herrn Prof. Albert Schweitzer für würdig erklärt, die Bernhard-Nocht-Medaille unseres Instituts zu erhalten. Wir bitten den Vorstand der Vereinigung der Freunde daher, sein Einverständnis mit der Prägung einer Medaille für den genannten Herrn erteilen, die Medaille prägen lassen und an Herrn Prof. Albert Schweitzer, Königsfeld i. Baden gütigst übermitteln zu wollen. Mit freundlicher Begrüssung; I.A.: gez. Mühlens«[914]. Schweitzer erhielt die Medaille am 13. 2. 1928 von Bernhard Nocht zugesandt. »Hochgeehrter Herr Professor! Endlich kann ich Ihnen die Ihnen zugedachte Denkmünze zusenden. Die Verzögerung ist dadurch entstanden, dass sie erst an eine falsche Adresse geschickt worden war. In der Hoffnung, dass es Ihnen gut geht, verbleibe ich [...] Prof. Dr. Nocht«[915]. Am 2. 3. 1928 antwortete Schweitzer mit einem umfangreichen Dankesbrief, in welchem er seine eigene Bedeutung im Rahmen der deutschen Tropenmedizin auf bescheidende, humorvolle Weise darstellt: »Die Medaille ist angekommen und macht mir grosse Freude. Ich bin tief bewegt, dass Sie und Ihre Kollegen mir diese Auszeichnung zudachten. Dabei bin ich bedrückt, weil ich so wenig wissenschaftlich in Tropenmedizin geleistet habe. Nur mit dem Ulc. Phaged. tropicum habe ich mich ja eingehender beschäftigt und glaube in der Vereinfachung der Therapie desselben etwas erreicht zu haben. Solches rede ich mir nun tröstend ein, um mich mit halbwegs gutem Gewissen an der Medaille, wo mein armseliger Tropen-Medicinmann-Name mit Ihrem

---

werden. Es wird wohl kaum möglich sein, da sich sehr viel Unvorhergesehenes immer wieder dazwischen schob, und so wird wohl das Buch in Lambarene beendet werden, da [1] Herr Schweitzer daran denkt, bereits Ende Februar nach Afrika zurückzukehren. Von draussen kommen gute Nachrichten. Es wird viel Chirurgie verlangt und monatlich kommen sie in ruhigen Zeiten immerhin noch auf dreissig Operationen. Glücklicherweise sind das Instrumentarium und die Apotheke ideal, was sonst nicht überall in Afrika der Fall ist. Aber Herr Schweitzer trägt dazu grosse Sorge«; Frankfurter Archivmaterial; Brief von Albert Schweitzer und Mathilde Kottmann an Giemsa vom 30. 11. 1932.

913 A.a.O.

914 Brief von Mühlens an Arning vom 9. 12. 1927, Archiv des Hamburger Tropeninstituts; Akte Schweitzer.

915 Brief von Nocht an Schweitzer vom 13. 2. 1928, Archiv des Hamburger Tropeninstituts; Akte Schweitzer.

Namen vereinigt ist, freuen zu können, und da der Mensch sich leicht einredet, was er gerne glaubt, so gelingt es mir.

Lassen Sie mich Ihnen also nochmals sagen, welche grosse Freude Sie mir gemacht haben. Damals, in Hamburg, fand ich die Worte gar nicht. Ich war so überrascht, dass ich mich gar nicht fassen konnte, und die ganze Müdigkeit nach dem Concert verhinderte mich, den rechten Ausdruck zu finden. Ich hoffe in einigen Monaten wieder nach Hamburg zu kommen und freue mich ausserordentlich Sie, verehrter Herr Geheimrat, und Ihre Mitarbeiter vom Institut wiederzusehen«[916]. Parallel dazu erhielt er eine Festschrift aus Hamburg zugeschickt, für die er sich ebenfalls mit einem Schreiben mit gleichem Datum bedankte. »Sie haben mir, im Auftrag des Tropeninstituts die Festschrift für H. Geh. Medicinalrat Nocht zugehen lassen. Ich danke Ihnen herzlichst dafür und bitte meinen Dank dem Vorstande des Tropeninstituts freundlichst zu übermitteln. Alle in Betrieb befindlichen Arbeiten habe ich dieses Buches wegen so vernachlässigt, wie ich als Knabe meine Aufgaben hinter einer Indianergeschichte zurücksetzte! Gewissensbisse darüber empfinde ich jetzt eben sowenig als damals, da ich mit Epikur in ›Lust‹ ethisch zu werten vermag. Ich habe schon viel gelernt. Der Horizont des Buches ist ein herrlich weiter. Tausend Dank«[917].

Nach seinem Tod wurden die Beziehungen zwischen Hamburg und Lambarene in den *1980er Jahren* durch das Wirken von Prof. Manfred Dietrich intensiviert. »Das Bernhard-Nocht-Institut für Schiffs- und Tropenkrankheiten in Hamburg hat in der Folge unter der Federführung von Herrn Professor M. Dietrich jahrelang regelmässige und hervorragende Forschung in Lambarene betrieben, und das Krankenhaus konnte aus dieser Tätigkeit immer wieder wesentlichen Nutzen ziehen. Leider musste die Arbeit im Forschungslaboratorium kürzlich aus finanziellen Gründen eingestellt werden. Alle Verantwortlichen von Lambarene hoffen, dass in absehbarer Zeit auch diese Tätigkeit weitergeführt werden kann«[918]. Neben diese Würdigung von Schweitzers ärztlichem Nachfolger Walter Munz treten verschiedene Äußerungen von Hermann Mai, der in der Anfangsphase die fruchtbare Forschungskooperation zwischen Lambarene und Hamburg lobt.[919] »In Lambarene wurden am 4./5. April 1981

---

916 Brief von Schweitzer an Nocht vom 2.3.1928, Archiv Tropeninstitut, Akte Schweitzer.

917 Angehängt an obigen Brief als zweiter Brief an das BNI nach Hamburg mit gleichem Datum (2.3.1928), Archiv Tropeninstitut, Akte Schweitzer. Teile dieses Briefwechsels wurden bereits in den 1980er Jahren in den Rundbriefen aus dem Deutschen Albert-Schweitzer-Zentrum in Frankfurt veröffentlicht. Vgl. Luder, Forschung für die Kranken in Lambarene, in: 58. Rbf. des DHV f.d. Albert-Schweitzer-Spital Lambarene e.V., November 1984, 19. Vgl. ferner Karlheinz Ehrbar, Bernhard-Nocht-Medaille, in: 57. Rb. Mai 1984, hg.v. Dt. Hilfsverein f.d. AS-Spital Lambarene e.V.

918 Munz, ASS 3, 1991, 43.

919 Er berichtet von der Arbeit im neu errichteten Forschungslabor als dem »vielleicht wichtigste[n] Schritt in die Neuzeit mit ihren Aufgaben zu wissenschaftlicher Klärung« etwa der

mehrere neue Einrichtungen eröffnet und feierlich eingeweiht: ein Schulgebäude, eine Krippe für Kleinstkinder sowie ein Kindergarten für Vorschulkinder unseres Afrikanischen und Europäischen Personals, außerdem ein Forschungslaboratorium zur Bearbeitung von ungelösten Aufgaben innerhalb der Tropenmedizin. Finanziell getragen wurden die Kindereinrichtungen maßgebend durch die Robert-Bosch-Stiftung Stuttgart und der Albert Schweitzer Gesellschaft für internationale Hilfsbereitschaft Dortmund. Das Tropenlabor wurde und wird finanziell entscheidend durch die Rotarier-Spenden getragen und ausgestattet. Wissenschaftlich steht das Bernhard Nocht-Institut für Schiffs- und Tropenkrankheiten Hamburg führend über diesem neuen Spitalsteil. [...] Anläßlich der Eröffnungsfeierlichkeiten richtete Prof. Hermann Mai an die Hamburger Gruppe, Prof. Dietrich, Dr. Kern und Frl. Riemann namens des Deutschen Hilfsvereins folgenden Gruß: [...] ›In diesem Moment muß ich an die Eintragung des grand docteur in sein Tagebuch des Jahres 1913 denken. Er schrieb dort: »Hauptsächlich habe ich es mit Malaria, Lepra, Schlafkrankheit, Dysenterie und Geschwüren zu tun.« Drängt sich nicht unwillkürlich die Frage auf, welche dieser fünf Krankheiten heute, also bald 70 Jahre später, ganz verschwunden oder mindestens aufgeklärt sind? [37...] Mit größtem Interesse haben wir Ihre modernen Geräte erblickt und sehen in gespannter Erwartung Ihren wichtigen Ergebnissen entgegen, die Sie in freier, von uns nicht beeinflußter Forschungsarbeit erbringen sollen. [...] Sie sind hier nicht in irgendeinem beliebigen der Tausenden von Laboratorien auf der Welt. Ihre Tätigkeit vollzieht sich nicht in irgendeinem der unzähligen Tropen-Krankenhäuser. Ihre Arbeit nimmt teil an der Fortsetzung dessen, was Albert Schweitzer hier, genau hier, begonnen und 5 Jahrzehnte seines Lebens hindurch unter schwersten Bedingungen ausgebaut hat. Dieses Werk war und ist Symbol und Sinnbild, zugleich aber auch ganz realistische Ausführung seines Ethos. [...] Seien Sie sich dessen bewußt!‹«[920].

Nachdem die *Forschungskooperation* im Jahre 1981 gegründet worden war, zog sie zunächst viel Aufmerksamkeit auf sich, wie u. a. aus einem Spiegelartikel aus dem Eröffnungsjahr hervorgeht:

»Mit dem Vorstoß in den Urwald wollen die Hamburger Wissenschaftler [213] einer Disziplin neuen Auftrieb geben, die im medizinisch-industriellen Komplex der westlichen Länder zu Unrecht jahrzehntelang vernachlässigt wurde: Alle reden vom Krebs und vom Infarkt, aber an Tropenkrankheiten sterben in der Weit mehr Menschen als an allen anderen Krankheiten zusammengenommen. ›Ein bloßes Almosen, an Geld und Aufwand, geht in die Er-

Krankheiten Bilharziose oder Malaria; vgl. Mai, AS-Spital, 1984, o.S. sowie Mai, Kinderarzt, 1984, o.S.; Neukirch, 2010, 87.

920 Hermann Mai, Indienstnahme des Forschungslaboratoriums, 51. Rundbrief des DHV für das AS-Spital Lambarene e.V., Mai 1981, S. 36–39; S. 39.

forschung von Tropenkrankheiten‹, klagte die Weltgesundheitsorganisation (WHO). Nur 30 Millionen Dollar jährlich stehen der WHO für ihr Programm gegen Tropenkrankheiten zur Verfügung. [....] Bis heute haben nur die wenigsten Länder in den tropischen Regionen eigene Einrichtungen, um die Tropenkrankheiten zu erforschen. Von Anfang an waren es zugereiste Mediziner, die den oft komplizierten Vermehrungs- und Übertragungsmechanismen der Parasiten und Bakterien nachspürten: Tropenmedizin ist ein Erbe des Kolonialismus«[921]. Das Ergebnis der führenden Rolle Deutschlands in den 1930er Jahren seien u. a. die Produkte Atebrin gegen Malaria Germanin gegen Schlafkrankheit oder Fuadin gegen Bilharziose gewesen, alle entwickelt in den Laboratorien der Deutschen Farbenfabriken Bayer. Anders habe es nach Aussage des Spiegels in den 1980er Jahren ausgesehen: »›Für die Tropenmedizin gibt es einfach kein Geld‹, so Professor Manfred Dietrich, Leiter der klinischen Abteilung des Tropeninstituts. [217...] Dietrich möchte mit dem Labor in Lambarene, in dem bis zu sieben Wissenschaftler tätig sein sollen, einem bisher fühlbaren Mangel der Tropenmedizin abhelfen. Seit Jahrzehnten vergra- [217] ben sich die meisten Tropen-Wissenschaftler in Universitätslabors und anderen Forschungsstellen fernab der Kranken. An die tropenmedizinische Front in Busch und Urwald kommen die Fachleute nur sporadisch, etwa zur Entnahme von Blut oder Gewebe bei Kranken. Weil es an präzisen Studien über den Verlauf von Tropenkrankheiten oder die langfristige Wirkung von Medikamenten bislang häufig fehlte, so Dietrich, ›beruhen Diagnose und Therapie vieler Tropenkrankheiten allein auf der persönlichen Empirie des behandelnden Arztes‹. Das sollen der Hamburger Tropenmediziner Dr. Peter Kern, der als Pionier in Lambarene weilt, und seine Nachfolger nun ändern«[922]. Die ersten wissenschaftlichen Tätigkeitsberichte fielen positiv aus.[923] Eine Fülle von wissen-

---

921 DER SPIEGEL, Medizin, »Nur Almosen« Nr. 20/1981; 11.5.1981; S. 213–220; Autor nicht ermittelbar; DASZF-Archiv.

922 Ebd, 220.

923 Im Tätigkeitsbericht aus dem Albert-Schweitzer-Forschungslabor vom April 1981 bis Oktober 1983 erfolgt nach einer Ausführung über die schlechte Infrastruktur des Labors (S. 13f.) eine detaillierte Darstellung der einzelnen wissenschaftlichen Programme, der parasitologischen Untersuchungen, der bakteriologischen Routinediagnostik und der Spezialuntersuchungen, bevor eine abschließende Zusammenfassung der Forschungsergebnisse aus zwei Jahren gegeben wird: Es seien wissenschaftliche Untersuchungen beendet und publiziert worden, die Qualität der medizinischen Versorgung in Lambarene sei gesteigert worden. Es seien epidemiologisch und pharmakologisch neue Erkenntnisse gewonnen worden, die »auch über Lambarene und Gabun hinaus Relevanz in der tropenmedizinischen Forschung haben. Aus wis- [17] senschaftlicher Sicht ist das Forschungslabor gemessen an der Ausstattung und seinen personellen Möglichkeiten äußerst erfolgreich gewesen, was von vornherein nicht in dieser Fülle zu erwarten war. [...] Die sehr interessanten und auch für die Zukunft vielversprechenden Forschungsergebnisse sind schon jetzt in dieser positiven Weise zu bewerten. [...] Von dieser Seite ist das Ex-

schaftlichen Projekten wurde initiiert.[924] Dennoch währte dieses Aufflammen alter Verbindungen zwischen Hamburg und Lambarene nur von 1981–1986. Aufgrund mangelnder finanzieller und personeller Ressourcen erfolgt seitdem eine wissenschaftliche Kooperation zwischen der Universität Tübingen bzw. dem DifäM und Lambarene unter der Leitung von Prof. Kremsner, auf die im Rahmen dieser Arbeit nur am Rande in Kap. B.2.5. eingegangen werden wird.

B.2.2. Exkurs: Das Tierexperiment

Albert Schweitzers Rolle als Vordenker einer Tierrechts-, Tierschutz- und allgemein ökologischen Ethik ist vielfach untersucht worden.[925] Das neue Forschungsfeld der Human Animal Studies beschäftigt sich »aus interdisziplinärer

periment bisher außerordentlich gelungen und wird zum Ansehen des Albert Schweitzer-Hospitals und zur humanitären Zielsetzung der Albert Schweitzer-Stiftung wesentlich beitragen« [18]; o. V., Forschungslabor Albert Schweitzer-Hospital, Tätigkeitsbericht vom April 1981 bis Oktober 1983, in: 57. Rundbrief des DHV f.d. Albert Schweitzer-Spital in Lambarene e.V., Frankfurt a.M., Mai 1984, 13–18.

924 Das mit der Errichtung der neuen Spitalanlage entstandene tropenmedizinische Forschungslabor beseitigte rasch anfänglich skeptische Meinungen: »Selbst ich als Arzt war damals der Forschung an ›unserem‹ Spital recht kritisch eingestellt und konnte mir nicht so recht vorstellen, worin diese Forschung überhaupt bestehen könnte«; Luder, 18. Neben der Güte der wissenschaftlichen Forschungsergebnisse bedeutete die Errichtung des Forschungslabors auch einen wichtigen Beitrag zur Entwicklungshilfe, denn mit der Eröffnung der neuen Spitalanlage entstand auch ein tropenmedizinisches Forschungslabor in Lambarene: »Wir müssen den Afrikanern helfen, ihre eigenen und besonderen Krankheiten erkennen und behandeln zu können, und dies bedeutet eine echte Entwicklungshilfe, einen ›wirksamen und auf die Dauer erfolgreichen Technologietransfer und Beitrag zum Nord-Süd-Dialog‹, wie sich Prof. Dr. med. M. Dietrich, Leiter des Tropenlabors am Albert-Schweitzer-Spital in Lambarene und Chefarzt am Bernhard-Nocht-Institut für Schiffs- und Tropenkrankheiten in Hamburg mir gegenüber 2 Jahre nach Eröffnung der Labors in Lambarene, äußerte. [19…] Aus dem Gespräch mit Prof. Dietrich ging auch hervor, daß er glaubt, daß der Staat Gabun Teile der medizinischen Versorgung nun selber übernehmen könne, daß wir ihm in der heutigen Zeit eine permanente humanitäre Hilfe leisten, wenn wir die Schwarzen in die Lage versetzen, in einigen Jahren ihre Forschung selbständig zu betreiben. Indem eine patientenorientierte Forschung betrieben wird, die zum sofortigen Nutzen für den kranken Menschen ist, kommt damit die Hilfe auch anderen, ärmeren afrikanischen Ländern zugute«; 20; Luder, Forschung für die Kranken in Lambarene, in: 58. Rb. des DHV f.d. AS-Spital Lambarene e.V., November 1984, S. 18–20.

925 Vgl. u. a. Gräßer, Albert Schweitzer. Ehrfurcht vor den Tieren, [2]2011; Gräßer, Das Tier als Mitgeschöpf. Theologisch-ethische Grundlegung des Tierschutzes im Anschluß an Albert Schweitzer, in: Altner et al., 2005, 41–51; Ferrari, Zur Verantwortungsproblematik in Konfliktsituationen gentechnologischer Anwendungsbereiche. Albert Schweitzers Ethik und die genetische Modifikation von Tieren in der biomedizinischen Forschung, BASF 10, 2005, 257–279; Kreß, Prädiktive Medizin und ärztliche Beratung. Albert Schweitzers Postulat der Steigerung ethischer Verantwortung im Blick auf das Arzt-Patienten-Verhältnis, BASF 10, 2005, 231–253; Kreß, Das Ideal der Wahrhaftigkeit in der Ethik Albert Schweitzers, in: Hauskeller, 2006, 112–146.

Perspektive mit der Mensch-Tier-Beziehung«[926]. Erscheint es heutzutage vielen Menschen als unangebracht, empfindungsfähige Lebewesen fernab ihrer eigenen Spezies als Ware, (industrielles) Produktionsmittel oder bloßes Objekt für Sport und Unterhaltung zu missbrauchen, so ist die Nutzung von Tieren zu Tierversuchen nach wie vor ambivalent besetzt, führt sie mitten in das Dilemma aus Tierschutz, Tierrechten und Forschungsfreiheit hinein. »Mit der Neufassung des Tierschutzgesetzes vom 12.08.1986 wurden wesentliche Veränderungen in der rechtlichen Normierung der tierexperimentellen Forschung vorgenommen. [...] Ist den Genehmigungsbehörden damit [...] vorgeschrieben, Genehmigungen für Tierversuche nur unter der Voraussetzung zu erteilen, dass ›Unerlässlichkeit‹ und ›ethische Vertretbarkeit‹ des jeweiligen Versuchs vom Antragsteller wissenschaftlich begründet dargelegt worden sind (§ 8 Abs. 3 in Verb. mit § 7 Abs. 2 u. 3 TierSchuG). [...] In seiner Folge wurde mit Wirkung zum 1. August 2002 das Tierschutzrechtskonzept des ›ethischen Tierschutzes‹ als Staatsziel in Art. 20a GG aufgenommen«[927]. Unter bestimmten Voraussetzungen erlaubt das deutsche Tierschutzgesetz Tierversuche, die mit Leiden verbunden sind. Diese sind »anzeige- oder genehmigungspflichtig. [132...] Dennoch hat sich [...] in der internationalen Forschung die Forderung der drei R's durchgesetzt, das Achten auf replacement, reduction, refinement, d.h.: Tierversuche nach Möglichkeit durch andere Verfahren zu ersetzen, durch die Kombination mit Alternativmethoden und Verbesserungen des Versuchsaufbaus Tierversuche einzusparen und Tierversuche zu verfeinern, z.B. verfeinerte Methoden der Schmerztherapie oder verbesserte Haltungsbedingen einzuführen«[928]. Bei aller

926 Wolf, Ethik der Mensch-Tier-Beziehung, 2012, 11. Vgl. weiterführend: »Während die ›Tierschutzbewegung‹ nur deutliche Verbesserung der Bedingungen anstrebt, unter denen Tiere genutzt werden, setzt sich die ›Tierrechtsbewegung‹ für eine Anerkennung von Grundrechten von Tieren und damit zumeist für eine Abschaffung jeglicher Nutzung ein«; Schmitz, Tierethik, 2014, 72. Es existiert eine Fülle von Literatur zu diesem Thema, auf die im Rahmen dieser Studie nur exemplarisch hingewiesen werden kann, u.a. Schmitz, Tierethik. Grundlagentexte, Berlin 2014; Hardegg/Preiser, Tierversuche und medizinische Ethik, 1986, darin: Kramer, Die Bedeutung von Tierversuchen in der Risikobewertung, 13–22, Patzig, Der wissenschaftliche Versuch unter ethischen Aspekten, 68–84, Laufs, Rechtshistorische Analekten, 104–114, Kaufmann, Rechtsphilosophische Aspekte wissenschaftlicher Tierversuche, 118–126 und Doehring, Forschungsfreiheit und Tierversuche. Verfassungsrechtliche Beurteilung, 137–151; Ach/Stephans, Die Frage nach dem Tier, 2009, darin: Baranzke, Sind alle Tiere gleich?, 17–32, Birnbacher, Haben Tiere Rechte?, 47–64 und Luy/Hildebrandt, Tierärztliche und juristische Fragen zu zwei innerethischen Dilemmata, 65–74; Gericke/Reinke, Was Sie schon immer über Tierversuche wissen wollten, 2005.

927 Luy/Hildebrandt, Tierärztliche und juristische Fragen zu zwei innerethischen Dilemmata, in: Ach/Stephany, 2009, 71. Vgl. weiterführend auch Wolf, Ethik der Tier-Mensch-Beziehung, 2012, Exkurs: Tierwürde ohne Rechte. Ein Blick auf die deutschsprachige Verfassungsdebatte, 69–78.

928 Wolf, Ethik der Tier-Mensch-Beziehung, 2012, 133. Vgl. weiterführend zu den aktuellen ethischen Kriterien für die Durchführung von Tierversuchen, a.a.O., 146f.

Entwicklung in der aktuellen Diskussion bleibt bei Tierversuchen als Grundproblem eine Güterabwägung zwischen menschlichen und tierischen Interessen bestehen. Darauf hat Schweitzer bereits zu Beginn des 20. Jahrhunderts hingewiesen. Mit seinen Thesen zum Tierexperiment befand er sich in deutlichem Kontrast zu seinem Zeitalter, etwa den Thesen Claude Bernards oder Robert Kochs, für welche die systematische Verwendung von Tieren als Modellorganismen aus der medizinischen Forschung nicht wegzudenken war.[929] Sieht man von Schweitzers Position ab, die u. a. von Immanuel Kants (1724–1804) Moraltheorie bzw. Vernunftethik und Arthur Schopenhauers (1788–1860) Mitleidsethik beeinflusst war, wie im folgenden dargelegt werden wird, sind es die Utilitaristen Jeremy Bentham (1748–1832) und John Stuart Mill (1806–1873), die zuerst die Sonderstellung des Menschen innerhalb der Schöpfung in Frage stellten.[930] Die erste ausgearbeitete Theorie der Tierrechte – verbunden mit dem Plädoyer für Vegetarismus und dem Eintreten für die Befreiung des Tieres als »Fortsetzung der menschlichen Emanzipationsbestrebungen« – wurde 1894 von dem englischen Sozialisten Henry Stephens Salt (1851–1939) ausgearbeitet[931]. Peter Singers Animal Liberation von 1975 als Ausdruck eines Präferenzutilitarismus[932] bzw. Tom Regans *The case of Animal Rights* (1983)[933] begründen als moralische Rechte eine neue tierethische Debatte mit Schlagwörtern wie Mitleidsmoral und Tugendethik.[934] Wo ist Schweitzer innerhalb dieser Debatte zu verorten?

In den Straßburger Vorlesungen, in denen Schweitzer 1919 erstmals

929 Eine Methode, »die dann namentlich vom französischen Physiologen Claude Bernard in den 1850er und 1860er Jahren als die privilegierte Erkenntnisweise in den Lebenswissenschaften ausgearbeitet wurde. Auch bei Koch konnten daher die Tierkadaver einen ganzen traurigen Zoo füllen. […] Spezifisch modern sind daran wohl zwei Aspekte: (a) das Tier erscheint im Tierversuch als eine gefühllose Maschine, die dem Menschen für seine Ziele vollständig zur Verfügung steht, und (b) das Tier kann ein Modellorganismus sein, weil seit etwa dem ersten Drittel des 19. Jahrhunderts die neuartige Überzeugung von der Kontinuität des Organischen als einer Brücke zwischen Menschen und Tieren, die dann in Darwins Evolutionstheorie von 1859 gipfelt, die alte Vorstellung der Einzigartigkeit aller Geschöpfe Gottes unterlaufen hat. […] Diese sprichwörtliche ›Machbarkeit‹ unterscheidet dieses Verfahren zur Generierung von Evidenz grundsätzlich [21] von allen älteren Formen der passiven Beobachtung oder der empirischen Beeinflussung einer Krankheit im Körper, wie sie die Medizin seit der Zeit des Hippokrates ausgezeichnet hat. Im Gegensatz dazu wird Krankheit jetzt im Labor und im entsprechenden Modellorganismus rekonstruiert, um Lebenszusammenhänge adäquat verstehen und wirkungsvoll bekämpfen zu können«; Sarasin et al., 2007, 22. Vgl. weiterführend Gradmann, Das Maß der Krankheit. Das pathologische Tierexperiment in der medizinischen Bakteriologie Robert Kochs, in: Borck et al., Maß und Eigensinn, 2005, 71–90.

930 Vgl. Schmitz, 2014, 38f.

931 Ebd., 46.

932 Vgl. ebd. 49–52.

933 Vgl. ebd., 54f.

934 Vgl. Wolf, 2012, Kap. II, Das Tier in der Moralphilosophie, 33–68.

Grundzüge seiner Kulturphilosophie, der Ethik der Ehrfurcht vor dem Leben, in der Öffentlichkeit vortrug, hat er auf einen Widerspruch in der Natur hingewiesen: »Die Natur ist grausam. Fressen und Gefressenwerden ist das in ihr geltende Naturgesetz. Aber diesem Gesetz ist der Mensch nicht zwanghaft unterworfen. Er kann entscheiden, ob das Schädigen oder Töten von Leben unabdingbar nötig, oder ob es vermeidbar ist«[935]. Aufgrund dieser Erfahrung erfährt der Mensch eine besondere Motivation für den Schutz der verschiedenen Ausdrucksformen von »Leben«: Er wird der »Ehrfurcht vor dem Leben« gewahr.[936] Aus Schweitzers Schriften, beginnend mit der autobiographischen Schrift *Aus meiner Kindheit und Jugend* über die Kulturphilosophie bis zu den Werken aus dem Nachlass wird ein enges Verhältnis zu den Tieren, ein Mitleiden, der Einsatz für die Tierschutzbewegung, eine globale Verantwortung für alles Lebendige und eine »Ausdehnung der Sphäre der Moral auf alles Lebendige«[937] erkennbar. Sein klinischer Alltag in Lambarene baute allerdings explizit auch auf Ergebnissen für ihn durchgeführter Tierversuche auf, wie aus der Kooperation mit dem Bernhard-Nocht-Institut in Hamburg im vorherigen Kapitel deutlich wurde. Wie ist dieses wissenschaftliche Vorgehen vor dem Hintergrund seiner Ehrfurchtsethik zu verstehen? Ist es mit dieser vereinbar? Welche praktischen Konsequenzen folgen daraus?

Schweitzer grenzt sich mit seiner Sicht auf das Leben klar von anderen philosophisch-theologischen Ethiken und v.a. René Descartes (1596–1650) ab[938].

935 Gräßer, in: Altner et al., Leben, 2005, 47.

936 Vgl. Ferrari, BASF 10, 2005, 258f.

937 Ebd., 259.

938 In einer Lambarener Abendandacht kam er auf Descartes zu sprechen, welcher Tieren in Ermangelung einer Seele die Leidensfähigkeit abgesprochen und damit einen willkürlichen Umgang mit den Kreaturen ermöglicht hatte: »›Ich habe ihn nie ausstehen können, aber die Menschen seiner Zeit waren begeistert von ihm und glaubten, daß seine Meinung richtig sei‹, sagte Schweitzer wörtlich«; Fischer, 1984, 102. Für René Descartes waren »nichtmenschliche Tiere« »bloße Automaten, die gar nichts fühlten und daher völlig nach Belieben behandelt sowie zum Beispiel zwecks Befriedigung wissenschaftlicher Neugier bei lebendigem Leibe aufgeschnitten werden durften. [...] Die Kernunterscheidung für Descartes ist die zwischen materiellen und immateriellen Substanzen. Menschen seien eine Mischung aus beiden Substanzen, weil sie nicht nur einen materiellen Körper (ebenfalls ein bloßer Automat), sondern außerdem noch einen immateriellen Intellekt besäßen. [34...] Descartes gesteht nichtmenschlichen Tieren zwar durchaus eine ›körperliche‹ Seele und körperabhängige Sinnesempfindungen zu, aber das ändert für ihn nichts an der Tatsache, dass sie ausschließlich materielle Lebewesen ohne unsterbliche Seele sind. Entsprechend hält er es nicht für ein Verbrechen, nichtmenschliche Tiere zu töten und zu essen. [35...] Je zentraler die Rolle ist, die die Vernunft für das menschliche Selbstverständnis spielt, desto [36] größer erscheint die Distanz zu anderen Tieren – und desto näher liegt es, von einem fundamentalen statt einem graduellen Unterschied auszugehen. [...] Die Vorstellung, dass der Mensch in der Natur eine Sonderstellung einnimmt und nichtmenschliche Tiere höchstens indirekte moralische Bedeutung haben, kann als eine Standardauffassung in der westlichen Philosophiegeschichte gelten«; Schmitz, 2014, 37.

Haben alle Lebewesen einen Willen zum Leben, so kann man nicht zwischen wertvollem und wertlosem Leben unterscheiden, was zu einer besonderen Form der Verantwortung führt. »Schweitzer lehnt jegliche Form von hierarchischer ethischer Ordnung der Lebewesen strikt ab. [...] Die Natur wird von Schweitzer als autonomes Wesen und als Ganzes betrachtet, das sich selbst gemäß internen Gesetzen organisiert. Sie wird als ›wunderbar schöpferische und zugleich sinnlos zerstörende Kraft‹ beschrieben [GW 2; S. 336], die es für den Menschen zu schützen gilt, die aber in sich kein ethisches Element beinhaltet. Der Mensch nimmt sich als Teil der Natur wahr, weil der Wille zum Leben ihn mit allen anderen Lebewesen verbindet. Andererseits bietet die Natur dem Menschen keine absoluten Beispiele von richtigem Handeln, weil Schädigen und Töten auch Teil der Natur sind«[939]. Seine ins Universelle erweiterte Verantwortungsethik steht dabei in einer geschichtlichen Tradition: Das Humanitätsprinzip wird auf alle Mitgeschöpfe ausgedehnt, »also in erster Linie auf Tiere und auf die Hingabe an alles Leben allgemein. Das ist eine Neuentwicklung, die sich in der Hauptströmung der abendländischen Ethik eigentlich nur sehr versteckt andeutet, allenfalls bei Franziskus, bei Schopenhauer und wenigen anderen. Schweitzer selbst verweist auf ein chinesisches Ethikbuch aus dem 11. Jahrhundert, das Buch (von) Kan Yin-Pien, in dem es heißt: ›Seid menschlich mit den Tieren und tut auch den Insekten, den Pflanzen und den Bäumen nicht weh‹«[940].

Diese Haltung prägte Schweitzers Umgang mit den Tieren im Spitalalltag von Lambarene: »Auch viele kranke Tiere werden bei ihm abgeliefert, und er pflegt sie gesund. So trifft man Hunde mit verbundenem Kopf, eine Antilope mit geschienter Pfote oder andere in ärztlicher Behandlung befindliche Tiere. Es ist fast wie in einem zoologischen Garten. Ein Orang-Utan und ein Gorilla sind die erklärten Lieblinge. Eine Schwester füttert sie mit dem Löffel, und sie benehmen sich meist sehr gesittet. Mehrere Antilopen schmiegen sich an den Doktor, wenn er ihr Gehege betritt und Futter bringt. Die Katzen versammeln sich mittags vor

939 Ferrari, BASF 10, 2005, 259.

940 [AW II, 364], Lenk, in: Altner, 2005, 130. Sind für Schopenhauer Menschen und Tiere gleichermaßen Manifestationen des »Willens«, dem »Grundelement seiner Metaphysik«, so bleibt er bei einer Hierarchie der Lebewesen und hält die Tötung von Tieren zur Ernährung oder das Experimentieren mit ihnen für »moralisch akzeptabel, nur sinnlose Grausamkeit-das heißt Leidverursachung [...] gilt es zu vermeiden«; Schmitz, 2014, 41. Eine ähnliche Haltung nahm auch der Zeitgenosse Charles Darwin (1809–1882) ein, der von einem »graduellen, nicht prinzipiellen« Unterschied zwischen Mensch und Tier ausging. »Diese ›Humanität gegenüber den Tieren‹ sei wahrscheinlich eine der ›spätesten moralischen Erwerbungen‹. [42...] So beklagt er in seiner Autobiographie, dass bei Tierversuchen zu wenig Rücksicht auf das Leiden von Tieren genommen wurde. Gleichzeitig spricht er sich aber klar gegen die Abschaffung von Tierversuchen ab, da es sich dabei um ein ›Verbrechen gegen die Menschheit‹ handeln würde«; Schmitz, 2014, 43.

dem Speisesaal und erwarten ihre Fütterung durch den Doktor. Unübersehbar sind die kleinen, meist schwarzen Ziegen, die mit ihren Jungen am Tage das Gelände nach Futter durchsuchen. Außerdem muß ich noch die kleinen Urwaldtiere erwähnen, die in Käfigen gepflegt werden. Ehrfurcht vor dem Leben bedeutet hier also wirklich auch Liebe zum Tier. In Schweitzers Leben gibt es immer wieder Beispiele, wie er der Tierquälerei entgegentritt. ›Nichts ist törichter als anzunehmen, das Tier empfände keine Schmerzen‹«[941]. Tiere waren selbstverständlich Teil des medizinischen Alltags: »Ein Tierpsychologe kann hier ununterbrochen die aufschlussreichsten Studien treiben. Mich hat es immer wieder frappiert, wie zärtlich die kleinen Schimpansen Fiffi, Romeo und Julia mit Negerbabys sind. Kommt eine weiße Schwester mit einem schwarzen Säugling im Arm, dann eilen die Schimpansen herbei und geben nicht nach, bis sie das schwarze Baby zärtlich streicheln können. Zu weißen Babys können sie recht unfreundlich sein«[942]. Das sinnlose Vernichten von Tieren wurde an verschiedenen Stellen verhindert.[943]

Als Konsequenz aus diesem Verhältnis zur Kreatur erfolgt eine äußerst kritische Einstellung Schweitzers zum Tierversuch, einer ethischen Konfliktsituation zwischen der Schädigung eines Tieres und einem möglichen (zukünftigen) Nutzen für einen Menschen: »Gerade dadurch, dass das Tier als Versuchstier in seinem Schmerze so Wertvolles für den leidenden Menschen erworben hat, ist ein neues, einzigartiges Solidaritätsverhältnis zwischen ihm und uns geschaffen worden. Ein Zwang, aller Kreatur alles irgend mögliche Gute anzutun, ergibt sich daraus für jeden von uns«[944]. Arianna Ferrari hat sich ausführlich mit diesem Thema befasst: »Obwohl Schweitzer Tierversuche als grausame Vernichtungstätigkeiten beschreibt, schlägt er vor, sie als Konfliktfälle zu betrachten, wenn sie unter dem Kriterium der Notwendigkeit bewertet werden können. [259] Zweitens scheint Schweitzer eine ›case-by-case‹-Analyse und –Bewertung jedes Experiments zu empfehlen. In jedem einzelnen Fall soll der Wissenschaftler sich Gedanken darüber machen, ob sein Experiment wirklich für die Verbesserung der Gesundheit der Menschen und der Natur nützlich ist oder nicht. Drittens fordert Schweitzer die Entstehung eines Solidaritätsverhältnisses zwischen Menschen und Tieren, das sich gerade aus der Tatsache entwickeln sollte, dass Tiere so wichtig für die Gewinnung nützlicher Erkenntnisse für den Menschen sind. [...] Tierversuche bringen nach Schweitzers Auffassung immer eine bestimmte Schuld mit sich, weil es sich dabei um das Schädigen und Töten von

941 Götting, 1964, 116.
942 Italiaander, 1958, 48.
943 Vgl. Fischer, 1984, 103: 1964 prangt als Warnschild auf der Einfahrtsstrasse zum Spitaldorf »Vorsicht! Tiere beachten!«, unter das Enten und Hühner gezeichnet waren, um auch des Lesens unkundige Personen bzw. Autos auf die Tierwelt aufmerksam zu machen.
944 AW II, 389.

Leben handelt. Dennoch ist Schweitzer sich dessen bewusst, dass die Notwendigkeit des Tötens auch gleichzeitig eine ontologische ist. [...] In den konkreten Konfliktsituationen hat die subjektive Entscheidung des Einzelnen das letzte Wort, weil nur derjenige, der sich in dieser Situation befindet, alle Variablen seines Tuns kennt«[945]. Schweitzers ethische Beurteilung von Tierversuchen erfolgt also in der letzten Konsequenz »individualethisch und Subjekt-orientiert«[946], wie es Ferrari herausgearbeitet hat. Die Bewertung von Tierversuchen ist vor dem Hintergrund des ethischen Konzeptes der Ehrfurcht vor dem Leben zu verstehen.[947] Für Schweitzer blieb der Tierversuch bei aller Reflexion eine große ethische Zumutung, eine bleibende Herausforderung.[948] Jeder Wissen-

---

945 Ferrari, BASF 10, 2005, 260.

946 Ebd., 260.

947 So hat Schweitzer in seiner Kulturphilosophie zum Thema »Tierversuche« Stellung genommen: »Wo irgendwie das Tier zum Dienst des Menschen gezwungen wird, muß jeder von uns mit den Leiden beschäftigt sein, die es um dessentwillen zu tragen hat. Keiner von uns darf ein Weh, für das die Verantwortung nicht zu tragen ist, geschehen lassen, soweit er es nur hindern kann. [...] Keiner mache sich die Last seiner Verantwortung leicht. Wenn so viel Misshandlung vorkommt, wenn der Schrei der auf dem Eisenbahntransport verdurstenden Tiere ungehört verhallt, wenn in unseren Schlachthäusern so viel Rohheit waltet, wenn in unseren Küchen Tiere von ungeübten Händen qualvollen Tod empfangen, wenn Tiere durch unbarmherzige Menschen Unmögliches erdulden oder dem grausamen Spiele von Kindern ausgeliefert sind, tragen wir alle Schuld daran...Die Ethik der Ehrfurcht vor dem Leben lässt uns miteinander nach Gelegenheit spähen, für so viel Elend, das Menschen den Tieren zufügen, Tieren in irgend etwas Hilfe zu bringen«; in: Götting, 1964, 117. An anderer Stelle heißt es in der Kulturphilosophie: »›Diejenigen, die an Tieren Operationen [131] oder Medikamente versuchen oder ihnen Krankheiten einimpfen, um mit den gewonnenen Resultaten Menschen Hilfe bringen zu können, dürfen sich nie allgemein dabei beruhigen, dass ihr grausames Tun einen wertvollen Zweck verfolge. In jedem einzelnen Falle müssen sie erwogen haben, ob wirklich Notwendigkeit vorliegt, einem Tiere dieses Opfer für die Menschheit aufzuerlegen. Und ängstlich müssen sie darum besorgt sein, das Weh, soviel sie nur können, zu mildern. Wie viel wird in wissenschaftlichen Instituten durch versäumte Narkosen, die man der Zeit- und Müheersparnis halber unterlässt, gefrevelt! Wie viel auch dadurch, dass Tiere der Qual unterworfen werden, nur um Studenten allgemein bekannte Phänomene zu demonstrieren!‹ [AW II, S. 389]«; Teutsch, ASS 2, 1991, 132.

948 Vgl. auch die späteren Ausführungen Schweitzers zum Tierversuch in den Gifford-lectures: »Avons-nous le droit d'anéantir de la vie et de créer de la souffrance pour élargir, par des essais sur des animaux, nos connaissances en physiologie, faire des essais d'opération et nous rendre compte de l'action de médicaments que nous avons découverts ? Ici, le fait que notre vie doit exister en sacrifiant d'autres existences nous apparaît sous sa forme la plus brutale. Aussi savons-nous que dans ce domaine, le manque de responsabilité et la négation du sentiment naturel ont été en vogue. Combien de pauvres créatures ont été sacrifiées inutilement pour de simples démonstrations devant les étudiants. J'en au souffert énormément durant mes études de médecine. D'autre part, il faut cependant reconnaître que la médecine moderne ne serait pas arrivée aux connaissances et au pouvoir qu'elle possède, sans les essais sur les animaux. Et il faut dire également que ces essais n'ont pas seulement profité aux hommes, mais aussi aux bêtes mêmes. Des milliers et des milliers des pauvres bêtes qui succombaient autrefois à des épidémies, sont maintenant sauvées, parce

schaftler bzw. Mensch hatte sich verantwortungsvoll dem ethischen Dilemma zu stellen. Die historischen Überlieferungen müssen dahingehend korrigiert werden, dass Schweitzer sich »solcher Versuche enthalten«[949] habe. Historisch korrekt belegt sind allerdings Selbstversuche des Wissenschaftlers Schweitzer: »Als 1934 am Pasteur-Institut in Paris ein neues Mittel gegen das Gelbfieber entwickelt wurde, dessen Nebenwirklungen aber noch nicht bekannt waren, hat es Schweitzer gegen den Rat seiner dortigen Kollegen an sich selbst erprobt«[950]. Es hat im ärztlichen Alltag von Lambarene auch Tierversuche gegeben, wie auch aus folgendem Zeugnis hervorgeht: »Prof. Schweitzer ist in Begleitung seiner körperlich angegriffenen Gattin, einer Ärztin, einer Bakteriologin mit ihrem Rudel Meerschweinchen zu Versuchszwecken, und 150 Kisten glücklich hier eingetroffen«[951]. Aber diese Versuche waren offensichtlich auf wenige Ausnahmefälle beschränkt.[952]

Schweitzer blieb Realist, gerade auch in seiner Auseinandersetzung mit den

---

que grâce à des essais sur des animaux, nous avons réussi à les combattre. Mais si nous sommes obligés de consentir que nous sacrifions ainsi des vies à la conservation de beaucoup (d'une multitude) d'autres vies, il faut que nous posions comme principe que ces sacrifices soient limités au strict besoin et que tout soit fait pour éviter dans la limite du possible les souffrances, par l'emploi de la narcose et de l'insensibilisation. Et que ceux qui pratiquent ces essais soient toujours conscients de leur terrible responsabilité«; Gifford lectures, VVA, 25.11.1935, 187.

949 Teutsch, ASS 2, 1991, 132; vgl. Lauterburg-Bonjour, 1942, 98.

950 Ebd. 132.

951 Lauterburg-Bonjour, 1942, 98.

952 Vgl. auch ein Zeugnis aus den 1990er Jahren, als Forschungsreihen von Tierversuchen im Lambarene-Labor gestartet werden sollten. »Beides widerstritte Schweitzers Geist. [...] Die Kleintierwelt Lambarenes aber dreht wenig taktvoll den Spieß einfach um und behandelt uns Menschen als *ihre* Versuchstiere, als willkommene Freßweiden«; Lenk, 1990, 17. Dennoch sollte es auch im Anschluss an Schweitzer keine generelle Ablehnung von Tierversuchen geben. Auf dabei einzuhaltende Kriterien hat Günther Patzig in seinem Aufsatz »Der wissenschaftliche Tierversuch unter ethischen Aspekten« hingewiesen, der viele Elemente von Schweitzer enthält: »Im ganzen betrachtet lässt sich daher die Praxis der *therapeutischen* Versuche auch an höheren Tieren moralisch rechtfertigen. Wichtig ist, dass sie angesichts des prima-facie-Gebots, das Basisbedürfnis aller Lebewesen nach Schmerz- und Leidvermeidung zu respektieren, *in jedem Falle gerechtfertigt*, d.h. argumentativ begründet werden müssen. Der bloße Artunterschied zwischen Tier und Mensch und der höhere Wert menschlichen Lebens reichen als Pauschalbegründungen, die Tierexperimente global rechtfertigen, nicht aus. Es muß in jedem Fall eine Einzelabwägung stattfinden, ob die therapeutischen Versuche und der mit ihnen unvermeidlich verbundene Betrag an Schmerz, Leid und Streß den Ansprüchen der Verhältnismäßigkeit genügen, ob sie also erforderlich und geeignet sind, um das Ziel zu erreichen, und ob Aufwand und Ertrag in einem rationalen Verhältnis zueinander stehen. [81...] Tierversuche sind moralisch erlaubt, wenn ein deutlicher Zusammenhang zwischen den Ergebnissen des Tierversuchs und der auf andere Weise nicht erreichbaren Verminderung menschlichen Leidens auf längere Sicht aufgewiesen werden kann«; Patzig, in: Hardegg/Preiser, 1986, 82. Vgl. weiterführend auch Wolf, Ethik der Mensch-Tier-Beziehung, 2012, Kap. IV. Tierrechte und Menschenpflichten in der Anwendung, 113–154.

Tieren: »Das Tier könne nicht zu moralischem Empfinden und ethischem Handeln gebracht werden, aber es habe Rechte, die es für sich selbst kaum einklagen könne. Als konsequenter Realist hatte er keine Gewissensbisse, einen gefangenen Fischadler, den er freikaufte, mit Fischen zu füttern, und als sein Lieblingspelikan Parsifal, der ihn zu einem Buch [169] inspiriert hatte, durch Schrotkugeln verletzt wurde und zu verdursten drohte, ersparte er ihm ein langes Leiden. Das Töten von Tieren bezeichnete er nicht generell als Mord; allerdings forderte er, nur auf Grund einer unvermeidlichen Notwendigkeit zu töten und dabei keine Rohheit walten zu lassen. […] Qualvolle Transporte prangerte er an. Falkenjagd und Stierkampf hat er nachdrücklich als erbarmungslosen Umgang mit Tieren kritisiert«[953]. Wichtig erscheint mir, dass es in Lambarene kein generelles Tötungsverbot von Tieren, die auch der Nahrung dienten, gab. Ein leidendes Tier durfte erlöst werden, ein Mensch jedoch nicht, wie Schweitzer als Gegner aktiver Euthanasie in diesem Kontext betonte.[954] »Schweitzer hat gewusst, dass es Situationen gibt, in denen wir uns der grausigen Notwendigkeit gegenüber sehen, töten zu müssen. Und er hat als Arzt in Lambarene millionenfach Leben von Bakterien getötet. Dazu lesen wir bei ihm: ›Wer sich ernstlich mit der Frage des Mitleids gegen die Tiere beschäftigt, weiß, dass es leicht ist, im Allgemeinen solches Mitleid zu predigen, aber außerordentlich schwer, Regeln für seine Betätigung in den einzelnen Fällen aufzustellen. Es kommt hier nicht nur die Frage in Betracht, wann das Dasein oder das Wohlergehen eines Geschöpfes der Existenz und den Bedürfnissen des Menschen geopfert werden darf, sondern auch die, wie wir uns zu entscheiden haben, wenn die Existenz und das Wohlergehen des einen Geschöpfes der Existenz der dem Wohlergehen des anderen geopfert werden muss. In welcher Weise ist es berechtigt, wenn wir, um ein armes, verlassenes Vögelein zu unterhalten, Insekten fangen und sie ihm [47] zum Futter zu geben?‹«[955].

Eine Antwort auf diese Frage fand Schweitzer in seiner Ethik der Ehrfurcht vor dem Leben. »Nach welchem Prinzip entscheiden wir uns, eine Vielheit anderer Existenzen zu opfern, um die eine zu erhalten? ›Ethik, die uns Ehrfurcht vor allem Leben und Liebe zu allem Leben lehren will, muss uns zugleich in schonungsloser Weise die Augen darüber öffnen, in wie vielfacher Weise wir uns in der Notwendigkeit befinden, Leben zu vernichten und zu schädigen, und in

953 Schorlemmer, 2009, 170.

954 Vgl. folgende Äußerung Schweitzers: »Die Ehrfurcht vor dem höchsten Leben gebietet uns, auch das sinnlose und qualvolle Menschenleben nicht aufzuheben. Wenn ich ein Tier sehe, das leidet, darf ich ihm Erlöser sein, indem ich seinem Dasein ein Ende setze. Bei dem leidenden Menschen, auch wenn ich weiß, dass sein Dasein nur noch Leiden ist, darf ich es nicht. Ich soll es nicht einmal um eine Stunde verkürzen«; abgedruckt in: Luther, 2010, 79.

955 Zitat aus Schweitzer 1976, S. 97f; vgl. ebd. 22; [Schweitzer 1976 = ELe]; abgedruckt in: Gräßer, in: Altner et al., Leben, 2005, 48.

welch' schweren Konflikten wir uns ständig bewegen, wenn wir wagen, uns nicht durch Gedankenlosigkeit zu betäuben‹«[956]. Als persönlich zutiefst dem Denken ergeben, verlangte Schweitzer dieses auch von seinen Mitmenschen im Umgang mit Tieren und Tierversuchen. »Wenn aber die Ethik der Ehrfurcht vor dem Leben nicht als dogmatisch-normative Ethik, sondern als ›dynamisch wirkende Grundgesinnung über unser Verhältnis zur Natur‹ verstanden wird, und wenn man eine wichtige Funktion der Schweitzerschen Ethik in der Ausdehnung der menschlichen Verantwortung auf alle Lebewesen sieht, kann man an diesen Punkten anfangen, um eine Güterabwägung zwischen den Interessen der Tiere und denen der Menschen vorzunehmen. Diese Aufrufe werden von Schweitzer selbst gerade angesichts der grausamen, aber notwendigen Praxis der Tierversuche gemacht. Was Schweitzer uns lehrt, ist, dass der Mensch in Konfliktsituationen, die ihn zwingen, Leben zu schädigen, die ganze Verantwortung auf sich nehmen soll. Dies bedeutet, dass der Mensch sich vernünftig entscheiden soll, und zwar durch eine Bewertung der ›Notwendigkeit‹ seiner Tätigkeit«[957]. Schweitzers Haltung kann durch aktuelle Bestrebungen, eine auf einem einzigen Grundprinzip fußenden Moraltheorie durch »multikriterielle Ansätze« abzulösen, weitergedacht werden.[958] Gegen die menschliche Gleichgültigkeit gegenüber der Mitkreatur setzte Schweitzer die Fürsorge im Wissen um die eigene Verwundbarkeit und Schuldigkeit.[959] Gerade dieser Aspekt seines (tierethischen) Entwurfes hat viele Kritiker auf den Plan gerufen, u. a. Günther Patzig: »Es ist eine gefährliche Inflation des Schuldbegriffs – und eine psychohygienisch sehr bedenkliche dazu -, wenn behauptet wird, auch der Arzt, der Bakterien

956 Ebd. 48.

957 Ferrari, BASF 10, 2005, 275.

958 »Diese Ansätze sind bedenkenswert, weil bisher nur sie dem Umstand gerecht werden, dass die Moral ein komplexes und vielschichtiges Phänomen ist, und sie sind vielversprechend, weil sie dem Problem der Einseitigkeit der bisherigen Positionen abhelfen und die Offenheit der Abwägungsfrage erklären können, die sich aus manchen Ansätzen ergab. Andererseits können multikriterielle Ansätze diese Offenheit nicht beheben. Denn wenn es verschiedene Grundlagen der Moral und damit verschiedene Kriterien geben sollte, dann stellt sich die Frage, wie diese in einer Situation, in der mehrere eine Rolle spielen, gegeneinander zu gewichten sind«; Wolf, 2012, 67.

959 Vgl. die aktuellen Entwicklungen in der Debatte um Tierexperimente: »In der modernen klinischen Forschung wird der Tierversuch im Rahmen der Nutzen-Risiko-Analyse dem Menschenexperiment vorgeschaltet, um das Risiko für den Menschen zu minimieren. [...] Die moderne pathozentrische Ethik beruft sich auf das Bewusstsein von Tieren und geht von tiereigenen Interessen aus. [101...] Eine [...] Möglichkeit [...] im Umgang [...] könnte darin bestehen, bei jedem Tier- oder Menschenexperiment das methodische Vorgehen auch unter ethischen Aspekten zu erörtern. Jede Methode wäre im Hinblick auf Alternativen zu Tier- und Menschenversuch, oder zumindest mit dem Ziel, das Risiko für die beteiligten Lebewesen auf ein Minimum zu reduzieren, zu erörtern. Methodenkritik und Ethik würden damit zu den beiden Säulen, auf denen die Forschung in der Medizin beruhen würde«; Schmiedebach, 2004, 102.

tötet, um das Leben eines Menschen zu retten, verstricke sich dabei notwendig in moralische Schuld – eben gegenüber den Bakterien, deren Lebensrecht und Lebenswillen er verletzen müsse. Moralische Schuld [...] kann nur den treffen, der in einer Konfliktsituation nicht die *wichtigsten* der in Konkurrenz stehenden Interessen in angemessener Weise berücksichtigt, obwohl ihm eine solche Handlungsweise offengestanden hätte. [...] Wenn man, wie man auch handelt, moralische Schuld auf sich lädt, wird die Bereitschaft, sich um die optimale Lösung zu bemühen, auf Dauer geschwächt«[960]. Was kann die Ehrfurchtsethik dennoch dazu beitragen? Der pathozentrische, alle Lebewesen einschließende Ansatz ermöglichte Albert Schweitzer die Kongruenz von Wort und Tat hinsichtlich des Umgangs mit Tieren, des Tierschutzes und Tierversuchen im konkreten tropenärztlichen Alltag in Lambarene. Genauso wie ein Motiv des Weges nach Afrika die Sühne für die Gräueltaten der europäischen Kolonialmächte an den AfrikanerInnen gewesen war, so forderte er auch gegenüber anderen Kreaturen verantwortungsbewusste Taten der Wiedergutmachung ein. Seine Ethik zeigt damit auch ihre religiösen Wurzeln, worauf in Kap. C.3. weiter eingegangen wird. »Die Schweitzersche Ethik sollte also vielleicht am besten als eine intuitive Form von religiöser ›Ergriffenheit‹ verstanden werden und keineswegs als praktische Ethik im Sinne einer Ethik, die auf Praxisnormen fußt«[961]. Gerade dieses schuf ihr eine besondere Stellung unter den Ethikentwürfen seiner Zeit, entstammte sie in ihren Wurzeln in der letzten Konsequenz dem religiösen Denken. Schweitzer wurde mit dieser Haltung auch zu einem Begründer einer ökologischen Ethik und des modernen Tierschutzes, wie verschiedene Autoren betont haben.[962]

---

960 Patzig, in: Hardegg/Preiser, 1986, 72. Dass diese Grundannahmen sehr schnell von Schweitzers Denkansatz wegführen, wird im Verlauf des Aufsatzes erkennbar, wenn es heißt: »Ich kann mit der Vorstellung, dass etwa ein Virus oder eine Bakterie ›leben will‹, gar keinen Sinn verbinden. Ich würde sogar so weit gehen zu sagen, dass man eigentlich nur Lebewesen, die Personen sind, einen Willen zum Leben in dem Sinne, dass sie ihr Leben in einer ungestörten Weise als Ganzes abschließen wollen, zusprechen kann. Nach meiner Meinung haben die Tiere das nicht, aber ich bin bereit zu sagen, dass es fließende Übergänge gibt, [...] z. B. [...] Delphine«; a. a. O., 97.

961 Ebd., 262.

962 Vgl. dazu weiterführend: »Der Tierschutz verdankt Schweitzer aber nicht nur Unterstützung in der Sache, sondern auch einige gerade für Tierschützer wichtige Forderungen, wie z. B. – den Appell, auch unsympathische Tiere, also auch ›Schädlinge‹ oder ›Ungeziefer‹ in unsere Verantwortung einzubeziehen (P, 47f); [P=WSWT, Strege Predigten; Anmerkung der Vf.in] – den Appell, unter dem Druck des aus Mitleiden entstehenden Leidens nicht aufzugeben und der Stimme [132] des Versuchers nicht nachzugeben, der sagt: ›So kann man nicht leben. Stumpf dich ab wie die anderen‹ (P, 36); – den Appell, der Resignation zu widerstehen, die uns überfällt, wenn wir immer wieder unsere Ohnmacht erleben (P, 36)«; Teutsch, ASS 2, 1991, 133. Zur weiteren Geschichte der Tierschutzbewegung; vgl.: »Die Vergegenständlichungen, ›Herabwürdigungen‹ (Leibniz) und Instrumentalisierungen von Tieren, die vormals von Philosophie und Theologie vertreten worden waren, haben aber bis

B.2.3. Internationale Kontakte zu weiteren tropenmedizinischen Instituten und Forschern

»Als Schweitzer 1913 sein erstes Spital in Lambarene aufbaute, war dies für seine Zeit insofern eine bahnbrechende Entscheidung, als wohl zum erstenmal ein Krankenhaus im Urwald errichtet wurde, das sich primär der Versorgung der einheimischen Bevölkerung widmen sollte. Zwar gab es schon zahlreiche Tropenärzte zu Schweitzers Zeit, die neben ihrer medizinischen Arbeit in den Kolonien teilweise auch wichtige tropenmedizinische Forschungen durchgeführt hatten. Ihre wesentliche Aufgabe, die auch die staatliche Förderung der Tropenmedizin legitimierte, war jedoch immer darin gesehen worden, den [101] Kolonialherren und ihren Truppen unter den erschwerten klimatische und hygienischen Bedingungen in den Tropen die Erfüllung ihrer Aufgaben zu ermöglichen«[963].

Wurde im vorherigen Kapitel der Blick auf die klinische Versorgung der Bevölkerung Afrikas gerichtet, so soll es nun in einem weiteren Kapitel um die internationalen Kontakte des Forschers Albert Schweitzer gehen, nachdem zunächst die Verbindungen zum Hamburger Bernhard-Nocht-Institut betrachtet worden sind. »Während der ganzen Zeit korrespondierte er mit Ärzten und medizinischen Laboratorien, Theologen, Psychoanalytikern, Lehrern, Geistlichen, Verlegern und Musikern«[964]. Schweitzer wollte die Fortschritte, welche die Tropenmedizin in seinem Jahrhundert machte, für den klinischen Alltag nutzbar machen. So pries er zeitlebens den wissenschaftliche Erkenntnisgewinn, dem er sich verschrieben hatte.[965]

in die Gegenwart tief nachgewirkt. Erst im Jahr 1990 ist im deutschen Tierschutzrecht im Grundsatz anerkannt worden, dass Tiere als Lebewesen sui generis zu achten sind und ihnen ein Eigenwert statt eines nur dinglichen, wirtschaftlichen Nutzwertes zukommt. Weil Tiere nicht auf ihren wirtschaftlichen Wert, ihren Verkaufspreis reduziert werden dürfen, untersagt die Gesetzesnovelle von 1990 die Pfändung von Tieren und verpflichtet im Fall einer Schädigung von Tieren zur Zahlung von Heilbehandlungskosten über den ökonomischen Wert des Tieres hinaus«; Kress, BASF 5, 1997, 192. Zur Betrachtung des Tieres als Sache im Bezug auf das römische Recht vgl. Kaufmann, Rechtsphilosophische Aspekte wissenschaftlicher Tierversuche, in: Hardegg/Preiser, 1986, 118–126.

963 Scholl, BASF 2, 1994, 102.

964 Payne, 1964, 155.

965 Schweitzer bezog seine Kraft zum täglichen Wirken gerade aus den Fortschritten der Tropenmedizin, wie aus folgendem Brief hervorgeht: »Überhaupt erlebt, wer in der Tropenmedizin wirkt, stets neue Freuden an den stetigen und oft so überraschenden Fortschritten, die sie macht. Was bedeutet es schon allein hier für uns, daß wir Präparate von Vitamin C zur Verfügung haben, die in so manchen Fällen großartige Wirkung entfalten! Daß wir fort und fort besser ausgerüstet werden in dem Kampfe gegen das so mannigfache körperliche Elend, das wir täglich zu sehen bekommen, tut viel dazu, daß uns die Arbeitsfreudigkeit bewahrt wird«; BRL 1930–54, Folge Februar 1939, 4. 12. 1938, 214. Vgl. auch einen Brief an Prof. de Jong in Den Haag vom 4.1.51: »Viel Arbeit macht es mir, in Sache

Daher baute er ein internationales Netzwerk auf, in welchem er nicht nur ein brillianter fund raiser war, um den wirtschaftlichen Fortbestand des Spitals zu sichern, sondern v.a. auch durch die *weltweiten Kontakte* an der wissenschaftlichen Diskussion seiner Zeit lebhaft beteiligt war. Beispielhaft hierfür mag die Auseinandersetzung mit der Strophantustherapie sein, die ihn in einen regen Briefkontakt mit dem jüdischen Arzt Prof. Albert Fraenkel (1864–1938) in Heidelberg führte und die Substanz zum einen als Pfeilgift in der Jagd einführte[966], zum anderen neue Therapieformen auf internistischem Gebiet ermöglichte.[967] So entwickelte dieser eine Strophantustherapie gegen akutes Herzversagen.[968] Schweitzer erlebte diese Kontakte nicht nur als Erkenntnisgewinn und Bereicherung seiner ärztlichen Tätigkeit, sondern auch als emotionale Entlastung in der Abgeschiedenheit des tropischen Urwalds, wie aus einem Brief an den Arzt Clement Chesterman im Belgisch Kongo aus dem April-Mai 1924 hervorgeht: »Ich bin glücklich, dass mein kleines Buch [WU] die Verbindung zwischen uns hergestellt hat. Es ist so trost- und hilfreich, die zu kennen, die in derselben Arbeit stehen wie wir«[969]. Aus Südafrika empfängt Schweitzer Metallkatheter, welche ihm den chirurgischen Alltag erleichtern[970], freut sich über die Gründung des Pasteur-Instituts in Brazzaville 1913[971] und bleibt im Kontakt mit den wissenschaftlichen Forschungsgrößen seiner Zeit, etwa, indem er die Sitzungsprotokolle der Preußischen Akademie der Wissenschaften in Lambarene empfängt[972], im Briefkontakt mit der Witwe von Max Planck (1858–1947)

---

aller neuen Medikamente auf dem laufenden zu bleiben. Manchmal sage ich mir, dass ich in meinem Alter mich nicht mehr darum bemühen sollte. Aber andererseits ist es doch etwas Herrliches, solch einen unglaublichen Fortschritt in der Therapie erleben zu dürfen«; LWD, 204.

966 Vgl. Suermann, 2012, 171.

967 Vgl. Briefe an Prof. Fraenkel nach Heidelberg aus Lambarene am 7./8.12.37, in: LWD, 149f.

968 Durch seinen pharmakologischen Lehrer Prof. Schmiedeberg in Straßburg war Schweitzer besonders an Herzmedikamenten interessiert, »dessen Manuskript seiner Monographie über Digitalis Schweitzer 1919 ›gerettet‹ hatte [LD, S. 121]«; van Soest, BASF 8, 2001, 154.

969 LWD, 75.

970 Vgl. Brief an Dr. F.G. Cawston, Britannia Buildings in Durban aus Lambarene am 27.11.41, in: LWD, 160.

971 1913 ist darüber hinaus auch das Jahr von Schweitzers erster Ausreise. Auf eine Parallele hat Fetscher hingewiesen: »Im selben Jahr, 1913, wird in Brazzaville im Kongo das Pasteur-Institut zur Erforschung von Tropenkrankheiten gegründet. Es ist Namensvetter eines weißen Institutes in Paris. […] Eben während die Tropenmedizin sich allmählich auch den Eingeborenen selbst zuzuwenden anschickt, wird einem ›Pasteur‹ die medizinische Tropenversorgung der Privilegierten anvertraut. Der säkulare ›Pasteur‹, dessen Name sich zum Synonym für ›Pasteurisiertes‹, Hygienisches per se entwickeln soll, löst den ›Pastor‹ der Missionarsmedizin ab«; Fetscher, 1993, 139.

972 Schweitzer an Geheimrat Planck bei der Preußischen Akademie der Wissenschaften, Königsfeld, den 11.7.1929, in: Ordner T (Korrespondenz mit Adolf von Harnack) GA, Günsbacher Archiv; abgedruckt in: Oermann, 2010, 42.

steht[973] und am Lebensende als Arzt ein internationales Netzwerk gegen die Verwendung von Atomwaffen gründet[974]. Die ärztlichen Nachfolger Schweitzers sollten von diesem eng gewobenen Netzwerk an Kontakten profitieren, wie beispielsweise der Stuttgarter Zahnarzt Ferdinand Bechtle[975].

Auf wissenschaftlichem Gebiet war Schweitzer in Anlehnung an den Königsfelder Landarzt August Heisler (1881–1953) ein Verfechter der Empirie. Schweitzer bezeichnete diesen als »Erzieher zum Beobachten«[976]. Im Laufe der Jahre wurde immer mehr in Lambarene veröffentlicht. Zunächst war diese Frage von dem Straßburger Apotheker Dr. Weiss an Schweitzer herangetragen worden: »Mitten in dem auf Medikamente bezogenen Briefwechsel wirft Dr. Weiss die Frage auf, ›Warum im Lambarene-Spital so wenig über Tropenkrankheiten veröffentlicht würde?‹ Als Antwort gab Schweitzer zurück: *Die tägliche Arbeit und die viele Nebenarbeit im Spital erlauben uns nicht, so sehr wir auch wünschen, uns rein wissenschaftlichen Forschungsarbeiten zu widmen.* Schweitzer weist an dieser Stelle dankbar auf Prof. Sartory hin, der in seinem Straßburger Pharmazeutischen Institut ihm diese Arbeit abnähme. Interessant ist weiterhin, daß Dr. Weiss sich aus Lambarene per Luftpost Hautpilze von Patienten verschaffte, diese in Reinkultur weiterzüchtete und auf einer großen Hygiene-Ausstellung unter dem Namen ›Blasmodendrion Schweitzeri‹ vorstellte. Darauf gab der Humorvolle aus Afrika zurück: *Daß mein Name unter den Mikroorganismen figuriert, ist für mich ein tiefes Symbol*«[977]. Im Laufe der Jahre gewann die in Lambarene betriebene Forschung an Reputation und wurde zu einer »Versuchsstation für Tropenkrankheiten«[978]. Selbst Helene Schweitzer besuchte im August 1926 einen dreiwöchigen Kurs in Tropenmedizin am DifäM in Tübingen, um für mögliche künftige Ausreisen besser gerüstet zu sein.[979] Trotz des welt-

973 Vgl. LWD, 184.

974 Vgl. Schorlemmer, 2009, 205. Vgl. auch die Beziehung mit dem französischen Dichter Romain Rolland in diesem Kampf; in: Minder/Bähr, 1964, 63.

975 V. a. auf dem Gebiet der Onkologie war eine enge Kooperation nötig, u. a. mit der Universität Basel und Bordeaux worauf Bechtle mit diversen Tagebuchaufzeichnungen im Jahr 1972 hingewiesen hat; vgl. Bechtle, 55–57.

976 Brief an Dr. med. August Heisler aus Königsfeld im Sommer 1951; in: LWD, 213.

977 Mai, 1992, 80.

978 Über das Lambarener Labor heißt es in einem Bericht aus den 1950er Jahren: »Während sein Kollege am Operationstisch steht, vertieft sich Dr. Percy in das Studium der mikroskopischen Präparate. Sein Laboratorium ist sehr klein, nur eine Ecke des großen Konsultationsraumes, aber so wie es ist, ermöglicht es doch die Durchführung aller nötigen Untersuchungen und Beobachtungen. […] Ausrüstung und Material für Operationssaal und Laboratorium sowie die Arzneimittel kommen zum große Teil aus Amerika und aus der Schweiz, wo dank der zahlreichen Freunde Doktor Schweitzers und dank seines Rufes oft die neuesten Heilverfahren dem Spital zur Verfügung gestellt werden. So ist dieses mit der Zeit zu einer Art Versuchsstation für Tropenkrankheiten geworden«; Barthélemy, 1953, 37.

979 Vgl. Oermann, 2010, 193f.

weiten Netzwerkes Schweitzers und der wissenschaftlichen Forschung im tropenärztlichen Alltag von Lambarene, blieb das Spital nicht kritiklos in der Rezeptionsgeschichte, worauf die Schweitzerforscher Aart van Soest[980] und Nils Oermann[981] zurecht hingewiesen haben.

»Für das Spital war es sehr hilfreich, dass als Gäste gelegentlich erfahrene Mediziner kamen. Sie brachten Anregung, Ideen und von ihrem Fachgebiet her oft willkommene, praktische Unterstützung«[982]. Aus der *ärztlichen Mitarbeit* vieler Kollegen und dem häufigen Wechsel in der Mitarbeiterschaft ergab sich ein reger *internationaler, kollegialer Dialog*. Schweitzer erkannte bereits während der zweiten Ausreise nach Lambarene, dass die Güte der medizinischen Versorgung genau von diesen Kontakten abhing, wie u. a. aus einem Brief an Louise Pearce von der Rockefeller Foundation, Division of Medical Education/ New York aus dem Jahr 1926 hervorgeht: »Wir sind jetzt drei Ärzte und drei Krankenpflegerinnen. Nun sind wir in der Lage, wirklich wissenschaftlich zu arbeiten«[983]. Der ungarische Kollege Dr. Ladislas Goldschmid (1900–1979) trat in den 1930er Jahren v. a. durch seine Forschungsarbeiten hervor[984], ebenso der

980 Über den geführten wissenschaftlichen Dialog schreibt v. Soest: »Der seiner eigenen Diagnostik und Therapie gegenüber unkritische Eigenbrötler auf isoliertem Posten ist ja in der ärztlichen Mission kein unbekanntes Phänomen. Regelmäßiges Verfolgen der medizinischen Literatur ist meistens unmöglich. Leicht kann es dann dazu kommen, dass das wissenschaftliche Interesse verblasst. Schweitzer hat diese Gefahr erkannt, ist ihr aber nicht erlegen. [153…] Ein kompetenter Beobachter von Schweitzers Arbeit in Lambarene, wie Prof. Hermann Mai […] schreibt über Schweitzers wissenschaftliche Grundeinstellung: ›Wortlos und in Gedanken vertieft, konnte man Schweitzer am Bett (von Patienten mit Lungenentzündung) bisweilen stehen sehen. Seine Überlegungen galten oft der Frage, wann die Anwendung von Chemotherapie und Antibiotika richtig sei, schon zur Vorbeugung oder erst zur Behandlung. Gerade darüber hatte Schweitzer mit Domagk [Prof. Gerhard Domagk führte die Sulfonamide und die Thiosemicarbazone in die Therapie ein. Nobelpreis für Physiologie und Medizin 1939.] in München einen tiefgehenden Gedankenaustausch, genau wie er ähnliches bei der Betrachtung von Frühgeborenen in der Kinderklinik in Münster 1959 überlegte‹. […] Daß neue Entwicklungen im Krankenhaus nicht unbekannt blieben, war natürlich auch den Ärztinnen und Ärzten zu verdanken, die kürzere oder längere Zeit in Lambarene mitarbeiteten«; van Soest, BASF 8, 2001, 154.

981 Lambarene rief ambivalente Bewertungen hervor: »Unter Fachleuten war Schweitzers Lambarene hingegen umstritten: Während ein Spezialist für Lepraerkrankungen dem Hospital ein Defizit in präventiver Medizin und eine zu starke Ausrichtung auf chirurgische Behandlungen attestierte, musste ein anderer Arzt, nachdem er Lambarene besucht hatte, seine anfangs äußerst kritische Meinung über das Tropenhospital revidieren und pries es als tropenmedizinisches Schmuckstück [Brabazon, 487 f]«; Oermann, 2010, 299.

982 Munz, 2013, 116.

983 LWD, 91.

984 Dieses geht aus folgenden Primärzeugnissen hervor: So wird von Dr. Goldschmid überliefert: »Nur einen kleinen Teil der in Europa verbrachten Zeit verwandte er auf seine Erholung. Eine Reihe von Monaten brachte er in Kliniken und Laboratorien zu, hauptsächlich, um sich in Bakteriologie und Chirurgie zu vervollkommnen. Der Kolonialarzt muß ja suchen, möglichst alle Gebiete der Medizin einigermaßen zu beherrschen, da er

elsässische Landsmann Frederic Trensz (1901–1990)[985]. Aus einem bislang unveröffentlichten Brief von Emmy Martin an Emil Lind aus Lambarene vom 15.8. 1965 geht hervor, dass der internationale medizinische Dialog bis zu Schweitzers Lebensende weiter fortbestand: »Zur Zeit sind […] hier […] Aerzte ein Chirurg aus U.S.A., ein Krebsforscher aus U.S.A., ein Chirurg aus Prag, ein Indischer Arzt mit weissem Turban am Tisch – und ›unsere‹ 6 Aerzte und 16 Pflegerinnen. Ich bin hier seit 1 Juli und fliege am 16. Sept zurück«[986]. So gab es einen wissenschaftlichen Erkenntnisfluss zwischen Lambarene und Europa. Der Münsteraner Pädiater Hermann Mai (1902–2001) erforschte nach anfänglichen Hindernissen die Rachitis in Lambarene[987], der Physiker Robert Havemann (1910–1982) aus der DDR trug Studien zur Energiegewinnung aus Sonnenlicht in Lambarene vor[988], zahlreiche medizinische Dissertationen entstanden in Lambarene[989], Forscher wurden nach einigen Jahren der Tätigkeit in Lambarene

draußen keine Spezialisten hat, die er in schwierigen Fällen zu Rate ziehen kann«; BRL 1930–54, Oktober 1936, 169. Vgl. auch den Brief Schweitzers an Dr. med. Ladislas Goldschmidt nach Lambarene aus Günsbach vom 3.2.39: »Wie herrlich, dass sich das Bayersche Chininpräparat so gut bewährt. Was Sie über das Versagen von Digitalie Naturelle sagen, ist mir sehr wichtig. – Also bleiben wir bei Novurit und lassen Novasurol und Salyrgan. – In den Gebieten der Haute Volta (Côte d'Ivoirs) soll die Schlafkrankheit grosse Fortschritte machen … Gut, dass Sie Lues II feststellten. Hoffentlich macht der Mann keine zu grosse Reklame für uns daraufhin«; LWD, 155.

985 Vgl. weiterführend: »Des assistants, médecins et chirurgiens, lui viendront. Ce sera notre confrère strasbourgeois, mon camarade d'études à l'Institut Pasteur de Paris, le Dr Trensz. Ce sera le Dr. Nessmann, celui qui devait mourir en 1944, torturé par les nazis. Il y aura pour le secrétariat et pour la gestion de l'hôpital Mme Martin, Mlle Kottmann, Mlle Hausknecht«; Laigret, in: E.S. No. 7, 1995, 45. Vgl. auch Jean Christian: »Puis, après quelques considérations d'ordre général, le Dr Trensz procède à un inventaire des maladies tropicales. Cependant, ce qu'il y a de spécialement intéressant dans cet ouvrage, c'est que Schweitzer lui-même a relu le texte que Trensz lui avait soumis. Dans une lettre du 23 juillet 1950, il a passé en revue l'intégralité du texte de Trensz à qui il fait des observations, […] caractéristiques de son extraordinaire souci de précision et d'objectivité«; Christian, in: E.S. No. 7. 1995, 145.

986 Brief von Emmy Martin an Emil Lind aus Lambarene am 15.8.1965, Archiv Speyer, Korrespondenz Schweitzer-Lind, S. 2. Walter Munz berichtet von dem Besuch des amerikanischen Herzspezialisten und zweiten Ehemannes von Rhena Schweitzer, David Miller, dem New Yorker Chirurgen Michael Diana, der ihm folgenden Rat hinsichtlich einer Splenektomie gab: »*Walter, take your incision rather big, take the thing out and that's the end of it*« [a.a.O., 117], ferner von Marc Lauterburgs wiederholten Besuchen in Lambarene und Christian Bernard, dem 1967 die erste Herztransplantation geglückt war, der nach Schweitzers Tod Lambarene besuchte; vgl. Munz. 2013, 116f.

987 Vgl. Mai, 1992, 130f. Der Beitrag wurde schon zum 80. Geburtstag verfasst und erschien im 53. Rundbrief im Mai 1982.

988 Vgl. Günther/Götting, 2005, 124.

989 Vgl. u.a. Dr. med. Hervé Moutsingas' Zeugnis, der wegen seiner »Dissertation über gutartige Gebärmuttergeschwülste der gabunesischen Frau« 1965 Kontakt mit Munz aufgenommen hatte; Munz, ASS 3, 1991, 56.

an tropenmedizinische Institute berufen[990] oder wollten von tropenärztlichen Kollegen lernen, etwa auf dem Gebiet der Chirurgie[991]. »Die ganze Zeit über war er auf der Suche nach guten Orgeln und guten Ärzten und Schwestern für Lambarene. Er pflegte die Verbindung zu Ärzten, die sich auf Tropenmedizin spezialisiert hatten, und erübrigte immer mehr Zeit für Besprechungen mit pharmazeutischen Beratern«[992]. Darüber hinaus gab es eine umfangreiche Spitalbibliothek in Lambarene, welche Grundlage des medizinischen Handelns vor Ort bildete, welche die einzelnen Ärzte nach Bedarf ergänzten: »Für aussergewöhnliche Operationen war eine intensive Vorbereitung mit Hilfe dieser Fachbücher nötig, dann eine gründliche Planung mit der Instrumentierschwester, für die solche Eingriffe meistens auch neu waren. Wie manche Operation musste – durfte – ich ausführen, geleitet durch ein grosses weisses Papier an einem Infusionsständer, auf welchem ich die einzelnen Operationsschritte minutiös aufgeschrieben und skizziert hatte«[993]. Wie wirkte sich diese Infrastruktur nun auf die Therapie einzelner Krankheiten im medizinischen Alltag von Lambarene aus?

Im folgenden sollen die bereits zuvor in Kapitel B.1. erwähnten *Krankheiten* unter dem Aspekt weiter betrachtet werden, inwiefern die wissenschaftliche Forschung zu ihrer Therapie in Lambarene beigetragen hat.

»Wie ein Fabrikant darauf aus ist, einen Massenartikel um einige Pfennige billiger herzustellen als bisher, um seinen Betrieb rentabler zu gestalten, also müssen wir darauf sinnen, die Heilung der phagedänischen Geschwüre, dieses Massenartikels unseres Spitals, zu beschleunigen«[994]. V. a. auf dem Gebiet der Therapie der phagedänischen *Geschwüre* erwarb er sich einen internationalen Namen, wie bereits aus dem Briefwechsel um die Verleihung der Hamburger Bernhard-Nocht-Medaille hervorgegangen war. Im August 1926 berichtete Helene Schweitzer vom tropenmedizinischen Kurs am DifäM, »dass in der Vorlesung seine Behandlung des Ulcus tropicum als die erfolgversprechendste angegeben wird«[995]. Schweitzer modifizierte dabei verschiedene Verfahren, u. a. von belgischen Ärzten, welches die Auskratzung in Narkose durch den Einsatz

990 So erhielt Dr. Günther im Mai 1965 einen Ruf an das Londoner Tropeninstitut; vgl. Günther/Götting, 2005, 33.

991 Schweitzer half seinen Mitarbeitern bei der Regelung von Formalitäten im Rahmen der Fortbildungen: »Next month I go to South Africa. A surgeon, Dr. Jack Penn, visited the Hospital here recently. There are new techniques in reconstructive surgery I want to learn. Dr. Penn invited me to work at his hospital. After I accepted, Dr. Schweitzer took it on himself to make all the arrangements for passport and visas«; Cousins, 1960, 75.

992 Payne, 1964, 190.

993 Munz, 2013, 109.

994 AW I, BRL 1924–27, Winter und Frühling 1925, 581.

995 Mühlstein, 1998, 211.

von Sublimatpastillen und Methylviolettverbänden ersetzt.[996] Die Bedeutung des Methylviolett hatte Schweitzer bereits an der Straßburger Universität gelernt: »Sehr große Dienste bei [...] eitrigen Geschwüren leistete mir das von dem Straßburger Professor der Augenheilkunde Stilling auf seine Wirkung untersuchte reine Methylenviolett, von ihm Pyoktanin, d.h. Eiter-Tod, genannt«[997]. Auch kleinere Forschungsarbeiten wurden im klinischen Alltag in Lambarene an den Mitarbeitern erprobt: »Nach dem Abendessen: erneute Behandlung meiner durch die Pockenimpfung entstandenen Entzündung am linken Arm durch Mlle Mathilde und A. Sch., der die desinfizierende Wirkung der Salbe, die ein kleiner Schweizer Drogist erfunden hat, immer wieder rühmt«[998].

An der Therapie der *Malaria* wird erkennbar, welche Fortschritte, aber auch Rückschritte sich aus dem internationalen Kontakt in der Therapie ergaben. Durch die Arbeiten Ronald Ross', des Entdeckers der Anophelesmücke als Überträgerin dieser Erkrankung waren zu Beginn des 20. Jh. zunächst grosse Fortschritte erzielt worden.[999] Schweitzer zeigte sich in den 1940er Jahren in der Therapie der komorbiden Splenomegalien durch die Fortschritte in der italienischen Wissenschaft, welche zuerst intravenöse Adrenalineinspritzungen

996 Detailliert berichtet Schweitzer von der neuen Methode, bei der trotz aller Erfolge offene wissenschaftliche Fragen bestehen blieben: »Nun werden die verschiedenen Arten der Behandlung durchprobiert. Dabei zeigt sich, daß ein von belgischen Ärzten angegebenes und von uns etwas modifiziertes Verfahren das [phagedänische; Anm. d. Vf.in] Geschwür in den meisten Fällen geradesogut reinigt wie die von uns bisher geübte Auskratzung. [...] Die von uns jetzt geübte Behandlungsweise besteht darin, daß man das Geschwür eine halbe Minute lang mit einer Sublimatpastille ziemlich energisch auswischt. Dies ist schmerzhaft. Aber der Schmerz wird erst empfunden, wenn die Prozedur bereits vorüber ist. Nach [580] einer halben Minute wird das Geschwür mit gekochtem Wasser gut abgespült. Nun bestreut man es mit Jodoform und bedeckt es mit Gazekompressen, die mit einer dünnen Lösung Methylviolett getränkt sind. Diese Kompressen werden öfters erneuert, damit der Verband immer feucht bleibt. Nach zwei oder drei Tagen ist das Geschwür dann so weit gereinigt, daß es genügt, es mit Dermatol, Salol, Aristol, Vioform oder einem andern Wundstreupulver zu belegen und trocken zu verbinden. Bis zur definitiven Heilung kann es aber, wenn das Geschwür groß ist, noch acht bis zehn Wochen dauern, wenn nicht länger. Ganz langsam nur wächst die Haut nach. Später, wenn regelmäßig operiert wird, wollen wir Hauttransplantationen versuchen. [...] Wieviel an Arbeit, Verbandstoffen, Medikamenten und Reis wird schon gespart, wenn wir nur so viel erreichen, daß die Überhäutung in sieben statt in fünfzehn Wochen vor sich geht! [...] Merkwürdig ist, daß die phagedänischen Geschwüre nur an der unteren Hälfte des Unterschenkels vorkommen. Gewöhnlich sitzen sie an den Knöcheln oder oberhalb derselben und auf den Fußrücken. Zuweilen beginnen sie an einer Zehe oder an den Fersen. Alle anderen Gegenden des Körpers scheinen gegen sie gefeit. Nach unserer Beobachtung sind auch nur Männer davon befallen; bei Frauen kommen sie fast nicht vor. [581] Von verschiedenen Seiten ist mir gesagt worden, daß phagedänische Geschwüre besonders da auftreten, wo die Leute viel Palmöl bekommen. Inwieweit dies zutrifft, weiß ich nicht«; AW I, BRL 1924–27, Winter und Frühling 1925, 582.

997 Mission 1919, VVA, 352.

998 Herzog, 1959, 150.

999 Vgl. Scholl, BASF 2, 1994, 102.

vornahmen, sehr erleichtert.[1000] Allerdings erkannten bereits nachfolgende Ärztegenerationen die grosse Gefahr der zunehmenden Resistenzentwicklung.[1001] Auch in den 1970er Jahren waren alle Mitarbeiter Lambarenes zur Prophylaxe durch die Einnahme von Chinin verpflichtet[1002], traten dadurch auch ungewollte Nebenwirkungen auf – etwa Tinnitus infolge der Chloroquineinnahme –[1003], und es wurde sorgfältig darauf geachtet, dass alle Vorsichtsmaßnahmen ergriffen wurden[1004]. Bis zum heutigen Tage ist Lambarene in der Bekämpfung der Malaria auf wissenschaftlichem Gebiet führend.[1005]

Durch die enge Kooperation mit dem Rockefeller-Institut, kann Schweitzer wichtige Fortschritte in der Therapie der *Schlafkrankheit* machen. Wurde diese Krankheit zunächst aufgrund von Forschungen von Robert Koch mit Atoyxl-Injektionen behandelt[1006], so gelang es ihm seit den 1930er Jahren aufgrund von Versuchen mit Tryparsamid eine neue Therapieform einzuschlagen. »Ein geistesgestörter Schlafkranker mit Namen N'Tsama kommt am Anfang des Jahres zu uns. Er ist zum Gerippe abgemagert. Wir behandeln ihn mit Tryparsamid, dem neuen Schlafkrankheitsmittel des Rockefeller-Instituts, das wir eben zu Versuchszwecken erhalten haben«[1007]. Schweitzer profitierte v. a. aus der Kooperation mit den USA.[1008] Auch europäische Wissenschaftler beforschten in Lam-

1000 Auch hier bleiben offene Fragen bestehen: Die Krankheit ist bei Mulatten verbreiteter als bei Schwarzen und heilt bei ersteren leichter ab; vgl. BRL 1930–54, Folge Februar 1939, 4. 12. 1938, 214.

1001 Vgl. Mai, AS-Spital, 1984, o.S.

1002 Vgl. folgende Tagebucheintragung: »23.4.72: Auf jedem Esstisch im refectoire (Speisesaal) stehen mit Chinin-Tabletten gefüllte Dosen, Mosquito-Netze hängen über den Liegen, Mittel gegen die Malaria«; Bechtle, 1997, 26.

1003 Vgl. Bechtle, 1997, 34.

1004 Vgl. die Tagebuchaufzeichnungen von Bechtle: »29.10.72: Unser holländischer Kinderarzt referierte über Sumpffieber im pharmakologischen Zusammenhang mit ›Resochin‹ (Bayer). Ein Berliner Apotheker, Dr. Schultz, entwickelte in ehemals Deutsch Ostafrika ein synthetisches Chinarinden Präparat, namens ›Cinchona‹, das die Engländer, als spätere Mandatsträger, requirierten und damit bis zur Unabhängigkeit die gesamte Bevölkerung Tansania's malariafrei hielten«; Bechtle, 1997, 68.

1005 Vgl. die Arbeiten des DifäM unter Prof. Kremsner (dokserv/promotion/tübingen.de) und die neuesten Publikationen zu diesem Thema unter von in Lambarene tätigen Ärzten, u. a. Florian Steinert, in: NEJM, 17. 11. 2011, Vol. 365, No. 20; 365:1863–75: »First Results of Phase 3 Trials of RTS,S/AS01 Malaria Vaccine in Africa Children«.

1006 Vgl. Fetscher, 1993, 135–138.

1007 AW I, BRL 1924–27, 1926, 654.

1008 Vgl. folgenden Bericht über den wissenschaftlichen Erfolg der Amerikanerin Pearce, zu der Schweitzer in Kontakt trat: »Ce fut une révolution quand une Américaine, Miss Pearce, introduisit dans la thérapeutique de la maladie du sommeil, la tryparsamide. Ce nouveau produit arsenical se révéla actif contre les trypanosomes jusque dans les centres nerveux. Le fait fut contrôlé par le Dr Schweitzer à Lambaréné vers le même temps où nous l'observions à l'Institut Pasteur de Brazzaville. On vit des sommeilleux à la dernière période, impotents, cachectiques, condamnés à une mort prochaine, reprendre vie, complètement débarrassés de leurs trypanosomes. On ne parle plus de Miss Pearce. Le

barene in den 1970er Jahren noch diese Erkrankung.[1009] Bald schon konnte Lambarene auf die Unterstützung von staatlichen Instituten bauen. »Den Kampf gegen die Schlafkrankheit hatte inzwischen die Verwaltungsbehörde als ihre Pflicht erkannt. So wurde das Spital hiervon entlastet. Aber der Aussatz, die uralte Menschheitsgeißel, machte viel zu schaffen. Einige anderswo ausprobierte Mittel ließen endlich eine erfolgreiche Behandlung zu«[1010].

In der *Lepratherapie* knüpfte Schweitzer daher ebenfalls engmaschige Kontakte zu Wissenschaftlern, so u. a. zu in Belgisch-Kongo arbeiteten Tropenärzten[1011] sowie zu englischen[1012], französischen[1013] und amerikanischen[1014] Ärzten. »Mit Lepra hatte er sich ganz besonders eingehend befasst. Experimente der Engländer mit Diphtherie-Toxoid, der Franzosen mit einem Präparat, das aus einer in Madagaskar heimischen Pflanze (Hydrocotylus asiatica) hergestellt wurde, und der Amerikaner mit Promin, einem Sulphonamid, waren vielversprechend. Er hofft, [...] dass er alle Leprakranken aus der Umgebung in einer Leprastation auf dem Spitalgelände unterbringen und damit diese Krankheit ein

nom de cette femme mérite pourtant d'être honoré à jamais pour le bien qu'elle a fait à l'Afrique noire. Grâce à ses travaux, et à d'autres qui ont suivi, nous disposons à présent de médicaments trypanocides qui, utilisés à bon escient, guérissent la maladie du sommeil à ses différents stades. Du même coup on sauve les malades et on empêche les glossines de s'infecter. La solution du problème est parfaite«; Laigret, in: E.S. No. 7, 1995, 47. Vgl. auch den Brief an Louise Pearce, Rockefeller Foundation, Division of Medical Education nach New York aus Lambarene von 1926, in: LWD, 91.

1009 Vgl. Bechtle, 1997, 15.

1010 Grabs, in: AS LD, Faksimilenachdruck 1931, Hamburg 2011, 221.

1011 Vgl. Brief an Dr. med. Clement Chesterman, Yakusu, Belgisch Kongo, Lambarene April-Mai 1924: »Geben Sie mir, bitte, ganz präzise Einzelheiten über Ihre Behandlung der Lepra und die Einspritzung von Gynocard und Morrhual. Diese Frage interessiert mich ungeheuer. Und auch Einzelheiten über Ihre Behandlung mit Tryparsamid. Ich höre mit Freude, dass Sie damit grosse Erfolge haben«; LWD, 75.

1012 Von einer experimentellen Kombinationstherapie verschiedener Pharmakotherapeutika berichtet Schweitzer folgendes: »Mit den an Lepra (Aussatz) erkrankten Eingeborenen geben wir uns nach wie vor viel ab. Von England erhalten wir Diphtherietoxoid zugesandt, das neuerdings in der Behandlung dieser Krankheit Verwendung findet. Wir sehen günstige Erfolge von diesen Einspritzungen, die wir mit unserer Behandlung durch Chaulmoograöl, Arsenpräparaten, Trypaflavin- und Methylenblaueinspritzungen kombinieren. Aber heute, [242] wie früher, fehlt es diesen armen Kranken an der nötigen Geduld, die vielen Monate, die die richtige Durchführung der Kur erfordert, bei uns zu bleiben. Kaum geht es ihnen etwas besser, kaum fangen die Leprageschwüre an, einige Tendenz zur Heilung zu zeigen, glauben sie der Behandlung vorläufig entbehren zu können. Sie verlassen das Spital und stellen sich erst nach Monaten, wenn sich ihr Zustand unterdes ernstlich verschlimmert hat, wieder bei uns ein!«; BRL 1930–54, Folge März 1946, Kriegsjahre, 243.

1013 Er beruft sich auf Versuchsergebnisse von auf Madagaskar tätigen französischen Ärzten, die seit 1937 Extrakte der Pflanze »Hydrocatylus asiatica« gewannen und für lepröse Ulcerationen verwendeten; BRL 1930–54, Folge März 1946, Kriegsjahre, 243.

1014 Vgl. BRL 1930–54, Folge März 1946, Kriegsjahre, 243.

für allemal ausrotten könnte«[1015]. Schweitzer kommentiert sein wissenschaftliches Bemühen: »Wie froh werden wir Ärzte, die mit Leprakranken zu tun haben, sein, wenn wir einmal über eine schneller und besser zum Ziele führende Behandlungsweise verfügen als bisher!«[1016]. Hatte er zahlreiche Erfolge bereits zu Lebzeiten zu verzeichnen[1017], so blieb die Lepratherapie auch für nachfolgende Ärztegenerationen eine Herausforderung, wie u. a. aus dem Gabuner Tagebuch des Stuttgarter Zahnarztes Ferdinand Bechtle hervorgeht[1018].

Auf dem Gebiet der *Chirurgie* profitierte Schweitzer besonders von speziellen OP-Techniken, von denen er durch wissenschaftliche Veröffentlichungen erfuhr, etwa für die zahlreichen Hernien-Operationen in Lambarene[1019], für die Frakturen[1020] oder andere Unfallfolgen. Letztere wurden durch einen engen Kontakt mit dem Verband der Feinmechanischen Industrie in Köln und Kiel ermöglicht, wie aus einem unveröffentlichten Brief vom 1. 6. 1955 deutlich wird: »Im Mai ist die kostbare Sendung in bestem Zustande angekommen. [...] Die Nagelung nach Kuntscher machten wir seit einiger Zeit, aber mit einem unvollständigen und primitiven Instrumentarium. So ist es für uns geradezu eine Erlösung, von Ihnen und der Firma Ernst Pohl das spezielle und ideale erhalten zu haben. Meine Kollegen und ich senden ihnen unseren herzlichen Dank dafür. Wir haben hier viele schwere Frakturen, denn bei dem Fällen und dem Transport der großen Urwaldbäume gibt es viele Unfälle. Dass wir sie mit der neuesten Knochennagelung behandeln können, bedeutet für uns nicht nur eine Verbesserung der Resultate, sondern auch eine grosse Vereinfachung der Behandlung. Als Kinder sangen wir ›Winter ade, Scheiden tut weh, aber dein Scheiden macht, dass mir das Herze lacht‹. Heute, um Besitze Ihres Instrumentariums singen wie ›Extensionsbehandlung ade, Scheiden tut weh, aber dein Scheiden macht, dass mir das Herze lacht‹. Und doch, was war die Extension schon ein Fortschritt und eine

1015 Payne, 1964, 228.

1016 BRL 1930–54, Folge März 1946, Kriegsjahre, 243.

1017 Zur Lepratherapie vgl. Laigret, in: E.S. No. 7, 1995, 56.

1018 Vgl. folgende 3 Tagebuchaufzeichnungen: 1) »3.9.72: Momentan befasse ich mich mit einem Manual of Leprosy, Autor Ernest Muir, Professor of the Pathology Departement of the Edinburgh University, auf Empfehlung von Dr. Browne«; Bechtle, 1997, 57. 2) »1.10.72: [...] Der neue Spital-Komplex wird in Atadie entstehen. Der Name ›Village de Lumière‹ für's Leprosorium geht auf Albert Schweitzer zurück«; a. a. O., 60. 3) »15.10.72: Ciba-Geigy schickte mir die erwünschten ›Acta clinica‹, ein Resumé über die Lepra mit colorierten, mikroskopischen Schnitten auf neuestem Stand«; a. a. O., 63.

1019 Zunächst wandte er ein Verfahren an, von dem er 1913 gehört hatte: »Wir verfahren nach der Anno 1913 von Doktor Ouzilleau veröffentlichten Methode [Hernien-OP], bei der die Geschwulst in der Mitte wie eine Birne gespalten wird. Dies erleichtert das Aufsuchen der Blutgefäße und ermöglicht eine exakte Blutstillung«; AW I, BRL 1924–27, Winter und Frühling 1925, 587.

1020 Zur »besten Behandlung der Frakturen« wendete er das »Extensionsverfahren nach der Methode von Kirschner an«; BRL 1930–54, Mai 1937, 179.

Vereinfachung in der Behandlung für die, die es wie ich miterlebt haben!«[1021]. Doch nicht nur auf chirurgischem Gebiet profitierte Schweitzer von den internationalen Kontakten. Auch auf *internistischem* Gebiet blieb er an den Neuerungen interessiert: »Die Fortschritte der Medizin [...] helfen gegen Herzkrankheiten, aber auch gegen Rheumatismus und Ischias, die im tropischen Klima ein schlimmes Übel sein können«[1022]. Dieses gilt insbesondere für die Pharmakotherapie, welche viele Krankheitsleiden beseitigen bzw. lindern konnte.

Schweitzer kooperierte eng mit internationalen Pharmafirmen, um die *medikamentöse Versorgung* seines Spitalbetriebes sicherzustellen. So lieferte beispielsweise die Firma Sandoz über ihre Pariser Filiale Medikamente nach Lambarene[1023]. Die Firma Bayer lieferte aus ihrer südafrikanischen Niederlassung in Johannesburg Anästhetika[1024]. Schweitzers ökonomische Sparsamkeit wird an diesen Medikamentenlieferungen erkennbar, wie aus unveröffentlichtem Archivmaterial aus einem Notizbuch Schweitzers, geschrieben in Königsfeld am 3.4.1928, hervorgeht: »Professor Dr. L. Lewin (Pharmakologie) Berlin [...] Hat mir sein Buch und Broschüren gesandt. War bei Merck – Darmstadt. Will mir billiger Medikamente verschaffen. R. 4.4.28«[1025]. V. a. während des Zweiten Weltkriegs profitierte Schweitzer in der medikamentösen Versorgung des Spitalorganismus von der engen Kooperation mit Pharmafirmen, welche Helene Schweitzer-Bresslau durch ihre vor Kriegsbeginn durchgeführte Reise in die USA sichergestellt hatte.[1026] Edward Hume, der Sekretär des Christian Medical Council for Overseas Work und Prof. Everett Skillings vom Middleburg College aus den USA sandten Medikamentenlieferungen und Geldspenden, welche ein Jahr nach ihrer Bestellung 1942 in Lambarene eintrafen. Schweitzer berichtet in seinen Briefen aus Lambarene voller Dank von diesen Liefe-

1021 Brief an Herrn Brinkmann, Leiter des Verbandes der deutschen Feinmechanischen Industrie in Köln sowie die Firma Ernst Pohl in Kiel, Frankfurter Archivmaterial.

1022 Grabs, in: AS LD, Faksimilenachdruck 1931, Hamburg 2011, 221.

1023 Vgl. folgenden Brief an Prof. Arthur Stoll, Sandoz nach Basel aus Lambarene im Mai 1937; in: LWD, 142.

1024 Dass dieses zuweilen nur auf Umwegen möglich war, wird aus einem Brief an Dr. F.G. Cawston, Britannia Buildings nach Durban aus Lambarene vom 27.11.41 erkennbar: »Indem Sie bei Bayer Pharma Johannesburg Garantie geleistet haben für die 4 Fläsch[ch]en Novocain, haben Sie mir einen grossen Dienst geleistet. Bayer Pharma hat mir nun ermöglicht, dass ich die Zahlung der L[Pfund] 4 durch Banque Belge d'Afrique in Brazzaville tue, was eine grosse Vereinfachung für mich ist. Ich habe die Sendung noch nicht erhalten, hoffe aber, dass sie demnächst ankommt. In Zukunft werde ich versuchen, direkt bei Bayer Pharma in Johannesburg zu bestellen, [um] Sie nicht mehr zu bemühen«; LWD, 160.

1025 Collection AS Papers, Box 8, Notebooks, Syracuse University Library, »Notizbuch 1928«, S. 43.

1026 Vgl. Mühlstein, 1998, 234.

rungen.[1027] »Die Hilfslieferungen, bis zu deren Eintreffen ein Jahr vergehen sollte, und weitere, aus Großbritannien, Schweden und den USA kommende Zuwendungen in den Jahren 1942 und 1943 erlaubten es, wieder mehr Kranke aufzunehmen«[1028]. Nach dem Krieg unternahm Schweitzer 1949 eine Reise in die USA, um u.a. seinen Spendern zu danken.[1029]

Eine enge Kooperation bestand darüber hinaus mit dem Straßburger Apotheker Robert Weiss. Aus diesen Briefen geht hervor, wie sehr Schweitzer sich darum bemühte, für seine Kranken die neuesten und wirksamsten Therapieoptionen sicherzustellen. »Dieser Brief vom 14.6.1939 [von Albert Schweitzer aus Lambarene an Robert Weiss in Straßburg] […] enthält rein sachliche Bestellungen von Medikamenten. Doch flicht Schweitzer seinem Freunde gegenüber immer wieder persönliche Bemerkungen, insbesondere Angaben über die Wirkung früher gelieferter Arzneien, Hoffnung auf den Effekt anderer Zusammensetzung oder Dosierung ein. […] Im Jahr vor seiner 1924 erneuten Ausreise nach Lambarene bestellte Schweitzer in der Straßburger Apotheke bei Dr. Weiss über 3.000 Codein-Pastillen, Lebertransalbe, sodann Pyoktanin-Merck, um die phagedänischen Geschwüre zu heilen. Da Atoxyl wegen der Nebenwirkungen in der Therapie der Schlafkrankheit ersetzt war, bestellte Albert Schweitzer das Bayer-Produkt 205 Germanyl und das französische Moranyl als wirksamste und unschädlichste Mittel. Außerdem wünschte er auch größere Mengen Chinin. Bei dieser Malaria-Medikation blieb er auch, als später synthetische Mittel erfunden wurden. 0,3 g Chinin erhielt jeder Europäer beim Mittagessen. Von Lambarene aus schrieb Schweitzer dem Straßburger Apotheker: *Tausend Dank für die Genauigkeit, mit der Du die Listen und Kisten geführt hast… Eure Muster lösen Freudenkundgebungen aus. Du hast wirklich etwas geleistet.* Auch ein leiser Tadel fehlt nicht, aber in Schweitzers Humor verpackt. Eine Kiste voller Schmierseife sei zerbrochen angekommen, ein Teil des Inhalts war verloren. Darin bist Du noch kein Meister, setzt der Empfänger hinzu. Noch etwas später bestellte Albert Schweitzer große Mengen Yatren«[1030]. Schweitzers Bemühungen um den wissenschaftlichen Erkenntnisgewinn auf dem Gebiet der Pharmakologie wird nicht nur während der zweiten Ausreise nach Lambarene 1924, sondern auch vor Beginn[1031] und nach Ende des Zweiten Weltkriegs[1032] immer

1027 Vgl. BRL 1930–54, Folge März 1946, Kriegsjahre, 231 f.

1028 Oermann, 2010, 225.

1029 Vgl. Mühlstein, 1998, 255; Oermann, 2010, 231.

1030 Mai, 1992, 80.

1031 Vgl. folgenden Bericht: »Kurz vor dem Krieg enthält der Brief an Dr. Weiss die bedeutsame Bemerkung des Urwaldarztes: Also dieses Dagénan (ein Sulfonamid) ist etwas Großartiges. Früher verloren wir so viele Pneumonien. Jetzt bringen wir sie alle durch… Für die Heilung der Gonorrhoe ist es dem Uliron mindestens gleichwertig. Diese Patienten – früher wochenlang hospitalisiert – können nun nach kurzer Zeit entlassen werden«; Mai, 1992, 81.

wieder durch Briefe an Weiss belegt. In den Briefen an Robert Weiss gibt es auch politische, systemkritische Äußerungen des Urwaldarztes, welche sehr selten im veröffentlichten Werk Schweitzers zu finden sind[1033]. Das internationale Netzwerk mit Pharmafirmen bestand auch nach Schweitzers Tod fort. V. a. in der Lepratherapie bzw. der Therapie der Parasitosen gab es wichtige Fortschritte, wie verschiedene Quellen der ärztlichen Nachfolger Schweitzers belegen.[1034]

Schweitzers tropenärztlicher Alltag war über die Pharmakotherapie hinaus von einer ausgeprägten *sozialen Fürsorge* für seine Mitarbeiter und Patienten geprägt. So versuchte er durch reichhaltige Ernährungsangebote der Erschöpfung aufgrund langer Aufenthalte in den Tropen entgegenzuwirken, wie aus folgendem Brief an den Arzt E.H. Hume nach New York aus Lambarene am 9. 1. 1941 hervorgeht: »Durchschnittlich sind wir etwa 30 Personen bei Tisch. Unsere

---

1032 Mangelzustände blieben auch in der Nachkriegszeit bestehen: »So bittet Albert Schweitzer im Oktober 1945 um Chinin, Neosalvarsan, Arzneien gegen Hämorrhagien (Blutungen), Diabetes, Hämorrhoiden, Harn- u. Geschlechtskrankheiten. Penicillin und Streptomycin waren nur äußerst knapp vorhanden und durften nur extrem sparsam zur Verwendung gelangen. Deshalb bittet er um Ärztemuster aus Straßburg. Neben Gelatine für die Dauerverbände der Leprakranken wünscht er sich Terramycin und schreibt dazu: *Ich hätte es gerne, denn wir sind durch eine Encephalitis epidemica (Hirnentzündung), die von Nigeria und Kamerun nach Süden wandert, bedroht*«; Mai, 1992, 81.

1033 Vgl. dazu: »Robert Weiss, einem Apotheker, der Schweitzer 1918 in Günsbach kennengelernt hatte und der Schweitzer mit Medikamenten für Lambarene belieferte, schrieb Schweitzer im September 1937: ›Wenn jetzt so viele Pfarrer im Gefängnis sitzen, ersiehst Du daraus, dass ich die Leute, die jenseits des Rheines die Herrschaft ausüben, richtig eingeschätzt habe‹. [Lambarene, d. 7.9.1937; R. Weiss, AS als Arzt und als Mensch, Morstadt-Kehl 1976, S. 27.]«; Suermann, 2012, 182.

1034 Vgl. u. a. das Zeugnis des in Lambarene tätigen Arztes Prof. Günther: »Mitunter infizierten sich in der Vergangenheit die Kinder der Leprakranken, doch seit wir die BCG-Schutzimpfung eingeführt haben, ist dies kein Thema mehr. [...] Der Impfstoff kommt aus Jena in Thüringen. Wir haben sehr gute Kontakte zu Jenapharm, die Zusammenarbeit ist freundlich und ohne Probleme [AS]«; Günther/Götting, 2005, 18. Auch aus einem Interview mit dem Arzt Ary van Wijnen geht die Bedeutung der Pharmakotherapie in der wissenschaftlichen Nachfolge Schweitzers hervor: »Sie sprechen von guten Medikamenten, aber zur damaligen Zeit gab es nur Dapson – mit allen Risiken. Dapson ist zwar ein gutes Medikament, aber man hat festgestellt, dass man es nicht alleine nehmen kann. Heutzutage wird es nur noch in Kombination mit anderen verabreicht, weil sonst die Bakterien resistent werden und dann wird es natürlich schwieriger, die Krankheit zu behandeln. [...] Zusätzlich darf man Dapson nicht in hohen Dosierungen nehmen, weil es sonst toxisch wirkt. Daher hat man es – obwohl schon 1928 erfunden – viele Jahre lang nicht eingesetzt. Erst Wissenschaftler in Amerika haben das Medikament während des Krieges wieder hervorgeholt und in niedriger Dosierung gegeben. Dabei hat sich dann herausgestellt, dass es äußerst effektiv wirkt. In normaler Dosierung hat es nicht gewirkt, weil wegen der großen Nebenwirkungen«; 5; Interview mit Ary van Wijnen, Mein Idol – Albert Schweitzer, http://www.dahw.de/aktuelles/news/albert-schweitzer-interview-mit-ary-van-wijnen.de; besucht am 26.11.2011; 11:50 Uhr; S. 1–8. Vgl. weiterführend auch das Zeugnis des Franzosen Jean Christian zur Therapie der Bilharziose; in: E.S. No. 7. 1995, 146.

weissen Patienten inbegriffen. [158...] Es ist auffallend, wie die Europäer in der feuchten Hitze ihren Appetit verlieren. Dies ist eine meiner Sorgen um meine Helfer. Deshalb versuche ich alles herauszufinden, um ihren Appetit anzuregen«[1035]. Er stand in enger Kooperation mit der Basler Pharmafirma Sandoz, welche ihm Calcium als Nahrungsergänzungsmittel zukommen ließ, wie aus einem Brief an Prof. Arthur Stoll (1887–1971) zu Sandoz in Basel im Mai 1937 erkennbar wird: »Eine grenzenlose Verwendung haben wir hier für die Ampullen ›Calcium Sandoz 10 %‹. Das Wasser hier ist sehr kalkarm und die Bananen und Manioknahrung auch. So behandeln wir alle in ihrem Ernährungszustande heruntergekommenen Menschen zugleich jetzt immer mit ›Calcium Sandoz intraveineuse‹ und haben schöne Erfolge«[1036]. An einem Textabschnitt wird sogar ein ethisches Dilemma in der Ernährung der Spitalinsassen erkennbar: Anstelle von synthetischen Leberpräparaten zur Injektion verwendete er »frische Leber von Geisböcken«[1037] als wirkungsvolleres Präparat. Dieses Vorgehen ist mit der Ehrfurchtsethik, auf die im Kap. C3 weiter eingegangen werden wird, unter wissenschaftlichen und ethischen Gesichtspunkten im tropenärztlichen Alltag von Lambarene zu vereinbaren, wie dort gezeigt werden wird. In der Folgezeit der Spitalentwicklung dominierten im Anschluss an Schweitzer unter seinen ärztlichen Nachfolgern zahlreiche präventivmedizinische Kampagnen, etwa auf zahnärztlichem[1038] oder infektiologischem – der Bilharziosebehandlung[1039] – Gebiet.

Anders als unter den ärztlichen Nachfolgern Schweitzers kennzeichnet es den *wissenschaftlichen Dialog bzw. die Forschung* in Lambarene zu Lebzeiten Schweitzers, dass er durch ihn auch auf andere Fachrichtungen, etwa die *Kunst* und *Geisteswissenschaft* ausgeweitet wurde. So behandelt einer der letzten Briefe Schweitzers an den Musikwissenschaftler Prof. Hans Besch, kurz vor seinem Tod im Jahre 1964 eine Frage der Bachinterpretation.[1040] Die Arbeit an der Kulturphilosophie hob Schweitzer öfter über die alltägliche medizinische Mühsal hinaus: »Die geistige Frische habe ich trotz aller Müdigkeit und aller Anämie merkwürdigerweise fast ganz bewahrt. War der Tag nicht gar zu anstrengend, so vermag ich nach dem Abendessen zwei Stunden an meiner Arbeit über Ethik und Kultur in der Geschichte des Denkens der Menschheit zu schaffen. Die

1035 LWD, 159.
1036 Ebd., 142.
1037 Mai, 1992, 81.
1038 Vgl. Bechtle, 1997, 19.22.
1039 Vgl. ebd., 1997, 33.
1040 Schweitzer wehrt sich sehr emotional gegen die These, Bachs Werke seien nicht im religiösen Geiste komponiert worden: »Wer Ohren hat zu hören, der versteht Bach. Lieber Herr Professor, [...] Ich kenne die Stellen, auf die man sich für die Verweltlichung Bachs beruft. [...] Wenn Sie mir etwas über den Verlauf der Debatte zuschicken, nehme ich gerne davon Kenntnis. [...] Schreiben Sie mir kein Dr. Dr. Dr. zu. Eins genügt«; LWD, 330.

notwendigen Bücher, soweit ich sie nicht mitgebracht habe, besorgt mir Professor Strohl von der Züricher Universität«[1041]. Die Lambarene-Besucher, u.a. der Hamburger Journalist Harald Steffahn, berichten davon, wie sehr Schweitzer durch seine umfangreiche, weltweite Korrespondenz am wissenschaftlichen Diskurs seiner Zeit teilnahm.[1042] »Dans une lettre où Schweitzer prit note de l'arrivée du Dr Nessmann, il avait indique au passage qu'il écrit quelque 2000 lettres par an. Bon nombre de celles qu'il a adressées au Dr Trensz comportent plusieurs feuillets. Mais bien plus que de sa santé, c'est de celle des autres que Schweitzer reste en permanence profondement soucieux. À cet effet, il ne cessa de s'informer sur les nouvelles méthodes de traitement et parfois même en se mettant au service des confrères d'Europe qui lui demandaient des renseignements ou telle ou telle précision«[1043].

Schweitzer führte in Lambarene Notizbücher in seiner Hosentasche, in welche er seine wissenschaftlichen Kenntnisse einzutragen pflegte. Diese »medical notebooks« enthalten auf Deutsch, Französisch, Englisch neue Erkenntnisse und berichten besonders vom klinischen Alltag in Lambarene, worauf im Folgekapitel näher eingegangen wird. Aufgrund seines Verantwortungsgefühls stellte er sich »in den Dienst der Eingeborenen«[1044] und blieb zugleich über das Eintragen seiner Gedanken in diese Notizbücher mit der Welt in einem inneren Dialog verbunden.

In diesem Zusammenhang sind auch Schweitzers *Kontakte zu Spitalablegern und Geistesverwandten*, etwa dem »Albert-Schweitzer-Spital« in Haiti, gegründet von William Larimer Mellon (1910–1989)[1045], dem Spital in Peru von Theodor Binder (1919–2011) und der Kontakt zu weiteren missionsärztlichen und tropenärztlichen *Geistesverwandten* zu erwähnen. Auf die Rezeptionsgeschichte Schweitzers in missionsärztlichen Kreisen hat der langjährige Mitar-

1041 AW I, WU, 451.

1042 Das erklärt vielleicht auch das beschriebene Chaos in seinem Arbeitszimmer: »Heute Nachmittag hatte er hier in seinem Zimmer noch über dem Ogowe-Fluß auf einen Bücherstoß gezeigt, ein Meter hoch, ein Meter breit: ›Die muß ich alle lesen und verdanken‹. Viele Neuerscheinungen landen hier: entweder von seiten der Verleger philosophischer, theologischer, medizinischer, musikwissenschaftlicher Literatur. [...] Mit einer großen Lupe, die beim Lesen kleiner Schrift noch vor die Brille gehalten wird [...], müht er also hinter dem literarischen Fortschritt her. [...] Der Lebensorganismus von fünfhundert Menschen verlangt unausgesetzten Kontakt nach draußen. ›Wie lange willst du denn noch so arbeiten?‹ fragte Helene Schweitzer ihren Mann vor zwölf Jahren. ›Bis zu meinem letzten Atemzug‹, sagte er«; Steffahn, in: Neukirch, 2010, 230. Vgl. auch Steffahn, 2005, 177f.

1043 Jean Christian, in: E.S. No. 7. 1995, 147.

1044 Payne, 1964, 192.

1045 Munz berichtet, dass Larimer Mellon aus den USA sich in Lambarene inspirieren ließ, bevor er das »Albert Schweitzer-Spital in Deschapelles, Haiti« gründete. Ihr Briefwechsel ist unter dem Titel »*Brothers in Spirit*« erschienen; vgl. Munz, 2013, 117.

beiter des Tübinger DifäM Dr. van Soest in einem persönlichen Brief an die Verfasserin hingewiesen. »Diese Kreise rekrutierten sich zur Zeit des Anfangs von Schweitzers ärztlicher Arbeit weniger aus dem ›rechten‹ Flügel der Kirche als die ›Missionsfreunde‹ in engerem Sinne. Letztere schätzten Schweitzers Theologie natürlich nicht so sehr – und damit war seine Arbeit auf dem ›Missionsfeld‹ mit verurteilt. [...] Die missions-ärztlich stärker interessierten Christen fanden, meine ich, oft genug gute Worte für Schweitzers Einsatz«[1046]. In diese Gruppe reihen sich auch die ärztlichen Nachfolger Schweitzers ein: »Unter den nicht zahlreichen Fachbeiträgen über die rein medizinische Seite des humanitären Markenzeichens Lambarene stellen Mais Arbeiten allein einen beachtlichen Teil. In den Jahren, als das Werk mitsamt dem Gründer ins Wellental des Ruhmes tauchte und viele flüchtige Augen hier Mängel, Primitivität und Rückständigkeit zu sehen glaubten, war es gelegentlich wohltuend, solche Einwände ohne jede Emotion, allein durch nüchterne Kennerschaft, erledigt zu sehen«[1047]. Der Dialog mit anderen Missionsärzten gestaltete sich bereits zu Schweitzers Lebzeiten fruchtbar, so etwa 1935 die Begegnung mit Sir Wilfred Thomason Grenfell (1865–1940) in Edinburg.[1048] In den 1950er Jahren wurde seine Leistung für die französische Tropenmedizin durch die französische Medaille der Fakultät Straßburg geachtet.[1049] Der rege wissenschaftliche Austausch bestand auch in

1046 Brief vom 18.10.2005 an I. Ohls, Privatarchiv. Es lagert ein Briefwechsel mit Schweitzer im DifäM, der in den letzten Jahren aufgrund von Umbaumaßnahmen ausgelagert wurde und z. Zt. der Öffentlichkeit nicht zugängig ist.

1047 Steffahn, 1974, 119.

1048 In Edinburg traf Albert Schweitzer 1935 auf den Missionsarzt Wilfred Grenfell, der an der Küste von Labrador in Neufundland ein Krankenhaus für Fischer gegründet hatte. »Die beiden verstanden sich auf Anhieb, was Schweitzer dazu veranlasste, seinem Eintrag im Gästebuch hinzuzufügen: ›Das Nilpferd ist erfreut, den Eisbären kennenzulernen‹ [Seaver, Albert Schweitzer als Mensch und Denker, 171]«; in: Oermann, 2010, 219. Vgl. auch: »Schweitzer berichtet, wie sie sofort begannen, sich gegenseitig über die bei ihren Krankenhäusern auftauchenden Probleme auszufragen. Grenfell beklagte sich über den Verlust von Renntieren während ihrer Wanderzeit und Schweitzer beklagte sich über den Verlust von Ziegen durch Schlangenbisse und Diebstähle. Dann mussten sie beide lachen: sie redeten ja gar nicht wie Ärzte, sondern wie Bauern, denen nur das Wohlergehen ihres Viehbestandes am Herzen liegt«; Payne, 1960, 190.

1049 Vgl. Jean Laigret, »Le Docteur Albert Schweitzer recoit la médaille de l'université de Strasbourg. La Pathologie équatoriale et l'oeuvre médicale du Dr. Albert Schweitzer«. Über die Preisverleihung am 8.11.1951 heißt es in dieser französischen Quelle: »Le Dr. Schweitzer a fait ses études de médecine dans cette Faculté. Il est allé ensuite en Afrique équatoriale où il a fondé un centre médico-chirurgical important, l'hôpital de Lambaréné, qu'il dirige depuis bientôt quarante ans. [42...] Le rôle que joue l'hôpital de Lambaréné pour la défense du pays contre les infections endémiques et épidémiques a fait de lui depuis longtemps une des pièces essentielles de l'équipement sanitaire de l'Afrique équatoriale francaise. Cet hôpital du Dr Schweitzer a en outre ceci de particulier et d'exceptionnel là-bas, qu'il est un établissement privé, et en tant qu'organisation privée de médecine sociale, c'est une réussite tout à fait remarquable. Pour ces différentes raisons, il

der Folgezeit fort.[1050] Die Sonderrolle, welche Tropenärzte dabei einnahmen, war bereits zu Beginn des 20. Jh. erkennbar geworden.[1051]

»Man kann allerdings auch wirklich mit Recht fragen, wie unter den Bedingungen, unter denen Schweitzer arbeitete, die große Zahl der Kranken, die ausgedehnten handwerklichen Arbeiten am Spital, die administrative Tätigkeit und nicht zuletzt der Mythos um seine Person die ärztliche Arbeit Schweitzers aussah. War er unter diesem Druck noch in der Lage, seine rein ärztliche Arbeit auf verantwortbare Weise durchzuführen?«[1052]. Aus den bisherigen Ausführungen ist ersichtlich geworden, dass es gerade Schweitzers internationales Forschungsnetzwerk war, welches den wissenschaftlichen Qualitätsstandard in der Patientenversorgung in Lambarene gesichert hat. Diese Ansicht teilen einige ärztliche Nachfolger Schweitzers, so u. a. die Ärzte Mai und Percy.[1053] Auch der Tropenarzt van Soest resümiert nach seiner Auseinandersetzung mit Lambarene, »dass an der medizinischen Qualität von Schweitzers Arbeit kein Zweifel bestehen kann. Gerade nach wissenschaftlichen Maßstäben war er ein guter Mediziner«[1054].

était indiqué que l'oeuvre médicale du Dr Schweitzer soit citée et commentée ici, dans l'enseignement que notre Institut d'Hygiène donne de la médecine sociale et de la médecine tropicale«; Laigret, in: E.S. No. 7, 1995, 43. Vgl. die Ansprache der Medaillenverleihung: »Vous avez dit aux médecins coloniaux: vous êtes une poignée qui ne pouvez pas accomplir ou qui n'accomplissez qu'une partie infime de votre tâche. Il faut que des médecins volontaires viennent se joindre à vous, et vous avez bâti votre hôpital à la lisière de la grande forêt. Les moyens d'action dont vous disposiez au début se sont décuplés. La chimie ne cessait d'apporter de nouveaux produits au traitement des endémies africaines et vous étiez toujours le premier à en faire bénéficier les malades. Chaques fois vous assistiez à une victoire contre la maladie du sommeil, contre les dysenteries, et chaque fois vous appréciiez le privilège que vous avez acquis de conserver des vies humanies«; Laigret, in: E.S. No. 7, 1995, 56.

1050 Vgl. folgende Tagebuchnotiz: »18.11.72: Ankunft von 60 Ärzten, u. a. Herr Professor Dr. Stockhausen, Geschäftsführer der Bundesärztekammer, Dr. Hartmann, Tropenmediziner aus Hamburg, Praktiker von Hechingen, Balingen, Lörrach, aus Dänemark und Holland«; Bechtle, 1997, 70.

1051 Vgl. Fetscher, 1993, 139f.

1052 van Soest, BASF 8, 2001, 153.

1053 Vgl. weiterführend dazu: »Gewiß sind die erfolgreichen Entdeckungen und Neuerungen in Lambarene nie unbekannt geblieben. Der Arzt von Lambarene hat es zu allen Zeiten verstanden, den Fortschritt in aller Welt auch seinen Kranken am Äquator nutzbar zu machen, teils durch eigene Reisen, teils durch auswärtige Ärzte, die ihn besuchten«; Mai, AS-Spital, 1984, o.S.; sowie: »Ich habe versucht ganz kurz unsere medizinischen Betätigungen zu schildern, unsere neuen Hoffnungen mit neuen Heilmitteln und Methoden, die die Gesundheit vieler Eingeborener wieder herstellen«; Percy, Medizinische Arbeit in Lambarene, in: DASZF, 5. Rb. 1954, 34.

1054 van Soest, BASF 8, 2001, 155.

B.2.4. Exkurs: Der klinisch-therapeutische sowie wissenschaftliche Versuch im tropenärztlichen Alltag von Lambarene – die »medical notebooks« aus der Syracuse University Library

»Er stellte sich in den Dienst der Eingeborenen, doch blieb ein Teil seiner selbst der Welt der Gedanken verhaftet. […] So schrieb er also weiter, und jeden Abend trug er die ihm im Laufe des Tages gekommenen Gedanken in sein Notizbuch ein«[1055]. Von diesen Notizbüchern (1918–1965) liegen derzeit 123 als Kopien im Zentralarchiv in Günsbach. In der Syracuse University Library N.Y. lagern die Originale dieses Nachlasses von Albert Schweitzer, u. a. sechs sogenannte »medical notebooks« aus den Jahren 1930–1958. Sie decken damit nahezu die gesamte Zeitspanne der ärztlichen Tätigkeit Schweitzers in Lambarene ab.[1056] Aus den ersten Jahren existieren zudem weitere Tagebücher von Helene und Albert Schweitzer, zu denen allerdings der wissenschaftliche Zugang auf wenige Einzelpersonen, u. a. Verena Mühlstein, beschränkt ist. Das Quellenmaterial aus Syracuse ermöglicht einen interessanten Einblick in den ärztlichen Alltag in Lambarene zu Lebzeiten Schweitzers. Es handelt sich um Notizbücher, welche Schweitzer in seiner Hosentasche in Lambarene mit sich führte, die einen regen wissenschaftlichen Diskurs mit Forschungsergebnissen seiner Zeit zeigen. Er trägt nicht nur Ergebnisse von durchgeführten Versuchen, von notwendigen Medikamentenbestellungen, von neuen medizinischen Erkenntnissen, die er über den Bezug von Literatur und Zeitschriften aus Europa und Amerika macht in diese Notizbücher ein, sondern berichtet auch alltägliche Begebenheiten aus dem Spitalbetrieb. Diese Notizbücher sind ein wichtiges historisches Quellenmaterial, welches bislang nur am Rande zu Kenntnis genommen wurde, für das Verständnis des Medizinbetriebes in Lambarene aber eine wichtige Primärquelle darstellt. Andere medizinische Quellen wurden bereits wissenschaftlich ausgewertet: »Son journal médical, avec les notes qu'il prenait sur les patients et les schémas de certaines opérations, montre le soin méthodique que Schweitzer

1055 Payne, 1964, 192.

1056 Es handelt sich um folgende sechs Primärquellen, die alle in der Syracuse University Library N.Y. in Boxen lagern und so auch inventarisiert sind: 1) Notebooks »Therapeutische Notizen« 1930; Albert Schweitzer Papers, Box Nr. 9. 2) Albert Schweizer Notebooks n.d. [no date]. Medizinische Notizen Heft II; Albert Schweitzer Papers Box Nr. 19. 3) Med. Notizen Heft III, 1942; Albert Schweitzer Papers Box Nr. 11. 4) Medizinische Notizen Bd. IV. Dr. Albert Schweitzer Lambarene. 1946. 1947.1948–1950; Albert Schweitzer Papers, Box Nr. 11. 5) Medizinische Notizen [Bd. V] Dr. Albert Schweitzer. Lambarene 1953; Albert Schweitzer Papers, Box Nr. 13. 6) Albert Schweitzer Medizinische Notizen Bd. VI. Notes médicales. Albert Schweitzer. 1956. 1957. 1958. Et Esquisses de Commandes; Albert Schweitzer Papers, Box Nr. 14. Der Umfang der einzelnen Notizbücher reicht dabei von 50 bis ca. 200 Seiten, größtenteils im Din-A-5-Format.

à son travail. Le Dr Hermann Mai [...] a pu, le premier, examiner ses documents, dont grâce à l'aide des Archives de Gunsbach nous avons à notre tour reproduit quelques-uns«[1057]. Aufgrund des von den Nachlassverwaltern nur eingeschränkten und stark selektierten Zugangs zu dem Quellenmaterial, sei an dieser Stelle nur ein kleiner Überblick über diesen Fundus gegeben. An anderer Stelle wird eine ausführlichere wissenschaftliche Analyse erfolgen.[1058]

Betrachtet man die Notizbücher, so fällt zunächst die Sprachenmischung auf, in der sie verfasst sind. Schweitzer wechselt – polyglott wie es seine elsässische Herkunft nahe legt – zwischen Abschnitten in Hochdeutsch, Französisch, dem Heimatdialekt und dem Englischen. Die Notizbücher folgen keiner Systematik und wurden für diese wissenschaftliche Arbeit von der Verfasserin transkribiert. Sie enthalten alle Gedanken, die dem Verfasser in Bezug auf medizinische Dinge in den Sinn kommen. Daneben gibt es Randnotizen, welche Schweitzer charakterisieren, etwa der aufgebrachte Kommentar zu einem neuen Malariamittel für Kinder: »Der Kerl hätte sich auch die Mühe machen können, das Alter der Kinder anzugeben!«[1059]. Am Ende einzelner Notizbücher erstellt Schweitzer ein »Register des Wichtigen«. So heißt es beispielsweise 1930: »Glucose bei Malaria I/158 (25 % intraveineus, Carbonate de [sonde ist gestrichen; Anm. d. Vf.in] Bismuth als adjuvans des Emetin (3 x 1 gr pro die)«[1060], was auf die Bedeutung der Malaria- und Dysentherietherapie hinweist. Aufschlussreich ist auch eine Bemerkung aus dem Zeitraum Ende der 1950er Jahre: »Bei Rechnung für Weisse: Normal 700–800. Dazu Medikamente. Unter 1000 bleiben«[1061]. Schweitzer nahm von seinen Patienten also durchaus auch Geldgaben zur Finanzierung des Spitals an. Sachspenden trafen darüber hinausgehend in Lambarene zahlreich ein, wie beispielsweise aus einem Brief von Dr. O. Jansen vom 31.10.1959 aus Karlsruhe und der Schweitzer Antwort aus Lambarene vom 3.11.1959 hervorgeht: »Der Deutsche Fernsehfunk ist bereit Lambarene ein bedeutendes Geschenk zu machen (Röntgeneinrichtung) Mikroskope, Medizin. – Ich antworte an Jansen: Von Lambarene aus werde ich schreiben was mir Dienste leistet. Die Gabe darf nicht zu hoch sein, dass ich mir nicht vorwerfen muss, den Flüchtlingen etwas weg-

1057 Sorg, E.S. No. 7, 1995, 7.

1058 Darüber hinausgehend widmet sich gegenwärtig ein Schweizer Forschungsprojekt des medizinhistorischen Instituts der Universität Bern unter der Leitung von Prof. Steinke einer ähnlichen Fragestellung (Medical practice and international networks. Albert Schweitzer's Hospital in Lambarene, 1913–1965); vgl. Steinke und Mabika in: Berlis et alii, Albert Schweitzer. Facetten einer Jahrhundertgestalt, Bern 2013, 177–228.

1059 Medical Notebooks, »Therapeutische Notizen« 1930, Syracuse University, Albert Schweitzer Papers, Box Nr. 9, Ende S. 70.

1060 Ebd., Ende der unnummerierten Seite 175.

1061 Anfang S. 10; Albert Schweitzer Medizinische Notizen Bd. VI; Notes médicales. Albert Schweitzer. 1956. 1957. 1958. Et Esquisses de Commandes; Albert Schweitzer Papers, Box Nr. 14.

zunehmen«[1062]. Daneben stehen ganz praktische Ratschläge in den Notizbüchern, die seinen ärztlichen Kollegen und weiteren Mitarbeitern helfen sollten, den medizinischen Alltag in den Tropen zu bewerkstelligen: »Spritze immer steril in Blechhülse haltbar mit Gummideckel, der bei Auskochen Vacuum zu folgen hat, mit Bajometansatz für die Nadel 10 cc oder 15 oder 20«[1063]. Aus diesen Andeutungen aus dem umfangreichen Textkonvolut mag erkennbar werden, dass im Rahmen dieser wissenschaftlichen Arbeit nur einiges angedeutet werden kann, was einzelne Elemente aus dem bereits Besprochenen weiter erläutert.

So wird zunächst ein kurzer Blick auf Schweitzers Aussagen zu den tropischen Geschwüren, der Malaria, der Schlafkrankheit, der Lepra und den Giften gerichtet, bevor einige Textabschnitte analysiert werden, welche sich mit dem Versuch bzw. Experiment, dem Hamburger Bernhard-Nocht-Institut und den internationalen Kontakten weiter beschäftigen, bevor am Ende ein kleiner Ausblick auf weiteres Forschungsmaterial innerhalb der medical notebooks aus Syracuse gegeben wird.

In der Behandlung der *tropischen Geschwüre* erfand Schweitzer ganz eigene Strategien. So entwickelte er in Kooperation mit Dr. Baumann aus der Schweiz eine spezielle Pyctanin- bzw. Methylviolettlösung für infizierte Wunden, welche ihm im klinischen Alltag gute Dienste leistete[1064]. Elephantiasisgeschwüre der Füsse behandelte er mit intravenösen Einspritzungen von verdünnter Lugolscher Lösung[1065]. In der Versorgung komplizierter Wunden profitierte er von

1062 Ebd., Anfang S. 84.

1063 Ebd., Ende S. 69.

1064 Zu den einzelnen therapeutischen Anwendungen vgl. die bislang unedierte Primärquelle: »Pyctaninverwendung (von Dr. Erwin Baumann. Wattwil): Siehe Specialitäten – Bilderbuch. Nur Merck – Methylviolett verwenden. Pyktanintinktur: 1–5 % mit 50–60 proc. Alcool Pyoctaninlösung (Wasser): gewöhnl. 3 %; für kürzer: 1/600–1/100; wässrige Lösung wirkt stärker, wenn sie leicht angesäuert ist (oder etwas alcoolisch). Blaugase: (nach AS) mit Lösung 3 % zu machen bei den 70 Wasser & 30 Alc. Wundbehandlung. Frische Wunden. Niemals Tamponade mit Methylviolettgaze, sondern immer mit Drainage. Austupfen mit 1 % Pyoctanintinktur. Vernähen. Zerfetzte Wunden: ausschneiden und mit 1 % Pyoctanintinktur zerfetzte inficierte Wunden: ausschneiden. Austupfen mit 3 % Pyoctanintinktur. Erster Verbandswechsel nach 3–4 Tagen. Phlegmone. Abzesse. Nach Spaltung mit Blauganze Drainiert. Erster Verbandwechsel nach 5 Tagen, wenn Temperatur nicht unterdess gestiegen ist«; S. 6; Notebooks »Therapeutische Notizen« 1930; Albert Schweitzer Papers, Box Nr. 9.

1065 Zur Zusammensetzung dieser Lösung vgl.: »Die Lösung: 1 gr Iod; 2 gr Kal. Iod. 300 c Aqua destillata. Die Kranken erhalten jeden 4ten Tag eine intraveinöse Injection. Beginnen mit Dosen von 1 cc; steigern bis 10 cc. Man steigert die Dose jedesmal um 1 cc. Hat man die Dosis von 10 cc erreicht, so verbleibt man bei dieser und gibt diese Dose je nach Verträglichkeit und Erfolg mehrere Wochen lang, bis 3–4 Monate. – Mit dieser Kur kombiniert man die Massage Methode: Die Füsse werden täglich mit Talcum massiert und mit einer elastischen Binde fest umwickelt. Möglichst viel Hochlagerung der Füsse. Nach 2 Monaten kann man die Kur wiederholen«; S. 115; Notebooks »Therapeutische Notizen« 1930; Albert Schweitzer Papers, Box Nr. 9.

neuen Sulfamiden, die noch ihre Testnamen trugen, wie z. B. 1162F[1066]. Für die Versorgung der phagedänischen Geschwüre knüpfte er 1946 an Erfahrungen seiner ärztlichen Kollegen an und entwickelte eine spezielle Salbe. Das »Traitement de la Doctoresse« bestand in folgender Stufentherapie: »Wenn sehr schmutzig zuerst Honig. – Cibozol flüssig Ulcere umspritzen und abputzen. Trockene Behandlung der plaies, die auf Honig und Rivanol schlecht reagieren. Irgendwelche Poudres. Bei atonischer: Salvarsan spritzen«[1067].

Anders als in den bereits veröffentlichten medizinischen Äußerungen Schweitzers, geht es in den medizinischen Notizbüchern sehr häufig um die *Malaria*. Schweitzer klärt allgemeine Fragen der bestmöglichen Prophylaxe und empfiehlt im Anschluss an die Münchner Medizinische Zeitschrift von 1931 die tägliche, für ein Jahr ununterbrochene Einnahme von der Tablette »Plasmoch. Compos. = 0,01 Plasmoch und 0,125 Chinin«. »Kann auch doppelte Dose nehmen. Kinder von 10 Monat ab bis 3 Jahre: dieselbe Dose jeden andern Tag«[1068]. An anderer Stelle gibt er detaillierte Pläne für die Malariaprophylaxe von Kindern an.[1069] Er beschäftigt sich mit der Wirkung von Chinin auf das menschliche Gehirn: »In den Liquor gelangt Chinin sehr schwer. Am besten bei intravenöser Verabreichung (die ich aber nicht für ungefährlich halte AS). Aber bei oraler und intramuskulärer Verabreichung vorher intravenös Urotropin einspritzen dann Chinin leichter in Liquor. Oder intravenös Natrium Salicyl«[1070]. Über die Gabe von Chinin in Schwangerschaft und Stillzeit schreibt er: »Chinin trotz Gravidität weitergeben. Es wird Wehenverstärkend nur, wenn Wehen bereits vorhanden

1066 Es heißt dazu in der Primärquelle: »Sulfamide bei Wundbehandlung. Local Protonsil nicht gut geeignet. Dagenau [Ende S. 39/Anfang S. 40] nicht gut genug löslich. Beste ist 1162 F. Man kann bis 20 oder 30 gr auf Wunde tun, aber Blut und Urin beobachten. Gibt auch forme liquide von 1162 F. Natürlich auch die mechanische Reinigung der plaie. – Sulfamidotherapie per os mit starken Dosen und länger durchgeführt mit starken Dosen ausgezeichnete Erfolge bei plusieures purulantes post-traumatiques, arthrite purulante traumatique et posttraumatique, péritonite«; S. 40; Albert Schweizer Notebooks n.d. Medizinische Notizen Heft II; Albert Schweitzer Papers Box Nr. 19.

1067 Ende S. 9; Medizinische Notizen Bd. IV; Dr. Albert Schweitzer Lambarene. 1946. 1947.1948–1950; Albert Schweitzer Papers, Box Nr. 11.

1068 S. 12; Notebooks »Therapeutische Notizen« 1930; Albert Schweitzer Papers, Box Nr. 9.

1069 »Paludisme Behandlung bei Kindern: Atebrine 0,1 bis 4 Jahre, 0,2 bis 8 Jahre, 0,3 über 8 Jahre; Plasmochin: 0,005–0,01 tgl.«; S. 58; Notebooks »Therapeutische Notizen« 1930; Albert Schweitzer Papers, Box Nr. 9. »Quinine Weil pour bébés : Les comprimés sont à 0,50 gr et portent des incisions pour être dosés en quarts. Un quart égale 12 centigramme; un huitième 6 centigramme. Quinine préventive: Doses à donner les lundis, mercredis et vendredis. D'après le kilo du poids de l'enfant. [...] Quinine curative quand il y a eu des accès. [Ende S. 15/Anfang S. 16...] Donner la quinine pulvérisée mêlié à un peu du lait (donné à la cuillère) ou de souper, ou commencant de repas«; S. 16, Medizinische Notizen Bd. IV. Dr. Albert Schweitzer Lambarene.1946. 1947.1948–1950; Albert Schweitzer Papers, Box Nr. 11.

1070 S. 54; Notebooks »Therapeutische Notizen« 1930; Albert Schweitzer Papers, Box Nr. 9.

sind. Also an sich keine Abortgefahr bedeutet. Stillung des Kindes durch malariakranke Mutter. Die Plasmodien gehen nicht in Milch über. Also ist Stillung zu gestatten«[1071]. An anderer Stelle empfiehlt er die Gabe von Chinin vor der Entbindung und begründet sein Vorgehen folgendermaßen: »2–3 Wochen vor der Geburt in kleinen Dosen, d.h. 0,09–0,12 3x täglich nicht überschreiten, bessert Allgemeinbefinden, bewirkt leichtere Geburt, kürzere Geburtsdauer und gute Uteruskontraktion. Keine Neigung zu Frühgeburten dadurch. (Durchführen)«[1072]. Das letzte Wort dient als medizinische Leitlinie. Im Anschluss an die Zeitschrift des Hamburger Instituts für Schiffs- und Tropenkrankheiten aus dem Jahr 1935 schreibt er ausführlich über seine Erfahrungen in der Therapie der gefürchteten Komplikation der Malaria, des Schwarzwasserfiebers, in Form von Darmeinläufen, der Gabe von Opium, Emetin sowie Atebrin und Plasmochin.[1073] Daneben berichtet er über die Komplikation der Milzschwellung folgendes: »Milzschwellungen gewöhnlicher Art lassen wir ohne Behandlung. Auch grosse Milzen, die keine Beschwerden machen unbehandelt lassen. Wenn Schmerzen (was bei Malaria [Ende S. 50/Anfang S. 51] milz der Fall ist = Acholikum). Adrenalin Ampulle 1/1000 1 cc aufgelöst in 10 cc Wasser; täglich eine Spritze intravenös, beginnend mit 1/10 cc dieser Lösung – täglich 1/10 cc mehr bis maximal 1 cc. Dieses Maximum fortgesetzt 10–15 Tage aufhören. Nach einigen Wochen neue Kur. Während der Kur zugleich starke Antimalariakur«[1074]. Hier trifft er auf wissenschaftliche Fragen der Verwendung geeigneter Präparate im Urwald Afrikas: Neben einer Malaria-Routine-Kur für Schwarze[1075] berichtet er

1071 Ebd., S. 5.

1072 Ebd., S. 103.

1073 Es heißt bei Schweitzer in der Primärquelle: »Über Schwarzwasserfieber. Arch. f. Sch. und Tropenk. Juli 35. S. 284ff: Gegen die Austrocknung der Gewebe ankämpfen. Am besten durch Einläufe im Darm. 2 Einläufe pro Tag, jeder 1–1 $\frac{1}{2}$ Std. (Rechte Seitenlagerung, Beckenhochlagerung. Zulauf nur unter geringem Druck (50 cm über Anus). Etwas Opium dazu. Diese Wasserzufuhr soll besser sein als die mit Serum physiol. intravenös oder subcutan. Emetin hat kumulierende Wirkung 1 gr erst nach 40–60 Tagen ausgeschieden. Daher die Gefahr für Herz«; S. 70; Notebooks »Therapeutische Notizen« 1930; Albert Schweitzer Papers, Box Nr. 9. Schwarzwasserfieber mit Atebrin und Plasmochin gute Erfolge«; S. 161; Notebooks »Therapeutische Notizen« 1930; Albert Schweitzer Papers, Box Nr. 9.

1074 S. 51, Medizinische Notizen [Bd. V] Dr. Albert Schweitzer. Lambarene 1953; Albert Schweitzer Papers, Box Nr. 13.

1075 Diese Kur wird folgendermaßen verabreicht: »Atebrin 3 x 0,1 gr per os pro Tag während 5 Tagen. Kinder bis 4 Jahre 1 mal 0,1 pro Tag (in zwei Dosen) zwischen 4 und 8 Jahren 2 x 0,1 pro Tag und über 8 Jahre wie Erwachsene. […] Wir wollen die Routinebehandlung der Indigenes auf Chinin umstellen: 4 x 0,25 Chinin pro Tag, nie mehr 5 Tage«. Darüber hinausgehend dient ihm »Atebrin in Spritze als diagnostisches Mittel: Wenn ein Fieber nach Injection von 0,20 Atebrin binnen 2 Stunden, eventuell nur vorübergehend aber mittendrin Minimum 1 gr fällt, dann mehrfach keine Malaria. Nur eine Spritze. Percy macht es seit einem Jahr. Auch bei Kindern. Bei denen nur 0,10 Atebrin (oder Quinacrin).

über schlechte Erfahrungen einer gleichzeitigen Gabe von Atebrin und Plasmochin und warnt infolgedessen: »Atebrin und Plasmochin nicht zusammen geben (macht Methemoglobinbildung, schwere Cyanoseart und dergleichen). Nach Atebrin kann man, wenn als nötig angesehen wird Plasmochin 3 x 0,01 pro Tag in Comprés während 5 Tagen [geben; Anm.d.Vf.in]. Niemals Plasmochinkur sofort wiederholen, [Ende S. 51/Anfang S. 52] sondern vorher Atebrin, Chinin, Nivalin. Bei Chinin gibt man Plasmochin gleichzeitig«[1076]. 1930 war er mit der gleichzeitigen Gabe unvorsichtiger verfahren. In seinem Notizbuch steht ein Fragezeichen hinter der Überschrift »Gegen die gleichzeitige Verwendung von Atebrin und Plasmochin(?)« und das empfohlene Vorgehen: »Am besten erst 7-tägige Atebrinkur, dann 3 tägige Pause und dann 3 Tage Plasmochin (täglich 3 x 0,02 nach den Mahlzeiten). [Ende S. 109/Anfang S. 110] (Meine frühere Methode war: 3 x täglich 0,1 Atebrin + 2 x 0,02 Plasmochin. So 5 Tage lang. Dann 10 Tage Phyllesan (2 x 2 oder 3 x 3 Dragées täglich. Diese Kur 3 mal wiederholen. Es ist mir nie etwas damit passiert und die Kur wirkte gut«[1077]. Schweitzer war ständig bemüht, neue pharmazeutische Entwicklungen in der Bekämpfung der Malaria wahrzunehmen.[1078] Intensiv beschäftigte er sich im Anschluss an Erfahrungen aus Deutsch-Ostafrika (D'Eckhardt, Mbeya-Hospital, Tanganyika; Archiv. Bd. 37, H. 11, Nov. 1933) mit der intravenösen Gabe von Atebrin: »Bei ganz schwerer Malaria mit Erbrechen und bei Malaria comatosa soll man Atebrin intravenös geben. Keinesfalls soll man das Quantum 0,2 g Atebrin in der Einzeldosis als intravenöse Injektion überschreiten. [...] Man kann auch eine Atebrin-Plasmochinkur kombiniert durchführen (beide Mittel intramuskulär)«[1079]. Auch mit dem Problem von Generika und nationalen Besonderheiten in der Pharmakotherapie war er befasst.[1080] Er entwickelt eigene

---

Neues Malariamittel: Maloid (Specia). Eigentlich englisches Produkt. Wir kennen es noch nicht«; S. 52, Medizinische Notizen [Bd. V] Dr. Albert Schweitzer. Lambarene 1953; Albert Schweitzer Papers, Box Nr. 13.

1076 Ebd., S. 52.

1077 S. 111; Notebooks »Therapeutische Notizen« 1930; Albert Schweitzer Papers, Box Nr. 9.

1078 So heißt es im Jahr 1953 beispielsweise im Notizbuch: »~~Paludrine~~ (Laboratoire Avelon Paris) nicht teuer. Ist das einzig gute Comprimé à 0,1. Prophil. 3 x wöchentl.; Rückfall, besser als Prophylaxe mit Chinin! Bestes Prophylactikum. Synthetisches Mittel ein Guanidinderivat. 5000 Comprimés in Schachteln von 500. 500 Amp. Bestellen bei Weiss. Nivaquina Specia-Weiss und Atebrin (Habermas) = Aralen = Resorchin = Synthetisch. comprime 0,1 et 0,25. Am besten für Anfall oder Atebrin. [...] In gewöhnlichen Fällen 4x 0,25 pro Tag in 2 Gaben, Morgens und Abends 2 Tage lang; dann 3 x 0,25 (2 Tage) und 2 x 0,25 (2 Tage) Kinder ertragen es gut. Atebrin auch gut in Anfällen (3 x 0,10 pro Tag) oder intramusculär 0,30 oder 0,20. Als diagnostisches Mittel bei Malaria. Wenn auf 0,20 (Kinder) oder Erwachsene (0,20) Atebrin intramuskulär einen deutlichen Fieberabfall zeigt (um 1 gr), dann ist es sicher Malaria«; S. 63; Medizinische Notizen [Bd. V] Dr. Albert Schweitzer. Lambarene 1953; Albert Schweitzer Papers, Box Nr. 13.

1079 Seite 46; Notebooks »Therapeutische Notizen« 1930; Albert Schweitzer Papers, Box Nr. 9.

1080 So heißt es beispielsweise in einem Eintrag vom 26.3.56: »Aralene = Resochine (Bayer) =

Therapieregime gegen die Komplikationen der Malaria: Intravenöse Glucosegaben sollten gegen die Malaria perniciosa[1081] helfen, Adrenalingaben gegen die Splenomegalie[1082]. Insgesamt steht die Beschäftigung mit diesem Krankheitsbild an Stelle zwei der numerischen Häufigkeit hinter den Äußerungen zur Lepra.

Ein wichtiger Aspekt kann im Zusammenhang dieser wissenschaftlichen Arbeit an diesem Ort nur angedeutet werden: Die Frage nach dem klinisch-therapeutischen und wissenschaftlichen Versuch bzw. nach Heilversuchen[1083]

Nivaquine Spezia B = Chlorquine. Aralene als Malariamittel entdeckt. Später als für Leber wirkend. anfordern«; S. 15; Albert Schweitzer. Medizinische Notizen Bd. VI. Notes médicales.Albert Schweitzer.1956.1957.1958. Et Esquisses de Commandes. Albert Schweitzer Papers, Box Nr. 14. Und später kommt er in seinem Notizbuch erneut auf das »Aralenproblem« zu sprechen: »Stalk sagt, dass Aralen und Nivaquine (francais) nicht dasselbe. Aralen Winthroop: Chloroquine Diphosphate. Nivaquine (Specia) ist ein Sulphat des Chloquine. Die Wirkungen des Nivaquine sind bei weitem nicht so gut als die des echten Aralen, sowohl für Malaria als auch für Leber. Auch Resochine Bayer ist nicht ganz gleich an Wirkung wie Aralen«; S. 31; Albert Schweitzer. Medizinische Notizen Bd. VI; Notes médicales. Albert Schweitzer.1956. 1957. 1958. Et Esquisses de Commandes; Albert Schweitzer Papers, Box Nr. 14.

1081 Im Dezember 1939 steht im Notizbuch: »Glucose gegen Malaria!! 25 % Glucoselösung intravenös schädigt die Marlariaplasmodien. Erklärung der Tatsache nur so, dass die Blutkörperchen, die Träger der Parasiten sind durch Osmose geschädigt werden. Neues Traitement der Paludisme pernicien Malaria Perniciosa. Unter/Entre 24 Stunden 2–4 Liter Ringersche Lösung subcutan; 500 cc einer Glukoselösung von 10/600 alle 4–6 Stunden. – Dazu intramuskulär Quinine«; S. 158; Notebooks »Therapeutische Notizen« 1930; Albert Schweitzer Papers, Box Nr. 9.

1082 Es heißt dazu in der Primärquelle ausführlich: »Adrenalintherapie bei Splenomegalie (Malaria, Banti etc.). Adrenalin intravenös: Beginn mit 1/100 mm (in 1 cc Wasser). Täglich steigernd um 1/10 mg (also 2te Tag 1/90 mg, 3te 1/80 mg etc bis zu einer 1/10 mmgr. Bei einem 1/10 mgr 20 Tage bleiben (wenn schwächelnde Subjecte 1/20 oder 1/30 mgr). Gleichzeitig cure antipaludéene, weil Plasmodien aus Milz heraus gedrängt werden (Prof. Ascoli-Palermo), …Dr. Goldschmid: 1 Kur durchgeführt bei 1/30 mmgr stehen geblieben. – Zeichen dass Dose zu gross: Unruhe, Zittern und Beklemmung bei Einspritzung. Gefahr eigentlich nicht. Kur wiederholbar nach einigen Monaten«; S. 77; Notebooks »Therapeutische Notizen« 1930; Albert Schweitzer Papers, Box Nr. 9.

1083 Vgl. folgende Definition: »Für Eingriffe in die körperliche Integrität ist von der grundlegenden Differenzierung auszugehen zwischen Verfahren, die – auch wenn sie neuartig sind – der Heilbehandlung des konkreten Patienten dienen sollen, und Eingriffen zu Forschungszwecken. Die rechtliche Beurteilung muß für beide Bereiche auf der Grundlage einer Interessenabwägung erfolgen. Die Abwägung findet beim Heilversuch im Spannungsfeld von Schulmedizin, Therapiefreiheit und dem Wohle des Patienten statt. Beim medizinische Experiment dagegen stehen auf der einen Seite die im Grundgesetz verankerte Freiheit von Wissenschaft und Forschung und der medizinische Fortschritt im Interesse der Allgemeinheit; auf der anderen Seite geht es um den Schutz des Probanden«; Lang, Die rechtliche Problematik, in: Kleinsorge et al, 1985, 2. Eine andere Definition liefert Hirsch: »Der entscheidende Unterschied zwischen dem Heilversuch und dem medizinischen Experiment liegt im subjektiven Bereich, im Motiv. Beim Heilversuch wendet der Arzt beim Kranken eine neue, noch nicht gesicherte Diagnose- oder Therapiemethode oder ein noch nicht erprobtes Medikament an. Man spricht deshalb in diesem Zusammenhang von einer Neulandbehandlung. [13] Ein medizinisches Experiment liegt

und Humanexperimenten[1084], wie sie auch in Lambarene zu Schweitzers Lebzeiten durchgeführt wurden. Schweitzers Einbettung in die medizinhistorische Entwicklung[1085] dieses medizinethischen Problemfeldes[1086], das bis in die Gegenwart große Bedeutung hat[1087], kann an diesem Ort mit Verweis auf die um-

dagegen vor, wenn Heilmittel oder Heilmethoden ohne individuelle therapeutische Zielsetzung erprobt werden. Der Zweck ist nicht die Behandlung des Probanden, sondern die Gewinnung neuer Erkenntnisse und Erfahrungen. Der Heilversuch soll dem Wohle des Patienten dienen, an dem er vorgenommen wird, das Humanexperiment dagegen dem Wohl der Allgemeinheit, dem Forschritt der Medizin«; in: Kleinsorge et al., 14.

1084 Das wissenschaftliche Experiment ist im Anschluss an Maio durch drei wesentliche Elemente charakterisiert: »1. Ausrichtung auf wissenschaftliche Erkenntnis (Zielgerichtetheit), 2. systematische Planung (Planmäßigkeit), 3. festgelegter prozeduraler Ablauf«; Maio, 2002, 38. In den modernen Wissenschaften dient ein experimentelles Verfahren dem Erkenntnisgewinn unter kontrollierten Bedingungen. Vgl. weiterführend Kraft, Beobachtung-Versuch-Experiment, in: Helmchen/Winau, 1986, 317–353.

1085 Vgl. Schmiedebach, Jb. 2004, 94–105. »Das 20. Jahrhundert ist [...] auch das Jahrhundert der Perfektion und Perversion wissenschaftlicher Versuche am lebenden Menschen. [...] Die ethischen Probleme, die mit derartigen ›Vivisektionen‹ einhergehen, [...] werden [...] in die geordneten Bahnen von Verwaltungs-Vorschriften gelenkt: Wenn das Ministerium der geistlichen, Unterrichts- und Medizinalangelegenheiten 1901 [...] die erste ›Anweisung an die Vorsteher der Kliniken und sonstigen Krankenanstalten‹ zur Regelung ›medizinische[r] Eingriffe zu anderen als diagnostischen, Heil- und Immunisierungszwecken‹ vorlegt, [...] so läutet es das 20. Jahrhundert auch als dasjenige des regulierten Menschenexperiments ein«; Griesecke et al., 2009, 8. Die öffentliche Debatte über den Menschenversuch wurde in der Weimarer Zeit von verschiedenen Motiven getragen: »einmal durch das Bestreben von Anhängern nicht-schulmedizinischer Richtungen, eine gleichberechtigte Anerkennung der von ihnen vertretenen Heilmethoden neben der Schulmedizin zu erlangen, zum zweiten durch die politische Motivation, auf die besondere Ausnutzung der Proletarier durch medizinische Versuche hinzuweisen. [...] Die Gegner betonten den wissen- [120] schaftlichen Charakter der meisten Versuche und lehnten sie wegen der damit verbundenen Gefahren für die Versuchsperson ab. Unkritische Befürworter unterstrichen die therapeutische Absicht zu stark und rechtfertigten damit nicht nur die Experimente, sondern bagatellisierten gleichzeitig die Außerachtlassung von Aufklärung und Einwilligung«; Steimann, 1975, 121. Nach dem Zweiten Weltkrieg wurde im Zuge der Nürnberger Prozesse, der Etablierung der Deklaration von Helsinki 1964 die Frage der »aufgeklärten Zustimmung« und die besondere Beschäftigung mit vulnerablen und nicht-einwilligungsfähigen Gruppen zu einem besonderen Diskussionsfeld.

1086 Maio hat das grundlegende ethische Dilemma folgendermaßen definiert: »Der Konflikt rankt sich also um die Ausbalancierung individueller Rechte – wie das Recht auf eine grundsätzliche Unverfügbarkeit des Einzelnen und das Recht auf psycho-physische Integrität – gegen den möglichen Nutzen, der sich aus der Forschung für zukünftige Patienten ergeben kann«; Maio, 2002, 58. Infolgedessen bestimmt er als Voraussetzung für die Legitimität des Humanexperiments 1. die Einwilligung der Versuchsperson, basierend auf dem Prinzip des Verstehens, der Authentizität, der Freiwilligkeit und Intentionalität, 2. den therapeutischen Nutzen und 3. ein minimales Risiko, dem eine ausführliche Nutzen-Risiko-Analyse zugrunde liegt; vgl. a.a.O., 59. Dennoch bleibt ein ethisches Grunddilemma im Menschenexperiment bestehen: Das Zusammenfallen von Subjekt und Objekt des Wissens.

1087 Die Rolle des Arztes mit seiner historischen Definitionsmacht in medizinethischen Fragen ist gegenwärtig in Frage gestellt. Dazu haben Erfahrungen im Nationalsozialismus und die

fangreiche Sekundärliteratur im Hinblck auf Schweitzers ärztliches Handeln in Lambarene nur angedeutet werden.[1088]

Medizinische Tier- und Menschen-Versuche bzw. Experimente gab es in Lambarene im Rahmen der Erforschung der *Schlafkrankheit*, wie auch – neben dem Archivmaterial aus dem Hamburger Bernhard-Nocht-Institut – aus den medical notebooks aus der Syracuse University Library hervorgeht. So berichtet Schweitzer in den 1930er Jahren über »Arsen 4002« als einem neuen Schlafkrankheitsmittel, das wohl an Kaninchen getestet wurde, wenn es heißt: »Alle 5 Tage eine 10–15 ccm einer 10 % Lösung also 1–1,5 gr. Das ist die Dose, die ein Caninchen erträgt«[1089]. Aus einer deutschen Zeitschrift entnahm er den Hinweis, wie er die Arsentherapie erweitern konnte – durch das Präparat Fouadine[1090] – und dass er mit Polimyelitis-Rekonvaleszentenserum, welches er aus Holland

Debatte um den »informed consent« beigetragen. »Diese Einsicht machte auch aus dem Humanexperiment als ehedem ärztliche Entscheidungsdomäne eine Frage der gesellschaftlichen Konsensfindung«; Maio, 2002, 34. »Im Gegensatz zu der zumindest seit 1976 differenzierten Gesetzeslage enthielt die deutsche Berufsordnung für Ärzte lange Zeit keinerlei spezifische Angaben zur Forschung am Menschen«; ebd., 3. Vgl. auch die Debatte um das Menschenrechtsabkommen des Europarates zur Biomedizin; vgl. Maio, 2002, 19, Huth, 2001, 13. »Versuche an Menschen bedrohen Grundforderungen zwischenmenschlicher Beziehungen: die, den anderen nicht zu schädigen, die, ihn nicht als Gegenstand, sondern als Person wahrzunehmen, und die, seine Entscheidungsautonomie zu achten. Diese allgemeinmenschlichen Forderungen gelten auch und in besonderem Maße für die Arzt-Patient-Beziehung«; Elkeles, 1996, 233.

1088 Vgl. Pethes/Griesecke/Krause/Sabisch (Hg.), Menschenversuche. Eine Anthologie 1750–2000, 2008; Griesecke/Krause/Pethes/Sabisch (Hg.), Kulturgeschichte des Menschenversuchs, 2009; Bruchhausen/Hofer, Ärztliches Ethos im Kontext, 2010; Elkeles, Der moralische Diskurs über das medizinische Menschenexperiment im 19. Jahrhundert, 1996; Osnowski, Menschenversuche: Wahnsinn und Wirklichkeit, 1988; Kleinsorge/Hirsch/Weißauer (Hg.), Forschung am Menschen, 1985; Böth, Das wissenschaftlich-medizinische Humanexperiment, eine juristische Dissertation von 1966, welche die Zulässigkeitsvoraussetzungen, strafrechtliche Beurteilung und zivilrechtliche Wertung und Haftung des medizinischen Experimente behandelt; Steinmann, Die Debatte über medizinische Versuche am Menschen in der Weimarer Zeit, 1975; Roelcke, Tiermodell und Menschenbild, in: Griesecke et al., 2009, 16–47; Gehring, Biologische Politik um 1900, in: Griesecke et al., 2009, 48–77; Eckart, Die Kolonie als Laboratorium, in: Griesecke, 2009, 199–227; Heubel, Humanexperimente, in: Düwel/Steigleder, 2003, 323–332; Winau, Medizin und Menschenversuch, in: Wiesemann/Frewer, 1996, 13.–29; Büchi, Forschung – Zum Ethos des wissenschaftlichen Handelns in der Medizin, in: Arn/Weidmann-Hügle, 2009, 181–193; Helmchen/Winau, Versuche mit Menschen in Medizin, Humanwissenschaften und Politik, 1986.

1089 S. 11; Notebooks »Therapeutische Notizen« 1930; Albert Schweitzer Papers, Box Nr. 9.

1090 Vgl. die Primärquelle: »Fouadine zur Unterstützung der Wirkung von Tryparsamid und anderer Arsen-präparaten bei Versagen der Therapie (Archiv f. Schiffs- und Tropenhyg. 1935. Heft 3 S. 123ff), Association Fouadine et Tryparsamide; Der Kranke bekam am 17 VII: 1,5 cm Fouadine; am 18 VII 3,5 cc; 19 VII 5 ccm; 22 VII 5 cc; 25 VII 5 cc; 28 VII 5 cc; 31 VII 5 ccm; 4 VIII 5 cc; 8 VIII 5 cc; 10 VIII 5 cc. Bei Arsenico-resistenten Fällen also die Blutuntersuchung neben der Lumbalpunktion!«; S. 55f. Notebooks »Therapeutische Notizen« 1930; Albert Schweitzer Papers, Box Nr. 9.

importierte, erhebliche Erfolge erzielen konnte. »In der Deutschen Medizinischen Wochenschrift 2. Februar 1934 Nr. 5 wird ein Fall von Schlafkrankheit (Encephalitis lethargia) im Anschluss an eine Grippe geschildert. Man versuchte vergeblich für die Behandlung der Kranken die 18 Tage ununterbrochen schlief, Rekonvalenszentenserum von Encephalitis lethargica zu erhalten. Es war unmöglich. Aus Holland wurde dann Poliomeyelitis-Rekonvaleszentenserum gesandt das als intralumbale und intraglutäale Injektion von je 25,0 gegeben wurde. Die Patientin kam wieder zur normalen Lebensweise zurück erholte sich langsam. Schwäche in beiden Beinen«[1091].

Das Bayer Präparat 205 probierte er an Patienten u.a. nach Empfehlungen der Hamburger Zeitschrift des Bernhard-Nocht-Instituts, des »Archivs für Schiffs- und Tropenhygiene«, aus, wie an verschiedenen Stellen im Syracusematerial erwähnt wird.[1092] Im Laufe der Jahre entdeckte er zudem, dass er nicht nur die Schlafkrankheit, sondern auch die Tuberkulose mit »Bayer 205« therapieren konnte, wie er aus Basel am 17.11.1957 berichtet, d.h. zu einer Zeit, als Versuche mit diesem Präparat im Schlafkrankenlager in Deutsch-Ostafrika bereits seit langem offiziell verboten waren. »Frau Dr Walser in Schaan (Liechtenstein) hat beobachtet, dass Bayer 205 bei schwersten Fällen Lungen- und Organtuberkulosen [Ende S. 57/Anfang S. 58] wesentlich zum Teil dramatische Besserungen zeigten. Dieselbe Dosierung wie für Schlafkrankheit. Gemeinsam ~~wäre~~ Wirkung wäre erklärlich dadurch dass es die ~~Fettgehalte~~ Fett-Eiweiss Membrane über den Tuberkelbazillen auflöst«[1093]. Eine Verbindung zwischen den einzelnen Tro-

1091 Ebd., S. 63.

1092 Vgl. folgende drei Stellen: 1) »25.6.31 Trypanosomiose Bayer 205; Moranyl (Nach Marten Meyer) Archiv für Schiffs- oder Tropenhygiene 128 S. 528ff. Bayer 205 (Moranyl) in allen Anfangsstadien nicht besser als Tryparsamid. 10 % Lösung! Dosis 1 gr (2 cgr pro Kilogramm Körpergewicht) bis 1,5 gr. (bei 60 Kgr Körpergewicht). 3–4 Injektionen von je 1 gr; die beiden ersten an aufeinanderfolgenden Tagen zwischen 2ten und 3ten und 3ten und 4ten je einen Tag Pause. – Öfters Albuminurie. Aber diese keine Indikation für Unterbrechung der Kur – Man kann auch je ein Gr. an drei aufeinanderfolgenden Tagen geben. Nach 3–4 gr drei Monate Pause. Injektionen intravenös am wirksamsten. Aber auch intragluteal, sogar subcutan«; S. 40; Notebooks »Therapeutische Notizen« 1930; Albert Schweitzer Papers, Box Nr. 9. 2) »Bayer 205 Moranyl Germain Prophylaktisch: 1–2 gr. Dann drei Monate Pause. Bei Bayer 205 können vorübergehend Trypanosomen im Blut wiederkehren und verschwinden dann von selbst wieder. Zuweilen vorübergehendes Herpes und Erythem. Combination mit Tryparsamid gab keine besseren Ergebnisse in Frühfällen als Germain allein. In jedem Falle nicht Tryparsamid und Bayer 205 zusammengeben, sondern jede Kur für sich. Zur Vorsicht kann man mit 0,50 Bayer 205 beginnen«; Ende S. 41; Notebooks »Therapeutische Notizen« 1930; Albert Schweitzer Papers, Box Nr. 9. 3) »Bayer 205 Prophylaktisch Deut. Mediz. Wochenschrift 1935. Nr 6, S. 238. Bayer 205 ou Moranyl prophylaktisch gegen Trypanosomen. Alle drei Monate eine Einspritzung von 1,0–1,5 gr«; S. 161; Notebooks »Therapeutische Notizen« 1930; Albert Schweitzer Papers, Box Nr. 9.

1093 S. 58; Albert Schweitzer. Medizinische Notizen Bd. VI. Notes médicales. Albert Schweitzer. 1956. 1957. 1958. Et Esquisses de Commandes. Albert Schweitzer Papers, Box Nr. 14.

penkrankheiten wurde von Schweitzer auch im Bezug auf die Lepra hergestellt, mit der er sich vom Umfang her sehr ausführlich in den medical notebooks auseinandergesetzt hat.

An der Therapie der *Lepra* lässt sich besonders gut der Fortschritt in der Therapie beobachten. In den 1930er Jahren benutzte Schweitzer vorwiegend im engen Kontakt mit dem Cubanischen Arzt Dr. W. H. Hoffmann aus Habana »Rivanolpulver«. Er beschreibt dessen Therapieerfolg folgendermaßen: »Rivanol […] Bringt sie zur Überhäutung. Lepra Krysolgan (Schering). Goldbehandlung. (Dr. W. H. Hoffmann Habanna). Einspritzungen zu Versuchen. Besser und unschädlicher: Einspritzungen von Kupferlösungen intravenös«[1094].

Daneben fanden das deutsche Bayer-Präparat »Antileprol«[1095] und das französische Roger-Präparat »Alepol« (hydrocarpate de Sonde)[1096] Verwendung. Dabei enthalten die Notizbücher wichtige klinische Angaben, so z. B. »Achtung!!! Antileprol darf nur tropfenweise in die Vene gegeben werden. Sonst Hustenreiz, der zwar nicht gefährlich. Zu Antileprol intravenös, das sehr schnell ausgeschieden wird, auch Antileprol per os 1–5gr nach den Mahlzeiten täglich«. Bzw.: »Achtung!!! Alepol nach den Mahlzeiten nehmen mit warmer Milch oder in tisane«[1097]. Ein wichtiges Medikament stellte in den Anfangsjahren darüber hinausgehend das Chaulmoograöl dar: »Immer Arsenkuren und huile de foie de

1094 S. 1; Notebooks »Therapeutische Notizen« 1930; Albert Schweitzer Papers, Box Nr. 9.

1095 Am 7.11.30 schreibt er in sein Notizbuch dazu: »Antileprol (Bayer) das verbesserte, das auch intravenös eingespritzt werden kann. Davon alle 5–8 Tage 5–10 gr. und noch mehr. (Nach brieflicher Mitteilung. Auf hohe Dosen kommt es an. Antilepiol ether ethylique des andes gros du chaulmoogra préparé des graves de Taraktogenos Kurzii. Wird zur Zeit verbessert. Mit Antileprol combinieren. Zeichen der Heilung ist, dass im Blute stattfindet: substitutione progressive des lymphocytes, qui prédominet au commencement, par les leucocytes polynucléaires, surtout les formes juvéniles et une augmentation des eosinophils de 10–15 par cent.« Zu Antileprol noch intravenös ›Krysolgan‹. Goldpräparat. Dies souverän auf akute leprose Augenentzündung (Hoffmann). Lokal auf Ulcerationen: Trypaflavin, Pomade Desitin, Rivanol. Das letztere das beste (Hoffmann). Lepra Französische Hyrganol, was dem alten Antileprol entspricht, ist als solches auch Ether Ethylique d'huile de Chaulmoogra. Aber nur Injektion [Ende S. 2/Anfang S. 3] Lepre. Hyrganol. Suite intramusculaire 1–6 ccm jeden 5–8 ten Tag [3…] Antileprol für intramuskulär oder subcutan. […] Antileprol per os. Als Tropfen oder in Capseln à 0,5 oder 1 gr (Bayer) 1–5 gr täglich«; S. 4; Notebooks »Therapeutische Notizen« 1930; Albert Schweitzer Papers, Box Nr. 9.

1096 Vgl. dazu die Primärquelle: »Alepol Lepra Rogers Präparate. Am wirksamsten acide gros das den niedrigsten température de fusibilité hat. […] Rogers will also hydnocarpate de sonde und benutzt Hydnocarpus wightiana statt Taraktogenos Kurzii, das bisher als wahres huile de chaulmoogra angesehen wurde. Dies Rogersche hydnocarpate de Soude ist soluble dans l'eau. Rogers benutzt 3 % Lösung von der er jeden 7 ten Tag 1–5 centicules einspritzt intravenös. Ist febrile Reaction zu stark, dann Dose vermindern. Verwendet nichts dazu«; S. 3; Notebooks »Therapeutische Notizen« 1930; Albert Schweitzer Papers, Box Nr. 9.

1097 Ebd., S. 4.

mornè zu Chaulmoograkuren. [...] Vielleicht ist das zu sehr chemisch gereinigte Chaulmoograöl nicht so wirksam wie das huile bruter. (Dr. Stevenel. Bull. Soc. Pathol. Exotique Nr. 1 1935) Stevenel auch gegen die intraveinösen Injectionen von Huile de Chaulmoogra«[1098].

Ab den 1940er/1950er Jahren fanden neu entwickelte Präparate, auf die nur kurz mit Hilfe der Primärquellen hingewiesen werden soll, wie Diason[1099], Disulone[1100], Promin[1101], Trypaflavin[1102] und andere Antibiotika[1103] im klinischen Alltag von Lambarene Verwendung. Schweitzer profitierte von den Erfahrungen seiner Mitarbeiter, etwa einem »Recette de Mr. Russel«[1104] oder der Pflegerin Trudi, die im Lepradorf eine zentrale Position einnahm und für den Einsatz von Nebacetin plädierte[1105]. Schweitzer kam zu der Erkenntnis »Bes-

1098 Ebd., S. 52f.

1099 »2. Aug. 1958 Notizen über Leprabehandlung: Diazone: Langsamer wirkt als Disulone. Aber weniger Komplikationen (Hepatitis, Toxikose, Psychosen – Anemien. Aber gibt Fälle die nicht auf Diazone reagieren. Allen Kindern unter 12 Jahren nur Diazone geben. Immer in vollen Magen geben. Immer die Zahl miteinander geben«; S. 69; Albert Schweitzer. Medizinische Notizen Bd. VI; Notes médicales. Albert Schweitzer. 1956. 1957. 1958. Et Esquisses de Commandes; Albert Schweitzer Papers, Box Nr. 14.

1100 »Disulone retard: Nur für Leute die in gutem Zustand sind. Dann wirklich guter Erfolg«; S. 69; Albert Schweitzer. Medizinische Notizen Bd. VI; Notes médicales. Albert Schweitzer. 1956. 1957. 1958. Et Esquisses de Commandes; Albert Schweitzer Papers, Box Nr. 14.

1101 Es folgt ein Zeitungsabschnitt *»Aus amerikanischer Zeitung Sept 1944 durch Rev. Helie«*, welcher über die chemische Entwicklung und ersten Experimente mit Promin in US-Leprosorien berichtet; S. 6–8; Medizinische Notizen Bd. IV, Dr. Albert Schweitzer Lambarene. 1946. 1947.1948–1950; Albert Schweitzer Papers, Box Nr. 11.

1102 »Lepra mit 0,5 % Trypaflavine, 5 ccm intravenös 2 mal wöchentlich (Bulletin Societe Pathologie Ecologen [?] 1930 S. 1009/1000 [?]) Machte zuerst Trypaflavine 2 % à 5 ccm intravenös 2 mal wöchentlich abwechseln mit Perioden intravenös ether ethylique chaulmoogra. Nachher wegen Praecordialangst Trypaflavine nur 1/2 % und ebenfalls 5 ccm 2 mal wöchentlich«; S. 17; Notebooks »Therapeutische Notizen« 1930; Albert Schweitzer Papers, Box Nr. 9.

1103 »Gunsbach 20.11.57 Neues Lepramittel von Dr Pestal (Paris) et Dr Chambon (Saïgon). Le D. Cyclosérine, un nouvel antibiotique. Les lésions cutanés regressent rapidement et les bacilles disparaissent complètement. Mais le médicament provoque des réactions qui, sans être dangereuses, sont à prestreuse considération (Courrier d'Afrique 25. Nov 57)«; S. 59, Albert Schweitzer. Medizinische Notizen Bd. VI; Notes médicales. Albert Schweitzer. 1956. 1957. 1958. Et Esquisses de Commandes; Albert Schweitzer Papers, Box Nr. 14.

1104 Es heißt in der Primärquelle: »Pausements contre les plaires des lèpres, Mercurochrome 2 (oz) miel 8 oz, huile de foie de morne 8 oz, poudre de zinc, oxyde 4 oz. Sous nitrate de Bismuth 2 oz, Vaseline 12 oz. – Donc pausement par semaine. Ou changement baignes des ulcères dans solution cutis septique«; S. 2 ; Medizinische Notizen Bd. IV, Dr. Albert Schweitzer Lambarene. 1946. 1947.1948–1950; Albert Schweitzer Papers, Box Nr. 11.

1105 »Lambaréné 2.5.57 Affaires lépreux Conférence avec Trudi Nebacetin = Neomycin et Bacitrain, haben wir in Tablette Hydrosat. Aber diese Tabletten nicht den Effect von Nebacetin (auch Dr. Catchpool). Nebacetin, Byk-Gulden, Konsting«; S. 39; Albert Schweitzer. Medizinische Notizen Bd. VI; Notes médiales. Albert Schweitzer. 1956. 1957. 1958. Et Esquisses de Commandes; Albert Schweitzer Papers, Box Nr. 14.

serung des Allgemeinzustandes hilft zur Besserung der Lepra« und achtete bei seinen Leprapatienten auf Komorbiditäten: »Immer Rückfälle durch Gonorrhoe und Dysenterieamibiene – auch auf Siphilis achten – gegen Asthma! Prednisone [...] Viele Hypertensionen bei Leprösen, die als Herzkrankheiten behandelt werden«[1106]. Dr. Emeric Percy[1107] erprobte federführend neue Präparate, u.a. Citocillen, einen Stoff, »der unangenehme Folgen hatte. Am Anfang die Flecken verschwanden (das war die Penicillinwirkung allein, wie Penicillin oft bei Lepra solche macht. Ist aber nur oberflächliche Wirkung. Wir verwenden Leprosan seit Juli 1957 Also unsere Behandlung: zuerst Diasone bei leichter Lepra üblich, und schlechtem Allgemeinzustand. Disulon retard: schwere Lepra tuberscul, aber guter Allgemeinzustand und Consultationen Promin: Lepra lepromatose nur für diese Leprosan: für turculait et lepromatose de Promin und anderes nicht vertragen«[1108]. Schweitzer berichtet, dass er auf diesen Mitarbeiter angewiesen war, sollte es mit den Versuchen vorangehen. So heißt es am 5.5.1956 in einem Brief nach Hamburg: »Können keine Versuche machen so lange Percy fort ist. Und wenn ich ihn bei Rückkehr frage, wird er wohl auch sich nicht dazu entschliessen?«[1109] Immer wieder werden auch Niederlagen in Form zu hoher Dosen – etwa von Vitamin D – oder aus mangelnder klinischer Erfahrung mit den neuen Präparaten bzw. falsch verabreichten Medikamenten berichtet.[1110] Er folgerte daraus für die Leprapatienten: »Lepra: Jeder hat seine Kur. Nichts daran ändern. Als Adjuvans: Eisen, Kupfer, Arsen, Vitamine«[1111] Schweitzer beschreibt ausführlich und detailliert in den Notizbüchern das Vorgehen, wenn es zu Zwischenfällen kommt: Hier kamen Prednisolon, Acetylsalicylsäure, die Vitamine A, C, D und Eisenpräparate zum Einsatz.[1112] Im Laufe der Jahre nahm die Therapie der Lepra eine zentrale Säule

1106 Ebd., S. 68.

1107 Dieser ungarische Arzt wirkte vom 22.1.1950–26.5.1953 in Lambarene.

1108 Ebd., S. 70.

1109 Ebd., S. 20f.

1110 So fand Vitamin D folgenden Fehleinsatz: »Vitamine D – nur als selbständige Behandlung, nicht mit anderen Mitteln. Zu gefährlich in grösseren Mengen (Wir gaben bis 10 gr pro Tag 6 Wochen. Frau in Todesgefahr war). Aber in ~~kleinen Mengen~~ der Starsa Kapseln die [Ende S. 80/Anfang S. 81] unaufgelöst durch Magen gehen (!) 50000 Einheiten pro Tag gut vertragen. Wahrscheinlich die schlechte Wirkung davon kommt, dass das Vitamin A (ohne in Kapseln zu sein) im Magen aufgelöst wird. Die Unverträglichkeit kommt also vom Magen. Mit Starsenkapsel werden Versuche mit ganz individueller Dosierung machen. Aber Wirkung ist da, aber muss fast bis an toxische Dosen gehen (Die schlechte Wirkung Inappetenz und katastrophale Entnarbung! = Nierenventrobs (mit Glyzin in grossen Dosen beheben)«; S. 81; Medizinische Notizen [Bd. V]. Dr. Albert Schweitzer. Lambarene 1953; Albert Schweitzer Papers, Box Nr. 13.

1111 S. 6; Albert Schweitzer. Medizinische Notizen Bd. VI; Notes médicales. Albert Schweitzer. 1956. 1957. 1958. Et Esquisses de Commandes; Albert Schweitzer Papers, Box Nr. 14.

1112 Vgl. den ausführlichen Primärtext: »Gegen Reactionen Prednisone = Prednisone = Synthetischer Corticosteroïdderivat. Dehydro-Cortison 5 mg pro comprimé, Ciba. Base.

im klinischen Alltag von Lambarene ein. Gerade die Leprabehandlung profitierte sehr von seinen internationalen Kontakten und dem dichten Netzwerk.[1113] So wurde v. a. der Straßburger Apotheker Dr. Robert Weiss zu einer wichtigen Bezugsquelle für Chaulmoograöl.[1114] Schweitzer berichtet darüber hinausge-

Spitalpackung. Tube à 100 comprimés. Gegen Leprareaktionen anfangen mit 4 Tabletten pro Tag. 2 Tage. Dann 2–3 Tage 3 Tabl; 2–3 Tage 2 Tabletten. Für eine Woche 1 Tablette. 15 Tuben bestellen (Fragen ob haltbar) (Achtung habe schon bestellt)!! Gegen Reactionen. Wir besitzen viel Dracinol. Schering. Prednisone 0,75; Aspirine 325 mgr. Ascorbinsäure 20 mgr; Aluminium hydroxyd 75 mgr; das wir geben wo einfach Prednison in Betracht kommt um es zu verbrauchen, bei den Leuten [Ende S. 40/Anfang S. 41] die das Aspirin (ohne es zu brauchen) vertragen. Olga füllt es um. Gegen Reaktionen Calcium 10 % + Vitamin C. Sandoz. Ampullen. Davon haben wir Vorrat. Calcium 10 % mit Antistin dies stärker als Calc. Vitam. C. Mit Calc. Antist. beginnen 2–3 1 pro Tag. 3 Tage. Nachher Calc. Vitamin 1 pro Tag längere Zeit hintereinander, oder weniger. Gegen Reaktionen Natürliches Vitamin A für Allgemeinbefinden und Entwässerung der Oedeme der Füsse – Gutes natürliches Vitamin A. Am besten in Capseln Vitamin A à 25,000 Unités in Capseln von Sharpe & Dahme Philadelphica Flacons à 1000 Capsules (Vitamin A palmitate). Schauen ob wir noch davon haben. Gegen Reaktionen Vitamin D – (Viosterol (Activated Ergosterol. Capsu- [Ende S. 41/Anfang S. 42] les à 50000 Unités. (Wyeth. Philadelphia) = Flacons à 1000. Von Licht und Wärme geschützt aufbewahren. Haben in Lepradorf. Sehen ob wir noch unten haben. Kein Citocyllin gegen Reaktionen. Schlechte Erfahrungen. Nutzt nur vorübergehend. Nachher wird es schlimmer. [Ende S. 42…] Anämie. Fast immer nur gebessert durch Eisen. Am besten mit Injektion intravenös«; S. 44; Albert Schweitzer. Medizinische Notizen Bd. VI; Notes médicales. Albert Schweitzer. 1956. 1957. 1958. Et Esquisses de Commandes; Albert Schweitzer Papers, Box Nr. 14.

1113 So berichtet er beispielsweise von einem Brief der Mrs Russel vom 19.9.46 über die Injectionen in der Nähe der leprösen Ulcera des Fusses. Angaben des Arztes von The Leper Colony Itu. S. Nigeria. »The two injections used are (je nach Belieben) die eine oder die andere. Erste Lösung Potass. Pennang gr 5; Sodium chinin de 0 z 1; Mercurochrome gr 20, Aquam 0 z 10 (Diese wurde besonders von Dr. Macdonald gebraucht. Zweite Lösung: Rivanol gr 10; Glucose gr 20; Calc. Ladtc gr 10; Sod. Thiosulph. Gr 20 Aquam ad 100 cc. Both injections are given in quantities of 3 cc not oftener than once a week. They are given only in the sole of the foot; never on the top or on the ankle or leg. […] Never inject à slougliving ulcer. The area should be cleaned with 1/1000 Mercurochrome or some such antiseptic before injection is given«; S. 17, Medizinische Notizen Bd. IV. Dr. Albert Schweitzer Lambarene. 1946. 1947.1948–1950; Albert Schweitzer Papers, Box Nr. 11. Im Anschluss an George E. Slotkin kombiniert er in der Lepratherapie Streptomycin mit Chaulmoogra-Öl: »George E. Slotkin, Dec 47, meint dass Chaulmoogra die Wachsschicht bei Leprabazillen und so auch bei Tb auflöst und so aller spezifischen medizinischen Behandlung die Wege bereitet. Man ist dazu gekommen einen Ehylester des Hydneampusoels zu verwenden, das unter Bezeichnung Moogral in den Handel kommt. Bessere Resorption als Chaulmoograöl. Injection ist schmerzlos. Therapie: 3 Tage 1 cc Moogrol intramusculär, dann 4 Tage Dosis auf 2 cc. [Ende S. 3 7] Vom 7ten Tage an während 30 Tage 1cc Moogral und 1 gr Streptomycin täglich. Das Antibioticum wird in 16 cc destilliertes Wasser und in 8 Dosen von je 2 cc alle 3 Stunden gegeben. Nachprüfungen mit Electronenmicroskop bestätigen Auflösung der schützenden Wachsschicht nach Verwendung von Chaulmoograöl. [Anfang S. 38] 9.1.1950 Lambarene«; S. 38; Medizinische Notizen Bd. IV. Dr. Albert Schweitzer Lambarene. 1946. 1947.1948–1950; Albert Schweitzer Papers, Box Nr. 11.

1114 Dieses belegt folgender Eintrag im medizinischen Notizbuch: »~~Chaulmoogra~~: dringend.

hend von speziellen Therapieformen, die Dr. J. P. Naegele[1115] für Spitalinsassen und Aussenlieger entwickelte[1116]. Auch hier ging es um pharmakologische Detailfragen, die aus dem klinischen Alltag erwuchsen[1117]. Daneben ist die Ent-

---

Weiss: Beste Chaulmoogra ist Chaulmogra Chambon (Paris) und Hyrganol (Spezia). Ango Chambon 10 cc Ampullen. Spezia wohl noch grössere. Wir nehmen als am besten für unseren vielfältigen Gebrauch am liebsten möglichst grosse Ampullen. Beide Arten in dolor und nicht abzessbildend. Als Dose 10 cc 2–3 wöchentlich neben der anderen Behandlung, nicht nur in [Ende S. 65/Anfang S. 66] Zwischenzeit. Als dringend: 1000 Ampullen per colis postol. ~~Lysol~~ = Weiss 20 l ~~Chrosyl~~ = Weiss 20 l«; S. 64; Medizinische Notizen [Bd. V]. Dr. Albert Schweitzer. Lambarene 1953; Albert Schweitzer Papers, Box Nr. 13.

1115 Dieser französische Arzt wirkte vom 16. 2. 1950–14. 5. 1952 in Lambarene.

1116 Vgl. die Primärquelle: »Mitteilungen von Dr. Naegele 13. Mai 1952 beim Abschied«: Alle Sulfonkuren auf vier Wochen. Alle am gleichen anfangen und enden, auch die Consultationen und in Ferne behandelte. Aussenpraxis am besten Iwason. Disulone 15 (retard) Therapie versuchen zuerst bei unseren hospitalisierten. Spezies Retard heisst: Irgation ist Hyrganol (gerein. Chaulmoolgra + Sulfan Mère). Bei Dosierung nicht noch Höchstdosen für Injektion, solche mittlere Höchstdose für alle. Für Disolone nicht 200 gr mgr wie angegeben ist, sondern 100 pro die. Anemie hängt weniger mit Sulfon zusammen als mit Darmparasiten und Ernährung. Reine Bananenernährung viel weniger Anaemie als bei Reisernährung (in Nigeria frisch bereitetes Palmöl. Wie Banane so auch Palmöl den Kranken gut zu bekommen scheint). [Ende S. 76/Anfang S. 77] Promin von 12,5 cc Ampullen nur 10 cc gegeben. Im Jahre 18 Kuren zu je 14 Tagen. Nur Werktags geben 2 Wochen, dann 1 Woche Pause, auch der Schonung der Venen wegen. Diese Kur also nicht im Vierwochenrhythmus. Promin wirksamste. Aber auch oft Störungen, die zum Unterbrechen nötigen. Promin anwenden, wenn man mit anderen Mitteln nicht gut vorankommt. Diasone Vierwöchentliche Kuren mit Sonntage frei. Erste Woche jeden zweiten Tag wobei (am 5. u. 6. nacheinander) also jeden Tag wo Medikament gegeben wird 1 Tablette. Zweite Woche: jeden Wochentag 1 Tablette. Dritte Woche: erste 3 Tage 2, 4, 5, 6ten Tag 3 pro Tag. Vierte Woche: alle Tage 4. In einer 4 wöchentl. Kur 49 Dragées = 14,3 gr, Kinder bis 13 Jahre etwa halbe Dosen. [Ende S. 77/Anfang S. 78] Vereinfachtes System für Aussenpatienten: 2 Dragées pro Tag pro Werktag alle 4 Wochen. Macht 48 Tabl. mit 14 Gramm. Kinder 1 pro Tag. [...] Bei Trypaflavine bessere Erfolge aber Rückfälle. Es fault die Haut, was Milderung der Flecken vortäuscht. [Ende S. 78/Anfang S. 79....] Ruhepause zwischen Disulonkuren: je 2 Wochen, wie bei Diasone – also 9 monatliche Kuren pro Jahr. Disulone weniger rascher Erfolg als mit Diasone. Vielleicht die gute Wirkung des Diasone damit zusammenhängt dass es ohne Oxalate de fer. [Ende S. 79/Anfang S. 80] Interessant, dass die Patienten dreimal höhere Dosen von Diasone gut ertragen (bei gutem Allgemeinzustand) aber ohne entsprechend besseren Erfolg. [Ende S. 81/Anfang S. 82....] Contelene in Lepra keine Wirkung, wohl aber in Tuberculose. Erste Woche 25 mgr pro Tag per os, zweite 50 mgr; dritte 75; vierte 100 mgr täglich. Wir nicht gute Erfolge«; S. 82; Medizinische Notizen [Bd. V]. Dr. Albert Schweitzer. Lambarene 1953; Albert Schweitzer Papers, Box Nr. 13.

1117 Vgl. dazu ausführlicher die Primärquelle: »Disulone ohne Oxalate de fer oder mit Oxalate de fer oder mit Oxalate de fer in Tabletten. Naegele bemerkt: Ohne Oxalat viel besseres Haemoglobin als mit (wieder Tabletten ohne Oxalat bestellen). (Cimédone auch besser ohne Oxalat de fer). [S. 79...] Dissulon retarde = 8 tägig mit Olivenöl. Intramuskulär. Noch nicht versucht. Haben aber Ampullen. Disulon retard 15 tägig mit Chaulmoogra. Nur wenig von uns versucht (Dieselbe Art: Irgatum Specia) Disulone in wässriger Lösung intramuskulär (50 mmgr pro cc, in steigernden Dosen bis zu 4 cc pro Tag. Innerhalb 6

wicklung eines von Lambarene ausgehenden Versorgungsnetzwerkes im Hinblick auf die Selbständigkeit Gabuns und den entwicklungspolitischen Gedanken der Hilfe zur Selbsthilfe als Teil des nationalen Gesundheitssystems ein wichtiger Aspekt. Komplikationen gab es vielfältig. Gegen einige *Vergiftungen* bzw. anaphylaktische Reaktionen verwendete Schweitzer eine spezielle Mischung: »Ist also für irgend eine Serumeinspritzung Anaphylaxie zu befürchten, so gibt man zuerst eine intraveinöse (oder subcutane) Einspritzung von 10 % Hyposulfit de Magnesium oder de Hyposulfit de Sonde. – Hyposulfit ist identisch mit Thiosulfate. – Diese Einspritzungen auch gegen Heuschnupfen verwerten. Wir verwenden sie hier gegen die Krämpfe hervorrufenden Vergiftungen (Giftmischerei der Eingeborenen)«[1118].

Neben diesen Äußerungen enthalten die medical notebooks einige Hinweise auf in Lambarene durchgeführte *medizinische Versuche bzw. Experimente.* So berichtet er beispielweise aus Lambarene am 20. 8. 1938 über ein »Präparat 688«, das er von der chemisch-pharmazeutischen Ärztegesellschaft in Bad Homburg erhalten hatte, unter der Überschrift »Versuche« folgendes: »Medikament zu Versuchszwecken. Erhalten am Oct. 38

Im Brief vom 19. Aug. 1938 über das Präparat 688 das Sie mir zusenden. Kombination Salvochin mit p. Dominophensulfonamid. Eine Ampulle à 2 cc enthält 0 gr 25 Chinin Hydrochl. + 0,1 gr p Aminophenylsulfonamid. Anwendung intragluteal. (Besonders zu verwerten bei Pneumonien, die Mischinfecktionen sind. Also verstärktes Salvochin«[1119]. Neben diesen Versuchen zur Malaria erprobte er im Februar 1939 in einem CCBA-Versuch Entero-Vioform gegen Amöbendysenterie. »Vioform: 3 x täglich 0,50 gr Vioform in Gelatinekapsel oder Oblaten (besser). Bis 30 Tage hintereinander. Koliken sind kein Grund die Therapie abzubrechen. Auch Kinder von 5 Jahren vertragen noch diese Dosis. Das mit Vioform verwandte Entero-Vioform von Ciba (Basel) (Iodo chloroayquinoleine). Dose: 10 mmgr par 1 kg Körpergewicht, also etwa 0,75 gr pro die, 10–15 Tage lang. Auch gut gegen Lamblien. In chronischen Fällen auch die Lavements. Auch gegen andere Parasiten. Posologie: 1–2 copiens/ [comprimés?; unleserlich, Anm. der Vf.in] d'entéro-Vioforme à 0,25 3 fois par jour, après les repos. Après cersation des ténesmes faire en même temps des lavements: 200–300 cc Wasser + 4–8 comprimés à 25. Diese zuerst in etwas Wasser

---

Wochen auf [Ende S. 81/Anfang S. 82] 200 mgr (4 cc) kommen soll. In diesem auch keine Oxalate de fer. Soll gut wirken und weniger Anaemie machen. – Auch vierwöchentlich geben. Jeden Wochentag eine piqueur«; S. 82; Medizinische Notizen [Bd. V]. Dr. Albert Schweitzer. Lambarene 1953; Albert Schweitzer Papers, Box Nr. 13.

1118 S. 29; Medizinische Notizen Heft II; Albert Schweizer. Notebooks n.d.; Albert Schweitzer Papers Box Nr. 19.

1119 Ende S. 132; Notebooks „Therapeutische Notizen" 1930; Albert Schweitzer Papers, Box Nr. 9.

lösen, dann warmes Wasser dazu à 200–300. Un lavement par jour, de préférance le soin. Vorher Reinigungsklistier.

Über gute Resultate berichtet 8.2.39. Gebeten – um grössere Versuchsmenge um das Medikament an sauer [vorher?; unleserlich; Anm. der Vf.in] Emetin zu erproben«[1120].

Dass Versuche besonders auch am *Hamburger Tropeninstitut* durchgeführt wurden, ist bereits in Kap. B.2.1. beschrieben worden. Die enge Kooperation mit dem Bernhard-Nocht-Institut geht auch aus den medical notebooks der Syracuse University hervor. Schweitzer berichtet so von einer »Plasmochin-Chininkur nach Nocht-Mühlens« aus dem Jahr 1930, welches in folgender Dosierung gegeben werden und der Malariaprophylaxe dienen sollte:

»Plasmochin 0,04 pro die, Chinin 0,1 gr-1,20 gr am besten mit Tabletten Chinoplasmin à 0,01.
Plasmochin und 0,3 gr Chin sulf. Kur von 10–21 Tagen
Plasmochin vorm [zum?; unleserlich, Anmerkung der Vf.in] Essen nehmen

Kinder:	Säuglinge		2 x 5 mmgr pro die (also 0,01)
	Kinder	1–5 Jahre	2–4 x 0,005 also bis 0,02 pro die
	""	6–10 Jahre	3–4 x 0,01 also 0,04 pro die
	" "	10–15 "	5–6 x 0,01 also 0,06 pro die

Plasmochin kann subcutan, intramuskulär oder intravenös gegeben werden«[1121].

Über das Bernhard-Nocht-Institut hinaus bestanden Kontakte nach Hamburg zu Paul Mehner, der Schweitzer 1955/56 über die Maizenawerke Dextro-Energen, Bi-Ol sowie Ciranetten zukommen liess.[1122] Für die Wundbehandlung von Ulcera setzte Schweitzer auf weitere Kontakte nach Deutschland: »Das neue deutsche Präparat (Penizillinderivat – Citryllin. Noch im Versuche (in Stolberg bei Buchen. Chemie Grünenthal)«[1123]. Darüber hinausgehend bestanden *internationale Kontakte* zu Pharmafirmen- etwa Roger, Bayer, Pfizer oder Sandoz[1124] – und Forschungskooperationen mit anderen Ländern – so durch Dr. Percy zur Schering Corporation Bloomfield N.Y., um Dihydromycine zu erhalten und zu

1120 S. 133; Notebooks »Therapeutische Notizen« 1930; Albert Schweitzer Papers, Box Nr. 9.

1121 Ebd., Ende S. 1.

1122 Vgl. die Primärtexte: »R. 3.5.56. Durch Paul Mahner Hamburg. Gedankt. Firma S. Tasse. Hamburg 11 für au Bi Ol angekommen Anfang Jan. 1956. (20 Fl. à 60 ccm an Bi Ol 50 Sch. à 6 Amp an Bi Ol für Rheumatismus. Zu versuchen für Lepra. Literatur. R. 3. 5.56. [...Ende S. 20/Anfang S. 21...] R.5. 5.56. Durch Paul Mehner Hamburg. Gedankt. Pharmazeut. Fabrik Evers & Co Hamburg 12. Sendung angekommen Anfang Jan. 1956. Ciranetten (Haemorrhoid. Varizen. Malamen (Malaria). Versuchen! Ersetzt Insulin Dragées 3 par jour! R 5. 5.56 AS Schreibe Ihnen, dass ich Angebot versuchen und Malamen weiterhin gerne annehme«; S. 21; Albert Schweitzer. Medizinische Notizen Bd. VI; Notes médicales. Albert Schweitzer. 1956. 1957. 1958. Et Esquisses de Commandes; Albert Schweitzer Papers, Box Nr. 14.

1123 Ebd., S. 6.

1124 Vgl. ebd., S. 39.57.

Paske, Davis & Co nach Detroit Mich. USA, um Promin zu erhalten; am 4.11.56 erfolgte eine Bestellung einer Probenummer von »Abstracts of World Medicine« bei der British Medical Association in London[1125] -, auf die im Kontext dieser Arbeit nicht näher eingegangen werden kann.

Zum Abschluss dieses Kapitels sei ein kleiner *Ausblick* auf offene Forschungsfragen im Zusammenhang mit den medizinischen Notizbüchern aus Syracuse eröffnet. Schweitzer hat über das Beschriebene hinausgehend Tierversuche im Zusammenhang mit der Entwicklung einer Gelbfieber-Impfung in Kooperation mit dem Rockefeller-Institut in New York durchgeführt. Selbstversuche im Rahmen der Entwicklung von Impfstoffen in den 1930er Jahren im Pariser Pasteur-Institut wurden bereits erwähnt. Die erste Gelbfieberimpfung wurde dann in Lambarene am 10.4.1942 erfolgreich durchgeführt.[1126] Es wäre interessant, der Frage nachzugehen, welche Kooperationen, auch mit weiteren europäischen Zentren, z.B. Hamburg, für die Entwicklung des Impfstoffes hilfreich gewesen sind. Aufgrund seines guten Netzwerkes gelang es Schweitzer, z.B. auch in der Behandlung der Tuberkulose verschiedene Medikamente aus unterschiedlichen Staaten in Lambarene zu testen[1127], um für sich schließlich

---

1125 Vgl. ebd. S. 20.24.31.

1126 Zur Gelbfieber-Impfung vgl. Albert Schweizer Notebooks n.d.; Medizinische Notizen Heft II; Albert Schweitzer Papers Box Nr. 19; S. 30–32.

1127 Vgl. dazu die Primärquelle: »Unsere Tuberkulosebehandlung; Streptomycin eher verwenden wir wenig, kommt nur für chirurgische Tuberkulosebehandlung in Frage. Wir mit PAS arbeiten. Para-Amino-Salicylatsäure oder Natriumsalz derselben Säure. Dieses besser verträglich. Wir in Malmö das Natriumsalz in Granula bestellt. Unsere Tuberkulose verläuft viel rapider als die europäische. PAS wirkt bacteriostatisch, nicht bactericid. Es muss eine lange Periode hindurch (Monate) verabreicht werden. Tagesdosen 12–16 gr in vier Fraktionen. In den Mund und nachher Wasser trinken. Nebenwirkung kann sein Diarrhoe und Nausea. Unser Malmö PAS hat dies am wenigsten. Wenn Nebenwirkungen auftreten, muss es auf einige Zeit abgesetzt werden. Mit etwas kleinerer Dosis wieder beginnen. Drei bis vier Wochen geben, dann eine Woche Pause. Resistenz tritt hier auch auf. Also nach einigen Monaten aussetzen weil Stämme resistent werden. Resistenzbildung verzögert, wenn es in Combination mit irgendeinem anderen tuberkulinen Mittel gegeben wird. Das wichtigste für uns ist = Conteban (Bayer) und Sivason (Spezia), Tb_1 (Versuchsname bei Bayer) chemisch Thiosemi-Cabbazone [Ende S. 9/Anfang S. 10] erfunden von Domagle (Ende der 40ger Jahre) bei Bayer. Wir haben Conteban von Bayer geschenkt bekommen (verdankt). Haben auch Sivazone von Spezia verwandt. Ist einem Sulfamide charakter. Spezifisch gegen amidoresistente Bakterien. Bateriostatisch. Dosen von 2 mmgr pro Körperkilogr. in Tabletten von 50 mmgr (Bayer) oder 25 mmg Sivazon. Die Totaldosis pro Tag muss sehr langsam, erst in 14 Tagen erreicht werden. Beginnen mit 25 mmgr, 50 mgr etc. Aufpassen auf Leberintoxität. Leberinsuffizienz Contraindikation. In meinem Spital nie Zwischenfalls gesehen. Resistenzbildung kommt ganz regelmässig vor. Höchstens 3–4 Monate geben, dann absetzen. Erfolge in Combination mit PAS sind sehr gut (was Sivazon (TB_1)) betrifft so hat dieses eine Entzündungshemmende Wirkung und eine Indikation bei Polyartritis. Percy gute Erfolge gesehen – Wirkung aber nicht konstant). Für Tuberkulose noch als Mittel Rimifon (Iso nikotinhydrozid) chemisch verwandt mit Antipellagon? [Ende S. 10/Anfang S. 11] Vitamin der B Gruppe (Vitamin PB). Zuerst aufgebracht von

Rimifon den Vorzug zu geben. »Bei Rimifon Besserung des Allgemeinzustands meistens sehr bedeutend, und übertrifft vielfach die Masse der spezifischen Besserung. Cadaverleute laufen nach 3 Wochen herum. Effekt bleibend. Kein Rückfall in kahektischen Zustand. Wir einen solchen Fall mit alten Arbeiten von Cazand in Atadie – Verwandten von Boussougoma? Nichts mehr im Sputum. Rimifon auch bei Extrapulmärer Tb wirkt. Auch in Haut Tb – (z. B. bei schwarzer Schwester mit Tb am Knie, die wir 2 Jahre lang ohne Erfolg behandelten vorher) – auf drei Wochenbehandlung mit Rimifon geheilt«[1128]. Wichtige Aspekte, welche u. a. aus den medizinischen Notizbüchern herausgearbeitet werden könnten, sind die Betrachtung weiterer Infektionserkrankungen sowie die Kooperation und der Vergleich mit staatlichen Gesundheitsprogrammen und Krankenhäusern in Gabun. Schweitzer schickte bereits zu Lebzeiten suspekte Proben in ein Labor nach Brazzaville zur histopathologischen Untersuchung. »In allen diesen Fällen mit Speculum Portio Vaginalis untersuchen und [Ende S. 48/Anfang S. 49] jeder suspekten Stelle excudieren zur Untersuchung, und die Probekurettage, ausserhalb Menses. Aber wenn Blutung ausserhalb Menses ist, dann Curettage während derselben. Wir schicken alle automatisch nach Brazzaville (Haben uns alle Flaschen zurückgeschickt der zwei letzten Jahre)«[1129]. Darüber hinaus baute er ein ambulantes Versorgungsnetzwerk für die Region auf.[1130]

Roche in Amerika (1951). Die ganze Sache noch ungeklärt. Ausgesprochene Bakterizide Wirkung, nicht nur Bakteriostatisch. Dies seine grosse Bedeutung. Dosierung: etwa 5 mmgr pro Körperkilogramm. Manche aber gehen auf 10–12 mgr Tabletten à 50 mmgr. Ist überhaupt nicht toxisch. Kann sofort mit normaler Höchstdosis beginnen. Hat eigentlich 2 Wirkungen: 1 spezifische und eine unspezifische. Spezifisch zeigt sich als Folge der Bakteriziden: eventuell Abnehmen der Tb Bazillen in Sputum und objektive Besserung des Röntgenbildes. Bei extrapulmonärer Extravaganz ist diese Besserung noch ausgesprochener als bei pulmonärer, während Tb1 (Conteban, Sivazon) in- extrapumonären Fällen fast unwirksam ist. Aber die Besserung der Tuberculose ist bei Rimifon nicht constant. Die unspezifische Wirkung des Stoffes besteht in Besserung des Allgemeinzustands, Zunahme des Körpergewichts, des Appetits und Abfall der Temperatur und Senkungsgeschwindigkeit (normale Senkungsgeschwindigkeit in Europ[a] in [Ende S. 11/Anfang S. 12] einer halben Stunde 5 mm, in Stunde 8–10 – Bei Frauen etwas mehr wie bei Männern. – Bei uns in Afrika bei Schwarzen die obere normale Grenze relativ höher (bis 20 mm in $\frac{1}{2}$ und 40–50 mm in Stunde). Die normale Senkungsgeschwindigkeit bei ihnen fast nie sieht. Pathologisch in Europa von 5 mm oder 10 m aufwärts pathologisch. Bei Tb kann es 100 in halber Stunde machen«; S. 12; Medizinische Notizen [Bd. V]. Dr. Albert Schweitzer. Lambarene 1953; Albert Schweitzer Papers, Box Nr. 13.

1128 Ebd., S. 12.

1129 Ebd., S. 49.

1130 Vgl.: »Die Formation de Santé Lambaréné schickt alle 14 Tage das Auto für Formation volante. Diejenigen die dann nicht gut werden (Reaktion, Leber, Anemien die kommen dann zu uns, bis sie wieder in gutem Allgemeinzustand sind. Achtung: Die Reaktionen können auch psychisch bedingt sein. (Auf schlechte Nachrichten können sie erfolgen«; S. 69; Albert Schweitzer. Medizinische Notizen Bd. VI; Notes médicales. Albert Schweitzer. 1956. 1957. 1958. Et Esquisses de Commandes; Albert Schweitzer Papers, Box Nr. 14.

Einige Jahre vor seinem Tod gab er am 12.6.1956 aus Lambarene eine Spitalstatistik heraus, welche in den Notizbüchern aufgeschrieben wurde:

> »Statistique de mon hôpital. En réponse à une lettre du 7 juin 56
> Je donne le 12 juin les renseignements suivants en Médecin Capitaine I C' de la Region Sanitaire du Moyen Ogooué:
> 1. Service générale de chirurgie et de [Ende S. 23/Anfang S. 24] médecine générale: 18 lits pour européens pour médecine générale de autochtones 215 couchettes. Pour service chirurgicale des autochtone 35 couchettes.
> 2) Service de maternité pour européennes 3 lits
> Service maternité pour femme autochtones 8 lits«[1131].

Was lässt sich über diese wenigen Beobachtungen, denen im Rahmen dieser wissenschaftlichen Arbeit aus Platzmangel nicht weiter nachgegangen werden kann, hinaus, über die Entwicklung der Forschung in Lambarene aussagen?

B.2.5. Die Entwicklungsgeschichte der wissenschaftlichen Forschung in Lambarene

Aus Schweitzers Schriften wird – allerdings nicht auf den ersten Blick – ein reges wissenschaftliches Forschungsinteresse erkennbar. Die ersten Berichte aus Lambarene enthalten noch viele missionarisch-appelative Angaben, welche die Leser – im medizinischen Kontext formuliert – in Übersee zu Spenden aufrufen wollen. So berichtet Schweitzer beispielsweise ganz allgemein von den pharmakotherapeutischen Möglichkeiten, welche ein Tropenarzt Anfang des 20 Jh. hat: »Allein mit Chinin und Arsen für die Malaria, mit Novarsenbenzol für die verschiedenen mit Geschwüren einhergehenden Krankheiten, mit Emetin für die Dysenterie und mit den Mitteln und Kenntnissen für die dringlichsten Operationen vermag er in einem Jahre Hunderte von Menschen, die sich sonst verzweifelt in ihr Schicksal ergeben müßten, aus der Gewalt der Qual und des Todes zu befreien. Gerade die Fortschritte, die die exotische Medizin in den letzten [475] fünfzehn Jahren gemacht hat, geben uns die ans Wunderbare grenzende Macht über viele Leiden der fernen Menschen in die Hand. Ist dies nicht wie ein Ruf, der an uns ergeht?«[1132]. In späteren Berichten dominieren explizite Angaben über Fortschritte in der Pharmakotherapie, von denen er durch sein weltweites Netzwerk profitierte und Angaben zu neuen kurativen Therapieformen in den verschiedenen medizinischen Fachrichtungen, welche er z.T. aus Afrika heraus aufgrund seiner Erfahrungen mitentwickelte. Dabei wird sein fortwährendes Interesse an der medizinischen Verbesserung der in Lam-

1131 Ebd., S. 24.
1132 AW I, WU, 476.

barene angewandten Verfahren erkennbar, welches seit dem ersten Aufenthalt in Afrika sein ärztliches Handeln prägte. Bereits aus der ersten offiziellen Mitteilung der Pariser Missionsgesellschaft über das zu gründende ärztliche Missionswerk Schweitzers in Lambarene aus dem Jahr 1913 wird erkennbar, dass Schweitzer auch einen wissenschaftlichen Anspruch in seinem ärztlichen Tun verfolgte, wenn es heißt: »Sie wollen sich dort niederlassen in der Absicht, wissenschaftliche Forschungen zu betreiben und den von Krankheiten befallenen Schwarzen und Weißen die Hilfe Ihrer Aufopferung zu bringen«[1133].

Was kennzeichnete die medizinische Forschung in Lambarene im allgemeinen?
Das Urwaldspital in Lambarene verlangte den *allround*-Praktiker, der »möglichst alle Gebiete der Medizin einigermaßen« beherrschte, da er in den Tropen keine Spezialisten zu Rate ziehen könne[1134]. Unmittelbare fachärztliche Kontakte waren im Urwald Afrikas so gut wie unmöglich – v. a. in den ersten Jahren, als Schweitzer nahezu alleine das Spital aufbaute. Der kollegiale Dialog war erst durch das Eintreffen erster europäischer Helfer und durch eine Zunahme an öffentlicher Publicity, die das Projekt Lambarene im Laufe der 50-jährigen Spitalgeschichte erfuhr, möglich. Schweitzer erkannte rasch, dass die Beschränkung auf einen handelnden Arzt in den Tropen fast ein Ding der medizinischen Unmöglichkeit war: »Daß wir Ärzte in Lambarene jetzt zu dritt sind, erlaubt also, daß wissenschaftlich gearbeitet wird und Feststellungen gemacht werden, die von großer Bedeutung für die Behandlung der Kranken sind. Der Arzt, der im Urwald allein arbeitet, wird von dem täglichen Betriebe so in Anspruch genommen, daß ihm weder Zeit noch Energie bleiben, rätselhaften Fällen auf den Grund zu gehen. In jedem Tropenspital sollten also mindestens zwei Ärzte sein. Zu kleine ärztliche Betriebe rentieren sich im Urwalde ebensowenig wie zu kleine Missionsstationen«[1135]. Es kennzeichnet Schweitzers medizinisches Wirken, daß er seit Eintreffen weiteren medizinischen Personals stetig um medizinische *Forschung* und wissenschaftlichen Fortschritt durch verbesserte diagnostische und therapeutische Maßnahmen bemüht war. »Wie habe ich darunter gelitten, daß so viele Untersuchungen von Kranken, die hätten vertieft werden sollen, nicht durchgeführt wurden, weil Zeit und Kraft auch bei der höchsten Anspannung der Energie nicht reichen wollten! Und welche Unruhe bereitete es mir, daß ich bei den so energischen und gefährlichen Kuren, wie sie manche tropischen Krankheiten erheischen, den Kranken nicht genug nachgehen konnte. Wie oft hätte das Mikroskop und das Reagenzglas befragt werden sollen und blieben unbefragt! In Chirurgie wurde auch nur das Aller-

1133 Scholl, BASF 2, 1994, 24.
1134 BRL 1930–54, 169.
1135 BRL 1924–27, 663.

notwendigste unternommen. So bedeutet das Tuten des Flußdampfers, der mir den Landsmann bringen soll, die Erlösung aus der Pein unfreiwillig zu oberflächlich betriebener Medizin«[1136]. Schweitzer hatte sehr unter der aus der Arbeitsüberlastung resultierenden diagnostischen und therapeutischen Nachlässigkeit im medizinischen Alltag gelitten[1137].

Die Forschung profitierte in der Folgezeit explizit von dem Aufbau eines (mikrobiologischen) Labors (1), von dem Import vereinzelter medizinischer Apparate (2), von den intensiven Kontakten zu Pharmafirmen (3), von dem internationalen Netzwerk, welches Schweitzer durch seine Korrespondenz pflegte (4) und von dem Mut, in der chirurgischen Tätigkeit als einer zentralen Säule des Spitaldorfes immer wieder medizinische Neuerungen auszuprobieren (5). Schweitzer schreckte dabei nicht davor zurück, vereinzelt medizinische Produkte zunächst am eigenen Leib zu erproben (6).

Ad (1)
Die neu eingetroffenen Ärzte errichteten ein *mikrobiologisches Laboratorium:* »Es ist nicht allzu bekannt, daß in Lambarene schon vor beinahe 50 Jahren in dieser Form mikrobiologisch gearbeitet wurde, daß Keime nicht nur mikroskopisch identifiziert, sondern auch kulturell gesichert wurden, ja daß darüber hinaus sogar aus den vom Patienten gezüchteten Antigenen wirksame Antikörper hergestellt werden konnten. Voll berechtigten Stolzes berichtet Albert Schweitzer, daß durch die Verwendung der selbst hergestellten *Impfstoffe* die Erkrankung oft nur 2 bis 3 Tage dauert, die vorher Wochen in Anspruch genommen hatte. Bei dieser Gelegenheit wurden übrigens auch im Wasser des Ogowe-Stromes Vibrionen gefunden. […] Man ist nämlich keineswegs auf die naheliegende Vermutung hereingefallen, hier Choleraerreger entdeckt zu haben, sondern sprach nur von ›Paracholera‹, wohlwissend, daß der echte Vibrio einige andere Eigenschaften besitzt. Ich halte den Hinweis für notwendig, daß in solchen Leistungen das Mittelmaß ärztlicher Arbeit bei weitem überschritten ist. Wo findet man in diesen Jahren ein kleines europäisches Landkrankenhaus, in welchem solche Fragen beantwortet wurden? Einer Universitätseinrichtung war es vor 50 Jahren angemessen, vom Patienten her ein Immunserum zu entwickeln, mit dem einer Krankheit entgegengetreten werden konnte«[1138]. *Immunseren* wurden nicht nur von Frédéric Trensz (1901–1990) bei Forschungen über die *Dysenterie* entwickelt[1139], sondern auch zur Therapie von Tetanus, woran einige

1136 Ebd., 539.

1137 Vgl. Hagedorn, 1954, 122.172.

1138 Mai, 1992, 125f.

1139 Deutlich erkennbar wird das u. a. an der wissenschaftlichen Arbeit von dem französisch-ungarischen Arzt Dr. Frederic Trensz (1901–1990), der vom 1.1.1926–18.2.1927 bzw. zwischen 1950–1955 in Lambarene wirkte, von der Schweitzer ausführlich berichtet: »Bei

Patienten gestorben waren. »Daraufhin haben wir uns entschlossen, allen Verletzten und allen zu Operierenden präventiv Antitetanusserum zu injizieren, was leider eine sehr große Ausgabe bedeutet«[1140]. Allerdings wird aus den Berichten ebenfalls erkennbar, dass die Bewältigung des medizinischen Alltags trotz des Eintreffens von europäischen HelferInnen stets den Vorrang vor der wissenschaftlichen Forschung einnahm. So wurde das Personal an dem Ort eingesetzt, wo die konkrete Hilfe am dringendsten benötigt wurde, der nicht unbedingt der jeweiligen Ausbildung entsprach.[1141]

Ad (2)
Schweitzers Eigenwilligkeit wird nicht nur an diesem Punkt erkennbar. In der Rezeptionsgeschichte wird wiederholt der Vorwurf der Technikfeindlichkeit des Patriarchen beschrieben.[1142] So gab es eine *apparative Grundausstattung* in

---

der Behandlung der leider immer noch zahlreichen Dysenteriekranken macht Dr. Trensz eine wertvolle Feststellung. Bekanntlich gibt es zwei Arten von Dysenterie: die durch Amöben [...] verursachte und die auf eine Infektion mit Dysenteriebakterien zurückgehende. In dem von ihm mit primitivsten Mitteln eingerichteten bakteriologischen Laboratorium unternimmt es nun Dr. Trensz, Kulturen von dem Kote der Kranken anzulegen, in dem keine Amöben gefunden wurden. Statt der erwarteten Dysenteriebazillen stellt er aber Vibrionen fest, die dem Choleravibrio sehr nahe verwandt sind und sich von ihm nur durch eine verschiedene Agglutination unterscheiden. Was also als Bazillendysenterie angesehen wurde, ist nach dieser Feststellung in den meisten Fällen durch einen Paracholeravibrio hervorgerufene schwere Cholerine. Untersuchungen des Wassers zeigen, daß dieser Vibrio in den Gewässern des Ogowe heimisch ist. Er wird also Vibrio gabunensis genannt. Dr. Trensz gedenkt ihm eine längere wissenschaftliche Arbeit zu widmen. [...] Von jeher hatte ich die unaufgeklärten Fälle von Dysenterie in Anlehnung an die Choleratherapie mit in Wasser gelöster weißer Tonerde behandelt und dabei gute Erfolge gesehen. Nun erklärt die Feststellung von Dr. Trensz, warum mit dieser Behandlung etwas erreicht wurde. [...] Die Züchtung der Vibrionen im Laboratorium erlaubt Dr. Trensz, einen Impfstoff herzustellen, mit dem solche Fälle von Cholerine in zwei bis drei Tagen geheilt werden können«; BRL 1924–27, 662 f. Steffahn kommentiert dieses aus der Empirie resultierende wissenschaftliche Vorgehen: »Mitunter wurde die Bestätigung für das rätselhafte Gelingen einer unkonventionellen Methode experimentell nachgereicht«; Steffahn, rororo, 2006, 84.

1140 BRL 1930–54, 104.

1141 Aus den ursprünglichen Plänen einer technischen Assistentin, welche das Labor übernehmen, wissenschaftlich arbeiten und die Ärzte unterstützen wollte, wurde nichts: »Dank der Hilfe lieber Freunde hatte ich mir viele schöne Laboratoriumsgeräte und Apparate mitnehmen können. Das Laboratorium sollte mustergültig werden. Doch nichts von alledem. Meine Kisten stehen noch eingepackt und [30] harren auf bessere Zeiten. Ich aber stecke im Haushalt«; BRL 1930–54, Äußerung von Marie Secretan, 31.

1142 Vgl. die Auseinandersetzung zwischen Italiaander und Schweitzer über Technik: »Für die Kulturkrise unserer Zeit macht er die Technik in erster Linie verantwortlich. [...] Um mit seinen Worten zu sprechen: die Techniker müßten zu Ethikern erzogen werden. Es war mit ihm nicht darüber zu reden. Ich sagte: ›Aber Sie sind doch für Penicillin! Überhaupt greifen Sie nach jeder neuen Medizin, geradezu mit Ungeduld‹. Schweitzer antwortete: ›Chemie und Pharmazeutik sind etwas anderes als Technik‹. Ich erwiderte hartnäckig:

Lambarene, aber weitergehende Neuerungen wurden erst nach Schweitzers Tod eingeführt. Zur Basisversorgung zählte beispielsweise für Schweitzer die Einführung eines Röntgenapparates, der dem feuchten Tropenklima standhielt und zur Behandlung der Unfallopfer unabdingbar war[1143]. Der Schwerpunkt lag für Schweitzer nicht in der apparativen Ausstattung Lambarenes, sondern in dem therapeutischen Nutzen, den er damit verfolgte.[1144]

Ad (3)
Enger Kontakt bestand daher zu *Pharmafirmen*, wie auch aus dem unveröffentlichten Quellenmaterial der Syracuse University Library (vgl. Kap. B.2.4.) hervorgeht: »Überhaupt sind in den letzten Jahren eine Reihe von Heilstoffen entdeckt worden, die gerade uns Tropenärzten außerordentliche Dienste leisten. Große Dankbarkeit schuldet unser Spital einer Reihe von Firmen, die uns viele ihrer wertvollen neuesten Medikamente zu Versuchszwecken unentgeltlich zur Verfügung stellen«[1145]. Einige Medikamente entfalten in den Tropen eine unerwartete Wirkungsweise: »Daß auch europäische Medikamente mit Vorsicht gehandhabt werden müssen, erfahren wir mit dem gegen die *Ankylostomawürmer* gebrauchten Tetrachlorkohlenstoff. Er ist gar nicht so harmlos, wie er gewöhnlich gepriesen wird. Bei Leuten, die irgendwie eine nicht ganz gesunde Leber haben, sollte er nicht angewandt werden. Jeder Patient ist also auf seine Leberfunktion zu untersuchen, ehe man die Kur mit ihm vornimmt. Im allgemeinen kommen wir dazu, das Chenopodiumöl dem Tetrachlorkohlenstoff auch in der Behandlung der Schwarzen vorzuziehen. Nur muß man darauf sehen, reines und unverfälschtes Öl geliefert zu erhalten. Große Genugtuung bereitet uns das ›Terpentin-Stahl‹, ein schweizerisches Präparat, das eine Mischung von Terpentin und Chinin darstellt. In intramuskulären Einspritzungen leistet es uns große Dienste bei verschiedenen eitrigen Prozessen, besonders bei hartnäckiger Furunkulose«[1146]. Die ärztliche Mitarbeiter berichten, wie sehr ihr Chef an den Neuerungen interessiert war und wie falsch das in der Öffentlichkeit verbreitete Bild sich darstellte: Schweitzer war beispielsweise einer der ersten Ärzte in Afrika, der den Einsatz von Antibiotika befürwortete, allerdings in Maßen, um die Resistenzbildung zu verhindern –

›Aber die moderne Heilmittelindustrie ist nicht denkbar ohne die moderne Technik‹. […] Meine Bemühungen waren ohne Erfolg. Nun, ich war ja auch nicht gekommen, um ihn von der Technik zu überzeugen«; Italiaander, 1955, 32.

1143 BRL 1930–54, 285f.

1144 Vgl. Isch, in: E.S. No. 7, 1995, 26.

1145 BRL 1930–54, 45.

1146 BRL 1924–27, 658.

eine weitreichende Entscheidung, denkt man an das aktuelle infektiologische Problem in der Medizin des 21. Jhs.[1147]

Ad (4)

Schweitzer blieb auch im Urwald Afrikas ein europäischer Wissenschaftler, welcher durch seine umfangreiche *Korrespondenz* am weltweiten Diskurs teilnehmen wollte (vgl. Kap. B.2.3.), wie aus einem Brief an den Heidenheimer Biographen Richard Kik (1899–1969) aus Lambarene am 14. 2. 1954 hervorgeht: »Wie schön steht auf dem Geburtstags-Briefband ›begleitet von 5 Verbandstoffsendungen‹. Diese Sendungen werden etwas Wertvolles für uns sein. [...] Überlege aber, ob wir es vorläufig nicht bei drei Sendungen bewenden lassen wollen, um genügend Mittel in der Kasse zu haben für Medikamentenneubestellungen (Neuheiten, wertvolle) aus Deutschland. [...] Ich suche eben, mich in den neuen pharmazeutischen Produkten Deutschlands zu orientieren. Auch medizinische Bücher möchte ich bestellen«[1148].

1147 Vgl. das Zeugnis zweier ärztlicher Mitarbeiter, Catchpool und Wildikann: »Here is Dr. Catchpool again: [342] I asked to introduce a new drug into the hospital for treatment of hookworm disease. I wasn't familiar with the drugs that he was using. I had been taught that these drugs were sort of out of date. Dr. Schweitzer asked me very sharply, he said: ›What is this drug you want to use? Why do you want to use it? What advantages does it have over what I have been using with good effect over all these years? I know my drugs are toxic, but I have laid down exactly how they should be given, and we don't have toxic effects, because I have covered all of this with my patients, we don't allow this to happen.‹ He said: ›You know, I had a doctor who wanted to use a new drug for treatment of hookworm disease. I foolishly allowed him to do it, and we had three deaths. I have never forgiven myself for this.‹ He said: ›What proof do you have that this drug you want to use is efficient?‹ So I brought in the evidence. He said ›Good, we shall do it.‹ Then, later on, as he had a little bit more confidence in me, he made it quite clear that the medicine in the hospital should be practiced in his hospital according to the way the doctors who were practicing medicine in the hospital at that time deemed they were able to best practice medicine. In other words, he said: ›Whatever you want, tell me what you need, I'll get it for you. Whatever drugs you want, tell me what you want, we'll get them. You shall not want for any drug or any materials, or any instruments. You shall have everything you need.‹ This he made quite plain to me. In this hospital we had all the facilities that we needed for doing even the most extraordinary work. The crucial thing was winning his confidence. The same point is made by Dr. Anna Wildikann, who worked at Lambarene before and during the Second World War: Anyone who won his confidence had a free hand and could work independently. When new medicines were ordered, Dr. Schweitzer asked each of us if we had any special requirement. In the first week after my arrival in 1935, Dr. Schweitzer asked me if I needed any special medication. ›Yes,‹ I said, ›I would very much like to have a new remedy for malformed bones which I have already used in Europe, but it is very expensive.‹ His answer was: ›I did not ask you about the cost, but about your wish. If the remedy is good, you shall have it.‹«; Brabazon, 1975, 343.

1148 LWD, 238.

Ad (5)
V.a. auch auf *chirurgischem Gebiet* profitierte Schweitzer von den Kontakten nach Europa, wie im Rahmen dieser wissenschaftlichen Arbeit aus Platzmangel leider nur am Rande dargelegt werden kann. Zeugnis davon legen u. a. Berichte von in Lambarene abgelegten Autopsien zur Erforschung einer unklaren Todesursache von Patienten[1149] sowie Krankenhausreporte zum Lebensende Schweitzers ab, aus denen hervorgeht, wie sich im Laufe der ärztlichen Tätigkeit in Lambarene die Zahl der chirurgischen Interventionen kontinuierlich steigerte[1150].

Ad (6)
Neue Medikamente erprobte Schweitzer z. T. an sich *selber:* »Äußerst wertvoll in der Bekämpfung der mannigfachen Geschwüre ist uns eine neue schweizerische Spezialität, das Breosan, das wir hauptsächlich in Salben verwenden. Besonders bei frischen Geschwüren verschiedenster Art ist der Erfolg überraschend. Die sogenannten Craw-Craw-Geschwüre der Europäer, deren Herkunft noch im Dunkel liegt und bei denen wir als mikroskopischen Befund des öfteren Staphylococcen in Reinkultur fanden, behandeln wir jetzt fast ausschließlich mit diesem Mittel. Ich selber habe es an mir erprobt. Früher ging bei mir jede Hautabschürfung am Fuße unfehlbar in ein Geschwür über, mit dem ich wochenlang zu tun hatte. [...] Seitdem ich jede Schürfung sofort mit Breosan behandle, bin ich von Fußgeschwüren vollständig frei. Prinzipiell geben wir jetzt jedem Europäer Tuben mit Breosansalbe für seine Reiseapotheke ab und haben uns damit viel Dank erworben«[1151]. Dieser Textabschnitt ist eine der wenigen Quellen über medizinische *Selbstversuche* Schweitzers. Darüber hinaus wird berichtet, dass er bereits 1934 einen sich in der Entwicklung befindenden Gelbfieberimpfstoff am Pasteur-Institut in Paris ausprobierte. »How keen he really was to find new solutions to medical problems emerges from an anecdote told by Dr. Ernest Bueding, who was working at the Pasteur Institute in Paris in

1149 Vgl. Jilek-Aall, 1990, 145–151.

1150 Vgl. folgendes statistisches Material: »En 1963, au plus fort des critiques portées sur Albert Schweitzer et ses méthodes rétrogrades, l'un des médecins de Lambaréné, le chirurgien Rolf Müller fait paraître un article dans la *Münchener Medizinische Wochenschrift* et dans la revue *Médecine et Hygiène de Genève.* Il décrit l'équipement suffisamment modernisée de l'hôpital, fournit des statistiques sur le nombre des malades passant de 3 800 en 1958 à 6 500 en 1963, sans compter le village des lépreux qui héberge plus de 200 malades. Les interventions chirurgicales ont progressé de 802 à 1003 de 1961 à 1963. La répartition des interventions est détaillée: on y retrouve la très grande prédominance des hernies déjà notée dans les *Nouvelles de Lambaréné.* La mortalité des cas opérés de 1,29 % en 1961, de 1,17 % en 1962, est inférieure à la norme européenne, d'après Robert Minder«; Isch, in: E.S. No. 7, 1995, 26.

1151 BRL 1924–27, 661.

1934. A new yellow fever vaccine had been discovered there but not fully tested for side-effects, when ›a doctor from Colmar‹ telephoned for information about the new drug. On hearing of the possibility of side-effects he came to Paris the next day and insisted on being injected with the vaccine himself, despite strong warnings that this was unwise at the age of fifty-nine. Schweitzer, who of course had been recognized by this time, was very impatient when the institute hospitalized him for two days as a precaution. But he suffered no serious reactions and immediately put in an order for the vaccine«[1152].

Was kennzeichnete die Forschung zu Lebzeiten Schweitzers nun im einzelnen?
Die bereits im Kapitel B1 erwähnten Erkrankungen, die »Hauptgeißeln Lambarenes«, die zahlreichen tropischen Geschwüre, die Malaria, die Schlafkrankheit, die Lepra und die Vergiftungen nahmen einen wichtigen Teilbereich der medizinischen Forschung ein, u.a. in Form von Medikamentenstudien, der Erprobung von neuen diagnostischen und therapeutischen Verfahren bzw. dem klinisch-therapeutischen und wissenschaftlichen Versuch. Betont die Arztgattin Lauterburg-Bonjour in den 1940er Jahren noch ihr Unverständnis über das mangelnde Interesse an einer wissenschaftlichen Tätigkeit in Lambarene[1153], so hat sich u.a. in der Folge der Verleihung des Friedensnobelpreises die zunehmende Popularität Schweitzers auch auf die Intensivierung der in Lambarene durchgeführten Forschungsprojekte ausgewirkt[1154].

Auf die onkologische Seite der zahlreichen tropischen Geschwüre ist bereits

1152 Brabazon, 1975, 344.

1153 In den ersten Jahren der fehlenden Popularität fiel die Rekrutierung von ärztlichem Nachwuchs für den Dienst in den Tropen schwer: »Es ist erstaunlich, dass Professor Schweitzer nur mit größter Mühe Ärzte findet für sein Urwaldspital. Wenn man bedenkt, welch reiches Material zu wissenschaftlichen Studienzwecken einem ernsthaften Mediziner hier zur Verfügung steht, was für lehrreiche Erfahrungen er sammeln, wie selbständig er arbeiten kann, so begreift man die tropenscheue Ärztejugend nicht«; Lauterburg-Bonjour, 1942, 113.

1154 In der Onkologie konnte eine besondere Entwicklung nachgezeichnet werden: »Noch bei meinem ersten Besuch erklärte mir Dr. Schweitzer, dass er Krebspatienten bisher kaum gehabt habe. Ähnliches versicherten mir bei meinen Studienfahrten auch andere europäische Ärzte im schwarzen Afrika. Unter Dr. Percy wurden alsdann in den letzten Jahren genauere Krebsforschungen in Gabon vorgenommen: ›Zwei Jahre lang haben [36] wir Gelegenheit gehabt, regelmäßige Untersuchungen vorzunehmen, aus denen wir ein etwas klareres Bild vom Vorkommen des Krebses unter afrikanischen Eingeborenen gewinnen können. [...] Dies Krebsproblem ist für uns eine brennende Frage, denn wir versuchen zu entdecken, wie der Krebs auf die Urvölker wirkt und in welchem Grad Lebensbedingungen und Ernährung die Existenz von Krebs hindern oder fördern‹«; Italiaander, 1958, 37. Vgl. ferner die »medical studies and evaluations 1961–67« sowie die onkologischen Studien von Denuez/Munz, welche in der Syracuse University Library in der BOX 24 der Albert Schweitzer Fellowship Records verzeichnet sind.

an anderem Ort hingewiesen worden.[1155] Neben die chirurgische Sanierung tropischer *Geschwüre*[1156] traten von Anfang an konservative Therapiemethoden. Bereits während des ersten Lambareneaufenthalts entwickelte Schweitzers ganz eigene Salbenexterna, wovon er nicht ohne Stolz berichtete: »Meine Krätzsalbe (aus Schwefelpulver, rohem Palmöl, Ölresten aus Sardinenbüchsen und Schmierseife bereitet) hat mich in wenigen Wochen weithin berühmt gemacht«[1157]. Zahlreich waren die Geschwüre im Lambarener Alltag anzutreffen: »Zwei Drittel der Insassen des Spitals sind, wie auch früher, der Geschwüre wegen da. Die durch Lues und Frambösia (Himbeerkrankheit) verursachten Geschwüre behandle ich jetzt alle mit Neosalvarsan, wozu ich früher die Mittel nicht hatte. Die Kur besteht in fünf intravenösen Einspritzungen und erfordert etwa einen Monat. Auch neue Bismuthpräparate erprobe ich, und mit gutem Erfolge, wie mir scheint. Für die Frambösiakinder, die oft ganz mit Geschwüren bedeckt sind, sehe ich in der Regel von den intravenösen Einspritzungen mit Neosalvarsan ab. Ich brauche sie dieser bei ihren kleinen Venen am Arm oft langwierigen Quälerei nicht zu unterwerfen. Das neue Mittel Stovarsol befreit mich davon. Es besteht in leicht zu schluckenden Pastillen. Schon nach vier Tagen fangen die Krusten über den Geschwüren an einzutrocknen. Nach acht oder zehn Tagen fallen sie ab, und das Kind ist von seiner Krankheit auf immer geheilt. Leider ist dieses Mittel sehr teuer. Ich lasse überall verbreiten, daß ich Stovarsol grundsätzlich nur gegen Blätterziegel abgebe. […] Auch Chaulmoograöl gebe ich grundsätzlich nur gegen Blätterziegel oder Bananen ab, wenigstens für die Leute der Nachbarschaft von Lambarene«[1158].

Neben finanziellen und organisatorischen Sorgen treten auch medizinische Probleme in der Unterscheidungen der einzelnen tropischen Geschwulstarten auf sowie die Gefahr unerwünschter Nebenwirkungen der therapeutischen Maßnahmen: »Eine andere Art von Geschwüren, die hier sehr häufig vorkommt, ist flach und länglich. Die Erreger sind noch unbekannt. Früher stand ich diesen Geschwüren ziemlich ratlos gegenüber. Jetzt, auf den Rat von Dr. Huppenbauer, der früher an der Goldküste war, mache ich bei allen Geschwüren, mit denen ich nichts anzufangen weiß, einen Versuch mit einer Serie von intravenösen Injektionen einer einprozentigen Lösung von Brechweinstein (Tartarus stibiatus). Jeden zweiten Tag bekommen die Patienten acht bis zehn Kubikzentimeter dieser Lösung in die Venen. Es ist kein harmloses Mittel. Die Gefahren werden

1155 Vgl. »Malagnances at the hospital of doctor Albert Schweitzer, Lambarene, Gabon, 1950–1965« by Denues/Munz, Int. J. Cancer: Vol. 2 No. 4 (1967) Reprinted from the International Journal of Cancer International Union Against Cancer Printed in Switzerland, 1–5.

1156 Vgl. BRL 1924–27, 587.

1157 WU, 38, in: Weber, 2013, S. 357.

1158 BRL 1924–27, 511.

aber dadurch sehr herabgesetzt, daß man die Lösung sehr langsam, etwa in vier Minuten, in die Vene einfließen läßt.

Bei den flachen Geschwüren unbekannter Herkunft habe ich in einer Reihe von Fällen mit dieser Behandlung Erfolg gehabt. Es gibt aber auch Geschwüre, bei denen man nacheinander Neosalvarsan, Quecksilber (als Hydrargyrum oxycyanatum intravenös gegeben) und Brechweinstein versuchen muß. [...] Für die Verbände aller Geschwüre benutze ich abwechselnd Dermatol, Methylviolett, Borsäure, Salol und Ektogan. Oftmals wende ich auch feuchte Verbände an«[1159]. Der in Lambarene tätige Arzt Dr. Huppenbauer war auch in der Entwicklung neuer Therapiemöglichkeiten gegen die Elephantiasis wegweisend.[1160] Schwierig ist für Schweitzer immer wieder die durch die aufwändige Therapie bedingte lange Dauer des Spitalaufenthalts. Nur langsam wächst neue Haut nach. »Eigentlich könnte man den Kranken mit etwas Verbandstoff, Dermatol und Borsalbe nach Hause entlassen. Aber dann muß ich befürchten, daß er in die Hände ›medizinkundiger‹ alter Weiber gerät, die ihm die wunde Fläche mit gepulverter Baumrinde, zerkauten Gräsern und allem möglichen Unrat bedecken, bis wieder die schönste Eiterung im Gang ist. So sehe ich voraus, daß einige Patienten mit Geschwüren noch im Herbst Gäste meines Spitals sein werden ... und darunter einige, die ich, weil sie arm sind und von weit her kamen, verköstigen muß!«[1161]. Er ist daher erleichtert, als er aus der Straßburger Heimatfakultät in der Nachfolge des Ordinarius für Augenheilkunde Prof. Jakob Stilling (1842–1915) Methylviolett für Versuchszwecke erhält, durch welches die Geschwüre rascher

1159 BRL 1924–27, Frühjahr bis Herbst 1924, 512f.

1160 In den 1930er Jahren entwickelte er folgende Methode: »Zur Zeit versuchen wir eine neue Behandlung der Elephantiasisfüße. Diese unförmige Verdickung der Füße, die sie wirklich wie Elefantenfüße aussehen läßt, rührt von dem Vorhandensein von zahlreichen Mikrofilarien (Larven der Filaria bancrosti) in den Lymphbahnen her. [...] Früher operierte man die Elephantiasisfüße, indem man keilförmige Streifen aus dem verdickten Gewebe herausschnitt. Aber die Erfolge waren wenig befriedigend. Unsere Behandlung bestand bisher darin, daß die Patienten Eisen in steigenden Dosen erhielten und daß die Elefantenfüße [129] täglich massiert und dann mit einer elastischen Binde fest umwickelt wurden. Auf diese Weise haben wir in vielen Fällen Erfolg gehabt, besonders wenn die Leute lange genug im Spitale blieben und der Anordnung, mit hochgelagertem Fuße das Bett zu hüten, Folge leisteten. – Vor einiger Zeit nun las Dr. Goldschmid in einer medizinischen Zeitschrift von Versuchen, diese Erkrankung mit intravenösen Einspritzungen von Lugol'scher Lösung (ein Gramm Jod und zwei Gramm Jod-Kali auf dreihundert Gramm destilliertes Wasser) zu behandeln. Daraufhin kombinierte er dieses Verfahren mit unseren bisherigen. Er verfuhr so, daß er jeden vierten Tag eine solche Einspritzung machte, mit Dosen von einem cc beginnend und bis zu zehn cc steigend. Von den zwölf bisher so behandelten Füßen zeigten alle eine ziemlich schnelle und weitgehende Besserung. Leute, die sich mit unförmigen, schweren Füßen nur noch so hinschleppen konnten, wurden wieder arbeitsfähig. Es bleibt nur noch festzustellen, ob die Besserung anhält. Wie herrlich wäre es, wenn wir die zahlreichen Träger von Elephantiasisfüßen in dieser Gegend wirklich heilen könnten!«; BRL 1930–54, 7.4.1935, 130.

1161 BRL 1924–27, 512f.

abheilen. »Große Dienste in der Behandlung der Eiterungen leistet mir das reine Methylviolett, das unter dem Namen ›Pyoktanin‹ von den Merckschen Farbwerken in den Handel gebracht wird. Das Verdienst, die entscheidenden Versuche über die desinfizierende Wirkung der konzentrierten Farbstoffe angestellt zu haben, gehört Professor Stilling, dem Straßburger Professor für Augenheilkunde. Er stellte mir von dem unter seiner Aufsicht bereiteten Pyoktanin zur Verfügung, damit ich es hier erprobe. Es kam nicht lange vor dem Kriege an. Ich ging mit Vorurteilen daran. Aber die Erfolge sind derart, dass ich die Unannehmlichkeit der blauen Farbe gern in Kauf nehme. Methylenviolett hat die Eigenschaft, dass es die Bakterien tötet, ohne das Gewebe anzugreifen oder zu reizen und ohne im geringsten giftig zu sein. Darin ist es dem Sublimat, der Karbolsäure und auch der Jodtinktur weit überlegen. Für den Urwaldarzt ist es unersetzlich. Nach dem, was ich bisher beobachtet habe, begünstigt das Pyoktanin auch die Überhäutung bei der Heilung der Geschwüre in einer auffälligen Weise«[1162]. Erlangt er auf einem Gebiet der Geschwürsversorgung einen Teilerfolg, so tut sich auf einem anderen Gebiet wieder ein ungelöstes medizinisches Problem auf. V. a. die »phagedänischen (das heißt fressenden) tropischen Geschwüre«[1163], bestimmen immer wieder Schweitzers medizinischen Alltag. Dieses ging auch aus Schweitzers Dankesbrief anlässlich der Verleihung der tropenmedizinische Bernhard-Nocht-Medaille 1927 hervor (vgl. Kap. B.2.1.). »Die Behandlung besteht darin, daß man das Geschwür alle fünf oder sechs Tage in Narkose mit dem scharfen Löffel auskratzt, bis alles kranke Gewebe nach und nach entfernt ist. In der Zwischenzeit macht man feuchte Verbände mit Kalium permanganicum oder bestreut die Geschwürsfläche mit Borsäure und Natrium bicarbonicum, zu gleichen Teilen gemischt«[1164]. Schweitzers ärztlicher Kollege Viktor Neßmann (1900–1944) ist um steten Fortschritt in der Behandlung dieses Krankheitsbildes bemüht. Das Ziel ist es, die Behandlung so einfach und effektiv wie möglich zu gestalten. »Zunächst wird jetzt – wozu bisher die Zeit nicht reichte – der Saft eines jeden Ge-[579] schwürs im Mikroskop untersucht. Dadurch läßt sich mit Sicherheit feststellen, ob es sich um ein phagedänisches handelt oder nicht. Im Saft des phagedänischen Geschwürs kommen nämlich merkwürdigerweise nur zwei Mikroben vor; und zwar immer beide miteinander. Es sind dies eine Art von Spirochäten (Spirochaeta Schaudinni) und die sogenannten spindelförmigen Bazillen. Ganz ähnliche Erreger findet man bei einer besonderen Angina (der Plaut-Vincentschen Angina) miteinander vergesellschaftet. Die Nachprüfung durch das Mikroskop ergibt, daß sozusagen alle

1162 AW I, WU, 449.
1163 BRL 1924–27, 513.
1164 Ebd., 513.

Geschwüre, die wir dem Aussehen nach für phagedänische halten, es in der Tat auch sind.

Nun werden die verschiedenen Arten der Behandlung durchprobiert. Dabei zeigt sich, daß ein von belgischen Ärzten angegebenes und von uns etwas modifiziertes Verfahren das Geschwür in den meisten Fällen geradesogut reinigt wie die von uns bisher geübte Auskratzung. Welche Ersparnis an Zeit und Kraft und Geld! Die Narkose kommt in Wegfall. Jetzt verbrauchen wir im Jahr nur noch halb soviel Äther und Chloräthyl wie bisher. [...] Auch unsern Nerven kommt die neue Methode zugute. Was gab das für Auftritte, wenn etwa sechs Wilde einer nach dem andern sich zur Vornahme der Auskratzung auf den Tisch legen und einschläfern lassen sollten!«[1165] Schweitzer berichtet in den 1930er Jahren kontinuierlich von therapeutischen Fortschritten in der Behandlung der phagedänischen Geschwüre, welche durch engen Kontakt zu europäischen Forschungseinrichtungen entstanden. Diese vermittelten neue Therapieoptionen und ermöglichten die Durchführung klinisch-therapeutischer Versuche im medizinischen Alltag von Lambarene.[1166] Hauttransplantationen nach dem Da-

---

1165 Ebd., 579f.

1166 Vgl. ebd., 580f. Wenig später berichtet er schon wieder von einer neuen Therapie der phagedänischen Geschwüre durch den »fallenden Tropfen«: »Durch die verschiedensten Versuche uns durchtastend, gelangen wir nun zu einem Verfahren, das uns in jeder Hinsicht befriedigt. Die große Errungenschaft ist, daß wir nun jede Berührung des Geschwüres nach Möglichkeit vermeiden und dabei den desinfizierenden Stoff dennoch viel besser durch die dichte Lage des nekrotischen Gewebes hindurch auf den Grund des Geschwüres zu bringen vermögen, als es früher der Fall war. Mit einem Gazetupfer wird der Eiter abgewischt und das nekrotische Gewebe, soweit es sich löst, abgeschoben. Dabei wird jedes Reiben und Aufdrücken vermieden, da es für den Patienten äußerst schmerzhaft ist. Nachher wird das Geschwür mit abgekochtem Wasser abgespült. Dann tritt der fallende Wassertropfen in Tätigkeit. Er leistet die Hauptarbeit. Ein Gramm Quecksilberoxycyanur wird in sechs oder sieben Liter Wasser aufgelöst. Von dieser Lösung lassen wir nun jeden Morgen je nach der Größe des Geschwüres fünf bis zwanzig Minuten lang fortgesetzt Tropfen aus einer Höhe von fünfzig bis fünfundsiebenzig Zentimetern auf das Geschwür fallen. Im Anfang verursachen Tropfen aus solcher Höhe arge Schmerzen. Für die ersten Tage läßt man dann die Tropfen nur aus einigen Zentimetern Höhe auffallen. Diese Tropfen bahnen sich einen Weg durch den dicken nekrotischen Belag des Geschwürs. Beim Zerplatzen reißen sie es auseinander. Die desinfizierende Flüssigkeit dringt bis auf den Grund des Geschwürs. Dazu kommt wahrscheinlich noch eine anregende Wirkung, die das stetige Hämmern der Tropfen auf das Geschwür ausübt. Jedenfalls reinigt sich das Geschwür im Verlaufe weniger Tage. Es bekommt eine schöne rote Farbe und zeigt eine Heilungstendenz, die wir in dieser Lebhaftigkeit bei keinem andern Verfahren feststellen konnten. Handelt es sich um große und sehr rasch fortschreitende phagedänische Geschwüre, so wird das Geschwür morgens und abends der Wirkung der Tropfen ausgesetzt. Auch erhöhen wir dann die Konzentration der Lösung und nehmen ein Gramm Quecksilberoxycyanur auf drei oder zwei Liter Wasser. Was man auf das Geschwür streut, um es in der Zwischenzeit zu verbinden, ist von untergeordneter Bedeutung. Wir nehmen gewöhnlich Jodoform, Dermatol und Salol zu gleichen Teilen gemischt. Auch wenn die Überhäutung des Geschwüres schon beginnt, wird die Behandlung mit den fallenden Tropfen stetig fortgesetzt,

wisschen Verfahren werden gegenüber dem Thierschen Verfahren abgewogen und in der Praxis bevorzugt: »Ist das Geschwür gereinigt, so versuchen wir, wenn es sich um große Flächen handelt, die Überhäutung durch Vornahme der Hauttransplantation zu beschleunigen. Gelingt sie, so wird die Heilung gut um ein Drittel abgekürzt. Bisher verwandten wir für die Transplantation das gewöhnliche Thierschsche Verfahren, bei dem lange Streifen möglichst dünn abgetragener Haut auf die zu überhäutende Fläche gelegt werden. Oft ist aber die Fläche noch nicht ganz rein. Es bildet sich Eiterung unter dem Hautstück und verhindert dessen Anwachsen. Darum gedenken wir uns jetzt dem Dawisschen Verfahren zuzuwenden, bei dem eine Reihe von kleinen runden Hautstücken von etwa einem halben Zentimeter im Durchmesser als Inseln in Abständen von einem halben Zentimeter auf die Fläche gelegt werden. Bildet sich Eiterung, so kann sie diesen kleinen Stücken nicht so gefährlich werden wie den großen Lappen nach dem Thierschschen Verfahren. Auch erweisen sich diese Stücke widerstandsfähiger als die langen dünnen Thierschschen Lappen.

Die Behandlung durch den fallenden Tropfen gibt auch bei andern Geschwüren als den spezifisch tropisch phagedänischen gute Resultate. Bei vielen hat man oft mit einer Lösung von einem halben Gramm Kupfersulfat auf einen Liter Wasser guten Erfolg. Überhaupt kann man für dieses Verfahren alle möglichen desinfizierenden Stoffe in verdünnter Lösung verwenden«[1167]. Doch trotz Fortschritten in der Therapie bleiben offene Fragen gegenüber dem Krankheitsbild bestehen. Wie lässt sich verhindern, dass das umgebende Muskelgewebe in der Tiefe infiziert wird und damit die Krankheit einen tödlichen Verlauf bekommt?[1168] Wieso befällt die Krankheit nur die Unterschenkel männlicher Patienten?[1169]

Auch in der medikamentösen Therapie des nur Weisse befallenen *Schwarzwasserfiebers* ist es erforderlich, dass Schweitzer sein medizinisches Wissen den tropischen Umweltbedingungen anpasst und mit verschiedenen therapeutischen Optionen hantiert, um in der Behandlung dieses Krankheitsbildes erfolgreich zu sein.[1170] Dass diese Erkrankung – wie auch die *Malaria* – deswegen einen geringen Raum in den Schweitzerschen Berichten einnimmt, da sie als geringe Gefahr im vergangenen Jahrhundert betrachtet wurde, ist bereits in Kap. B.1.2 sowie B.2.1 ausführlich beschrieben worden.

Anders verhielt es sich mit der *Schlafkrankheit* (vgl. Kap. B.1.3. und B.2.1.)

aber mit immer schwächeren Lösungen, um jede Schädigung des neugebildeten Gewebes zu vermeiden. Zuletzt nehmen wir zehn bis zwölf Liter Wasser auf ein Gramm Quecksilberoxycyanur«; BRL 1924–27, 658–660.

1167 BRL 1924–27, 660f.

1168 Vgl. ebd., 661f.

1169 Vgl. ebd., 581f.

1170 Vgl. ebd., 575f.

und mit der *Lepra* (vgl. Kap. B.1.4. und B.2.1.). Beide Erkrankungen wurden von Schweitzer seit der ersten Zeit in Lambarene intensiv beforscht. In einer brieflichen Notiz vom 1.12.1922 heißt es beispielsweise: »War bei den Entdeckern des neuen Mittels gegen Schlafkrankheit und habe von ihnen 50 gr davon erhalten, um Versuche zu machen. [...] Das neue Mittel gegen Schlafkrankheit heißt ›Tryparsamid 6‹, nach einer freundlichen Mitteilung von Herrn Dr. Th. Hörler, Spitalapotheker, Bern«[1171]. Seit dem ersten Aufenthalt in Lambarene war die Therapie der an Lepra Erkrankten darüber hinaus ein besonderes Anliegen für Schweitzer. Immer wieder berichtet er brieflich von seiner Erleichterung, als er die neuen amerikanischen Präparate zur Therapie einsetzen konnte. In einem Brief an den Pfarrer James H. Sink (Immanuel Union Church, Staten Island, New York) schreibt er am 8.4.1951 voller Begeisterung aus Lambarene: »Seit vier Jahren haben wir auch eine wachsende Zahl von Aussätzigen, die wir mit den neuen amerikanischen Mitteln gegen Lepra (Promin und Diason) behandeln. Zur Zeit haben wir 200! [...] Die Erfolge der Behandlung der Lepra mit den neuen amerikanischen Mitteln übertreffen bei weitem das, was man früher erreichen konnte. Ich behandle Lepra seit 1913 und ich bin glücklich, dass ich die Erfolge sehen kann, die man heute erzielt. Vorgestern ist eine Gruppe von 12 Aussätzigen hier eingetroffen, die aus dem Landesinneren stammen und 400 Kilometer zurückgelegt haben, um zu uns zu kommen«[1172]. Der Kampf gegen diese Erkrankung wurde ihm v.a. auch durch die wachsende Popularität und die Spenden sowie Preisgelder erleichtert: »Vor seiner Abreise hatte er erklärt, dass er jeden Pfennig seines Honorars für den Einkauf von Promindiason ausgeben würde, jenes amerikanischen Präparats, das alle Erwartungen seiner Erfinder im Kampf gegen die Lepra übertroffen hatte. Nun hatte Schweitzer endlich die Möglichkeit, einen entschlossenen Feldzug gegen den Aussatz zu führen. [...] Die Finanzierung war noch immer nicht gesichert, aber wenigstens lagen die Medikamente in der Apotheke bereit«[1173].

Immer wieder sehen sich die Ärzte in Lambarene mit *Vergiftungen* konfrontiert – als Ausdruck alltäglicher, wichtiger klinischer Erfahrungen, fernab von Forschungsinnovationen. »Eines Tages [...] kommt ein Kranker in ganz elendem Zustande mit seinen Verwandten an. Auch er hat die Sprache verloren. Zunächst denke ich an allgemeine Blutvergiftung im Anschluß an irgendeine infizierte kleine Verletzung. Aber das Herz ist gut, und der Kranke ist zeitweilig wieder so merkwürdig klar, daß die Annahme fraglich wird. [...] Daraufhin bekommt er Essen und Trinken nur von der Hand der Heilgehilfen ... und ißt und

1171 Geiser, 1974, 36.

1172 LWD, 209. Vgl. LWD, 187 sowie folgende Äußerung: »In der Klinik betreute er hauptsächlich die urologischen und die Leprafälle. Neue Heilmittel aus Amerika schienen hier vielversprechend zu sein«; Kleberger, 1989, 177.

1173 Payne, 1964, 235.

trinkt. […] Es kommt auch vor, daß ich bei einem Europäer, dessen Zustand ich mir nicht recht erkläre, unter irgendeinem Vorwand die schwarze Bedienung, die mit ihm gekommen ist, ganz ausschalte, weil ich mit der Möglichkeit der Vergiftung rechnen muß. Das will nicht heißen, daß ich gerade Verdacht auf den Koch und den Boy habe. Vielleicht sind sie nur nicht wachsam genug, um von anderen unternommene Vergiftungsversuche zu verhindern«[1174]. Mit einer Vergiftung muss prinzipiell bei jedem Patienten in Lambarene zu jedem Zeitpunkt gerechnet werden, da sie ein Teil der zwischenmenschlichen alltäglich praktizierten, ausgleichenden juristischen Gerechtigkeit darstellt.[1175] Sind viele Vergiftungen absichtlich herbeigeführt, so gibt es doch auch immer wieder unfreiwillige Vergiftungen.[1176]

Obwohl das Thema für Schweitzer eine so hohe Brisanz hat, kann er sich nur am Rande damit befassen: »Vielleicht sind wir einmal genug Ärzte hier, daß einer sich die Zeit zu Untersuchungen über die Gifte nehmen kann«[1177]. Anders berichtet die Krankenschwester Ilse Kleberger, dass Schweitzer durchaus bemüht war, für die Therapie nützliche Phytotherapeutika einzusetzen: »Neben der Verwaltung des Hospitals kümmerte er sich um die Apotheke. Er versuchte, die Heilpflanzen der Eingeborenen zu erforschen und sie, wenn er ihre Nützlichkeit festgestellt hatte, einzusetzen«[1178]. An dieser Stelle besteht erneut ein Widerspruch zwischen den einzelnen historischen Zeugnissen über Schweitzers ärztliche Tätigkeit.

Wie entwickelte sich die von Schweitzer angestoßene Forschung unter den nachfolgenden Generationen weiter?

In der *Zeit nach Schweitzers Tod* wurde die Forschung unter den medizinischen Nachfolgern in Lambarene intensiviert. Bereits 1966 konnten wichtige Studienergebnisse veröffentlicht werden.[1179] Der 4. Neubau des Krankenhausorganismus in den 1980er Jahren war sogar explizit an die Forschungsausrichtung

1174 BRL 1924–27, 593f.

1175 Vgl. ebd., 592f.

1176 Ebd., 594f.

1177 Ebd., 594.

1178 Kleberger, 1989, 177.

1179 »Medizinische Publikationen aus dem Albert Schweitzer-Spital der Jahre 1966–1968: Friedmann Richard et al.: Psychiatric Care at the Albert Schweitzer Hospital, Mental Hospitals 5, 1966; Sedlácek Jaroslav: Observations of the treatment of burns in the tropics, Acta Chirurgiae Plasticae 8, 1966; Denues A.R.T. und Munz W: Malignancies at the Hospital of Dr. Albert Schweitzer, Lambarene, Gabon, 1950–1965, International Journal of Cancer, 1, 1967; Munz Walter: Lambarene 1966 – das erste Jahr nach Albert Schweitzer, Münchener Medizinische Wochenschrift, 44, 1967; Justitz Heinz: Das Albert Schweitzer-Spital in Lambarene, Schweizerische medizinische Wochenschrift, 98, 1968; Kreyer Manfred: Inguinalhernien bei Zentralafrikanern, Münchener Medizinische Wochenschrift, 31, 1968«; in: Munz, 2005, 273.

der Medizin Lambarenes gebunden: »Staatspräsident Bongo knüpfte die Beteiligung seines Landes an der Finanzierung des neuen Spitals seinerzeit an zwei Bedingungen: Das Spital soll eine private und internationale Institution bleiben. Im Spital soll eine klinkbezogene Forschungsarbeit über die im Gabun häufigsten Tropenkrankheiten geleistet werden«[1180]. Damit stellte er Lambarene in eine vertraute Tradition, die ganz im Geiste Schweitzers stattfand:

»Bereits seit Jahrzehnten war in Lambarene geforscht worden. Dr. Fritz Trensz schrieb 1927 die erste wissenschaftliche Publikation aus dem Albert Schweitzer-Spital, über hier untersuchte Cholera-Erreger. Spätere Ärzte veröffentlichten Arbeiten über Elephantiasis, Leistenbrüche, Verbrennungen, Tumoren usw.. 1982 verfasste Martine Heitz-Schoenlaub ihre Dissertation über 58 selbst beobachtete Fälle von Sichelzellenanämie. Im gleichen Jahr erschien von Anne Parriaud eine Doktorarbeit über die Beziehung des afrikanischen traditionellen Heilers zu seinem Patienten. 1988 schrieb die Kongolesin Rose Natchikombe als erste Afrikanerin ihre Dissertation über das Ulkus Buruli, zugleich an der Universität Libreville und im Albert Schweitzer-Spital. [220] Am 4. April 1981 – zweieinhalb Monate nach der Einweihung des neuen Spitals – konnte das Laboratoire de Recherches eröffnet werden, [...] und die Patienten des Spitals sollten aus dieser Arbeit einen direkten Nutzen erfahren können. Finanziell wurde das Projekt durch Rotary International ermöglicht, hauptsächlich aus Deutschland, doch auch von anderen Ländern, und die Kommission für Entwicklungshilfe der EG leistete einen namhaften Zuschuss. Von 1981–1986 lag die wissenschaftliche Federführung bei Professor Manfred Dietrich vom Bernhard-Nocht-Institut für Tropen- und Schiffskrankheiten in Hamburg. Nach einer eher inaktiven Zwischenzeit übernahm 1989 Peter G. Kremsner, Professor für Parasitologie an der medizinischen Fakultät der Universität Tübingen, die wissenschaftliche Leitung. Nun besteht seit Jahren zwischen Laboratorium und Spital eine gute Zusammenarbeit, hauptsächlich mit den Abteilungen für Innere Medizin und Pädiatrie. Wichtigstes Arbeitsthema ist die Malaria, welche heute noch die bedeutendste Tropenkrankheit ist und weltweit am meisten Todesopfer verursacht. Im Weiteren werden Bilharziosen, Filariosen und Tuberkulose erforscht, und schwergewichtig ist auch die Arbeit gegen HIV und Aids«[1181]. Durch die Intensivierung der Tätigkeit des Forschungslabors, konnten zahlreiche Wissenschaftler zu einem längeren Aufenthalt in Lambarene motiviert werden[1182], Schweitzers Tochter Rhena fand einen fruchtbaren Arbeitsplatz an der

1180 Munz, ASS 3, 1991, 42. Vgl. auch Graf, in: Bomze-Bamberger, 1984, o.S.

1181 Munz, 2005, 221. Vgl. Munz, 2013, 218–220.

1182 Der Aufenthalt in den Tropen sollte von einer gewissen Dauer sein: »Ebenso sind gelegentliche Forschungsaufenthalte von Gästen nicht hinreichend. [...] Mediziner eines Universitätsinstituts bieten sich zum Forschen an: Forsch lehnen die Forscher es aber ab,

ehemaligen Wirkstätte ihres Vaters[1183], die Tropenmedizin konnte durch zahlreiche Studien erkenntnismäßig vorangebracht werden[1184], es erschienen zahlreiche Publikationen[1185], Gabun wurde auf dem Weg in die Unabhängigkeit

---

den Kranken in der Klinik Dienstleistungen zu erbringen – etwa [16] durch Diagnosen«; Lenk, 1990, 17.

1183 Vgl. den Bericht von Rhena Schweitzer über die Arbeitsbedingungen in »ihrem Labor« 1960–1970: »Denke ich an den engen Raum unseres Labors, so frage ich mich, wie wir dort zu dritt arbeiten konnten: Joseph Bissangoy, N'Dolo und ich. Ich sehe Joseph an seinem Mikroskop sitzen bei der Untersuchung von Urin- und Stuhlproben. Die Letzteren wurden von den Kranken in Bananenblätter gewickelt oder in einer Streichholzschachtel gebracht. Sie enthielten meistens nicht nur eine einzige Art von Wurmeiern, sogar bei Kleinkindern, sondern eine Anzahl verschiedener Parasiten. Joseph konnte sie alle aufspüren und unterscheiden, die Eier der Askariden, der Ankylostomen, der Bilharzia und die Amöben mit ihren verschiedenen Formen. Ich sehe N'Dolo in kleine Finger stechen zur Blutentnahme, für die Bestimmung von Hämoglobin, Hämatokrit oder für komplette Blutuntersuchungen, auch für »dicke Tropfen« zur Diagnose von Malaria. Wir konnten etliche bakteriologische Untersuchungen durchführen zur Entdeckung von Tuberkulose, Lepra, Gonorrhoe, und wir prüften auch die Rückenmarksflüssigkeit auf die Erreger von Syphilis und Schlafkrankheit. Im Vergleich zum heutigen Labor im neuen Spital waren wir in allem begrenzt, in der Enge des Raumes ebenso wie in den Möglichkeiten unserer damaligen Geräte. Und trotzdem machten wir in diesen Jahren Fortschritte. Wir konnten jetzt Blutgruppen bestimmen und Bluttransfusionen geben. Dies wurde immer wichtiger wegen der Zunahme von Unfällen, deren Opfer ins Spital gebracht wurden«; Rhena Schweitzer-Miller, in: Munz, 2013, 19.

1184 Vgl. »Forschung für die Kranken in Lambarene« von Dr. Paul Luder, in: Bomze-Bamberger, 1984, o.S.

1185 Vgl. »La recherche clinique. Le laboratoire de recherche. […] – PUBLICATIONS 1. L.G. Lehman, B. Vu-Quoc, J. Carlson, P.G. Kremsner: Plasmodium falciparum: inhibition of erythrocyte rosette formation and detachment of rosettes by pentoxyfylline. Transactions of the Royal Society of Tropical Medicine and Hygiene 91: 74–75 (1997) [58]; 2. B.G. Mordmüller, W.G. Metzger, P. Juillard, B.M.N. Brinkman, C.L. Verweij, G.E. Grau, P.G. Kremsner: Tumor necrosis factor in Plasmodium falciparum malaria: high plasma level is associated with fever, but high production capacity is associated with rapid fever clearance. European Cytokine Network 8: 29–35 (1997); 3. P.G. Kremsner, A.J.F. Luty, W. Graninger: Combination chemotherapy for Plasmodium falciparum malaria. Parasitology Today 13: 167–168 (1997); 4. L. van Etten, P.G. Kremsner, F.W. Krijger, A.M. Deelder: Day-to-day variation of egg output and schistosome circulating antigens in urine of Schistosoma haematobium-infected school children from Gabon and follow-up after chemotherapy. American Journal of Tropical Medicine and Hygiene 57: 337–341 (1997); 5. C.H. Brandts, M. Ndjave, W. Graninger, P.G. Kremsner: Effect of paracetamol on parasite clearance time in Plasmodium falciparum malaria. Lancet 350: 704–709 (1997); 6. C.H. Brandts, B.G.Mordmüller, L.G. Lehman, P.G. Kremsner: Double role de tumor necrosis factor (TNF) pendant l'acces palustre. Cahiers Sante 7: 271–274 (1997); 7. R. Schmidt-Ott, D. Luckner, L.G. Lehman, B. Lell, P. Matousek, B. Greve, P.G. Kremsner: Pyrimethamine/sulfadoxine for treating uncomplicated Plasmodium falciparum malaria in young children in Gabon. Transactions of the Royal Society of Tropical Medicine and Hygiene 91: 578–579 (1997); 8. J. Wiesner, H. Jomaa, M. Wilhelm, H.P. Tony, P.G. Kremsner, P. Horrocks, M Lanzer: Host cell factor CD59 restricts complement lysis of Plasmodium falciparum-infected erythrocytes. European Journal of Immunology 27: 2708–2713 (1997); 9. V.Q. Binh, A.J.F. Luty, P.G. Kremsner: Differential effects of human serum and cells on

unterstützt, etwa durch die erste Promotion einer Frau[1186] und Vorurteile gegenüber der wissenschaftlichen Praxis Schweitzers, etwa durchgeführten Tier- und Menschenexperimenten konnten historisch verifiziert und eingeordnet werden[1187]. Über die genaue Forschung an der »Unite de Recherches Medicales (URM)« hat Walter Munz im einzelnen berichtet:

---

the growth of Plasmodium falciparum adapted to serum-free in vitro culture conditions. American Journal of Tropical Medicine and Hygiene 57: 594–600 (1997) ; 10. J.L. Grogan, P.G. Kremsner, G.J. van Dam, A.M. Deelder, M. Yazdanbakhsh: Anti-schistosome IgG4 and IgE at 2 years after chemotherapy: infected versus uninfected individuals. Journal of Infectious Diseases 176: 1344–1350 (1997); 11. L. Schnittger, J. May, C.C. Loeliger, M.Y. Gallin, D. Ertmann, U. Bienzle, P.G. Kremsner, C.G. Meyer: HLA DRB1-DQAl-DQB1 haplotype diversity in two African populations. Tissue Antigens 50: 546–551 (1997); 12. L.C. Ranford-Cariwright, J. Taylor, T. Umasunthar, L.H. Taylor, H.A. Babiker, B. Lell, J.R. Schmidt-Ott, L.G. Lehman, P.G. Kremsner: Molecular analysis of recrudescent parasites in a Plasmodium falciparum drug efficacy trial in Gabon. Transactions of the Royal Society of Tropical Medicine and Hygiene 91: 719–724 (1997); 13. J.F.J. Kun, A. Hibbs, A. Saul, D.J. McColl, R.L. Coppel, R.F. Anders: A putative Plasmodium falciparum-exported serine/threonine protein kinase. Molecular and Biochemical Parasitology 85: 41–51 (1997); 14. M. Vaillant, P. Millet, A. Luty, P. Tshipamba, F. Lekoulou, J. Mayombo, A.J. Georges, P. Deloron: Therapeutic efficacy of clindamycin in combination with quinine for treating uncomplicated malaria in a village dispensary in Gabon. Tropical Medicine and International Health 2: 917–919 (1997); 15. F. Ntomni, O. Mercerau-Puijalon, S.Ossari, A.J.F. Luty, J. Reltien, A.J. Georges, P. Millet: Plasmodium falciparum: sickle-cell trait is associated with higher prevalence of multiple infections in African children with symptomatic infections. Experimental Parasitology 87: 39–46 (1997) [59] «; Hopital Schweitzer Lambarene. Republique Gabonaise, Rapport annuel 1997, FISL, Archiv Günsbach, 26.

1186 Vgl. »Denkwürdiges Ereignis in der Universität Libreville«, in: Munz, ASS 3, 1991, 70–72.

1187 Dass Schweitzer – im Sinne der aktuellen medizinischen Forschungsethik – Heilversuche (im überwiegenden Interesse der Patienten) und Experimente an Tieren und Menschen (im überwiegenden Interesse der medizinischen Wissenschaft) durchführte, hat diese Arbeit gezeigt. Dennoch wurde dieses von Nachfolgern vehement bestritten, wie folgendes Textzeugnis eines Gabunesen bzw. von Dr. Munz belegen:
»Vierter Vorwurf: Die Patienten waren manchmal Versuchstiere. Entgegnung: *Ich lehne diese grobe und bewusst bösartige Ausdrucksweise überzeugt ab. Meines Wissens ist Vater Schweitzer jeder noch nicht bewährten Behandlung gegenüber äusserst skeptisch gewesen und hat auch keine Experimente durchgeführt, weder an Menschen noch an Tieren. Es ist aber zu bedenken, dass jeder medizinische Fortschritt auf Erfahrungen beruht, welche verschiedene Therapien vergleichen und je die besseren Resultate bewahren und weiterentwickeln.* Zu diesem Vorwurf ist eine etwas ausführlichere Zusatzbemerkung nötig: Seraphin Ndaot, gabunesischer Jurist, gab 1983 ein Buch heraus mit dem Titel: *Le Procès d'un Prix Nobel.* Dieses Buch in Romanform ist eine literarisch freie Darstellung eines fiktiven Prozesses gegen einen Doktor Andre Seller (offensichtliches Pseudonym für Albert Schweitzer), welcher hauptsächlich darum angeklagt wird, weil er selbstzusammengesetzte Medikamente an gabunesischen Patienten getestet habe, gelegentlich mit tödlichem Ausgang für diese. Die beschriebenen Vorwürfe sind zum Teil plump und offensichtlich unwahr formuliert; zum Teil finden sich in dem Werk aber auch differenzierte kritische Gedanken, zum Beispiel zum Thema Kolonisation/Dekolonisierung, Abhängigkeit/Selbständigkeit. Ndaot gibt dem Angeklagten Dr. Seller immer wieder Gelegenheit, sich im Prozessverlauf zu verteidigen, und dessen Reden sind oft überzeugend. In der Meinung, in Ndaots Buch werde Albert Schweitzer auf unstatthafte Weise karikiert und

»Die Forschung ist seit 1981, dem Bau des 4. Albert Schweitzer-Spitals, ein integraler Bestandteil des ganzen Komplexes ›Lambarene‹. Maryvonne Lyazid, die Präsidentin der Internationalen Stiftung (FISL) [...] führte im Jahr 2001 den Begriff der ›Tripartition‹ ein, der die folgenden drei Einzelbereiche umfasste:
das alte Spital von 1927 [...] ist heute ein Museum, [...]; das Forschungslabor von 1981, mit seinem neuen Namen Unite de Recherches Medicales (URM); das heutige Spital, 1981 eingeweiht, mit allen ambulanten und stationären Diensten. [...] Ein wichtiger Teil der Aktivitäten ist die Ausbildung von afrikanischen und europäischen Forschern. Ungefähr 20 Praktikanten arbeiten jedes Jahr zu diesem Zweck in der URM. Die akademische Lehrtätigkeit wird an verschiedenen Universitäten [261] ausgeübt, in Libreville (Medizinische Fakultät), Franceville (Biologische Fakultät und Ecole doctorale), sowie in der Universität Tübingen«[1188].

Wie sieht es mit der Forschung vor diesem historischen Hintergrund im 21. Jahrhundert aus?

Schweitzers ärztlicher Nachfolger Dr. Walter Munz hat über das UMR folgendes berichtet: »Im Jahre 2004 wurde das Forschungslabor administrativ in die Spitalstiftung integriert, ohne deren Budget zu belasten. 2003 arbeiteten 20 Ärztinnen und Ärzte, Biologen und Medizintechniker im Forschungsinstitut, Fachleute und Studenten. Sie stammen aus verschiedenen europäischen Ländern, in grosser Mehrheit aber aus dem Gabun und andern afrikanischen Staaten. Wissenschaftlicher Leiter in Lambarene ist seit vier Jahren der Arzt Issifou Saadou aus Berrin, während die oberste Federführung bei Professor Kremsner liegt, der mehrmals jährlich in Lambarene selbst mitarbeitet. Die Tätigkeit ist intensiv, im Labor ebenso wie in vielen Dörfern der Umgebung. Bereits untersuchte und behandelte Patienten werden regelmässig nachkontrolliert. Allein seit 1996 erschienen aus dem Laboratoire de Recherches von Lambarene über 300 wissenschaftliche Artikel, die in angesehenen internationalen Zeitschriften Aufnahme fanden. Ungefähr 70 Forscher haben bisher in diesem Labor ihre Diplomarbeiten, Dissertationen oder Habilitationsschriften

lächerlich gemacht, begann ich die Lektüre zwar interessiert, aber widerwillig. Je mehr ich mich einlas, desto deutlicher erkannte ich eine gründliche Kenntnis des Autors Ndaot, nicht nur über Albert Schweitzer, sondern auch [64] über dessen Spital und den Gabun. Ndaot charakterisiert die tiefen Schatten der traditionellen Medizin und geisselt eine gewisse nationalistische Voreingenommenheit einzelner afrikanischer Personen seines Buches, welche die Ursache jeglichen Unrechts grundsätzlich beim weissen Manne suchen oder diesen sogar gegen bessere Einsicht in bösem Licht erscheinen lassen«; Duboze, in: Munz, ASS 3, 1991, 65.

1188 Munz, 2013, 262. Vgl. zur Forschungstätigkeit unter Schweitzers Nachfolgern weiter, Syracuse University Library, Albert Schweitzer Fellowship Records, Box 24, Medical studies and evaluations 1961–67; »Die Unite de Recherches Medicales – eine angesehene internationale Forschungsstätte«; in: Munz, 2013, 218; Vgl. Munz, 2013, 218–220 sowie Sorg »Observations et experience« als Unterkapitel von »Les voies d'un humanisme médical«, in: E.S. 7, 1995, S. 9–13.

erarbeitet. Seit langer Zeit schreiben im Durchschnitt jedes Jahr drei gabunische Ärzte hier ihre Doktorarbeit.

Zwischen dem Forschungslaboratorium und der medizinischen Fakultät der Universität Libreville besteht eine wichtige Zusammenarbeit. Auch werden etliche Studienprojekte gemeinschaftlich mit dem CIRMF erforscht, dem *Centre International de Recherches Médicales Franceville*, im Südosten des Gabun. [221] Im Jahr 2004 beschloss der Stiftungsrat, dass die Förderung von jungen afrikanischen Wissenschaftlern durch das Laboratoire de Recherches weiter intensiviert werden soll durch regelmässig wiederkehrende mehrwöchige Kursprogramme. So hat die von Anfang an vielfältige ärztliche Arbeit in Lambarene heute vier Hauptakzente:

1. Die heilende Tätigkeit, welche seit dem Anfang die wichtigste war
2. Die vorbeugende Medizin, deren Bedeutung immer deutlicher erkannt wird
3. Die Ausbildung in allen ärztlichen Arbeitsgebieten
4. Die medizinische Forschungsarbeit«[1189].

Im neuen Jahrtausend entstanden durch die Kooperation mit der Universität Tübingen und dem DifäM zahlreiche Dissertationen.[1190] Doktoranden berichten

1189 in: Munz, 2005, 222.

1190 Vgl. Dokserv-promotion-tübingen: 1) 2003: Institut für Tropenmedizin, Direktor: Professor Dr. J. Knobloch, Sektion Humanparasitologie, Leiter: Professor Dr. P. G. Kremsner, Thema: Kombination von Amodiaquin mit Artesunat im Vergleich zu Amodiaquin als Monotherapie für die Behandlung von Kindern mit unkomplizierter Malaria tropica in Lambaréné, Gabun, Inaugural-Dissertation vorgelegt von Philipp Matthias Rezbach, geb. 25.06.1975, aus Weingarten 2004; 2) 2005: Institut für Tropenmedizin der Universität Tübingen, Direktor: Professor Dr. J. Knobloch, Sektion Humanparasitologie, Leiter: Professor Dr. P. G. Kremsner; Thema: Evaluierung und Dosisfindung von Fosmidomycin bei erwachsenen Patienten mit *Plasmodium falciparum*-Malaria in Lambaréné, Gabun; Inaugural-Dissertation vorgelegt von Andreas Schindler aus Reutlingen 2004; 3) 2006: Institut für Tropenmedizin der Universität Tübingen, Sektion Humanparasitologie, Leiter: Professor Dr. P. G. Kremsner, Thema: Epidemiologische Untersuchung der Malaria bei Neugeborenen in den ersten drei Lebensmonaten in Lambaréné/ Gabun, Inaugural-Dissertation vorgelegt von Alexandra Carolin Ritz aus Stuttgart 2007; 4) 2006: Institut für Tropenmedizin der Universität Tübingen, Direktor: Professor Dr. J. Knobloch, Sektion Humanparasitologie, Thema: Hämozoin-Detektion durch Laser-Durchflusszytometrie-Technik bei Malariapatienten in Lambaréné, Gabun: Sensitivität, Spezifität und prognostischer Wert, Inaugural-Dissertation vorgelegt von Matthias Urs Längin aus Lörrach 2007; 5) 2007: Aus der Medizinischen Universitätsklinik und Poliklinik (Department) Tübingen , Abteilung Innere Medizin VII Tropenmedizin (Schwerpunkt: Institut für Tropenmedizin, Reisemedizin, Humanparasitologie), Ärztlicher Direktor: Professor Dr. P. G. Kremsner, Sektion Humanparasitologie, Leiter: Professor Dr. P. G. Kremsner, Thema: Observierte vs. nicht-observierte Therapie der unkomplizierten Malaria tropica mit Artesunat und Amodiaquin bei Kleinkindern in Lambaréné, Gabun, Inaugural-Dissertation vorgelegt von Marc Ulrich Pötschke aus Kösching 2009; 6) 2007: Aus dem Institut für Tropenmedizin der Universität Tübingen, Direktor: Professor Dr. J. Knobloch, Sektion Humanparasitologie, Leiter: Professor Dr. P. G. Kremsner, Thema: Über das Risiko der postpartalen Malaria in Lambaréné/ Gabon, Inaugural-Dis-

von der angenehmen Forschungsatmosphäre, welche für sie im Lambarener Spital herrscht[1191]. »Lambaréné wird als Kompetenzzentrum für Medizinerfortbildung im Bereich der klinischen Forschung in Afrika entwickelt. Zusammen mit der Vienna School of Clinical research (VSCR), ein ›assembling member‹ der EDCTP (European and developing Countries Clinical Trials Partnership), wird in Lambaréné ein Fortbildungsprogramm für afrikanische Mediziner [218] angeboten. Es orientiert sich vor allem auf die sogenannten poverty related diseases, also HIV/Aids, Malaria und Tuberkulose. Zusätzlich wird das Kompetenzzentrum von diesem Standort aus als flying school agieren und bei Bedarf auch in anderen afrikanischen Ländern Fortbildungskurse im Bereich der klinischen Forschung organisieren. […] Im Internet unter: www.auslandsdienst.at/sozialdienst/deutsch/stellen/stelle42.php4.«[1192]. Die wissenschaftliche Aktivität in Lambarene wird auch aus dem Tätigkeitsbericht aus dem Jahr 2002

sertation vorgelegt von Georg Christoph Kießling aus Würzburg 2006; 7) Aus der Medizinischen Universitätsklinik und Poliklinik, (Department) Tübingen, Abteilung Innere Medizin VII Tropenmedizin, (Schwerpunkt: Institut für Tropenmedizin, Reisemedizin, Humanarasitologie), Ärztlicher Direktor: Professor Dr. P. G. Kremsner, Sektion Humanparasitologie, Leiter: Professor Dr. P.G. Kremsner, Thema: Effektivität von Sulfadoxin-Pyrimethamin zur Behandlung symptomatischer, unkomplizierter *Plasmodium falciparum*-Malaria bei Kindern im Alter zwischen 6–59 Monaten in Lambaréné, Gabun, Inaugural-Dissertation vorgelegt von Katja Carolin Greutélaers, geb. Szywon aus Freiburg im Breisgau 2009; 8) Aus der Medizinischen Universitätsklinik und Poliklinik Tübingen, Abteilung Innere Medizin VII, Tropenmedizin, Ärztlicher Direktor: Professor Dr. P. G. Kremsner, Thema: Genetische Analyse der Rückkehr Chloroquin-sensitiver P. falciparum Parasiten nach Lambarene, Gabun, Inaugural-Dissertation vorgelegt von Nicola Nadine Lehners aus Hannover 2010; 9) Aus dem Institut für Tropenmedizin der Universitätsklinik Tübingen, Sektion Humanparasitologie, Leiter: Professor Dr. P. G. Kremsner, Thema: Sozioökonomische Einflussfaktoren auf die Mangelernährung von Kindern in Lambaréné, Gabun, Inaugural-Dissertation vorgelegt von Marie-Luise Decker aus Bad Soden 2009; 10) Aus der Medizinischen Universitätsklinik und Poliklinik, (Department) Tübingen, Abteilung: Innere Medizin VII Tropenmedizin, Direktor: Professor Dr. J. Knobloch, Sektion Humanparasitologie, Leiter: Professor Dr. P. G. Kremsner, Thema: Studie zur Erhebung der Prävalenz des Fremdkindstillens bei Müttern in Lambaréné, Gabun, Inaugural-Dissertation vorgelegt von Anna Lena Klöpfer aus Hannover 2008; 11) Aus der Medizinischen Universitätsklinik und Poliklinik (Department) Tübingen, Sektion Humanparasitologie, Abteilung VII, Tropenmedizin, Leiter: Professor Dr. P.G. Kremsner, Thema: Wirksamkeit einer oralen Artesunat-5-Tage-Therapie der Malaria tropica in Lambarene, Gabun, Inaugural-Dissertation vorgelegt von Handan Brinkmann, geb. Altun aus Göppingen 2008; 12) Institut für Tropenmedizin der Universität Tübingen, Direktor: Professor Dr. J. Knobloch, Sektion Humanparasitologie, Leiter: Professor Dr. P. G. Kremsner, Thema: Asymptomatische *Plasmodium falciparum* Infektion erwachsener Männern in Lambaréné, Gabun, Inaugural-Dissertation vorgelegt von Kai Buscalavida Köster aus Wolfratshausen 2008.

1191 Vgl. u. a. Dr. med. Larsen Seydel, Als Forscher in Lambarene. Zwischen Mambas und Malaria, in: DASZ Rb. 94, Frankfurt a.M. 2002, 132–137 sowie den exemplarischen Bericht über die Abfassung einer Dissertation im Lambarenespital bzw. Labor von Jüttner, in: Munz, 2013, 98.

1192 Günther/Götting, 2005, 219.

erkennbar.[1193] Im Jahr 2011 wurde eine umfangreiche Studie zu einer möglichen Malaria-Vakzination in Lambarene durchgeführt und im New England Journal of medicine veröffentlicht.[1194]

1193 Ein Tätigkeitsbericht liefert »Neuigkeiten aus der medizinischen Forschung am Albert-Schweitzer-Hospital«: »Im Rahmen der Prüfung neuer Medikamente zur Behandlung und Verhütung der Malaria durch Chemoprophylaxe, […] wurde kürzlich die Eignung eines neueren sogenannten ›Kausalprophylaktikums‹ durch das Team am Forschungslabor des Albert-Schweitzer-Krankenhauses getestet. Während fast alle herkömmlichen Malariamedikamente nur die Blutformen des Parasiten nach Ausbruch der Erkrankung angreifen können, gelingt es mit dem neuen Wirkstoff, schon vor Ausbruch der Erkrankung die Parasiten im frühen Stadium der Infektion abzutöten. Zu diesem Zeitpunkt verstecken sich die Malariaerreger noch in der Leber des Menschen vor dem abwehrenden Immunsystem. Durch dieses frühe Angreifen eignet sich die Substanz mit Namen Tafenoquin besonders gut zur Malariaprophylaxe. Bei einer Anwendung durch über 2000 freiwillige Studienteilnehmer in und um Lambarene konnte durch das Wissenschaftlerteam um Professor Peter G. Kremsner die gute Wirksamkeit und Verträglichkeit dieser neuen Substanz nachgewiesen werden. Die Ergebnisse der Studie wurden in der angesehenen medizinischen Fachzeitschrift ›The Lancet‹ publiziert« [a. a. O., 138]. Eine enge wissenschaftliche Kooperation ist – neben dem Gebiet der Chemoprophylaxe der Malaria – in anderen wissenschaftlichen Projekten nötig, wie aus demselben Bericht hervorgeht: »Ein weiteres aktuelles Forschungsprojekt widmet sich nichts geringerem als der Frage, warum die genetische Ausstattung mancher Menschen die Entwicklung einer schweren Malaria begünstigt, andere hingegen nur leicht oder gar nicht betroffen sind. Die Untersuchung dieser Frage wird durch neuere Biotechnologien und die Zusammenarbeit verschiedener Forschungseinrichtungen im Rahmen des internationalen Genomforschungsnetzwerkes und innerhalb der Universität Tübingen (›TübinGENOM‹) ermöglicht. Eine Pilotstudie des Projektes in Lambarene und in Libreville, der Hauptstadt Gabuns, ist Ende des vergangenen Jahres angelaufen. Neben der Forschung widmet sich die Kooperation zwischen dem Tübinger Tropenmedizinischen Institut der Eberhard-Karls-Universität und dem Forschungslabor in Lambarene im Sinne der nachhaltigen Entwicklung auch in besonderem Maße der Aus- und Weiterbildung junger Kolleginnen und Kollegen: Anfang Februar hatte eine Gruppe von Tübinger Medizinstudenten Gelegenheit, unter der Betreuung von Tropenmedizinern und Forschern das Krankheitsspektrum in Lambarene sowie Methoden der Epidemiologie und klinischen Forschung intensiv unter realen Bedingungen zu studieren und die zuvor im Hörsaal erworbenen theoretischen Kenntnisse um reale Erfahrungen in den Tropen zu erweitern und zu vertiefen. Der Kurs wurde von den Studierenden als ›hervorragend‹ bewertet. Derzeit wird geprüft, ob ein regelmäßiges Anbieten dieses außergewöhnlichen Praktikums sowie ein entsprechendes Angebot ›in Gegenrichtung‹ für afrikanische Kollegen finanzierbar ist. Die Doktoren Akim Adegnika, Thierry Bagaphou, Arnaud Dzeing und Pierre Blaise Matsiegui belegten unter den kürzlich promovierten Ärzten der Medizinischen Fakultät der Universität von Libreville die ersten Ränge unter allen erfolgreichen Absolventen der letzten beiden Jahrgänge. Ihre Doktorarbeiten zu verschiedenen Aspekten der Malaria erstellten alle unter der gemeinsamen Betreuung von Frau Professor M. Kombila (Universität Libreville) und Professor P. G. Kremsner (Albert-Schweitzer-Hospital Lambarene/Universität Tübingen) im Forschungslabor am Albert-Schweitzer-Krankenhaus«; in: DASZ, Rb. 94, Juni 2002, 139.

1194 Vgl. Agnandji et al., N Engl J Med, 365; 20 (2011); »First Results of Phase 3 Trial of RTS,S/AS01 Malaria Vaccine in African Children«, S. 1864–1874.

Wie kann es mit der Forschung in Lambarene zukünftig weitergehen?

Es existieren aktuelle Pläne, dem Lambarener Hospitalorganismus den Status einer Universitätsklinik zu verleihen, was Schweitzers wissenschaftlichem Streben in seiner ärztlichen Tätigkeit entsprechen würde und sein Lebenswerk auf eine besondere Weise würdigen könnte[1195]. Bereits zu Lebzeiten profitierte die ärztliche Tätigkeit von den wissenschaftlichen Verbindungen und dem Anspruch seines Gründers. »Die unmittelbare Nähe des Forschungslabors hilft den Spitalärzten, auf dem aktuellen Stand der Medizin in Afrika und in der Welt zu bleiben. Umgekehrt ist es für die forschenden Kollegen ein unschätzbarer Vorteil, die Kranken vor ihren eigenen Augen zu erleben«[1196]. Aktuell wirbt das Krankenhaus über das Frankfurter Albert-Schweitzer-Zentrum für einen Arbeitsaufenthalt in Lambarene.[1197] Umfangreiche Auswahlverfahren sollen den wissenschaftlichen Standard in Lambarene gewähren.[1198] Albert Schweitzer bleibt dabei auch auf medizinischem Gebiet eine vielfach zum Heiligen stilisierte Ikone. »De son vivant, à Lambaréné, Schweitzer jouissait d'un titre exclusif, celui de ›Grand Docteur‹. Plus de quarante ans après sa mort, ce surnom lui est

1195 Zum Universitätsklinikum vgl. Roland Wolf, »Sitzung der Internationalen Stiftung für das Albert Schweitzer-Spital in Lambarene« sowie »Ein Universitätsklinikum für Lambarene?« in: DASZ, Rb. 104, Jahrbuch 2012, 66–68 sowie Albert-Schweitzer-Zentrum Frankfurt: http://www.albert-schweitzer-zentrum.de/index.php?id=56&tx_ttn.html; besucht am: 15.08.2011 13:41.

1196 Munz, 2005, 258.

1197 Vgl. »Deutsches Albert Schweitzer Zentrum: INFORMATIONEN ZUM ARBEITSAUFENTHALT IM ALBERT-SCHWEITZER-SPITAL IN LAMBARENE, Info_Arbeitsaufenthalt_Lambarene.pdf (94.53 kb), GENERELLE VORAUSSETZUNG: gute Kenntnisse der französischen Sprache; FOLGENDE PERSONEN AUS EUROPA KÖNNEN IN LAMBARENE EINGESETZT WERDEN: ÄrztInnen: benötigt werden FachärztInnen in Innerer/Allgemeiner Medizin, FachärztInnen für Pädiatrie, beide wenn möglich mit Zusatzausbildung in Tropenmedizin, Fachärzt/Innen für Chirurgie. Leider können ÄrztInnen frisch nach dem Staatsexamen nicht eingestellt werden, denn da jeder Arzt / jede Ärztin in eigener Verantwortung arbeitet ist eine abgeschlossene Facharztausbildung oder mindestens eine mehrjährige praktische Berufserfahrung zwingend. MedizinstudentInnen: weil die Plätze sehr begrenzt sind ist eine frühzeitige Anmeldung ratsam. Famulaturen sind nicht möglich, jedoch 3–4-monatige Aufenthalte im praktischen Jahr. Eigene Kosten: insgesamt ca. 3500–4000 Euro. FOLGENDE PERSONEN KÖNNEN LEIDER NICHT EINGESETZT WERDEN: Nicht-FachärztInnen; Krankenschwestern, vor allem keine Schwestern in Ausbildung, die ein Praktikum machen möchten; PhysiotherapeutInnen; Nicht-Fachkräfte. Falls Sie Interesse haben sollten, bewerben Sie sich bitte mit den vollständigen üblichen Bewerbungsunterlagen«; DASZ, Frankfurter Archiv.

1198 Der Einsatz ist – wie die gesamte Verwaltung des Erbes Schweitzers – Teil des privaten Nachlasses und liegt damit in den Händen der Verwandtschaft Schweitzers. Der freie wissenschaftliche Umgang mit dem Erbe Schweizers – dem geistigen wie dem praktischen – ist dabei leider kaum möglich bzw. deutlich erschwert. Vgl. »Nachlass Albert Schweitzers wird öffentlich gemacht«, Tages Anzeiger, 12.2.2009; http://www.tagesanzeiger.ch/zuerich/stadt/Nachlass-Albert-Schweitzer-wird-oeffentlich-gemacht/story/25252107.

toujours associé, même par ceux qui ne l'ont pas connu«[1199]. Die Anfangsjahre sollten allerdings nicht vergessen werden: »Si les populations commencent à s'enthousiasmer de sa présence, quatre ans après son arrivée au Gabon, rares sont ceux qui, en dehors des cercles missionaires protestants, ont entendu parler de son activité de médecin au coeur de la fôret équatoriale avant 1917, année où il est contrait de regagner la France pour des raisons qu'il convient de préciser«[1200].

Viele Krankheits- und Heilungsphänomene blieben im medizinischen Alltag auch trotz aller Erklärungsversuche für die europäischen Wissenschaftler im Urwald Gabuns ein Geheimnis und konnten – trotz allen Forscher-Bemühens und wissenschaftlichen Ehrgeizes – auch nicht in der 50-jährigen ärztlichen Tätigkeit Schweitzers in Lambarene sowie in der 50-jährigen Folgezeit unter seinen Nachfolgern nach seinem Tod abschließend erklärt werden, was die Notwendigkeit der weiteren, kontinuierlichen, wissenschaftlichen – allerdings ergebnisoffenen – Forschung vor Ort unterstreicht. Zusammenfassend kann an dieser Stelle resümiert werden: »Die Wissenschaft erkennt in ihm einen Arzt, der beachtenswerte Versuche auf dem Gebiete der Tropenmedizin gemacht hat«[1201].

1199 Emane, 2013, 49.
1200 Ebd., 51.
1201 Hagedorn, 1954, 13.

C. Der Denker – Das Wirken Schweitzers in der und für die Welt (1913–2013)

Einleitung

»Albert Schweitzer hatte sein Spital nach den Maßstäben Afrikas gebaut. Die Kranken lebten eng beisammen, die Familie um die Kranken geschart, für die sie sorgten, kochten, Wasser holten, wuschen. Es war ein Dorf. Es war kein Spital, wie man sich ein solches heute vorstellt. Es war nach modernen medizinischen Gesichtspunkten unhygienisch und unpraktisch, aber jedermann fühlte sich geborgen, fühlte sich zuhause. [...] Das alte Spital war nicht für Ärzte und Krankenschwestern errichtet worden. Es war kein Heiligtum der Medizin. Es war ein Ort, wo der kranke Afrikaner leben konnte und hoffen durfte, gesund zu werden«[1202].

Gerade die *Sonderrolle als Tropenarzt* unter seinen Zeitgenossen bescherte Schweitzer am Lebensende verschiedene *Auszeichnungen* von Seiten der Ärzteschaft, u. a. durch den Münsteraner Ordinarius für Kinderheilkunde und zeitweiligen Vorsitzenden des Deutschen Hilfsvereins für Lambarene sowie Chefarztes des Hospitals (1976) Prof. Hermann Mai. Dabei wurde immer wieder auch der Ethiker und Wissenschaftler Schweitzer geehrt. »Als Tropenarzt leistete er einen wichtigen wissenschaftlichen Beitrag in der Medizin. Er schrieb Bücher und drehte Filme, die um die Welt zogen. Damit sammelte er Geld für seine Patienten und das Hospital«[1203]. Schulen und Krankenhäuser wurden nach ihm benannt[1204]. »1952 empfing der 77-jährige in Günsbach die Paracelsus-Medaille, die höchste Ehrung der deutschen Ärzteschaft, zusammen mit August Heisler. Er gratulierte dem Landarzt, seinem Königsfelder Freund, mit der immer griffbereiten Selbstironie: Er selber sei ja nur Tropenarzt, ›die niederste Kaste der Landärzte‹. 1958 schloß sich daran die medizinische Ehrendoktorwürde der Uni- [122] versität Münster. [...] Nie hat dieser ›Negerdoktor‹ einen Lehrstuhl gehabt, Examina abgenommen und auf Kongressen referiert. [...] So wurde ein Mediziner ohne Laufbahn der berühmteste Arzt seiner Zeit«[1205]. Die Beziehun-

1202 Steiner, 1990, 86f.

1203 Günther/Götting, 2005, 14. Vgl. Götting, 1964, 16.

1204 Schweitzer zeigte sich darüber zunächst verwundert: »›Warum sie bloß so viele Schulen nach mir nennen?! Ich habe doch ein Spital gebaut‹, staunte er einmal – wohl wissend, daß seinen Gedanken nichts förderlicher ist, als daß junge Menschen sie mit ins Leben nehmen. Heute tragen auch eine Reihe von Krankenhäusern seinen Namen, Spitäler vor allem der Dritten Welt, die sichtbar aus dem Geist von Lambarene entstanden sind: in Südafrika, Brasilien, auf Haiti, vor der Küste Südkoreas, in Peru«; Steffahn, 1974, 122.

1205 Steffahn, 1974, 123. Vgl. auch Schorlemmer, 2009, 196. Vgl. weiterführend Schweitzers

gen zu Prof. Hermann Mai wurden für die Geschichte Lambarenes wichtig, weil dieser als Kinderarzt immer wieder die Geschicke in der weiteren Spitalentwicklung lenken sollte, so u. a. den Bau einer modernen Kinderklinik in den 80er Jahren des 20. Jh..[1206]

Anlässlich der 250-Jahrfeier der Berliner Charité erhielt Schweitzer am 6. 8. 1961 in Lambarene durch den Dekan der medizinischen Fakultät Prof. Louis-Heinz Kettler (1910–1976) die Ehrendoktorwürde der Ost Berliner Humboldt-Universität verliehen, verbunden mit einer Spende des Roten Kreuzes der DDR über 20.000 Ostmark und einer Medaille des Friedensrates.[1207] Die sich daran anschließende Korrespondenz mit Walter Ulbricht schadete Schweitzer in der Folgezeit mehr als dass sie nutzte.[1208] Ein englischer Tropenarzt bezeichnete Schweitzer zu seinem 70. Geburtstag in einem in der »Times« veröffentlichten Schreiben gemeinsam mit dem Bischof von Chichester und dem Direktor des Balliol College der Universität Oxford als »Apostel einer höheren Kultur«[1209], welches ebenfalls auf die Sonderrolle des Universalgenies Schweitzer unter den Tropenärzten seiner Zeit hinweist, der oft seiner Berühmtheit zu entkommen versuchte. »›Warum‹, so seufzt der Doktor oft, ›spricht man nicht mehr von den vielen anderen Kolonialärzten, die sich unbekannt und auf der ganzen Welt zerstreut denselben undankbaren und schweren Aufgaben widmen?‹«[1210].

Schweitzer, der einmal den Satz geprägt hatte *»Grosse Männer sind etwas fragwürdiges«*, wie aus bislang unveröffentlichtem Quellenmaterial des Auktionshauses Stargardt (2011) hervorgeht, versuchte der Mythenbildung entgegenzuwirken.[1211]

---

briefliche Aussage gegenüber Prof. Mai: »Das also haben Sie der Fakultät, die Ihnen ausgeliefert ist, zugemutet, daß sie mich alten Urwalddoktor zum Ehrendoktor ernennt, als wäre er eine Leuchte am Himmel der medizinischen Wissenschaft, und haben es durchgesetzt. Das ist allerhand....Sie müssen gute Fetische haben«; in: Mai, 1992, 136. Vgl. LWD, 289, Brief vom 25. 2. 1960.

1206 Vor der Preisverleihung äusserte Schweitzer in einem Brief vom 28. 7. 1958 aus Lambarene, dass ihm die Mitarbeit von Prof. Mai, dem Dekan der medizinischen Fakultät, in Lambarene – als »ein Wiedersehen und Ausnützen« [LWD, 266] – wichtiger sei als die Verleihung der Ehrendoktorwürde.

1207 Vgl. Oermann, 2010, 280; vgl. Luther, 2010, 40 f. sowie folgenden Tagebucheintrag vom 6. 8. 1961, in welchem Dr. Kettler vor der versammelten Mitarbeiterschaft »die großen medizinischen Leistungen Albert Schweitzers« hervorhob; Günther/Götting, 2005, 173; vgl. Götting, 1964, 132; Günther/Götting, 2005, 144.

1208 Walter Ulbricht (1893–1973) gratulierte Schweitzer zur Ernennung zum Dr. med. h.c. der Humboldt-Universität. Schweitzer sprach in seinem Antwortbrief von seiner Ethik und ärgerte sich über eine Veröffentlichung des Briefwechsels ohne seine Erlaubnis; vgl. Luther, 2010, 251.

1209 Woytt-Secretan, 1947, 175.

1210 Barthélemy, 1953, 6.

1211 L.A.S. als Nachschrift zu einem in seinem Auftrag geschriebenen Brief seiner Mitarbeiterin Mathilde Kottmann. Günsbach, Juli 1955. 1 S. gr.-4 (Luftpostpapier). An den Musikschriftsteller Felix von Lepel in Berlin, Verfasser des Buches »Die Dresdner Oper als

Dennoch war der Mythos des Tropenarztes von Lambarene unaufhaltbar.[1212] Daneben trat harsche Kritik.[1213] Dabei bleiben ungeklärte Fragen, auf die u. a. der

---

Weltkulturstätte« (1942). »*... Natürlich erinnere ich mich an Sie und freue mich mit dem Historiker der Dresdner Oper in Verbindung zu sein! Und nun haben Sie alles verlassen müssen ... wegen des kleinen Büchleins. Ändern Sie den Titel. Machen Sie einfach als Titel ›Lebensbilder‹. Grosse Männer sind etwas Fragwürdiges ...*«. Mathilde Kottmann schreibt u. a. ergänzend zu Schweitzers Zeilen dazu: »*... Dass Herr Schweitzer mit seinem zunehmenden Alter noch so leistungsfähig ist, sieht er als eine besondere Gnade an. Und die Liebe und Zuneigung so vieler Menschen ist ihm täglich eine Hilfe, wenn die Müdigkeit zu schwer lastet ...*«; Stargardt Koffer, Berliner Auktionshaus, Manuskript, 708, 356, in: III. Wissenschaften, S. 304–365.

1212 Diese Wahrnehmung teilen v. a. aktuelle Schweitzerbiographen, welchen seit Beginn des Jahres 2000 das bislang unveröffentlichte Nachlasskonvolut der wissenschaftlichen Werke Schweitzers vorliegt. Exemplarisch seien einige Autoren herausgegriffen: Mbondobari spricht von einer »Stilisierung und Instrumentalisierung Schweitzers zu einem Refugium der Humanität«; Mbondobari, 2003, 84. Oermann betont, dass die meisten Journalisten Schweitzer als »selbstloses Gewissen der Menschheit« betrachteten, »doch zunehmend wurde er auch von wissenschaftlicher Seite als medizinischer Dilettant oder als rein strategisch denkender, selbstverliebter Tyrann angegriffen, der – nicht um der afrikanischen Patienten, sondern um seiner [251] selbst willen – der internationalen Öffentlichkeit sein Tropenhospital als humanitäres Paradies andienen wolle«; Oermann, 2010, 252. Vgl. auch folgende historisch interessante Begebenheit: »Je älter er wurde, desto mehr entsprach er dem Bild, das sich andere von ihm machten: dem Bild des alten, weisen Tropenarztes. Wie sehr Schweitzer in dieser Rolle seine Zeitgenossen faszinierte, zeigt sich an der unglaublichen Berufswahlalternative von Hitlers späterem Leibarzt Karl Brandt (1904–1948): Der Elsässer fragte sich Anfang der 1930er Jahre, ob er seinem elsässischen Landsmann in den Urwald folgen oder in der SS Karriere machen sollte – und entschied sich für Letzteres«; Oermann, 2010, 294. Suermann betont, dass Schweitzer nach dem Zweiten Weltkrieg »für viele zum Inbegriff von Philanthropie und Humanität [geworden sei; Anm. Vf.in]: der ›Aufbau einer kolonialen medizinischen Infrastruktur zum Segen der europäischen und eingeborenen Bevölkerung an der kolonialen Peripherie‹ wurde ›zum Topos der kolonialrevisionistischen Gegenargumentation [...] bis in die Anfänge deutscher Entwicklungshilfe in den 1960er Jahren‹ [W.U. Eckert, Die Medizin und das ›Größere Deutschland‹. Kolonialpolitik und Tropenmedizin in Deutschland, 1884–1914, in: Berichte zur Wissenschaftsgeschichte 13 (1990), S. 129–139 (130)]«; Suermann, 2012, 40. Der Arzt Prof. Schubert (Universität Leipzig, Fachbereich Infektions- und Tropenmedizin) betont Schweitzers Zeugnis »für Glaubwürdigkeit christlichen Bekenntnisses, für Glaubwürdigkeit von Wort und Tat insgesamt. [50] Die Schlichtheit und Bescheidenheit dieses großen Humanisten und glaubwürdigen Christen, sein aufopferungsvolles umfangreiches ärztliches Tagewerk bis ins hohe Alter gehen deutlich daraus hervor. Die Kritiker müssen sich fragen lassen, ob sie sich jemals hätten entschließen können und wollen, unter solchen außerordentlich bescheidenen und gesundheitsgefährdenden Bedingungen zu leben, um den Ärmsten in ihren Völkern helfen zu können?«; Schubert , in: Günther/Götting, 2005, 52.

1213 V.a. von Ärzten des Regierungsspitals in Lambarene erfolgte im Zuge der afrikanischen Unabhängigkeitsbestrebungen harsche Kritik: »André Audoynaud, ärztlicher Direktor des Hôpital Aministratif in Lambaréné von 1963 bis 1966, kritisierte, Schweitzer habe seine Aufbauleistung übertrieben, da Lambarene schon in das Kolonialsystem und die Zivilisation eingebunden gewesen sei. Er habe sein Hospital trotz hoher Spenden nicht modernisiert und unelektrifiziert gelassen, unhygienische und krankheitsfördernde Zustände mit der Begründung von Tierliebe geduldet, Symptomkuriererei betrieben und

Schweitzerbiograph Nils Oermann hingewiesen hat: »Wie kam es zu seinem weltweiten Erfolg und zur Bekanntheit seines Urwaldkrankenhauses, das doch nur eines unter vielen hundert afrikanischen Tropenhospitälern nach dem Zweiten Weltkrieg war? Wie fügte sich seine Kulturphilosophie in das Denken seiner Zeit ein? Wie prägten ihn dabei Medizin und Naturwissenschaft?«[1214]. Die Rolle der Ehrfurcht vor dem Leben hat dabei besonders im Kontext von Schweitzers tropenmedizinischem Wirken eine verstärkte Beachtung zu finden, wie bereits der Biograph Italiaander in den 50er Jahren des 20. Jh. erkannte: Anders als über einen medizinischen Nobelpreis für seine »Pionierarbeit als Tropenarzt« freut er sich über die Verleihung des Friedensnobelpreises ganz besonders, »denn durch ihn ist ja die- [6] jenige Botschaft ausgezeichnet worden, die ich am meisten am Herzen liegt: ›die Ehrfurcht vor dem Leben‹. Sie ist der Ausdruck unbedingten Friedenswillens«[1215].

Es taten sich für Schweitzer im klinischen Alltag Lambarenes – aufgrund der kulturellen Unterschiede zwischen europäischen und afrikanischen PatientInnen, zwischen Biomedizin und traditioneller Medizin sowie aufgrund der ethischen Basis seines tropenärztlichen Handelns – immer neue und ungeahnt moralisch relevante Problemfelder auf dem Gebiet der kostspieligen Anästhesie[1216], der Verhinderung von Amputationen durch feuchte Methylviolettverbände[1217], der Konfrontation mit der höchst individuellen Wirkungsweise von Giften und mit der Medikation psychiatrischer Krankheitsbilder in einer vom Fetischglauben geprägten Umwelt auf. Die Psychiatrie war dabei ein ungewohntes Betätigungsfeld für den Arzt aus Europa.[1218] V.a. Geisteskranke profi-

blind das europäische Modell der Krankenversorgung übertragen. Überdies habe er einen kolonialen Führungsstil gepflegt, schwarze Angehörige von Erkrankten zu Fronarbeit gezwungen und geschlagen. Er sei – dem 19. Jahrhundert verhaftet – in Afrika ein Fremder geblieben, habe trotz großer Unterstützung wenig bewirkt, sich aber medienwirksam mit fremden Federn geschmückt«; in: http://de.wikipedia.org/w/index.php?title=Albert_Schweitzer&oldid=133544636, besucht am 12.9.14, 18.31 Uhr. Zur weiteren Kritik an Schweitzer vgl. Ohls, 2008, S. 248–294.

1214 Oermann, 2010, 12.

1215 Italiaander, 1955, 7.

1216 Vgl. BRL 1924–27, 580.

1217 Um seinen Ruf »des Doktors, der die Arme und Füße an ihrer Stelle lässt«, nicht zu verlieren, unterlässt Schweitzer, sofern es medizinisch zu vertreten ist, Amputationen, was er dem großzügigen Einsatz von Methylviolett verdankt; BRL 1924–27, 585.

1218 Verschiedentlich wird von der ersten Begegnung mit Geisteskranken berichtet, u. a. von Mai: »Die erste Kranke dieser Art war eine ältere Frau. Er wurde gerufen und fand sie an einen Palmbaum gefesselt. Vor ihr um ein Feuer herum saß die ganze Familie. Er ließ die Bande lösen. Es gelang ihm, die Ärmste zu beruhigen und durch eine Einspritzung in Schlaf zu bringen. Dieses Begebnis trug dem Doktor den Ruf ein, er sei ein großer Zauberer und könne alle Geisteskranken heilen«; Mai, 1992, 15f.

tierten von Schweitzers europäischem Heilungsansatz. Psychopharmaka brachten rasche Linderung der Leiden.[1219]

Schweitzer bleibt sich zeitlebens der Tatsache bewußt, daß die Medizin nicht nur eine Wissenschaft, sondern v. a. eine Kunst ist, in welcher es immer auf den Kontakt zwischen dem Erkrankten und seinem Arzt ankommt, wie aus einem Brief an seinen Kollegen in Königsfeld August Heisler (1881–1953) aus dem Sommer 1951 hervorgeht: »Du verfichst nur das Recht des allseitigen Beobachtens, durch das der Schatz der Kenntnisse, die die medizinische Wissenschaft ausmachen, vollständig wird. Du läßt uns recht bedenken, daß wir alle, die wir am Krankenbett stehen, wenn wir unseren Beruf in der rechten Weise ausüben, in die Lage kommen können, unser Scherflein zur Mehrung des medizinischen Wissens beizusteuern. Laß Dir auch dafür danken, daß Du uns anhältst, recht auf das Seelische in dem Verhalten der Kranken und in unserem Verhalten zu ihnen zu achten. Nicht genug können wir uns ja immer aufs neue darauf besinnen, daß Medizin nicht nur eine Wissenschaft, sondern auch eine Kunst des Einwirkens unseres Wesens auf das des Kranken ist«[1220].

Das tropenmedizinische Proprium von Lambarene wird besonders deutlich erkennbar an Schweitzers Umgang mit den kranken Menschen, den europäischen und afrikanischen (Kap. 1), an der Begegnung von Biomedizin und traditioneller Medizin (Kap. 2) sowie an der Rolle, welche Schweitzers Ethikentwurf der »Ehrfurcht vor dem Leben« im tropenärztlichen Alltag einnahm (Kap. 3). Dabei wird es auch um die Entstehungsbedingungen der Ehrfurchtsethik und ihren Einfluss auf Schweitzers Verhältnis zu Menschen, Tieren und Pflanzen gehen. Nach einer abschließenden kritischen Würdigung der engen Verknüpfung von ethischem Denkansatz und tropenärztlichem Handeln soll das Erbe Schweitzers in seiner weltweiten Bedeutung kurz umrissen werden. Was blieb und bleibt von der »ethischen Improvisation Lambarene« bestehen?

1219 Vgl. Emane, 2013, 206; Munz, ASS 3 1991, 137f. Vgl. ferner folgenden Artikel von Albert Schweitzer: »Extraits d'une conférence faite à l'Institut, sur l'initiative de Ch.-M. Widor, publié in Revue des deux Mondes, sept. 1931«, zum Thema »Le secours médical aux colonies«; in: Isch, E.S. No. 7, 1995, 29–41.

1220 LWD, 213.

C.1. Schweitzers Umgang mit den kranken Menschen: europäische und afrikanische PatientenInnen

C.1.1. Die EuropäerInnen

»Obgleich sich Albert und Helene noch vor ihrer Reise um Kenntnisse in der Tropenmedizin bemüht hatten, war – verständlicherweise – im Alltag alles anders als vorher gedacht. [...] Es waren völlig andere Erwartungen bei den Patienten vorhanden, als sie ahnen konnten: Die Voreingenommenheit der Weißen gegenüber der schwarzen Bevölkerung und gleichzeitig das große Vertrauen der Patienten in den Arzt, die ›Konkurrenz‹ mit den Schamanen, die auch die Patienten fürchteten und viele soziale Probleme bestimmten das Arzt-Patient-Verhältnis«[1221]. Obwohl primär für die kranken AfrikanerInnen errichtet, war Lambarene von Anbeginn an auch ein Ort, an welchem sich erkrankte *EuropäerInnen*, die sich in den Tropen aufhielten, behandeln ließen. »Even though about 95 per cent of the Hospital is devoted to the care of indigenes, the Hospital fills a desperately needed role in the case of the European settlers. They, too, come hundreds of miles to have the lifesaving benefits of the Hospital. Mothers need not always face the grim prospect of childbirth in the dark reaches of the equatorial forest«[1222]. Nicht nur bei den AfrikanerInnen wurde Schweitzer mit verschiedenen Ethnien konfrontiert: »Die weißen Kranken rekrutieren sich aus allen Nationalitäten. In mein kleines Fremdenbuch haben sich schon Engländer, Schweizer, Holländer, Schweden, Kanadier und Amerikaner eingetragen«[1223]. Die medizinische Fürsorge für die erkrankten Europäer belastete den Spitalorganismus Lambarenes phasenweise sehr, durch die Anzahl der Erkrankten, die Notwendigkeit gesonderte Bauten zu errichten, die Kranken zu beköstigen und für ihr weiteres Wohlergehen in Afrika zu sorgen, d.h. der sozialmedizinische Aspekt trat auch hier in den Vordergrund. »Im allgemeinen entschließen sich die

1221 Luther, 2010, 199.

1222 Joy/Arnold, 1948, ohne Seitenangaben.

1223 BRL 1924–27, 533; vgl. zu europäischen bzw. weißen Kranken auch a.a.O., 527.546.577.667.673–676; Fischer, 1984, 66f; Minder/Bähr, 1964, 98.

Europäer viel zu spät, das Spital aufzusuchen. Oft kommen sie an, wenn es zum Helfen fast zu spät ist. [...] Sich ins Spital begeben, ohne daß ein Ersatzmann zur Stelle ist, heißt oft nicht weniger, als sich dem Ruin aussetzen. [675...] Oft auch verlassen die Europäer das Spital zu früh«[1224]. So berichtet er von einem jungen Europäer, der das Spital mit einer Malaria und Herzerkrankung aufsuchte und drei Wochen nach seiner überstürzten Rückkehr an seinen Arbeitsplatz verstarb.

Die Überraschung über die *Anzahl* der erkrankten EuropäerInnen wird aus sehr vielen Berichten aus Lambarene erkennbar.[1225] Rasch wird der Klinikalltag durch diese zusätzlichen Patienten an den Rand seiner Kapazitäten gebracht. »Ich kenne nun schon, weil ich sie zu behandeln hatte, fast die ganze weiße Einwohnerschaft der Umgebung«[1226].

Wo sollen die Kranken untergebracht werden?[1227] Wie können sie beköstigt werden?[1228] Wie können sie beschäftigt werden und wie können sie zum Unterhalt des Spitaldorfes beitragen?[1229] Die kranken EuropäerInnen binden die Arbeitskraft zahlreicher MitarbeiterInnen Lambarenes auf unbestimmte Zeit. »So manche der Europäer befinden sich nunmehr in einem so schlechten Gesundheitszustand, daß sie immer häufiger einen Aufenthalt im Spital benötigen. Gewisse Patienten verbringen Monate bei uns. Gar oft muß für zwanzig weiße Kranke oder noch mehr gekocht werden. Besondere Arbeit machen die, denen man das Essen auf das Zimmer bringen muß. Wochen hindurch sind manchmal alle verfügbaren Betten besetzt«[1230].

Schweitzer erkannte bald, dass die Unterkunft in seinem eigenen Doktorhäuschen bzw. bei den Missionaren nicht ausreichte[1231]. Es mussten *Bauten* geschaffen werden, die dem Andrang und den Standards der EuropäerInnen

1224 AW I, BRL 1924–27, 1926, 676.

1225 Vgl. LWD, 79. Vgl. auch AW I, BRL 1924–27, Frühjahr bis Herbst 1924, 532; Mühlstein, 1998, 175.249.

1226 BRL 1930–54, Januar 1935, 119.

1227 Einige Patienten wohnen bei Missionaren, andere in Krankenhausunterkünften; vgl. AW I, BRL 1924–27, Spätherbst und Weihnachten 1824, 564f.

1228 V.a. in den ersten Wochen des Aufenthalts war dieses schwierig: »Seit der dritten Woche unseres Hierseins haben wir ständig zwei oder drei weiße Kranke zu beherbergen. Um den Platz für sie frei zu machen, hat Noel sich auf die Veranda ausquartiert. Frau Herrmann hat die Güte, unsere Pfleglinge zu verköstigen, bis ich einen Koch habe«; AW I, BRL 1924–27, Frühjahr bis Herbst 1924, 527. In der Folgezeit kochten Helene Schweitzer und der Koch Aloys; vgl. Kleberger, 1989, 108f; AW I, BRL 1924–27, Frühjahr bis Herbst 1924, 532f; Fleischhack, 1965, 53.

1229 Vgl. Brief von Mathilde Kottmann aus Lambarene am 17.2.1925; in: Geiser, 1974, 65f.

1230 BRL 1930–54, Folge März 1946, Kriegsjahre, 237.

1231 Vgl. SiU, 4; AW I, LD, 150. Schweitzer lernte von Europäern, u.a. von einem seit 15 Jahren am Ogowe lebenden Mann, als er diesen »nach seinen Lebensregeln befragte« und als Antwort erhielt: »Ich ärgere mich so selten wie möglich über die Schwarzen und überanstrenge mich nie.«; MLa, 3. Bericht 1–5/1914, 103.

gewachsen waren. Schweitzer erhielt dabei Unterstützung durch einheimische Zimmerer.[1232] Aber nicht nur die kranken Europäer, auch die Mitarbeiter mussten angemessen untergebracht werden. »Bei seiner Rückkehr aus Kap Lopez findet Herr Neßmann das Häuschen der Ärzte fertig und bezieht sogleich eines der drei Zimmer. Bis zur Ankunft von Dr. Lauterburg dienen die beiden anderen zur Unterbringung weißer Kranker«[1233]. Trotz der Baumaßnahmen mussten in den Anfangszeiten immer wieder Schwerkranke zusammen mit den Ärzten logieren.[1234] Im Verlauf der Jahre wohnten erkrankte Europäer »dann im Haus der weißen [48] Kranken. Weißgekalkte saubere Räume standen für die bereit, die im Busch oft unter primitivsten Bedingungen leben und schwer arbeiten mußten. Eine der Krankenschwestern war immer für die weißen Kranken abgestellt. Wenn diese aufstehen durften, nahmen sie an unseren Mahlzeiten teil. Für die Bettlägerigen wurden die Tabletts vor der Küche gerichtet und von deren Boy in die Krankenzimmer getragen. Durchschnittlich hatten wir vier bis fünf weiße Kranke«[1235]. Wie nötig der Neubau war, zeigt folgender Bericht: »Am Tag nach der Fertigstellung des ersten Zimmers des Europäerhauses war dieses auch schon voll besetzt. Es waren auf einmal sechs kranke Europäer angekommen, darunter eine schwerkranke Dame mit ihrem Kinde. Bald darauf, am Weihnachtsabend 1924, waren acht weiße Patienten mit ihnen um die Weihnachtspalme versammelt«[1236].

Mit welchen *Krankheiten* erschienen die EuropäerInnen in Lambarene? Die Europäer wurden zahlenmäßig am häufigsten wegen (Fuß-) Geschwüren, Tropenanämie infolge von Malaria oder anderen Infektionskrankheiten – etwa Schwarzwasserfieber oder Amöbendysenterie –[1237], Sonnenstich, Unfällen, Geburtskomplikationen oder eben aufgrund sozialer Notlagen versorgt.

Zunächst sind die vielfältigen *Geschwüre* zu nennen. Diese befallen zum einen die Neuankömmlinge am Äquator, so auch Albert Schweitzer selbst, der lange Zeit unter einer Furunkulose litt[1238], zum anderen die aufgrund des langen Tropenaufenthaltes geschwächten Europäer, wie Missionare, Arbeiter und Händler.[1239] Das Problem der multiplen tiefen Muskelabszesse ist der langsame

1232 Vgl. AW I, BRL 1924–27, Spätherbst und Weihnachten 1824, 564; AW I, BRL 1924–27, Winter und Frühling 1925, 591.

1233 AW I, BRL 1924–27, Winter und Frühling 1924, 576.

1234 Vgl. Minder/Bähr, 1964, 99.

1235 Siefert, 1986, 49.

1236 Woytt-Secretan, 1947, 107. Vgl. a. a. O., 155.

1237 Vgl. AW I, BRL 1924–27, 1926, 674. An Malaria leidende Europäer sind zahlreich. Schweitzer bemerkt in diesem Kontext: »Zum Glück gehen uns Chinin und Atebrin nicht aus«; BRL 1930–54, Folge März 1946, Kriegsjahre, 238.

1238 Vgl. AW I, BRL 1924–27, Winter und Frühling 1925, 571.

1239 Auf der Missionskonferenz in Talagouga muß er im Februar 1914 den an einer Furunkulose schwer erkrankten Missionar Hermann pflegen und resümiert: »Diese Leute sind

Heilungsverlauf und die verstärkte Neigung zu Rezidiven. »Die Patienten, die von dieser Pyomyositis benannten Krankheit befallen werden, liegen monatelang bei uns. [238] Ein Abszeß nach dem andern reift langsam in der Tiefe der Muskulatur heran und muß aufgesucht und inzidiert werden. Der arme Patient wird durch das stetige hohe Fieber immer schwächer und schwächer, so daß sein Leben gefährdet ist. [...] Wenn wir einmal Penicillin, das neueste Mittel gegen auftretende Eiterungen, besitzen, werden uns diese Fälle keine solche Sorgen mehr bereiten. Natürlich vergüten die weißen Patienten dem Spital alle durch ihren Aufenthalt und ihre Behandlung entstehenden Kosten«[1240]. Die Geschwüre befallen weiße wie schwarze Patienten, das Schwarzwasserfieber als Folge einer Malariainfektion nur Europäer[1241]. Diese *Infektionskrankheit* ist neben den Abszessen unter Europäern sehr gefürchtet, da sie häufig die durch einseitige Ernährung geschwächten, tropenanämischen Europäer[1242] in den Tod reißt. Das Spektrum der behandelten Infektionserkrankungen reicht von unkompliziert verlaufenden Entzündungen, z. B. der Zähne[1243], von im Anfangsstadium erkannten typischen Tropenkrankheiten, z. B. der Schlafkrankheit[1244] bis zu schweren Infektionen, welche das Team von Lambarene überfordern, etwa ein Fall von Leptospirose[1245], Dengue-Fieber[1246] oder die bereits im Abschnitt A beschriebene Dysenterieepidemie, welche den dritten Spitalneubau erzwang und immer wieder phasenweise das Spital beschäftigte[1247].

Die Berichte aus Lambarene sind darüber hinaus voller Schilderungen von EuropäerInnen, die an den Folgen eines *Sonnenstichs* das Spital aufsuchen, da sie sich ohne Kopfbedeckung im Freien bewegt haben.[1248] »Gegen Weihnachten zu füllen sich unsere Zimmerchen für weiße Kranke. Am meisten Sorge macht uns Herr Stähli, ein Schweizer. Mit multiplen tiefen Abszessen und einem schweren Sonnenstich kommt er bei uns an. Wir versuchen alles, was in unserer Macht steht, aber ohne große Hoffnung. Der Kranke ist fast ständig benommen. Am Heiligen Abend bringen wir ihm ein mit Kerzen geschmücktes Bäumchen ans

---

eben so krank, weil sie so leichtsinnig als fromm sind und sich erst pflegen, wenn die geschwollene Milz den Nabel herausdrückt«; in: Mühlstein, 1998, 157. Vgl. auch AW I, WU, 380; AW I, BRL 1924–27, Winter 1925, 638; LWD, 38.

1240 BRL 1930–54, Folge März 1946, Kriegsjahre, 239. Vgl. AW I, BRL 1924–27, Frühjahr bis Herbst 1924, 534; BRL 1930–54, Februar 1924, 106; Siefert, 1986, 63.

1241 AW I, BRL 1924–27, Frühjahr bis Herbst 1924, 534; vgl. BRL 1930–54, Mai 1937, 180.

1242 Vgl. Barthélemy, 1953, 18.

1243 Vgl. AW I, BRL 1924–27, Winter und Frühling 1925, 572; AW I, WU, 451; AW I, BRL 1924–27, Winter und Frühling 1925, 577.

1244 Vgl. Minder/Bähr, 1964, 98.

1245 Vgl. Munz, 2013, 175.

1246 Vgl. BRL 1930–54, Mai 1937, 180.

1247 Vgl. AW I, BRL 1924–27, Sommer 1925, 598.

1248 Vgl. AW I, WU, 371; MLa, 2. Bericht 7/1913–1/1914, 89.98; AW I, BRL 1924–27, Spätherbst und Weihnachten 1924, 564.

Bett und singen ihm Weihnachtslieder. Er hat einen lichten Moment und versteht, was es bedeutet. Ein glückliches Lächeln verklärt sein schmales, gelbes Gesicht«[1249]. Eine Grundregel für Schweitzers Personal lautet daher neben dem Tragen von festem Schuhwerk und langen Strümpfen die durchgehende Kopfbedeckung. Leider hielten sich viele Besucher Lambarenes nicht an diese Regeln. So zieht sich ein gerade genesener Amerikaner, Herr Crow, erneut einen Sonnenstich zu. »Dieser schwächt seine Widerstandskraft derart, daß der Körper wieder der Infektion unterliegt, über die er im Begriff war, nach monatelangem Ringen zu triumphieren. Andauerndes hohes Fieber setzt wieder ein. Neue Abszesse bilden sich. Das Leben ist nochmals in Gefahr. Was hat uns dieser eine weiße Patient schon für Sorge und Arbeit gemacht!«[1250] Einige Europäer waren so schwer betroffen, dass sie nach Europa ausgeschifft werden mussten.[1251] Neben der Sonne als Hauptfeind des Europäers in den Tropen kam es immer wieder zu *Unfällen.* So heißt es in einem Brief aus Lambarene vom 23. 12. 1930 an das schwedische Ehepaar Baron und Greta Baronin Lagerfeld (1884–1954), welche wichtige Geldgeber waren: »Im Spital viel Elend. Ein Europäer kam mit dem Fusse nachts in die Schraubenwelle des Motorboots, die ihm den Fuss zerschmetterte. Wir bringen das hohe Fieber nicht herunter, trotzdem wir die furchtbare Wunde reinigten und dem Eiter aus dem Gelenke Abfluss verschafften. – Das ganze Haus der weissen Kranken ist übervoll besetzt«[1252]. Allzu schwer waren auch die Verletzungen in Folge von Jagdunfällen oder dem Kampf mit den tierischen Mitbewohnern des Urwaldes. »Am 14. Mai kommt ein Italiener, ein Herr Boles, dem in dem Lagunengebiet südlich von Kap Lopez der Arm von einem Leoparden übel zugerichtet wurde. […] Erst zehn Tage nach dem Unfall trifft der Italiener bei mir ein. Der Arm sieht übel aus, und auch das Allgemeinbefinden gibt schon zu Besorgnis Anlaß. Aber Methylviolettverbände, nach ausreichender Eröffnung der Wunde, tun auch diesmal ihre Wirkung«[1253].

Anders als die AfrikanerInnen fassen die EuropäerInnen rasch Vertrauen in die in Lambarene praktizierte *Geburtshilfe* und scheuen nicht die langen Anreisewege. »Zu Beginn des Jahres kommen zwei europäische Kinder bei uns zur Welt. Um zur Entbindung nach Lambarene zu kommen, legt die eine der Damen einen weiten Weg vom Süden her am Meere entlang zurück. An die vierzehn Tage wird sie von den Schwarzen durch Wälder und Sümpfe getragen, bis sie endlich in Kap Lopez ist und die Reise mit dem Flußdampfer fortsetzen kann«[1254]. Auch

1249 BRL 1924–27, 637f.
1250 AW I, BRL 1924–27, Winter und Frühling 1925, 572.
1251 Vgl. ebd., 582.
1252 LWD, 112.
1253 AW I, BRL 1924–27, Sommer 1925, 596f.
1254 AW I, BRL 1924–27, 1926, 672.

für diese spezielle Patientinnengruppe liess Schweitzer Bauten errichten: »Am Ende dieses Monats (August) kamen auf einmal drei weiße Damen zur Entbindung ins Spital. Wie gut, daß unser Bau für die Europäer groß genug ist!«[1255]. Neben unkomplizierten Fällen gibt es auch Berichte über Komplikationen im Anschluss ans Wochenbett: »Eine Europäerin, die ich vor Monaten im Wochenbett gepflegt habe, kommt mit ihrem Kinde geisteskrank aus dem Innern, von ihrem Manne begleitet. Zum Glück sind jetzt bereits Zimmer im neuen Hause fertig, so daß ich sie bis zu ihrer Abfahrt nach Europa bei mir unterbringen kann. Es handelt sich um einen sehr schweren Fall«[1256].

Neben den akut erkrankten Europäern gab es viele Gäste in Lambarene, die mit einem *sozialmedizinischen Versorgungswunsch* an Albert Schweitzer herantraten, die sozialen Anschluss nach vielen Jahren der Einsamkeit im Urwald suchten[1257], die infolge von Mangelernährung an schweren Erschöpfungszuständen[1258] litten und langsam wieder versorgt werden mussten, die christliche Festtage in der Nähe Schweitzers verbringen wollten[1259] oder die infolge der Weltkriege in Afrika gefangen waren und nicht in die Heimat zurückkehren

1255 BRL 1930–54, Januar 1935, 119.

1256 AW I, BRL 1924–27, Sommer 1925, 599.

1257 Vgl. BRL 1930–54, 7.4.1935, 124.

1258 Schweitzer führte dieses u.a. auf mangelnde Kalkzufuhr infolge extrem kalkarmen Trinkwassers in Lambarene zurück. »Glücklicherweise besitzen wir die wertvollen schweizerischen Kalkpräparate, die es erlauben, geschwächten Personen Kalk in [237] wirksamster Form nicht nur durch den Mund, sondern auch durch intravenöse Injektionen zuzuführen. Große Dienste leistet uns auch das französische Phosphorpräparat Phosoform, das die Assimilation von Kalk befördert. In unserer Apotheke befindet sich ein bedeutender, vor dem Kriege beschaffter Vorrat desselben. Wir gehen so sparsam damit um, daß er durch Jahre hindurch für die notwendigsten Kuren ausreicht. In den Sendungen von Medikamenten, die wir aus Amerika, England und der Schweiz erhalten, finden sich die Arsen-, Eisen- und Leberpräparate, die wir zur Bekämpfung der Anämien benötigen. So können viele Europäer, die erschöpft und bleich zu uns kamen, das Spital in einem einigermaßen befriedigenden Zustande verlassen. Wir selber machen periodenweise Kuren mit diesen Medikamenten, um leistungsfähig zu bleiben«; BRL 1930–54, Folge März 1946, Kriegsjahre, 238. Zahlreiche Magengeschwüre werden von ihm auf die Verwendung von Palmöl zum Kochen zurückgeführt, die er mit »Laristin und Alucol« behandelt; BRL 1930–54, Folge März 1946, Kriegsjahre, 238; vgl. Payne, 1964, 218; Grabs, in: AS LD, Faksimilenachdruck 1931, Hamburg 2011, 221.

1259 Vgl. folgenden Bericht: »The Doctor chuckles and says that he can tell when Christmas is coming by the arrival of friends from the interior. Their presence helps relieve the monotony of the existence at Lambarene«; Joy/Arnold, 1948, ohne Seitenangaben. Schweitzer stand der Umwandlung seines Spitals in ein »Erholungsheim« gelassen gegenüber: »Als ich einmal meinem Arger darüber Luft machte, sagte Herr Schweitzer: ›Mr durchschoit sie so scheen.‹ Vierzehn Tage weilte so ein Gast nun schon bei uns. Dr. Schweitzer sagte von ihm: ›Das Schöne ist, daß man es ihm nicht zeigen darf, wie gut man Bescheid weiß und daß man von vornherein die Gewißheit hat, nie auch nur die geringste Bezahlung zu bekommen‹«; Siefert, 1986, 49.

konnten[1260]. »Von den Weißen sind manche, die durch den Krieg an der Heimkehr verhindert sind, nun bereits vier oder fünf Jahre auf dem Äquator. Manche sind am Ende ihrer Kräfte und müssen sich, wie man am Ogowe sagt, zum [449] Doktor ›in Reparatur‹ begeben. Solche Patienten liegen dann wochenlang bei uns. Manchmal kommen auch zwei und drei zusammen. Dann trete ich ihnen mein Schlafzimmer ab und schlafe auf der mit Drahtnetz gegen Moskitos vergitterten Veranda. [...] Das meiste zur Wiederherstellung tun manchmal nicht meine Medikamente, sondern die gute, von der Frau Doktor bereitete Krankenkost. Ich habe mich schon dagegen wehren müssen, dass Kranke von Kap Lopez hier herauffuhren, um die Krankenkost zu genießen, statt sich vom Arzt in Kap Lopez [...] pflegen zu lassen. Zum Glück habe ich noch einen guten Vorrat an Büchsen mit kondensierter Milch für die Kranken.«[1261]

C.1.2. Die AfrikanerInnen

In einem anderen Tonfall erschienen dagegen die zahlreichen Klagen über die schweren alltäglichen Arbeitsbedingungen im Spital, wenn es um die medizinische Betreuung der *AfrikanerInnen* ging. Der Umgang mit den Kranken gestaltete sich im Alltag oft schwierig. Auch die eigenverantwortliche Mithilfe am Genesungsprozess und der verschwenderische Umgang mit dem in den Tropen so kostbaren, teuren Verbandsmaterial wurde zu einer besonderen erzieherischen Herausforderung für das europäische medizinische Personal – Schweitzer spricht von »Kampftagen erster Ordnung«.[1262]

Die *Sprachbarriere* ist ein Grund für die auftretenden Schwierigkeiten mit dieser Bevölkerungsgruppe.[1263] Neben Schweitzers Unvermögen, eine indigene Sprache zu erlernen, stand das Problem verschiedener Dialekte, welche die Arbeit von Dolmetschern unerlässlich werden ließ.[1264] Bleibt vieles für den

1260 Er nahm zurückgelassene Europäerinnen auf, deren Männer zum Kriegsdienst eingezogen worden waren; vgl. Payne, 1964, 215.

1261 AW I, WU, 450. Vgl. auch Mathilde Kottmanns Brief aus Lambarene am 25. 5. 1929 über die Dankbarkeit über flüssige Milch für schwerkranke Europäer; in: Geiser, 1974, 86.

1262 BRL 1924–27, 559.

1263 Vgl. BRL 1924–27, 556–560.583f.
Das Spiel mit Namen war allerdings darüber hinausgehend auch Teil und Ausdruck des kulturellen Unterschiedes und Schweitzers Unvermögens, eine afrikanische Sprache zu lernen; vgl. Minder/Bähr, 1964, 91. Neben humorvollen Begebenheiten konnten Namen auch Ausdruck eines schlechten Omens werden: »Nachdem eine Frau vier Kinder verloren hatte, nannte sie das fünfte: ›Auch dieses wird nicht leben‹«; a. a. O., 98.

1264 Dieses wird aus folgendem Bericht erkennbar: »Man hat mir erzählt, dass im Spital in fünfzehn verschiedenen Sprachen geredet wird. Nur wenige Patienten verstehen etwas Französisch. Für die afrikanischen Sprachen muß Dr. Schweitzer afrikanische Dolmetscher bitten. [74...] Weither Gereiste können sich überhaupt nicht verständlich machen.

Kranken, der ins Spital kommt, weil er Hilfe sucht, unverständlich, so ist es ungleich wichtiger, dass sich ein Band des Vertrauens zwischen dem Arzt und dem Patienten aufbaut, ein Band, das sich oft fernab von sprachlicher Verständigungsmöglichkeit, als nonverbale Kommunikation, spinnen muss. »Der Doktor fühlt dem Mann mit der Hand auf die Brust. ›Der Mann hat Fieber. Bringe ihn hinunter, zeige ihnen einen Platz zum Wohnen bei anderen Leuten ihres Stammes und führe ihn dann zur Untersuchung zum jungen Doktor. Wenn wir mit unserer Arbeit fertig sind, werde ich noch nach ihm sehen‹. Er streichelt ihn freundlich. ›Jetzt bekommst du das gute Medikament aus Europa, bald wird es dir besser gehen und wirst du wieder gesund und stark und kannst in dein Dorf zurück‹. Der Mann versteht die Sprache des Doktors nicht, doch der Blick und der Ton der Stimme geben ihm Mut und Vertrauen«[1265]. Albert Schweitzer scheint über eine besondere Gabe der Verständigung jenseits sprachlicher Möglichkeiten verfügt zu haben.[1266] Diese Gabe ward nicht jedem Arzt in Lambarene zuteil.[1267]

Viele Erzählungen berichten dennoch – bei allen bestehenden *kulturellen Unterschieden* – von dem uneingeschränkten Vertrauen der AfrikanerInnen in die europäische ärztliche Kunst, v. a. auf dem operativen Gebiet. »Die Farbigen wissen selbst, daß oft nur das Messer heilen kann und handhaben es in verzweifelten Fällen, sei es zur Amputation eingeklemmter Brüche oder zur Öffnung tiefliegender [Anfang 353] Eiterabszesse. Was der Kranke bei diesem Operieren mit Taschenmesser und ohne Narkose aussteht, und wie kläglich die Resultate sind, läßt sich denken. Der Arzt, der einigermaßen zu operieren versteht und die Kraft und die Gesundheit besitzt, neben der übrigen Arbeit noch alle dringenden Operationen auszuführen, wird von ihnen als Heiland begrüßt. […] In meinem Spital zankten sich die Kranken, wer zuerst unter das Messer käme«[1268]. Die Narkose ist dabei Faszinosum und Tremendum zugleich. »Sie unterhalten sich viel darüber. Die Mädchen der Schule stehen mit einer europäischen Sonntagsschule in Korrespondenz. In einem dieser Briefe ist zu lesen: ›Seit der Doktor hier ist, erleben wir merkwürdige Sachen. Zuerst tötet er die Kranken, dann heilt er sie; nachher weckt er sie wieder auf‹. Eine Narkose ist für die Eingeborenen eben ein Totsein. Will mir einer mitteilen, dass er einen

---

So lebt dort zum Beispiel eine kleine, nun schon sehr alte Pygmäenfrau, wahrscheinlich aus dem Innern des südlichen Kongogebietes, die mit ihren zirpenden Lauten von niemandem verstanden wird und ihr Leben im Spital ohne Rücksicht auf die Gewohnheiten der anderen führt«; Götting, 1964, 75; vgl. Oswald, 1986, 20.

1265 Woytt-Secretan, 1947, 14.

1266 Vgl. Mai, 1992, 68f. Diese Gabe teilte ein ärztlicher Nachfolger mit Schweitzer: »Wo immer ich hinkam, fiel es mir leicht, mit den Leuten in Beziehung zu treten, ihre Sprache zu lernen und ihre Gewohnheiten und Gebräuche als vollwertig anzunehmen«; Steiner, 1990, 91.

1267 Vgl. Barthélemy, 1953, 93f.

1268 Mission 1919, VVA, 352f.

Schlaganfall erlitten hat, so sagt er: ›Ich war tot‹«[1269]. Nahezu alle Krankheiten werden durch den »Wurm« verursacht.[1270] Schweitzer erwähnt die grosse Geduld[1271], schicksalsergebene Gelassenheit und die Mühen[1272], welche die Patienten Lambarenes auf sich nehmen, um von ihm behandelt zu werden. »Ein Mann, den wir von einem solchen Tumor befreit hatten, jagt den Leuten seines Dorfes Schrecken ein. Wie er leichten Schrittes und verjüngt wieder unter sie tritt, meinen sie, es sei sein Geist, und laufen auseinander«[1273]. Der kulturelle Unterschied lässt die indigene Bevölkerung in dieser Art von »Afrikanischen Geschichten Schweitzers« oft als naiv, unterentwickelte Hilfesuchende erscheinen, die ihrer Menschenrechte durch Einsperrung durchaus beraubt werden

1269 AW I, WU, 378; vgl. Fleichhack, 1965, 47; Kleberger, 1989, 89.

1270 Eine Zeitzeugin berichtet: »Für die Schwarzen rührt jeder Schmerz von einem Wurme her. Sie sind ja alle Träger von vielen Darmparasiten und sehen häufig in ihrem Kote große und kleine Würmer. So glauben sie, diese Würmer könnten im ganzen Körper umherwandern und da und dort Krankheitserscheinungen und Schmerzen hervorrufen. Wollen sie dem Arzt ihre Krankheit erklären, so bezeichnen sie ihm die Stelle, wo der Wurm sitzt und nagt«; Woytt-Secretan, 1947, 76.

1271 Vgl. Fischer, 1984, 34.

1272 Vgl. Oswald, 1986, 19.

1273 BRL 1924–27, 607. Es gibt unzählige weitere Berichte dieser Art aus Lambarene, welche viel Lokalkolorit enthalten. Beispielhaft seien folgende angeführt. »Die Operierten [...] legen viel Wert darauf, später die aus ihrem Körper entfernten Teile zu sehen, und nachdem sie so die Herausnahme der ›schlechten Stücke‹ tatsächlich festgestellt haben, erklären sie mit zufriedener Miene, daß sie sich nun viel wohler fühlen. ›Schneide soviel als möglich‹, verlangte eine Kranke, ›ich werde mich danach um so leichter fühlen‹. In seinem Büchlein ›Afrikanische Geschichten‹ erzählt Doktor Schweitzer einige ergötzliche Erlebnisse dieser Art. Eine alte Frau, an die der mitleidige Chirurg vor dem Eingriff einige aufmunternde Worte richtete, antwortete in energischem Ton: ›Jetzt ist nicht Zeit zum Schwatzen; du sollst schneiden‹. Eine andere, deren Zustand nach der OP den Pflegerinnen und Ärzten Anlaß zu großer Sorge gab, so daß sie sich die ganze Nacht an ihrem Lager ablösten, erklärte am anderen Morgen, als man sie nach ihrem Befinden fragte: ›Ich hätte gut geschlafen, wenn man mich in Ruhe gelassen hätte‹«; Barthélemy, 1953, 36f; vgl. ähnliche Schilderungen auch bei Mai, 1992, 39f; in den Afrikanischen Geschichten [AG, 69] sowie: »Das Merkwürdige ist, dass diese gefährlichen Torheiten nicht immer die schlimmen Folgen haben, die zu erwarten wären. Sogar Patienten, die am Tage nach der Darmnaht der Versuchung zum Essen und Trinken erlagen, sind in einigen Fällen wider alles Erwarten durchgekommen«; AG, 71. Vgl. auch das Zeugnis einer Krankenschwester: »Es konnte geschehen, daß am Morgen der Verband des Frischoperierten verschoben oder aufgelöst war, weil der Operierte sehen wollte, was der Arzt an ihm gemacht hatte. Meistens glaubten die Menschen, der Arzt habe ihnen einen bösen Geist entfernt in Form einer widerlichen Spinne oder sonst einem Tier. Und es konnte auch geschehen, daß der am Vormittag Operierte Lust verspürte, ein Bad zu nehmen, zum Fluß hinunter ging und sich dort erfrischte«; Siefert, 1986, 68. Vgl. ferner BRL 1930–54, 128. »Eine Frau, die durch Dr. Bonnema von einem großen Unterleibstumor befreit wurde, ließ sich nach der Operation den Tumor von einem Heilgehilfen heimlich an ihr Lager bringen und schlug mit einem Holze, das sie unter dem Bett hervorholte, auf ihn ein, um sich für die vielen Beschwerden, die er ihr verursacht hatte, zu rächen«; BRL 1930–54, 105. Schweitzer resümiert: »Chirurg der Wilden zu sein ist wirklich kein Spaß«; BRL 1930–54, 98.

dürfen[1274], die mit unsinnigen Bitten an den Arzt von Lambarene herantreten, etwa dem Wunsch nach Körperlängenvergrößerung[1275], und voller innerer Ängste, etwa vor Kannibalismus[1276], den Kontakt zu Schweitzer suchen. Ein anamnestisches Gespräch wird zu einer großen Herausforderung für den Arzt von Lambarene.[1277]

Die in Lambarene praktizierte europäische Medizin bleibt vielen AfrikanerInnen kulturell fremd, bleibt unverstanden und erscheint allzu oft als unheimliche Magie, der sie sich zwar bereitwillig, aber bleibend skeptisch ausliefern.[1278] Entbehren einige dieser Anekdoten nicht unfreiwilliger Situationskomik[1279], so ist der medizinische Alltag in Lambarene allzu oft von Überlastung des medizinischen Personals und der Begegnung mit ärztlichen Niederlagen etwa in Form unabdingbarer Amputationen[1280] oder fehlender Patientencompliance, welche nicht selten den Tod eines Patienten zur Folge hat, geprägt.[1281]

Aufgrund dieser kulturellen Besonderheiten war der *Genesungsprozess* häufig gefährdet. »Unsicher ist oft die Frage, wie viele Kranke bei ihrer ersten Begegnung mit dem Arzt schon Behandlungen durch Medizinmänner, Feticheure hinter sich haben oder auch noch in dieser Verbindung stehen«[1282]. Zudem verließen die Patienten nach Belieben das Krankendorf, um zu einem späteren

1274 Vgl. Fleichhack, 1965, 68.

1275 Vgl. Munz, 2013, 207.

1276 Vgl. AW I, WU, 380.

1277 Vgl. folgenden Bericht über eine Anamnese zu Lebzeiten Schweitzers: Das Lebensalter, der Zeitpunkt der letzten ärztlichen Konsultation und weitere spezifische Angaben zur Erkrankung – mit Ausnahme der Existenz eines Wurmes und der Aussage »I am cold« für das Vorliegen von Fieber, sind zumeist nicht aus dem Ratsuchenden herauszubekommen. Der Arzt »makes him lie down on the table and gently feels his side where the ›worms‹ are. N'Zamboue winces with pain. The Doctor traces with his fingers the size and location of the hardened spleen. The patient has malaria. The hospital card is filled out with the diagnosis and the prescription. Other arrangements for shelter and food are made, not only for him but for his wife who has come to take care of him. The Doctor sends his patient off to get a dose of quinine«; Joy/Arnold, 1948, keine Seitenangaben.

1278 Vgl. BRL 1930–54, 42f.

1279 Ein Katechet der protestantischen Mission beklagt sich, dass sein Gebiß nicht so feste sitze wie das alte; die Eltern eines Kindes, dem ein Glasauge eingesetzt wurde, fragen den Arzt: »Wann wird das Kind mit dem neuen Auge sehen?« [AG, 68]. Ein Boy hatte vorsichtshalber das Fieberthermometer gestohlen, das dieses das Medikament sei, welches seinem Herrn immer so gut getan habe; eine Patientin äusserte im Anschluss an ihre Staroperation gegenüber der sie behandelnden Ärztin mürrisch: »Du hast mich operiert. Also musst du wissen, ob ich sehe und wie ich sehe« [AG, 69]. Kulturelle Differenzen blieben bestehen. Ein an Bauchwassersucht leidender Pahuin drängte den Arzt auf rasche Beendigung der Punktion, »daß alles Wasser herausläuft, damit ich wieder atmen und laufen kann. Als mein Leib so dick wurde, hat mich mein Weib verlassen. Nun muß ich schnell auf Rückgabe des Geldes, das ich bei der Heirat für sie bezahlt habe, drängen«; AW I, WU, 385.

1280 Vgl. AW I, BRL 1924–27, Sommer 1925, 599.

1281 Vgl. BRL 1924–27, 513f.

1282 Mai, 1992, 124.

Zeitpunkt wie selbstverständlich zurückzukehren und die Fortsetzung der Behandlung zu verlangen[1283], gefährdeten sorglos durch Risikoverhalten ihren Genesungsprozess[1284] und standen wie unwissende Laien vor dem Wunder der europäischen Heilkunst[1285]. Dass die Mitarbeiter Lambarenes die Unwissenheit der Afrikaner zu ihren Gunsten ausnutzten, wird aus den medizinischen Berichten ebenfalls erkennbar: »Wenn er am Morgen vor seiner Apotheke die Medikamente austeilte, so standen am Schluß immer noch eine Anzahl Kranke da, die sich beklagten, dass sie heute noch nichts oder zu wenig bekommen hätten. [...] Der Doktor hatte auch für sie Verständnis und hielt stets eine Flasche leicht rot gefärbtes Wasser bereit, das ›rote Medikament‹. Am Schluß der Verteilung ging er mit dieser Flasche von einem zum anderen, und jeder der Unzufriedenen bekam einen tüchtigen Schluck ›rotes Medikament‹ in den groß aufgesperrten Mund gegossen. Befriedigt zogen sie dann ab. Wurden es aber zu viele, die am Schluß darauf warteten, so gab er ein klein wenig Chinin in das rote Wasser, so dass es bitter wurde. Da verzogen sich die Gesichter, und am anderen Tag waren es nur wenige die reklamierten«[1286].

Die »medizinische Afrikaprosa« schimmert durch viele Erzählungen Schweitzers hindurch: Die Ureinwohner wurden aufgrund starker Neigung zur sorglosen *Verschwendung* von kostbarem medizinischen Material[1287] und mangelnder *Disziplin* oft zu einer starken Belastung für das Spital, wie der Konflikt mit dem Stamm der Bendjabis auf extreme Weise deutlich macht. Sie »erschweren uns durch ihre Undiszipliniertheit den Betrieb in einem Maße, daß bei ihrem Anblick Mitleid und Verzweiflung in unseren Herzen einen wirren Knäuel bilden. [...] An Ordnung und Unterordnung verlangen wir im Spital nur das Allernötigste. Wenn einer sich morgens zum Verbinden und zum Empfang

1283 Diese Freiheit bedeutete für die Behandler häufig eine große Herausforderung: »Jeder kann kommen und gehen, wie es ihm beliebt. Manchmal ist ein Patient, obgleich, er dringend Ruhe brauchte, für ein oder mehrere Tage verschwunden, um eine für ihn wichtige Angelegenheit in seinem Dorf zu regeln. [...] Eines Tages aber liegt er wieder in seinem Bett, und die Behandlung geht [76] weiter, als wäre er niemals weg gewesen. [...] Anstelle des ›P.G.‹ – parti guéri = geheilt entlassen – muß überhaupt mitunter in das Krankenbuch eingetragen werden: ›P.S.‹- parti sauvé = davongelaufen!«; Götting, 1964, 77.

1284 Vgl. Barthélemy, 1953, 37.

1285 Schweitzers Tochter erinnert sich, dass sie Jahrelang kaum Blutspender fanden, da Blut nur für Familienmitglieder hergegeben wurde; vgl. Rhena Schweitzer, Lambarene Juni bis November 1962, DASZF, o. J., o.S.

1286 Woytt-Secretan, 1947, 77.

1287 Das medizinische Verbandszeug wird zu einer Kostbarkeit erster Güte im Spitalalltag: Um nicht ständig mit Patienten in Streitigkeiten wegen nicht gewaschener oder weggeworfener Verbandsutensilien zu geraten, neigten die Heilgehilfen zur Vergeudung des kostbaren Materials. Erst Schweitzers Einschreiten, »das leichtfertige Umgehen mit den Binden zu einem der schwersten Spitalverbrechen« zu erklären, besserte [...] die Verschwendungssucht«; AW I, BRL 1924–27, Spätherbst und Weihnachten 1924, 559.

seines Medikaments oder seiner Einspritzung von selber einstellt, nicht wieder wegläuft, wenn er nicht gleich an die Reihe kommt, beim Tuten des Hornes, das zum Fassen der Essensration ruft, nicht länger als eine halbe Stunde wartet, um endlich mit seinem Teller zu erscheinen, jeglichen Abfall da hintut, wo er hingehört, dem Missionar keine Hühner stiehlt, sich von diesem nicht beim Plündern der Fruchtbäume und der Bananenpflanzung der Missionsstation ertappen läßt, beim Reinemachen im Spital am Samstagnachmittag ohne zu lautes Gezeter mittut, als Ruderer einspringt, wenn ihn dies Los trifft und sein Zustand es zuläßt, beim Ausladen von Kisten und Reissäcken Hand mit anlegt, wenn es das Schicksal will, daß er als dazu tauglich hinter seinem Kochtopf aufgestöbert wird: wer solches und noch ein klein wenig mehr dergleichen tut, der gilt uns als ein tugendhaftes Vernunftwesen, dem wir im übrigen gerne vieles nachsehen. Hinter diesem sicher bescheidenen Ideal bleiben die Bendjabis aber gar weit zurück. Als echte Wilde sind sie noch arg weit jenseits von Gut und Böse. Die Gesetze, die das Leben der Spitalinsassen regieren, sind ihnen Worte, die sie nichts angehen«[1288]. Die Sprachbarriere dient hier als Vorwand, Regeln nicht zu befolgen und wird als Aufforderung verstanden, »sich über alles, was einem Gaste des Spitals ansteht, hinwegzusetzen«[1289].

Häufig werden in den Lambarener Rundbriefen im Zusammenhang mit den Bendjabis *sozialmedizinische Probleme* infolge der kolonialistischen Ausbeutung des Landes durch den Holzhandel beschrieben. »Es sind weniger Menschen, aber mehr Kranke im Lande, weil die aus dem Innern zugezogenen Holzarbeiter dem ungewohnten Klima, der neuen Lebensweise und den hier herrschenden Krankheiten einen sehr hohen Tribut zahlen. [...] Wie oft ist es hoffnungsloses Mitleid, da beim ersten Blick deutlich ist, daß der Ankömmling hier seinen letzten Atemzug tun wird, fern von den Seinen, die auf seine Rückkehr und auf das Geld, das er mitbringen soll, warten«[1290].

Auffallend ist an Schweitzers Schilderung, dass er die Schärfe seiner Ausführungen sofort revidiert: »Wie oft wir aber auch über die Bendjabis stöhnen mögen – ›Wie schön wäre Afrika ohne die Wilden‹, ist bei uns ein geflügeltes Wort –, so fühlen wir doch, wie ein Band sich zwischen ihnen und uns schlingt. Wenn der neue Doktor sich in wiederholter Entrüstung über sie ergeht, halte ich ihm vor, mit welchem Heimweh und welcher Liebe er in Europa an sie zurückdenken wird. Manche von ihnen sind ja ganz vertierte Menschen, nicht nur Wilde, sondern durch das Dasein fern von der Heimat und so manche schädi-

1288 BRL 1924–27, 554f.
1289 AW I, BRL 1924–27, Spätherbst und Weihnachten 1924, 556; vgl. auch a.a.O. 556–558.
1290 BRL 1924–27, 551–554.

genden Einflüsse noch heruntergekommene Wilde«[1291]. Auch *Selbstkritik* wird von Schweitzer in der Auseinandersetzung mit den Bendjabis geübt.[1292]

Dennoch: Die fehlende Disziplin erschwert manchen Genesungsprozess: So kann die rechte Einnahme der Medikamente kaum verständlich gemacht werden[1293], regelmäßige Visiten sind nicht durchführbar, weil die Patienten nicht aufzufinden sind[1294], unbedachtes Risikoverhalten, etwa das Barfußlaufen[1295], gefährdet die Gesundheit ebenso wie postoperative Sorglosigkeit. V.a. bei der notwendigen Mitarbeit der AfrikanerInnen im Spital, um dessen Weiterexistenz zu sichern, verlor Schweitzer des öfteren sein grundsätzlich vorhandenes Verständnis: »Wenn er sie als Arbeitskräfte beschäftigte, brachten sie ihn oft in Zorn«[1296]. Entrüstung über die fehlende Arbeitsmoral der AfrikanerInnen klingt aus einem Brief über seinen Großneffen Sartre an, in welchem er diesen zu Feldstudien nach Lambarene einlädt – um den »Schreibtischweisen« mit der afrikanischen Realität zu konfrontieren: »Ach, wenn er den schwarzen Bruder kennen will, dann soll er für drei Monate zu mir kommen und die Aufsicht über die Arbeiter und die Anverwandten der Kranken, die in der Pflanzung arbeiten, übernehmen. 6.30 bis 7.30, 8.00 bis 12.00, 14.00 bis 17.30. Da kann er Blicke in ihre Seele tun und sie ganz kennen lernen. Da lernt er dann auch den Weißen und seine Stellung zum Schwarzen kennen. Er darf allen meinen Leuten als Bruder begegnen. Als Reisender lernt er die Leute nicht kennen, nur als einer, der mit ihnen arbeitet, kann er ihre Psyche erfassen«[1297]. Die Disziplin der AfrikanerInnen scheint im Laufe der Spitalgeschichte sich verbessert zu haben, betrachtet man ärztliche Zeugnisse vom Lebensende Schweitzers: »Ob der Andrang immer so groß wäre, erkundige ich mich gleichermaßen besorgt wie bewundernd.

1291 Ebd., 560.

1292 So schreibt er: »Vielleicht hätten wir im Spital weniger Schwierigkeiten mit unseren Wilden, wenn wir uns zuweilen zu ihnen um das Feuer setzen könnten und uns ihnen gegenüber auch als Menschen, nicht nur als Medizinmänner und Wächter der Spitalordnung geben könnten. Aber dazu fehlt die Zeit. Alle drei, wir Ärzte und Fräulein Kottmann, leiden ja überhaupt darunter, von der Arbeit so verschlungen zu werden, daß der Mensch in uns sich so gar nicht recht ausgeben kann. Aber wir vermögen nichts dawider. Vorläufig sind wir dazu verurteilt, den Kampf gegen Krankheit und Schmerz als ein aufreibendes Handwerk zu betreiben, bei dem alles andere zu kurz kommt«; BRL 1924–27, 560f.

1293 Die Applikationsweise der einzelnen Medikamente war schwer zu vermitteln, wie Schweitzer berichtet hat; AW I, WU, 350.

1294 Disziplin und Freiheitsdrang gegenüber der Klinikordnung geraten des öfteren in Konflikt miteinander: Die »Spitalinsassen« »sehen nicht recht ein, warum die zur angegebenen Zeit zur Untersuchung, zum Einnehmen des Medikaments oder zum Empfang der Injektion sich einfinden sollen«; SiU, 17. Oft müssen Heilgehilfen die Patienten auf dem Klinikgelände zur Therapie aufsuchen.

1295 Vgl. BRL 1930–54, Herbst 1945-Frühjahr 1954, 277f.; AW I, WU, 470.

1296 Payne, 1964, 124.

1297 Brief am Weihnachtstag 1950, Oswald, 1971, 118.

Schweitzer nickt. Einige hundert Patienten würden es manchmal schon sein, die sie behandelten. ›In der Woche?‹ ›Nein, täglich‹. Danach beginne ich meine erste Sprechstunde. Geduldig und diszipliniert warten die Mütter mit ihren Kindern. Erwachsene mit und ohne Begleitung, Greise und Jugendliche, bis sie an der Reihe sind«[1298].

C.1.3. Der Vergleich

Welche *Gemeinsamkeiten* gab es zwischen den afrikanischen und europäischen Patienten?

Tod und Leben begegneten einander häufig im Spitalalltag unter den Hilfesuchenden. Die Berichte aus Lambarene schildern diese Erlebnisse am Rande des tropenmedizinischen Alltag aus Unfallchirurgie und internistischen Problemfeldern bei schwarzen sowie weißen Kranken.Bis zu drei Todesfälle kommen pro Tag vor, da viele Patienten sterbend eingeliefert werden.[1299] »Wie schwer sind die Briefe zu schreiben, in denen ich den Angehörigen eines bei uns gestorbenen Europäers Nachricht von seinen letzten Tagen und seinem Ende geben muß!«[1300] Zahlreiche Berichte aus Lambarene erzählen von diesen Schicksalen von EuropäerInnen.[1301] Aus den Berichten über AfrikanerInnen wird dagegen erkennbar, inwiefern die innere Haltung des Patienten gegenüber schwerem Leid, Schmerzen und dem Tod den Blick auf das Lebensende bestimmt. »Jeder Augenblick im Leben eines Eingeborenen ist von Furcht – Furcht vor bösen Geistern und Furcht vor den Medizinmännern, deren Macht unberechenbar ist – bedroht. – Wir haben in unserem Spital nur zu häufig Gelegenheit, das Elend zu erleben, das der Aberglaube im Gefolge hat. Wenn jemand plötzlich stirbt, wissen wir, daß seine Familie den Tod nicht als ein natürliches Ereignis ansehen wird. Sie wird zu einem Medizinmann gehen und ihm Geschenke machen, wofür er geheime Zeremonien vornimmt, um die Person zu entlarven, die einen verderblichen Zauber gegen den Verstorbenen gerichtet hat. Im Verlauf dieser Zeremonien wird der Verdächtige wahrscheinlich gezwungen, einen giftigen Trank zu sich zu nehmen. Wenn dieser ihm nicht schadet, ist seine

1298 Günther/Götting, 2005, 19.

1299 Vgl. BRL 1924–27, 597–599.

1300 Ebd., 584.

1301 Ein im Holzhandel tätiger Matrose verstirbt an einer Pneumonie. Auf seiner Brust ist eintätowiert »Kein Glück«; AW I, BRL 1924–27, Frühjahr bis Herbst 1924, 534. Das Team muss viele Todesfälle verarbeiten: Ein 33-jähriger Franzose stirbt nach drei Wochen aufgrund einer völlig zerrütteten Gesundheit infolge Alkoholabusus, Malaria, unversorgter Wunden und (klimatischer) Entbehrungen; vgl. Siefert, 1986, Juli 1933, 63. Schweitzer kommentiert die Todesfälle: »Der Tod dieser lieben Menschen geht uns sehr nahe«; AW I, BRL 1924–27, 1926, 676. Vgl. weiter a. a. O., 673; Woytt-Secretan, 1947, 155f.

Unschuld erwiesen. Der Medizinmann dosiert natürlich das Gift so oder so, je nachdem, ob er die Geschenke für genügend oder ungenügend erachtet, die er von allen Betroffenen erhalten hat«[1302]. Lambarene war von Anbeginn an ein sicherer Ort, an dem auch das Sterben passieren durfte. »So kamen von Zeit [218] zu Zeit aus dem tiefsten Urwald Kranke [...] nach Lambarene. Oft waren es hoffnungslose Fälle, und die Patienten kamen nur ins Krankenhaus, um dort zu sterben«[1303]. Der Ruf des Albert Schweitzer Spitals reichte weit über Lambarene hinaus.[1304]

Obwohl die Physiologie und Anatomie bei schwarzen und weißen PatientInnen sich glichen[1305], blieben Unterschiede in der Behandlung[1306] und im Verständnis zwischen beiden Patientengruppen bestehen, wie der ärztliche Nachfolger Munz herausgearbeitet hat. »Nach mehr als zehn Jahren täglicher Erfahrung in Lambarene bleiben die Schwarzen auch mir in mancher Beziehung geheimnisvoll, gelegentlich sogar fremd und unverständlich. Das geht den Afrikanern mit mir wohl nicht anders. Und sind die Weissen einander nicht oft auch ein Geheimnis, ein nicht verstandenes Rätsel? [...] Alle miteinander kennen wir Liebe und Hass, spüren Angst und Schmerz und Freude, sind anhänglich, lieben Geborgenheit und etwas eigenen Besitz. [254...] Die erkannte und akzeptierte Rätselhaftigkeit des anderen ist vielleicht sogar ein notwendiger Teil des als schön empfundenen, geheimnisvollen Respektes der gegenseitigen Annahme«[1307].

Welche *Unterschiede* gab es im klinischen Alltag Lambarenes zwischen AfrikanerInnen und EuropäerInnen?

1302 Fleischhack, 1965, 129.

1303 Payne, 1964, 219.

1304 Vgl. Mühlstein, 1998, 235; Hagedorn, 1954, 121f.

1305 Der Arzt Steiner fasst dieses prägnant zusammen: »Für den Europäer sind es vier äussere Merkmale, mit denen er den Afrikaner von sich unterscheidet: die dunkle Hautfarbe, das kleingekrauste Haar, die platte Nase und die wulstigen Lippen. Wegen diesen Merkmalen nimmt er sich das Recht, den Menschen aus Afrika als etwas Besonderes zu betrachten, wobei er mit dem besonderen das Primitive und Minderwertige verbindet. [90...] Dabei – und jetzt spreche ich als Arzt – ist der Körper des Afrikaners in allen übrigen Einzelheiten so angelegt wie der unsrige. [...] Wer in Afrika wohnt, wer mit den Leuten dort zusammenarbeitet und mit ihnen lebt, hat nur zwei Möglichkeiten: Entweder er zieht sich in seine Burg der vermeintlichen Überlegenheit zurück und sieht auf die Menschen, mit denen er zu tun hat, herab [...] oder er sieht in den Afrikanern Menschen wie seinesgleichen«; Steiner, 1990, 91.

1306 Zu den indigenen Heilmethoden existiert folgende Äußerung von Zeitzeugen Schweitzers: »Hundreds of different roots, barks, and leaves are used in the treatment of disease. Many of these remedies irritate the kidneys. Others irritate the heart. Cases of delirium have been known to arise from the use of these potions. Some of these drugs are reported to have a strange power about which the white doctors know little. The natives are rumored to give drugs to elephant hunters which prevent them from seeing anything but elephants. Other drugs are said to exist which make it possible for a man to travel all day long without thirst and without fatigue«; Joy/Arnold, 1948, keine Seitenangabe.

1307 Munz, ASS 3, 1991, 255.

Schweitzers Berichte aus Lambarene enthalten Schilderungen von beiden Gruppen, wenngleich die Faszination am *Exotischen*, der die europäischen LeserInnen der »Berichte aus Lambarene« zu Spenden für das Krankendorf bewegen will, nur bei der Begegnung mit »dem Fremden« in Gestalt des afrikanischen Ureinwohners auffällt. »When a patient appears at the Hospital, difficulties at once arise. The disease must be diagnosed. There is the problem of six or more major languages, which is, of course, solved by interpreters. There is the problem created by the strange native ideas of sickness. The native's description of his trouble is often picturesque, sometimes even poetic, but seldom very accurate-as when a village chief said of a woman who was deaf and dumb, ›This woman speaks with the eyes, and hears with the heart.‹«[1308]. Unterschiede wurden in der Unterkunft[1309], in der Verpflegung[1310], in der Dokumentation[1311], in der Fallzahl[1312] und im zwischenmenschlichen Umgang gemacht[1313].

Das Krankendorf blieb ein erratischer Block inmitten Gabuns. »It takes a wise physician to diagnose disease under these conditions. He must be very patient with ignorance and superstition. He must understand the natives and discover how to adapt to native ideas and folkways the wisdom of his profession. [...] His practice will be a curious mixture of the old and the new. He will use penicillin and sulfa and promine. The new drugs, as they appear, will be made available to him as quickly as possible. But he will have few modern instruments to diagnose disease, and these will be of the simplest kind. He will have no X-ray, no well-equipped laboratory, no way of making tests for metabolism, no electrocardiograph. He will be greatly limited«[1314].

Unterschiede wurden zwischen den Stämmen deutlich, welche auch im Krankheitsfall aufrechterhalten wurden[1315] und zu getrennten Unterkünften führten, sowie zwischen »Herren und Dienern (Boys)« im alltäglichen zwischenmenschlichen Umgang[1316]. Am Beispiel der Therapie der Schlafkrankheit wurde bereits verdeutlicht, dass europäische Schlafkranke an das Pariser Pas-

1308 Joy/Arnold, 1948, keine Seitenangaben.

1309 Vgl. Munz ASS 3, 1991, 116f.

1310 Vgl. Fleischhack, 1965, 53; Steffahn, 2005, 203f.

1311 So kennen einige AfrikanerInnen weder ihr Geburtsdatum noch Alter; vgl. Oswald, 1986, 20.

1312 Vgl. Geiser, 1974, 71.

1313 Notfälle schmeißen immer wieder das Bettenmanagement durcheinander: Eine schwerkranke Europäerin erscheint des Nachts zusammen mit ihrem Mann im Spital, weiße Kranke müssen ausquartiert werden, um sie versorgen zu können. Zudem müssen ihre 50 Ruderer logiert und beköstigt werden; vgl. AW I, BRL 1924–27, 1926, 673.

1314 Joy/Arnold, 1948, ohne Seitenangaben.

1315 So etwa zwischen den verfeindeten Stämmen der Galoas und Fang; vgl. Oswald, 1971, 159; Oswald, 1986, 20.

1316 Vgl. Lauterburg-Bonjour, 1942, 89.

teurinstitut geschickt wurden, während Afrikaner vor Ort belassen wurden.[1317] Ein an Paranoia erkrankter Europäer sollte in der Gemeinschaft von Weißen genesen, nicht unter Einheimischen.[1318] An anderer Stelle heißt es: »Es ist bekannt, daß alle Tropenkrankheiten für den weißen Mann gefährlicher sind als für den schwarzen. Beispielsweise trinken die Schwarzen trotz aller Verbote immer wieder das bakterienverseuchte Wasser der Sümpfe und Flüsse. Wenn es ein Europäer täte, würde er wahrscheinlich entsetzlich zugrunde gehen«[1319]. In Äquatorialafrika muß bereits bei Patienten über fünfzig Jahren äußerst vorsichtig verfahren werden. »Sie ertragen das Liegen nicht. Oft verlieren sie nach der Operation den Appetit und kommen in Schwächezustände, die sehr gefährlich werden können. Durch unsere Erfahrungen sind wir dahin gekommen, ältere Leute nur dann zu operieren, wenn der Eingriff zur Erhaltung des Lebens absolut notwendig ist«[1320]. Die Leistungsfähigkeit der Schwarzen liege nach Aussagen von Zeitzeugen bei 10–20 % von demjenigen, was Europäer in den Tropen leisten könnten.[1321]

Die Berichte über die EuropäerInnen enthalten kaum Klagen über Widerstände gegenüber den eingeschlagenen medizinischen Maßnahmen – zu vertraut sind diesem Kulturkreis die angewandten Therapien.[1322] Eine grundsätzlich pädagogische Haltung zeigte Schweitzer allerdings auch gegenüber europäischen PatientInnen und bewies ein bewundernswertes Ausmaß an Geduld im zwischenmenschlichen Umgang.[1323] Schweitzer ist von Anbeginn der Auseinandersetzung mit der afrikanischen Kultur darum bemüht, bei allem im Alltag Trennenden das Gemeinsame herauszuarbeiten: »Ehe ich als Arzt nach Afrika ging, hörte ich oft Reden wie diese: ›Die Eingeborenen, als echte Naturkinder, sind viel gesünder als wir und sie empfinden den Schmerz sicherlich auch nicht so wie wir.‹ Das Gegenteil ist wahr. Krankheiten und Leiden aller Art sind unter ihnen viel verbreiteter als unter uns. […] Warum herrscht soviel

1317 Vgl. AW I, 390.

1318 So wurde folgende Fallgeschichte überliefert: »Last year Dr. Schweitzer was busy day and night for months with a young European war veteran who was suffering from paranoia. Dr. Schweitzer assisted him with dressing, ate with him; and took him on walks twice daily accompanied [Seitenwechsel] by two indigènes attendants. Dr. Schweitzer believes from experience that a white insane person ought not to be left by himself for an instant or even with the best indigenes attendants. He finds that a white insane person is almost invariably demoralized by being alone with the indigenes. While we were at Lambarene the condition of the young veteran was so improved by his care there that he was able to leave the Hospital to travel, accompanied by a friend, back to Europe«; Joy/Arnold, 1948, keine Seitenangaben.

1319 Italiaander, 1955, 21.

1320 BRL 1924–27, 666.

1321 Vgl. Italiaander, 1955, 25.

1322 Vgl. Fischer, 1984, 66f. und BRL 1924–27, 582.584.599.673–676.

1323 Vgl. Fischer, 1984, 66f.

Krankheit unter ihnen? [...] Sie haben ihre eigenen Krankheiten, bekommen die unseren durch Einschleppung noch hinzu und wissen nicht, wie sich richtig pflegen«[1324]. Schweitzer war bemüht, den Afrikanern bei allem Trennenden von Mensch zu Mensch zu begegnen. »Er selbst beseitigte diese Kluft [zwischen Schwarz und Weiß; Anm. d. Vf.in] im Operationssaal, und er war ein wenig überrascht, dass sie wieder entstand, sobald er sich außerhalb des Krankenhauses befand«[1325].

Über dem klinischen Alltagsgeschäft stand in Lambarene der Grundsatz der Ehrfurcht vor dem Leben und die Begegnung von Mensch zu Mensch.[1326] Es scheint, als wollte er als Arzt dadurch eine besondere, versöhnliche Verbindung zu seinen PatientInnen schaffen.[1327]

Schweitzers Dienst als ärztlicher Vertreter der universellen *»Brüderschaft der vom Schmerz Gezeichneten«*[1328] bekommt damit einen explizit religiösen Ausdruck und unterscheidet seinen ärztlichen Missionsdienst von anderen Tropenmedizinern. Schweitzer wollte die AfrikanerInnen in ihrer eigenen Kultur verstehen und ihnen darin helfen, als Glieder der »Brüderschaft der vom Schmerz Gezeichneten«, im Alltag gemeinsam gegen den mit sich selbst entzweiten universellen, göttlichen Schöpferwillen in Form von Krankheit, Leid und Tod gegenanzukämpfen, wie im Großkapitel C3 näher theologisch und begrifflich dargelegt werden wird. Sein Handeln war von Achtung bzw. Ehrfurcht gegenüber den AfrikanerInnen geprägt.[1329] Das Spital ist schnell für Weiße wie Schwarze unersetzbar geworden[1330]. »Wenn das Hospital Dr. Schweitzers auch jetzt noch von vielen afrikanischen Kranken seiner Umgebung gegenüber dem modernen, aus Stein gebauten Krankenhaus in Libreville bevorzugt wird, so deshalb, weil die Patienten bei Schweitzer ihre Lebensgewohnheiten beibehalten können, während

1324 Mission 1919, VVA, 347. Ein ärztlicher Nachfolger konstatiert dagegen durchaus Unterschiede: »Ganz sicher ist der Organismus aller Menschen mit weitgehend gleichen Sinnesorganen ausgestattet. Recht verschieden aber ist die individuelle oder rasseeigene Empfindsamkeit. Im Ertragen und Verwinden äußerer Schmerzen und inneren Leidens erscheinen die Afrikaner den im Durchschnitt wesentlich empfindlicheren Europäern überlegen. Vielleicht ist das Nervensystem noch weniger durch äußere Reize in Anspruch genommen, zumal Schweitzers damalige Patienten fast ausschließlich aus den Urwalddörfern und sehr kleinen Siedlungen zu ihm kamen. Sie lebten in natürlicher Umgebung und betrachteten Geburt und Tod stärker als naturgegebene Vorgänge im Gegensatz zu europäischen Großstädtern und erst recht zu uns – den technisch aufgeklärten Nachfahren«; Mai, 1992, 13.

1325 Payne, 1964, 127.

1326 Patienten, welche Schweitzer bereits seit seinem ersten Aufenthalt 1913 kennt, treten als seine Freunde auf und fragen nach »dem Leben der Weißen in Europa und nach den Freunden des Spitals«; BRL 1930–54, Emma Haußknecht, Palmsonntag 1931, 54.

1327 Vgl. Minder/Bähr, 1964, 88f.

1328 BRL 1924–27, 667.

1329 Vgl. Mühlstein, 1998, 152.

1330 BRL 1930–54, 224.

sie diese in Libreville in mancher Beziehung ändern müssen. Darum muß es das Ziel sein, die Afrikaner immer besser in die Lage zu versetzen, ihre Krankenhäuser selbst zu bauen und ihre Bedürfnisse selbst zu bestimmen«[1331]. Beinhaltete die Auseinandersetzung mit der autochthonen afrikanischen Kultur viele alltägliche Hürden, welche Schweitzer mit Humor überwandt[1332], so war sein Handeln v. a. von einem tief empfundenen menschlichen Mitleid gegenüber der leidenden Kreatur geprägt.[1333] »Ob der Kranke Nächstenliebe erfährt, ob ihm in christlicher Haltung und in Ehrfurcht vor seiner Lage entgegengetreten wird oder ob andere Motive entscheidend sind, das spürt jeder kranke Mensch unverzüglich. Da kann auch ein barscher Ton oder eine kurze Anweisung von Wert sein, wenn dahinter ein mitfühlendes Herz steht und das Streben nach wirklich ernster Hilfe. Umgekehrt nutzt äußere Liebenswürdigkeit nichts, wenn sie notdürftig den Mangel an echtem Interesse verdecken möchte. Wer den Arzt Albert Schweitzer mit kranken Menschen hat umgehen sehen, wird unübersehbar beobachtet haben, von welcher Art sein Verhältnis zum Patienten, zum leidenden Mitmenschen war«[1334]. Weitere Berichte vom ärztlichen Wirken Schweitzers lassen etwas von seiner *Sonderrolle* unter den Ärzten seiner Zeit erkennen, welche in seiner Multiprofessionalität wurzelte.[1335]

Es fällt auf, daß Schweitzer – wie seinen Spitaltieren – einigen Afrikanern biblische Namen gab, so etwa dem Findelkind Lazarus[1336] oder dem schwerkranken Leprapatienten Gabriel[1337].

1331 Götting, 1964, 30.

1332 Dieses berichtet der Journalist Harald Steffahn: »Humor half ihm auch hier auf diesem Gebiet. […] Als er 1925 einmal zu Einkäufen in Cap Lopez war, musste er eine indische Schiffsbesatzung gegen Dysenterie behandeln. Da die indischen Namen nicht auseinanderzuhalten waren, nahm er seinen Sagenschatz zu Hilfe. So stand dann im Notizbuch: Parzival, noch 39,6; soll zwei Chinineinspritzungen bekommen.– Hagen: noch drei Tage lang 0,08 Emetin subcutan, dazu Elkossan 8 Tabletten. Entsprechend verzeichnete er vergnügt, wie sein erster Heilgehilfe Joseph, ein gelernter Koch, bei der Anatomie die Gastronomie nicht vergessen konnte und dann beide miteinander verband: ›Diese Frau hat Schmerzen in den oberen linken Koteletten und im Filet‹«; Steffahn, 1974, 117.

1333 Vgl. Hagedorn, 1954, 174f.

1334 Mai, 1992, 119.

1335 So berichtet Robert Minder beispielhaft vom Klavier-Unterricht bei Schweitzer, während dessen dieser unfreiwillig zum Arzt mutierte, als dieser unter einer Blinddarmreizung litt: »So lernte ich Schweitzer auch als Arzt kennen. Wiederum zeigte er eine Hingabe ohne große Worte und das gleiche sichere Fingerspitzengefühl, das mir von seinem Musikunterricht her vertraut war«; in: Zager, BASF 11. 2009, 323.

1336 Die Krankenschwester J. Siefert liefert folgende Fallvignette: »Lazarus war ein etwa 600 g wiegendes, zum Skelett abgemagertes Bübchen gewesen, das eines Tages ins Spital gebracht wurde. Es war etwa 14 Tage alt, hatte keine Milch bekommen, dagegen jeden Tag ein Bad im kalten Bach. Die Mutter war tot. Welcher Geisterglaube hinter der Behandlung des Neugeborenen steckte, weiß ich nicht. Daß es kaum lebensfähig, ja eigentlich mehr tot als lebendig war, sah man beim ersten Blick auf das Miseräbelchen. Es wurde Lazarus ge-

Der besondere atmosphärische Charakter, welcher das Leben in Lambarene prägte, schimmert immer wieder aus den Berichten von Schweitzers MitarbeiterInnen hindurch und zeigt, daß das dichte Bei- und Miteinander der verschiedenen Lebewesen das Spitaldorf einzigartig prägte. Dieses wird z.B. deutlich an Schweitzers stoischer Weigerung, die auf der Veranda seines Hauses ruhenden, oft lautstarken Säuglinge an einem hellerem und größerem Ort einzuquartieren. »Wenn die Kinder nicht mehr in ihren Milchkisten auf der Veranda liegen, so ist es nicht mehr Lambarene. Es kann sich also nur um eine Baracke zur Unterbringung für die Nacht handeln. Das wollen wir uns überlegen. Vorläufig mußt Du Dich mit Schlafräumen in den Hütten der Boys behelfen. Eher quartiert man dort Leute aus und bekommt Zimmer für die Bebes frei. [...] Macht es wie Ihr wollt. Ich lasse die Zügel schleifen [...]. Aber nun sieht man ja die Kinder nicht mehr und attachiert sich nicht mehr so an sie. Das war ja gerade der Charme, als sie auf der Veranda lagen. Was habe ich alter Simpel mich als an ihnen gefreut. Aber, pour le moment faites vos essais (probiert es aus)«[1338]. Vieles blieb eine unbestimmte atmosphärische Wahrnehmung, welche die Besucher Lambarenes in ihren Berichten beschrieben[1339], welche die AfrikanerInnen erfuhren[1340] und welche an einigen Stellen explizit auch von Schweitzer benannt wurde, etwa während der Internierungszeit im Ersten Weltkrieg (vgl. Kap. A.1.). »Unter dem gleichen Datum [5.9. 1914; Anm. d. Vf.in] trägt Albert Schweitzer in großen Buchstaben in sein Krankenjournal ein, dass der Oberbezirkshauptmann Wedel ihm mitgeteilt habe, ›dass mir die Ausübung der Medizin untersagt sei, auch deren Anschein. Lediglich das Recht zur Behandlung von Weißen bleibe mir‹. So ruhig und abgeklärt der Eintrag ist, es entspricht nicht den wirklichen Verhältnissen, die Albert Schweitzer in einem Brief an seine Eltern ausführlich schildert. Den Bericht schließt er mit

nannt; sollte es wider alle Erwartung leben, so war es recht eigentlich von den Toten auferstanden. Dank der ausgezeichneten Pflege von Fräulein Alice und dem Willen von Lazarus, blieb er am Leben, gedieh, und nach Monaten dieser Privatpflege kam er in unseren Kinderkreis«; Siefert, 1986, 92.97.

1337 Dr. Mai schildert diesen Fall folgendermaßen: »Der Arzt Albert Schweitzer war natürlich täglich neben allen anderen Pflichten viele Male an Gabriels Bett, auch am späten Abend. Außerdem richtete er einen exakten Plan ein: Mehrere afrikanische Helfer und alle europäischen Schwestern, die Medizinisch-Technische Assistentin, auch Tochter Rhena und wir Ärzte wechselten in festgelegtem Rhythmus als stete Wache am Bett. So war Gabriel nie – weder tagsüber noch nachts – allein. Im Tetanus-Krampfanfall konnte unverzüglich Hilfe, mindestens Linderung einsetzen. Ich glaube, daß wirklich nur diese viele Wochen hindurch erfolgte opfervolle Zuwendung, von Schweitzer so genau geplant, Gabriels Leben zu erhalten vermochte. Er hat aber diese vielfache lange Hilfe deutlich empfunden«; Mai, 1992, 49f.

1338 Siefert, 1986, 98f.

1339 Über eine Begegnung zwischen Schweitzer und den frisch Operierten wird berichtet, dass die Kranken ihn mit »sichtlichem Respekt«, »aber auch mit unverhohlener Bewunderung und Zuneigung« begrüßten, was auf dessen »Aura« zurückgeführt wird; Günther/Götting, 2005, 101.

1340 Vgl. Kleberger, 1989, 86.

den knappen, aber vielsagenden Worten: ›Mein ›Wütele‹ könnt ihr Euch denken‹«[1341]. Schweitzer weigerte sich dieser Forderung nachzukommen und behandelte nach kurzer Zeit wieder Weiße und Schwarze.

Die enge Verbindung zu europäischen und afrikanischen PatientInnen erlaubte es Schweitzer, ruhigen Gewissens von den geheilten Patienten einen *Lohn* als Entschädigung für die anfallenden Kosten in Form der Mitarbeit im Spital zu verlangen[1342] – ein Dienst, dem sich viele Kranke allerdings auf geschickte Weise zu entziehen wußten. »Mit den Primitiven darf man über manche Sachen nicht rechten«[1343]. Schweitzers Berichte enthalten Schilderungen von dankbaren AfrikanerInnen[1344] und EuropäerInnen[1345] und von sich hartnäckig der Entlohnung widersetzenden ehemaligen Patienten verschiedenster Ethnien.[1346] »In einer Hütte, wo wir auf einen Mann treffen, der wortlos seine Sachen packt, führt er es uns vor. Der junge Farbige nimmt demonstrativ keine Notiz von uns. ›Das ist ein geheilter Patient‹, erklärt Schweitzer. ›Wir haben seinen Leistenbruch behoben. Gestern war er bei Mathilde Kottmann und verlangte Geld. Er habe schließlich vier Wochen hier gearbeitet. Und als Fräulein Kottmann ihm klarmachen wollte, dass das die Gegenleistung für die Operation gewesen sei, habe er gemeint, dass nicht er, sondern wir für seine Heilung bezahlen müssten,

1341 Mühlstein, 1998, 165.

1342 Vgl. AW I, LD, 153 f.; Götting, 1964, 77.

1343 BRL 1924–27, 516.

1344 Bei aller Dankbarkeit für die im Spital erfahrene Hilfe, können Viele den materiellen Wert der erbrachten Hilfeleistung nicht ermessen: »Vergebens würden wir versuchen, den Framböesiakranken begreiflich zu machen, was die intravenösen Neosalvarsaneinspritzungen, die sie zweimal in der Woche erhalten, uns kosten. Daß diese kleinen gläsernen Ampullen mit dem gelben Pulver, das ihnen Heilung bringt, für die zahlreichen Träger dieser Krankheit vorhanden sind, ist ihnen etwas Selbstverständliches. Würde ich ihnen die hohe Summe, die wir im Jahre daranwenden müssen, um sie stets in genügender Menge vorrätig zu haben, nennen, so würden sie ungläubig lächeln und meinen, ich triebe Spaß. Wenn sie uns ein mageres Hühnchen oder einige Büschel Bananen für die ganze Kur geben, glauben sie, uns für die verursachten Ausgaben reichlich entschädigt zu haben. Ebensowenig können die Operierten sich eine Vorstellung davon machen, wie hoch uns das Material, das wir für sie aufwandten, zu stehen kommt. Bringen sie ein Ziegenböcklein für ihre Operation, so muß ich mich sehr bedanken«; BRL 1930–54, Folge Februar 1939, 4. 12. 1938, 215.

1345 Die von einem Kaufmann, den er von einer chronischen Amöbendysenterie befreite, versprochene Kanus kommen niemals in Lambarene an; vgl. AW I, BRL 1924–27, 1926, 674. Andere finden Worte der Dankbarkeit für die medizinische Behandlung, Kost und Logie und das Leben unter Europäern im Urwald Afrikas; vgl. Woytt-Secretan, 1947, 15.

1346 Schweitzer bekennt: »Mit den Primitiven darf man über manche Sachen nicht rechten«; AW I, BRL 1924–27, Frühjahr bis Herbst 1924, 516. Die Reparatur eines Motors durch einen europäischen Mechaniker lässt lange auf sich warten. Auch diesen überlistet Schweitzer auf seine eigene Art: »›Wie nett von Ihnen, mein lieber Herr‹, sagte er, ›dass Sie Ihre Abreise verschoben haben, um noch meinen Motor zu reparieren! Ich bin tief gerührt. Seien Sie unbesorgt, ich werde Ihnen Ihre Medizin bereitstellen. Sie haben gerade noch Zeit genug, mit dem Motor fertig zu werden‹. Und der Motor wurde repariert«; Hagedorn, 1954, 17.

schließlich habe er uns vier Wochen zur Verfügung gestanden‹. Schweitzer blickt besorgt. ›Jetzt ist er verärgert. Die Afrikaner sind sehr empfindlich und schnell beleidigt‹«[1347]. Schweitzer bemerkte im Laufe der Jahre, dass der rechte Zeitpunkt für die Gegenleistung nicht verpasst werden durfte.[1348] »Untertags sind lange Jahre hindurch kräftige Begleiter dem Spital durch vielerlei Mitarbeit höchst wertvolle, unbezahlte aber beköstigte Helfer gewesen«[1349]. Die Entlohnung blieb bis zum Lebensende Schweitzers ein Konfliktthema.[1350] Es kennzeichnet das Hilfsprojekt Lambarene, daß auf diese Art ein lebendiger Fluß zwischen den europäischen HelferInnen und den einheimischen Kranken von Gabe und Gegengabe ermöglicht wurde und die Weiterexistenz des unabhängigen Missionswerkes gesichert war. »Bei jeder Gelegenheit halte ich den Insassen des Spitals vor, daß ich die Gaben der Freunde jenseits des Meeres, von denen es lebt, nur unter der Bedingung annehmen darf, daß die Eingeborenen hier ihrerseits alles, was in ihren Kräften steht, für das Spital leisten, sei es in Geld, sei es in Naturallieferungen, sei es in Arbeit. Diesen Grundsatz kehren wir mit Hartnäckigkeit heraus«[1351]. Darüber hinaus konnte nur durch die Entlohnung der Wert der geleisteten Arbeit gegenüber den AfrikanerInnen glaubhaft behauptet werden. »Was nichts kostet, sei in den Augen der Afrikaner nichts wert. Sie hätten […] früher einmal Medikamente gleichsam verschenkt. Daraufhin wurden diese empört von den Patienten [105] zurückgewiesen. Man wolle ›anständige Medizin‹, erklärten sie verärgert«[1352].

Dennoch scheint Schweitzers *Nachruhm* unter den Afrikanern größtenteils positiv zu sein, wie folgendes Beispiel des gabunesischen Pastors Wora Anatole, das Walter Munz berichtet, belegt: »Es gibt hier Leute, die sagen, Schweitzer habe die Schwarzen nicht geliebt, denn er habe einen Unterschied gemacht zwischen weissen und schwarzen Patienten. Für die weissen Patienten hatte er ein besonderes Haus, wo diese ein oder zwei Betten in einem Zimmer hatten; wir Schwarzen lagen in Gemeinschaftshäusern, einfacher, und manchmal waren zwei Liegestellen übereinander, in der Case Koulamoutou sogar drei. […] Er

1347 Günther, 2005, 106; vgl. Götting, 1964, 76.

1348 Schweitzer erwähnt die Lepra-, Herz- und Unfallpatienten explizit als dankbare Hilfesuchende: »Nur darf ich an tatsächlicher Dankbarkeitsleistung nicht zuviel begehren. Wenn der Sohn eines in Genesung begriffenen Vaters vier oder fünf Tage beim Ausbessern und Bauen mithelfen oder gar in den Wald gehen soll, um Bauholz zu holen, muß ich der Dankbarkeitsgesinnung gar rasch durch einige Geschenke nachhelfen, damit sie nicht zum glimmenden Docht wird«; AW I, BRL 1924–27, Frühjahr bis Herbst 1924, 515.

1349 Mai, 1992, 34.

1350 Vgl. folgende Tagebuchnotiz eines Zeitzeugen: »Donnerstag, 3.8.1961: […] Gesprächsthemen: Die Afrikaner sagten jetzt schon öfter: Die armen Kranken leiden an ihrer Krankheit und müssen noch einmal leiden an der Arbeit, die der Doktor von ihnen verlangt«; Günther/Götting, 2005, 154; vgl. Italiaander, 1958, 54.

1351 AW I, BRL 1924–27, Herbst 1925, 619.

1352 Günther, 2005, 105.

wollte jeden in seinem Milieu leben lassen. [...] Der Doktor hatte den gleichen Respekt vor den Weissen wie vor den Schwarzen«[1353]. Die Tatsache, dass Schweitzer sein langes Leben in Gabun verbracht hatte, sei ein Zeugnis für seinen Respekt gegenüber den Einheimischen.[1354] Dieses wurde auch in der Namensgebung für Schweitzer deutlich.[1355] »Gibt es doch kaum einen Gabuner, der nicht schon einmal bei Albert Schweitzer war, sei es, dass er sich behandeln ließ oder dass er ein Familienmitglied ins Spital begleitet hat«[1356]. So hatte Schweitzer den gabunesischen Arbeitsminister ebenso an einem Leistenbruch operiert[1357], hatte vielen AfrikanerInnen den Weg ins Leben erleichtert[1358], so wie er dem namenlosen Fremden aus fernen Gegenden medizinisch zur Seite gestanden hatte. »Der Geist von Albert Schweitzer ist bis heute erhalten geblieben. Das Denken und Leben von Albert Schweitzer kann in einem der schönsten Sätze des Urwaldarztes zusammengefasst werden: ›Das einzig Wichtige im Leben sind die Spuren von Liebe, die wir hinterlassen, wenn wir weggehen‹«[1359]. Schweitzers Verhältnis zu den Afrikanern ist vor dem Hintergrund der Unabhängigkeitsbewegung Gabuns in den 1960er Jahren und dem Schweitzer bis ans Lebensende eigenen, persönlichen Paternalismus und europazentrierten Rassismus – bei aller Achtung vor seinem Lebenswerk – kritisch zu bewerten. »Plötzlich lupft Schweitzer seinen Tropenhelm und grüßt einen vorübereilenden Schwarzen. ›Das ist kein Patient, ich kenne ihn nicht‹, sagt er. ›Solche Leute laufen jetzt häufiger hier herum und wiegeln Mitarbeiter und die Patienten auf. Vielleicht ist der Mann morgen Minister in Libreville, und ich bin dann von seiner Laune abhängig. Also bin ich übertrieben freundlich.‹ Schweitzer hat [...] zu manchem Farbigen, der zu Macht gekommen ist und damit nicht umzugehen weiß, ein distanziertes Verhältnis. ›Sie werfen mir vor, dass ich die schwarzen Mitarbeiter angeblich [104] schlecht entlohne und dass das Spital unmodern sei. Dahinter verbirgt sich nur Neid, weil ihr städtisches Krankenhaus in Lambaréné weitaus

1353 Munz Interviews 1987–1991, ASS 3, 1991, 116f.

1354 Schweitzers hohes Alter ließ ihn zu einer besonderen Autoritätsperson werden: »People of the tropical forest feel great respect and admiration for the aged. [...] To the people of the Ogowe River, with their short lifespan, Albert Schweitzer appeared immortal. He was there when they were born, they heard about his deeds when their parents were young, and he was still strong while they grew old and weak. The power of his personality overwhelmed and frightened them. It is precisely these ambivalent feelings which also characterize the attitude toward a powerful healer in their own culture. The jungle people's faith in the old doctor's healing power was limitless«; Jilek-Aall, 1990, 56.

1355 Albert Schweitzer war als »Mensch der Tat« Vorbild für viele Afrikanerinnen und hieß nicht »Chef, sondern ›notre père‹ oder ›le grand docteur‹«; Neukirch, 2010, 75.

1356 Neukirch, 2010, 70.

1357 Vgl. Taap, 1974, 25; Steffahn, 1974, 126.

1358 Vgl. beispielhaft die Geburtsgeschichte des Missionarszöglings Roger Matter, in: DASZ Rb. 104, Jahrbuch 2012, 80.

1359 DASZ Rb. 104, Jahrbuch 2012, 80.

weniger besucht wird als unseres. Es ist vielen Menschen zu fremd, das ist nicht afrikanisch‹. Die Medizinmänner, die im Dunkel der Wälder gegen die europäische Medizin predigen, sind harmlos gegen die Gewerkschafter und die neuen Herren, denen alle Weißen suspekt sind«[1360]. Dennoch hat er als europäischer Arzt vor dem Hintergrund der vorherrschenden autochthonen medizinischen Kultur, der traditionellen Medizin Gabuns, einen wichtigen Beitrag zur Geschichte der Tropenmedizin geleistet, wie im folgenden Kapitel näher betrachtet werden wird. »Es ist meine feste Überzeugung, dass für die nächsten Jahre der Weiterbestand unseres Spitals von größter Wichtigkeit ist. Wir dürfen die Bevölkerung, die jetzt auf uns zählt und uns in immer größerer Zahl aufsucht, nicht enttäuschen. Für sie ist es eine Zufluchtsstätte nicht nur der Kranken, sondern auch der Alten und der Ausgestossenen«[1361].

1360 Günther/Götting, 2005, 105.
1361 Rhena Schweitzer, Das AS-Spital Lambarene 1963–1965, DASZF, o. J., o.S.

C.2. Ein europäisches Spital im afrikanischen Kontext: Die Begegnung von Biomedizin[1362] und traditioneller Medizin[1363]

Lambarene war als Ort der gelebten Einübung in den Geist der »Ehrfurcht vor dem Leben«[1364] zu Schweitzers Lebzeiten ein Krankendorf, das sich den kulturellen Gegebenheiten Afrikas anpasste und zugleich eine ausreichende medizi-

1362 Zur Begriffsgeschichte vgl. Walter Bruchhausen, in: NTM 2010: Bezeichnet der Begriff in der aktuellen Medizin einen umschriebenen Forschungsbereich, so war die Biomedizin seit den späten 1970er Jahren ein umfassender Oberbegriff für alles, »was an Medizin mit staatlicher Förderung aus der westliche Welt in andere Erdteile exportiert wird«, a. a. O., 497. Im Zuge der beschriebenen historischen Begriffsentwicklung wurde »biomedizinisch« auf zwei Ebenen zu einem Gegenbegriff: »nämlich auf der Ebene der wissenschaftlichen Perspektive zu soziologisch, psychologisch, ethnologisch, medizinanthropologisch oder eben ethnomedizinisch, auf der Ebene des Untersuchungsgegenstandes zu traditionell, religiös (einschließlich ›magisch‹), populär (›Volks‹-), einheimisch (›local‹), indigen oder authochthon«; ebd. 504. Biomedizin umschrieb zunehmend das (staatlich anerkannte) Gesundheitswesen westlichen Ursprungs, das System und die Tradition. »Bisher diente der Begriff der Biomedizin vorwiegend der Abgrenzung biologisch orientierter von anderen Krankheitserklärungen und Heilweisen, in denen stärker die psychische und soziale Dimension berücksichtigt wurden. Nun stand die Unterscheidung zwischen ursprünglich in Europa und Nordamerika entwickelter, aber zunehmend – zunächst personell und organisatorisch – ›afrikanisierter‹ Medizin und in Afrika selbst entstandener Medizin im Mittelpunkt«; a. a. O., 506. Es kam zu einer zunehmenden Begriffsausweitung: »War mit *biomedical* ursprünglich der vermeintlich eher weniger kulturabhängige, weil naturwissenschaftliche Teil westlicher Medizin bezeichnet worden, der durch sozio-kulturelle (*ethnomedical*) Ansätze in Forschung und Praxis zu ergänzen war, interessierte jetzt gerade unter dem Schlagwort *biomedicine* das allzu Kulturspezifische, das als Verkörperung weißer Mehrheitskultur in westlichen Insdustrienationen den universalen Nutzen dieses Medizintyps behinderte. [...] Bevor der Begriff Biomedizin eingedeutscht wurde, fand sich noch bis Ende der 1980er Jahre die Bezeichnung Schulmedizin in kultur- und sozialwissenschaftlichen, vor allem medizinethnologischen Werken. [...] Daneben wurden dafür damals auch die international üblichen Wörter [514] ›modern‹, ›westlich‹, ›kosmopolitisch‹ oder ›naturwissenschaftlich‹ verwendet. Schulmedizin stellt jedoch als Kampfbegriff, der aus den klassischen Auseinandersetzungen der Naturheilkunde mit der ärztlich dominierten Medizin im 19. Jahrhundert stammte, bis heute eine deutsche Besonderheit dar. Schon im europäischen Raum ist diese Bezeichnung als Gegenbegriff zu ›Volksmedizin‹ höchst fragwürdig«; a. a. O., 515. Bruchhausen kommt am Ende seines Aufsatzes auf eine bleibende begriffliche Unschärfe zu sprechen, wenn er resümiert:

nische Versorgung nach europäischen Maßstäben sichern wollte.[1365] Unabhängig von der Frage nach dem medizinischen Standard erscheint mir in diesem Kontext die Frage nach dem medizinischen Proprium Lambarenes entschei-

---

»Dasselbe Wort kann eine (biologische) Forschungsmethode oder einen (sozial- und kulturwissenschaftlichen) Forschungsstand, und das wiederum als Materialobjekt (realer Komplex von Gesundheitseinrichtungen) oder als Formalobjekt (biologisch orientierter Anteil einer Gesundheitsversorgung) meinen. Es kann vermeintliche Kulturunabhängigkeit oder aber im Gegenteil Verhaftung an die westliche weiße Mittelklassen-Kultur ausdrücken«; a. a. O., 518.

1363 Vgl. dazu auch die in der Medizingeschichte aktuell geführte Debatte über die kulturelle Bedingtheit von Medizinsystemen, u. a. von Michael Knipper, Krankheit, Kultur und medizinische Praxis, Münster 2003 sowie die Arbeiten von Walter Bruchhausen (Hg.), Hexerei und Krankheit. Historische und ethnologische Perspektiven, London 2003; Bruchhausen/Kaiser (Hg.), Szenen des Erstkontaktes zwischen Arzt und Patient, Göttingen 2012 sowie Bruchhausen/Schott, Geschichte, Theorie und Ethik der Medizin, Göttingen 2008, darin Kap. 12: Alternativen (in) der Medizin: westlicher und weltweiter medizinischer Pluralismus, S. 180–197. Traditionelle Medizin meint im Kontext dieser Arbeit die »Volksmedizin« als außereuropäisches Heilwissen i. S. der regional typischen Bräuche der Ureinwohner Afrikas bei der alltäglichen Konfrontation mit Gesundheit und Krankheit. Grundsätzlich umfasst die internationale Beschäftigung mit der tradtionellen Medizin das Aufgabenfeld der medical anthropology bzw. ethnomedicine, – die als direkte etymologische Entsprechungen im Deutschen teilweise andere Bedeutungsfelder beinhalten (vgl. Bruchhausen, in: NTM 2010, 518) – die interdisziplinäre Beschäftigung mit den Themen Gesundheit und Krankheit in unterschiedlichen Kulturen mit den daraus folgenden kulturspezifischen Heil- und Behandlungsweisen. Fachbereiche, die sich an der Forschung beteiligen sind Medizin, Naturwissenschaften, Ethnologie, Medizinsoziologie, Psychologie und allgemein die Sozial- und Gesellschaftswissenschaften. »In Deutschland haben sich Wissenschaftler der verschiedenen Disziplinen auf Initiative des Ethnologen Joachim Sterly 1970 in Hamburg in der Arbeitsgemeinschaft Ethnomedizin (AGEM e.V.) zur Förderung des Fachgebietes, zur Herausgabe einer wissenschaftlichen Zeitschrift ([…] seit 1978 curare) und zur Öffentlichkeitsarbeit mittels Tagungen zusammengeschlossen«; http://de.wikipedia.org/w/index.php?title=Ethnomedizin&oldid=133851217, besucht am 12.9.14, 18.31 Uhr.

1364 Zur Philosophie der Ehrfurcht vor dem Leben vgl. das folgende Großkapitel C3.

1365 Vgl. Steiner, 1990, 86ff. Diese Kritik an dem medizinischen Standard im alten Lambarenespitaldorf wird jedoch nicht von Schweitzers engster Mitarbeiterin Emmy Martin geteilt, wie folgender Text belegt: »Ein kritischer Beobachter vom Range Roman Brodmanns aus Zürich notiert: ›1962 führten Schweitzers Ärzte in Lambarene 950 Operationen durch mit einer Ausrüstung, die für jedes europäische Provinzspital vorbildlich wäre; das Urwaldspital hatte in diesem Jahr eine Gesamtsterblichkeit von 1,17 Prozent – eine Idealzahl in der Perspektive europäischer Krankenhäuser.‹ Der Basler Mediziner Dr. Rolf Müller bestätigt: ›An technischen Hilfsmitteln sind alle notwendigen Einrichtungen vorhanden. Vier Generatoren bürgen dafür, daß wir trotz der Reparaturanfälligkeit solcher Maschinen während der Arbeitszeit stets mit elektrischer Energie versorgt sind. Das Labor ist ausgerüstet mit einem elektrischen Photometer, einer elektrischen Zentrifuge, Kühlschrank, Wärmeschrank sowie verschiedenen Mikroskopen (einschließlich Phasenkontrast und Dunkelfeld). Zur Röntgendiagnostik steht in einem airkonditionierten Raum eine leistungsfähige stationäre Anlage zur Verfügung, während ein tragbares Gerät zu Aufnahmen am Krankenbett dient. Weitere diagnostische Hilfsmittel: EKG, Zystoskop, Ösophagoskop, Gastroskop, Gefrierschnittmikrotom. Die pharmazeutische Abteilung gehört zu den bestausgestatteten in ganz Afrika‹«; Minder/Bähr, 1964, 80f.

dender, welches im Kontext dieser Arbeit besonders am Verhältnis von Biomedizin und traditioneller Medizin im tropenärztlichen Kontext von Lambarene herausgearbeitet werden soll. Dazu kann die Medical bzw. Cultural Anthropology mit ihren neuen Erkenntnissen beitragen, wie Walter Bruchhausen herausgearbeitet hat.[1366] Bio- und traditionelle Medizin erscheinen dabei als Teile eines kulturellen Medizin-Systems.[1367] Es hat in der Spitalentwicklung durch den viermaligen Neubau der gesamten Krankendorfanlage jeweils eigene Schwerpunktsetzungen gegeben, wobei die humanmedizinische Versorgung immer gleichen wissenschaftlichen Standards der jeweiligen Zeit genügte. Diesen Eindruck bestätigen auch Besucher Lambarenes im Jahre 2011: Sie treffen auf ein historisches Museumsdorf, welches Teile des 3. Spitals enthält, für welches Material aus dem zweiten Spitalbau verwendet wurde sowie auf einen modernen Krankenhauskomplex. Die erste Spitalanlage 1913 auf dem ehemaligen Gelände der Pariser Missionsgesellschaft war bereits 1924 durch die Tropennatur kom-

1366 Vgl. weiterführend dazu: »Den naturwis- [S. 59] senschaftlich so erfolgreichen Reduktionismus auf biologische Sachverhalte und die aus diesen erfolgenden sozialen Strukturierungen für die ganze Welt der Medizin zu halten, hat insbesondere die Medical Anthropology als teilweise gefährliche, zumindest aber kontraproduktive Illusion entlarvt. Im Gegenzug hat sie viele weitere behandlungsrelevante Aspekte herausgearbeitet, die u.a. das Verhältnis von Heilen und Religion, die Konzepte von internalistischer und externalistischer Krankheitsentstehung, von therapeutischer Legitimation, von Gesundheit und Krankheit, ja von Medizin überhaupt betreffen« [a.a.O., 60]. Seit 1970 herrsche in der amerikanischen Cultural Anthropology ein neues Erkenntnisinteresse: »Es ging nun nicht mehr um die Sicherung von Wissen über vermeintlich frühgeschichtliche, jetzt vom Aussterben bedrohte Relikte der ›Naturvölker‹, z. B. ihre traditionelle Heilkunde, wie um 1900. Ziel war ebenso nicht mehr die bloße Lösung möglicher praktischer Probleme für die Kolonialverwaltung oder die Entwicklungsbemühungen, wie bei den damals florierenden Anti-Hexerei-Bewegungen oder der mangelnden Beachtung administrativer Hygieneregelungen in der Zwischenkriegszeit. Der wissenschaftsorganisatorische Rahmen war jetzt zunehmend die Suche nach interkulturellem Verstehen in einer angestrebten Gleichberechti- [60] gung der unterschiedlichen Kulturen und Gesellschaften, wobei selbstverständlich auch positive Auswirkungen auf die konkrete Praxis der medizinischen Entwicklungshilfe erhofft wurden«; Bruchhausen, Bühne und Szene, in: ders./Kaiser, 2012, 59–72, hier S. 60.

1367 Auch hierzu hat sich Bruchhausen geäußert: »Was Arzt und Patient verbindet, ist ihre Zugehörigkeit zu einem Gesundheitsversorgungssystem [...] als kulturellem System, das durch die Zuweisung von Bedeutungen an Institutionen und Verhaltensweisen Denken und Handeln strukturiert. Was die beiden Gruppen [...] am stärksten unterscheidet, sind ihre verschiedenen [...] Erklärungsmodelle von und für die Entstehung von Krankheit und den Umgang damit. Dazu können so unterschiedliche Krankheitsursachen wie gestörte Harmonie, Tabubruch, böse Geister oder Verhexung und Behandlungsweisen wie Opfer, Geisterbeschwörung oder Entfernung von Objekten aus dem Körper gehören. Eingebunden sind auch all diese verschiedenen explanatory models in das medizinische System als kulturelles System, in dem es je einen Sektor für Laien (-wissen) [...], traditionelles Heilerwissen [...] und professionelles Wissen [...] gibt«; Bruchhausen, in: ders./ Kaiser, 2012, 61.

plett zerstört worden.[1368] »Zusammenfassend kann festgestellt werden, daß Schweitzer nicht mit einem festen Konzept nach Lambarene kam, um dort ein Krankenhaus nach europäischem Vorbild zu bauen. Zwar wollte er die Eingeborenen entsprechend den Regeln der ärztlichen Kunst, wie er sie in Europa gelernt hatte, behandeln, bezüglich der Ausgestaltung der praktischen Arbeit erwies er sich jedoch als außerordentlich flexibel«[1369]. Schweitzer wollte für die Kranken ein möglichst alltägliches Leben in ihrem gewohnten Milieu ermöglichen: »Die Gewohnheiten der Weissen sind nicht die Gewohnheiten der Schwarzen und umgekehrt. Der Doktor wollte, dass jeder möglichst in seiner eigenen Umgebung sei«[1370]. So stehen Zeugnisse Schweitzers unmittelbar nebeneinander, in denen auf der einen Seite Hochachtung vor medizinischen Ansätzen vor Ort geäussert werden – etwa die afrikanische chirurgische Beseitigung von Sandflöhen[1371] – auf der anderen Seite aber Äußerungen, wo vor genau dieser volkskundlichen Medizin gewarnt wird – etwa in der Versorgung tropischer Geschwüre[1372].

Schweitzer hat die kulturellen Unterschiede v. a. im Kontrast der verschiedenen Auffassungen von Medizin bzw. Gesundheit kontra Krankheit, Heil kontra Heilern und Heilung und Pharmako- bzw. Phytotherapie kontra zeremoniellen Ahnenkult erlebt. »Das ›Urwaldspital‹ konkurrierte mit den afrikanischen ›Doktoren‹, die auf Grund ihrer Erfahrung mit Heilpflanzen und autosuggestiven magischen Praktiken bei den Stämmen ein hohes Ansehen genossen und zugleich gefürchtet wurden. Die archaische Heilkunst der ›Fetischmänner‹ stand bei der Behandlung bestimmter Erkrankungen der modernen Medizin in nichts nach. Schweitzer wollte allerdings den ›Medizinmän- [162] nern‹ ihre Grenzen aufzeigen, damit Kranke oder Verletzte, bei denen die Naturheilkunde nichts ausrichten konnte, rechtzeitig zu ihm geschickt wurden. Und er wollte die Schwarzen vor dem Machtmissbrauch der ›Fetischmänner‹ warnen, verlangten diese doch Gehorsam und Unterwerfung und schreckten vor Vergiftungen nicht

1368 Vgl. Kap. A.1.

1369 Scholl, BASF 2, 1994, 58.

1370 Munz ASS 3, 1991, 117.

1371 Vgl. Mai, 1992, 49.

1372 Des öfteren versuchte Schweitzer zu verhindern, dass Patienten nach einheimischen Heilmethoden versorgt wurden: »Für die Verbände aller Geschwüre benutze ich abwechselnd Dermatol, Methylviolett, Borsäure, Salol und Ektogan. Oftmals wende ich auch feuchte Verbände an. Wenn das Geschwür zu heilen anfängt, dauert es aber manchmal noch wochenlang, bis ich den Kranken entlassen kann. […] Eigentlich könnte man den Kranken mit etwas Verbandstoff, Dermatol und Borsalbe nach Hause entlassen. Aber dann muß ich befürchten, daß er in die Hände [512] medizinkundiger alter Weiber gerät, die ihm die wunde Fläche mit gepulverter Baumrinde, zerkauten Gräsern und allem möglichen Unrat bedecken, bis wieder die schönste Eiterung im Gang ist«; AW I, BRL 1924–27, Frühjahr bis Herbst 1924, 513.

zurück«[1373]. Eine Ahnung davon erhielt er bereits bei seiner Ankunft durch die Namen, welche die Afrikaner ihm gaben[1374]: Er ist nicht Tropenarzt, sondern ein gefährlicher »Leopardenmensch«[1375] oder der religiös besetzte »Oganga«, ein Terminus aus der Sprache der Galoa, »d. h. Fetischmann. Sie haben keine andre Bezeichnung für Arzt, weil die schwarzen Heilkünstler alle zugleich Fetischmänner sind. Meine Patienten nehmen als logisch an, dass der, der Krankheit heilt, auch Macht besitzt, sie hervorzurufen, und zwar auf Entfernung. Der Gedanke, für ein gutes und zugleich so gefährliches Wesen zu gelten, ist mir merkwürdig«[1376]. Die Namensgebung der Ärzte beschäftigte auch die Folgegenerationen, wie etwa Walter Munz, immer wieder.[1377] Über die Namensgebung klärte sich auch die medizinische Kompetenz, die den Europäern zugesprochen wurde: »›Oganga‹ nannten die Eingeborenen den neuen Arzt, was soviel wie Medizinmann bedeutet, der Wunder tut mit geheimnisvollen, blinkenden Werkzeugen. ›Jetzt glaube ich, dass wir einen richtiggehenden Doktor haben‹, rief eine alte Frau aus, deren Brustkorb Schweitzer mit dem Stethoskop untersucht hatte. ›Er weiß, dass ich nachts oft kaum atmen kann und oft geschwollene Füße habe. Und dabei habe ich ihm doch kein Wort darüber gesagt, und er hat meine Füße nicht einmal angesehen‹«[1378]. Die Fremdheit der europäischen Biomedizin wurde durch die Assimilation des fremden Fetischmannes in den afrikanischen Kontext auf diese Weise überwunden. Aus Fremdem wurde Vertrautes: »Diese Kräfte besaß er in der Tat; für die Eingeborenen am Ogowe war er der Herr über Leben und Tod und jeder Zoll ein Zauberdoktor. Wenn sie ihn Nganga nannten, kamen sie der Wahrheit vielleicht näher als diejenigen, die in ihm einen Mann sahen, der von der liebreichen christlichen Tugend der Selbstaufopferung und dem Wunsche beseelt war, den Leidenden zu helfen«[1379].

Das reale medizinische Arbeiten ist dagegen nicht nur aufgrund der Sprachenvielfalt, des massenhaften Ansturms von Patienten, der fehlenden Infrastruktur und der geringen personellen Besetzung von den Anfängen an erschwert, sondern v. a. auch durch die Auffassung der Ursachen der jeweiligen Krankheiten, welche die Afrikaner in die Erstanamnese und Untersuchung

1373 Schorlemmer, 2009, 163. Vgl. dazu auch: Daniel Christol, La médecine au Gabon, in: E.S. No. 7, S. 180–191; sowie Georges Balandier, L'Hôpital administratif de Lambarene et son occupant, in: E.S. No. 7, 1995, S. 192–194.

1374 Zur Namensätiologie vgl. Munz: »In der Fang-Sprache heisst der Arzt Ngang, auf Galoa Oganga. In beiden Sprachen bedeutet dieses Wort zugleich Arzt, Priester und Prophet«; Munz, 2013, 108. Vgl. Lenk, 1990, 22.

1375 Die Auffassung vom Leopardenmenschen ist vor dem Lokalkolorit Lambarenes zu verstehen und zu interpretieren; vgl. BRL 1924–27, 505; Payne, 1964, 21 f.

1376 AW I, 350.

1377 Zur Namensgebung vgl. ausführlich Munz, ASS 3, 1991, 216–219.

1378 Hagedorn, 1954, 114. Vgl. »L'analogie avec l'onganga«, in: Emane, 2013, 60–70.

1379 Payne, 1964, 261.

mitbringen: »Daß die Krankheiten ihre natürliche Ursache haben, setzen meine Patienten nicht voraus. Sie führen sie auf böse Geister, auf Zauber der Menschen und auf den ›Wurm‹ zurück. Der Wurm ist für sie die Verkörperung des Schmerzes«[1380]. Diese Auffassung erfordert im Erstkontakt ein extremes Maß an Geduld, wovon nicht nur Schweitzer, sondern auch die nachfolgenden Generationen der in Lambarene tätigen Ärzte immer wieder berichtet haben.[1381] Die Vorstellung eines »Wurmes« als krankmachendes Agens sowie der Fetisch- und Geisterglaube erinnern an animistische Vorstellungen einer *Krankheitsätiologie*. Wird eine Zahnextraktion nötig, so verlangt der Patient, diesen im Anschluss mitnehmen zu dürfen, um ihn entsorgen zu können. Dadurch wird der »böse Wurm« unschädlich gemacht, kann keine weiteren Zähne ruinieren und der Zahn kann nicht zum feindlichen Fetisch Dritter gemacht werden und seinem ursprünglichen Besitzer nach der Extraktion nachträglich noch Schaden zufügen.[1382] Zugleich sind sie Ausdruck eines empirischen Informationstransfers aus dem realen Erleben: »An jedem Schmerz ist der Wurm schuld, weil bei vielen Tropenkrankheiten die Erreger unter die Haut gehen und durch den Stuhl ausgeschieden werden«[1383]. Neben dem »Wurm« gibt es auch »böse Geister« verstorbener Ahnen, die als Krankheitsätiologie herhalten, »die bei den nächtlichen Festen nicht hinreichend gefeiert, geehrt oder beschenkt und damit versöhnlich genug gestimmt worden sind. Andere denken und fühlen realistischer und beschuldigen den ›Wurm‹ als Missetäter, d. h. als Verursacher vieler Leiden. Dieser Bösewicht muß vertrieben und aus dem Organ beseitigt werden, wo er Schmerzen verursacht. Wenn der europäische Doktor Glück hat, verjagt die von ihm verabreichte Medizin den Wurm aus dem Körper. Die Heilung ist erfolgt. Es kann aber sehr wohl auch geschehen, daß der freche Wurm auf das Medikament hin nur die Stätte seines argen Wirkens wechselt, vom Bein in den

1380 AW I, 350. Vgl. Auch Joy/Arnold, 1948, ohne Seitenangaben.

1381 Vgl. van Wijnen, in: Munz, 2013, 82f; Vgl. auch Interview mit Ary van Wijnen: Mein Idol Albert Schweitzer; http://www.dahw.de/aktuelles/news/albert-schweitzer-interview-mit-ary-van-wijnen.de; besucht am 26. 11. 2011; 11:50 Uhr; S. 1–8. Zum Erstkontakt vor einem medizingeschichtlich-ethnologischen Hintergrund vgl. weiterführend Bruchhausen/Kaiser (Hg.), Szenen des Erstkontakts zwischen Arzt und Patient, 2012, darin u. a. Alexandra Kraatz, Der Fremde als Freund. Szenen des Erstkontakts bei einem Heiler, 41–58 sowie Bruchhausen, Bühne und Szene: Allwissenheit und Abtasten. Ein ethnomedizinischer Blick auf den Erstkontakt, 59–72.

1382 Vgl. Plattner, in: Bomze-Bamberger, 1984, o.S. Ähnliches berichtete auch der Arzt Andreas Steiner im Jahre 1977 aus Lambarene, wo nach einer Abzessspaltung in der linken Brust einer jungen Mutter, animistische Vorstellungen im Kontext der lokalen kulturellen Gegebenheiten als Krankheitsursache dienten: Es war die Wut eines enttäuschten Verwandten, welcher ihr diese Entzündung in die Brust gehext habe, um das neugeborene Kind auf diese Art zu schädigen, woraufhin jener von seiner Sippe zur Strafe verhext wurde und verstarb; vgl. Steiner, 1990, 59.

1383 Heitz-Schoenlaub, in: Bomze-Bamberger, 1984, o.S.

Kopf wandert oder das Herz aufsucht und anfrißt. Auch Brust und Bauch sind vor diesem Übeltäter nicht sicher«[1384]. Will Schweitzer in diesem kulturellen Kontext die Afrikaner erfolgreich behandeln, so kann er gar nicht anders, als die Patienten dort abzuholen, wo sie sich gerade gedanklich befinden: »In dieser Situation muß sich die elsässische Wissenschaft mehr der afrikanischen Heilkunde annähern. Aus Schweitzers Aufzeichnungen und seinen späteren oft mit Humor angereicherten Erzählungen erfährt man, wie treffsicher er sehr bald wusste, in welcher Art er die Wirkungsweise seiner Therapie den urwäldlichen Anschauungen anpassen musste und wie erfolgreich er oft damit zum Ziel kam. Da gab es manchen ›Wurm‹, der auf die bestimmte Farbe eines Heilmittels die Flucht ergriff. Genau dieses Vorgehen beschreibt der elsässische Chirurg Dr. Victor Nessmann, der von 1924 an einige Zeit im Albert-Schweitzer-Spital tätig war. Ganz besonders bei schwerem Nikotinabusus mit der Folge sehr peinvoller Verstopfung habe Schweitzer von einer solchen Methode Gebrauch gemacht. Nessmann betrachtet den Urwaldarzt mit seinen psychologischen Gaben geradezu als großen Zauberer und mächtigen Magier«[1385].

Hermann Mai teilte diese Wahrnehmung der Häufigkeit eines magischen Glaubens im tropenärztlichen Alltag mit seinen ärztlichen Kollegen und bewunderte an Schweitzer die Fähigkeit, diesen in das therapeutische Handeln als Mediziner einzubauen. »Bei aller Natürlichkeit sahen sich Schweitzers damalige Kranke jedoch auch recht stark in mystische Vorstellungen verstrickt. [...] Auch glaubten sie an die Wirkung von Fetischen, deren Besitz übernatürliche Fähigkeiten verleihen. Schrecklich ist die Herkunft eines Fetisches, denn er besteht zumeist aus dem Scheitelbein eines Menschen. Man scheute nicht davor zurück, einem Menschen nach dem Leben zu trachten, um in den Besitz eines solch mächtigen Zaubermittels zu gelangen«[1386]. Auch Schweitzer gelangte unfreiwillig recht bald zu einem geschenkten Fetisch.[1387]

Der Glaube an *Geister, Fetische und Gifte* spielte in der Wahrnehmung der Heilkünste in Gabun eine entscheidende Rolle. »Um ihrer Probleme Herr zu werden, vertrauten sich die Menschen geistigen Führern aus den eigenen Reihen an, Medizinmännern mit verschiedenen Arbeitsweisen: Heilern (guerisseirs), Fetischmännern (feticheurs, arbeiten mit magischen, kraftbegabten Gegenständen), Wahrsagern (devins), Zauberern (sorciers) und Scharlatanen (charlatans). Diese Helfer wandten sich an die Natur und fanden bei Pflanzen und Tieren reichlich Stoffe, die sie zu Heilmitteln verarbeiteten gegen alle Übel. Solche Medikamente konnten vor Schmerz und Fieber schützen, aber auch

1384 Mai, 1992, 12; MLa, 1. Bericht 3–6/1913, 47f.
1385 Mai, 1992, 12.
1386 Ebd., 13.
1387 Ebd., 13f.

gegen Behexung, bösen Blick Unfruchtbarkeit, Hass, Eifersucht, Rache usw. verwendet werden. In feindlich gesinnter Hand konnten sie allerdings auch das Gegenteil erzeugen. Damit die natürlichen Heilmittel gut wirken konnten, musste eine Vielzahl günstiger Voraussetzungen geschaffen werden: Tabus mussten beachtet und vor allem die Toten freundlich gestimmt werden, denn ihre weiterlebende Seele wurde als häufiger Leidverursacher unter den Menschen betrachtet. [...] Die Ahnen waren für die Menschen das wichtigste Verbindungsglied zum höchsten Wesen, zu Gott. Um mit ihm und mit der Ahnenwelt in Ordnung zu bleiben, brauchten die Menschen Kunstgriffe und Verfahren, deren Geheimnisse in die Zuständigkeit der oben genannten ›Medizinmänner‹ gehören. Ihre Tätigkeit spielt sich denn auch in der Regel im Geheimen ab«[1388]. Da die Fetischeure Teil der autochthonen afrikanischen Kultur sind, ist ihr Zugang zu den Patienten selbstverständlicher als derjenige des europäischen Arztes Schweitzer.[1389] Schweitzer erkennt rasch, welche große Rolle diese Fetischeure im Erleben der Afrikaner einnehmen: »Um in Besitz von Zaubermacht zu gelangen, begibt sich der Eingeborene zu einem grossen Fetischmann. Dieser erteilt ihm die erforderliche Belehrung und lässt ihn eine Stufenfolge von Weihen durchlaufen. [...] Nicht selten kam es vor, dass der Fetischmann demjenigen, der sich einen Zauber verschaffen wollte, eröffnete, dass er hierfür einen nahen Verwandten töten müsse. Gewöhnlich fügte er noch hinzu, dass der Betreffende, wenn er den Mord nicht vollbrächte, selber sterben müsse«[1390]. Das Machtmittel der Fetischeure ist die Verbreitung von Angst, die aus der Unerklärbarkeit dieser Art von Hexerei herrührt: »Ein Hauch von Hexenwesen zieht mehr oder weniger durch alle Erzählungen der Eingeborenen«[1391]. Im Zusammenhang mit dem Thema Krankheit verbindet die Hexerei

1388 Munz, ASS 3, 1991, 142.

1389 Vgl. Mai, 1992, 12.

1390 AGe, 60. Einzelne beispielhafte Vergleiche finden sich a. a. O., S. 60–64 sowie AW I, WU, 363. Schweitzer führt auch Trepanationen auf den Fetischkult zurück: »Die Idee, daß menschlichen, zu diesem Zwecke gewonnenen Schädelknochen Zauberkraft innewohnt, muß uralt sein« [a. a. O.]. Diese dienten nicht der Heilung von Hirntumoren, sondern der »Gewinnung von Fetischstücken am Lebenden«; MLa, 2. Bericht 7/1913–1/1914, 79.

1391 Barthélemy, 1953, 79; vgl. Payne, 1964, S. 19–22. Vgl. zum Geisterglauben ferner Steiner mit folgender Definition: »Unter einem Hexer (sorcier, witch, kishuaheli: Mulozi) verstehen die Afrikaner jenen Menschen, der Magie in der Absicht ausübt, einem andern Böses [64] zuzufügen. Der Hexer kann [...] nachts seinen Körper verlassen und in sein Opfer eindringen, es würgen, von innen her aussaugen und auffressen. Das Opfer wird schwach, fühlt sich elend und stirbt, ungeachtet der ärztlichen Behandlung. Gegen solches Unheil kann nur der Heiler (Guerisseur, healer, kishuaheli: Muganga) helfen, der das gute Prinzip verkörpert. Der Muganga ist der Gegenpol des Mulozi. Der Hexer wird von allen gehasst, verachtet und verfolgt, der Muganga ist [...] eine hochgestellte und geachtete Persönlichkeit. [...] Öfters werden pflanzliche Mittel und geistige Kräfte zusammen eingesetzt. Sie steigern sich gegenseitig in der Wirkung«; Steiner, 1990, 65.

zwei wesentliche Komplexe in »Ethnologie und Geschichtswissenschaft: den Bereich von Medizin und Krankheit mit dem von Magie und Hexerei«[1392] Gleichzeitig ist hier der stärkste Wunsch nach gegenseitiger Abgrenzung zu verorten: »Seit der Antike versuchten Ärzte immer wieder, sich mit einem aufklärerisch-humanistischen Anspruch von Geistlichkeit und Volk abzusetzen«[1393].

Der Glaube an Ahnengeister, Magie und Hexerei, die Macht von Tabus und Fetischen und die Wirkung verschiedener Gifte prägte den ärztlichen Alltag Lambarenes nicht nur zu Lebzeiten Schweitzers, er dauert bis in die Gegenwart hinein. »Kaum eine Krankheit gibt es, bei der nicht der magische Einfluss eines andern Menschen vermutet wird. Die Angst vor Zauberei zieht wie ein roter Faden durch das Gewebe der afrikanischen Gesellschaft. Sie beeinflusst das Verhalten der Menschen untereinander und ist nicht selten die Triebfeder von wichtigen Entscheidungen. Für einen Kranken ist die erste Frage nicht, wie und warum er krank geworden ist, sondern wer ihm die Krankheit angezaubert hat. Nachdem ich in Lambarene einem älteren Mann einen faustgrossen Stein aus der Harnblase entfernt hatte und ihm diesen zeigte, rief er laut: ,Das haben die Söhne meines Bruders in meine Blase gelegt‹«[1394]. Allzu oft konnten die Ärzte in Lambarene nur hilflos dem Wirken der Gifte der Fetischeure zuschauen und sahen darin die letzte Erklärungsmöglichkeit für einen unheilbar Kranken, an dem die europäische Schulmedizin versagte.[1395] Ein ärztlicher Mitarbeiter be-

1392 Bruchhausen, Medizin und Hexerei, in: ders., 2003a, 6.

1393 Ebd., 9. Vgl. auch Barbara Wolf-Braun, Hexerei und Krankheit heute, in: Bruchhausen, 2003, 219–244.

1394 Steiner, 1990, 60. Vgl. auch ähnliche Berichte Steiners über einen Guerisseur (Heiler) aus Zaire, a. a. O. S. 62–64 sowie Götting, 1964, 87f. zum Lambarener Kontext.

1395 Vgl. zum Problemfeld der Giftmischerei als Unterscheidungsmerkmal zwischen Biomedizin und traditioneller Medizin u. a. Bruchhausen, in: ders., 2003a, 1–22: »In naturwissenschaftlich geprägten Gesellschaften beschränkt sich die allgemein und juristisch anerkannte Möglichkeit, die Gesundheit eines anderen zu beeinflussen, auf Infektionen, d. h. biologische Erreger, auf Gewalt und Gifte, also physikalische und chemische Einwirkungen, und, schon bedeutend umstrittener, auf psychische Einflüsse. Demgegenüber wird dort, wo diese klare Differenzierung und Monopolisierung naturwissenschaftlich-experimenteller Ursachen unbekannt oder zumindest weniger dominant ist, ein anderes, zumeist breiteres Spektrum möglicher gesundheitsschädigender Akte gegen Mitmenschen angenommen. Dazu gehört nicht nur, dass Magie als reale Wirkmöglichkeit akzeptiert ist, sondern auch, dass häufig zwischen ›magisch‹ und ›biochemisch wirksamen‹ Giften gar nicht unterschieden wird [2] Denn auch diese Unterscheidung wird natürlich aus westlich-naturwissenschaftlicher Sicht vorgenommen. Für Menschen in magischen Vorstellungswelten wäre somit per definitionem der Unterschied zwischen Gift, das im toxikologischen Sinne wirkt, und solchen schädlichen Substanzen, in denen Pharmazeuten keine toxischen Inhaltsstoffe finden können, ja das nicht einmal auf physischem Wege zugeführt wird, nicht relevant. Beides wird oft gleich benannt und erklärt, gefürchtet und bekämpft, aufgespürt und bestraft. Der Hexer ist also aus neuzeitlich europäischer Sicht häufig ein Giftmischer«; a. a. O., 3.

richtet von einem an einer Pneumonie erkrankten jungen Lehrer: »Wir waren drei Ärzte, darunter ein Internist, die sich um den Kranken kümmerten. [...] Der Patient erhielt die richtigen Antibiotikas und nahm uns stark in Anspruch. Sein Zustand verschlimmerte sich von Tag zu Tag. Die Atemnot nahm stündlich zu. Wir Ärzte mussten hilflos zuschauen, wie der Patient in unseren Händen erstickte. [...] Für alle Afrikaner, mit denen ich darüber sprach, stand es ausser Zweifel, dass man ihn aus Neid umgebracht hatte. Einige Tage vor der Erkrankung habe er mit anderen Lehrern an einem Trinkgelage teilgenommen. Damals sei ein tödlicher Zauber an ihm verübt worden«[1396]. Die europäischen Ärzte standen vor der Wirkweise afrikanischer Pflanzen bzw. Gifte oft wie vor einem Buch mit sieben Siegeln, schließlich handelte es sich um geheimes Wissen, das die Medizinmänner nur ausgesuchten Adepten mitteilten, ein Brauch, der zu Lebzeiten Schweitzers stärker ausgeprägt war als in der Gegenwart.[1397] So gelangt auch Walter Bruchhausen zu der ernüchternden Feststellung: »Nach über einem halben Jahrhundert bleibt eine Feststellung kolonialzeitlicher Hexenforschung wohl weiterhin gültig: ›Die angemessene Annäherung an Hexerei ist ein Eingeständnis abgrundtiefen Unwissens gemildert durch den Willen dazuzulernen‹ [Baxter (1944), 71]. Die Vielfalt der Verstehensversuche, das Ausmaß der Verzerrung und des Missverstehens, aber auch die Unterschiedlichkeit der [118] Situationen können die Beschäftigung mit Hexerei als Krankheitsursache in Afrika wahrlich entmutigen. Doch wenn diese ernüchternde Einsicht als Warnung vor vorschneller Einordnung und abschließender Deutung wirkt, und wenn die gewonnenen Begriffe als mögliche Verstehenshilfe anstatt als Tatsachen behandelt werden, dann war diese Beschäftigung auch für die medizinische Praxis in Afrika nicht vergeblich«[1398].

Erscheinen die Berichte aus Lambarene mit ihren biomedizinischen Schilderungen den Lesern aus Europa stringent und einleuchtend, da sie in ihr naturwissenschaftliches Weltbild passen, so ist die *Medizin der Weißen* für die Afrikaner genauso voller Wunder und unerklärbarer Geschehnisse wie die traditionelle Medizin der Afrikaner es für die Europäer darstellt. Zwei medizinische

1396 Steiner, 1990, 60.

1397 Steiner berichtet von einem gabunesischen Pharmakologen aus Libreville, »der sich auf die Erforschung der afrikanischen Heilpflanzen spezialisiert hatte. Er war dabei, eine afrikanische Pharmakopoe zu schreiben« [a.a.O.]. Allerdings bleibt das Wissen eines Muganga »ein geheimes Kulturgut, das seit je nur von Person zu Person weitervermittelt wird, und über das bis jetzt kaum etwas Schriftliches niedergelegt ist« [a.a.O.]. »Fände ein Muganga keinen würdigen Nachfolger, so würde er sein Wissen auch nicht weitergeben, sondern mit sich ins Grab nehmen. [...] Das seit Jahrhunderten aufgespeicherte Wissen geht verloren, wenn es nicht Leuten wie jenem Pharmakologen in Libreville gelingt, es zu sammeln und aufzuschreiben«; Steiner, 1990, 66.

1398 Bruchhausen, Hexerei und Krankheit in Ostafrika. Beobachtungen zu einem missglückten interkulturellen Diskurs, in: ders., 2003b, 93–124, darin S. 119.

Welten prallen in Lambarene aufeinander, wie sie unterschiedlicher nicht sein könnten. Die Berliner Journalistin Caroline Fetscher bemerkt zurecht: »Eben noch schrieb sich der Text weg vom Aberglauben, da propagiert er schon neue Wunder; etwa die der Weißen Medizin«[1399]. Die Afrikaner vertrauen der europäischen Medizin vom ersten Tag an.[1400] »Dies rührt zum großen Teil daher, dass unsere Missionare am Ogowe sie seit einem Menschenalter mit Aufopferung und zum Teil mit sehr guten Kenntnissen behandelt haben«[1401]. Dieses Vertrauen wurde auch auf die ärztlichen Nachfolger Schweitzers ausgedehnt, wie verschiedene Zeugnisse berichten.[1402]

Oftmals ergaben sich aufgrund des Zusammentreffens verschiedener Kulturen Gefahrenquellen im Spitaldorf, die sich dennoch nicht beseitigen ließen, wie etwa die Unsitte der Afrikaner, direkt unter ihren Krankenpritschen eine Feuerstelle als Kochgelegenheit und Schutz vor Moskitos einzurichten[1403] oder die Unfähigkeit, im Zuge eines Heilungsprozesses strikte Bettruhe einzuhalten.[1404] Schweitzers Lambareneberichte sind von Humor durchzogen und zeigen die alltägliche Absurdität im Aufeinanderprallen zweier medizinischer Welten.[1405] Auch der Umgang mit den europäischen Medikamenten gestaltet sich immer wieder schwierig: »Sehr viel Zeit verliere ich, ihnen begreiflich zu machen, wie

---

1399 Fetscher, 1993, 13.

1400 Vgl. MLa 1. Bericht 3-6/1913, 51.

1401 AW I, 350–352.

1402 Nach Schweitzers Tod ging das medizinische Vertrauen auf seine Nachfolger über; vgl. Munz, 2013, 148f. Das Albert-Schweizer-Spital erscheint als »Ort des Friedens«. »Dieses Krankendorf hat einen bedeutenden Platz in den Herzen und in der Erinnerung der Gabunesen, denn sein Wirken ist gross, flösst Vertrauen ein und sogar Sicherheit«; Munz, ASS 3, 1991, 147.

1403 BRL 1924–27, 556f.

1404 Es wird besonders erwähnt, wenn die Bettruhe einmal eingehalten wird, etwa bei einer Extensionsbehandlung nach Oberschenkelfraktur: »Bei früheren Patienten mit Oberschenkelbrüchen mußte ich von dieser die beste Heilung versprechenden Methode absehen und ihnen das Bein eingipsen, weil sie nicht stille liegen wollten«; BRL 1924–27, 534. In der Mehrzahl der Fälle sind die afrikanischen PatientInnen jedoch nicht derart compliant; vgl. BRL 1930–54, 188.

1405 Vgl. BRL 1924–27, 665; ferner Emane, 2013, »La représentation du médecin« , S. 70–91. Am Beispiel der Autopsien sei das verdeutlicht: »Comme tout espace thérapeutique, Atadiè fascine beaucoup. Le malade se trouve plongé dans un environnement qui lui est totalement inconnu, il est le témoin de pratiques qui font naître les interprétations les plus diverses. Je repense ici à tout ce qui s'est raconté sur les autopsies que l'on pratiquait à l'hôpital. [83…] C'est d'ailleurs pour éviter l'autopsie que, d'après Firmine N. et Pauline N., les malades ne voulaient pas mourir à l'hôpital. L'idée selon laquelle les morts étaient délestés de leurs organes vitaux et avaient le crâne ensuite ouvert était en effet largement répandue. C'est certainement à cause de ces autopsies que circulait la rumeur selon laquelle Schweitzer aurait fait des expériences sur les corps des Noirs dans son hôpital. Au-delà de ces peurs, Atadiè est avant tout associé à la guérison et, ce, même après la mort de Schweitzer. C'est ce lien fort avec cet hôpital qui permet de comprendre que les populations sont prêtes à se mobiliser pour sa survie«; Emane, 2013, 85.

sie das Medikament nehmen sollen. Immer und immer wieder wiederholt es ihnen der Dolmetscher; sie müssen es aufsagen; es wird auf die Flasche oder Schachtel geschrieben, damit es ihnen einer des Lesens Kundiger in ihrem Dorfe wiederholen kann: aber zuletzt bin ich doch nicht sicher, ob sie nicht die ganze Flasche in einem Male austrinken, oder nicht die Salbe essen und das Pulver in die Haut einreiben«[1406].

Schweitzer begegnete diesen Schwierigkeiten, welche sich aus dem Export eines europäischen Krankenhaussystems in afrikanische Verhältnisse ergaben, nahezu täglich.[1407] Seine Behandlungsformen unterschieden sich allzu stark von denjenigen der einheimischen Medizinmänner, Fetischeure und Heiler und wurden von den Kranken oft nicht verstanden. So kannten die Afrikaner keine Schmerzmittel oder die Wirkweise der Anästhesie[1408], einem Mitmenschen Blut zu spenden, erschien ihnen als Merkwürdigkeit[1409], ebenso die Notwendigkeit, ihre Bräuche dem Genesungsprozess eines Kranken unterzuordnen[1410] und schließlich war auch die ganze Spitalanlage von Lambarene ein eratischer Block in der Welt Afrikas.[1411] »Alle ›klassischen‹ afrikanischen Krankheiten kamen vor, und natürlich auch viele ›europäische‹. Dem hatte Schweitzer sein von der Naturwissenschaft geprägtes Wissen und Können gegenüberzustellen. [...] Dazu kommt, dass der ›moderne‹ Medizinbetrieb, der mit seinen Bedingungen und Voraussetzungen Krankheit als individuellen, von seiner ›natürlichen‹ Kausalität bestimmten Vorgang sieht, bei den Kranken ›Zwischen Wasser und Urwald‹ auf ganz andere Auffassungen stößt. Ohne systematische ethnologische Vorstudien und Sprachkenntnisse, aber mit viel Liebe und Einfühlungsvermögen

1406 MLa, 1. Bericht 3–6/1913, 48.

1407 Vgl. BRL 1924–27, 586. AG, 67–69. Es sei auf eine Examensarbeit von Stefanie Bartussek (1992, Karlsruhe) »Der Umgang mit Krankheit bei Albert Schweitzer und der afrikanischen Naturreligion« verwiesen, welche im Albert Schweitzer-Archiv in Frankfurt eingesehen werden kann. Ferner ist ein Aufsatz von Terence Ranger und N.P. Moritzen »Heilung, afrikanisch verstanden, und ärztliche Mission, europäisch verstanden« (ZMiss 12, 1986) weiterführend.

1408 Schmerz- und Betäubungsmittel sowie Ansteckungsgefahren waren Afrikanern lange Zeit unbekannt; vgl. Woyt-Secretan, Blau, 1957, 12.

1409 Da es unmöglich war, Blutspender außerhalb der eigenen Familie zu finden, mussten die Mitarbeiter eine andere Lösung suchen: »Die Studenten der protestantischen und der katholischen Mission« und die »Gendarmen von Lambarene« dienten als Blutspender und erhielten als Gegenleistung im Bedarfsfall eine unentgeltliche ärztliche Versorgung im Spital; vgl. Rhena Schweitzer-Miller, in: Munz, 2013, 20. Zur Geschichte der Bluttransfusion vgl. weiterführend Thomas Schlich, »›Welche Macht über Tod und Leben!‹ – Die Etablierung der Bluttransfusion im Ersten Weltkrieg«, in: Eckart/Gradmann, 2003, 109–130.

1410 So musste Schweitzer in einem gesonderten Schreiben an die Chefs von Galoa-Dörfern in der Nähe des Spitals um die Einhaltung der Nachtruhe bitten, vgl. Brief vom 9.1.1938, in: LWD, 150.

1411 Vgl. weiterführend den Bericht des Gabunesen Emane, 2013, 91f.

errichtet nun Schweitzer ein Gefüge, worin dieser ›clash of cultures‹ eine therapeutisch brauchbare Form annehmen kann: das Spital. Es ist eine – von seinen Fähigkeiten, Möglichkeiten und Einsichten geprägte – Einrichtung, vergleichbar, aber keineswegs identisch, mit einem Krankenhaus, in manchem erinnernd an ein afrikanisches Dorf, eine Heil-Stätte für afrikanische Menschen. Es war nicht nur dem Klima angepasst, sondern auch der Kultur und den finanziellen Umständen, unter denen gearbeitet werden musste. [152…] Allein schon dieser Mythos hat dazu geführt, dass das Ganze für viele unglaubwürdig wirkte, zumal Lambarene so ganz anders war, als man sich in Europa ein Krankenhaus vorstellte und Schweitzer selbst ein so außer-ordentlicher, eben: unzeitgemäßer Mann war«[1412]. Lambarene wollte sich als Krankendorf dem afrikanischen alltäglichen Leben anpassen, so weit es ging.[1413] Schweitzer wusste um die Macht der einheimischen Bräuche und Medizinmänner. »Er wusste, dass es kontraproduktiv wäre, deren archaische Heilkunst völlig zu verdrängen. Sein Bestreben war es daher, das Spital auf ›afrikanische Weise‹ einzurichten und die westliche Schulmedizin auf ›afrikanisch‹ zu praktizieren«[1414]. Statt eines reinen Exportes kam es im medizinischen Alltag immer häufiger zu einer Konvivenz beider Medizinsysteme – beide Methoden verfolgten letztendlich ähnliche Ziele –, was vielen Afrikanern zusagte, wie ein Zeugnis von Walter Munz belegt: »Es befanden sich jetzt zwei ungleiche Heilweisen im Land. […] Nach meiner bescheidenen Ansicht können die beiden gegenwärtigen Verfahren friedlich ne-

1412 van Soest, BASF 8, 2001, 153. Dieses Unzeitgemässe wird auch von einem Gabunesen, der sich mit der Rezeptionsgeschichte Schweitzers unter Gabunesen befasst hat, bestätigt: »Dans les souvenirs de mes temoins, Schweitzer ›fonctionne‹ selon le meme schema : ils en sont d'autant plus convaincus que le ›Grand Docteur‹ est un excellent musicien. Son piano joue un rôle central dans la fabrication de cette image. Le fair de ne pas disposer d'un ngombi ne le dessert pas, bien au contraire«; Emane, 2013, 69.

1413 Eine ärztliche Mitarbeiterin Dr. Margaret betonte gegenüber Besuchern, dass vielen aufgrund der Kürze des Aufenthalts ein Zugang zur Welt Lambarenes nicht möglich wurde, da das Verständnis Zeit benötige. »You know, there's a reason for everything at Lambarene, but it takes a little time to find it out. […] Maybe you will not make the mistake of judging this as you would a modern hospital. It is a jungle village with a clinic. If Dr. Schweitzer had put up a fully equipped modern hospital of the kind you see in large cities, I am not sure the natives would come to it. They would probably be afraid of it. They must understand something before they give themselves to it. The hospital here they understand. It is very simple. If a person gets sick and the local remedies are of no use and the sickness stays on, the entire family gets into a pirogue and paddles-sometimes many, many miles-to the clinic here at Lambarene. When they arrive, they find an African village very much like the one they left. If the patient has to be hospitalized, we assign the entire family to a cubicle in one of the shelters. The people go into the woods for their toilet and take care of their own refuse. They get their water from the wells. They cook their own food. They can get fish from the river. We give them bananas and some rice. They get the rest from the trees. We do the diagnosis and supply the medicines and check up on the progress of the patients. When they get better they go home«; Cousins, 1960, 71.

1414 Schorlemmer, 2009, 143.

beneinander gehandhabt werden, weit entfernt davon, sich gegenseitig abzustossen oder einander zu ächten. Beide Richtungen, so verschieden ihre Vorstellungen und Anwendungsweisen sind, haben ihren Wert, und es kann ein wohltuendes Ineinanderübergehen entstehen zum Wohle der Patienten. Der schwarze Mensch unseres Landes ist jedenfalls nicht bereit, seine Traditionen auf Anhieb zu verwerfen, da sie das Fundament und der Zement unserer Kultur sind. Er hat die moderne Medizin angenommen, aber er will auch die Erfahrungen und Gewohnheiten nicht vergessen, die seine Ahnen ihm hinterliessen. Er wird immer wieder einen Kompromiss suchen und beide Heilkünste möglichst segensreich für sein Wohlbefinden ausnützen. Der traditionelle Medizinmann behandelt grundsätzlich Seele und Leib, der moderne Arzt nicht immer«[1415]. Die Grenzen zwischen Biomedizin und traditioneller Medizin verschwammen immer wieder: »Beschäftigung mit Ethnizität oder Kultur in der Medizin sollte Sensibilität erhöhen, nicht Einordnung erleichtern«[1416].

Eine gegenseitige Annäherung fand auch außerhalb Lambarenes statt. Dieses wird besonders deutlich erkennbar an den Reisen, welche ein Arzt Lambarenes zur medizinischen Versorgung des Umkreises in die Umgebung des direkten Spitals unternehmen konnte, wenn genügend MitarbeiterInnen vor Ort waren.[1417] Immer wieder kam es zu derartigen Reisen, so auch zur »Ärztlichen Wanderung in Urwald und Steppe«, auf der Emma Haussknecht (1895–1956) die Ärztin Dr. Anna Schmitz (1896–1951) begleitete[1418].

Im Kontext dieser Reise erscheint mir eine Äußerung wichtig, da sie das Proprium des medizinischen Teams um Albert Schweitzer charakterisiert: »Daß wir zwei Frauen sind und zu Fuß das Land durchziehen, ist auch den Schwarzen unbegreiflich. Gar mancher Häuptling erkundigt sich wo die weißen Männer seien, die uns begleiten. Ob wir kein Gewehr und Pulver hätten?‹ ›Nein!‹ ›Ob wir uns denn nicht fürchteten?‹ ›Wir kämen aus dem Lambarene-Spital und kennen

1415 Munz, ASS 3, 1991, 147.

1416 Bruchhausen, Bühne und Szene, in: ders./Kaiser, 2012, 69.

1417 Schweitzer hat dafür genaue Pläne aufgestellt: »Fast jeden Monat ist jeder von uns einige Tage unterwegs. Anfang Juni unternimmt Dr. Lauterburg eine mehrwöchige Reise zu Wasser und zu Lande in die Gegenden südlich von Lambarene. […] Es wohnen ja so viele Kranke in der Ferne, die nicht in das Spital kommen können. […] Können so viele, die unser bedürfen, nicht zu uns kommen, so müssen wir zu ihnen gehen. Damit das Spital seinen vollen Segen entfalte, sollte ein Arzt mit einer gut ausgestatteten Reiseapotheke und den notwendigsten Instrumenten eigentlich stetig unterwegs sein, um den Kranken, die an Ort und Stelle behandelt werden können, die nötige Pflege angedeihen zu lassen und diejenigen, welche der Spitalbehandlung bedürfen, mit sich nach Lambarene zu bringen. Zur Ausführung dieses Planes ist es aber nötig, daß wir drei Ärzte in Lambarene sind: einer für den gewöhnlichen Dienst, einer für die Chirurgie, einer für die Reise. Hoffentlich finde ich die erforderlichen Ärzte und Mittel«; BRL 1924–27, 664.

1418 Abgedruckt in: Reichenbecher, 2000, 148–164.

keine Angst‹«[1419]. *Christliche Gaubensgewißheit* ermutigt hier zwei Frauen zu medizinischen Pioniertaten im Dschungel Gabuns. In 8 Wochen und einer Wegstrecke von 800 Kilometern zu Fuß und über 300 Kilometern zu Wasser haben die beiden Frauen ca. 200 Dörfern einen medizinischen Besuch abgestattet.[1420] »Ein solches Vertrauen dürfen wir in unsere Wilden setzen, daß wir jede Ärztin allein mit ihrer schwarzen Rudermannschaft davonfahren ließen!«[1421] Furchtlosigkeit und ein selbstverständlich vorausgesetztes Vertrauen wird von Seiten der Mitarbeiter Lambarenes nicht nur im Spitaldorf selbst sondern auch in der Umgebung gelebt. Damit traten sie den Ängsten der Afrikaner selbstbewusst entgegen und wurden zu einem Vorbild gelebter Glaubensgewissheit. Bereits in seinen Predigten in Europa hatte Schweitzer von der Pflicht gesprochen, den in unsagbaren Ängsten gefangenen Einheimischen die christliche Botschaft des Paul-Gerhardt-Liedes »Ich lag in schweren Banden, Du kommst und machst mich los« zu verkünden.[1422] An dieser Stelle tritt der ärztliche Missionsgedanke Albert Schweitzers deutlich zu Tage, da für ihn die Tätigkeiten der einheimischen Heiler zu einem Großteil Ausdruck zu verwerfender Erniedrigung der kranken Menschen darstellten, die in Ängsten vor bösen (Ahnen-)Geistern und im (Irr-)Glauben an die Wirkungskraft von Fetischen gefangen waren.[1423] »Solange die Heilpraktiken menschenfreundlich sind, be-

1419 Ebd., 157.

1420 Vgl. ebd., 164. Zeitweise diente die Fahrt in entlegene Dörfer auch dem Schutz des Spitals vor Infektionskrankheiten, vgl. folgenden Brief Schweitzers an Holzhändler im Ogowegebiet vom 14.8.26, in: LWD, 88. Auch im Jahr 2011 wird ein Schwerpunkt in der medizinischen Versorgung Gabuns auf den kontinuierlichen Ausbau des ambulanten Versorgungssystems gesetzt.

1421 BRL 1930–54, 47.

1422 AW I, 456. Auch die afrikanischen Predigten, die Lambareneberichte sowie »Zwischen Wasser und Urwald« enthalten diesen Gedanken. Vgl. weiterführend Ohls, 2008, Teil A,6.2.1.3. »Die Missionspredigten vor 1913, S. 64–72 sowie Teil C.1.2. »Christliche Mission bei Albert Schweitzer in der Nähe zur Ethik der Ehrfurcht vor dem Leben«, S. 237–246. Immer wieder erfuhr Schweitzer von den Schrecken, welche im Alltag herrschten und den Missionsarzt herausforderten: »Zur Zeit lese ich die Aufzeichnungen, die der Amerikaner Paul Du Chaillu uns von den Reisen, die er zwischen 1856 und 1859 im Ogowegebiet und in den Gegenden nördlich und südlich desselben unternahm, hinterlassen hat. Sie enthalten ergreifende Schilderungen von durch Aberglauben und Fetischdienst verursachten Greueln, deren Zeuge er war«; BRL 1930–54, 5.5.1935, 130.

1423 Vgl. BRL 1924–27, 534. Schweitzer hat das Problem als Missionsarzt zu lösen versucht. Bruchhausen hat das Problem als Zweischneidigkeit aus Belastung und Entlastung vor einem medizinhistorisch-ethnologischen Hintergrund am Beispiel der Hexerei folgendermaßen definiert: »Der Glaube an Hexerei hat die doppelte Wirkung von Entlastung und Bedrohung. […] Entlastend kann wirken, wenn nicht Krankheit als Strafe Gottes für eigene Sünden […] oder als Folge von eigenem Tabubruch […], sondern als Ergebnis böser Taten anderer dargestellt wird. Doch die Entlastungsfunktion lässt sich bezweifeln. […] Denn ebenso ist es auch eine andauernde Bedrohung, dass, egal wie gut und richtig ich selbst mich verhalte, andere mir Schaden zufügen können«; Bruchhausen, in: ders.,

eindrucken sie uns positiv. Einzelne Medizinmänner üben ihre Tätigkeit aber in solchem Dunkel aus, in primitiver, gefürchteter, unlauterer und hässlicher Art, dass durch ihr Wirken individuelle und familiäre Tragödien entstehen. Trotz viel schönem Wissen und Suchens und trotz mancher wertvollen Erfahrung ist der traditionelle Zugang zum Heilen noch von tiefen Schatten überlagert«[1424]. Von Furcht wurden auch die ersten Patienten in Lambarene gequält – allerdings einer Angst vor der europäischen Biomedizin: »How often had I observed the pitiful, lonely African patient tightly wrapped in his hospital blanket, with head covered in order to feel protected. If disturbed, the patient would peep out with frightened eyes from under the covering, throwing fearful glances at staff, hospital equipment, and at the patients in the surrounding beds. Few foreign nurses and physicians, I think, can know the anxiety such a person experiences, lying defenseless and close to others whose sickmaking spirits may jump over to him, or who might come from an enemy tribe likely to harm him during the night. Unable to understand the language of those around him, the patient is often terrified when nurses take blood or urine for examination, with no explanation as to where it goes and what is done with it. In the African's world, body materials are commonly used for magic and sorcery against the owner. While lying helpless in the hospital, alone and far away from his village, the patient worries about his family at home. Loneliness, worries, and fears are impeding the healing [92] process. Anxiety and depression often render the patient sleepless at night; fears of poisoning make him dread the hospital food«[1425]. Erst langsam gelang es Schweitzer, dass Patienten auch Angehörige anderer Stämme versorgten[1426], dass Zwillinge ein gleichberechtigtes Lebensrecht zugesprochen bekamen[1427], und dass verwaiste Kinder von anderen Frauen großgezogen wurden[1428]. Zögerlich entwickelte sich ein größeres Vertrauen und das Spital wurde immer mehr ein selbstverständlicher Bestandteil Gabuns. »Heute empfinden wir es als richtig, dass wir auch im Schweitzer-Spital einen Preis zahlen müssen für die Behandlung. Was man in Lambarene verlangt, ist angemessen und vernünftig, aber was wir hier in Libreville zahlen müssen in

2003a, 18. Vgl. weiterführend derselbe Autor an anderem Ort: »Hexerei stellt die unlösbare Verbindung von zwei immer zugleich äußerst existentiellen wie höchst umstrittenen Themen dar; den sogenannten ›übernatürlichen‹ Wirkungen und dem Bösen des Menschen. Diese innere Verbindung unterscheidet die Hexerei von Magie im Allgemeinen und von bloß moralischer Verurteilung«; Bruchhausen, in: ders., 2003b, 96.

1424 Munz, ASS 3, 1991, 144.

1425 Jilek-Aall, 1990, 93.

1426 Vgl. die Äußerung des gabunesischen Pfarrers Duboze: »In Lambarene ist eine Wiege von guter Zusammenarbeit entstanden, von Menschen verschiedenster Herkunft, Hautfarbe und Religion. Diese Tradition können wir im Gabun nicht genug hochhalten«; Duboze, in: Munz, ASS 3, 1991, 66.

1427 Vgl. Mai, ASS 2, 1991, 98.

1428 Vgl. Scholl, BASF 2, 1994, 67.

privaten Kliniken, das ist unsinnig. Wir nennen auch darum das Spital von Albert Schweitzer heute noch ein Missionsspital und zögern nicht, dorthin zu reisen, wenn wir wirklich schwer krank sind«[1429]. Sein Verständnis für die Sitten der Afrikaner war im Kontext des frühen 20. Jh. weitreichend und erstaunlich. Fußte das Verständnis evtl. auf einer gewissen Analogie zu den Heilungswundern Jesu Christi, welche den Neutestamentler Schweitzer lange Jahre in Europa beschäftigt hatten und zu denen sich manche Verbindung, etwa der Glaube an Dämonen als Krankheitsursache, zu den Vorstellungen der Afrikaner ziehen lässt?[1430]

Die ärztliche Tätigkeit war Albert Schweitzer – in der Nachfolge Jesu – in erster Linie Mittel zum Zweck, welche es ihm ermöglichen sollte, sein Ideal vom Dienst am Nächsten zu verwirklichen. Sein Tätigkeitsfeld umfasste in Lambarene – trotz der vorangegangenen Verhandlungen mit der Pariser Mission – tatsächlich auch dasjenige eines *Missionsarztes.*[1431] In seinen Briefen hat Schweitzer diesen geprägten Begriff verwendet.[1432] Für Schweitzer stand die

1429 Munz ASS 3, 1991, 118.

1430 Vgl. Jesu Heilungswunder als nicht naturwissenschaftlich erklärbare Medizin seiner Zeit, so wie Schweitzer es in den Gesprächen über das Neue Testament beschreibt. Alle Geisteskrankheiten wurden auf das Wirken von Dämonen zurückgeführt: »Der unreine Geist erkannte in Jesu den Heiligen Gottes. Jesus, der mit seinen Zeitgenossen die Vorstellung teilte, dass Dämonen in jenen Unglücklichen hausten, bedrohte den Geist und gebot ihm zu schweigen und auszufahren«; GNTe, 100.

1431 Ich verwende eine Definition von »Ärztlicher Mission« im Anschluss an Christoffer H. Grundmann (zusammenfassend im Lexikon missionstheologischer Grundbegriffe, 148 f.): »›*Ärztliche Mission*‹ ist die ins Grundsätzliche tendierende deutsche Übersetzung von englisch ›Medical Mission‹/ ›Medical Missions‹, was, singularisch gebraucht, ursprünglich einen von einer christlichen Gemeinschaft getragenen medizinischen Posten (Armen-Apotheke, -klinik z. B.) bezeichnet. Mitte des 19. Jhs. weitete sich die Bedeutung zur Kennzeichnung des fast ausschließlich protestantischen und sich parallel zur Entwicklung der naturwissenschaftlichen Medizin rasch entfaltenden medizinischen Arbeitszweiges der – äußeren – Mission, der in den zwanziger Jahren sowohl personalbestandsmäßig als auch hinsichtlich offizieller Anerkennung ...seinen Höhepunkt erreichte«. Vgl. weiterführend ders. »Gesandt zu heilen! Aufkommen und Entwicklung der ärztlichen Mission im 19.Jh.«. Die Missionsärzte fanden kaum zu einem Ausgleich von Wort- und Tatzeugnis. Genau in diesem Punkt blieb Albert Schweitzer für viele ein Vorbild, bis in den 1950er Jahren seine missionsärztliche Tätigkeit als diejenige eines »barmherzigen Samariters« im Dschungel Afrikas betrachtet und zuweilen belächelt wurde. Es wurde dabei zumeist völlig übersehen, dass dieser die fremde Kultur Afrikas in seinem Gesundheitsdienst bereits ansatzweise in der Nachfolge Jesu bzw. infolge der gelebten Ehrfurchtsethik aufnahm und damit auf seine Weise würdigte. Einen praktischen Ausdruck fand diese Überzeugung schließlich im medizinischen Kontext im Begriff der »Brüderschaft der vom Schmerz Gezeichneten«, der seinem Grundanliegen einen anthropologisch vertieften Ausdruck verlieh. Zur ärztlichen Mission vgl. weiterführend Eckart, Medizin und Kolonialimperialismus, 1997, darin: Kap. »Die deutsche Ärztliche Mission in der kolonialen Epoche«, S. 91–101 sowie Vaughan, Curing their ills, 1991, darin Kap. 3: The Great Dispensary in the Sky: Mission Medicine, 55–76.

1432 Vgl. u. a. LWD, 56f.61.68.

ärztliche Hilfe gleichberechtigt neben der *Hilfe zur Entwicklung* und der *Evangeliumsverkündigung* – das kennzeichnete sein Wirken als Missionsarzt in Lambarene – , wie es auch an den Reisen bereits erkennbar wurde.

Wenn er in seinem *ärztlichen Wirken* von der »Brüderschaft der vom Schmerz Gezeichneten«[1433], in deren Dienst er sich stellt sowie dem Wunsch, die »Religion der Liebe« praktisch zu verwirklichen[1434], spricht, so wird das dahinterstehende Bild vom Menschen und der religiös-ethische Impuls, welcher seinem Handeln zugrunde liegt, erkennbar – die beiden Eckpfeiler des Gedankens der »Ehrfurcht vor dem Leben«.[1435] Er verweigerte keinem Hilfesuchenden ärztlichen Rat und blieb seinen Überzeugungen treu. Trotz allen Einsatzes blieben die Afrikaner oft in ihren archaischen Vorstellungen verhaftet und praktizierten am Ende beide Vorstellungen.[1436] Konvivenz statt Konkurrenz – war das auch Schweitzers Ziel?

Bei allem Bestreben, den kulturellen Eigenarten der Afrikaner im alltäglichen Leben im Spitaldorf gerecht zu werden, hat Schweitzer zeitlebens die *einheimischen Heilmethoden* und medizinischen Eigenarten der Urbevölkerung Lambarenes zwar *wahrgenommen* und von ihnen berichtet, sie aber nicht zur Therapie seiner Patienten hinzugezogen. »Gleichzeitig ist ein Fetischmann bei uns mit einem schweren Zungengeschwür. Als Erreger dieses Geschwüres entdecken wir fusiforme Bazillen und Spirillen, wie sie sich auch beiden tropischen phagedänischen Fußgeschwüren finden. Wir behandeln den Fetischmann als Kollegen. Unsere Politik geht darauf aus, uns mit den Fetischmännern gut zu stellen, daß sie selber die Kranken, bei denen ihre Kunst versagt, an uns weisen«[1437].

1433 Vgl. dazu folgende Definition Schweitzers: »Wer durch ärztliche Hilfe aus schwerer Krankheit gerettet wurde, muß mithelfen, dass die, die sonst keinen Arzt hätten, einen Helfer bekommen, wie er einen hatte. [...] Dies ist die Brüderschaft der vom Schmerz Gezeichneten, der das ärztliche Humanitätswerk in den Kolonien obliegt« (AW I 474f). Die Brüderschaft der vom Schmerz Gezeichneten erscheint damit als eine Ausdrucksform der Ethik der Ehrfurcht vor dem Leben. Sie vereint in ihrer Logik philosophisches Denken und religiösen Glauben.

1434 Vgl. AW I, 108f.

1435 Zur philosophischen Perspektive der Ethik der »Ehrfurcht vor dem Leben« vgl. Ohls, 2008, Abschnitt B (1) »Der Missionsarzt als Kulturphilosoph – Erstes missionsärztliches Wirken Albert Schweitzers in Lambarene (1913–1917) und erste Entwürfe zu einer Theorie der Kultur«, 83–129.

1436 Von dem gabunesischen Pastor Owone erfuhr Munz in der Nachfolge Schweitzers Wichtiges über die autochtone Kultur, »über die Gottesvorstellung der Gabunesen und über die einheimische Medizin«. »Er zog mich auch ins Vertrauen darüber, dass seine Stellung als christli- [119] cher Pfarrer manchmal schwierig ist in einer Gesellschaft, die aufgrund traditioneller Vorstellungen noch viel mehr von Angst und Furcht geprägt ist, als es den Anschein hat am hellichten Tag. Ein mutiger Hinweis auf ein dunkles oder gar kriminelles Ereignis im Zusammenhang von Fetischismus könne auch heute äusserst gefährlich sein«; Munz, ASS 3, 1991, 120; vgl. Mai, 1992, 14.

1437 BRL 1924–27, 658.

Dennoch werden viele Kranke erst nach erfolglosem Heilversuch durch die Medizinmänner ins Spital gebracht[1438]. »In Französisch-Äquatorialafrika gab es damals so gut wie keinen modernen Arzt, nur Medizinmänner. Deren magische Praktiken und damit auch die traditionellen Naturheilverfahren versuchten Missionare aus Europa und Amerika zu unterbinden«[1439]. Schweitzer wurde von Anfang an mit den Praktiken dieser Medizinmänner konfrontiert, verstand sie zum grossen Teil nicht, zeigte sich im begrenzten Rahmen aber dennoch tolerant, respektierte sie und ging nicht aktiv gegen sie vor: »Er hatte stille, aber wirksame Waffen. Sein Ansehen und der Zustrom von Patienten wurden rasch sehr groß. Damit forderte er auch die Medizinmänner heraus, ohne ein Wort über sie zu sagen. Das hatte günstige Folgen«[1440]. Diese Einschätzung teilten seine medizinischen Kollegen.[1441] Rasch trat er also in unfreiwillige Konkurrenz zu den Medizinmännern. So erzählt Walter Munz 1962 folgende Begebenheit: »Maria Lagendijk berichtete mir kürzlich, wie sie als Krankenschwester im Spital einmal eine Beerdigung zu leiten hatte. Einer der vier zum Tragen des Leichnams aufgebotenen Männer habe seine Mithilfe kategorisch verweigert. Dies habe sie geärgert, und sie sei zum Grand Docteur gegangen. Schweitzer habe ihr dann geraten: ›Begreif ihn, vielleicht steht er unter einem Tabu, wonach er nie einen Toten sehen oder berühren darf. Wir müssen das anerkennen und annehmen, auch wenn wir es selber nicht verstehen können. Bleib ruhig, Maria, ich schick Dir bald einen anderen Träger‹«[1442]. Klingt Schweitzer an dieser Stelle verständnisvoll und weitsichtig, so hat er sich an anderen Orten sehr kritisch gegenüber den einheimischen medizinischen Traditionen geäußert, musste allerdings eingestehen, dass zu seinen Lebzeiten nur eine weitestgehend friedliche Konvivenz anzustreben sei. Diese Äußerungen werden v. a. zum Lebensende hin deutlicher[1443]. Schließlich wurde der Spitalbetrieb durch das Auftreten der Fetischeure immer wieder empfindlich gestört.[1444]

1438 Vgl. folgende Zeitzeugnisse: Nicht nur die räumliche Entfernung zum Albert-Schweitzer-Spital, auch der Glaube an indigene Heilpraktiken ließ viele Kranke verspätet Hilfe in Lambarene suchen; vgl. Lauterburg-Bonjour, 1942, 17. Dadurch konnten Krankheiten nicht im Frühstadium behandelt werden und die Ärzte erkannten an den Körpern Spuren des Wirkens der Medizinmänner; vgl. Munz, ASS 3, 1991, 222.

1439 Schorlemmer, 2009, 139.

1440 Munz, ASS 3, 1991, 144.

1441 Mai, 1992, 12.

1442 Munz, ASS 3, 1991, 138.

1443 Vgl. folgende Reisenotiz aus den 1960er Jahren: »Freitag, 4.8.1961: Beim Frühstück beginnt Schweitzer über aktuelle ›ideologische‹ Probleme in seiner afrikanischen Umgebung zu sprechen. Mit Sorge betrachte er das Anwachsen der alten, animistischen Bräuche. Wenn ein Fetischmann kommt und sich in der Nähe des Spitals niederlasse, gingen alle afrikanischen Heilgehilfen zu ihm – selbst wenn sie ihn innerlich ablehnten. [...] Es käme auch vor, dass ein Afrikaner vom Fetischmann behandelt werde, seine Frau jedoch von Dr. Schweitzer. ›Die Schwarzen sortieren jetzt [160] schon vorher: Das ist etwas für den

Schweitzer *unterschied* sich von den Fetischeuren in wichtigen Punkten: Anders als jene behandelte er jeden Menschen, auch wenn die Aussicht auf Heilung nicht bestand und der Patient bereits dem Tode nahe war und von den Fetischeuren abgewiesen wurde.[1445] »Mein Spital ist für alle Elenden da. Kann ich sie nicht vom Tode erretten, so kann ich ihnen doch Liebe erzeigen und ihnen vielleicht das Ende leicht machen«[1446]. Die Unterschiede zwischen europäischer Biomedizin und traditioneller afrikanischer Medizin werden an der Auseinandersetzung mit dem Thema Tod, Sterben und den Trauerritualen in Lambarene besonders deutlich.[1447] Seinem naturwissenschaftlich-aufgeklärten Denken bleibt diese Sicht der Afrikaner auf den Tod als Folge einer Krankheit fremd, enthält er viele animistische Elemente, denen der Missionsarzt Schweitzer wenig Verständnis gegenüber aufbringen konnte.

Die in Lambarene praktizierte ärztliche Mission wirkte darüber hinausgehend auch gegen die Allmachtsphantasien der einheimischen Heiler – der europäische Arzt war eben nicht so weise, daß er die ganze Vorgeschichte des Kranken wußte[1448]; gegen das Übermaß an Ängsten und Schuldgefühlen im

Doktor und das für den Fetischmann‹. Dagegen könne er nichts machen. Er müsse nehmen, was übrigbliebe. ›Wir sind wieder zu Kollegen geworden, der Fetischmann und ich‹«; Günther/Götting, 2005, 161.

1444 Auf die Konkurrenz zwischen »witch-doctors« und den Ärzten in Lambarene u. a. auf dem Gebiet der Geburtshilfe und Pädiatrie hat Cousins immer wieder hingewiesen: »They would hover on the perimeter of the Hospital, weaving their spell on the patients or members of their families as they came within range. Generally, the witch doctors wore Western clothes. [...] They would warn the patients to leave the Hospital and place themselves in the fetisher's hands«; Cousins, 1960, 87. Cousins resümiert: »The rational-minded Westerner finds it easy to scoff at the hold of the fetisher over many Africans. But before we give ourselves too much credit, we ought to take into account the countless millions spent each year in America and Europe on mediums, bogus doctors, tea-leaf readers, numerologists, astrologists, to say nothing of snake oll, cure-all drugs, and quack potions for revitalizing the blood. Both the quacks and the witch doctors can point to people they have treated who have become well again. The human body has an amazing capacity for overcoming both natural illness and mistreatment by those who profess to cure. Indeed, even in the West, doctors today are amazed that people should have been able to undergo without too much apparent harm the kind of medical treatment that not so long ago was considered routine. [...] In any event, the witch doctor has had-and still has-vast power in many parts of Africa. And his exploits are sufficiently dramatic for him to maintain the myth of his magic«; Cousins, 1960, 88.

1445 Vgl. BRL 1924–27, 517–519. Schweitzer hat seine Sonderstellung in diesem Punkt klar erkannt: Seine Kollegen, die Fetischmänner, wiesen – darin manchen »Professoren in europäischen Kliniken« ähnlich – sterbende Patienten ab, um sich nicht die Statistik verderben zu lassen. Stirbt unerwartet doch ein Patient, so sucht er die Ursache des Zaubers bei einem Überlebenden; vgl. AW I, BRL 1924–27, Frühjahr bis Herbst 1924, 518f.

1446 BRL 1924–27, 519.

1447 Vgl. folgende fünf Texte von Schweitzer sowie Zeitzeugen aus dem Lambarenespital: Siefert, 1986, 64f; 66f; BRL 1930–54, 43; BRL 1924–27, 584. 638. Auch Albert Schweitzer fertigte seinen eigenen Sarg 1964, d. h. kurz vor seinem Tod an, einen schlichten Holzsarg.

1448 Vgl. Mai, 1992, 11f. An die Stelle gründlicher Anamneseerhebungen traten neue Erfah-

Zusammenhang mit Erkrankungen[1449]; gegen die Unsitte, aufgrund des Geisterglaubens Menschen eine notwendige Behandlung zu verwehren, sei es weil sie dem Tode geweiht, geisteskrank oder nach Einschätzung des Sozialverbandes an ihrem eigenen Ergehen schuldig waren[1450] und ganz allgemein gegen Vorurteile gegenüber der fremden Biomedizin aus Europa. »Bei alledem wurde Schweitzer klar, welch gewichtige Aufgabe die Mission vor sich sehen muß: die Menschen von ihrer Angst und Furcht vor Fetischeuren und Zauberern, bösen Geistern und übelwollenden Ahnen zu befreien; Schweitzer selbst meinte bei all seinem Optimismus, es würden zwei oder drei Generationen dahingehen, bis der alte Glaube gänzlich in sich zusammengebrochen sei«[1451]. Die Medizin war hier erneut ein eindrucksvolles Betätigungsfeld, um die Unterschiede zwischen Bio- und tradtioneller Medizin im Alltag zu verdeutlichen. »Vorher hatten allein die Medizinmänner Körper und Seele der Kranken behandelt. Ohne über Allheilmittel zu verfügen, haben sie doch Erleichterung und manchmal Heilung erzielt, und mehr als einem Patienten gaben sie die Lebensfreude zurück. Ihre Erfolge sind anerkannt, doch behielt die traditionelle Medizin bis heute ihren experimentalen Charakter, der ihr keine offen genehmigte Glaubwürdigkeit verleiht. Wegen des sakralen Teilaspekts, mehr noch wegen des Geheimnischarakters, mit welchem die Medizinmänner ihr Handeln umgeben, ist es nicht leicht, eine auf den Grund gehende Auseinandersetzung zu eröffnen, welche die überlieferten Praktiken klar darlegen und mit der abendländischen Medizin vergleichen liesse. [...] Gemeinsam mit den traditionellen Heilern hat Schweitzer Körper und Seele seiner Patienten als Einheit erlebt und beides behandelt. Getrennt war er von ihnen – nebst dem grundsätzlich anderen

rungen: Dem weißen Arzt wird zugetraut, bereits vor dem ersten Kontakt die Vorgeschichte des Hilfesuchenden zu kennen. »Wie kränkend könnte es wirken, man würde ihm dabei helfen und anvertrauen, was er ohnehin bereits wisse«; Mai, 1992, 12.

1449 Das Leben in großer Angst ist immer wieder beschrieben worden: »Es ist eine tragische Schattenseite der traditionellen Medizin, wie ich sie öfters erlebte, dass in aller Regel ein Mensch als Verursacher der Krankheit gesucht und gefunden bzw. als solcher bestimmt wird. Das Schicksal dieses Menschen ist fortan aufs Schwerste belastet: In seiner eigenen Familie und in seinem Dorf wird er isoliert, gefürchtet, beschuldigt und geächtet, so dass er ein Ausgestossener wird. Häufig muss er Familie und Heimat verlassen – wenn er nicht auf dunkle Weise bald stirbt. In dieser Hinsicht kann die traditionelle Medizin, die sonst viel Einleuchtendes und vor allem psycho-therapeutisch Grandioses hat, sich ganz fatal auswirken, indem sie grauenhafte Ängste zwischen die Leute schleudert und bisher miteinander vertraut lebende Menschen auf Leben und Tod auseinanderreisst«; Munz, ASS 3, 1991, 140.

1450 Vgl. Mai, 1992, 13f; BRL 1924–27, 518f. Vgl. die Fahrt des Regierungsarztes Dr. Weißgerber vom Urwaldhospital in die Umgebungsdörfer sowie folgenden Bericht von Zeitzeugen: Dr. Friedmann berichtet von nächtlichen Zusammenkünften der AfrikanerInnen unter Leitung der Fetischmänner. »Die Befehle, die dort erteilt werden, sind verbindlich. Führt sie einer nicht aus, muß er mit dem Tode rechnen«; Günther/Götting, 2005, 178.

1451 Mai, 1992, 14.

Krankheitsverständnis und Behandlungskonzept – durch die Öffentlichkeit seines Wirkens am helllichten Tag [146...] und doch erwies sich sein so anderes ärztliches Handeln vor aller Augen als auffallend wirksam«[1452]. V.a. auch auf operativem Gebiet konnte Schweitzer gegenüber den Fetischmännern sich sehr rasch einen Vertrauensvorsprung bei den Afrikanern sichern.[1453] In anderen Fällen, in denen der Glaube an und die Angst vor weitreichenden Konsequenzen durch den Sozialverband zu einer psychischen Bedrohung eines Kranken würden, musste er erkennen, dass den Eingeborenen durch die Fetischmänner zuweilen besser geholfen werden konnte.[1454]

»Andererseits sind jetzt verschiedene europäische und auch amerikanische Ärzte in Westafrika damit beschäftigt, die Geheimnisse der Medizinmänner aufzudecken. Es steht außer Frage, daß es einheimische Medizinen aus Wurzeln und Blüten gibt, die für diese und jene Leiden recht wirksam sind. Wenn die schwarzen Medizinmänner ihre Geheimnisse nicht ohne weiteres preisgeben, so hängt es damit zusammen, daß darauf ein Tabu liegt wie auf einem Fetisch. Für den Schwarzen besteht eine gewisse Verwandtschaft zwischen Heilmitteln und Zaubermitteln«[1455]. Eine *gegenseitige Annäherung* fand im Alltag dennoch immer wieder statt. V.a. die ärztlichen Mitarbeiter erhielten von Schweitzer die Aufgabe, sich mit den Fetischeuren auseinanderzusetzen: »Dr. Schweitzer ist der Auffassung, dass ich mich der ›Witchcraft-Doctors‹, der ›Zauberer‹, annehmen solle. Sie vermutlich sind daran schuld, dass sich Patienten zu spät auf den Weg zu uns machen. Ich ziehe also in den Urwald und besuche einige Medizinmänner. Ich habe hohen Respekt vor ihrem Können, nach meiner Beobachtung sind sie sogar in der Lage, mit traditionellen Natursäften Malaria auszuheilen. Meine Anerkennung versuchte ich mit Hilfe von Dolmetschern zu vermitteln. Gleichwohl mache ich auf die objektiven Grenzen ihres segensreichen Wirkens aufmerksam. [29] Die meisten Medizinmänner und –frauen leisten meiner

1452 Munz, ASS 3, 1991, 147.

1453 Vgl. Günther/Götting, 2005, 30.

1454 So existiert folgender Krankenbericht aus Lambarene, der von Schweitzers Nachfolgern tradiert wurde: »Ein Epileptiker lag im Spital. Der Doktor konnte mit seiner Medizin nicht viel ausrichten. Ein Fetischmann kam und sagte: Das ist nichts für den Doktor, und nahm ihn in eigene Behandlung. Nach einigen Wochen [161] war er gesund. Das klinge unglaubhaft wie ein Märchen, aber später haben mir zwei Ärzte, sagte Schweitzer, dieses Beispiel bestätigt. [...] Das Vertrauen der Afrikaner in ihre Fetischmänner ist so groß wie die Angst vor ihrer Macht. [...] Gift werde aus Rinden und Wurzeln gewonnen. [162...] Ein Europäer habe Schweitzer von der Aufnahme in einen Geheimbund berichtet. Zunächst werde man durch Alkohol in Ekstase versetzt. [...] Dann habe er anschließend erzählen müssen, was er geträumt und gesehen habe. Nur wer ›weiße Vögel‹ gesehen hatte, wurde aufgenommen. Die Macht dieser Geheimbünde sei sehr groß. Mit allen Mitteln der Psychologie, vor allem der Abschreckung, hielten sie ihre Angehörigen untertan«; Günther/Götting, 2005, 163.

1455 Italiaander, 1955, 21.

Einladung ins Hospital Folge. Wir zeigen ihnen die Einrichtungen und machen plastisch sichtbar, wo ihre Macht endet. Nach meinem Eindruck begreifen sie mehrheitlich, dass wir nicht ihre Feinde oder Konkurrenten sind, sondern mit ihnen ehrlich zusammenarbeiten wollen«[1456]. Allerdings führte eine Annäherung an das Fremde auch zu die europäischen Ärzte teilweise schockierenden Erkenntnissen über die »afrikanische Wirklichkeit« im medizinischen Bereich: »Mehrmals habe ich dies in der traditionellen Medizin erfahren, denn ich kannte zwei Heilerinnen persönlich. [...] Sie hiessen Andone Catherine und Nyndounge Marcelline. [...] In ihren oft stundenlangen Heilzeremonien mit Tanz, Feuer, Gespräch, Medikament und Beschwörung wurde unerbittlich nach dem schuldigen Menschen gesucht, der aus Neid, Eifersucht oder sonstiger Niedertracht den bösen Blick geworfen und damit die Krankheit des Patienten verursacht hatte. War der Verantwortliche ›gefunden‹, so hatte dieser fortan ein schweres Leben, denn die Guerisseuse warf nun ihrerseits einen strafenden Blick auf ihn. Für den Kranken war der Weg zur Heilung aber geöffnet. – Schuldzuweisung und nachfolgende Ächtung bis zum Ausgestossenwerden aus der Dorfgemeinschaft sind für mich der düsterste Aspekt der afrikanischen Medizin, wie ich sie im Gabun erlebte. Doch die traditionelle Heilkunst hatte auch viele faszinierende Aspekte«[1457]. Von der Heilerin Marcelline ist immer wieder in Berichten der Ärzte die Rede.[1458] Neben das Faszinierende des Exotischen trat allerdings sehr rasch für die europäischen Mediziner ein Schreckensmoment hinzu, wie v. a. aus dem Bericht einer Heilungszeremonie eines Medizinmannes zu Schweitzers Lebzeiten, welches die Ärztin Jilek-Aall augrund ihrer persönlichen Teilnahme als heimliche Bebachterin sehr ausführlich beschrieben hat,

1456 Günther/Götting, 2005, 30. Albert Schweitzer berichtete 1961 gegenüber »Gerald Götting sogar von einer Renaissance überwunden geglaubter Sitten und Bräuche, darunter Geisterbeschwörung, nach dem Zweiten Weltkrieg. Er und seine Mitarbeiter suchten den Kontakt zu den Medizinmännern, wie Siegwart-Horst Günther berichtet hat, der von August 1963 bis Februar 1965 in Lambaréné als Arzt tätig war. [...] Bereitschaft zum Voneinander-Lernen war für Schweitzer und sein Team keine bloße Floskel«; Schorlemmer, 2009, 163.

1457 Munz, 2013, 172.

1458 Vgl. die ausführliche Erzählung über Nyndounge Marcelline, eine traditionelle Heilerin zu Lebzeiten Schweitzers; in: Munz, ASS 3, 1991, S. 127–136. Munz resümiert: »Ich bin sicher, dass Marcelline den bedrängten Mitmenschen gegenüber von einem echten Helferwillen beseelt ist, nicht weniger als meine besten Arztkollegen in Europa es früher waren und heute sind«; Munz, ASS 3, 1991, 129. Dennoch gestaltete sich der Erkenntnisgewinn für den Europäer auch bei dieser Person als schwierig; vgl. Munz, ASS 3, 1991, 133f. Vgl. auch folgende Äußerung Scholls: »Zu den traditionellen Heilern hat Schweitzer offensichtlich niemals Kontakte gepflegt. Allerdings berichtet Walter Munz, daß die eingeborene Heilerin Nyndounge Marcelline, die etwa seit den fünfziger Jahren nicht weit von Lambarene entfernt ein Spitaldorf betreibt, in einem Interview mit Hochachtung von Albert Schweitzer sprach, während sie von den späteren weißen Ärzten keine gute Meinung hatte«; Scholl, BASF 2, 1994, 58.

erkennbar wird.[1459] Als Ergebnis dieses Erlebnisses dominierte die Furcht in ihrem Erleben, eine Furcht, die aus der fremden Sprache, der Nachtzeremonie, der Heimlichkeit, dem Wissen um einen Verstoß gegen die Autorität ihres Chefs Albert Schweitzer und nicht zuletzt aus der abschließenden Flucht aufgrund eigener vitaler Bedrohung hergerührt haben mag. »Once, however, I broke nearly all the rules Albert Schweitzer had set up for our protection; I [116] ventured out to a distant village after dark. For some days there had been noticeable excitement among the Africans at the hospital. I asked Gustave, my African helper, about it. At first he ignored my questions, but when I persisted he finally told me that there was going to be a big feast at a village and that everybody was talking about the famous medicine man who was expected to come. I continued to ask Gustave about this upcoming event until he suggested that I join him there«[1460].

Die Ärzte Lambarenes, die zu Lebzeiten Schweitzers Erfahrungen mit einheimischen Heilmethoden berichteten, etwa Dr. Margarete, Dr. Jilek-Aall, Dr. Mai, Dr. Munz oder Dr. Günther wurden vor einen grundsätzlichen Konflikt gestellt, der sich aus der Konfrontation zweier einander überwiegend grundverschiedener Medizinsysteme ergab.[1461] Von diesem Konflikt zwischen traditioneller afrikanischer und europäischer Medizin weiß auch der Arzt Steiner in der Schweitzernachfolge in Lambarene zu berichten.[1462] Walter Munz fasst seine Erfahrungen mit der afrikanischen Kultur und Medizin in drei Thesen zusammen: unbesonnene Gemeinsamkeit könne zur Gefahr werden; gleich-

1459 Jilek-Aall, 1990, 116–129.

1460 Ebd., 117. Vgl. weiterführend a.a.O., 127–129.

1461 Von Erfahrungen auf dem Gebiet der Pädiatrie hat Prof. Mai folgendes berichtet: »Nicht selten wird die Frage gestellt, ob europäische Ärzte die Methoden und Erfahrungen der einheimischen Heilkunst übernehmen, wenn sie in fremder Ferne tätig sind. […] In dem mir geläufigen afrikanischen Arbeitsfeld hat sich seit langen Zeiten ein ersprießliches Verhältnis entwickelt. Voller Interesse blickt der weiße Arzt auf die Methoden der dörflichen Medizinmänner. Er wird dabei sehen, dass sie ihm auf dem Gebiet der psychischen Beeinflussung seiner Patienten vielfach überlegen sind. Sie sind dabei zweifellos im Vorteil, kennen sie doch die Art zu denken, zu empfinden, zu glauben und zu reagieren ihrer engsten Landsleute weitaus besser, als der fremde Neuling. […] Er wird sicher die Grenzen erkennen, wo seine eigenen Verfahren mehr Aussicht auf Erfolg eröffnen. Das wissen übrigens auch die meisten Feticheure selbst auch recht gut. In meinem Gesichtskreis kommen sie mit ihren eigenen Leiden oft zu uns weißen ›Kollegen‹, und das menschliche Einvernehmen ist tadellos. Bei der Verwendung pflanzlicher Heilmittel bewegen sich beide, Ärzte wie Buschmediziner, nicht immer auf völlig sicherem Boden. […] Verstehen es nicht auch europäische Naturheiler, psychische Wirkungen zu erzielen, die jede Ratio weit überschreiten?«; Mai, Kinderarzt, 1984, o.S.

1462 Der Tropenarzt Steiner hat auf die Konkurrenz zwischen traditioneller Medizin und europäischen Gesundheitszentren in Afrika hingewiesen, welche manches dörfliche Gleichgewicht gefährdet, und zugleich seine Hochachtung vor dem tradtionellen medizinischen Wissen zum Ausdruck gebracht; vgl. Steiner, 1990, 66f.

zeitig verdiene die Arbeit guter traditioneller Heiler hohe Anerkennung; dennoch bestehe eine »fatale traditionelle Vorstellung von den Krankheitsursachen«, die es zu überwinden gelte[1463]. Er bekennt, dass das gegenseitige Lernen von Biomedizin und traditioneller Medizin ein fruchtbarer Weg sei, und dass die Kenntnis der Heilmethoden, wenngleich diese oft mit einem Tabuzauber belegt und dem Außenstehenden damit schwer zugängig seien, was häufig zu einer Abstempelung als »Aberglauben« vor dem Hintergrund einer vorschnell postulierten Wirkkraftentfaltung infolge Suggestibilität führe, in manchen Fällen von Nutzen sein könne.[1464] »Zusammenfassend möchte ich meine Überzeugung ausdrücken, dass die abendländische Medizin der traditionellen afrikanischen Heilkunst, wie ich sie im Gabun kennenlernte, in ihrem Wirkungsgrad weit überlegen ist. Was ich an Nyndounge und Andone aber staunend und dankbar anerkenne, ist ihr gesamtheitlich psychosomatisch-religiöser Zugang zum leidenden Menschen und ihre restlose Hingabe an ihre Patienten. Eine Befruchtung der beiden Heilkünste ist in dieser Richtung aussichtsreich«[1465]. Auffallend wurde in der Spitalgeschichte, dass die Fetischeure immer mehr dazu neigten, sich bei eigener Erkrankung im Schweitzer-Spital behandeln zu lassen, wie zahlreiche Beispiele belegen.[1466] »Nie war und ist das Verhältnis zwischen uns europäischen Ärzten und den afrikanischen Medizinmännern schlecht, eher von gegenseitiger Achtung geprägt. Es wird sich nie ganz klären lassen, wieviele Ungeheilte vom Féticheur ins Spital kommen und wie häufig es umgekehrt

1463 Munz, ASS 3, 1991, 136–140; Zitat auf der letzten Seite angegeben.

1464 So setzte bei Schweitzers ärztlichem Nachfolger Walter Munz immer mehr eine Auseinandersetzung mit den einheimischen Heilmethoden ein, wie das Beispiel der traditionell arbeitenden 70-jährigen Medizinfrau Marcelline belegt: »Munz: Was denkst du über Albert Schweitzer? Marcelline: *Ich denke an den Grand Docteur, wie er immer Kranke gepflegt hat. Ich werde einmal gleich beurteilt wie er: Auch ich heile Kranke bis zu meinem Tod. […] Ich mache das gleiche wie er: Ich bete mit den Kranken, und was ich bete, richtet sich an Gott, und Gott hilft mir beim Heilen. Ohne Gott habe ich keine Kraft, um mit Erfolg zu behandeln.* […] Munz: Albert Schweitzer hat den Körper und die Seele gepflegt wie du auch. In Fang drückte sich Marcelline so aus: […] *Wenn ich behandle, lege ich häufig das Buch mit dem Bild des Grand Docteur auf den Boden der Kulthütte. So zeige ich den Menschen, dass ich gleich behandle wie er. Das macht das Vertrauen der Patienten noch grösser. […] Ich habe gespürt, dass ich und der Grand Docteur ungefähr gleich sind, und dass wir gleich behandeln. Ntimbore! […] Auch er hat mit Gott behandelt.* Munz: Marcelline, fühlst du dich auch ›Ntimbore‹ mit den modernen Ärzten? […] *Marcelline: Nein, ich kenne sie [135] nicht! Mit dem Grand Docteur habe ich eine innere Verbindung gespürt, mit den neuen Ärzten nicht*«; Munz, ASS 3, 1991,136.

1465 Munz, ASS 3, 1991, 139f.

1466 Dieses gilt auch für nachfolgende Generationen, wie folgende zwei Zeugnisse von Mai belegen: Ein Medizinmann heilte im Nachbardorf 1983 seine Patienten noch traditionell mit Riten und Säften, begab sich mit seinen eigenen Gelenkproblemen aber ins Albert-Schweitzer-Spital; vgl. Mai, AS-Spital, 1984, o.S. Eine afrikanische Hebamme in der Stadt Lambarene kam mit ihren eigenen kranken Kindern ins Spitaldorf; vgl. Mai, AS-Spital, 1984, o.S.

geht«[1467]. In den Nachfolgegenerationen Schweitzers wurde zunehmend deutlich, dass die Konvivenz als Ziel der Begegnung verschiedener Medizinsysteme ein Ziel wurde, so beispielhaft von Mitgliedern des internationalen Stiftungsrates für das Albert-Schweitzer-Spital in den 1980er Jahren des letzten Jahrhunderts: »Uns beide [Herr Albert Aléwina Chavihot, Präsident Omar Bongo Ondimba, ursprünglich Albert-Bernard Bongo (1935–2009) und Walter Munz; Anm. d. Vf.in] verbindet eine ähnliche Ehrfurcht vor den afrikanischen Traditionen, und es ist unser gemeinsames Anliegen, dass das Gute des afrikanischen Erbes mit dem Guten abendländischer Errungenschaften möglichst in Einklang gebracht werden könne«[1468]. Erst so ist eine Begegnung auf Augenhöhe möglich: »Kulturelle Identitäten, auch die von Professionskulturen oder fremdkultureller Sozialisation geprägten, stellen nicht starre Determinanten der Begegnung dar, sondern sind immer bis zu einem gewissen Grade multipel und können sich, z. B. in der Besprechung der Krankheitserfahrung neu formieren«[1469].

Eine Möglichkeit, diesen Einklang der verschiedenen Kulturen herzustellen, sah Schweitzer bereits zu Lebzeiten im Gedanken der »Ehrfurcht vor dem Leben« gegeben. Ist der Ausdruck der »Brüderschaft der vom Schmerz Gezeichneten« des Missionsarztes Albert Schweitzer gedanklich mit dem Christentum verknüpft, so ist der im folgenden Kapitel beschriebene Gedanke der »Ehrfurcht vor dem Leben« der säkulare Ausdruck einer philosophisch-ethischen Prämisse, die ihren Ausgang zwar im persönlichen, religiösen Erleben Schweitzers genommen hatte, für sich aber zugleich den Anspruch erhob, den Menschen aller Kulturen im einfachen Nachdenken zugänglich zu sein, wie im folgenden nun gezeigt werden soll.

1467 Mai, AS-Spital, 1984, o.S.
1468 Munz, ASS 3, 1991, 141.
1469 Bruchhausen, in: ders./Kaiser, 2012, 70.

C.3. Die ethisch-moralische Basis von Schweitzers tropenärztlichem Handeln

In welcher Beziehung standen die Ethik der Ehrfurcht vor dem Leben, Schweitzers christliche Sozialisation und der tropenmedizinische Alltag von Lambarene? »Im Lambaréné-Spital waltete jenes christlich-humanistische Ethos, das Schweitzer in seiner Kulturphilosophie dargelegt hat. Darin liegt das Geheimnis seines Erfolgs«[1470].

Eine *neue Humanitätsgesinnung*, ausgehend bei der Verantwortung jedes Einzelnen, muß nach Albert Schweitzers Anschauung in der Welt aufkommen, wenn diese nicht zugrunde gehen will. Die *ärztliche Kunst* stellt dabei ein für Schweitzers eigenes Leben schlüssiges Mittel dar, diese neue Gesinnung Wirklichkeit werden zu lassen. »Es ist meine tiefe Überzeugung, dass wir Ärzte, die wir uns um die Erhaltung von Leben bemühen, in besonderer Weise berufen sind, die Menschen zur Ehrfurcht vor dem Leben zu erziehen und dadurch die Menschheit zur höheren geistigen und ethischen Gesinnung gelangen zu lassen, durch die sie befähigt werden wird, die schweren Probleme unserer Zeit zu verstehen und zu lösen«[1471]. Umformuliert als philosophischer Gedanke wird aus der zwischenmenschlichen Hilfsbereitschaft eine besonders für den ärztlichen Stand geeignete ethische Anschauungsform. Deutlich wird das auch an Schweitzers Schilderung in »Zwischen Wasser und Urwald«: »Unsere Gesellschaft als solche muß die humanitäre Aufgabe als die ihre anerkennen. Es muß die Zeit kommen, wo freiwillige Ärzte, von ihr gesandt und unterstützt, in bedeutender Zahl in die Welt hinausgehen und unter den Eingeborenen Gutes

1470 Schorlemmer, 2009, 163.

1471 Brief an den Kongress der Ärzte Japans April 59, in: LWD, 282. Vgl. auch folgenden Brief an den ärztlichen Kollegen Prof. Dr. Albert Salomon: »So komme ich endlich zu Ihrem Buche, [...] wo Sie so auf die Ethik der Ehrfurcht vor dem Leben eingehen und so Beherzigendes über das ethische Verhalten des Arztes sagen. Und Sie haben ›Kultur und Ethik‹ im Konzentrationslager gelesen und meditiert. [...] Französische Kriegsgefangene haben das Buch im Lager zu Deutschland kennengelernt. Wie aber ist es in die Lager gekommen? Es entsprach doch nicht den unter Hitler geltenden Gedanken ...«; LWD, 250.

tun«[1472]. Diese Form des ethischen Denkens stellte im ärztlichen Kontext immer wieder revolutionär anmutende, provokative Forderungen an den einzelnen Arzt, »denn sie würde von uns verlangen, auch gegenüber Formen des Lebens, die den Menschen in seiner Gesundheit schädigen, so etwas wie Ehrfurcht zu empfinden. Kann man aber ernsthaft verlangen, ›Ehrfurcht‹ vor dem Aids-Virus zu haben? Was ist von einem Arzt zu halten, der sich selbst, wie Schweitzer es getan hat, als ›Massenmörder von Bakterien‹ (GW 2, S. 387) bezeichnet?«[1473].

Schweitzer glaubte an die große erzieherische Wirkung, die einem vom rechten Geist getragenen *Liebeswerk* – in Lambarene einem »humanitären und ärztlichen Werk«[1474] – innewohnt. Er gründete sein Humanitätswerk als Gegenkraft gegen die zerstörerische Macht der Kolonisationsunternehmungen. In einem Brief an Rev. F. E. Rymond nach Kalifornien spricht er 1944 von seiner Pflicht, »den Kampf für die *Humanität in der Colonisation* weiter« zu führen, »so schwer er in dieser Zeit ist. [...] Die Wahrheit des Wortes ›Im Anfang war die Tat‹ gilt für die ärztliche Mission in besonderem Maße. Das Elend, das ich draussen gesehen habe, zwingt mich, dem Gedanken, dass wir Ärzte hinausenden, meine Kraft in jeder Art zu leihen«[1475]. Erinnern diese Worte an Schweitzers Missionspredigt aus dem Jahr 1905, so bleibt die grundsätzliche Frage, ob es eine humane Kolonisation an sich überhaupt geben kann und jemals gegeben hat, oder ob das Ziel Schweitzers vielmehr eine Humanität in der Kolonisation war? Er erkannte bereits zu Beginn des 20. Jh., dass die Kolonisation den europäischen Mächten zumeist nur als Unterdrückungsinstrument diente und eine humane Kolonisation zumeist nur eine Illusion blieb.

»Vielfach wird die Notwendigkeit, den Eingeborenen der Kolonien ärztliche Hilfe zu bringen, damit begründet, daß es gelte, das Menschenmaterial zu erhalten, ohne welches die Kolonien wertlos würden. In Wirklichkeit aber handelt es sich um viel mehr als um eine wirtschaftliche Frage. Es ist undenkbar, daß wir Kulturvölker den uns durch die Wissenschaft zuteil gewordenen Reichtum in Mitteln gegen Krankheit, Schmerz und Tod für uns behalten. Wenn irgendwelches ethische Denken unter uns ist, so können wir nicht anders, als ihn auch denen zugute kommen zu lassen, die in der Ferne noch größerer körperlicher Not unterworfen sind als wir. [...] Wer unter uns durch das, was er erlebt hat, wissend geworden ist über Schmerz und Angst, muß mithelfen, daß denen draußen in leiblicher Not Hilfe zuteil werde, wie sie ihm widerfuhr. Er gehört

1472 AW I, 319f. Man wird erinnert an Schweitzers zu einem früheren Zeitpunkt geäußerte Forderung, das Geistesleben der Zeit auf wahren »Adel der Gesinnung und Energie zu wahrem Fortschritt« zu prüfen; AW II, 24. Vgl. auch Brief an Prof. Dr. Gustav Adolf Andrich nach Heidelberg vom 6.5.21; in: LWD, 60; Mai, 1992, 129f.

1473 Schneider, in: Altner, Leben, 2005, 15.

1474 LWD, 47.

1475 Ebd., 164.

nicht mehr ganz sich selber an, sondern ist Bruder aller derer geworden, die leiden. Der ›Brüderschaft der vom Schmerz [204] Gezeichneten‹ liegt das ärztliche Humanitätswerk in den Kolonien ob. Als ihre Beauftragten sollen Ärzte unter den Elenden in der Ferne vollbringen, was im Namen der wahren Kultur vollbracht werden muß. Im Vertrauen auf die elementare Wahrheit, die dem Gedanken der ›Brüderschaft der vom Schmerz Gezeichneten‹ innewohnt, habe ich das Spital zu Lambarene zu gründen gewagt«[1476].

Neben den alltäglichen Kampf gegen die körperlichen Krankheiten[1477], traten Gedanken der Bewahrung der kolonialisierten Gebiete vor dem Aussterben[1478], der zahlenmäßigen Ergänzung der Arbeit der staatlichen Kolonialärzte[1479] und das Abtragen von Schuld gegenüber den einst unterworfenen Ländern und Menschen[1480] als Ausdruck eines Kampfes für das Aufkommen einer humaneren Gesellschaft, wovon Lambarene als Schweitzers Lebenswerk Zeugnis ablegen wollte.

Betrachtet man Schweitzers persönliche Beweggründe, seinen tropenärztlichen bzw. missionsärztlichen Dienst in Lambarene zu seinem Lebenswerk zu machen, so wird erkennbar, dass der appellative Begriff der »Brüderschaft der vom Schmerz Gezeichneten« als »humanitärer und kurativer Aspekt seines Werkes«[1481] von Anbeginn an das Proprium Lambarenes bildete. Die »Brüderschaft der vom Schmerz Gezeichneten« umfasste eine »mitgeschöpfliche Humanität«[1482]. Er ist zugleich Ausdruck seiner christlichen Sozialisation. »Die Not ist groß. ›Bei uns ist jedermann krank‹, sagte mir dieser Tage ein junger Mann. ›Dies Land frisst seine Menschen‹, bemerkte ein alter Häuptling«[1483]. Schweitzer will trotz der vermeintlichen Aussichtslosigkeit des ärztliche Wirkens an die Tat des Einzelnen aus der Haltung eines »Trotzdem« heraus appellieren: »Man sage auch nicht: ›Wenn die Brüderschaft der vom Schmerz Gezeichneten vorerst einen Arzt hierhin, einen anderen dorthin sendet, was ist das im Vergleich zum

1476 LD, AW I, 205. Vgl. Die ausführliche Definition des Begriffs »Brüderschaft der vom Schmerz Gezeichneten« an anderer Stelle im Werk Schweitzers: AW I, WU, 474f. Vgl. auch Schweitzers geistiges Vermächtnis am Lebensende: »Wer durch menschliche Hilfe aus schwerer Not oder Krankheit gerettet wurde, der soll mithelfen, dass die, die heute in Not sind, einen Helfer bekommen, wie er einen hatte. Ich will glauben, dass sich genug Menschen finden werden, die sich zu Opfern der Dankbarkeit erbitten lassen werden für die, die jetzt in Not sind«; VVA, 399, aus: »Mein Wort an die Menschen«, Ende 1964 für Schallplattenaufnahme, vom Arzt Dr. Christoph Staewen arrangiert.

1477 Vgl. Mission 1919, VVA, 347.

1478 Vgl. AW I, LD, 204.

1479 Vgl. AW I, WU, 473.

1480 Vgl. ebd., 472f.

1481 Scholl, BASF 2, 1994, 63.

1482 Vgl. Gräßer, Erwägungen zu einer Tierschutzethik aus theologischer Sicht; in: BASF 3, 1995, 171–181.

1483 AW I, 353.

Elende der Welt?‹ Aus meiner Erfahrung und aus der aller Kolonialärzte antworte ich darauf, dass ein einziger Arzt draußen mit den bescheidendsten Mitteln für viele Menschen viel sein kann. [...] Gerade die Fortschritte, die die exotische Medizin in den letzten 15 Jahren gemacht hat, geben uns die ans Wunderbare grenzende Macht über viele Leiden der fernen Menschen in die Hand«[1484]. Der Begriff der »Brüderschaft der vom Schmerz Gezeichneten wird damit nicht nur zu einem Ausdruck für das ethische Grundprinzip »Ehrfurcht vor dem Leben«, sondern auch zu einem Ursprung dessen, was wir heutzutage unter »Entwicklungshilfe« verstehen. »Es ist das erinnerungswürdige, sicher erste Dokument der Welt, in der zur Entwicklungshilfe aufgerufen wird, vierzig Jahre, ehe der Ausdruck dafür gefunden war«[1485]. Gleichzeitig wurzelt er im christlichen Glauben:

Ehrfurcht vor dem Leben bedeutete auch Akzeptanz des natürlichen Todes. Einige Eingeborenen haben die Angewohnheit, arme und schwer kranke, *sterbende* Patienten in Schweitzers Spital abzusetzen und diese dann zu verlassen: »An dem Grabe der armen Frau, der man sogar das Holz zum Wärmen versagte, redet Missionar Hermann in ergreifenden Worten davon, dass sie verstoßen wurde von denen, zu denen sie gehörte und Barmherzigkeit fand bei Fremden, weil durch Jesus die Liebe in die Welt gekommen sei«[1486]. Der Arzt Hermann Baur (1911–1999) schreibt ergänzend dazu: »Die meisten Primitiven kennen nur Rücksicht und Fürsorge für die gesunden, nützlichen Angehörigen ihrer Familie und ihres Stammes. Rettungslos chronisch Kranke, unruhige Geistesgestörte und alte Gebrechliche werden oft ohne Gnade im Urwald ausgesetzt und dort ihrem Schicksal überlassen. Stirbt die stillende Mutter, so wird der Säugling lebendig mit ihr begraben – jede Frau, die ihn säugen würde, ist dem bösen Geist verfallen. Gift ist das kaltblütig und raffiniert angewandte Mittel, um Feinde und Rivalen zu töten und den Geboten der Geister und Geheimbünde Nachachtung zu verschaffen«[1487]. Gegen dieses Weltbild anzugehen, ist für Schweitzer gelebte Ehrfurchtsethik. Dabei bleibt das Individuum zwei grundsätzlichen Problemen verhaftet: dem Tod und der täglichen Bedrohung des Lebens.[1488] Dieses erlebte

1484 Ebd., 475f.

1485 Steffahn, 1974, 111.

1486 AW I, 519f.

1487 In: Bähr, 1962, 351.

1488 Vgl. dazu Schweitzer in seinen Straßburger Vorlesungen, die Vieles medizinisch verdeutlichen: »Alles, was die Kultur als Freiheit an Fortschritt bringt, ist nur relativ gegenüber dem bleibenden Unterworfensein des Einzelnen und der Gesamtheit unter kosmische Ereignisse, vor allem in 2 Punkten: 1. *im Tod:* der Tod ist das größte Rätsel! Warum werden alle Verbindungen in dem Maße, wie sie sich dem belebten Eiweiß äußern, unbeständig? Warum ist alles Leben nicht bestehend, sondern immer abbauend-aufbauend, zerstörend und regenerierend? Wir leben, indem die Zellen in uns immer wieder erneuert werden, von keiner können wir die Lebensdauer bestimmen, und die Frage ist offen, ob

Dilemma glaubt der Theologe Schweitzer mit seiner Kulturphilosophie der Ehrfurcht vor dem Leben gelöst zu haben: »So steht auch durch die rätselhafte Entzweiung in dem Willen zum Leben Leben gegen Leben und schafft dem andern Leiden und Tod, schuldlos schuldig. Die Natur lehrt grausigen Egoismus, nur dadurch auf kurze Zeit unterbrochen, dass sie in die Wesen den Trieb gelegt hat, dem Leben, das von ihnen abstammt, so lange es ihrer bedarf, Liebe und Helfen entgegenzubringen«[1489].

Schweitzer hat z. T. erfolgreich den christliche Glauben gegen diese *archaischen Lebenswelten* angeführt und u. a. Heilgehilfen, welche den Kontakt mit Blut und Toten sowie, Mütter, welche fremde Säuglinge stillten, zu alternativem, weniger angstbesetztem Verhalten angeleitet und damit eine neue Mitmenschlichkeit zwischen den Eingeborenen kultiviert. Er erlebte die Gefangenschaft der Menschen in Ängsten und erkannte als christlicher Missionsarzt es als seine »Menschenpflicht«, »ihnen eine neue Weltanschauung zu bringen und sie von dem Wahne zu befreien«[1490].

Dennoch war seine Kulturphilosophie der *säkulare* Ausdruck für sein Lebensideal und wollte so verstanden werden, um möglichst vielen Menschen zugängig zu sein.

Schweitzer praktizierte für seine Zeit sehr früh das, was wir heute als »*Ent-*

Zellen in uns existieren von Anfang bis Ende des Lebens. [...] Unser Leben ist fortgesetztes Sterben und Erneuertwerden von Zellen. [...] Der Tod kommt aus innerer Notwendigkeit, wenn dies auch gewöhnlich nicht klar wird, weil er oft aus zufälligen Ursachen vorher [698] eintritt. Den Anfang des Todes kann man physiologisch in das 30. Jahr setzen, indem hier die elastischen Fasern der Lungen, deren Elastizität von hoher vitaler Bedeutung ist, anfangen, weniger elastisch zu werden (Prof. Chiari). Also ist der Tod eine innere Notwendigkeit, indem in der Zelle die weitere Teilungskraft aufhört. [...] Das Unterworfensein zeigt sich 2. darin, dass wir von *Ereignissen der Natur betroffen* werden, *auch wenn unser Leben nicht vernichtet* wird, dass unsere Gesundheit, unsere äußeren Verhältnisse und das, was zu unserm Glücke gehört in der Macht der Materie steht. Und dass das an Andern uns oft ein grausiges Schauspiel bietet. Wenn man eine tuberkulöse Lunge durchschneidet, wie ist es erschütternd zu sehen, dass hier gemeines Leben, um sich zu entwickeln, sinnlos in einem materiellen Körper wütet, und dieses Leben, das für die Welt vielleicht von ungeheurer Wichtigkeit ist, einfach vernichtet; dass also hier das Niedere über das Höhere triumphiert. [...] Jedes Betrachten des Lebens gipfelt darin, dass wir fühlen, wie wir dem Chaos, dem sinnlosen, ausgeliefert sind, wie auch das höhere Leben von allen möglichen Zufälligkeiten bedroht ist und durch alles gehemmt werden kann, nicht nur äußerlich, sondern auch innerlich«; SV, 699.

1489 WSWT, 32. Vgl. weiterführend auch folgende Textabschnitte aus der Sekundärliteratur: »Schweitzer lehrte sie, gut zu sein zu den Tieren und eine Herde zu züchten. [...] Manchmal brachten sie kleine, verlorene Tiere, die dann gleich ein warmes Nest bekamen. Starb es, so sagte Schweitzer: ›Rufe mich, wenn du es begräbst‹ – und er war dann dabei; denn für die Tiere gab es einen eigenen Friedhof«; Abé, 1984, 128; vgl. Maier, BASF 10, 2005, 127.

1490 MLa, 2. Bericht 7/1913–1/1914, 78.

wicklungshilfe« bezeichnen.[1491] »In Gland am Genfer See hatte Schweitzer gleich nach der Rückkehr aus Lambarene an einer Tagung teilgenommen, in der das Problem der kolonisierten Völker zur Sprache kam. [...] Als Schweitzer sprach, spürte jeder, daß Lambarene viel mehr als nur ein Spital war: Ausdruck einer religiös und philosophisch begründeten Weltanschauung, deren Grundprinzip der ›Ehrfurcht vor dem Leben‹ das Verhältnis der Menschen zueinander und zu aller Kreatur neu zu regeln versucht«[1492]. Neben dem religiösen Aspekt[1493] war die »ethische Improvisation« Lambarene[1494] zugleich auch ein umfassendes Lehrmodell für eine nach Schweitzers Auffassung gelungene Entwicklung einzelner Individuen: »Das von Albert Schweitzer als einem der ersten praktizierte Entwicklungskonzept, das auf die Menschen bezogen und an ihren materiellen und geistigen Grundbedürfnissen orientiert ist, hat sich inzwischen auch bei den offiziellen Entwicklungsorganisationen – zumindest in der Theorie, nicht immer in der Praxis – durchgesetzt. Man hat die negativen Folgen entwicklungspolitischer Großprojekte und ihren geringen Effekt bei der Bekämpfung von Hunger und Armut erkannt. [...] Albert Schweitzer und Ernst-Fritz Schumacher gebührt das Verdienst, als erste die Bedeutung von Landwirtschaft, Handwerk und an die lokalen Gegebenheiten und Bedürfnisse angepassten, mittelgroßen Industriebetrieben für die Entwicklung der armen Länder erkannt zu haben«[1495].

1491 Ausführlich wird der Gedanke der Entwicklungshilfe auf Schweitzers Werk angewandt und dargestellt von Scholl »Albert Schweitzer – von der Ehrfurcht vor dem Leben zur transkulturellen Solidarität. Ein alternatives Entwicklungshilfekonzept in der ersten Hälfte des 20. Jhs« (Scholl, 1994) und Watzal »Ethik, Kultur, Entwicklung. Zur Entwicklungskonzeption Albert Schweitzers« (Watzal, 1985). Scholl bespricht unter 4. »Das Urwaldspital in Lambarene« ausführlich Schweitzers medizinische Arbeit unter dem Aspekt der Entwicklungshilfe (BASF 2, 50–73). Zur Kritik an Schweitzers medizinischem Wirken vgl. ausführlich Munz, ASS 3, 1991, 59–66. Häufig genannte Vorwürfe gegen sein Spital waren: die zu langsam erfolgende Modernisierung des Spitals, die Ausnutzung der Gardien zur Arbeit, die Verpflichtung zur Mitarbeit bei den alltäglichen Arbeiten im Spital von Patienten, die mangelnde Achtung vor den GabunesInnen.

1492 Minder/Bähr, 1964, 63. Vgl. auch: »Walter Munz, der 1965 sein Nachfolger wurde, meint: ›Ehrfurcht vor dem Leben bedeutete ihm auch immer die Berücksichtigung dessen, was seine geistige Umgebung zur jeweiligen Zeit an Neuheiten akzeptieren konnte‹ [Interview Zürich 1.12.1990]. Schweitzer vertritt demzufolge das Konzept einer den kulturellen Traditionen der Eingeborenen angepassten Entwicklung. [46...] [Die Erziehung der Eingeborenen] soll eine an ihre Bedürfnisse angepasste Mischung von Intellektuellem und Manuellem darstellen. Ackerbau und Handwerk bilden für ihn die Fundamente der Kultur«; Scholl, BASF 2, 1994, 47.

1493 Vgl. den Rundbrief aus Lambarene im Februar 1934, in: LWD, 130.

1494 Vgl. ergänzend zur Begrifflichkeit: »Schweitzers ethische Improvisation zwischen Wasser und Urwald hatte den Krankenanstalten der Zivilisation stets die kreatürliche Nestwärme voraus. Dadurch ging es weniger steril zu und nicht so weißleinen [80] wie in der gepflegten Kälte der Gesundheitsfabriken bei uns daheim. Solchen Mangel an Hygiene glich die heilungsfördernde Geborgenheit aus«; Steffahn, rororo, 2006, 81.

1495 Scholl, BASF 2, 1994, 124.

Die geleistete Hilfe Schweitzers wird besonders deutlich an seiner ärztlichen Tätigkeit erkennbar.[1496] Für Schweitzer stand der einzelne, leidende Mensch immer im Mittelpunkt bei allen Überlegungen zu Fortschritt und Entwicklung[1497]. »Die Bildung *ethischer Persönlichkeiten*, die durch ihre Gesinnung auf die Schaffung menschenwürdiger Verhältnisse in den armen Ländern hinwirken sollten, ist das unmittelbare *Resultat seiner Ethik der Ehrfurcht vor dem Leben*«[1498]. Er hoffte, dass daraus eine neue interkulturelle und transnationale Kommunikation ermöglicht werden würde: »Das Neue, das kommen muß, ist, daß Weiß und Farbig sich in ethischem Geiste begegnen. Dann erst wird Verständigung möglich sein. An der Schaffung dieses Geistes arbeiten heißt zukunftsreiche Weltpolitik treiben«[1499]. Was ließ Menschen seiner Zeit nach Schweitzers Auffassung zu Unmenschen werden? »Die Menschheit lebt heute im Zustande der Unmenschlichkeit, in den sie durch falsches Denken und Gedankenlosigkeit und auch durch die beiden so grausig unmenschlichen Kriege, mit grausig unmenschlichen Waffen geführt, versunken ist. Wir müssen alle miteinander die Sehnsucht erleben, wieder menschliche Menschen zu werden«[1500]. Für Schweitzer verbarg sich darin auch eine erzieherische Aufgabe: »Sein Kulturideal ist die geistig-ethische Vollendung des Menschen«[1501].

Aufgrund der besonderen Begrifflichkeit der »Brüderschaft der vom Schmerz Gezeichneten« bzw. der »Ethik der Ehrfurcht vor dem Leben« im tropenärztlichen Kontext von Lambarene wurde ein weiterer Aspekt verdeutlicht: Schweitzers Projekt stellte sich auch gegen die naturwissenschaftlichen Entwicklungen des beginnenden 20. Jhs[1502], indem es den Begriff des »*Mitleids*« und

1496 Vgl. ausführlich Ohls, 2008, Teil B (2), Kap. 4 »Das missionsärztliche Entwicklungshilfeprojekt Lambarene 1924–1965«, 168–176. Schweitzers ärztliche Tätigkeit in ihrer Bedeutung für die Gegenwart hat H.-R. Drunkenmölle in BASF 3, 1995: »Arzt im ökologischen Kontext. Zur ökologischen Medizin im Denken und Handeln Albert Schweitzers«, 157–163 näher dargestellt. Hingewiesen sei auch auf einen Beitrag von R. Nissen, »Die Konsequenzen der Ehrfurcht vor dem Leben für die Medizin«, in: Bähr, 1962, 321–325.

1497 Vgl. Scholl, BASF 2, 1994, 129. Vgl. auch Watzal, 1986, 67f.

1498 Scholl, a.a.O., 50. Vgl. auch folgende drei Quellentexte: 1) Brief an den Missionar O.E. Hartzler in Conneticut vom 25.2.59; in: LWD, 277; 2) Brief an K. Osborn in Detroit vom 7.12.1958; in: LWD, 273; 3) Oswald, 1971, 155.

1499 LD, AW I, 205.

1500 LWD, 312. Brief an Rabbi David Jacobson in Texas vom 1.5.62. Zu Schweitzers Humanitätsverständnis vgl. auch: Die Ehrfurcht vor dem Leben soll als ethisches Grundprinzip »einem abwägenden, ethisch verantwortlichen Umgang mit dem Leben dienen«: »vor allem Humanität, Gerechtigkeit und Solidarität. […] Unter Humanität verstand Schweitzer ein Verhalten gegenüber Mitmenschen und Mitgeschöpfen, das von Güte, Barmherzigkeit, Hingebung, Mitempfinden, Mit-Leiden geprägt ist«; abgedruckt in: Kress, BASF 5, 1997, 191. Vgl. ferner Bauermann, 1984, Frankfurter Archiv, 209f.

1501 Scholl, BASF 2. 1994, 45. Vgl. Mission 1919, VVA, 355.

1502 Vgl. folgendes Archivmaterial: »In einem 1944 verfaßten Manuskript ›über die auf den Menschen angewandte Biologie‹ schreibt Schweitzer: […] Da ist zuerst die naturwis-

das Bestreben, für alle Ausdrucksformen des Lebens, als Arzt tätig zu werden, ins Zentrum der Überlegungen rückte. »Die wahre Kultur beginnt mit der Kenntnis des Mitleids […] mit allen Geschöpfen«[1503]. Ausgehend von seinen eigenen wissenschaftlichen, im transdisziplinären Diskurs gewonnenen, Erkenntnissen kam Schweitzer in einer Vorlesung in Straßburg bereits am 22.2.1912 zu individualethischen Überlegungen, die später auch seinen ärztlichen Alltag in den Tropen prägen sollten. Die Vorlesung trägt den Titel »Die Ergebnisse der historisch-kritischen Theologie und der Naturwissenschaft für die Wertung der Religion« und wird von Schweitzer als Teil der vier letzten Vorlesungen im WS 1911/12 in Straßburg gehalten: »Eine Hemmung des Denkens durch das Leben liegt auch in der *Gefährdung des Einzellebens* durch materielle Schädigung; in jedem Fort- [S. 695] schritt liegt zugleich eine Gefährdung (durch Maschinen etc.); wenn man dem Gedanken Auge in Auge gegenüber steht, dass ein Platzen einer Arterie in Folge einer Infektionskrankheit u.s.w. aus einem wirklich lebenden höheren Wesen ein vegetierendes machen kann, dass irgend eine Vererbung, irgend ein Vorgang dasselbe zur Folge haben kann, wenn man die Mauern der Irrenhäuser betrachtet, dann steht man vor etwas Ungeheuerem; denn das Denken über das Leben geht nicht in der Allgemeinheit auf, sondern gibt jedem Leben in dem Maße, als es höher entwickelt ist, eine universelle kosmische Bedeutung an sich. Das Individuum als solches interessiert und wird zum Problem«[1504]. Ist Schweitzer in dieser Zeit stark von dem vorherrschenden eugenischen Denken beeinflusst[1505], so wird zugleich auch die Grenze darin

senschaftliche Entwicklung in der Medizin vom 19. zum 20. Jahrhundert zu nennen, die zu den Hoffnungen führte, dass nun die Krankheitsursachen entdeckt und die Krankheiten ausgeschaltet werden können – sei es durch Impfungen, Medikamente oder Operationen. Die natur- [146] wissenschaftlich orientierte Medizin kannte sehr bald nur noch den ›Fall‹, aber nicht mehr den Menschen als Subjekt und rief die verschiedensten Gegenrichtungen hervor: Psychoanalyse, Sozialmedizin, medizinische Anthropologie u.a.m. […] Schließlich ergab sich aus den Erfahrungen in der Medizin, dass nicht alle Krankheiten zu beseitigen sind und so bildete sich die Unterscheidung zwischen ›heilbaren‹ und ›unheilbaren‹ Menschen heraus. Das wird zuerst in der Psychiatrie praktiziert«; Luther, BASF 10, 2005, 147.

1503 LWD, 307. Brief an Isabel Slater, M. B. E., Humane Education Institute of Africa, Dar es Saalam (Tanganjika), Lambarene 9.3.62.

1504 SV, 696.

1505 Vgl. weiterführend: »Wie stark Schweitzer zu dieser Zeit selbst noch vom eugenischen Denken beeinflusst ist, zeigt sich in der nächsten Vorlesung vom 27. Februar 1912. Im Zusammenhang mit Darlegungen zu Ethik und Freiheit sagt er: ›Ich rede nicht vom philosophischen Problem der Willensfreiheit, sondern ich meine als ersten Anstoß das physiologische Problem, das in der Bedeutung der Vererbung liegt, insofern durch die Produktion des Lebens Existenzen entstehen, die von vorn herein von der Entwicklung zum höheren Leben ausgeschlossen sind, und eine verlorene Masse bilden, weil sie keine normalen Instinkte haben und keine normale Erkenntnis, um den Weg des Willens zum höheren Leben zu finden‹ [ebd., S. 710]«; Luther, BASF 10, 2005, 148. Vgl. zur Eugenik vor dem Hintergrund des Kolonialzeitalters weiterführend Grosse, Kolonialismus, Eugenik

aufgezeigt, welche die Ehrfurchtsethik diesen Gedanken wenig später setzen wird: »In seinen Predigten des Jahres 1919 über die ethischen Probleme und speziell über die Ehrfurcht vor dem Leben gibt er ein klares Bekenntnis, dass die Ehrfurcht vor dem Leben auch dem leidenden Menschen zukommt«[1506].

Schweitzers Spital ist im Gegensatz zur NS-Ideologie und auch zu den lokalen Verhältnissen in Afrika für *alle kranken Ausdrucksformen des Lebens* da. »Aber man darf seine Ethik auch nicht zu eng sehen. Sie ist mehr als die vorgelebte Unterweisung, ›wissend zu werden im Mitleiden‹. Sie ist eine Totalgesinnung, zunächst einmal Lebenskunst«[1507].

Um das Gesamtkunstwerk Lambarene bzw. die ärztliche Lebenskunst Schweitzers angemessen würdigen zu können, bedarf es eines kurzen *Exkurses auf die Entstehungsbedingungen der Ehrfurchtsethik*, welche Schweitzer erst im afrikanischen Kontext hatte vollgültig ausformulieren können, bevor der Blick auf den ärztlichen Alltag unter dieser ethischen Prämisse gerichtet werden wird.

»Nirgends anders als hier hätte ich den Begriff der Ehrfurcht vor dem Leben finden können«[1508]. Soll dieser Ausspruch zum Goldenen Afrikajubiläum 1963 gegenüber seiner Tochter Rhena eine innere Stringenz verdeutlichen, so ist diese Aussage kritisch zu hinterfragen.

Seit der Jahrhundertwende war Schweitzer mit Gedanken des geistigen Epigonentums befasst, seitdem er im Hause der Witwe des Philologen und Archäologen Ernst Curtius (1814–1896) in Berlin 1899 diesem Begriff begegnet war. Durch die erste Ausreise nach Lambarene und die Erfahrungen während der Gefangenschaft in Lambarene und Afrika als deutscher Staatsbürger geprägt, befasste Schweitzer sich mit Gedanken zu »Verfall und Wiederaufbau der Kultur«, welche als Kulturphilosophie I und II 1923 veröffentlicht wurden[1509]. Bereits im Jahr 1915 hatte er offenbarungsartig auf einer Fahrt auf dem Ogowe in der Weite der Natur Afrikas den Begriff »Ehrfurcht vor dem Leben« als ethisches Grundprinzip entdeckt[1510], wenngleich der Begriff an sich bereits in einer Straßburger Vorlesung im WS 1911/1912 als solcher aufgetaucht war. Die Ausformulierung seiner Kulturphilosophie in verschiedenen Bänden, welche seit den 90er Jahren des vergangenen Jahrtausends in einer Nachlassedition posthum der Öffentlichkeit zugängig gemacht wurde, ist als Ergebnis des wissenschaftlichen Forschens in Europa[1511], des praktischen Erlebens in Afrika[1512] und

und bürgerliche Gesellschaft in Deutschland 1850–1918, 2000, Kap. 1 Kolonialismus, Wissenschaft und Eugenik, 18–52; Kap. 3 Kolonialismus und »Eingeborenenfrage«, 96–144; Kap. 5 Kolonialismus, Eugenik und Erster Weltkrieg, 193–238.

1506 Luther, BASF 10, 2005, 148; vgl. dazu auch Luther, 2010, 205.

1507 Steffahn, 1974, 212.

1508 Mai, 1992, 69.

1509 Vgl. Payne, 1964, 132.

1510 Vgl. Rosenau, BASF 5, 1997, 128.

1511 Vgl. dazu auch Pleitner, der die als Teil der Kulturphilosophie formulierte Ehrfurchtslehre

des persönlichen Ringens[1513], welches seinen Ausgang bereits in der Kindheit und Jugend nahm[1514], zu verstehen. »Der Begriff der Ehrfurcht ist umfassender und mehrdeutiger als die (einander immanent zugeordneten) Begriffe des moralischen Eigenwerts und des moralischen Respekts. Er umfasst drei Dimensionen: a) Staunen, b) Respekt bzw. Achtung, c) Verehrung, Scheu, ›Furcht‹. Die zweite Dimension der Ehrfurcht wird auf Lebendiges angewendet. Daraus ergibt sich eine Position, die nach üblicher Terminologie ›biozentrisch‹ zu nennen ist. Es ist allerdings aufgrund einiger Beispiele Schweitzers (Kristall, Schneeflocke) nicht einmal klar, ob Schweitzers Lebensbegriff nur das organismische Dasein umfasst oder umfassender im Sinne einer Selbstorganisation von Materie zu verstehen ist«[1515]. Schweitzer hielt zeitlebens an diesem Absolutheitsanspruch seiner Ethik fest.[1516] »Welches ist der Unterschied zwischen einem Gelehrten, der die kleinsten und ungeahntesten Lebenserscheinungen im Mikroskop beobachtet, und dem alten Landmann, der kaum lesen und schreiben kann, wenn er im Frühling sinnend in seinem Garten steht und die Blüte betrachtet, die am Zweige des Baumes aufbricht? Beide stehen vor dem Rätsel des

als »nachgelieferte religionsphilosophische Begründung der Hermeneutik des Neutestamentlers Schweitzer« versteht; Pleitner, BASF 5, 1997, 55.

1512 Zur Naturgewalt Lambarenes vgl. eine Äußerung Schweitzers, »dass die Natur alles und der Mensch nichts ist«, was ihn in Afrika von der europäischen »Aufgeregtheit und Eitelkeit« entfernte; AW I, WU, 452. Diesen Eindruck teilen auch spätere Generationen von Lambareneärzten: »Es gibt wenig Orte, wo das Leben so unaufhaltsam fruchtbar, vielfältig und aufdringlich ist wie in Lambarene. Wir Europäer haben verlernt, ehrfürchtig zu sein«; Steiner, 1990, 85. Gerade diese Ehrfurcht vor der Natur Afrikas ließ Schweitzer für seine Zeitgenossen eine Sonderrolle einnehmen: »The early medical missionary fought disease only by fighting with the very nature of Africa, it seemed. Schweitzer leaves us in little doubt that he was genuinely fearful of the ›nature‹ around him, and this fearfulness and humility are what makes his memoirs so powerful«; Vaughan, 1991, 159.

1513 Vgl. Hagedorn, 1954, 213.

1514 Bereits als Kind gelangte Schweitzer beim Anblick von Tierquälerei zur »unerschütterlichen Überzeugung, dass wir Tod und Leid über ein anderes Wesen nur bringen dürfen, wenn eine unentrinnbare Notwendigkeit dafür vorliegt, und dass wie alle das Grausige empfinden müssen, das darin liegt, dass wir aus Gedankenlosigkeit leiden machen und töten«; ELe, 70.

1515 Ott, BASF 10, 2005, 63. Vgl. auch Sommer, 2000, ASFB, 45; Feschotte, in: Zweig, 77.

1516 Vgl. folgende zwei Briefe: zunächst an Prof. Kraus nach Prag aus Lambarene vom 7.11.31: »Ja, lieber Freund: und wenn Ihr mich totschlagt, so erkenne ich keine *objektiv geltenden* Wertunterschiede im Leben an. Jedes Leben ist heilig! Heilig will aber heissen, dass es darüber nichts mehr gibt. [...] Wertunterschiede machen wir aus subjektiver Notwendigkeit, aber darüber hinaus gelten sie nicht. Der Satz, dass alles Leben heilig ist, erlaubt keine Steigerung. Darin werde ich immer Ketzer bleiben. Es ist eine Principienfrage, aber eine, die tief in das Fundament der Weltanschauung hinabreicht«; LWD, 119. In einem Brief an Dr. Hoostad in Oslo betont Schweitzer am 8.6.1958 in christlicher Demut: »Dies alles ist Geschenk, das ich unverdienter Weise empfangen habe. Als irgendwie grosser Mensch darf ich mich nicht selber ansehen, weil ich noch nicht im Leiden erprobt wurde«; LWD, 265.

Lebens, und einer kann es weitgehender beschreiben als der andere, aber für beide ist es gleich unergründlich. Alles Wissen ist zuletzt Wissen vom Leben und alles Erkennen Staunen über das Rätsel des Lebens – *Ehrfurcht vor dem Leben* in seinen unendlichen, immer neuen Gestaltungen. […] Und vertiefst du dich ins Leben, schaust du mit sehenden Augen in das gewaltige belebte Chaos dieses Seins, dann ergreift es dich plötzlich wie ein Schwindel. In allem findest du dich wieder. Der Käfer, der tot am Wege liegt – er war etwas, das lebte, [24] um sein Dasein rang wie du, an der Sonne sich erfreute wie du, Angst und Schmerzen kannte wie du, und nun nichts mehr ist als verwesende Materie – wie du über kurz oder lang sein wirst. […] Die Flocke, die aus unendlichem Raum auf deine Hand fiel, dort glänzte, zuckte und starb – das bist du. Überall wo du Leben siehst – das bist du!«[1517] Schweitzers ethischer Ansatz beanspruchte für sich allumfassend-universal[1518], geheimnisvoll-religiös[1519] und zugleich rational-denkend[1520] zu sein. Der einzelne Mensch wurde fortwährend »schuldlos

1517 WSWT, 1. Predigt, 25.

1518 Vgl. AW I, LD, Epilog, 243 f. 252.

1519 Vgl. dazu die primäre Textquelle: »Wird der Mensch denkend über das Geheimnisvolle seines Lebens und der Beziehungen, die zwischen ihm und dem die Welt erfüllenden Leben bestehen, so kann er nicht anders, als daraufhin seinem eigenen Leben und allem Leben, das in seinen Bereich tritt, Ehrfurcht vor dem Leben entgegenzubringen und diese in ethischer Welt- und Lebensbejahung zu betätigen. [240…] Die Ehrfurcht vor dem Leben enthält in sich Resignation, Welt- und Lebensbejahung und Ethik, die drei Grundelemente einer Weltanschauung, als untereinander zusammenhängende Ergebnisse des Denkens. […] Die Ethik der Ehrfurcht vor dem Leben ist die ins Universelle erweiterte Ethik der Liebe. Sie ist die als denknotwendig erkannte Ethik Jesu. [241…] Das Unternehmen, allgemeingültige Wertunterschiede zwischen den Lebewesen zu statuieren, läuft darauf hinaus, sie danach zu beurteilen, ob sie uns Menschen nach unserm Empfinden näher oder ferner zu stehen scheinen, was ein ganz subjektiver Maßstab ist. Wer von uns weiß, was das andere Lebewesen an sich und in dem Weltganzen für eine Bedeutung hat? Im Gefolge dieser Unterscheidung kommt dann die Ansicht auf, daß es wertloses Leben gäbe, dessen Schädigung und Vernichtung nichts auf sich habe. Unter wertlosem Leben werden dann, je nach den Umständen, Arten von Insekten oder primitive Völker verstanden. Dem wahrhaft ethischen Menschen ist alles Leben heilig, auch das, das uns vom Menschenstandpunkt aus als tiefer stehend vorkommt. Unterschiede macht er nur von Fall zu Fall und unter dem Zwange der Notwendigkeit, wenn er nämlich in die Lage kommt, entscheiden zu müssen, welches Leben er zur Erhaltung des anderen zu opfern hat. Bei diesem Entscheiden von Fall zu Fall ist er sich bewußt, subjektiv und willkürlich zu verfahren und [242] die Verantwortung für das geopferte Leben zu tragen zu haben«; AW I, LD, Epilog, 243.

1520 Für Schweitzer soll das Denken nicht die Welt erklären, sondern zum ehrfürchtigen Staunen vor den ihr immanenten Wundern und Schrecken gelangen: »Schau auf zu den Sternen und begreife, wie klein unsere Erde im Weltall ist. Schau auf die Erde und erkenne, wie winzig der Mensch auf ihr ist. […] Unser Blick muß auf die vergitterten Fenster eines Irrenhauses gerichtet sein, um uns an die schreckliche Tatsache zu erinnern, daß das Geistige und Seelische, gleichfalls der Zerstörung unterworfen ist. […] Wenn wir innerlich frei werden von dem, was geschieht, gelangen wir durch das Tor der Erkenntnis auf den Weg zur Ethik. [388…] Ich möchte die Ethik so definieren: Gut ist Leben erhalten und

schuldig« und sollte daraus gerade eine ethische Verpflichtung erkennen und im Leben bewähren.[1521] »Wenn diese Gedanken einer vollen Verantwortung vor allem Leben bewußt [118] in uns wach werden, so verwischen sich die Unterschiede einer Formulierung, ob diese nun im dogmatischen Sinne der christlichen Ethik entnommen sind, im Wort von der Ehrfurcht vor dem Leben einen inhaltsreichen Ausdruck fanden oder im Hippokratischen Eid nur für den Arzt Geltung haben sollen«[1522]. Schweitzer bekannte am Lebensende, dass er mit der Entwicklung, welche seine Ehrfurchtsethik in seinem eigenen Leben und in der Welt angestossen hatte, sehr zufrieden war, wie auch bislang unveröffentlichtes Archivmaterial aus dem Archiv Speyer belegt.[1523]

Die moralische Basis des ärztlichen Handelns bildete ein religiös-christliches Ideal[1524], welches durch die rational-philosophische Umformulierung[1525] zur

---

Leben fördern; schlecht ist Leben schädigen und zerstören. Mag sie sich auch noch so sehr dagegen sträuben, die Ethik gelangt schließlich zur Religion Jesu. Sie muß erkennen, daß sie keine andere sinnvolle Beziehung zu anderen Wesen entdecken kann als die Beziehung der Liebe«; Albert Schweitzer, Die Religion in der modernen Kultur, in: Seaver, 1950, 389.

1521 Der Schweitzerbiograph Helmut Groos kritisiert das Ehrfurchtsprinzip hinsichtlich seines Vermögens zum Aufbau einer Ethik: »Dazu erörtert er fünf Probleme, bei denen die Ehrfurcht vor dem Leben nach Meinung ihrer Befürworter eine ›wesentliche ethische Wahrheit bewußt‹ mache: ›1. unser Verhalten zu den Tieren, 2. den Selbstmord, 3. die Euthanasie, 4. die Geburtenbeschränkung, 5. Krieg und Frieden‹ [Groos, 1974, 542]«; Scholl, BASF 2, 1994, 43.

1522 Mai, 1992, 119.

1523 1) Lambaréné 13.I.1963. »... Im Grossen und Ganzen sind die Leute und die Presse sehr gütig gewesen. Kaum jemand ist so verwöhnt worden, wie ich. Dies bewegt mich tief. Andere mussten für Ihr Anerkanntwerden kämpfen. Ich nicht. Meine Ethik der Ehrfurcht vor dem Leben macht von selbst ihren Weg in der Welt... [...] Ich lebe hier ganz in meiner Arbeit. Das Spital läuft gut.« – Dazu eine Photographie: Schweitzer mit einem schwarzen Schaf (Lambaréné 13.I.1963)«; Stargardt-Koffer, Exzerpte und Notizen, am 18. April 2011 im Cafe an der Alten Oper beim Besuchertag von Stargardt, Lind. 2) An den Philologen Julius Richter (1873–1965) in Frankfurt a. M., der – wie Schweitzer – zu den prägenden Persönlichkeiten des Bundes für Freies Christentum zählte. O.O. 22.I.1959. »Lieber Altersgenosse. [...] Ich habe nicht das Gefühl, dass ich etwas Besonderes geleistet habe sondern das, dass es sich so gefügt hat, dass mein Denken und Bemühen, eine Bedeutung für unsere Zeit erhielten. Das nehme ich als etwas das mir bestimmt ist mit Dankbarkeit an. Immer, wenn ich an den drei Inseln im Ogoue vorbeikomme, bleibt es mir unbegreiflich, dass ich dort auf die Idee und das Wort ›Ehrfurcht vor dem Leben‹ kam, das wie das Senfkorn ist aus dem die neue Humanitätsgesinnung neu emporwächst ...«. 3) Lambaréné 17.II.1963. »In Philosophie habe ich eigentlich keine Kritik zu erleiden gehabt. Die Ethik der Ehrfurcht vor dem Leben macht ihren Weg in der Welt, ohne Anfechtung zu erfahren. Ich bin tief bewegt. Das Werk ›Kultur und Ethik‹ schrieb ich, gegen Friedrich Nietzsche, der eine ethische Kultur verneinte. Die Skizzen des Werkes gehen in meine Studentenzeit zurück«; Stargardt-Koffer, Exzerpte und Notizen, am 18. April 2011 im Cafe an der Alten Oper beim Besuchertag von Stargardt, Brief an Richter.

1524 Zur Bewältigung des Leidens gibt Schweitzer seiner jungen ärztlichen Kollegin folgenden Rat: »›We physicians are constantly confronted with people suffering pain‹, he began. ›Our wish to take away this pain becomes an obsession. Nothing is more rewarding for us than when a patient stops moaning and says, ›Doctor, the pain is gone; nothing hurts me

Ehrfurchtsethik für sich weltweite Gültigkeit beanspruchte. »Schweitzer nannte sein Spital einmal die Improvisation seiner Ethik der Ehrfurcht vor dem Leben. Er wollte herausfinden, ob [28] eine friedliche Gemeinschaft aller Kreatur auf der Erde möglich sei«[1526].

Wie wurde dieses ethische Prinzip im Alltag Lambarenes praktisch gelebt und verwirklicht?

Die Ethik der Ehrfurcht vor dem Leben galt in der praktischen Umsetzung in Lambarenes Alltag allen Lebensformen, dem kranken Menschen (a), den Tieren (b) und den Pflanzen (c).[1527] »Wenn Schweitzer in Lambarene nicht nur kranke Menschen, sondern auch kranke Tiere und – zur kopfschüttelnden Verwunderung seiner Mitarbeiter – gelegentlich auch kranke Bäume heilen wollte, so müssen wir dieses praktische Handeln als die konsequente Befolgung eines ethischen Prinzips verstehen, nach dem er in jahrelanger bohrender Denkarbeit gesucht hatte«[1528]. Schweitzers Denken und Handeln waren durch Ehrfurcht vor *aller* Kreatur geprägt. Gegenüber seiner Tochter Rhena Schweitzer-Miller betonte er wiederholt in unterschiedlichen Kontexten, dass er diese Haltung, die sein alltägliches Handeln als Arzt besonders prägte, seinem Leben in Afrika verdanke: »Diese seine Haltung war in jedem Rezept, das er schrieb, verborgen, in jeder Antwort, die ein Patient von ihm erhielt, enthalten, in jedem Handgriff vom Kaiserschnitt bis zur Amputation sein Grundmotiv«[1529]. Bleibenden Eindruck auf die AfrikanerInnen machte gerade dieser universelle Anspruch der Ehrfurchtsethik: »Er pflegte alle – die Akele, die Galoa, die Mitsogho, die Fang… Er hat uns alle gepflegt, sogar die Katholiken, sogar die Protestanten und die Heiden, die Schwarzen und die Weissen, sogar die Tiere und die Pflanzen. Er machte keinen Unterschied!«[1530]. Dieses spürten die Bewohner Lambarenes im alltäglichen Umgang.[1531]

anymore!‹ And yet, it is not always in our power to take away the pain. Our remedies sometimes fail, especially in patients with chronic illnesses or in those who are terminally ill. Then we must have the courage to share the pain, the patient with his body and we with our hearts. If we can stand his pain, then our patient can too. Holding together as brothers and sisters, we can help the sufferer to give up the attitude of protesting against fate. [194…] The love and respect we feel for our fellow sufferer is the love of Jesus as I understand Him, and that, for me, is the essence of Christianity.‹«; Jilek-Aall, 1990, 195.

1525 Vgl. Günzler, 1996, 139.

1526 Munz, ASS 3, 1991, 29.

1527 Vgl. Ohls, 2008, Teil B (2), Kap. 1. »Praktische Gestaltwerdung der Ethik der ›Ehrfurcht vor dem Leben‹ im Missionswerk Lambarene 1913–1965«, 132–137.

1528 Günzler, ASS 2, 1991, 61.

1529 Mai, 1992, 69.

1530 Massandi Joseph, Spitalkoch in Lambarene, in: Munz, ASS 3, 1991, 17. Vgl. a.a.O., 88. Vgl. Günther/Götting, 2005, 27.

a) Menschen

Die Ehrfurchtsethik galt zunächst den PatientInnen Lambarenes. Schweitzers Schriften berichten von verschiedenen ethischen Konfliktfeldern im ärztlichen Alltag: Er musste Bakterien vernichten, um das Leben einiger Patienten zu retten[1532], zugleich bedeutete nicht jede lebensverlängernde Maßnahme für den Betroffenen von vornherein ein Geschenk[1533], zudem musste er sich mit den lokalen Gegebenheiten Afrikas auseinandersetzen. »Dadurch, daß allen Patienten, unabhängig von ihrer Hautfarbe, Konfession, Nationalität oder Stammeszugehörigkeit, eine gleich gute medizinische Behandlung und Pflege zuteil wurde, gab er den Eingeborenen ein Beispiel der Nächstenliebe, das einige festgefahrene, traditionelle Strukturen aufbrach. Noch 1924 berichtete er von einer Begebenheit, welche die Gleichgültigkeit der Eingeborenen gegenüber Unbekannten zeigte: ›Einmal, gegen Abend, soll ein Verwundeter noch schnell zum Erneuern des Verbandes aus der Baracke in das Untersuchungszimmer gebracht werden. Ich bitte einen Mann, der neben seinem Feuer sitzt und dessen herzkranken Bruder ich pflege, an der Tragbahre mitanzufassen. Er tut, als höre er nicht. Ich wiederhole die Aufforderung etwas eindringlicher. Darauf antwortet er ruhig: ›Nein. Der Mann auf der Tragbahre ist vom Stamm der Bakele. Ich aber bin ein Bapun‹«[1534].

1532 Vgl. folgende eindrückliche Konfliktfelder der Ehrfurchtsethik: »Die Natur ist schön und großartig, von außen betrachtet aber in ihrem Buche zu lesen, ist schaurig. Und ihre Grausamkeit ist so sinnlos! Das kostbarste Leben wird dem niedersten geopfert. Einmal atmet ein Kind Tuberkelbazillen ein. Es wächst heran, gedeiht, aber Leiden und früher Tod sitzen in ihm, weil diese [31] niedersten Wesen sich in seinen edelsten Organen vermehren. Wie oft packte mich in Afrika das Entsetzen, wenn ich das Blut eines Schlafkranken untersuchte. Warum saß der Mann mit leidenverzerrtem Gesicht da und stöhnte: ›Oh, mein Kopf, mein Kopf!‹ Warum mußte er Nächte hindurch weinen und elend sterben? Weil da, unter dem Mikroskop feine, kleine, blasse Körperchen zehn bis vierzehn Tausendstel Millimeter lang vorhanden waren – oh nicht viele, oft nur ganz wenige, so dass man zuweilen Stunden suchen musste, um nur eines zu entdecken!«; WSWT, 32.

1533 Zum Thema Euthanasie aus ärztlicher Sicht vgl. folgendes Fallbeispiel Schweitzers im Kontext der Ehrfurchtsethik: »Ein alter Arzt erzählte mir vor Jahren, welche Versuchung er erlebt hatte. Er war zu einem schwachsinnigen Kinde, das an Diphtherie erkrankt war, gerufen worden. Einige Stunden Zögern in den zu ergreifenden Maßnahmen, und das Kind wäre von seinem elenden Dasein erlöst gewesen. ›Ich kämpfte mit mir‹; sagte er, und zuletzt siegte die Ehrfurcht vor dem Leben. Es wurde gerettet, und ich trage die Verantwortung, dass es sein elendes Dasein von Jahr zu Jahr weiter schleppt‹. Die Rätsel, die sich hier auftun, vermögen wir nicht zu lösen. Du hast dir die schönste Weltanschauung aufgebaut und gehst an den vergitterten Fenstern einer Nervenklinik vorbei. Stellst du dir das Elend vor, das dahinter wohnt, und musst du den Gedanken des rettungslos sinnlosen Lebens denken, so geht alles, was du dir erdachtest, zugrunde, denn in der Weltanschauung ist nur für das vernünftige, entwickelbare Menschendasein Platz, nicht für das rettungslos sinnlose«; WSWT, 61.

1534 Selbstzeugnisse, 238, in: Scholl, BASF 2, 1994, 66; vgl. BRL 1930–54, 15.8.1935, 151f.

Erst allmählich war es möglich, dass Patienten verschiedener Stämme sich sowohl gegenseitig pflegten und mit Nahrungsmitteln versorgten, als auch in späteren Zeiten zusammen arbeiteten. Der Holzfäller Pierre Spindler erklärte gegenüber Dr. Munz: »Theologie, Jesus- und Paulusforschung, J. S. Bach, Goethe und Kulturphilosophie hin oder her: Für mich ist am ganzen Werk Schweitzers das Grösste, dass in seinem Spital ein Galoa und ein Bapounou auf der Tragbahre einen Fang in den Operatiossaal bringen«[1535]. In den Kriegsjahren wurde Lambarene zur neutralen Zone erklärt und Schweitzer behandelte verwundete Soldaten beider verfeindeter Parteien.[1536]

Schweitzer lernte während der Jahre in Afrika diverse lokale Traditionen kennen, mit denen er sich auch ethisch auseinandersetzen musste: »Während es in Europa üblich war, eine lebendbedrohliche Erkrankung dem Patienten nicht mitzuteilen, die Wahrheit also zu verschweigen, verlangten Schweitzers Patienten diese möglichst genau; und während ihm in Lambarene geraten wurde, einen sterbenskranken Patienten gar nicht erst anzunehmen, musste er – entsprechend seiner ethischen Überzeugung – gegen diesen Rat handeln. Und das dritte schwierige Problem war der Umgang mit Geisteskranken, die es zwar seltener als in Europa gab, die man aber mit Bastseilen an Bäume fesselte oder sich ihrer anderweitig entledigte«[1537]. Einzelne Patientenfallbeispiele lassen die praktische Umsetzung der Ehrfurchtsethik erkennen. Lambarene wurde Heimstätte für sozial geächtete Personen, auch für eine Skandinavierin, die nach einer Vergewaltigung ein uneheliches Kind zur Welt brachte und fortan in Lambarene lebte: »Mit dem kleinen Mischling wuchs, in Achtung vor jedem Leben, auch ein verlassener, gleichaltriger Schimpansen-Säugling heran. Mehr noch: Ein Jahr-

1535 Munz, ASS 3, 1991, 110.

1536 Vgl. Mai, Albert Schweitzer-Spital, 1984, o.S. In den Kriegsjahren verzehrte Schweitzer Affenfleisch, das er »zur besseren Konservierung räucherte, obwohl der Verzehr von Affen ihn den Anfang [235] des Kannibalismus dünkte«; Woytt, ASS 2, 1991, 236. Die Affen wurden von einem schwarzen Jäger der Missionsstation erlegt und Schweitzer erhielt das Fleisch. Schweitzer schreibt dazu: »Man mag über die Deszendenztheorie denken wie man will: das Vorurteil gegen das Affenfleisch wird man so leicht nicht los. ›Doktor‹, sagte mir letzthin ein Weißer, ›Affenfleisch zu essen ist der Beginn der Anthropophagie‹«; AW I, WU, 454. Zum Kannibalismus vgl. weiterführend W. Behrmann, Mitglied der Kaiserin-Augusta-Flussexpedition (1912/13), der sich unter dem Titel »Wie ist der Menschenfraß zu verstehen?« ausführlich mit dem Problem befasste und zu dem Schluss kam, »dass der Eingeborene in seinen Vorstellungen keinen Unterschied kennt zwischen Menschen, Tieren und Pflanzen« [in: Grüntzig/Mehlhorn, 2005, 135], was jenen bei »Fleischhunger« in Unkenntnis von »europäischer Moral« und »christlicher Religion« zum Kannibalismus führe. Bei Schweitzer führt die Erkenntnis der Gleichrangigkeit von Menschen, Tieren und Pflanzen hingegen zur Ehrfurchtsethik.

1537 Luther, 2010, 201.

zehnt später kehrte jene Mutter aus ihrer Heimat, wo sie nach Jahren endlich doch leidlich geduldet wurde, erneut nach Lambarene zurück«[1538].

Die Mitteilungen aus Lambarene werben durch diese Fallbeispiele zudem um Gelder aus Europa, immer wieder wird die besondere Arbeitsatmosphäre unter der Ehrfurchtsethik herausgestellt und die Not des Landes als Kontrast erarbeitet.[1539] Bilder des sonntäglichen Gottesdienstes, der für alle Bewohner Lambarenes gehalten wird[1540], werden mit Bildern des Leidens kontrastiert, dem der Arzt Schweitzer mit seinem Team begegnen will. Der ethische Konflikt besteht nicht nur zwischen Afrika und Europa, er tritt im medizinischen Alltag selber deutlich zu Tage: »Ich freue mich über die neuen Schlafkrankheitsmittel, die mir erlauben, Leben zu erhalten, wo ich früher qualvollem Siechtum zusehen musste. Jedesmal aber, wenn ich unter dem Mikroskop die Erreger der Schlafkrankheit vor mir habe, kann ich doch nicht anders, als mir Gedanken darüber machen, dass ich dieses Leben vernichten muß, um anderes zu erretten«[1541]. Die Schlafkrankheit hat ihn immer wieder beschäftigt und wird hier zugleich zu einem praktischen Härtefall bzw. Fallbeispiel auf die Alltagstauglichkeit seines Ethikentwurfes. »Bei allem medizinischen Heilen, wenn man es genau besieht, befinden wir uns in der Notwendigkeit, kleine und kleinste Lebewesen, die die Existenz des Menschen bedrohen, zu vernichten. In Lambarene errette ich den armen Schlafkranken dadurch, dass ich ihm ein Medikament einspritze, das die Trypanosomen in seinem Blute und in seiner Rückenmarksflüssigkeit vernichtet. In wie vielen Heilungen von Krankheiten besteht das Tun des Arztes darin, dass er unzählige Bakterien durch geeignete Mittel zum Absterben bringt!«[1542] Im Kontext Afrikas wird die alltägliche Provokation durch diesen allumfassenden ethischen Anspruch spürbar.[1543] Sein Ethikentwurf beansprucht für sich absolute Gültigkeit – und führt das handelnde Individuum mitten in den Konflikt konkurrierender Lebensinteressen, den es auszuhalten und individuell zu lösen gilt. »Wenn er dazu gezwungen ist, Bakterien durch die Anwendung von Methylenviolett zu töten, ist er sich bewusst, dass er ein Verbrechen begeht. Er wägt ab: Ein Verbrechen muß begangen werden, damit das Gute die Oberhand gewinnt. Das ganze Leben hindurch müssen die Menschen das Gute gegen das Böse abwägen. Sie begehen ein Verbrechen nach dem anderen und sind daher unabänderlich mit dem Bösen verbunden«[1544]. Der Konflikt wird durch die wahre Menschlichkeit praktisch zu

1538 Mai, ASS 2, 1991, 96.
1539 Vgl. MLa, 1. Bericht 3–6/1913, 53f; WSWT, 165; WU, 149, in: Weber, 2013, 221.
1540 Fischer, 1984, 103.
1541 AW I, LD, Epilog, 243.
1542 VVA, 164 [Gifford Lectures, 10. Vorlesung, 25. 11. 1935].
1543 Sommer, 2010, ASFB, 45.
1544 Payne, 1964, 140.

lösen versucht – vorgelebt und untermauert von Schweitzer selber[1545]. Aber auch Schweitzer geriet in ethische Dilemmata einander widerstrebender Interessen und Ansprüche an seine Person: »Manche Nacht verging freilich in Lambarene, die der Grand Docteur ohne Pause am Bett eines Schwerkranken, eines Sterbenden verbrachte, Arzt und Seelsorger zugleich. [...] Wer hat mich jetzt nötiger? Die Menschheit, der ich Achtung vor allem Leben nahebringen will, die ich vor den tödlichen Gefahren der Atomwaffen warnen muss, oder die Mutter, die unter der Geburt zu verbluten droht? Sein Gewissen entscheidet – [...] gelebte Ethik!«[1546]. Praktische Beispiele sollen verdeutlichen, wie die Ehrfurchtsethik trotz bestehender theoretischer Schwachstellen im alltäglichen Miteinander dennoch gelebt werden kann. Dieses wird auch an der Auseinandersetzung mit den Tieren spürbar.

b) Tiere

»Mitunter trägt man ihm verletzte Hunde oder Antilopen in die Praxis. Auch sie werden versorgt«[1547]. Zahlreiche Tiergeschichten wurden aus dem Lambarenespital überliefert. Auch aus ihnen wird eine Widersprüchlichkeit zwischen Schweitzers theoretisch-ethischem Anspruch und der praktischen Umsetzung erkennbar. In seinen Schriften bekämpfte Schweitzer das gedankenlose Töten von Tieren, etwa aus Freude an Sportarten wie der Jagd und Fischerei, wenn diese nicht dem Nahrungserwerb dienten[1548]. Seine Mitmenschen versuchte er »alle zum Nachdenken zu bringen. Wie viel wird schon erreicht sein, wenn die Menschen anfangen nachdenklich zu werden und zur weisen Einsicht kommen, dass sie nur, wo die Not es gebietet, schädigen und töten dürfen. – Dies ist das Wesentliche. Die Kasuistik der Fälle ist dann etwas für sich«[1549].

Dass Schweitzer diesen erzieherischen Anspruch verfolgte, wird in seinen Schriften immer wieder anhand von Fallbeispielen erkennbar: Was theoretisch schwierig war auszudrücken, gelang ihm auf diese Weise, etwa in der Auseinandersetzung mit den Überträgern der Malaria: »Eben habe ich einen Moskito getötet, der mich umflog beim Lampenlicht. In Europa würde ich ihn nicht töten,

1545 Vgl. Schorlemmer, 2009, 174.

1546 Mai, ASS 2, 1991, 97.

1547 Günther/Götting, 2005, 127.

1548 Mit Schweitzers Gewehr erlegt Herr Morel eine Boa constrictor. Schweitzer erhält die Hälfte der Beute fürs Spital. »Leider ist sie nur fünfeinhalb Meter lang und nicht besonders fett. Bei der Verteilung des Leckerbissens kommt es fast zu einer Schlägerei unter den Kranken«; AW I, BRL 1924–27, Frühjahr bis Herbst 1924, 532. Vgl. BRL 1930–54, Marie Secretan, 26.3.1931, 64. Vgl. VVA, 94f. und den Aufsatz »Nochmals Falkenjägerei«; Leserbrief für die Zürcher Zeitschrift Atlantis im März 1932.

1549 LWD, 207.

obgleich er mir lästig ist. Aber hier, wo er die gefährlichste Form der Malaria verbreitet, nehme ich mir das Recht, ihn zu töten, obwohl ich es nicht gerne tue. Das Wichtige ist, dass wir alle recht nachdenklich werden über die Frage, wann Schädigen und Töten statthaben darf[1550]. Im Kontext seiner medizinischen Arbeit wird erkennbar, dass Schweitzer – dieses Nachdenken vorausgesetzt – zuweilen Tiere für medizinische Zwecke töten ließ: »Noch bedeutungsvoller liest sich Schweitzers briefliche Frage nach Leberpräparaten zum Injizieren. *Was gibt es denn Anständig's? Aber nur wirklich Gutes. Die Präparate zum Einnehmen halten sich doch nicht. Da gebe ich lieber frische Leber von Geisböcken.* Der Tierschützer opfert also wohldurchdacht zugunsten bedrohter Patienten seine gehegten Böcklein!«[1551]. In Kap. B.2. wurde auf diesen Aspekt seines Wirkens bereits hingewiesen. »Als Arzt hat Schweitzer krankmachende Bazillen zu töten, aber nicht aus Prinzip, sondern um eines einzelnen Menschen willen. Selbst chirurgische Tierexperimente und das Austesten von Medikamenten scheint Schweitzer zuzulassen«[1552]. Der ethische Grundsatz der Ehrfurcht vor dem Leben stand nicht von vornherein im Widerspruch zum medizinischen Experiment an sich, erfolgte dieses bewusst und nach einer individuellen Güterabwägung.[1553] So

1550 Ebd., 207; Brief an Jack Eisendraht aus Lambarene 1951. Vgl. auch den Bericht aus der ersten Nacht in Lambarene 1913: »Man macht Tür und Fenster auf, so weit sie vergittert sind gegen Moskitos, kriecht unter das Moskitonetz, nachdem man ein halbes Dutzend schrecklicher Insekten Cankrelalas (so groß wie Maikäfer) und eine grausig mächtige Spinne totgeschlagen hat. Nach der Jagd ruhiger Schlaf«; Mühlstein, 1998, 146.

1551 Mai, 1992, 81.

1552 Ingensiepp, in: Hauskeller, 2006, 65.

1553 Fragen, welche Schweitzer vorher klären wollte, waren z. B. »Sind die Schmerzen, die einem Hund oder einem Meerschweinchen zugefügt werden, wirklich nötig, damit der Menschheit gedient werde? Ist der Fortschritt in der Wissenschaft durch die Todesqualen eines Tieres gerechtfertigt?«; Hagedorn, 1954, 216. Bereits in den 1920er Jahren geht er bei der Ausarbeitung seiner Kulturphilosophie auf den Zusammenhang von wissenschaftlichem Fortschritt und dem Erkenntnisgewinn infolge medizinischer Experimente ein: »Im Januar 1915 greift Schweitzer frühere Überlegungen über den Fortschritt in den Wissenschaften erneut auf und kommt direkt auf die [...] Frage nach den Zielen und Ergebnissen biologischer Experimente zu sprechen: ›Welches wird einst das Endergebnis des im Gang befindliche biologischen Experimentes sein? Die sich immer mehrenden Errungenschaften des Wissens und Könnens, auf die die ungünstige Gestaltung der Lebensbedingungen zurückgeht, lassen sich nicht aufhalten, (ihnen) Halt zu gebieten, steht nicht in unserer Macht. Die Schleuse, durch die sich die Wasser in unaufhaltsamen Strome ergießen, lässt sich nicht mehr schließen. Das, was die Natur uns bestimmt hat, müssen wir hinnehmen, indem wir uns bemühen, seine ungünsti- [161] gen Einwirkungen nach Möglichkeit aufzuhalten. Dies ist das (wahre) biologische Verhalten. Die große Frage ist, ob die Menschen sich wieder auf den Wert des geistigen und ethischen Menschentums und geistiger und ethischer Kultur besinnen und gewillt sind, darum zu ringen, ihm auch in den für es so ungünstigen Verhältnissen treu zu sein‹ [KPh III, 3/4, 339] [...]. Albert Schweitzer befindet sich bei seiner kritischen Betrachtung des Fortschritts als ein ständiger Mahner zwischen Resignation und Lebensbejahung. [...] Seine Skepsis gegen Maschinen war immer eine Sorge über die Ersetzung des Menschlichen und Ethischen durch

hat Schweitzer immer wieder Tiere getötet, etwa um Infektionen zu verhindern[1554], um aus Lebensgefahr errettet zu werden[1555], um die Versorgung seiner Patienten oder der Mitarbeiter sicherzustellen[1556], um den Fortbestand einer anderen Gattung zu gewährleisten[1557], etc.. »Oh, der Kampf mit dem kriechen-

Unmenschliches. Seine Kritik bleibt nicht bei der Individualethik stehen, sie ist in ganzer Konsequenz Gesellschaftskritik. [162…] Die Forderung nach Überordnung der Menschenwürde über die Forschungsfreiheit ist kein forschungsfeindliches Argument, sondern ein menschenfreundliches«; Luther, BASF 10, 2005, 166. Im Zuge der Auseinandersetzung mit der nationalsozialistischen Ideologie hat er sich in seinen philosophischen Notizen von Dezember 1944 bis Januar 1945 intensiv mit biologischen Fragen auseinandergesetzt, so auch mit dem Experiment: »Das biologische Experiment, so schließt er, habe zwar ›eine Steigerung der Leistungsfähigkeit und damit des Lebens‹ gebracht; jedoch gehe diese Entwicklung mit einer ›Verkümmerung des eigentlichen Wesens des Menschen‹ einher. Sowohl in der Arbeit als auch in der geistigen Selbständigkeit sei die Entwicklung beeinträchtigt und führe zu ›oberflächlicher Bildung‹ und ›armseliger Zerstreuung‹. [74] Er sieht in die Zukunft mit einer Resignation; denn er meint, die ›sich immer mehrenden Errungenschaften des Wissens und Könnens, auf die die ungünstige Gestaltung der Lebensbedingungen zurückgeht‹, lassen sich nicht aufhalten. Zugleich will er die Hoffnung nicht aufgeben und sagt, es bleibt bei der großen Frage, ›ob die Menschen sich wieder auf den Wert des geistigen und ethischen Menschentums und geistiger und ethischer Kultur besinnen und gewillt sind, darum zu ringen, ihm auch in den für es so ungünstigen Verhältnissen treu zu sein‹«; Luther, 2010, 75.

1554 Vgl. LWD, 207; Mühlstein, 1998, 146.

1555 So bedrohte ein Nilpferd zeitweise die Bewohner Lambarenes und wollte getötet werden: »Insgeheim wünschen wir aber, daß das Urteil nicht vollstreckt zu werden braucht; sondern das Tier, durch ein Ahnen gewarnt, es vorzieht, seine Wildheit und Bosheit, statt vor dem Spital, in irgendeiner einsamen Gegend auszutoben«; BRL 1930–54, Februar 1934, 110. Nachdem eine Antilope Schweitzer angegriffen hatte und er nur durch das beherzte Einschreiten des Kochs Massandi gerettet werden konnte, ließ er diese töten: »Als ihr Tod beschlossen war, schleppte der Doktor sich noch einmal zu ihrem Gehege, um von ihr Abschied zu nehmen. Sie war ganz sanft – durch das Gitter hindurch leckte sie seine Hand, und in ihrem Blick lag etwas Ergreifendes, als wollte sie sagen: ‚Ich verstehe es nicht, was geschehen ist …‹«; Oswald, 1986, 24.

1556 Schweitzer war kein strenger Vegetarier: »In Lambarene gab es eine Herde von etwa 150 Schafen und Ziegen. […] Das Fleisch wurde als Nahrung gebraucht. Patienten wurden auch mit Fischen oder Kaimanfleisch ernährt«; Abé, 1984, 128. So wurde ein Leopard, welcher nachts in den Hühnerstall eindrang, mit Strychnin vergiftet und erschossen; vgl. AW I, WU, 382. Vgl. MLa, 3. Bericht 1–5/1914, 105. Die Grausamkeit des Beispiels wird rasch relativiert, indem Schweitzer auf das Jagdverbot zu sprechen kommt. Wanderameisen der Gattung Dorylus werden mit Lysollösung kurzerhand getötet, vgl. die Schilderungen in AW I, WU, 447 f; Payne, 1964, 141; Schorlemmer, 2009, 139; vgl. Oswald, 1986, 16. Termiten werden mit neuen Mitteln aus Europa bekämpft: »Mit den bisherigen Mitteln ist ihnen nicht gut beizukommen. Neuerdings versuchen wir es mit dem Insektenmittel Neocid (DDT). Dieses wurde 1872 in Strasbourg entdeckt, geriet dann aber in Vergessenheit und kam erst von 1941 an zur Verwendung«; BRL 1930–54, Folge März 1946, Kriegsjahre, 244; vgl. Payne, 1964, 223; Munz, ASS 3, 1991, 92–94.

1557 Pelikane werden mit abgeschnittenen Flügeln im Spital abgeliefert und müssen ernährt werden: »Ich habe einen Fischer angestellt, der die nötigen Fische zu ihrer Ernährung fängt. Jedesmal tun mir die armen Fische in der Seele weh. Aber ich habe nur die Wahl, entweder die 4 Pelikane zu töten, die dem Hungertode ausgeliefert wären, oder die Fische.

den Getier in Afrika! Wie viel Zeit verliert man mit den zu ergreifenden Vorsichtsmaßregeln! Und mit welch ohnmächtiger Wut muß man immer wieder konstatieren, dass man dennoch überlistet wird. Meine Frau hat das Löten gelernt, um Mehl und Mais in Büchsen einlöten zu können. [...] Sehr gefürchtet sind hier gewisse kleine Skorpione und andere stechende Insekten. [446...] Das Schauspiel ist grausig. Der Militarismus im Urwald hält fast den Vergleich mit dem in Europa aus«[1558].

Wichtig erscheint mir allerdings, dass gleichberechtigt die Fürsorgepflicht gegenüber der Tierwelt trat. So hatte jeder Mitarbeiter von Lambarene, Tiere zu pflegen und zu betreuen.[1559] Viele wohnten in den Unterkünften der Europäer.[1560] Verletzte Tiere wurden ins Spital gebracht und dort medizinisch versorgt.[1561] Das gleiche galt für die Haustiere der Afrika wieder verlassenden Europäer.[1562]

Die ethische Prämisse »Ich bin Leben, das leben will, inmitten von Leben, das leben will«, wird an zahlreichen Beispielen aus der Alltagswelt von Lambarene erkennbar.[1563] Kranke Tierbabys, insbesondere die Affenwaisen, lagen in der

---

Ob ich recht tue, mich für dies statt für das andere zu entscheiden, weiss ich nicht«; LWD, 207. Vgl. auch: »Ich kaufe Eingeborenen einen jungen Fischadler ab, den sie auf einer Sandbank gefangen haben, um ihn aus ihren grausamen Händen zu erretten. Nun aber habe ich zu entscheiden, ob ich ihn verhungern lasse oder ob ich täglich soundso viele Fischlein töte, um ihn am Leben zu erhalten. Ich entschließe mich für das letztere. Aber jeden Tag empfinde ich es als etwas Schweres, dass auf meine Verantwortung hin dieses Leben dem andern geopfert wird«; ELe, 158 bzw. AW I, LD, Epilog, 244. Vgl. ferner Mission 1919, VVA, 351. Schweitzer geht auch aufs Schlachten ein: »In Afrika, wo man alles Schlachten selber vollziehen muß, zwinge ich mich, nach Möglichkeit zugegen zu sein, um jede unnötige Qual des Tieres zu verhindern. Sind Kätzchen abzuschaffen, gib sie nicht zu ertränken und meine nicht, alles sei gut, wenn du sie aus den Augen hättest, wo sie dann vielleicht stundenlang jammernd im Wasser treiben, sondern töte sie selbst mit einem Hammerschlag auf den Kopf. Das ist deine Pflicht an ihnen«; WSWT, 54.

1558 AW I, WU, 447. Vgl. Mai, 1992, 46f.

1559 Vgl. Munz, ASS 3, 1991, 271; BRL 1924–27, 667.

1560 Vgl. LWD, 202: Brief an Madre Maria, Oberin einer Gemeinschaft franziskanischer Schwestern in Umbrien aus Lambarene am 27.7.1950. Gleichzeitig galt auch hier medizinische Vorsicht vor dem unbedingten Gebot, Leben zu erhalten: Schweitzer legte Wert darauf, daß Hygieneregeln im Umgang mit Tieren in den Tropen eingehalten wurden: »During the meat, which was served by friendly African helpers, some huge old dogs came to the table. [...] ›In the tropics you must never handle dogs whilst eating, and if you want to touch a dog during mealtime, use only the back of your hand‹, he informed me; ›and, of course, never touch it's mouth‹. [29] Then, to the dogs: ›Allez donc!‹ Reluctantly, the huge dogs retreated to their allocated place«; Jilek-Aall, 1990, 30.

1561 Vgl. Mai, AS-Spital, 1984, o.S. oder den Zeitzeugen Massandi Joseph, in: Munz, ASS 3, 1991, 87.

1562 Vgl. einen Brief an den Leiter des Tierschutzvereins in Bonn vom 12.8.60: »Im Kleinen ist mein Spital ein Tierheim geworden«; LWD, 293.

1563 Konflikte ergaben sich auch in der Ernährung der Patienten: »Ich fragte mich, wie das Problem gelöst würde: Maus mit Mäusenest in der Reiskammer? Das war doch ein Ding der Unmöglichkeit! Das war die eine Seite, die andere war das Gesetz: die Ehrfurcht vor dem Leben zu achten. Herr Schweitzer sprach kein Wort. Er stellte fest: Reis war genügend

Neugeborenenstation der »Poupounierre«, Seite an Seite neben Menschenbabys.[1564] Dieses schuf ein besonderes Klima in Lambarene, das weltweite Ausstrahlung besaß. Bis in die Gegenwart hinein dokumentieren Fotos, Augenzeugenberichte und Geschichten aus Lambarene den ethisch verantwortlichen Umgang mit Tieren.[1565] Die Tiere wurden auch dadurch zu gleichwertigen und gleichberechtigten Geschöpfen, dass sie Namen erhielten und damit zu wichtigen, oft charakteristischen Bestandteilen des Lebens in Lambarene und der Berichte wurden[1566], denkt man an die Erzählungen vom Wildschwein Josephine[1567], vom Pelikan[1568], vom bösen Truthahn[1569], vom Pinselschwein Thekla[1570], von Schimpansenmädchen Branka[1571], vom Papagei Habakuk[1572], vom Hund

da; er entfernte sich, kam nach ein paar Schritten zurück und flüsterte mir zu: ‚Loß a bessele d'Deer of, daß sie nieka (reinkann)‹«; Siefert, 1986, 59.

1564 Zu den zahlreichen Erzählungen über Affen vgl. u. a. BRL 1930–54, Marie Secretan, 26. 3. 1931, 64.

1565 Vgl. Munz, ASS 3, 1991, 271–284; Barthélemy, 1953, 48f; Toni van Leer, Kinder und Tiere in Lambarene, in: DASZ Rb. 105, Jahrbuch 2013, 11–14; Lauterburg-Bonjour, 1942, 27–35; Italiaander, 1955, 27–29; Oswald, 1986, 22–24; Steffahn, 2005, 198f; Kleberger, 1989, 195f; Hagedorn, 1954, 215f.

1566 Im Günsbacher Archiv lagert ein handschriftliches Heft von Emma Haussknecht mit französischen Tiergeschichten: »Die Abschnitte über Thekla und Isabelle, die Wildschweine, über Civettli, den Marder, über Misere, den Hund, und über Fifi, den Schimpansen. [...] Das Entstehungsjahr der Geschichten ist nicht angegeben. [...] Unter dem Titel ›Kinder und Tiere in Lambarene‹ sind von Toni van Leer im 5. Rundbrief für den Freundeskreis von Albert Schweitzer v. 1. Juni 1954 (Richard Kik 1954, S. 36–39) teilweise identische, jedoch kürzere, Passagen veröffentlicht. Die Urheberschaft ist somit nicht eindeutig«; vgl. Haussknecht, in: Reichenbecher, 2000, 112–114.

1567 Vgl. Steffahn, LB, ^{2}1986, 149–153.

1568 Schweitzers Schrift »Ein Pelikan erzählt aus seinem Leben« mit Fotos seiner ärztlichen Kollegin Anna Wildikann von 1950 gibt einen kleinen Einblick in die Rolle der »Haustiere des Spitalzoos« in Lambarene; ESL, 58. vgl. auch PESL 58–61; Kleberger, 1989, 180.

1569 Die Gastärztin Dr. Jilek-Aall litt unter den bösartigen Attacken eines Truthahns; vgl. Jilek-Aall, 1990, 55f. Schweitzer löste das Problem auf seine Weise- zwar mit Humor, aber ohne praktische Konsequenzen für die Ärztin in ihrem Alltag: »Mir mien ne ewe vertrawe. Der Welschgüller un ich hen ebbs gemeinsam; mir bilde uns beide in, dass mir Herr und Meischter im Spital sin«; in: Munz, ASS 3, 1991, 272.

1570 Vgl. Geiser, 1974, 158.

1571 Vgl. Munz, 2013, 109. Vgl. Munz, ASS 3, 1991, 277–279.

1572 Die Tierwelt spielte dem Ärzteteam bei passender Gelegenheit Streiche: »Wie oft sind wir in der Nacht vergeblich wach gerufen worden! Dabei genügten uns die vielen Male, wenn unser Dienst wirklich nötig war. Sein Papagei Habakuk konnte nämlich die Patienten täuschend ähnlich nachahmen, die während der Siesta oder in der Nacht an seine Türe klopften: Cococo, *Docteur Müll*er. Das ausgesprochene Cococo hatte ursprünglich lautmalerisch das Geräusch vom Klopfen an der Türe begleitet, wurde zu unserer Zeit aber anstelle des Klopfens verwendet. Deshalb war Habakuks nächtlicher Streich so ärgerlich, weil wir seinen dringlichen und inständig bittenden Ruf auf keine Weise vom Ernstfall unterscheiden konnten, und der Vogel weckte natürlich immer Doktor Müller und mich zugleich«; Munz, ASS 3, 1991, 275.

Tschü-Tschü[1573], vom Gorillababy Antigone[1574], etc.. Diese innere, alltäglich vorgelebte Haltung Schweitzers hat die AfrikanerInnen bleibend geprägt[1575]: »Daß aber auch in den Wildesten der Wilden das Mitgefühl gegen die arme Kreatur geweckt werden kann, darf ich beim Setzen der Pfähle erleben. Ehe der Pfahl ins Loch kommt, sehe ich nach, ob nicht Ameisen, Unken oder andere Tiere hineingeraten sind, und hole sie mit der Hand heraus, daß sie nicht vom Pfahle zermalmt werden oder nachher beim Einstampfen von Stein und Erde zugrunde gehen. Denen, die mit mir am Werke sind, erkläre ich dieses Tun. [...] Eines Tages wird ein ganz Wilder, der mit mir Pfähle setzte, zu Frau Russell abkommandiert und haut mit anderen Gebüsch um. Als dabei eine Kröte sichtbar wird, will sein Nachbar sie mit dem Buschmesser erschlagen. [667] Er aber fällt ihm in den Arm und entwickelt vor ihm und der aufhorchenden Mannschaft die Theorie, daß die Tiere auch vom lieben Gott geschaffen seien und daß dieser den Menschen, die sie gedankenlos quälen oder töten, ein großes Palaver machen werde. Dieser Wilde war der letzte, von dem ich angenommen hätte, daß mein Tun und Reden beim Setzen der Pfähle ihm Eindruck machen werde«[1576]. Schweitzer versuchte auch in seinem privaten Umfeld, die Ehrfurcht

1573 Harmloses Verhalten seiner Tiere wurde toleriert: Als sein Jagdhund Tschü-Tschü allzu vielen Tieren nachstellte, wurde er von Albert Schweitzer verwarnt: »Nachdem wir den Friedenspreis erhalten haben, muß das aufhören ... Du mußt jetzt ein Nobel-Hund sein ... Sonst wird uns der Preis wieder abgenommen... Das Geld aber brauchen wir für die Leprösen. Also beherrsche dich!«; Italiaander, 1955, 30. Anders erging es den Tieren in Lambarene, als eine Tollwutepidemie (Lyssa) ausbrach: »Die amtärztliche Androhung, aber auch die Überzeugung seiner damaligen Mitarbeiter konnte nur lauten: Zum Schutz der Patienten müssen alle Tiere getötet werden. [...] Wohin verbannt man die Ehrfurcht vor dem Leben, wenn man dem kalten Befehl des Amtsarztes folgt? [50] Schweitzers Tochter Rhena gibt zu diesem Vorkommnis noch folgende Ergänzung: ›Mein Vater fragte an, ob er nicht seinen Hund Tschü-Tschü behalten dürfe, mit dem Versprechen, ihn in seinem Zimmer zu behalten. Aber als dies abgelehnt wurde, übergab er ihn den Gendarmen ohne weitere Einwände. Seine Katze Piccolo verschwand auf geheimnisvolle Weise und kam nach einigen Monaten auf ebenso geheimnisvolle Weise wieder zurück.‹ Zwei Tage rang Albert Schweitzer – tief niedergeschlagen – mit dieser Entscheidung. Was muß dieser Entschluß den großen Ethiker gekostet haben. [...] Die Verantwortung, seine Kranken vor der tödlichen Gefahr zu schützen, überwog die Liebe zu seinen Tieren. Im ›Sinnzwiespalt‹ opferte er *ein Leben für das andere.* Sehr lange hat er unter diesem Erlebnis gelitten, wie Ali Silver berichtet hat«; Mai, 1992, 51. Zwanzig Jahre später ereignete sich eine ähnliche Episode in Lambarene: Auch im Jahr 2013 war Lambarene vor eine ähnliche Entscheidung gestellt: »Zum Überfluss hat heute ein fremder Hund im Spital zwei Menschen und etliche Ziegen gebissen, und es ist möglich, dass eine neue Tollwut-Epidemie kommen wird, wie anfangs 1965, als der Doktor noch mit uns war und als wir auf Befehl des obersten Regierungsarztes in Libreville, General Jauliac, alle Hunde im Revier töten lassen mussten«; Munz, 2013, 176. Vgl. Oswald, 1971, 198.

1574 Vgl. das Zeugnis der deutschen Krankenschwester Barbara Sixt, in: Munz, 2013, 60.

1575 Vgl. auch Jilek-Aall, 1990, 56.

1576 AW I, BRL 1924–27, 1926, 668. Vgl. auch folgenden Bericht: »Einmal fuhren wir beide mit dem Lastwagen ins Lepradorf, um Baumaterial zu holen. Plötzlich sagte er: ›Halt! Siehst

vor dem Leben erzieherisch wirken zu lassen, so u. a. gegenüber seiner Tochter Rhena, wie frühe Zeugnisse aus den 1930er Jahren und spätere aus den 1960er Jahren belegen.[1577] Aus einem unveröffentlichten Brief von Emmy Martin aus Lambarene vom 15.8.1965 aus dem Briefwechsel mit Pfarrer Emil Lind geht dieses ebenfalls hervor: »Zu Ihrer Beruhigung: vor meinem Fenster in ihrem Häuschen tummeln sich lustig 2 Schimpansen. Sie sind noch bis September in Charantäne. Die Antilopen erfreuen uns alle täglich in dem enchos vor dem Zimmer des Doktors. Die Kätzchen von Frln Kottmann – sie hat diese in ihrem Zimmer – sind unsere Freude. Der Hof ist bevölkert mit viel Hühnern und Hühnchen, die der Doktor täglich mit Reiskörnchen füttert, die der agressive Truthahn [1] ihnen nicht gönnt. Auch die Enten werden gefüttert. Adouma, der Gaisen und Schafhirt hält die grosse Herde gut in Bewahrung, damit sie alle abends – sie werden gezählt – in den Stall zurückfinden. Wenn der Papagei ›Habakuk‹ der frei herumfliegt Sie kennen würde – er liesse Sie grüssen. So ist wieder viel Leben mit Tieren hier so schön«[1578]. Gerade die Tiere liessen dieses Fleckchen Erde zu einem Abbild des Garten Edens werden.[1579]

du die Ameisenstraße?‹ Wir stiegen aus. Es waren große, dunkle ›Kriegerameisen‹, die quer über unseren Weg zogen, ein ganzes Heer, das höchst diszipliniert eine vielleicht sieben Zentimeter breite Straße bildete. Doktor Schweitzer ließ aus dem Spital zwei dicke, lange Bretter holen, legte sie so, dass die Ameisen, vor den Rädern des Lastwagens geschützt, weiterziehen konnten. Erst nachdem ich glücklich über die notdürftige ›Bretterbrücke‹ gefahren war, stieg er zufrieden wieder ein, und wir konnten weiterfahren«; Neukirch, 2010, 83.

1577 Vgl. die Einträge aus Helenes Lambarener Tagebuch bei ihrem zweiten Aufenthalt, welches sie für ihre Tochter führte: »Lambarene, Freitag 31. Januar 1930 [...] Lustiger sind die Geisen, die überall dahin laufen, wo sie nicht hingehören, mit Vorliebe über die Wellblechdächer der Häuser, [...] was einen tüchtigen Spektakel hervorbringt [...] – da hatte die Mama eine Freude!! Auch über die Affen ist sie manchmal unglücklich. [...] Wenn sie dann an den Fenstern unter den Dächern vorbeisausen, nennt man das nur den Affentornado & muß dann auf der Veranda schleunigst alles in Sicherheit bringen, wo sie nicht dran sollen«; Rhena Schweitzer, Helene Schweitzers Lambarene-Tagebuch, DASZF, o. J., o.S.. Jahre später ergänzt Rhena die Erfahrungen ihrer Mutter folgendermaßen: »Mein Vater kam mir immer wie ein Patriarch im Alten Testament vor, mit seiner Sippe von schwarzen und weißen Menschen und seinen Herden«; Rhena Schweitzer, Mein Vater Albert Schweitzer, DASZF, o. J., o. S.

1578 Archiv Speyer, Briefwechsel Emil Lind – Albert Schweitzer, darin: Brief von Emmy Martin an Emil Lind vom 15.8.1965.

1579 Vgl. folgende Berichte von Zeitzeugen: »Manchmal weiss man nicht, ist man hier in einem Spital oder in einer Menagerie, hat einmal eine Engländerin in Lambarene gesagt. Sie hatte nicht unrecht – das Urwaldspital ist ein Spital der Menschen wie der Tiere«; Oswald, 1986, 22. »Selbst die Tiere lebten offenbar dort harmonischer miteinander. So sah ich einmal eine Ziege, auf deren Rücken sich ein Huhn ausruhte«; Fischer, 1984, 103. »Das hundertfache Meckern, Blöken, Gackern, Schnattern, Krähen, Bellen und Miauen verblüfft zunächst jeden, der mit europäischen Maßstäben von einem Krankenhaus, das er sich wohl auf unmittelbarsten Zweck konzentriert vorstellt, hierherkommt und statt dessen ein großes Dorf vorfindet, worin der lautlos rotierende medizinische Apparat keineswegs als erstes ins Auge springt. [...] Ohne von der animalischen Vielfalt im Spital Kenntnis zu

Das Bewusstsein des fortwährend »schuldlos Schuldigwerdens« des Menschen an den Kreaturen, v.a. den Tieren[1580], wollte Schweitzer immer wieder wecken: »Auch wir selber sind unter das Gebot der Notwendigkeit getan, dass wir, um unsere Existenz zu erhalten, Leid über Geschöpfe bringen und sie töten müssen. Aber niemals dürfen wir aufhören, dies als etwas Trauriges und Unfaßliches zu empfinden. Nur soweit eine zwingende Notwendigkeit dafür vorliegt, können wir die Verantwortung für das, was an Weh und Vernichtung von uns über Geschöpfe ausgeht, auf uns nehmen. Wo wir frei sind, haben wir uns zu hüten, quälend und schädigend in das Dasein irgendeines, auch des niedrigsten Geschöpfes einzugreifen, da wir dadurch eine durch nichts gerechtfertigte Schuld auf uns laden und uns unseres Menschentums begeben«[1581].

c) Pflanzen

Albert Schweitzers Ethik der Ehrfurcht vor dem Leben umfasste die gesamte lebendige Atmosphäre, neben der Tier- auch die Pflanzenwelt. Der schonende, bewusste Umgang mit den Pflanzen Lambarenes hat auf die AfrikanerInnen einen besonderen Eindruck gemacht, wie aus zahlreichen Zeugnissen hervorgeht. Zunächst stand dahinter eine Versorgungsidee für sein Urwaldspital: Im »Garten Eden« sollte jeder Obst von den Bäumen ernten können. »›Die beste Art, den Schwarzen den Felddiebstahl abzugewöhnen‹, sagt Herr Schweitzer, ›besteht dar- [61] in, so viel zu pflanzen, daß das Stehlen erlaubt werden

haben, kann niemand draußen Lambarenes Atmosphäre richtig einschätzen«; Steffahn, 2005, 197. Vgl. Italiaander, 1955, 29f.

1580 Zu Schweitzers Blick auf die Tiere in seinem Ethikentwurf haben sich u.a. folgende Forscher geäußert: »Schweitzers Ethik der Ehrfurcht vor dem Leben weist auf ein schweres Defizit in der europäischen Philosophie hin. Die Tiere wurden vergessen. Oder das Mitleid mit dem Geschöpf wurde als bloße ›Sentimentalität‹ gewertet. In einem schönen Bild gibt der Tierfreund Schweitzer diese Tatsache wieder: ›Wie die Hausfrau, die ihre Stube gescheuert hat, Sorge trägt, dass die Tür zu ist, damit ja der Hund nicht hereinkommen und das getane Werk durch die Spuren seiner Pfoten entstelle, also wachen die europäischen Denker darüber, dass ihnen keine Tiere in der Ethik herumlaufen‹ (Schweitzer 1960, S. 317)«; Seitz-Weinzierl, in: Altner, Leben, 2005, 93. Vgl. ferner: »Für die Gleichrang-Philosophie gibt es die hübsche Anekdote aus den späten fünfziger Jahren, als der Vorsitzende des Hamburger Tierschutzvereins in Lambarene erschien und in dem ihm zugewiesenen Zimmer als erstes eine riesige Spinne entdeckte. Den Gastgeber um Hilfe ersuchend, wurde er freundlich aber entschieden mit den Worten entlassen: ‚Lass die Spinne zufrieden, sie war eher da‹. [...] Er wollte nicht als der Schutzpatron jeder Kakerlake missverstanden sein. [...] Er erschlug die Malariamücke auf dem Jackenärmel, fischte aber den Brummer aus der Pfütze, ehe er ertrank. Sinnzwiespalt, nicht Schizophrenie«; Steffahn, in: Weber, Hundert Jahre, 2013, 99.

1581 VVA, 93. Vgl. Günzler, 1996, 130f; Oermann, 2010, 177; Luther, 2010, 66. Günzler, ASS 2, 1991, 83–85.

kann.‹«[1582]. Über diesen nützlich-praktischen Gedanken hinausgehend, versuchte Schweitzer die vorhandenen Ressourcen bestmöglich zu nutzen. So ließ er den Wald nicht einfach roden, sondern ließ wertvolle Ölpalmen (Elaeis guineensis), die »im Urwald nicht heimisch«[1583] sind, einzeln umpflanzen, da er ihren Ertrag für das Palmfett zum Kochen bzw. zur Krankenversorgung dringend benötigte.[1584] Immer wieder berichten Zeugnisse von Schweitzers Mitleid gegenüber diesen Pflanzen[1585], welche von den Schlinggewächsen des Urwalds vital bedroht werden. Den ethischen Konflikt löst er, indem er auf Kosten der Schlingpflanzen die Ölpalmen freilegt: »Wie dankbar aber sind sie dann, wenn sie endlich von der Sonne beschienen werden! Lautlos spielt sich im Urwald ein unheimliches Ringen zwischen Schlinggewächs und Bäumen ab. Was sich nicht über das Schlinggewächs zur Sonne hinaufarbeiten kann, stirbt eines langsamen, qualvollen Todes«[1586].

Wurde die Sensibilität gegenüber der Pflanzenwelt geweckt, so fiel es umso schwerer, diese einfach umzuhauen. »Wir bringen es aber nicht übers Herz, sie der Axt zu überantworten, gerade jetzt, wo sie, vom Schlinggewächs befreit, ein neues Dasein beginnen. Also verwenden wir unsere Mußestunden darauf, diejenigen, die noch versetzbar sind, vorsichtig auszugraben und anderswohin zu verpflanzen, was eine große Arbeit ist. Auch große Ölpalmen – bis zu fünfzehn Jahren – lassen sich versetzen. Daß man mit Tieren Erbarmen hat, verstehen meine Schwarzen. Daß ich ihnen aber zumute, die schweren Palmbäume zu transportieren, damit sie am Leben bleiben, statt umgehauen zu werden, erscheint ihnen eine verfahrene Philosophie«[1587].

Betrachtet man diesen Aspekt von Schweitzers praktischer Umsetzung der Ehrfurchtsethik, so fällt auf, dass Schweitzer auch auf diesem Gebiet ein inneres Ringen erlebte, wenn er sich beispielsweise nicht dazu entschließen konnte, Palmbäume, die von den Nestern der Webervögel belastet waren, durchs Töten der Vögel zu befreien. Das ethische Dilemma entsteht aus den Bedürfnissen der Vögel – die Blätter werden zum Nestbau benötigt und die im Spital umherlaufenden Hühner sichern den Jungtieren das Überleben – und dem Überlebenskampf der Bäume, von den ermordeten Spitalhühnern vorerst einmal abgesehen. »Der armen Palme könnte nur mit Abschiessen der Vögel geholfen werden. Wir können uns nicht dazu entschliessen. So haben wir schon Dutzende von

1582 BRL 1930–54, Marie Secretan, 26.3.1931, 62.
1583 AW I, BRL 1924–27, Winter 1925, 629.
1584 Vgl. BRL 1930–54, 60, Brief von Marie Secretan vom 26.3.1931, 62.
1585 Vgl. ein ähnliches Zeugnis: »›The tree was dying‹. This is the Doctor's explanation for tearing himself away from urgent duties elsewhere to spend time supervising the replanting and treatment of this tangerine tree«; Joy/Arnold, 1948, ohne Seitenangabe.
1586 AW I, BRL 1924–27, Winter 1925, 629.
1587 AW I, BRL 1924–27, 1926, 672.

Palmen verloren«[1588]. Zugleich kann der Leser dieser Zeilen hinter dieser Entscheidung ein ethisches Ringen und eine implizite Rangfolge der Wertigkeiten erahnen: Schlingpflanzen < Palmbäume < Spitalhühner < Webervögel. Diese Entscheidung ist dem Moment geschuldet und kann zu einem späteren Zeitpunkt anders ausfallen, wenn neue Interessen ins Spiel kommen. »Um mein Haus in Afrika standen Palmen, von denen die Nester der Webervögel herunterhingen. Wenn die Jungen ausgekrochen waren, kamen große Habichte und fraßen sie unter dem Wehgeschrei der Alten. Dieses Leid gab mir das Recht, den Räuber zu töten. Aber wenn wir an einer Sandbank vorbeifuhren, auf der der Kaiman schlief, schoß ich nicht auf ihn, wie die andern sonst taten – sie taten es aus Sport –, obwohl ich mir ausrechnete, was er in der Nacht für Verheerungen unter den Fischen anrichtete, weil ich ihn nicht auf der Tat antraf und ich nicht die Schuld auf mich nehmen wollte, dass er verwundet ins Wasser tauchte und dort litt«[1589]. Das ethische Ringen wird deutlich – und zugleich wurde die letztendlich gültige Entscheidung dem Zentrum Lambarenes, der Person Albert Schweitzer, überlassen. Hier ist ein Schwachpunkt des Ethikentwurfs in seiner praktischen Anwendbarkeit zu erkennen, auf den weiter unten näher eingegangen werden wird.

Die Weihnachtsbäume dienten nicht allein der ästhetischen Erbauung der Mitarbeiter von Lambarene, sondern wurden am Ende der Weihnachtszeit eingepflanzt und lebten weiter.[1590] Schweitzers Fürsorge galt im besonderen einem erkrankten Mangobaum, der durch einen Blitzeinschlag verletzt worden war. Der ärztliche Nachfolger Schweitzers, Dr. Munz, war selber über diese Geschichte aus Schweitzers Leben überrascht, die ihm der Spitalkoch mitteilte: »*Vor vielen Jahren hat der Blitz in diesen Mangobaum geschlagen und einen der zwei Stämme dicht über ihrer Teilung getroffen und geknickt. Das Regenwasser drang dann ins aufgerissene Holz und liess es faulen. Da hat der Grand Docteur zu mir gesagt: ›Massandi, der Mangobaum bei den Antilopen ist krank, wir müssen ihn pflegen.‹ Ich holte die Leiter, und Schweitzer stieg hinauf und verband die Wunde am Baum. Er schüttete zuerst etwas Erde auf das Holz und goss dann eine Kappe aus Zement darüber und formte sie gut mit den Händen.* [...] Der Baum ist heute gesund und stark. Ohne besonderen Hinweis würde niemand die frühere Behandlung erkennen«[1591]. In Lambarene war der ethische Grundsatz der Lebensehrfurcht immer wieder erfahrbar. Schweitzers ethischer Ansatz brachte den Einzelnen in ein inneres Ringen in konkreten Entscheidungssituationen. Es sollte kein gedankenloses Vernichten von Leben geben. »Und was

1588 LWD, 294; Brief an den Leiter des Tierschutzvereins, Bonn; 12.8.60.
1589 WSWT, 53.
1590 Vgl. die Aussage des Kochs Massandi Joseph, in: Munz, ASS 3, 1991, 90.
1591 Massandi, in: Munz, ASS 3, 1991, 88. Vgl. auch: Lenk, 1990, 53.

das pflanzliche Leben betrifft, so mähe dein Kornfeld, natürlich, aber gehe innerlich mit dir zu Gericht, wenn du auf dem Heimweg eine Blüte mutwillig abgeschlagen oder einen Grashalm ausgerissen hast! Stunde für Stunde also muß der Mensch sein Vorhaben vor die Schranken des Gewissens rufen«[1592]. So gab es auch in Lambarene die Notwendigkeit, den Urwald für dringend benötigte Spitalbauten zu roden[1593], neue Pflanzungen mussten angelegt werden[1594], um die Versorgung der Patienten sicherzustellen und Bäume mussten beschnitten werden, was allerdings zumeist in der Abwesenheit Schweitzers geschah[1595]. Die ethische Problematik des gelebten Pflanzenschutzes, ist u.a. von Ingensiepp ausführlich besprochen worden.[1596]

Die *Ethik* der Ehrfurcht vor dem Leben war um die *Person* Albert Schweitzer zentriert. »Das Leben in Lambarene ist das praktische Verhalten zum theoretischen Anspruch. Schweitzer selbst verkörpert diese Einheit von Wort und Tat«[1597]. Schweitzer dachte nicht nur den Gedanken der Ehrfurchtsethik, er erkannte vielmehr früh in seinem Leben, dass dieser Ethikansatz nur dann mächtig werden konnte, wenn er ihn praktische Wirklichkeit werden liess: »Ich bin nach Lambarene gekommen, um mein Leben zu meinem Argument zu machen. Ich wollte nicht, dass meine Ideen Selbstzweck würden. Die Ideen ergriffen mich und wandelten mein Leben«[1598]. Seit der Kindheit bereits intuitiv mit dieser ethischen Haltung vertraut[1599], im christlichen Milieu verinnerlicht[1600], genauer

1592 Hagedorn, 1954, 216.

1593 Vgl. BRL 1930–54, 19.9.1937, 185f.

1594 Diesem Projekt fallen schließlich auch Ölpalmen zum Opfer: Fünf Palmen müssen dem Bau eines neuen OP-Saales geopfert werden; vgl. Rhena Schweitzer, Lambarene, Juni-November 1962, DASZF, o.J., o.S.

1595 Dieses wird von Zeitzeugen berichtet und gibt Einblick in Schweizers patriarchalischen Führungsstil: »Ganz zart zeigen sich hierzu (in einer späteren Buchpassage, ca. zum Jahr 1956) ein paar emanzipatorische Züge von Emma Haussknecht: ›...war man dabei, alle Bäume und Sträucher mit Eifer zu beschneiden, als Albert Schweitzer vorübergehend nicht anwesend war. Fräulein Emma erklärte mir, der Doktor wolle es nicht, dass die Bäume beschnitten würden, man würde ihnen damit weh tun. Während seiner Abwesenheit werden auch meistens längst fällige Schlachttiere der Küche zugeführt. Bei aller Liebe zu ihm freut man sich, wenn der alte Herr einmal fort ist, weil dann auf Grund der Schlachtfeste der Küchenzettel eine Bereicherung erfährt‹ (Rolf Italiaander, S. 63)«; Reichenbecher, 2000, 94.

1596 Vgl. Ingensiepp, in: Altner, Leben, 2005, 28–38.

1597 Oswald, 1971, 153.

1598 Norman Cousins, Albert Schweitzer und sein Lambarene, S. 121, abgedruckt in: Weber, 2013, S. 355.

1599 Dieses berichtet seine Nichte Suzanne Oswald: »Als wir Kinder waren, haben wir die Ehrfurcht vor dem Leben gelernt, lange bevor Schweitzer für das Grundprinzip seiner Ethik die Formel fand. [57...] Wenn ich aber an dieser Ehrfurcht vor dem Leben herumdeutete und sie in all ihren Konsequenzen zu verwirklichen mir einfach unmöglich schien, dann wurde auf dem Kanzrain mir die Antwort zuteil: ›Nein, natürlich kannst du nicht leben, ohne die Ehrfurcht vor dem Leben immer wieder zu verletzen – aber bleibe dir

im philosophischen Diskurs erarbeitet[1601], sowohl im ärztlichen[1602] als auch im theologischen[1603] Alltag in Lambarene auf Praxistauglichkeit getestet, erkannte Schweitzer in der Ethik der Ehrfurcht vor dem Leben seine Berufung[1604]. »Meine Bestimmung ist, dem Geist der Ehrfurcht vor dem Leben, welcher auch der Geist des Friedens ist, seinen Weg zu bahnen. Ich bin ganz erschüttert, dass mir ein so herrlicher Beruf bestimmt ist, das macht, dass ich innerlich unangefochten meinen Weg gehe«[1605]. War er nach Lambarene gegangen, um als Arzt zu wirken[1606], so vereinte er bald seine vielfältigen Begabungen im praktischen Alltag von Lambarene[1607] und fand auf diesem Wege auch zu seiner Lebensbestimmung[1608]. Der »grand docteur« war das Zentrum des Spitals, wie es an dem allabendlichen letzten Rundgang erkennbar wird, welcher die Kranken in einem Gefühl der Sicherheit und des Behütetseins einschlafen ließ, wie Emma Haussknecht berichtet: »Ihr wisst nicht, was diese letzte Runde für mich bedeutet. So lange ich gehen kann, möchte ich diesen letzten Gang zu den Kranken nicht missen«[1609]. Dieses änderte sich nicht im Laufe der *langen Spitalgeschichte.* Lambarene blieb personengebunden und um Schweitzer zentriert. So wird immer wieder von der Fähigkeit Schweitzers berichtet, seinem jeweiligen Gesprächspartner die volle Aufmerksamkeit zuteil werden zu lassen[1610], mit ruhiger

dessen nur immer bewußt, spüre die ungeheure Verantwortung, die sich auf uns legt, wenn wir das Entsetzliche tun müssen: Gewalt üben.‹«; Oswald, 1971, 58.

1600 Vgl. Ohls, 2008, Teil A.1. »Einflüsse aus dem protestantischen Pfarrhaus des 19. Jahrhunderts, S. 31–35.

1601 Schweitzer berichtet selber von zwei entscheidenden Grundereignissen, welche einen »Schatten« auf sein Dasein geworfen haben: »Das eine besteht in der Einsicht, daß die Welt unerklärlich geheimnisvoll und voller Leid ist; das andere darin, daß ich in eine Zeit des geistigen Niedergangs der Menschheit hineingeboren bin. Mit beiden bin ich durch das Denken, das mich zur ethischen Welt- und Lebensbejahung der Ehrfurcht vor dem Leben geführt hat, fertig geworden«; LD, AW I, XXI, Epilog, 228.

1602 Vgl. Mai, 1992, 119.

1603 Vgl. Mai, ASS 2, 1991, 99.

1604 Vgl. AW I, WU, 472.

1605 LWD, 322; Brief an Dr. Robert Weiss, Straßburg, 1963.
Zahlreiche Zeugnisse belegen die große Bedeutung der Ehrfurchtsethik für Schweitzers Leben, wie folgende Texte exemplarisch zeigen: »*Die Weltanschauung der Ehrfurcht vor dem Leben fängt an, ihren Weg zu machen. Niemals hätte ich gedacht, dass ich es noch erleben würde. Aber dass es kommen würde, dessen war ich vom ersten Tag an gewiss.*«; AS LD, Faksimilenachdruck von 1931, Hamburg 2011, X. Vgl. Jilek-Aall, 1990, 195–197.

1606 Vgl. WSWT, 23.

1607 Vgl. Cesbron, 1958, 45.

1608 Zu Lambarene als Symbol von Schweitzers Gedanken vgl.: »Der Weg nach Lambarene [...] war Schweitzers eigentlichster Weg zu sich selbst. [184...] In Lambarene erlebte er die Ausweitung von der christlichen Bereitschaft des Dienstes am Nächsten zur Verwirklichung, aufgebaut auf der Ehrfurcht vor dem Leben«; Oswald, 1971, 185.

1609 Abgedruckt in: Reichenbecher, 2001, 100.

1610 Vgl. Jilek-Aall, 1990, 187–190.

Gelassenheit auch seinen Gegnern zu begegnen[1611], sich allen Lebewesen in Lambarene in gleichberechtigter Weise zuzuwenden[1612] und in der Rolle des Arztes für 50 Lebensjahre den Mittelpunkt Lambarenes zu bilden[1613]. »Seit einigen Jahren operiert Albert Schweitzer selbst nicht mehr, da sein Augenlicht nachgelassen hat. Über alle schweren Fälle jedoch berät er sich mit seinen Ärzten. Auch mit den anderen Mitarbeitern sitzt er immer wieder zu Rat. [...] Und immer wieder besucht er die Kranken – und wenn sie noch so weit entfernt von seinem ›Hauptquartier‹ leben. Manchmal hält er persönlich nachts bei Schwerkranken Wache. Gerade Schwerkranke fragen immer wieder nach ihm. [...] Letztlich ist eben für alle ein Geheimnis um ihn. [44...] Es gibt kaum andere Europäer in diesem Alter in A.E.F.«[1614]

Allerdings ließ nach der »heroischen Periode«[1615] der Anfangszeit das Eintreffen der ersten HelferInnen den Tagesablauf erträglicher werden[1616] und lenkte zuweilen von der Person Schweitzers ab, wie die weitere *Spitalgeschichte* gezeigt hat. »Auf Hunderte von Kilometern im Umkreis ist das Spital jetzt bekannt. [...] Die Güte der Freunde des Werkes in Europa setzt uns in den Stand, einen mit allem Nötigen ausgerüsteten Operationssaal zu besitzen, in der Apotheke alle erforderlichen Medikamente, auch die für die Kolonialkrankheiten in Betracht kommenden, oft ziemlich teuren Spezialitäten auf Lager zu haben und die vielen Kranken, die zu arm sind, sich Lebensmittel zu kaufen, einigermaßen genügend zu ernähren. So ist es jetzt ein schönes Arbeiten in Lambarene, besonders auch, da wir nun genügend Ärzte und Krankenpflegerinnen sind, um, ohne uns aufzureiben, das Nötige zu tun. [...] Weil es nun im Spital nur noch ein

---

1611 Zuweilen wurde die Erklärung des ethischen Entwurfs auch für Schweitzer lästig: »Ein Journalist attackierte den Doktor, als er gerade bei Tische saß und mit Emory Ross und einigen anderen über Lambarene sprach, und wiederholte immer wieder die gleiche Frage: Was bedeutet die Ehrfurcht vor dem Leben, nicht in Afrika für einen großen Philosophen, sondern in Amerika für durchschnittliche Männer und Frauen? Der Doktor antwortete ihm mit einfachen, erläuternden Beispielen. Aber der Reporter war unersättlich. [...] Inzwischen wurde des Doktors Essen kalt. Eine Stunde war darüber bereits hingegangen. Als der junge Mann schließlich zum fünften oder sechsten Male wissen wollte, wie die Ehrfurcht vor dem Leben im täglichen Leben praktiziert werden könne, wurde es dem Doktor denn doch zuviel. ›Ehrfurcht vor dem Leben‹, sagte er sanft, ›heißt Ehrfurcht vor allem Leben. Ich bin auch ein Leben. So könnten Sie die Idee vielleicht schon jetzt in die Praxis umsetzen‹«; Hagedorn, 1954, 243.

1612 Die Liebe zu den Tieren ist auch an Schweitzers Grabstätte ablesbar: »Albert Schweitzer hatte immer Tiere um sich. Und selbst nach seinem Tod tummelten sich ungehindert Vögel, Hühner, Affen, Kätzchen, manchmal auch kleine Ziegen bei seiner letzten Ruhestätte«; Fischer, 1984, 102.

1613 Vgl. Steffahn, 2005, 210.

1614 Italiaander, 1958, 45.

1615 Mai, 1992, 51.

1616 Vgl. auch die Schilderungen zum Goldenen Afrika-Jubiläum 1963 2 Jahre vor Schweitzers Tod: Munz, ASS 3, 1991, 204f.

schweres Arbeiten, aber nicht mehr eines ›über unsere Kraft‹ ist, wie früher, bin ich an den Abenden noch frisch genug, mich geistig zu beschäftigen. Gar oft freilich ruht diese Arbeit der Muße auf Tage und Wochen, wenn ich von der Sorge um Operierte und Schwerkranke so erfüllt bin, daß ich nichts anderes daneben denken kann«[1617]. Wenngleich Erzählungen wie diese die tägliche Afrikaprosa wiederspiegeln und etwas von den alltäglichen Schwierigkeiten im Umgang mit einer fremden Kultur und ihren Menschen erkennen lassen, so hat Schweitzer in seinen für die europäischen Geldgeber geschriebenen Lambareneberichten es nie am aufrichtigen Dank für ihre Unterstützung fehlen lassen und ihnen die unbedingte Notwendigkeit ihrer Spendenbereitschaft plastisch vor Augen geführt[1618]. Die in Lambarene geleistete Hilfe sollte den EuropäerInnen ethisch notwendig erscheinen.

Wie kann diese enge Verknüpfung von ethischem Ansatz und ärztlichem Handeln im Kontext der Entwicklungshilfe gewürdigt werden? Wie lässt sich dieser Ansatz zugleich kritisch bewerten?

Schweitzers *Ethik* der »Ehrfurcht vor dem Leben« hat in der geisteswissenschaftlichen Rezeptionsgeschichte verschiedene Reaktionen hervorgerufen, welche von vernichtender Kritik bzw. radikaler Ignoranz des Entwurfes bis zu völliger Kritiklosigkeit reichen[1619]. Skeptiker und Kritiker führten u. a. folgendes an: »[Es] gehört zu den am stärksten umstrittenen komplizierten Fragen zur Ethik der Ehrfurcht vor dem Leben die Absolutheit seiner Forderung für die Ehrfurcht vor dem Leben – von der Pflanze über die Mikrobe bis zum Menschen«[1620]. Neben der die praktische Umsetzung erschwerenden ins Grenzenlose erweiterten Verantwortung gegen alles Lebendige, ist die zeitgeschichtliche Verhaftung des Ethikentwurfes im Zeitalter und den Denkstrukturen der Aufklärung kritisiert worden. »Vom Humanitätsideal des 18. Jahrhunderts geleitet, war er niemals imstande, Kultur zunächst einmal nur zu beschreiben, sondern musste stets und sofort alle Kultur an den humanen Maßstäben der Aufklärung messen. Darin liegt unzweifelhaft seine Schwäche im Umgang mit fremden Kulturen, z. B. in Afrika, doch zugleich verleiht ihm seine ethische Perspektive die Immunität gegen die gefährlichen Versuchungen des deutschen Geisteslebens nach dem Ersten Weltkrieg«[1621].

1617 AW I, 226f.

1618 Vgl. BRL 1930–54, 286.

1619 Vgl. ausführlich dazu Ohls, 2008,Teil C (2), 1.2. »Limitationen des ethischen Entwurfs der ›Ehrfurcht vor dem Leben‹«, S. 256–265 sowie 1.3.1. »Naiv-Positive Würdigungen von Schweitzers Lebenswerk«, S. 266f; 1.3.2. »Kritische Würdigung der Person«, S. 267f. und 1.3.3. »Kritische Würdigung des Denkers«, S. 269.

1620 Luther, 2010, 45.

1621 Günzler, 1996, 32.

Schweitzers Handeln als *Arzt* und damit sein praktisches Lebenswerk in Lambarene zog überwiegend positive Kritik nach sich. Gerade vor dem Hintergrund zweier Weltkriege und des beginnenden Ost-West-Konfliktes erschien Schweitzer als »Heiliger«, welcher im Urwald Gabuns unberührt seine Ziele verfolgte. An dieser dominierenden Sicht auf sein Lebenswerk wird zugleich deutlich, dass Schweitzers Leben nur als Einheit aus Wort und Tat angemessen gewürdigt werden sollte und er das, was sein Ethikentwurf an theoretischen Mängeln aufwies, durch praktische Beispiele im medizinischen Alltag ergänzte und damit ein lebendiges Abbild dessen, was er unter ehrfürchtigem Handeln gegenüber der Schöpfung bzw. gelebter Nachfolge Jesu bzw. Arztsein verstand, lieferte. Der Außenseiter Schweitzer schuf in Lambarene sein Lebenswerk, welches als *ethisches Symbol eine weltweite Ausstrahlungskraft* besaß – zugleich aber seine Zeitgenossen – in Afrika wie Europa gleichermaßen – in einer besonderen Weise herausforderte: »Sein afrikanisches Wirken knüpft an die Tätigkeit der christlichen Mission an. Auch die Helfer und Freunde sind zum großen Teil in dieser Tradition herangewachsen. Das Neue war der überkonfessionelle und übernationale Geist. Er mußte Kirche wie Staat ungelegen kommen. [...] Die Regierungen ihrerseits behielten den Einzelgänger scharf im Auge«[1622]. Auf die Phase ausgeprägter Kritik an den medizinischen Standards seines Spitals im Zuge der Unabhängigkeitsbestrebungen Gabuns ist an anderer Stelle bereits hingewiesen worden.[1623] Im Kontext dieses Kapitels sei nur angeführt, dass Kritikpunkte u. a. die langsame Modernisierung des Spitals, resultierend aus Schweitzers Technikfeindlichkeit, die Verpflichtung der Patienten und Gardiens zu Diensten im Spital und die damit unentgeltliche Gegenleistung für die im Spital erfahrene Hilfe sowie die Versuche an Tieren und Menschen waren. Diesen Hauptvorwürfen ist bereits 1987 Schweitzer ärztlicher Nachfolger Munz in seiner Studie »Albert Schweitzer im Gedächtnis der Afrikaner und in meiner Erinnerung« in Auseinandersetzung mit dem gabunesischen Generalinspektor des militärärztlichen Dienstes Dr. Duboze vehement entgegengetreten.[1624] Einzelne weiterführende Aspekte wurden auch im Verlauf dieser Arbeit erörtert. Schweitzer war durch eigene wissenschaftliche Forschungen, die Lektüre von Fachliteratur, die Korrespondenz mit Wissenschaftlern in der ganzen Welt und durch den Dialog mit vor Ort tätigen ärztlichen Kollegen, bemüht, auf dem neuesten Stand der medizinischen Wissenschaft zu sein, um in Lambarene vorkommende Krankheiten nach gültigen Standards behandeln zu können. Die

1622 Minder/Bähr, 1974, 81 f. Weiterführend vgl. Ohls, 2008, Kap. C (2), 1.4.4. »Die Bedeutung des Missionskonzeptes Schweitzers für aktuelles missionsärztliches Handeln«; S. 290–293.

1623 Vgl. Ohls, 2008, Kap. 1.3.6. »Diskussion der Kolonialismus-, Paternalismus- und Rassismus-Vorwürfe«, S. 272–274; Kap. 1.3.7. »Zeitgeschichtlich-Politisches Umfeld«, S. 274–280; Kap. 1.3.8. »Nachruhm und Kritik an Albert Schweitzer«, S. 280.

1624 Vgl. Munz, 1987, 60–65.

Anlage des Spitaldorfes zu Beginn des 20. Jahrhunderts, welche nicht mit einem hochtechnisierten Krankenhausbetrieb des 21. Jahrhunderts verglichen werden sollte, war nach heutigen Maßstäben eine sozialpolitisch sinnvolle, im Gabun benötigte und weitsichtige Entwicklungshilfe. Die nach eigenen Gesetzen funktionierende Spitalanlage sollte den drohenden Kulturschock der AfrikanerInnen bei der Begegnung mit der westlichen Medizin abmildern. Schweitzer zeigte darin Ehrfurcht vor dem traditionellen Sozialgefüge sowie kulturellen Milieu Gabuns, wenngleich ein gleichberechtigter Dialog auf Augenhöhe, etwa in Begegnung mit einheimischen Heilverfahren erst unter seinen medizinischen Erben möglich wurde. Schweitzers Entwicklungshilfe lieferte kein Basis-Gesundheits-Modell für die Arbeit vor Ort, war aus heutiger Sicht in manchen sozialen Aspekten, resultierend aus einem in seiner individuellen Person wurzelnden eurozentrisch-rassistischen Bevormundungsbestreben des Patriarchen, veraltet, da ihm eine Form der Weitsichtigkeit für ein komplexes Gesundheitssystem, das auf dem Vertrauen in die Zusammenarbeit gleichberechtigter Partner fußt, fehlte. Dem Problem der Anpassung des Propriums von Lambarene an die Moderne sind seine Erben auf ganz eigene Weise begegnet, was nicht selten zu tiefgreifenden Konflikten in den einzelnen Organisationen geführt hat. Walter Munz hat in seiner aktuellen Studie 2013 geschildert, wie sich gabunesische und europäische Helfer im Gesundheitswesen die (Für-)Sorge um den Gesundheitszustand der einzelnen Individuum im gleichberechtigten Dialog miteinander zu teilen versuchen. Anders als zu Schweitzers Zeiten fehlen heutzutage eine medizinische Aufklärung u. a. auf den Gebieten der Hygiene, Ernährung, Gesundheitsvorsorge und allgemein der Krankheitslehre, individualisierte Therapiemodelle und die Ausbildung der autochthonen Bevölkerungsgruppen Afrikas für eine Arbeit im Gesundheitssystem nicht mehr im Alltag von Lambarene. Darüber hinausgehend können Basis-Gesundheits-Dienste heutzutage nur in enger Kooperation mit der lokalen Regierung eine Verschränkung von kurativen Therapieformen, Vorsorgearbeit und sozial-gesellschaftlicher Gesundheitsaufklärung erreichen. In einer sich immer stärker vernetzenden Welt kann ein einzelner Mensch anders als zu Schweitzers Zeiten nicht ohne die Einbindung in organisierte, übergreifende Strukturen mit dem Ziel der zwischenmenschlichen Begegnung auf Augenhöhe und lebendigen Kooperation langfristig erfolgreich sein.

Schweitzers Lebenswerk sollte also nicht kritiklos in die Moderne überführt werden.

Weist die Kulturphilosophie vom theoretischen Standpunkt aus betrachtet gewisse Mängel auf, so ist ihre praktische Umsetzung im tropenmedizinischen

Alltag von Lambarene gleichwohl beeindruckend.[1625] Dieses belegt die umfangreiche Rezeptionsgeschichte seines Werkes.[1626]

Es gibt verschiedene Zeugnisse, von denen einzelne im folgenden angeführt und diskutiert werden sollen: Berichte von Zeitzeugen[1627] und Familienmitglieder[1628] stehen neben denjenigen ärztlicher Kollegen[1629], neben Zeugnissen von Afrikanerinnen[1630] und Lambarene-Besuchern[1631] sowie aktuellen wissen-

---

1625 Vgl. folgende 2 Textzeugnisse: Christian Müller hat darauf hingewiesen, dass die Ethik der Ehrfurcht vor dem Leben jenseits aller theoretischen Mängel »vor allem eine *Praxis* ist, sie will gelebt, nicht einfach nur gewusst werden. [XLVII…] So gesehen ist Schweitzers Ethik der Ehrfurcht vor dem Leben nicht nur aus theoretischer Perspektive betrachtet […] interessant und […] durchaus diskussionswürdig und ›lebensfähig‹«; Christian Müller, 2010, XLVIII. Vgl. ferner folgende Äusserung zum 100-jährigen Jubiläums Lambarenes: »Ethische Praxis konkreter Humanität: Dennoch hat das Kernmotto der ›Ehrfurcht vor dem Leben‹ als plakatives, unmittelbar Aufmerksamkeit und Zustimmung erzwingendes Konzept wahrhaft vorbildhaft Geschichte gemacht. [66…] So münden das Johannesevangelium, Goethes faustisches Urwort und Schweitzers Handlungsethik vielleicht am Ende doch in das gemeinsame Meer der Mitmenschlichkeit und der ›konkreten Humanität‹«; Lenk, in: Weber, Hundert Jahre, 2013, 67.

1626 Vgl. Ohls, 2008, 281–293.

1627 Vgl. den Hamburger Theologen Helmut Thielicke (1908–1986): »*Dass jemand sein Leben zur Kongruenz bringt mit der Idee, an die er glaubt; dass jemand das glaubt, was er lehrt, und dass er das tut, was er glaubt – man entschuldige den Ausdruck, aber das ist eine Sensation.* Die Botschaft von Albert Schweitzer ist zusammengefasst im Wort von der *Ehrfurcht vor dem Leben.* Gemeint ist zunächst die Ehr- [289] furcht vor dem biologischen Leben aller Kreatur – der Pflanze und des Tieres. Gemeint ist auch die Ehrfurcht vor dem geistigen Leben. […] Die wesentlichen Probleme der Menschen – auch unseres ausgehenden 2. Jahrtausends, sind von dieser Gesinnung her anzugehen: der Friede unter den Völkern ebenso wie die Bewahrung der Schöpfung«; Munz, ASS 3, 1991, 290 [kursiv Thielickes Äußerung]. Vgl. auch folgenden Brief von Theodor Heuss (1884–1963) an Schweitzer: »Sie haben für alle solche Haltung als objektivierende Formel das Wort gebraucht ›Ehrfurcht vor dem Leben‹. Ich möchte es aus Ihrem Subjektiven heraus interpretieren dürfen als *die stolze Freiheit zur Demut vor dem Kreatürlichen,* und dies nicht nur in einer unverbindlichen Abstraktion, sondern in einer immer gegebenen, fordernden Gegenwärtigkeit«; Oswald, 1971, 122.

1628 Rhena Schweitzer äußert sich folgendermaßen: »Während mehr als 50 Jahren war es meinem Vater vergönnt, der ›grand docteur‹ und geistige Mittelpunkt seines Spitals zu sein. Er hatte sich im Urwald seine eigene Welt erschaffen, eine Welt, in der das Prinzip der Ehrfurcht vor dem Leben bestimmend wirkte. In dieser Welt wurden die Sitten und Gebräuche seiner Patienten geachtet, und sie konnten mit ihren Familien im Spitaldorf wie in ihrem eigenen Dorf leben. In dieser Welt galt Meinungsfreiheit für Mitarbeiter und Besucher, und Tier- und Pflanzenleben waren geschützt«; Rhena Schweitzer, in: Mai, 1992, 7.

1629 Vgl. Hermann Mai: »Kein Zweifel – Albert Schweitzer war ein Großer unter den Philosophen, Theologen und Musikern, er war auch ein Großer unter den Ärzten seiner Zeit. ›Sein Leben stellt die personifizierte Ethik dar und wird für alle Zeiten jedem ärztlichen Handeln Vorbild sein.‹ Er hat ›nie einen Lehrstuhl gehabt, nie Examina abgenommen und auf Kongressen referiert. Er hat sich in der Zunft keinen Namen gemacht. Der Name kam zu ihm. So wurde ein Mediziner ohne Laufbahn der berühmteste Arzt seiner Zeit.‹«; Mai, 1992, 129.

1630 Vgl. den gabunesischen Pasteur Sima Ndong Daniel: » Für mich ist das grosse Erlebnis an

schaftlichen Rezeptionen[1632] von Schweitzers Werk. Allen ist gemein, dass sie die Singularität des Entwicklungsexperimentes Lambarene zu Beginn des 20. Jh. herauszuarbeiten versuchen.

»Im Dschungel Zentralafrikas ist eine Robinson-Insel entstanden«[1633]. Auch Armin Rutishauser äußerte sich über den besonderen »Zauber, welcher diesen Ort« prägte und weiterhin prägt: »Immer noch muß ich staunen, daß ein einzelner es vermochte, in zäher Arbeit im Laufe der Jahre dieses große Werk zu schaffen. [...] Wie groß und schön dieses Werk der Nächstenliebe ist, ermißt man erst, wenn man hier an Ort und Stelle ist und alles miterlebt. Man muß die Menschen gesehen haben, wie sie vor dem Operationssaale sitzen und auf den Augenblick warten, bis sie sich auf den Tisch legen dürfen, der ihnen Befreiung von ihrem Leiden bringen soll. Daß ärztliche Kunst in vielen Fällen nicht mehr helfen kann, empfindet man hier fast noch tragischer als in Europa, weil die Patienten mit einem so blinden und hochgespannten Vertrauen zum Arzte kommen«[1634].

Berichten diese *Zeitgenossen* in diesen Lobestönen von Schweitzers Ausstrahlungskraft, so teilen diese Einschätzung auch spätere Generationen der in Lambarene Wirkenden, u. a. der Münsteraner Pädiater Hermann Mai: »Die Begriffe Mitleid oder Mitleiden sind von ihm bei weitem nicht in süßlicher Sentimentalität gemeint. [...] Mehr denn gezwungen wäre es, wollte man Beginn

Schweitzer die Ehrfurcht vor dem Leben – universell und grundsätzlich, vor dem Leben von Mensch, Tier und Pflanze. Das war für mich etwas Neues, Fremdes und Rätselhaftes und doch so etwas Naheliegendes«; in: Munz, ASS 3, 1991, 125.

1631 Vgl. einen Artikel im Schweizerischen Reformierten Volksblatt, Nr. 4 vom 17.4.1980: »Nein – es war kein Kloster. Aber der kleine Fleck Erde war ein ganz besonderer Platz, wo die Bergpredigt nicht nur aus Worten bestand, – wo man spüren konnte, wie das irdische Leben sein sollte. Lambarene, als Leuchtturm des Friedens, sandte seine Strahlen über die ganze Welt«; in: Abé, 1984, 125. Weiterführend vgl. auch Schweitzers Tochter mit folgenden zwei Aussagen: »Das Stückchen Erde, das er dem Urwald abgerungen hat, ist eben mehr als ein Spital, es ist Modell dessen, was sein könnte, wenn mehr Liebe und Güte in der Welt herrschen würden. Hier haben sich nun seit 1913 Menschen fast aller europäischer Nationen helfend betätigt. Hier gab es keine Verfolgung aus rassischen oder politischen Gründen, hier hat man alles Leben respektiert und zu erhalten gesucht. Lambarene ist eine Arche inmitten der großen Sintflut«; Robert Jungk, in: Rhena Schweitzer, Das AS-Spital Lambarene 1963–1965, DASZF, o. J., o.S. Sowie: »Für die Welt ist es ein Symbol geworden, die Realisation der ethischen Forderung der Ehrfurcht vor dem Leben«; Rhena Schweitzer, Zum 14. Januar 1965, DASZF, o. J., o.S.

1632 Vgl. u. a. folgenden Aspekt: »Ökologische Medizin erweitert die Inhalte einer ganzheitlichen Medizin. [157...] Dieses Empfinden von transkultureller Solidarität ist Grundlage und zugleich auch Ziel für Albert Schweitzers Umgang mit dem kranken Menschen«; Drunkenmölle, BASF 3, 1995, 158. Kritische Würdigung des Menschen Albert Schweitzer vgl. Hauskeller, Graue Reihe 46, 2006, 220–226; Marc Chaudeur, Albert Schweitzer et le problème de la souffrance, in: E.S. No. 7, 1995, S. 230–242; J.-F. Collange, Le Respect de la vie à l'épreuve des problèmes de bioéthique, in: E.S. No. 7, 1995, S. 243–251.

1633 Minder/Bähr, 1964, 82f.

1634 BRL, 1930–54, 204.

und Ausführung des Arztberufes Schweitzers abtrennen von seiner Haltung als Theologe und herauslösen von seiner Lebensbetrachtung als Philosoph«[1635]. Das ethische Bestreben prägte Schweitzers missionsärztliches Lebenswerk über seinen Tod hinaus, wie Zeitgenossen immer wieder hervorhoben: »Was an Schweitzers Wirken zwischen den Völkern während eines halben Jahrhunderts des Hasses und der Kriege das ganz Besondere gewesen ist, das Stille, Unauffällige, Unaufdringliche«[1636]. Auch *Theologen* äußern sich immer wieder voller Hochachtung gegenüber dem Lebenswerk Schweitzers, so Friedrich Schorlemmer in Auseinandersetzung mit einem in Lambarene tätigen *Arzt:* »Die meisten Ärzte, die eine gewisse Zeit an seiner Seite arbeiten, verstanden sich wie Siegwart-Horst Günther als seine Schüler. ›Es sind weniger medizinische Kniffe oder Handreichungen, die wir ihm abschauen, sondern seine ethischen Vorstellungen. Er lebt uns vor, was die ›Ehrfurcht vor dem Leben‹ bedeutet: Demut vor der Schöpfung, Dankbarkeit für jeden neuen Tag, Toleranz und Nächstenliebe‹«[1637]. Ein Priester resümiert: »Die Ehrfurcht vor dem Leben, die hier ihren Ausdruck fand, und die höchsten Prinzipien der ärztlichen Ethik, wie sie in Lambarene praktiziert wurden, können weder proklamiert noch gekauft werden. Es sind spontane Äußerungen der Liebe und des Wohlwollens, die hier umsonst angeboten werden«[1638]. Den Zeugnissen ist gemeinsam, dass Schweitzers Ethikentwurf eine entscheidende Rolle bei der Definition des Propriums von Lambarene darstellt: »Inzwischen [1956] war die ›ethische Improvisation‹ auf dem äquatorialen Stecknadelpunkt weltweit zu einem Symbol tätigen Christentums geworden«[1639]. An verschiedenen Orten der Rezeptionsgeschichte von Schweitzers geistigem Werk wird Lambarene daher auch als »Reisepass und Legitimation« der Ehrfurchtsethik bezeichnet[1640]. Kennzeichnend sind der Kontrast aus menschlichem Helfen gegenüber dem natürlichen Zerstörenmüssen, welches die Umgebung prägt und ein weltweites »Netz der Solidarität«[1641],

1635 Mai, 1992, 117 ff.
1636 Minder/Bähr, 1964, 83.
1637 Schorlemmer, 2009, 164.
1638 Abé, 1984, 54.
1639 Mai, 1992, 132.
1640 Vgl. Neukirch, 2010, 230 sowie Steffahn, welcher »den Operationsraum und die Krankenbaracken nicht vordergründig nimmt, sondern gleichnishaft« als Symbol seiner Gedanken versteht, als »Legitimation und Reisepaß für die Idee der Ehrfurcht vor dem Leben«, als »Grundprinzip des Sittlichen«, gehärtet »im Feuer der Tat – hier am Ogowe«; Steffahn, 2005, 210.
1641 Altner, BASF 3, 1995, 127. Vgl. weiterführend: »Auch die heute übliche Ausrichtung auf die ökologische, soziale, internationale und generative Verträglichkeit als allgemeine Handlungsverpflichtung ist bei Schweitzer schon vorgedacht. Schweitzer formuliert das nur anders, als es heute üblich ist. Er spricht von der ›Welt-Weite‹ der Ethik und schließt dabei alle Lebewesen und den Menschen in seinen sozialen und gesellschaftlichen Formationen

das sich durch diesen Gedanken nach Auffassung Schweitzers bilden wird. So ist auch die weitere medizinische Spitalgeschichte von dem Gedanken der Ehrfurchtsethik und Schweitzers christlicher Sozialisation geprägt gewesen.[1642] »Beeindruckt von Albert Schweitzer entsteht in Amerika die Organisation *International Physicians für Prevention of Nuclear War* […], welche 1985 den Nobelpreis gewann. Ihre Devise ist: *Never whisper in the Presence of Wrong*«[1643].

Darüber hinaus sind immer wieder einzelne Ärzte durch Schweitzers Lebenswerk zu ähnlichen Projekten inspiriert worden, z. B. der Hamburger Theodor Binder (1919–2011) zu seinem »Albert Schweitzer Spital« im Amazonasgebiet Perus (sieht man von der Kritik an seiner Person, auf die eine Personalakte im Auswärtigen Amt hinweist, an diesem Ort einmal ab), der Amerikaner William Larimer Mellon (1910–1989) zu seinem »Albert Schweitzer Spital« in Haiti, welcher 1947–1965 in regem Briefkontakt mit Schweitzer stand, und der Japaner Yushi Uchimova mit einem Schweitzerspital in seiner Heimat, wo auch die erste wissenschaftliche Gesamtedition der Werke Schweitzers entstand. Sie alle können als gesonderte Geschichte von »Spitalablegern« gewertet werden, auf die im Kontext dieser Arbeit leider nicht weiter eingegangen werden kann[1644]. Die aktuellen Bestrebungen, Lambarene in eine Universitätsklinik umzuwandeln sind ebenfalls eine Fortführung von Schweitzers Anspruch auf gelebte Wissenschaftlichkeit im tropenmedizinischen Alltag von Lambarene. Das Erbe Schweitzers kann in seiner interdisziplinären, transkulturellen, internationalen und ethischen Ausrichtung ein Wegweiser für eine zukünftige Ausrichtung der Tropenmedizin auch im 21. Jahrhundert sein. Schweitzers

---

mit ein, um schließlich in dieser Einheit den höchsten Grad der von ihm gesuchten Ehrfurcht zu beschwören«; Altner, BASF 3, 1995, 127.

1642 Vgl. weiterführend: »Nachhaltigkeit und Überlebenschancen des Albert Schweitzer-Spitals« von Damien Mougin (Frankreich), Spitaldirektor 2002–2006; in: Munz, 2013, 253f; »Das Spital heute und in Zukunft« von Roland Wolf; in: Munz, 2013, 255f; »100 Jahre Albert Schweitzer-Spital. Die Entwicklung des Spitals im 21. Jahrhundert« von Hans-Peter Müller (Schweiz), Vizepräsident der internationalen Stiftung; in: Munz, 2013, 257–260; sowie »Blicke in die Zukunft«, in: Munz, 2013, 264; »Das Albert-Schweitzer-Spital 1913–2013« von Wolf, in: Weber, Hundert Jahre, 2013, 19; »Das Albert-Schweitzer-Spital gestern und heute« von Wolf, a. a. O., 25; sowie die im Internet verfügbaren Dokumente: das Dossier des geplanten Dokumentarfilms »Wem gehört Albert Schweitzer? 100 Jahre nach der Gründung des Urwaldspitals«; D-ASL-11–12–2012 www.videominutes.ch; Leutschenbechstrasse 95, 8050 Zürich; Botschafter der Menschlichkeit. Der neue Kinofilm über den Urwaldarzt, Kultur & Leben, DW-WORLD.DE, Deutsche Welle, Film 02. 01. 2010; http://www.dw-world.de/dw/article/0,,5071729,00html; S. 1–3; »Im Albert Schweitzer-Spital in Lambarene August 2005: http://www.albert-schweitzer-zentrum.de/fileadmin/Pfr_Quest_Lambarene.pdf; »Der Nachlaß Albert Schweitzers wird öffentlich gemacht«, Tages Anzeiger, 12. 2. 2009; http://www.tagesanzeiger.ch/zuerich/stadt/Nachlass-Albert-Schweitzer-wird-oeffentlich-gemacht/story/25252107.html.

1643 Munz, 2013, 279.

1644 Vgl. weiterführend Munz, 2013.

Ansätze des »networking und fund-raising« könnten für gegenwärtige Entwicklungshilfeprojekte fruchtbar gemacht werden[1645]. Zum Abschluss dieses Kapitels sollen Worte Schweitzers aus einer Straßburger Predigt aus dem Jahr 1919 stehen: »Wer die Gehobenheit nicht kennt, die wir dann erleben, wenn das wunderbare Licht des Helfen-Dürfens in die grausige Nacht des Zerstörenmüssens hineinfällt, weiß nicht, wie reich das Leben sein kann«[1646].

1645 Vgl. Steinke und Mabika, in: Berlis et al., 2013, 177–228.
1646 WSWT, 55.

Schlussresumé und Ausblick

Die Entstehungsgeschichte des Lambarener Spitalorganismus zeigt sich als ein mit den kulturellen Traditionen Gabuns, dem Zeitalter des Kolonialismus und lokalen tropenmedizinischen Besonderheiten eng verknüpfter Komplex, welcher bis in die Gegenwart hinein die deutlich erkennbare Handschrift seines Gründers trägt, zugleich aber nicht als bloßer Export eines Medizinsystems aus Europa nach Afrika verstanden werden will. Gerade an der Betrachtung einiger zu Schweitzers Lebzeiten vorherrschender Infektionskrankheiten, v. a. den in vielen Variationen auftretenden tropischen Geschwüren, der Lepra und Trypanosomiasis sowie dem Einfluss der Ruhr auch auf die bauliche Ausdifferenzierung des Krankendorfes wird erkennbar, wie sehr Schweitzers medizinisches Wirken für die AfrikanerInnen neue Impulse lieferte, welche in ihr Weltbild im Laufe von 50 Jahren integriert wurden und auch im Zeitalter der politischen Unabhängigkeit nach 1961 den Medizinbetrieb in Gabun geprägt haben. Aussätzige und Schlafkranke erfuhren erstmals in der Geschichte des Landes nach dem Vorbild Lambarenes medizinische Hilfe in Regierungsspitälern. Ein neues Bewusstsein von hygienischer und diätetischer Prophylaxe erlaubte die Eindämmung einzelner Seuchen. Schweitzer erprobte in seinem tropenmedizinischen Alltag durch medizinisch-klinische bzw. wissenschaftliche Versuche und Experimente an Tieren und Menschen nicht nur in Europa neu eingeführte Medikamente und nahm damit an den Entwicklungen in der Therapie teil, sondern wagte darüber hinaus, sozialmedizinische Neuerungen in den Alltag zu integrieren, etwa die Erlaubnis, Leprapatienten nicht von ihren gesunden Kindern zu isolieren. Andere, in der Gegenwart wieder äußerst relevante Tropenkrankheiten, wie etwa die Malaria, spielten zu Lebzeiten Schweitzers in seinen veröffentlichten Schriften eine geringe Rolle. Der zeitimmanente tropenmedizinische Forschungsoptimismus zu Beginn des 20. Jahrhunderts, dem Schweitzer kritisch gegenüber eingestellt war, wie anhand der Beschäftigung mit seinem Wissenschaftsbegriff und seiner Stellung zum Tier- und Menschenversuch herausgearbeitet werden konnte, kann zu Beginn des 21. Jahrhunderts nicht mehr geteilt werden. Durch neue Infektionskrankheiten und die Wandlungsfähigkeit der Erreger, denkt man an die seit Sommer 2014 in Westafrika grassierende und die öffentliche Wahrnehmung Afrikas in Europa beherrschende Ebola-Epidemie, steht die Tropenmedizin gegenwärtig vor großen Herausforderungen. »Das Auftauchen neuer Erreger, wie Ebola-Viren und Prionen zeigt, dass kein Anlass zur Selbstgefälligkeit und optimistischen Vorstellungen besteht, die Seuchen ausrotten zu können«[1647]. Haben wir den Kampf gegen die Mikroorganismen am Beginn des 21. Jahrhunderts verloren? Vieles in Schweitzers Lambarener Mikrokosmos gilt es aus heutiger Sicht kritisch zu hinterfragen, etwa seinen patriarchalischen Führungsstil, die Tatsache, dass er keine indigenen Sprachen lernte, das Festhalten an europäischen Kultur- und Wissenschaftsmaßstäben anstelle einer mutigen Einübung eines zwischenmenschlichen Dialogs auf Augenhöhe – und damit einer ergebnisoffenen Begegnung. Kritisiert werden kann, dass der medizinisch-klinische Versuch in der Praxis zu Widersprüchen mit seinem Ethikentwurf führte und dieser seine geistigen Erben mit vielen offenen Fragen zurückließ, dass der tropenärztliche Alltag in einer technisch veralteten Infrastruktur stattfinden musste, ferner die unhygienischen Zustände im Spitaldorf, die lebenslange äußere Abhängigkeit von Spenden, die Bezeichnung des Afrikaners als einen Bruder und sich selbst als den dazugehörenden älteren Bruder, um nur einige Aspekte des (post)kolonialistischen Zeitalters anzudeuten. Gerade auf medizinischem Gebiet blieb Schweitzer zeitlebens von der Überlegenheit der abendländischen Medizin überzeugt und zeigte kaum Dialogbereitschaft gegenüber lokaler, traditioneller Heilkunst. An der Auseinandersetzung mit den einheimischen Giften wurde zugleich erkennbar, dass es Grenzen der Annäherung zweier unterschiedlicher Medizinsysteme bzw. Verständnisse von Gesundheit und Krankheit gab. Vieles blieb dem Europäer im Dschungel Afrikas ein Rätsel. Sein ärztlicher Nachfolger Walter Munz ging andere Wege, indem er den »psychosomatisch-religiösen Zugang zum leidenden Menschen« und die »restlose Hingabe« an die Patienten wertschätzte, um als Therapieziel zu postulieren: »Eine Befruchtung der beiden Heilkünste ist in dieser Richtung aussichtsreich«[1648].

Erstaunlich ist, dass Schweitzer zeitlebens – ohne Existenz des Internets – geistes- und naturwissenschaftlichen Kontakt mit Europa hielt, um an den geistigen Fortschritten und Auseinandersetzungen trotz der großen räumlichen Entfernung teilzunehmen. Dieses hat die Analyse zahlreicher, z. T. bislang unveröffentlichter Briefe zeigen können. Gerade sein medizinisch-therapeutisches Handwerk hat davon u. a. auf dem Gebiet der Pharmakotherapie sehr profitiert, wie nach Auswertung umfangreichen internationalen Archivmaterials ansatz-

1647 Grüntzig, Johannes/Mehlhorn, Heinz, *Expeditionen ins Reich der Seuchen.* Medizinische Himmelfahrtskommandos der deutschen Kaiser- und Kolonialzeit, München 2005, 11.
1648 Munz, ASS 3, 1991, 139.

weise verdeutlicht werden konnte. Die Pläne, Lambarene in ein Universitätsklinikum umzuwandeln, entsprechen seinem Anspruch als Wissenschaftler, welchen er bis zum Lebensende behielt, wie es auch aus seiner transdisziplinären biographischen Entwicklung und seinem Weg von Europa nach Afrika in den Jahren 1875–1913 hervorgeht.

Viele Fragen bleiben darüber hinaus offen bzw. konnten nur angerissen werden: Wie war Schweitzers Stellung zu einzelnen medizinischen Fachgebieten, etwa der Anästhesie, der Pädiatrie oder der Chirurgie? Wie kann sein gesundheitspolitischer Ansatz in der gegenwärtigen Tropenmedizin fruchtbar gemacht werden (Einheit von Wort und Tat, globaler Denkansatz, networking, fundraising)? Wie kann der sehr selektive Zugang zu dem Forschungsmaterial durch seine biologische Erben für Wissenschaftler aus der ganzen Welt gleichberechtigt verbessert werden, um anstelle eines Heiligenkultes um seine Person eine Auseinandersetzung mit dem »wahren Menschen Schweitzer« – analog zu seiner Forderung in den Straßburger Predigten 1919 – zu ermöglichen, wie in Abschnitt A an seinem beruflichen Werdegang in Auseinandersetzung mit der Pariser Missionsgesellschaft ansatzweise dargestellt wurde, um nur einige Fragenkomplexe anzudeuten?

Das Pendeln zwischen zwei Kulturen, der beständige Kampf um die finanzielle Existenz und den Fortbestand Lambarenes, ließen Schweitzer wenig private Zeit an der Seite seiner Ehefrau und seiner Tochter. Die langjährigen Trennungen hinterließen Spuren in seinem Privatleben, von denen auch in einem Kinofilm »Albert Schweitzer – Ein Leben für Afrika« aus dem Jahre 2009 eindrücklich berichtet wurde[1649].

Dennoch schuf Albert Schweitzer mit seiner »ethischen Improvisation«[1650] in Lambarene ein beachtenswertes Lebenswerk, welches bis in die Gegenwart hinein dank der Arbeit von internationalen Organisationen eine weltweite Ausstrahlungskraft besitzt, im Jahre 2013 sein 100-jähriges Bestehen feiern konnte, welches zugleich aber seine Zeitgenossen – in Afrika wie Europa gleichermaßen – in einer besonderen Weise herausfordert und immer wieder Menschen in die gelebte Nachfolge ruft: Lambarene als Symbol tätiger Nächstenliebe, wie es besonders an Schweitzers tropenmedizinischem Wirken erkennbar wird, hat bis in die Gegenwart seine besondere Ausstrahlungskraft mit der ethischen Prämisse »Lembareni= Wir wollen es versuchen«[1651] bewahrt,

1649 www.albertschweitzer-derfilm.de.

1650 Vgl. Munz, ASS 3, 1991, 28; Mai, 1992, 132.

1651 Ebd., 211 Vgl. folgende Ausführungen von Caroline Fetscher: »›Lembaréni!‹, ›Essayez donc!‹ oder: ›Versucht's doch!‹ Spöttisch sollen dies einige Leute vom Stamm der Daloa in ihrer Sprache den Repräsentanten der Handelshäuser *Hatton and Cookson, John Holt* und *Woermann* zugerufen haben, die auf der Insel Orèryé im tropischen Regenwald, zwischen zwei Armen des Ogoweflusses, ihre Faktoreien eröffnen wollten«; Fetscher, 1993, 22f.

immer wieder zur Nachahmung geführt und seine eigenen Verbreitungswege gefunden, denkt man an internationale Hilfsorganisationen wie »Cap Anamur«, »Hilfe für Brüder«, »Brot für die Welt«, »Misereor«, »Deutsches Aussätzigenhilfswerk DAHW« (heute Deutsche Lepra- und Tuberkuosehilfe e.V.) sowie die »Ruth Pfau Stiftung«, »Mercy Ship«, »Ärzte ohne Grenzen«, etc.. Darüber hinaus gibt es weltweit viele Spitalableger Lambarenes, die z.T. noch zu Lebzeiten Schweitzers gegründet wurden, deren Leiter mit Schweitzer in Verbindung standen und von der ethischen Prämisse Lambarenes ihren eigenen Ursprung nahmen, die wissenschaftlich kaum erfasst sind. Diese Albert-Schweitzer-Spitäler zeigen ein Stück weit die Botschaft Lambarenes, wie sie »ihren Weg in die Gegenwart« macht[1652]. Die Bedeutung der verschiedenen Nachfolgeprojekte Lambarenes wurde im Jahr 2013 durch eine Publikationsfülle zum 100-jährigen Jubiläum von Lambarenes Gründung verdeutlicht. Diese Projekte verstärken zugleich eine Kernaussage aus Schweitzers ethischem Entwurf: »Es gibt nicht nur ein Lambarene, jeder kann sein Lambarene haben«[1653].

1652 Einige weitere Aspekte hat Munz angeführt: »Nach dem Vorbild von Lambarene entstanden schon vor Jahrzehnten weitere Albert Schweitzer-Spitäler, von denen nur die drei bedeutendsten genannt werden: Larimer und Gwen Mellon gründeten in Deschapelles (Haiti) ein Spital, Theodor Binder in Pucallpa (Peru) und Thimothy Rhee in Ullung Do (Südkorea). Willy Randin und Maurice Lack aus der Westschweiz, die früher beide in Lambarene gearbeitet hatten, gründeten die Organisation Nouvelle Planete zur Förderung von Mensch und Umwelt. Entsprechende Zentren arbeiten heute in zwölf Ländern Afrikas, Madagaskar eingeschlossen. [...] In den Philippinen arbeitet eine örtliche Albert Schweitzer Gesellschaft mit vielen Helferinnen und Helfern, dass 200.000 Strassenkinder betreut werden können, die oft allein wegen ihrer Obdachlosigkeit in die Gefängnisse gebracht werden. Der Advokat und Arzt Baba Amte in Indien hat in einem gigantischen Werk in Anandwan (Maharashtra) 5.000 Leprapatienten so ins Leben zurückgeführt, dass sie mit ihrem landwirtschaftlichen und handwerklichen Schaffen eine überaus tüchtige Gemeinschaft wurden. Sie helfen nicht nur sich selbst, sondern bauen unter anderem Schulen und Spitäler für benachteiligte Minderheiten, um ihnen das Leben lebenswert zu gestalten. Baba Amte wird auch der ›Schweitzer Indiens‹ genannt«; Munz, 2013, 154.

1653 Munz, 2005, 266.

Wissenschaftlicher Anhang

1. Literaturverzeichnis

Für die Zitation der Werke Albert Schweitzers werden Abkürzungen verwendet, die im folgenden erklärt werden. Ich folge damit der in den »Beiträgen zur Albert-Schweitzer-Forschung« (BASF) angewandten Vorgehensweise, wie sie von der »Wissenschaftliche Albert-Schweitzer-Gesellschaft« seit 1995 verwendet wird.[1654] Die dort verwendeten Siglen wurden grundsätzlich nach den Regeln der IATG[1655] gebildet. Für die übrige Literatur folge ich im Text der Harvard-Notation. Die Kennzeichnung der Bände einer Reihe bzw. einer Gesamtausgabe erfolgt im Text ausschließlich in römischen Ziffern und ohne die Abkürzung »Bd.«. Ist ein Werk in Teile untergliedert, so werden die Teile mit arabischen Ziffern angegeben und gegebenenfalls hinter die Bandangabe gestellt (z.B. für den ersten Teil des dritten Bandes von Albert Schweitzers Kulturphilosophie: KPh III,1).

Die im Text jeweils verwendeten Abkürzungen werden jedem Titel in eckigen Klammern nachgestellt.

Dieses Literaturverzeichnis enthält die für diese Arbeit verwendete Literatur. Eine umfangreichere Bibliografie zu Leben und Werk hat das Deutsche Albert-Schweitzer-Zentrum in Frankfurt herausgegeben, die z.Zt. sämtliche deutschsprachige Arbeiten von und über Albert Schweitzer bis 2000 umfasst (4955 Titel). Daneben existiert die 1981 in den USA von der »Albert Schweitzer Fellowship« herausgegebene internationale Personalbibliografie der Veröffentlichungen von und über Albert Schweitzer bis 1980: Griffith, Nancy Snell/ Person, Laura, Albert Schweitzer. An International Bibliography, Boston 1981. Diese verzeichnet 5003 Werke aus dem Zeitraum 1898–1979. Beide Bibliografien wurden in dieser Arbeit berücksichtigt.

1654 Vgl. BASF 8, 179–191.

1655 Schwertner, Siegfried M.: IATG^2: Internationales Abkürzungsverzeichnis für Theologie und Grenzgebiete. Zeitschriften, Serien, Lexika, Quellenwerke mit bibliographischen Angaben. Berlin/New York, ^{2}1992, IX f.

1.1. Primärliteratur

1.1.1. Ausgewählte und Gesammelte Werke

Alle Schriften Schweitzers, die in den »Ausgewählten Werken in 5 Bänden«, hg. v. Rudolf Grabs, Berlin 1971 enthalten sind, werden nach dieser Ausgabe zitiert. Identisch mit dieser Ausgabe sind die »Gesammelten Werke in 5 Bänden«, hg. v. Rudolf Grabs, München 1973 und Ex Libris Zürich 1974. Die »Ausgewählten Werke« [**AW**] enthalten folgende Schriften:

Band **I**:
- Aus meinem Leben und Denken, Leipzig/Bern 1931, 19–252. [**LD**]
- Aus meiner Kindheit und Jugendzeit, Straßburg/Bern/München 1924, 253–314. [**KJ**]
- Zwischen Wasser und Urwald, Bern 1921, 315–476. [**WU**]
- Briefe aus Lambarene 1924–1927. Berichte aus Lambarene, Basel/München 1955, 477–686. [**BRL 1924–1927**]

Band **II**:
- Kulturphilosophie I. Verfall und Wiederaufbau der Kultur, München/Bern 1923, 17–94. [**KPh I**]
- Kulturphilosophie II. Kultur und Ethik, München/Bern 1923, 95–420. [**KPh II/KE**]
- Die Weltanschauung der indischen Denker. Mystik und Ethik, München/Bern 1935, 421–664. [**WAID**]
- Das Christentum und die Weltreligionen, Bern 1924, 665–716. [**CWR**]

Band **III**:
- Geschichte der Leben-Jesu-Forschung, Tübingen 1913, 15–898. [**GLJF**]

Band **IV**:
- Die Mystik des Apostels Paulus, Tübingen 1930, 15–510. [**MAP**]
- Reich Gottes und Christentum, Tübingen 1967, 511–773. [**RGC 1**]

Band **V**:

AUS AFRIKA:
- Vom Regen und schön Wetter auf dem Äquator, ersch. in: Rb.8, Heidenheim/Brenz 1955, 19–26. [**RSW**]
- Afrikanische Jagdgeschichten, Leipzig 1937, 27–39. [**AJGe**]
- Ojembo, der Urwaldschulmeister. Leipzig 1937, 40–48. [**OUSM**]
- Berichte aus Lambarene. 25 Jahre Spitalarbeit, ersch. in: Rb.7, Heidenheim/Brenz, 1955 [**FJSA**]; Afrikanisches Tagebuch 1939–1945, ersch. in: Univ. 11/1946 [**ATBu**]; Das Lambarenespital vom Herbst 1945 bis Frühjahr 1954, ersch. in: Rb.7, Heidenheim/Brenz 1955 [**LSHNFN**]; Der Alltag in Lambarene, ersch. in: Rb.15, Heidenheim/Brenz 1960 [**ALa**]; 49–110.
- Ansprache in Andende, Gehalten am 18.4.1963, ersch. in: Rb.22, 111–114. [**AAn**]

KULTURPHILOSOPHIE UND ETHIK:
- Straßburger Predigten über die Ehrfurcht vor dem Leben, ersch. in: Straßburger Predigten, Hg. Neuenschwander, München 1966, 117–134. [**SPEL**]
- Philosophie und Tierschutzbewegung, ersch. in: A. Schweitzer, Grundtexte, München 1966, 135–142. [**PTSB**]

- Das Problem der Ethik in der Höherentwicklung des menschlichen Denkens. Rede, gehalten vor der Académie des Sciences Morales et Politiques zu Paris am 20. 10. 1952, ersch. in: Götting (Hg.), Die Lehre der Ehrfurcht vor dem Leben, Berlin 1969, 143–159. [**PEHMD**]
- Ansprache bei Entgegennahme des belgischen Joseph-Lemaire-Preises, gehalten am 18. 11. 1955, ersch. Rb.19, Heidenheim/Brenz 1962, 160–166. [**AEBJLP**]
- Humanität, ersch. in: A. Schweitzer, Grundtexte, München 1966, 167–171. [**Human**]
- Die Entstehung der Lehre der Ehrfurcht vor dem Leben und ihre Bedeutung für unsere Kultur, ersch. in: A. Schweitzer, Grundtexte, München 1966, 172–192. [**ELEL**]

RELIGION UND THEOLOGIE:
- Das Messianitäts- und Leidensgeheimnis. Eine Skizze des Leben Jesu, Tübingen 1902, 195–340. [**MLG**]
- Die Idee des Reiches Gottes im Verlaufe der Umbildung des eschatologischen Glaubens in den uneschatologischen, ersch. in: Schweizerische Theologische Umschau 23.Jg. Nr. 1/2 1953, Bern 1953, 341–374. [**RGVUEGU**]
- Ansprache auf der Tagung der Schopenhauer-Gesellschaft, ersch. in: Die Christliche Welt, Jg. 1932, Spalte 941 f, Gotha 1932, 375–377. [**ATSG**]
- Botschaft an die Teilnehmer des Weltbundes für Freies Christentum in Bern, in: Schweizerisches Reformiertes Volksblatt, Bern 1947, 378–379. [**BTTWBFC**]
- Spitalandachten zu Lambarene; I ersch. in: Schweizerisches Protestantenblatt, Basel 1930; II ersch. in: Marie Woytt-Secretan, Albert Schweitzer. Der Urwalddoktor von Lambarene, Bern 1948; III ersch. in: Ch.R.Joy u. M.Arnold, Bei Albert Schweitzer in Afrika, München 1948, 380–388. [**SaLa**]
- DEUTSCHE UND FRANZÖSISCHE ORGELBAUKUNST UND ORGELKUNST, Leipzig 1927, 389–466. [**DFOBK**]
- GOETHE. VIER REDEN, München 1950, 467–554. [**GVR**]
- ETHIK UND VÖLKERFRIEDEN:
- Interview im Urwald, ersch. Basel 1947, Sonderdruck aus dem Schweizerschen Reformierten Volksblatt (Übersetzung von F. Buri), 557–563. [**IU**]
- Appell an die Menschheit, ersch. in: Rb.11, Heidenheim/Brenz, 1957, 564–577. [**AMen**]
- Friede oder Atomkrieg, München/Bern 1958, 578–611. [**FAK**]
- Der Weg des Friedens heute, ersch. in: A. Schweitzer, Grundtexte, München 1966, 612–615. [**WFH**]

1.1.2. Weitere Schriften von Albert Schweitzer

1.1.2.1. Von Albert Schweitzer selbst veröffentlichte Werke

SCHWEITZER, ALBERT, *Afrikanische Geschichten*, Leipzig 1939. Bern/Stuttgart 1985. [**AGe**]

SCHWEITZER, ALBERT, *Das Abendmahl.* Im Zusammenhang mit dem Leben Jesu und der Geschichte des Urchristentum, Leipzig/Tübingen 1901. Nachdruck Hildesheim/Zürich/New York 1983. [**AMZLJ**]

1. Heft *Das Abendmahlsproblem auf Grund der wissenschaftlichen Forschung des 19. Jahrhunderts und der historischen Berichte.* [**APGWFNJ**]
2. Heft *Das Messianitäts- und Leidensgeheimnis.* Eine Skizze des Lebens Jesu [**MLG**]
SCHWEITZER, ALBERT, *Die Idee des Reiches Gottes im Verlaufe der Umbildung des eschatologischen Glaubens in den uneschatologischen,* in: Schweizerische Theologische Umschau Nr. 1/ 2, 23.Jg., Februar 1953, 1–20. [**RGVUEGU**]
SCHWEITZER, ALBERT, *Die Orgelwerke Johann Sebastian Bachs.* Vorworte zu den »Sämtlichen Orgelwerken«, New York 1912–1914.1954–1967, Hildesheim/Zürich/New York 1995. [**OWJSB**]
SCHWEITZER, ALBERT, *Die psychiatrische Beurteilung Jesu.* Darstellung und Kritik, Tübingen 1913. [**PBJ**]
SCHWEITZER, ALBERT, *Die Religionsphilosophie Kants.* Von der Kritik der reinen Vernunft bis zur Religion innerhalb der Grenzen der bloßen Vernunft, Leipzig/Tübingen 1899, 2. Nachdruck Hildesheim/Zürich/New York 1990. [**RKKRV**]
SCHWEITZER, ALBERT, *Ein Pelikan erzählt aus seinem Leben.* Mit 48 Bildern von Anna Wildikann, Hamburg 1950. [**PESL**]
SCHWEITZER, ALBERT, *J.S. Bach.* Le musicien-poète, Lausanne 1905; Paris 1967. [**JSBLMP**]
SCHWEITZER, ALBERT, *Johann Sebastian Bach.* Mit einer Vorrede von Charles-Marie Widor, Leipzig/Wiebaden 1908/1936. 11. Aufl. 1990. [**JSB**]
SCHWEITZER, ALBERT, *Selbstdarstellung.* Sonderdruck aus: *Die Philosophie der Gegenwart in Selbstdarstellungen,* hg. v. R.Schmidt, VII, Leipzig 1929. [**Selbst.**]
SCHWEITZER, ALBERT/ WIDOR, CH.M., *Über die Wiedergabe der Präludien und Fugen für Orgel von J.S. Bach,* Leipzig 1910; Nachdruck Lilienthal/Bremen 1976. [**WPFOJSB**]

1.1.2.2. Von anderen Autoren herausgegebene Bücher mit Texten von Albert Schweitzer

BÄHR, HANS WALTER, *Albert Schweitzer. Die Lehre der Ehrfurcht vor dem Leben.* Grundtexte aus 5 Jahrzehnten, München 1966. 6. Aufl. 1991. [**ELe**]
BÄHR, HANS WALTER, *Albert Schweitzer. Leben, Werk und Denken 1905–1965,* mitgeteilt in seinen Briefen, Heidelberg 1987. [**LWD**]
BERGEL, ALICE R. UND KURT, *»Liebes Cembalinchen…«* Albert Schweitzer-Alice Ehlers. Eine Freundschaft in Briefen, Bodenheim b. Mainz 1997. [**Bergel, 1997**]
BRÜLLMANN, RICHARD, *Treffende Albert-Schweitzer-Zitate.* Die eindrucksvollsten Zitate nach Stichwörtern von A-Z geordnet, Thun 1986. [**Brüllmann, 1986**]
BYERS, JEANETTE Q., *The Correspondence of Albert Schweitzer and William Larimer Mellon, Jr,.* Syracuse, New York 1996. [**Byers, 1996**]
DÖBERTIN, WINFRIED, *Albert Schweitzer. Gespräche über das Neue Testament.* Enthält 33 Artikel von Albert Schweitzer, erschienen 1901–1904 im Evangelisch-protestantischen Kirchenboten für Elsaß-Lothringen, Esslingen/München 1988. 2. durchgesehene Aufl. 1994. [**GNTe**]
EPPLER, ERHARD, *Friede oder Atomkrieg.* Vier Schriften, München 1981. 3. unveränderte Aufl. 1984. [**FAK**]

FISCHER, GERHARD, *Albert Schweitzer.* Aus meinem Leben. Selbstdarstellungen und Erinnerungen, Berlin 1988. [**Fischer, 1988**]

FISCHER, GERHARD, *Albert Schweitzer. Briefe aus dem Lambaréné-Spital.* Berichte aus den Jahren 1930–1954, Berlin 1981. [**BRL 1930–1954**]

FISCHER, GERHARD, *Albert Schweitzer. Menschlichkeit und Friede.* Kleine philosophisch-ethische Texte, Berlin 1991. [**MFr**]

FISCHER, GERHARD, *Albert Schweitzer. Mitteilungen aus Lambarene 1913–14,* Berlin 1983. [**MLa**]

GÖTTING, GERALD, *Albert Schweitzer. Die Lehre der Ehrfurcht vor dem Leben.* Berlin 1962. [**ELe2**]

GRÄẞER, ERICH, *Albert Schweitzer. Ehrfurcht vor den Tieren,* München 2006. [**Gräßer, 2006**]

HANHEIDE, STEFAN, *Aufsätze zur Musik,* Kassel 1988. [**AzM**]

ISCH, FRANCOIS, *Albert Schweitzer.* Les Sermons de Lambaréné, Etudes Schweitzeriennes No. 10, Strasbourg 2002. [**LSL**]

JACOBI, ERWIN R., *Albert Schweizers nachgelassene Manuskripte über die Verzierungen bei Johann Sebastian Bach,* Bach-Studien 8, Leipzig 1984. [**NMVJSB**]

LAEDRACH, WALTER, *Albert Schweitzer. Das Spital im Urwald.* Aufnahmen von Anna Wildikann, Bern 1948. [**SiU**]

MELAMED, STEVEN E. G., *Albert Schweitzer. The Africa sermons,* Syracuse, N.Y. 2003. [**Melamed, 2003**]

MÜLLER, CHRISTIAN, *Albert Schweitzers Werkstatt in Lambarene,* Philosophischer Nachlass der Jahre 1914–1964, London 2010. [**Müller, 2010**]

NEUENSCHWANDER, ULRICH, *Albert Schweitzer. Straßburger Predigten,* München 1966. ^{3}1993. [**SPr**]

PFÄFFLIN, FRIEDRICH, *Zwei Geschichten aus Lambarene.* Ojembo. Gottesdienst im Spital von Lambarene, Metzigen 1985. [**OUSM /GDSL**]

SCHÜTZEICHEL, HARALD, *Albert Schweitzer. Briefe und Erinnerungen an Musiker,* Bern/Stuttgart 1989. [**BEM**]

SCHÜTZEICHEL, HARALD, *Wie wir überleben können.* Eine Ethik für die Zukunft, Freiburg/Basel/Wien 1994. [**WWÜK**]

SCHÜTZEICHEL, HARALD, *Albert Schweitzer. Damit das Leben Zukunft hat,* Gütersloh 2009. [**Schützeichel, 2009**]

SCHWEITZER-MILLER, RHENA/WOYTT, GUSTAV, *Albert Schweitzer-Helene Breßlau.* Die Jahre vor Lambarene. Briefe 1902–1912, München 1992. [**ASHB**]

SOMMER, ANDREAS URS, *Albert Schweitzer – Fritz Buri. Existenzphilosophie und Christentum.* Briefe 1935–1964, München 2000. [**ASFB**]

SORG, JEAN-PAUL, *Six essais sur Goethe,* E.S. No. 1. Publication de L'AFAAS, Boofzheim 1999. [**SEG**]

STEFFAHN, HARALD, *Albert Schweitzer,* mit Selbstzeugnissen und Bilddokumenten dargestellt; Rowohlt Monographie, Reinbek 1979. [**Steffahn, 1979**]

STEFFAHN, HARALD, *Albert Schweitzer.* Lesebuch, München ^{2}1986. [**Steffahn, LB, 1986**]

STREGE, MARTIN/ STIEHM, LOTHAR, *Albert Schweitzer. Was sollen wir tun?* 12 Predigten über ethische Probleme, Heidelberg ^{2}1986. [**WSWT**]

WEBER, EINHARD, *Albert Schweitzer.* Das Buch der Albert-Schweitzer-Zitate, hg. im Auftrag des DASZ und AISL, München 2013. [**Weber, 2013**]

1.1.2.3. Die Nachlassedition

BRÜLLMANN, RICHARD/GRÄßER, ERICH, *Albert Schweitzer. Predigten 1898–1948*, München 2001. **[Pr]**

GRÄßER, ERICH/ BRÜLLMANN, RICHARD, *Albert Schweitzer. Straßburger Vorlesungen 1902–1912*, München 1998. **[SV]**

GÜNZLER, CLAUS/ LUZ, ULRICH/ ZÜRCHER JOHANN, *Albert Schweitzer. Vorträge, Vorlesungen, Aufsätze*, München 2003. **[VVA]**

GÜNZLER, CLAUS/ ZÜRCHER, JOHANN, *Albert Schweitzer. Die Weltanschauung der Ehrfurcht vor dem Leben.* Kulturphilosophie III. Erster und zweiter Teil, München 1999. **[KPh III 1 / 2]**

GÜNZLER, CLAUS/ ZÜRCHER JOHANN, *Albert Schweitzer. Die Weltanschauung der Ehrfurcht vor dem Leben.* Kulturphilosophie III. Dritter und Vierter Teil, München 2000. **[KPh III 3 / 4]**

KAEMPF, BERNARD/ ZÜRCHER JOHANN, *Albert Schweitzer.* Geschichte des chinesischen Denkens, München 2002. **[GCD]**

KÖRTNER, ULRICH/ ZÜRCHER, JOHANN, *Albert Schweitzer. Kultur und Ethik in den Weltreligionen*, München 2001. **[KEWR]**

KÖRTNER, ULRICH/ ZÜRCHER, JOHANN, *Albert Schweitzer. Wir Epigonen.* Kultur und Kulturstaat, München 2005. **[WE]**

LUZ, ULRICH/ NEUENSCHWANDER, ULRICH/ ZÜRCHER, JOHANN, *Albert Schweitzer. Reich Gottes und Christentum*, Teil 1 und 2, München 1995. **[RGC 1 / 2]**

ZAGER, WERNER, *Albert Schweitzer. Theologischer und philosophischer Briefwechsel 1900–1965*, München 2006. **[TPB]**

1.2. Sekundärliteratur

1.2.1. Monographien

ABÉ, MAKOTO, *Akewa.* Ali Silvers Weg für Albert Schweitzers Werk, Tübingen 1984. **[Abé, Akewa, 1984]**

AUGUSTINY, WALDEMAR, *Albert Schweitzer und Du*, Berlin 1957. **[Augustiny, 1957]**

BÄCKER, EVA MARIA, *Bienvenue en Afrique – Interkulturelle Kompetenz für Gabun*, Nordhausen 2013. **[Bäcker, 2013]**

BALANDIER, GEORGES, *Zwielichtiges Afrika;* [Titel der Originalausgabe »Afrique ambigue« 1957], Stuttgart 1959. **[Balandier, 1959]**

BALSIGER, MAX U., *Albert Schweitzers Ethik des Lebendigen.* ›Leben inmitten von Leben‹, Zürich 2007. **[Balsiger, 2007]**

BARTHÉLEMY, GUY, *Wie ich Lambarene erlebte.* Ein junger Mensch besucht Albert Schweitzer, München 1953. [**Barthélemy, 1953]**

BAUR, HERMANN/ MINDER, ROBERT, *Albert Schweitzer Gespräch Basel 1967*, EZS 42/ 43, Hamburg 1969. **[Baur, 1969]**

BECHTLE, FERDINAND, *Wo Albert Schweitzer war.* Gabun Tagebuch, Stuttgart 1997. **[Bechtle, 1997]**

BECK, MATTHIAS, *Mensch-Tier-Wesen.* Zur ethischen Problematik von Hybriden, Chimären, Parthenoten, Paderborn/München/Wien/Zürich 2009. **[Beck, 2009]**

BENTLEY, JAMES, *Albert Schweitzer.* Der berühmte Musiker und Philosoph, der seine Karriere aufgab, um den Menschen in Afrika als Arzt zu helfen, Würzburg 1989. **[Bentley, 1989]**

BENTLEY, JAMES, *Albert Schweitzer.* Eine Biographie, Zürich 1993. **[Bentley, 1993]**

BERNARD, CLAUDE, *Einführung in das Studium der experimentellen Medizin* (Paris 1865), deutsch von Paul Szendrö und Karl E. Rothschuh, Sudhoffs Klassiker der Medizin hg. v. der Deutschen Akademie der Naturforscher Leopoldina durch Johannes Steudel und Rudolph Zaunick, Bd. 35, [Originaltitel »Introduction à l'étude de la médecine expérimentale (Paris 1865)«], Leipzig 1961. **[Bernard, 1961]**

BILDBAND EDITION AISL, *Albert Schweitzer – Von Günsbach nach Lambarene,* Maison Albert Schweitzer, Günsbach 2008. **[Bildband, 2008]**

BOMZE-BAMBERGER, ELFRIEDE, *Das neue Lambarene,* hg. v. Deutschen Hilfsverein für das Albert-Schweitzer-Spital Lambarene Frankfurt a.M., Kelkheim 1984. **[Bomze-Bamberger, 1984a]**

BOMZE-BAMBERGER, ELFRIEDE, *Helene Schweitzer.* Sein treuester Kamerad, hg. v. Deutschen Hilfsverein für das Albert-Schweitzer-Spital Lambarene, Frankfurt a.M., Kelkheim 1984. **[Bomze-Bamberger, Helene Schweitzer, 1984b]**

BRABAZON, JAMES, *Albert Schweitzer.* A Biography, New York 1975. **[Brabazon, 1975]**

BRÜLLMANN, RICHARD/RANDIN, WILLY, *Lambaréné 2000,* Bern/Stuttgart/Wien 2000. **[Brüllmann/Randin, 2000]**

BRUCHHAUSEN, WALTER, *Medizin zwischen den Welten.* Vergangenheit und Gegenwart des medizinischen Pluralismus im südöstlichen Tansania, Göttingen/Bonn 2006. **[Bruchhausen, 2006]**

BRUCHHAUSEN, WALTER/SCHOTT, HEINZ, *Geschichte, Theorie und Ethik der Medizin,* Göttingen 2008. **[Bruchhausen/Schott, 2008]**

BURI, FRITZ, *Christentum und Kultur bei Albert Schweitzer.* Eine Einführung in sein Denken als Weg zu einer christlichen Weltanschauung, Bern/Leipzig 1941. **[Buri, 1941]**

BURI, FRITZ, *Albert Schweitzers Wahrheit in Anfechtung und Bewährung,* Zürich/Stuttgart 1960. **[Buri, 1960]**

CASALIS, EUGÈNE, *MES SOUVENIRS,* Jubilé Centenaire de la Mission du Lessouto 1833–1933, Paris Sixième Édition 1930. **[Casalis, 1930]**

CESBRON GILBERT, *Albert Schweitzer.* Begegnungen, Heidelberg 1958. **[Cesbron, 1958]**

CLIFFORD, JAMES, *Person and Myth.* Maurice Leenhardt in the Melanesian world, Durham and London 1992. **[Clifford, 1992]**

COUSINS, NORMAN, *Dr. Schweitzer of Lambarene.* With Photographs by Clara Urquhart, New York 1960. **[Cousins, 1960]**

COUSINS, NORMAN, *Albert Schweitzer's Mission.* Healing and Peace. With Hitherto Unpublished Letters from Schweitzer, Nehru, Eisenhower, Khrushchev and Kennedy, New York/London 1985. **[Cousins, 1985]**

CHRISTALLER, HELENE, *Albert Schweitzer.* Ein Leben für andere, Stuttgart 1955. **[Christaller, 1955]**

DIECKMANN, GUIDO, *Albert Schweitzer.* Ein Leben für Lambarene, 2. Aufl. Berlin 2009. **[Dieckmann, 2009]**

DIFAEM, *Der Mensch ist die Medizin des Menschen.* 100 Jahre DIfäM, Festschrift, Tübingen 2006. **[DIfäM, FS, 2006]**

ECKART, WOLFGANG U., *Medizin und Kolonialimperialismus. Deutschland 1884–1945,* Paderborn/München/Wien/Zürich 1997. **[Eckart, 1997]**

ECKART, WOLFGANG U., *Geschichte der Medizin,* 3. überarbeitete Auflage, Berlin/Heidelberg/New York 1998. **[Eckart, [3]1998]**

ECKER MANFRED, Dialektik im idealistischen Denken Albert Schweitzers, BASF 7, Frankfurt a.M. 2001. **[Ecker, BASF 7, 2001]**

ELKELES, BARBARA, *Der moralische Diskurs über das medizinische Menschenexperiment im 19. Jahrhundert,* Medizin-Ethik 7, Jahrbuch des Arbeitskreises Medizinischer Ethik-Kommissionen in der Bundesrepublik Deutschland, hg. v. Richard Toellner et al., Stuttgart/Jena/New York 1996. **[Elkeles, 1996]**

EMANE, AUGUSTIN, Docteur Schweitzer, une icône africaine, Librairie Arthème Fayard, Mars 2013. **[Emane, 2013]**

ERNST, PETER, *Ehrfurcht vor dem Leben: Versuch der Aufklärung einer aufgeklärten Kultur.* Ethische Vernunft und christlicher Glaube im Werk Albert Schweitzers. Mit einem Exkurs über religiöse Kultur und Sozialethik im literarischen Entwurf Leo Tolstois (EHS.T; Reihe 23, Bd. 414), Frankfurt a.M./ Bern/ New York/ Paris 1991. **[Ernst, 1991]**

FETSCHER, CAROLINE, *Die Tropen als Text.* Albert Schweitzers »Zwischen Wasser und Urwald«, Hamburg 1993. **[Fetscher, 1993]**

FISCHER, EDITH, *Dankeschön Dr. Schweitzer.* Begegnungen in Lambarene, Treuchtlingen 1984. **[Fischer, 1984]**

FISCHER, EDITH, *Albert Schweitzer zum 25. Todestag.* Eine Anthologie von Edith Fischer. Aussagen/ Zitat/ Briefe/ Ansprachen, Treuchtlingen 1990. **[Fischer, 1990]**

FISCHER, EDITH, *Blütenlese für Albert Schweitzer,* Blütenlese für Albert Schweitzer, Treuchtlingen 1998. **[Fischer, 1998]**

FLECK, LUDWIK, *Entstehung und Entwicklung einer wissenschaftlichen Tatsache.* Einführung in die Lehre vom Denkstil und Denkkollektiv. Mit einer Einleitung herausgegeben von Lothar Schäfer und Thomas Schnelle, Frankfurt a.M. 1980. **[Fleck, 1980]**

FLEISCHHACK, MARIANNE, *Helene Schweitzer.* Einblick in das Leben einer Frau, der es gegeben war, sich selbstlos und aufopfernd einem grossen Werk der Nächstenliebe hinzugeben, Berlin 1965. **[Fleischhack, 1965]**

FLÜCKIGER, FELIX, *Der Ursprung des christlichen Dogmas.* Eine Auseinandersetzung mit Albert Schweitzer und Martin Werner, Zürich 1955. **[Flückiger, 1955]**

FREY, CLEMENS, *Christliche Weltverantwortung bei Albert Schweitzer.* Mit Vergleichen zu Dietrich Bonhoeffer (ASS 4), Bern/Stuttgart/Wien 1993. **[Frey, 1993]**

FREYER, HERBERT PAUL, *Albert Schweitzer.* Ein Lebensbild, 2. Aufl. Berlin 1980. **[Freyer, 1980]**

GANSTERER, GERHARD, *Die Ehrfurcht vor dem Leben.* Die Rolle des ethischen Schlüsselbegriffs Albert Schweitzers in der theologisch-ökologischen Diskussion. (Forum interdisziplinäre Ethik, Bd.16), Frankfurt a.M. 1997. **[Gansterer, 1997]**

GEISER, SAMUEL, *Albert Schweitzer und das Emmental.* Vier Jahrzehnte Zusammenarbeit zwischen dem Urwalddoktor von Lambarene und der Lehrerin Anna Joß in Kröschenbrunnen, Zürich/Stuttgart 1974. **[Geiser, 1974]**

GERICKE, CORINA/REINKE, ASTRID, *Was Sie schon immer über Tierversuche wissen wollten.* Daten und Fakten, Göttingen 2005. **[Gericke/Reinke, 2005]**

GESCHICHTSVEREIN NIERSTEIN (Hg.), *Albert Schweitzer in Nierstein und Rheinhessen,* Niersteiner Geschichtsblätter, Nierstein 2013. **[Geschichtsverein, 2013]**

GÖTTING, GERALD, *Zu Gast in Lambarene.* Begegnungen mit Albert Schweitzer, Union Verlag (VOB), Berlin 1964. **[Götting, 1964]**

GÖTTING, GERALD, *Albert Schweitzer.* Pionier der Menschlichkeit, Berlin 1970. **[Götting, 1970]**

GRABS, RUDOLF, *Albert Schweitzer,* Berlin 1949. **[Grabs 1949]**

GRABS, RUDOLF, *Albert Schweitzer.* Denken und Tat, Hamburg 1950. **[Grabs, 1950]**

GRABS, RUDOLF, *Die Weltreligionen im Blickpunkt Albert Schweitzers,* Berlin 1953. **[Grabs, 1953]**

GRABS, RUDOLF, *Albert Schweitzer.* Gelebter Glaube. Ein Lesebuch, Berlin 1957. **[Grabs, 1957a]**

GRABS, RUDOLF, *Albert Schweitzer.* Weg zur Humanität, Stuttgart 1957. **[Grabs, 1957b]**

GRABS, RUDOLF, *Lebensführung im Geiste Albert Schweitzers,* Jena/Berlin o. J. **[Grabs, Lebensführung, o. J.]**

GRABS, RUDOLF, *Lebensführung im Geiste Albert Schweitzers,* Berlin 1960. **[Grabs, 1960]**

GRABS, RUDOLF, *Albert Schweitzer.* Dienst am Menschen. Ein Lebensbild, Halle (Saale) 1961. **[Grabs, 1961]**

GRABS, RUDOLF, *Tat und Gedanke.* Eine Hinführung zu Weg und Lebenslehre Albert Schweitzers, Berlin 1967. **[Grabs, 1967]**

GRABS, RUDOLF, *Albert Schweitzer.* Wirklichkeit und Auftrag, 3. Aufl. Berlin 1979. **[Grabs, 1979]**

GRÄßER, ERICH, *Albert Schweitzer als Theologe,* (BHTh 60), Tübingen 1979. **[Gräßer, 1979]**

GRÄßER, ERICH, *Albert Schweitzer.* Ehrfurcht vor den Tieren, 2. Aufl. München 2011. **[Gräßer, 2011]**

GROOS, HELMUT, *Albert Schweitzer. Größe und Grenzen.* Eine kritische Würdigung des Forschers und Denkers, München/Basel 1974. **[Groos, 1974]**

GROSSE, PASCAL, *Kolonialismus, Eugenik und bürgerliche Gesellschaft in Deutschland 1850–1918,* Campus Forschung Bd. 815, Frankfurt/New York 2000. **[Grosse, 2000]**

GRÜNTZIG, JOHANNES W./MEHLHORN, HEINZ, *Expeditionen ins Reich der Seuchen.* Medizinische Himmelfahrtskommandos der deutschen Kaiser- und Kolonialzeit, München 2005. **[Grüntzig/Mehlhorn, 2005]**

GRUNDMANN, CHRISTOFFER H., *Gesandt zu heilen!* Aufkommen und Entwicklung der ärztlichen Mission im neunzehnten Jahrhundert, (MWF 26), Gütersloh 1992. **[Grundmann, 1992]**

GRUNDMANN, CHRISTOFFER H., *Leibhaftigkeit des Heils.* Ein missionstheologischer Diskurs über das Heilen in den zionistischen Kirchen im südlichen Afrika (Hamburger Theologische Studien Bd. 11), Hamburg 1997. **[Grundmann, 1997]**

GÜNTHER, SIEGWART-HORST/GÖTTING, GERALD, *Was heißt Ehrfurcht vor dem Leben?* Begegnung mit Albert Schweitzer, Berlin 2005. **[Günther/Götting, 2005]**

GÜNZLER, CLAUS, *Albert Schweitzer.* Einführung in sein Denken, München 1996. **[Günzler, 1996]**

GÜNZLER, CLAUS, *Vom »Park« in die Wildnis.* Albert Schweitzers Modell einer elementaren Alltagsethik, Bernstein-Regal No. 2, hg. v. Andreas Remmel/Paul Remmel, Bonn 2008. **[Günzler, 2008]**

HAGEDORN, HERMANN, *Menschenfreund im Urwald.* Das Leben Albert Schweitzers, Hamburg 1954. **[Hagedorn, 1954]**

HANHEIDE, STEFAN, *Johann Sebastian Bach im Verständnis Albert Schweitzers,* München/Salzburg 1990. **[Hanheide, 1990]**

HARRISON, GORDON, *Mosquitoes, Malaria and Man:* A history of the Hostilities since 1880, New York 1978. **[Harrison, 1978]**

HAUER, AUGUST, *Die Weltgeltung der deutschen Tropenmedizin,* Nov. 1936, Nr. 956, Berlin-Tempelhof 1936. **[Hauer, 1936]**

HEADRICK, RITA, *Colonialism, health and illness in French Equatorial Africa, 1885–1935,* Atlanta/Georgia 1994. **[Headrick, 1994]**

HEIDT, WOLFGANG, *Gelebte Menschlichkeit – Albert Schweitzer,* Agentur des Rauhen Hauses Hamburg, Hamburg 2013. **[Heidt, 2013]**

HIEMKE, SVEN, *Die Bach-Rezeption Charles-Marie Widors,* EHS.MW, Reihe XXXVI, Bd. 126, Frankfurt a.M. 1994. **[Hiemke, 1994]**

HÖFLING, HELMUT, *…gehet hin und lehret alle Völker.* Missionare von Las Casas bis Albert Schweitzer, Düsseldorf/Wien 1982. **[Höfling, 1982]**

HONSAK, THOMAS, *Die Ethik des Albert Schweitzer.* Eine Diskussion seines ethischen Konzepts, (EHS.Ph XX 559), Frankfurt a.M./Berlin/Bern/New York/ Paris/Wien 1998. **[Honsak, 1998]**

HUBER, LILY, *Lebendiges Lambarene,* Münsingen-Bern 1990. **[Huber, 1990]**

IRRGANG, BERNHARD, *Grundriß der medizinischen Ethik,* München/Basel 1995. **[Irrgang, 1995]**

ITALIAANDER, ROLF, *Im Lande Albert Schweitzers.* Ein Besuch in Lambarene, Hamburg 1955. **[Italiaander, 1955]**

ITALIAANDER, ROLF, *Im Lande Albert Schweitzers.* Meine Besuche in Lambarene, Hamburg 1958. **[Italiaander, 1958]**

JACOBI, ERWIN R., *Musikwissenschaftliche Arbeiten.* Im Anhang: Veröffentlichungen zur Biographie von Albert Schweitzer, hg. v. Franz Giegling, Zürich 1984. **[Jacobi, 1984]**

JILEK-AALL, LOUISE, *Call mama doctor.* African notes of a young woman doctor, Hancock House Publishers, Saanichton/Seattle 1979. **[Jilek-Aall, 1979]**

JILEK-AALL, LOUISE, *Working with Dr. Schweitzer.* Sharing his Reverence for Life, published simultaneously in Canada and the United States by Hancock House Publishers, Surrey, B.C./ Blaine,WA 1990. **[Jilek-Aall, 1990]**

JODL, FRIEDRICH, *Geschichte der Ethik als philosophischer Wissenschaft.* I. Bis zum Schlusse des Zeitalters der Aufklärung; II. Kant und die Ethik des 19. Jahrhunderts, Stuttgart/Berlin 1912/1920. **[Jodl,1912/1920]**

JOY, CHARLES/ ARNOLD, MEVIN, *The Africa of Albert Schweitzer.* With a concluding essay by Albert Schweitzer, New York/Boston 1948, ohne Seitenangaben. **[Joy/Arnold, 1948]**

KAEMPF, BERNHARD, *Fondements et actualité de l'Ethique d'Albert Schweitzer,* Theologische Dissertation, Straßburg 1975. **[Kaempf, 1975]**

KAEMPF, BERNHARD, *Albert Schweitzer in Wort und Bild 1875–1965,* Gesangbuchverlag, Stuttgart 2009. **[Kaempf, 2009]**

KATZ, PETER, *Erzbischof Söderblom.* Ein Führer zu kirchlicher Einheit, Halle 1925. **[Katz, 1925]**

KEGLER, HARTMUT, *Gewaltlosigkeit und Frieden im Geiste der Ehrfurcht vor dem Leben,* Aschersleben 2003. **[Kegler, 2003]**

KEGLER, HARTMUT, *Gewichtige Stimmen zur Ethik in der Politik,* Albert-Schweitzer-Freundeskreis Aschersleben 2011. **[Kegler, 2011]**

KINGSLEY, MARY, *Die grünen Mauern meiner Flüsse.* Aufzeichnungen aus Westafrika, [Originalausgabe unter dem Titel »Travels in West Africa«; London 1897], München 1989. **[Kingsley, 1989]**

KLEBERGER, ILSE, *Albert Schweitzer.* Das Symbol und der Mensch, Berlin/München 1989. **[Kleberger, 1989]**

KNIPPER, MICHAEL, *Krankheit, Kultur und medizinische Praxis.* Eine medizinethnologische Untersuchung zu »mal aire« im Amazonastiefland von Ecuador, in: Medizin und Kulturwissenschaft, Bonner Beiträge zur Geschichte, Anthropologie und Ethik der Medizin, hg. v. Heinz Schott, Bd. 2, Münster 2003. **[Knipper, 2003]**

KOLLER, PETER, *Todestrieb im Protestantismus.* Eigentümlichkeiten protestantischen Lebens analysiert an Pfarrer-Autobiographien (Ludwig Karl Moeller, Albert Schweitzer, Claus Harms). Mit einer Reflexion über psychoanalytische Denkstruktur, Zürich 1976. **[Koller, 1976]**

KRAUS, OSKAR, *Albert Schweitzer.* Sein Werk und seine Weltanschauung, Berlin 1929. **[Kraus, 1929]**

KRUCZEK, DIETMAR, *Doktor in Lambarene,* Penzlau, Neuauflage 2011. **[Kruczek, 2011]**

KÜMMEL, WERNER GEORG/ RATSCHOW, CARL-HEINZ, *Albert Schweitzer als Theologe.* Zwei akademische Reden, Marburg 1966. **[Kümmel/Ratschow, 1966]**

KÜNG, HANS, *Projekt Weltethos,* München 5. Aufl.1993. **[Küng, 1993]**

LAEDRACH, WALTER, *Albert Schweitzer.* Das Spital im Urwald, mit Aufnahmen von Anna Wildikann, Bern 1948. **[Laedrach, 1948]**

LANGE, DIETZ, *Ethik in evangelischer Perspektive,* Göttingen 1992. **[Lange, 1992]**

LAUTERBURG-BONJOUR, ELSA, Lambarene. Erlebnisse einer Bernerin im afrikanischen Urwald, 2. Aufl. Bern 1942. **[Lauterburg-Bonjour, 1942]**

LASSUS PIERRE, *Albert Schweitzer 1975–1965,* Paris 1995. **[Lassus, 1995]**

LENK, HANS, *Tagebuch einer Rückreise an einen nie zuvor besuchten Ort: Lambarene.* Mit einem Anhang über Albert Schweitzers unveröffentlichten Nachlaß zur Ethik der Ehrfurcht vor dem Leben: Zwischen Rationalismus und Erleben, Stuttgart 1990. **[Lenk, 1990]**

LENK, HANS, *Albert Schweitzer – Ethik als konkrete Humanität,* in: Forum Humanität und Ethik hg. v. H. Lenk, Universität Karlsruhe Bd. 1, Münster 2000. **[Lenk, 2000]**

LES AMIS D'ALBERT SCHWEITZER, *Hommage à Albert Schweitzer pour son quatre-vingtième anniversaire…* 30 textes, signé de grands noms de la Musique, des Lettres et des Sciences, Paris 1955. **[Les Amis, 1955]**

LEVEN, KARL-HEINZ, *Die Geschichte der Infektionskrankheiten.* Von der Antike bis ins 20. Jahrhundert, Forschritte in der Präventiv- und Arbeitsmedizin, hg. v. F. Hofmann, ecomed 6, Freiburg 1997. **[Leven, 1997]**

LÉVINAS, EMMANUEL, *Die Spur des Anderen.* Untersuchungen zur Phänomenologie und Sozialphilosophie, hg. v. W.N. Krewani, Freiburg/München ^{3}1998. **[Lévinas, ^{3}1998]**

LIND, EMIL, *Albert Schweitzer zum 75. Geburtstag,* Speyer 1950. **[Lind, 1950]**

LOTAR, PETER, *Vom Sinn des Lebens.* Ein Gespräch zu fünft aus Werk und Leben Albert Schweitzers, München 1952. **[Lotar, 1952]**

LUTHER, ERNST, *Albert Schweitzer. Ethik und Politik,* Berlin 2010. **[Luther, 2010]**

MAI, HERMANN, *Das Albert Schweitzer-Spital Lambarene,* Frankfurt a.M. 1984. **[Mai, AS-Spital, 1984a]**

MAI, HERMANN, *Kinderarzt in zwei Erdteilen,* hg. v. Albert Schweitzer Archiv Frankfurt a.M., Kelkheim 1984. **[Mai, Kinderarzt, 1984b]**

MAI, HERMANN, *Albert Schweitzer und seine Kranken.* Ein Beitrag zur Geschichte der Tropenmedizin, Tübingen 1992. **[Mai, 1992]**

MAIO, GIOVANNI, *Ethik der Forschung am Menschen.* Zur Begründung der Moral in ihrer historischen Bedingtheit, in: Medizin und Philosophie, Beiträge aus der Forschung, hg. v. Nelly Tsouyopoulos, Ludwig Siep und Urban Wiesing, Bd. 6, Stuttgart-Bad Cannstatt 2002. **[Maio, 2002]**

MANNWEILER, ERICH, *Geschichte des Instituts für Schiffs- und Tropenkrankheiten in Hamburg, 1900–1945,* Abhandlungen des Naturwissenschaftlichen Vereins in Hamburg; (N.F.) 32, Naturwissenschaftlicher Verein in Hamburg 1998. **[Mannweiler, 1998]**

MARTINI, ERICH, *Bernhard Nocht.* Ein Lebensbild, Hamburg-Altona 1957. **[Martini, 1957]**

MBONDOBARI, SYLVÈRE, *Archäologie eines modernen Mythos.* Albert Schweitzers Nachruhm in europäischen und afrikanischen Text- und Bildmedien, BASF 9, Frankfurt a.M. 2003. **[Mbondobari, 2003]**

MEURER, GABRIELE, *Die Ethik Albert Schweitzers vor dem Hintergrund der Nietzeschen Moralkritik,* in: Europäische Hochschulschriften Reihe XX Philosophie, Bd. 667, Frankfurt a.M. 2004. **[Meurer, 2004]**

MEYER-STEINEG, THEODOR/SUDHOFF, KARL, *Illustrierte Geschichte der Medizin.* Von der Vorzeit bis zur Neuzeit, 5. durchgesehene und erweiterte Auflage, hg. v. Herrlinger/ Kudlien, mit 227 Abbildungen, Paderborn 2006. **[Meyer-Steineg/Sudhoff, 2006]**

MILSTEIN, WERNER, *Ehrfurcht vor dem Leben.* Albert Schweitzer – ein Porträt, Neukirchen-Vluyn 2005. **[Milstein, 2005]**

MINDER, ROBERT *Das Bild des deutschen Pfarrhauses in der deutschen Literatur von Jean Paul bis Gottfried Benn,* (Abhandlungen der Klasse der Literatur. Jg.1959, Nr. 4), Mainz/Wiesbaden 1959. **[Minder, 1959]**

MINDER, ROBERT/ BÄHR, HANS WALTER (Hg.), *Emmy Martin.* Die Mitarbeiterin Albert Schweitzers, Tübingen 1964. **[Minder/Bähr, 1964]**

MOLL, ALBERT, *Ärztliche Ethik.* Die Pflichten des Arztes in allen Beziehungen seiner Thätigkeit, Stuttgart 1902. **[Moll, 1902]**

MÜHLSTEIN, VERENA, *Helene Schweitzer Bresslau.* Ein Leben für Lambarene, München 1998. **[Mühlstein, 1998]**

MÜLLER, WOLFGANG ERICH, *Albert Schweitzers Kulturphilosophie im Horizont säkularer Ethik,* Berlin/New York 1993. **[Müller, 1993]**

MÜLLER-BÜTOW, HORST, *Lepra.* Ein medizinhistorischer Überblick unter besonderer Berücksichtigung der mittelalterlichen arabischen Medizin, Europäische Hochschulschriften, Reihe VII Medizin, Abt. B. Geschichte der Medizin, Bd. 3, Frankfurt a.M./ Bern 1981. **[Müller-Bütow, 1981]**

MÜNSTER, PETER, *Albert Schweitzer.* Der Mensch. Sein Leben. Seine Botschaft, München 2010. **[Münster, 2010]**

MUNZ, WALTER, *Albert Schweitzer im Gedächtnis der Afrikaner und in meiner Erinnerung,* (ASS 3), Bern/Stuttgart 1991. **[Munz, 1991]**

MUNZ, WALTER UND JO, *Mit dem Herzen einer Gazelle und der Haut eines Nilpferds.* Albert Schweitzer in seinen letzten Lebensjahren und die Entwicklung seines Spitals bis zur Gegenwart, Frauenfeld/Stuttgart/Wien 2005. **[Munz, 2005]**

MUNZ, WALTER UND JO, *Albert Schweitzers Lambarene 1913–2013.* Zeitzeugen berichten. Zum 100-jährigen Jubiläum des Urwaldspitals 1913–2013, elfundzehn-Verlag Schweiz, o.O. 2013. **[Munz, 2013]**

NESSMANN, VICTOR, *Avec Albert Schweitzer de 1924 à 1926.* Lettres de Lambaréné (Etudes Schweitzeriennes No.6), Strasbourg 1994. **[Nessmann, 1994]**

NEUKIRCH, SIEGFRIED, *Mein Weg zu Albert Schweitzer.* Autobiographie 1952–2002, Eigenverlag, 5. Aufl. Freiburg im Breisgau 2010. **[Neukirch, 2010]**

NIEDERSTEIN, PETER, *Schnittpunkte.* Albert Schweitzer mit der Seele suchend, Baden 1997. **[Niederstein, 1997]**

NOSSIK, BORIS MICHAILOWITSCH, *Albert Schweitzer.* Ein Leben für die Menschlichkeit, in: Humanisten der Tat. Hervorragende Ärzte im Dienst des Menschen hg.v. W.Genschoreck und A. Gläser, Leipzig 1978. **[Nossik, 1978]**

NÜRNBERGER, KLAUS, *Ethik des Nord-Süd-Konflikts.* Das globale Machtgefälle als theologisches Problem, (MWF 20) Gütersloh 1987. **[Nürnberger, 1987]**

OERMANN, NILS, *Albert Schweitzer 1875–1965,* München 2. Aufl. 2010. **[Oermann, 2010]**

OHLS, ISGARD, *Improvisationen der Ehrfurcht vor allem Lebendigen – Albert Schweitzers Ästhetik der Mission,* Göttingen 2008. **[Ohls, 2008]**

OLPP, GOTTLIEB, *Hervorragende Tropenärzte in Wort und Bild,* München 1932. **[Olpp, 1932]**

OSWALD, SUZANNE, *Mein Onkel Bery.* Erinnerungen an Albert Schweitzer, Zürich/ Stuttgart 1971. **[Oswald, 1971]**

OSWALD, SUZANNE, *Im Urwaldspital von Lambarene,* hg.v. Schweizer Hilfsverein für das Albert-Schweitzer-Spital in Lambarene, Thun 1986. **[Oswald, 1986]**

PAUL, JOHANNES (Hg.), *Von Grönland bis Lambarene.* Reisebeschreibungen christlicher Missionare aus drei Jahrhunderten, Berlin 1951. **[Paul, 1951]**

PAYNE, ROBERT, *Albert Schweitzer und seine drei Welten.* Biographie, Zürich 1964. **[Payne, 1964]**

PICHT, WERNER, *Albert Schweitzer.* Wesen und Bedeutung, Hamburg 1960. **[Picht, 1960]**

PIERHAL, JEAN, *Albert Schweitzer.* Das Leben eines guten Menschen, München 1955. **[Pierhal, 1955]**

PLEITNER, HENNING, *Das Ende der liberalen Hermeneutik am Beispiel Albert Schweitzers,* Tübingen 1992. **[Pleitner, 1992]**

POTEAU, SONJA/LESER, GÉRARD, *Albert Schweitzer. Homme de Gunsbach et citoyen du monde,* Mulhouse 1994. **[Poteau/Leser, 1994]**

PRINTZ, OTHON, *Avant Schweitzer…* Robert Nassau, Valentine Lantz, Maurice Robert. Les Génies Tutélaires de Lambaréné, Jérôme Do Bentzinger Editeur, Colmar 2004. **[Printz, 2004]**

QUOIKA, RUDOLF, *Albert Schweitzers Begegnung mit der Orgel,* Berlin/ Darmstadt 1954. **[Quoika, 1954]**

QUOIKA, RUDOLF, *Ein Orgelkolleg mit Albert Schweitzer,* Freising 1970. **[Quoika, 1970]**

RANSFORD, OLIVER, ›*Bid the Sickness Cease*‹. Disease in the history of Black Africa, London 1983. **[Ransford, 1983]**

REHM, MAX, *Straßburgs Luft um die letzte Jahrhundertwende*. Grenzlandschicksal des Elsaß, Bad Neustadt a. d. Saale ²1984. **[Rehm, ²1984]**

REHM, MAX, *Reichsland Elsaß-Lothringen*. Regierung und Verwaltung 1871–1918, Bad Neustadt a. d. Saale 1989. **[Rehm, 1989]**

REHM, MAX, *Das Vermächtnis des Elsässers Albert Schweitzer*, Nürtingen 1990. **[Rehm, 1990]**

REHMANN-SUTTER, CHRISTOPH, *Zwischen den Molekülen*. Beiträge zur Philosophie der Genetik, in: Ethik in den Wissenschaften, hg. v. Dietmar Mieth, Bd. 18, Tübingen 2005. **[Rehmann-Sutter, 2005]**

REICHENBECHER, ALMUT UND HERMANN, *Emma Haussknecht 1895–1956*. 30 Jahre mit Albert Schweitzer in Lambaréné, Heidelberg 2001. **[Reichenbecher, 2001]**

ROSS, RONALD, *Memoirs*. With a full account of the great Malaria problem and its solution, London 1923. **[Ross, 1923]**

ROSS, RONALD/WATSON, MALCOM, *A summary of facts regarding Malaria*, London 1930. **[Ross/Watson, 1930]**

RUFFIÉ, JACQUES/SOURNIA, JEAN-CHARLES, *Die Seuchen in der Geschichte der Menschheit*, 2. erw. Aufl., Stuttgart 1987. **[Ruffié/Sournia, 1987]**

SALLATSCH, ISOLDE, *Ethik und Ernährung*. Botschaften Albert Schweitzers zur kulinarischen Vielfalt, Frankfurt a.M. 2006. **[Sallatsch, 2006]**

SCHIFFER, WALTER, *Ehrfurcht vor dem Leben*. Ein literarischer Gottesdienst in Memoriam Albert Schweitzer, Albert Schweitzer-Reflexionen Bd. 1, hg. v. Stiftung DASZ Frankfurt a.M. 2013. **[Schiffer, 2013]**

SCHIMITSCHEK, ERWIN/WERNER, GÜNTHER T., *Malaria Fleckfieber Pest*. Auswirkungen auf Kultur und Geschichte – Medizinische Fortschritte, Stuttgart 1985. **[Schimitschek/Werner, 1985]**

SCHOLL, JOHANNES, *Albert Schweitzer – Von der Ehrfurcht vor dem Leben zur transkulturellen Solidarität*. Ein alternatives Entwicklungshilfekonzept in der ersten Hälfte des 20. Jahrhunderts, (BASF 2), Weinheim 1994. **[Scholl, 1994]**

SCHOMBURG, EBERHARD, *Albert Schweitzer*. Ein Leben unmittelbaren Dienens, Braunschweig/Berlin/Hamburg/München/Kiel/Darmstadt 1954. **[Schomburg, 1954]**

SCHORLEMMER, FRIEDRICH, *Albert Schweitzer*. Genie der Menschlichkeit, Berlin 2009. **[Schorlemmer, 2009]**

SCHÜTZEICHEL, HARALD, *Die Konzerttätigkeit Albert Schweitzers*, Bern/Stuttgart 1991. **[Schützeichel, 1991a]**

SCHÜTZEICHEL, HARALD, *Die Orgel im Leben und Denken Albert Schweitzers*, Schriftenreihe der Walcker-Stiftung für Orgel Wissenschaftliche Forschung hg. v. Hans Heinrich Eggebrecht, Bd. IV, Kleinblittersdorf 1991. **[Schützeichel, Orgel, 1991b]**

SEAVER, GEORGE, *Albert Schweitzer*. Als Mensch und als Denker, Göttingen 1950. **[Seaver, 1950]**

SEUFERT, KARL ROLF, *Das Zeichen von Lambarene*. Albert Schweizer gründet das Urwaldspital, 2. Aufl., Bindlach 1991. **[Seufert, 1991]**

SIEFERT, JEANETTE, *Wiedersehen mit Lambarene*. Keine Ortsangabe, Mai 1960. **[Siefert, 1960]**

SIEFERT, JEANETTE, *Meine Arbeitsjahre in Lambarene 1933–1935.* Erinnerungen an Albert Schweitzer und sein Spital am Ogowe, Tübingen 1986. **[Siefert, 1986]**

SIMMANK, LOTHAR, *Der Arzt.* Wie Albert Schweitzer Not linderte, Berlin 2008. **[Simmank, 2008]**

SÖDERBLOM, NATHAN, *Einigung der Christenheit.* Tatgemeinschaft der Kirchen aus dem Geist werktätiger Liebe; übersetzt und eingeleitet von Peter Katz, Halle (Saale) 1925. **[Söderblom, 1925]**

SPEAR, OTTO, *Albert Schweitzers Ethik.* Ihre Grundlinien in seinem Denken und Leben, (EZS 80) Hamburg 1978. **[Spear, 1978]**

SPENGLER, OSWALD, *Der Untergang des Abendlandes.* Umrisse einer Morphologie der Weltgeschichte. I. Gestalt und Wirklichkeit; II. Welthistorische Perspektiven, München 1923 **[Spengler, 1923]**

SPENGLER, OSWALD, *Der Mensch und die Technik.* Beitrag zu einer Philosophie des Lebens, München 1932. **[Spengler, 1932]**

STEFFAHN, HARALD, *Du aber folge mir nach.* Albert Schweitzers Werk und Wirkung, Bern/Stuttgart 1974. **[Steffahn, 1974]**

STEFFAHN, HARALD, *»Mein Leben ist mir ein Rätsel«.* Begegnungen mit Albert Schweitzer, Neukirchen-Vluyn 2005. **[Steffahn, 2005]**

STEFFAHN, HARALD, *Albert Schweitzer.* Mit Selbstzeugnissen und Bilddokumenten, rowohlts monographien, hg. v. Wolfgang Müller/Uwe Naumann, Reinbek 17. Auflage 2006. **[Steffahn, rororo, 2006]**

STEINER, ANDREAS, *Arzt im Busch.* Eine Herausforderung, Bern 1990. **[Steiner, 1990]**

STEINER, ANDREAS, *Unser Leben, unser höchstes Gut – Albert Schweitzers Ethik im 21. Jahrhundert,* Freiburg 2006. **[Steiner, 2006]**

STEITZ-RÖCKENER, *Albert Schweitzer,* Agentur des Rauhen Hauses Hamburg, Hamburg 2012. **[Steitz-Röckener, 2012]**

STOEVESANDT, KLAUS, *Albert Schweitzer und Camus – Auf der Suche nach dem menschlichen Maß,* Bernstein-Regal No.8, Bonn 2013. **[Stoevesandt, 2013]**

STREGE, MARTIN, *Das Reich Gottes als Theologisches Problem.* Im Lichte der Eschatologie und Mystik Albert Schweitzers, Stuttgart 1956. **[Strege, 1956]**

STREGE, MARTIN, *Ehrfurcht vor dem Leben.* Eine kurze allgemeinverständliche Darstellung der Grundlehre Albert Schweitzers, Speyer/Rhein 1963. **[Strege, 1963]**

STREGE, MARTIN, *Der neue Mensch in einer neuen Welt.* Zum 90. Geburtstag von Albert Schweitzer am 14. 1. 1965, Grünstadt/Pfalz 1964. **[Strege, 1964]**

STREGE, MARTIN, *Albert Schweitzers Religion und Philosophie.* Eine systematische Quellenstudie, Tübingen 1965. **[Strege, 1965]**

SUERMANN, THOMAS, *Albert Schweitzer als »homo politicus«,* Berlin 2012. **[Suermann, 2012]**

SUNDERMEIER, THEO, *Den Fremden verstehen.* Eine praktische Hermeneutik, Göttingen 1996. **[Sundermeier, 1996]**

TAAP, ERIKA, *Lambarener Tagebuch,* 10. ergänzte Auflage, Berlin 1974. **[Taap, 1974]**

VASOLD, MANFRED, *Pest, Not und schwere Plagen.* Seuchen und Epidemien vom Mittelalter bis heute, München 1991. **[Vasold, 1991]**

VAUGHAN, MEGAN, *Curing their Ills.* Colonial Power and African Illness, Stanford 1991. **[Vaughan, 1991]**

WATZAL, LUDWIG, *Ethik-Kultur-Entwicklung.* Zur Entwicklungskonzeption Albert Schweitzers, Göttingen/ Zürich 1985. **[Watzal, 1985]**

WECKELMANN, THOMAS, *Albert Schweitzers »Ehrfurcht vor dem Leben«.* Eine theologische Analyse, Neukirchen 2011. **[Weckelmann, 2011]**

WENZEL, LENE, *Albert Schweitzer gestern und heute,* EZS 63/64, Hamburg 1972. **[Wenzel, 1972]**

WENZEL, LENE/ BECHTLE, FERDINAND, *Albert Schweitzer* – Lambarene einst und jetzt, Stuttgart 1975. **[Wenzel/Bechtle, 1975]**

WERNER, HANS-JOACHIM, *Eins mit der Natur.* Mensch und Natur bei Franz von Assisi, Jakob Böhme, Albert Schweitzer, Teilhard de Chardin, München 1986. **[Werner, 1986]**

WERNER, MARTIN, *Das Weltanschauungsproblem bei Karl Barth und Albert Schweitzer.* Eine Auseinandersetzung, München 1924. **[Werner, 1924]**

WIENECKE, WERNER A., *Die Bedeutung der Zeit in Afrika in den traditionellen Religionen und in der missionarischen Verkündigung,* SIGC Bd. 81, hg. v. W.J. Hollenweger, Frankfurt a.M. 1992. **[Wienecke, 1992]**

WIESEMANN, CLAUDIA/BILLER-ANDORNO, NIKOLA, *Medizinethik für die neue AO,* Via medici, Stuttgart/New York 2005. **[Wiesemann/Biller-Andorno, 2005]**

WINKLE, STEFAN, *Geißeln der Menschheit.* Kulturgeschichte der Seuchen, 3. erweiterte und verbesserte Auflage, Düsseldorf 2005. **[Winkle, 2005]**

WINNUBST, BENEDICT, *Das Friedensdenken Albert Schweitzers.* Seine Antwort auf die Bedrohung des Lebens, besonders des menschlichen Lebens, durch die Kernrüstung, Amsterdam 1974. **[Winnubst, 1974]**

WOLF, URSULA, *Ethik der Mensch-Tier-Beziehung,* Frankfurt a.M. 2012. **[Wolf, 2012]**

WOYTT-SECRETAN, MARIE, *Albert Schweitzer.* Der Urwalddoktor von Lambarene, Bern 1947. **[Woytt-Secretan, 1947]**

WOYTT-SECRETAN, MARIE, *Albert Schweitzer baut Lambarene,* Die Blauen Bücher, Königstein 1957. **[Woytt-Secretan, Blau, 1957]**

WULF, STEFAN, *Das Hamburger Tropeninstitut 1919 bis 1945: auswärtige Kulturpolitik und Kolonialrevisionismus nach Versailles,* Hamburger Beiträge zur Wissenschaftsgeschichte, Bd. 9, Hamburg 1994. **[Wulf, 1994]**

ZAGER, DOROTHEA UND WERNER, *Albert Schweitzer.* Impulse für wahrhaftiges Christentum, Neukirchen-Vluyn 1997. **[Zager, 1997]**

ZAGER, WERNER, *Liberale Exegese des Neuen Testaments.* David Friedrich Strauß – William Wrede – Albert Schweitzer – Rudolf Bultmann, Neukirchen-Vluyn 2004. **[Zager, 2004]**

ZIEGLER, THEOBALD, *Geschichte der christlichen Ethik,* Strassburg ^{2}1892. **[Ziegler, ^{2}1892]**

ZWEIG, STEFAN/FESCHOTTE, JACQUES/ GRABS RUDOLF, *Albert Schweitzer.* Genie der Menschlichkeit, Frankfurt a.M./ Hamburg 1955. **[Zweig, 1955]**

1.2.2. Sammelbände

ACH, JOHANN S./STEPHANY, MARTINA (Hg.), *Die Frage nach dem Tier.* Interdisziplinäre Perspektiven auf das Mensch-Tier-Verhältnis, Münsteraner Bioethik-Studien, hg. v. Ludwig Siep, Bd. 9, Berlin 2009. **[Ach/Stephany, 2009]**

AHRENS, THEODOR (Hg.), *Zwischen Regionalität und Globalisierung.* Studien zu Mission, Ökumene und Religion. Perspektiven der Weltmission; Wissenschaftliche Beiträge; Schriftenreihe der Missionsakademie der Universität Hamburg. hg. v. Ahrens, Bd. 25, Ammersbek 1997. **[Ahrens, 1997]**

ALTNER, GÜNTER (Hg.), *Ökologische Theologie. Perspektiven zur Orientierung,* Stuttgart 1989. **[Altner, 1989]**

ALTNER, GÜNTER/ FRAMBACH, L./ GOTTWALD, F.- T./ SCHNEIDER, M., *Leben inmitten von Leben.* Die Aktualität der Ethik Albert Schweitzers, Stuttgart 2005. **[Altner et al., 2005]**

ARN, CHRISTOPH/WEIDMANN-HÜGLE, TATJANA (Hg.), *Ethikwissen für Fachpersonen* (Handbuch Ethik im Gesundheitswesen, Bd.2), Basel 2009. **[Arn/Weidmann-Hügle, 2009]**

AUMÜLLER, GERHARD/GRUNDMANN, KORNELIA/VANJA, CHRISTINA (Hg.), *Der Dienst am Menschen. Krankenversorgung zwischen Caritas, Medizin und Ökonomie vom Mittelalter bis zur Neuzeit.* Geschichte und Entwicklung der Krankenversorgung im sozioökonomischen Wandel, Marburg 2007. **[Aumüller et al., 2007]**

BÄHR, HANS WALTER (Hg.), *Albert Schweitzer.* Sein Denken und sein Weg, Tübingen 1962. **[Bähr, 1962]**

BÄUMLER-PIAGET, R.M. u. J./ FRANKHAUSER-LIEBL, D.u.H. (Hg.), *Albert Schweitzer und die Zukunft Afrikas.* Vierte Basler Albert Schweitzer Gespräche 13.11.1993, Basel 1993. **[Bäumler-Piaget/Frankhauser-Liebl, 4. Basler AS-Gespräche, 1993]**

BAUR, HERMANN/ GRÜBER, HEINRICH/ HEIPP, G./ NIEMÖLLER, M./STAATS, W., *Charismatische Diakonie.* In memoriam Albert Schweitzer + 4. 9. 1965. Dankesgabe der deutschsprachigen Theologen, EZS 27, Hamburg 1966. **[Baur/Grübner et al., 1966]**

BECKER, DIETER/FELDTKELLER, ANDREAS (Hg.), *Mit dem Fremden Leben.* Perspektiven einer Theologie der Konvivenz. Theo Sundermeier zum 65. Geburtstag. Bd. 2: Kunst-Hermeneutik-Ökumene, Erlangen 2000. **[Becker/Feldtkeller, FS Sundermeier, 2, 2000]**

BERLIS, ANGELA/ STEINKE, HUBERT/VON GUTEN, FRITZ/WAGNER, ANDREAS (Hg.), *Albert Schweitzer.* Facetten einer Jahrhundertgestalt, Referate einer Vorlesungsreihe des Collegium generale der Universität Bern im Frühjahrssemester 2013, hg. im Auftrag des Collegium generale, Berner Universitätsschriften 59, Bern 2013. **[Berlis et al., Bern 2013]**

BEYER, MICHAEL/ STEMPEL, HERMANN-ADOLF (Hg.), *Welt, Umwelt, Ökologie,* Beiträge zur Albert-Schweitzer-Forschung 3, Weinheim 1995. **[BASF 3, 1995]**

BORCK, CORNELIUS/HESS, VOLKER/SCHMIDGEN, HENNING (Hg.), *Maß und Eigensinn.* Studien im Anschluss an Georges Canguilhem, München 2005. **[Borck et al., 2005]**

BRUCHHAUSEN, WALTER (Hg.), *Hexerei und Krankheit.* Historische und ethnologische Perspektiven. Unter Mitarbeit von Michael Knipper und Barbara Wolf-Braun, in:

Medizin und Kulturwissenschaft. Bonner Beiträge zur Geschichte, Anthropologie und Ethik der Medizin, hg. v. Heinz Schott, Bd. 1, Münster/Hamburg/London 2003. **[Bruchhausen, 2003]**

BRUCHHAUSEN, WALTER/HOFER, HANS-GEORG (Hg.), *Ärztliches Ethos im Kontext.* Historische, phänomenologische und didaktische Analysen, Medizin und Kulturwissenschaft, Bonner Beiträge zur Geschichte, Anthropologie und Ethik der Medizin, Bd. 6, hg. v. Heinz Schott und Walter Bruchhausen, Göttingen 2010. **[Bruchhausen/ Hofer, 2010]**

BRUCHHAUSEN, WALTER/KAISER, CÉLINE (Hg.), *Szenen des Erstkontakts zwischen Arzt und Patient,* in: Medizin und Kulturwissenschaft. Bonner Beiträge zur Geschichte, Anthropologie und Ethik der Medizin, hg. v. Heinz Schott und Walter Bruchhausen, Bd. 7, Bonn university press, Göttingen 2012. **[Bruchhausen/Kaiser, 2012]**

BRÜLLMANN, RICHARD (Hg.), Albert-Schweitzer-Studien 1, Bern/ Stuttgart 1989. **[ASS 1, 1989]**

BRÜLLMANN, RICHARD (Hg.), Albert-Schweitzer-Studien 2, Bern/ Stuttgart 1991. **[ASS 2, 1991]**

BRÜLLMANN, RICHARD/ SCHÜTZEICHEL, HARALD (Hg.), *Leben in der Kultur,* Beiträge zur Albert-Schweitzer-Forschung 4, Weinheim 1995. **[BASF 4, 1995]**

BURI, FRITZ (Hg.), *Ehrfurcht vor dem Leben. Albert Schweitzer.* Eine Freundesgabe zu seinem 80. Geburtstag, Bern 1955. **[Buri, 1955]**

DASZ Frankfurt a.M/ STIFTUNG DASZ/ ALBERT SCHWEITZER HAUS KÖNIGSFELD (Hg.), *Internationaler Albert-Schweitzer-Preis.* Dokumentation der ersten Preisverleihung am 29. Mai 2011, Königsfeld/Schwarzwald 2012. **[DASZ, 2012]**

DÜWELL, MARCUS/STEIGLEDER, KLAUS (Hg.), *Bioethik,* Frankfurt a.M. 2003. **[Düwell/ Steigleder, 2003]**

ECKART, WOLFGANG U./GRADMANN, CHRISTOPH (Hg.), *Die Medizin und der Erste Weltkrieg,* in: Neuere Medizin- und Wissenschaftsgeschichte. Quellen und Studien, hg. v. Wolfgang U. Eckart, Bd. 3, Herbolzheim 2003. **[Eckart/Gradmann, 2003]**

EVANG, MARTIN/MERKLEIN, HELMUT/WOLTER, MICHAEL, *Eschatologie und Schöpfung.* Festschrift für Erich Grässer zum 70. Geburtstag, Berlin/New York 1997. **[Evang et al., 1997]**

EVANGELISCHE AKADEMIE BADEN (Hg.), *Albert Schweitzer.* Leben zwischen Mystik und Ethik, Herrenalber Forum 21, Karlsruhe 1998. **[EvAkBaden, 1998]**

EVANGELISCHE AKADEMIE HOFGEISMAR (Hg.), *Humangenetik – Medizinische, ethische und rechtliche Aspekte,* in: Getechnologie. Chancen und Risiken, Bd. 8, München 1986. **[EvAkHofgeismar, 1986]**

FREWER, ANDREAS/NEUMANN, JOSEF N., *Medizingeschichte und Medizinethik.* Kontroversen und Begründungsansätze 1900–1950, Frankfurt a.M./New York 2001. **[Frewer/Neumann, 2001]**

GRÄßER, ERICH (Autor), MÜHLING, ANDREAS (Hg.) *Studien zu Albert Schweitzer. Gesammelte Aufsätze,* Beiträge zur Albert-Schweitzer-Forschung 6, Bodenheim 1997. **[BASF 6, 1997]**

GRIESECKE, BIRGIT/KRAUSE, MARCUS/PETHES, NICOLAS/SABISCH, KATJA (Hg.), *Kulturgeschichte des Menschenversuchs im 20. Jahrhundert,* Frankfurt a.M. 2009. **[Griesecke et al, 2009]**

GÜNZLER, CLAUS/ GRÄßER, ERICH/ CHRIST, BODO/ EGGEBRECHT, HANS HEINRICH (Hg.), *Albert Schweitzer heute. Brennpunkte seines Denkens,* Beiträge zur Albert-Schweitzer- Forschung 1, Tübingen 1990. **[BASF 1, 1990]**

GÜNZLER, CLAUS (u.a.), *Ethik und Erziehung,* Stuttgart/ Berlin/ Köln/ Mainz 1988. **[Günzler, 1988]**

HÄRLE, WILFRIED/ PREUL, REINER (Hg.) Leben, Marburger Jahrbuch Theologie IX, Marburg 1997. **[Härle/Preul, MJTh, 1997]**

HARDEGG, WOLFGANG/PREISER, GERT (Hg.), *Tierversuche und medizinische Ethik.* Beiträge zu einem Heidelberger Symposion, in: Frankfurter Beiträge zur Geschichte, Theorie und Ethik der Medizin, hg. v. Gert Preiser, Bd. 2, Hildesheim 1986. **[Hardegg/ Preiser, 1986]**

HAUSKELLER, MICHAEL (Hg.), *Ethik des Lebens. Albert Schweitzer als Philosoph,* Die Graue Reihe 46, hg. v. Sauer/Lauermann/Alfred Schmid Stiftung, Zug/Schweiz 2006. **[Hauskeller, 2006]**

HELMCHEN, HANFRIED/WINAU, ROLF (Hg.), *Versuche mit Menschen in Medizin, Humanwissenschaft und Politik,* Berlin/New York 1986. **[Helmchen/Winau, 1986]**

HOFMEISTER, GEORG/ SCHÜZ, GOTTFRIED (Hg.), *Ehrfurcht vor dem Leben.* Zur Aktualität der Ethik Albert Schweitzers, Hofgeismarer Protokolle 350, Evangelische Akademie Hofgeismar 2010. **[Hofmeister, 2010]**

HUTH, KARL (Hg.), *Arzt-Patient. Zur Geschichte einer Beziehung,* Tübingen 2001. **[Huth, 2001]**

ISCH, FRANCOIS, *Études Schweitzeriennes.* Revue d'éthique, de théologie et de philosophie, AFAAS, No. 1, Strasbourg 1990. **[E.S. 1, 1990]**

ISCH, FRANCOIS, *Études Schweitzeriennes.* Revue d'éthique, de théologie et de philosophie, AFAAS, No. 2, Strasbourg 1991. **[E.S. 2, 1991]**

ISCH, FRANCOIS, *Études Schweitzeriennes.* Revue d'éthique, de théologie et de philosophie, AFAAS, No. 3, Strasbourg 1992. **[E.S. 3, 1992]**

ISCH, FRANCOIS, *Études Schweitzeriennes.* Revue d'éthique, de théologie et de philosophie, AFAAS, No. 4, Strasbourg 1993. **[E.S. 4, 1993]**

ISCH, FRANCOIS, *Études Schweitzeriennes.* Revue d'éthique, de théologie et de philosophie, AFAAS, No. 7, Strasbourg 1995. **[E.S. 7, 1995]**

ISCH, FRANCOIS, *Études Schweitzeriennes.* Revue d'éthique, de théologie et de philosophie, AFAAS, No. 8, Strasbourg 1998. **[E.S. 8, 1998]**

ISCH, FRANCOIS, *Études Schweitzeriennes.* Revue d'éthique, de théologie et de philosophie, AFAAS, No. 9, Strasbourg 2000. **[E.S. 9, 2000]**

ISCH, FRANCOIS, *Études Schweitzeriennes.* Revue d'éthique, de théologie et de philosophie, AFAAS, No. 11, Strasbourg 2003. **[E.S. 11, 2003]**

JESSEN, RALPH/VOGEL, JAKOB (Hg.), *Wissenschaft und Nation in der europäischen Geschichte,* Frankfurt/New York 2002. **[Jessen/Vogel, 2002]**

KIK, RICHARD (Hg.), *Albert Schweitzer Lambarene.* Dokumente aus den Rundbriefen 1 bis 11, 1930–1957, für den Freundeskreis als Sammelband, Selbstverlag, Heidenheim 1965. **[Kik, 1965]**

KLEINSORGE, HELLMUTH/HIRSCH, GÜNTER/WEIßAUER, WALTHER (Hg.), *Forschung am Menschen,* Symposium der Deutschen Gesellschaft für Medizinrecht 25. 1. 1985 in München; Fortführung der Reihe »Recht und Medizin«, Berlin/Heidelberg/ New York/Tokyo 1985. **[Kleinsorge et al., 1985]**

KOELBING, HULDRYCH M./SCHÄR-SEND, MONICA/STETTLER-SCHÄR, ANTOINETTE/TRÜMPY, HANS, *Beiträge zur Geschichte der Lepra,* Zürcher Medizingeschichtliche Abhandlungen, Neue Reihe Nr. 93, hg. v. Koelbing, Zürich 1972. **[Koelbing et al., 1972]**

MÜLLER, WOLFGANG ERICH (Hg.), *Zwischen Denken und Mystik. Albert Schweitzer und die Theologie heute,* Beiträge zur Albert-Schweitzer-Forschung 5, Bodenheim 1997. **[BASF 5, 1997]**

MÜLLER, WOLFGANG ERICH/ECKER MANFRED, *Religion und Verstehen.* Albert Schweitzers Religionsverständnis und der interreligiöse Dialog, BASF 8, Frankfurt a.M. 2001. **[BASF 8, 2001]**

NEUENSCHWANDER, ULRICH (Hg.), *Denker des Glaubens I,* Gütersloh 1974/5. **[Neuenschwander, 1974/5]**

NEUENSCHWANDER, ULRICH, *Christologie – verantwortet vor den Fragen der Moderne.* Mit Beiträgen zu Person und Werk Albert Schweitzers, Werner Zager (Hg.), Albert-Schweitzer-Studien 5, Bern/ Stuttgart/ Wien 1997. **[ASS 5, 1997]**

OSNOWSKI, RAINER (Hg.), *Menschenversuche: Wahnsinn und Wirklichkeit,* Köln 1988. **[Osnoswski, 1988]**

PAUL, NORBERT/SCHLICH, THOMAS (Hg.), *Medizingeschichte: Aufgaben, Probleme und Perspektiven,* Frankfurt/New York 1998. **[Paul/Schlich, 1998]**

PITZ, ANDREAS/ ZAGER, WERNER (Hg.), *Spurensuche.* Albert Schweitzer in Rheinhessen, Leipzig 2011. **[Pitz/Zager, 2011]**

PROPACH, GERD (Hg.), *Neue Perspektiven der ›Ärztlichen Mission‹,* Porta-Studien 20, Marburg 1993. **[Propach, 1993]**

RIHA, ORTRUN (Hg.), *Seuchen in der Geschichte,* 1348–1998. 650 Jahre nach dem Schwarzen Tod, Referate einer interdisziplinären Ringvorlesung im Sommersemester 1998 an der Universität Leipzig, Aachen 1999. **[Riha, 1999]**

SARASIN, PHILIPP/BERGER, SILVIA/HÄNSELER, MARIANNE/SPÖRRI, MYRIAM (Hg.), *Bakteriologie und Moderne.* Studien zur Biopolitik des Unsichtbaren 1870–1920, Frankfurt a.M. 2007. **[Sarasin et al., 2007]**

SCHMITZ, FRIEDERIKE (Hg.), *Tierethik. Grundlagentexte,* Berlin 2014. **[Schmitz, 2014]**

SCHÜZ, GOTTFRIED (Hg.), *Leben nach Maß – zwischen Machbarkeit und Unantastbarkeit.* Biotechnologie im Licht des Denkens von Albert Schweitzer. Jubiläumsband (BASF 10), Frankfurt a. M. 2005. **[BASF 10, 2005]**

SCHULZ, STEFAN/STEIGLEDER, KLAUS/FANGERAU, HEINER/PAUL, NORBERT. W. (Hg.), *Geschichte, Theorie und Ethik der Medizin.* Eine Einführung, 3. Auflage, Frankfurt a.M. 2012. **[Schulz et al., [3]2012]**

VON SCHELIHA, ARNULF/SCHRÖDER, MARKUS (Hg.), *Das protestantische Prinzip.* Historische und systematische Studien zum Protestantismusbegriff, Festschrift für Hermann Fischer, Stuttgart/Berlin/Köln 1998. **[von Scheliha/Schröder, 1998]**

WEBER, EINHARD (Hg.), *Albert Schweitzer – Hundert Jahre Menschlichkeit.* Gedenk- und Gedankenbuch zum 100. Jubiläum der Spitalgründung. Persönlichkeiten unserer Zeit schreiben über Albert Schweitzer, Festschrift des Deutschen Hilfsvereins für das Albert-Schweitzer-Spital in Lambarene e.V. Frankfurt am Main, Aus Anlass des 100. Jubiläums der Spitalgründung in Lambarene durch Albert und Helene Schweitzer im Jahr 1913, Frankfurt a.M. 2013. **[Weber, Hundert Jahre, 2013]**

WENZEL, LENE, *Albert Schweitzer gestern heute.* Eine Anthologie der Begegnungen, Bern 1974. [**Wenzel, 1974**]

WIESEMANN, CLAUDIA/FREWER, ANDREAS (Hg.), *Medizin und Ethik im Zeichen von Auschwitz.* 50 Jahre Nürnberger Ärzteprozeß, Erlanger Studien zur Ethik in der Medizin 5, Erlangen/Jena 1996. [**Wiesemann/Frewer, 1996**]

ZAGER, WERNER (Hg.), *Bergpredigt und Reich Gottes.* Vorträge in Günsbach 1998–2000, Neukirchen-Vluyn 2002. [**Zager, 2002a**]

ZAGER, WERNER (Hg.), *Ethik in den Weltreligionen.* Judentum, Christentum, Islam; Mit Beiträgen von R. Brüllmann/ H. Faber/ A. Rössler/ W. Zager, Neukirchen-Vluyn 2002. [**Zager, 2002b**]

ZAGER, WERNER, *Albert Schweitzer als liberaler Theologe.* Studien zu einem theologischen und philosophischen Denker, Beiträge zur Albert-Schweitzer-Forschung 11, Berlin 2009. [**BASF 11, 2009**]

ZIEGERT, RICHARD (Hg.), *Die Zukunft des Schriftprinzips,* Bibel im Gespräch, Bd. 2, Deutsche Bibelgesellschaft, Stuttgart 1994. [**Ziegert, 1994**]

1.2.3. Aufsätze

ALTNER, GÜNTER, *Leben inmitten von Leben.* Albert Schweitzer nach wie vor aktuell, in: BEYER/ STEMPEL, *Welt, Umwelt, Ökologie (BASF3),* Weinheim 1995, 121–128. [**Altner, BASF3 , 1995**]

ALTNER, GÜNTER, *»Ehrfurcht vor dem Leben«- eine Maxime christlichen Handelns?,* in: EVANGELISCHE AKADEMIE BADEN, *Albert Schweitzer, Leben zwischen Mystik und Ethik,* Karlsruhe 1998, 123–146. [**Altner, Leben zw. Mystik und Ethik, 1998**]

ALTNER, GÜNTER, *Biotechnologischer Fortschritt und Menschenwürde – eine Auseinandersetzung mit Blick auf Schweitzers Ethik der Ehrfurcht vor dem Leben,* in: SCHÜZ, *Leben nach Maß – zwischen Machbarkeit und Unantastbarkeit.* Biotechnologie im Licht des Denkens von Albert Schweitzer *(BASF 10),* Frankfurt a. M. 2005, 169–181. [**Altner, BASF 10, 2005**]

ANDERSON, WARWICK, *Immunität im Empire.* Rasse, Krankheit und die neue Tropenmedizin, 1900–1920, in: SARASIN, PHILIPP/BERGER, SILVIA/HÄNSELER, MARIANNE/SPÖRRI, MYRIAM (Hg.), *Bakteriologie und Moderne.* Studien zur Biopolitik des Unsichtbaren 1870–1920, Frankfurt a.M. 2007, 462–495. [**Anderson, in: Sarasin et al, 2007**]

ANWEISUNG AN DIE VORSTEHER DER KLINIKEN, POLKLINIKEN UND SONSTIGEN KRANKENANSTALTEN VOM 29.12.1900, Verordnung des preußischen Kultusministeriums, in: ELKELES, BARBARA, *Der moralische Diskurs über das medizinische Menschenexperiment im 19. Jahrhundert;* Medizin-Ethik 7, Stuttgart/Jena/New York 1996, 209. [**Anweisung Vorsteher vom 29.12.1900, in: Elkeles, 1996**]

BALANDIER, GEORGES, *L'hôpital administratif de Lambaréné et son occupant.* Dans Afrique ambiguë (premiere edition en 1957, chez Plon, coll. 10/18), in: ISCH, FRANCOIS, *Études Schweitzeriennes.* Revue d'éthique, de théologie et de philosophie, AFAAS, No. 7, Strasbourg 1995, 192–194. [**Balandier, in: E.S. 7, 1995**]

BALSIGER, MAX ULRICH, *Zum Verständnis der Mystik bei Albert Schweitzer,* in: BRÜLLMANN, *Albert Schweitzer Studien 1,* Bern/ Stuttgart 1989, 7–30. **[Balsiger, ASS 2, 1989]**

BALSIGER, MAX ULRICH, *Albert Schweitzer als Pionier des interreligiösen Dialogs,* in: BRÜLLMANN/ SCHÜTZEICHEL, *Leben in der Kultur (BASF 4),* Weinheim 1995, 148–155. **[Balsiger, BASF 4, 1995]**

BARANZKE, HEIKE, *Albert Schweitzer - ein Vordenker der Medizinethik?,* in: ALTNER (u. a.), *Leben inmitten von Leben.* Die Aktualität der Ethik Albert Schweitzers, Stuttgart 2005, 52–67. **[Baranzke, in: Altner et al., 2005]**

BARANZKE, HEIKE, *Ehrfurcht vor dem Leben. Säkularisierte Ehrfurcht bei Kant, Goethe, Bollnow und Schweitzer,* in: HAUSKELLER, *Ethik des Lebens.* Albert Schweitzer als Philosoph, Zug/Schweiz 2006, 13–51. **[Baranzke, in: Hauskeller, 2006]**

BARANZKE, HEIKE, *Sind alle Tiere gleich?* Vom reduktionistischen Antispeziesismus zur selbstreflexiven Verantwortungsethik, in: ACH, JOHANN S./STEPHANY, MARTINA (Hg.), *Die Frage nach dem Tier.* Interdisziplinäre Perspektiven auf das Mensch-Tier-Verhältnis, Münsteraner Bioethik-Studien, hg. v. Ludwig Siep, Bd. 9, Berlin 2009, 17–32. **[Baranzke, in: Ach/Stephany, 2009]**

BAUR, HERMANN, *Albert Schweitzers Persönlichkeit,* in: BÄHR, *Albert Schweitzer,* Tübingen 1962, 216–230. **[Baur, Persönlichkeit, in: Bähr, 1962a]**

BAUR, HERMANN, *Das Spital in Lambarene,* in: BÄHR, *Albert Schweitzer,* Tübingen 1962, 342–357. **[Baur, Spital, in: Bähr, 1962b]**

BAUR, HERMANN, *Albert Schweitzer und unsere Zukunft,* in: BRÜLLMANN, *Albert Schweitzer Studien 2,* Bern/Stuttgart 1991, 8–15. **[Baur, ASS 2, 1991]**

BIEGERT, CLAUS, *»Keine Sieger, nur Besiegte«.* Albert Schweitzers Kritik an der Politik der atomaren Abschreckung, in: ALTNER, GÜNTER/ FRAMBACH, L./ GOTTWALD, F.- T./ SCHNEIDER, M., *Leben inmitten von Leben.* Die Aktualität der Ethik Albert Schweitzers, Stuttgart 2005, 144–151. **[Biegert, in: Altner et al., 2005]**

BIRNBACHER, DIETER, *Haben Tiere Rechte?,* in: ACH, JOHANN S./STEPHANY, MARTINA (Hg.), *Die Frage nach dem Tier.* Interdisziplinäre Perspektiven auf das Mensch-Tier-Verhältnis, Münsteraner Bioethik-Studien, hg. v. Ludwig Siep, Bd. 9, Berlin 2009, 47–64. **[Birnbacher, in: Ach/Stephany, 2009]**

BOLLNOW, OTTO FRIEDRICH, *Die Forderung der Menschlichkeit,* in: BÄHR, *Albert Schweitzer,* Tübingen 1962, 495–510. **[Bollnow, in: Bähr, 1962]**

BRUCHHAUSEN, WALTER, *Medizin und Hexerei.* Zur Einführung in Vorstellungen, Vorwürfe und Forschungen, in: BRUCHHAUSEN, WALTER (Hg.), *Hexerei und Krankheit.* Historische und ethnologische Perspektiven. Unter Mitarbeit von Michael Knipper und Barbara Wolf-Braun, in: Medizin und Kulturwissenschaft. Bonner Beiträge zur Geschichte, Anthropologie und Ethik der Medizin, hg. v. Heinz Schott, Bd. 1, Münster/Hamburg/London 2003, 1–22. **[Bruchhausen, in: ders., 2003a]**

BRUCHHAUSEN, WALTER, *Hexerei und Krankheit in Ostafrika.* Beobachtungen zu einem missglückten interkulturellen Diskurs, in: BRUCHHAUSEN, WALTER (Hg.), *Hexerei und Krankheit.* Historische und ethnologische Perspektiven. Unter Mitarbeit von Michael Knipper und Barbara Wolf-Braun, in: Medizin und Kulturwissenschaft. Bonner Beiträge zur Geschichte, Anthropologie und Ethik der Medizin, hg. v. Heinz Schott, Bd. 1, Münster/Hamburg/London 2003, 93–124. **[Bruchhausen, in: ders., 2003b]**

BRUCHHAUSEN, WALTER, *›Biomedizin‹ in sozial- und kulturwissenschaftlichen Beiträgen.* Eine Begriffskarriere zwischen Analyse und Polemik, in: NTM, Zeitschrift für Geschichte der Wissenschaften, Technik und Medizin, 18, Basel 2010, 497–522. **[Bruchhausen, in: NTM 2010]**

BRUCHHAUSEN, WALTER, *Bühne und Szene: Allwissenheit und Abtasten.* Ein ethnomedizinischer Blick auf den Erstkontakt, in: BRUCHHAUSEN, WALTER/KAISER, CÉLINE (Hg.), *Szenen des Erstkontakts zwischen Arzt und Patient,* in: Medizin und Kulturwissenschaft. Bonner Beiträge zur Geschichte, Anthropologie und Ethik der Medizin, hg.v. Heinz Schott und Walter Bruchhausen, Bd. 7, Bonn university press, Göttingen 2012, 59–72. **[Bruchhausen, in: ders. /Kaiser, 2012]**

BRÜLLMANN, RICHARD, *Der Glaube als Triebfeder des Wirkens.* Zum Zusammenhang von Bibel und geistlichem Lebensstil bei Albert Schweitzer. Walter Schmithals zum 70. Geburtstag, in: ZIEGERT, *Die Zukunft des Schriftprinzips,* Stuttgart 1994, 186–204. **[Brüllmann, in: Ziegert, 1994]**

BRÜLLMANN, RICHARD, *Albert Schweitzer als Prediger und als Religiöser Mensch,* in: EVANGELISCHE AKADEMIE BADEN, *Albert Schweitzer. Leben zwischen Mystik und Ethik,* Karlsruhe 1998, 101–122. **[Brüllmann, in: EvAk Baden, 1998]**

BRÜLLMANN, RICHARD, *Weltethos und Globalisierung.* Albert Schweitzer - Wegbereiter der Idee einer weltweiten Ethik, in: ZAGER, *Ethik in den Weltreligionen.* Judentum - Christentum - Islam, Neukirchen-Vluyn 2002, 1–20. **[Brüllmann, in: Zager, 2002]**

BUBER, MARTIN, *Ein Realist des Geistes,* in: BURI, *Ehrfurcht vor dem Leben,* Bern 1955, 203–204. **[Buber, EvL, 1955]**

BÜCHI, KASPAR, *Forschung - Zum Ethos des wissenschaftlichen Handelns in der Medizin,* in: ARN, CHRISTOPH/WEIDMANN-HÜGLE, TATJANA (Hg.), *Ethikwissen für Fachpersonen* (Handbuch Ethik im Gesundheitswesen, Bd.2, Basel 2009, 181–193. **[Büchi, in: Arn/Weidmann-Hügle, 2009]**

CHAUDEUR, MARC, *Albert Schweitzer et le problème de la souffrance,* in: Isch, E.S. No. 7, 1995, S. 230–242. **[Chaudeur, in: E.S. 7, 1995]**

CHESTERMAN, CLEMENT C., *Die besonderen Fälle des reichen Mannes und des armen Lazarus,* in: BÄHR, *Albert Schweitzer,* Tübingen 1962, 358–363. **[Chesterman, in: Bähr, 1962]**

CHRISTIAN, JEAN, *Apercus de la correspondence entre Albert Schweitzer et le docteur Frédéric Trensz,* in: ISCH, FRANCOIS, *Études Schweitzeriennes.* Revue d'éthique, de théologie et de philosophie, AFAAS, No. 7, Strasbourg 1995, 143–149. **[Christian, in: E.S. 7, 1995]**

CHRISTOL, DANIEL, *La médecine au Gabon.* Souvenirs de famille et souvenirs personnels du Dr. Christol, in: ISCH, FRANCOIS, *Études Schweitzeriennes.* Revue d'éthique, de théologie et de philosophie, AFAAS, No. 7, Strasbourg 1995, 180–191. **[Christol, in: E.S. 7, 1995]**

CLENT, JOAN, *Der Wille zum Leben,* in: BOMZE-BAMBERGER, ELFRIEDE, *Das neue Lambarene,* hg.v. Deutschen Hilfsverein für das Albert-Schweitzer-Spital Lambarene Frankfurt a.M., Kelkheim 1984, o.S. **[Clent, in: Bomze-Bamberger, 1984a]**

COLLANGE, J.-F., *Le Respect de la vie à l'épreuve des problèmes de bioéthique,* in: Isch, E.S. No. 7, 1995, S. 243–251. **[Collange, in: E.S. 7, 1995]**

DAECKE, SIGURD MARTIN, *Ehrfurcht vor dem Leben-Recht für die Natur.* Zur Begründung von Umwelt-Rechten und zur Grundlegung einer Umwelt-Ethik mit Albert

Schweitzers Hilfe, in: BRÜLLMANN/ SCHÜTZEICHEL, *Leben in der Kultur (BASF 4)*, Weinheim 1995, 88–106. **[Daecke, BASF 4, 1995]**

DELAPORTE, FRANCOIS, *Die Problematik der Geschichte und das Leben*, in: BORCK, CORNELIUS/HESS, VOLKER/SCHMIDGEN, HENNING (Hg.), *Maß und Eigensinn*. Studien im Anschluss an Georges Canguilhem, München 2005, 295–316. **[Delaporte, in: Borck et al., 2005]**

DOEHRING, KARL, *Forschungsfreiheit und Tierversuche*. Verfassungsrechtliche Beurteilung, in: HARDEGG, WOLFGANG/PREISER, GERT (Hg.), *Tierversuche und medizinische Ethik*. Beiträge zu einem Heidelberger Symposion, in: Frankfurter Beiträge zur Geschichte, Theorie und Ethik der Medizin, hg. v. Gert Preiser, Bd. 2, Hildesheim 1986, 137–158. **[Doehring, in: Hardegg/Preiser, 1986]**

DOUVIGOU, ALAIN, »*Village de Lumiére*«, in: BOMZE-BAMBERGER, ELFRIEDE, *Das neue Lambarene*, hg. v. Deutschen Hilfsverein für das Albert-Schweitzer-Spital Lambarene Frankfurt a.M., Kelkheim 1984, o.S. **[Douvigou, in: Bomze-Bamberger, 1984a]**

DRUNKENMÖLLE, HANS-RUDOLF, *Arzt im ökologischen Kontext*. Zur ökologischen Medizin im Denken und Handeln Albert Schweitzers, in: BEYER/ STEMPEL, *Welt, Umwelt, Ökologie (BASF 3)*, Weinheim 1995, 157–163. **[Drunkenmölle, BASF 3, 1995]**

ECKART, WOLFGANG U., »*Der größte Versuch, den die Einbildungskraft ersinnen kann*« – Der Krieg als hygienisch-bakteriologisches Laboratorium und Erfahrungsfeld, in: ECKART, WOLFGANG U./GRADMANN, CHRISTOPH (Hg.), *Die Medizin und der Erste Weltkrieg*, in: Neuere Medizin- und Wissenschaftsgeschichte. Quellen und Studien, hg. v. Wolfgang U. Eckart, Bd. 3, Herbolzheim 2003, 299–320. **[Eckart, in: ders./ Gradmann, 2003]**

ECKART, WOLFGANH U., *Die Kolonie als Laboratorium*. Schlafkrankheitsbekämpfung und Humanexperimente in den deutschen Kolonien Togo und Kamerun 1908–1914, in: GRIESECKE, BIRGIT/KRAUSE, MARCUS/PETHES, NICOLAS/SABISCH, KATJA (Hg.), *Kulturgeschichte des Menschenversuchs im 20. Jahrhundert*, Frankfurt a.M. 2009, 199–227. **[Eckart, in: Griesecke et al., 2009]**

ECKER, MANFRED, *Evolution und Ethik*. Der Begriff der Denknotwendigkeit in Albert Schweitzers Ethik der Ehrfurcht vor dem Leben, in: GÜNZLER/ GRÄßER/ CHRIST/ EGGEBRECHT, *Albert Schweitzer heute (BASF 1)*, Tübingen 1990, 51–81. **[Ecker, BASF 1, 1990]**

FANGERAU, HEINER, *Ethik der medizinischen Forschung*, in: SCHULZ, STEFAN/ STEIGLEDER, KLAUS/FANGERAU, HEINER/PAUL, NORBERT. W. (Hg.), *Geschichte, Theorie und Ethik der Medizin*. Eine Einführung, 3. Auflage, Frankfurt a.M. 2012, 283–300. **[Fangerau, in: Schulz et al., ³2012]**

FANTINI, BERNADINO, *Malaria and the First World War*, in: ECKART, WOLFGANG U./ GRADMANN, CHRISTOPH (Hg.), *Die Medizin und der Erste Weltkrieg*, in: Neuere Medizin- und Wissenschaftsgeschichte. Quellen und Studien, hg. v. Wolfgang U. Eckart, Bd. 3, Herbolzheim 2003, 241–272. **[Fantini, in: Eckart/Gradmann, 2003]**

FERRARI, ARIANNA, *Zur Verantwortungsproblematik in Konfliktsituationen gentechnologischer Anwendungsbereiche*. Albert Schweitzers Ethik und die genetische Modifikation von Tieren in der biomedizinischen Forschung, in: SCHÜZ, GOTTFRIED (Hg.), *Leben nach Maß – zwischen Machbarkeit und Unantastbarkeit*. Biotechnologie im Licht des Denkens von Albert Schweitzer. Jubiläumsband (BASF 10), Frankfurt a. M. 2005, 257–279. **[Ferrari, BASF 10, 2005]**

FISCHER, EDITH, *Ein Festtag in Lambarene,* in: DASZ Rb. 105, Frankfurt a.M. 2013, 24–28 [s.a. Rb. Nr. 33, Oktober 1970, S. 20–23]. **[Fischer, DASZ Rb. 105, 2013]**

FRAMBACH, LUDWIG, *Mystik als Kern der Ethik Albert Schweitzers,* in: ALTNER, *Leben inmitten von Leben.* Die Aktualität der Ethik Albert Schweitzers, Stuttgart 2005, 177–193. **[Frambach, in: Altner et al., 2005]**

GALLUSSER, WERNER A., *Die Ethik Albert Schweitzers als globale Umwelttherapie,* in: BRÜLLMANN/ SCHÜTZEICHEL, *Leben in der Kultur (BASF 4),* Weinheim 1995, 107–117. **[Gallusser, BASF 4, 1995]**

GEHRING, PETRA, *Biologische Politik um 1900.* Reform, Therapie, Experiment?, in: GRIESECKE, BIRGIT/KRAUSE, MARCUS/PETHES, NICOLAS/SABISCH, KATJA (Hg.), *Kulturgeschichte des Menschenversuchs im 20. Jahrhundert,* Frankfurt a.M. 2009, 48–77. **[Gehring, in: Griesecke et al., 2009]**

GLÜER WINFRIED, *Albert Schweitzers Bild einer ›geistigen, ethischen Kultur‹ in China in seiner ›Geschichte des indischen und chinesischen Denken‹,* in: MÜLLER/ECKER, *Religion und Verstehen.* Albert Schweitzers Religionsverständnis und der interreligiöse Dialog (BASF 8), Frankfurt a. M. 2001, 69–89. **[Glüer, BASF 9, 2001]**

GORKE, MARTIN, *Schweitzers Ethik der Ehrfurcht vor dem Leben als Wegbereiterin einer holistischen Umweltethik.* Gemeinsamkeiten und Unterschiede, in: HAUSKELLER, *Ethik des Lebens.* Albert Schweitzer als Philosoph, Zug/Schweiz 2006, 259–274. **[Gorke, in: Hauskeller, 2006]**

GRABS, RUDOLF, *Nachwort,* in: Albert Schweitzer, Aus meinem Leben und Denken, Faksimilenachdruck 1931, Hamburg 2011. **[Grabs, 2011]**

GRADMANN, CHRISTOPH, *Das Maß der Krankheit.* Das pathologische Tierexperiment in der medizinische Bakterilogie Robert Kochs, in: BORCK, CORNELIUS/HESS, VOLKER/SCHMIDGEN, HENNING (Hg.), *Maß und Eigensinn.* Studien im Anschluss an Georges Canguilhem, München 2005, 71–90. **[Gradmann, in: Borck et al., 2005]**

GRADMANN, CHRISTOPH, *Unsichtbare Feinde.* Bakteriologie und politische Sprache im deutschen Kaiserreich, in: SARASIN, PHILIPP/BERGER, SILVIA/HÄNSELER, MARIANNE/SPÖRRI, MYRIAM (Hg.), *Bakteriologie und Moderne.* Studien zur Biopolitik des Unsichtbaren 1870–1920, Frankfurt a.M. 2007, 327–353. **[Gradmann, in: Sarasin et al., 2007]**

GRÄßER, ERICH, *Mystik und Ethik.* Ihr Zusammenhang im Denken Albert Schweitzers, in: GÜNZLER/ GRÄßER/ CHRIST/ EGGEBRECHT, *Albert Schweitzer heute (BASF 1),* Tübingen 1990, 190–195. **[Gräßer, BASF 1, 1990]**

GRÄßER, ERICH, *Albert Schweitzer,* in: DERS., *Studien zu Albert Schweitzer (BASF 6),* Bodenheim 1997, 9–24. **[Gräßer, AS, BASF 6, 1997a]**

GRÄßER, ERICH, *Die Ethische Denk-Religion.* Albert Schweitzers Ablehnung einer doppelten Wahrheit in seinen Nachlassschriften, in: DERS., *Studien zu Albert Schweitzer (BASF6),* Bodenheim 1997, 121–135. **[Gräßer, Denkreligion, BASF6, 1997b]**

GRÄßER, ERICH, *Ehrfurcht vor dem Leben.* Albert Schweitzers Bibelverständnis. Walter Schmidthals zum 70. Geburtstag, in: DERS., *Studien zu Albert Schweitzer (BASF 6),* Bodenheim 1997, 108–120. **[Gräßer, EvL, BASF 6, 1997c]**

GRÄßER, ERICH, *Das theologische und ethische Erbe Albert Schweitzers,* in: DERS., *Studien zu Albert Schweitzer (BASF 6),* Bodenheim 1997, 79–90. **[Gräßer, Erbe, BASF 6, 1997d]**

GRÄẞER, ERICH, *Ethik bei Albert Schweitzer,* in: DERS., *Studien zu Albert Schweitzer (BASF 6),* Bodenheim 1997, 64–78. **[Gräßer, Ethik, BASF 6, 1997e]**

GRÄẞER, ERICH, *Zum Stichwort »Interimsethik«.* Eine notwendige Korrektur, in: DERS. *Studien zu Albert Schweitzer (BASF 6),* Bodenheim 1997, 51–63. **[Gräßer, Interimsethik, BASF 6, 1997f]**

GRÄẞER, ERICH, *Das Tier als Mitgeschöpf.* Theologisch-ethische Grundlegung des Tierschutzes im Anschluss an Albert Schweitzer, in: ALTNER (u.a.), *Leben inmitten von Leben.* Die Aktualität der Ethik Albert Schweitzers, Stuttgart 2005, 41–51. **[Gräßer, in: Altner et al., 2005]**

GRAF, CARLO, *Aus der Ansprache zur Eröffnung des neuen Urwald-Spitals,* in: BOMZE-BAMBERGER, ELFRIEDE, *Das neue Lambarene,* hg.v. Deutschen Hilfsverein für das Albert-Schweitzer-Spital Lambarene Frankfurt a.M., Kelkheim 1984, o.S. **[Graf, in: Bomze-Bamberger, 1984a]**

GROBER, ULRICH, *»Die Fähigkeit, vorauszublicken und vorzusorgen«.* Albert Schweitzer und die Idee der Nachhaltigkeit, in: ALTNER (u.a.), *Leben inmitten von Leben.* Die Aktualität der Ethik Albert Schweitzers, Stuttgart 2005, 101–115. **[Grober, in: Altner et al., 2005]**

GRUNDMANN, CHRISTOFFER H., *Monolog oder Dialog?* Zu Albert Schweitzers Auseinandersetzung mit der indischen Geisteswelt, in: MÜLLER/ECKER, *Religion und Verstehen.* Albert Schweitzers Religionsverständnis und der interreligiöse Dialog (BASF 8), Frankfurt a.M. 2001, 39–67. **[Grundmann, BASF 8, 2001]**

GÜNZLER, CLAUS, *Ehrfurcht vor dem Leben.* Albert Schweitzers Ethik als Grundimpuls für die Umwelterziehung, in: DERS. (Hg.), *Ethik und Erziehung,* Stuttgart 1988, 171–202. **[Günzler, in: ders., 1988]**

GÜNZLER, CLAUS, *Ehrfurchtsethik und Umwelterziehung.* Zur pädagogischen Fruchtbarkeit der Schweitzerschen Ethik, in: GÜNZLER/ GRÄẞER/ CHRIST/ EGGEBRECHT, *Albert Schweitzer heute (BASF 1),* Tübingen 1990, 110–124. **[Günzler, Umwelterziehung, BASF 1, 1990a]**

GÜNZLER, CLAUS, *Ehrfurchtsethik und Wertrangordnung.* Albert Schweitzers Ethik und ihre Kritiker, in: GÜNZLER/ GRÄẞER/ CHRIST/ EGGEBRECHT, *Albert Schweitzer heute (BASF 1),* Tübingen 1990, 82–100. **[Günzler, Wertrangordnung, BASF 1, 1990b]**

GÜNZLER, CLAUS, *Der unbekannte Albert Schweitzer,* in: BRÜLLMANN, *Albert Schweitzer Studien 2,* Bern/Stuttgart 1991, 58–95. **[Günzler, ASS2, 1991]**

GÜNZLER, CLAUS, *Albert Schweitzers Modell einer naturbezogenen Vernunftethik.* Zum Verhältnis von Natur und Ethik, in: BEYER/ STEMPEL, *Welt, Umwelt, Ökologie (BASF 3),* Weinheim 1995, 104–120. **[Günzler, BASF 3, 1995a]**

GÜNZLER, CLAUS, *Die Natur als »schmerzvolles Rätsel«.* Schweitzers Gedanke der artübergreifenden Humanität als Impuls für die Umwelterziehung, in: BRÜLLMANN/ SCHÜTZEICHEL, *Leben in der Kultur (BASF4),* Weinheim 1995, 75–87. **[Günzler, BASF4, 1995b]**

GÜNZLER, CLAUS, *Albert Schweitzer als interkultureller Denker,* KPH 40/1996, 13–27. **[Günzler, KPH, 1996]**

GÜNZLER, CLAUS, *Denkende Frömmigkeit und frommes Denken.* Das ›elementare Denken‹ als Schnittpunkt von Philosophie und Religion bei Albert Schweitzer, in: EVANG (u.a.), *Festschrift für Erich Gräßer,* Berlin/New York 1997, 69–84. **[Günzler, in: Evang, 1997]**

GÜNZLER, CLAUS, *Zwischen Mystik und Ethik.* Grundlinien der Ethik der Ehrfurcht vor dem Leben, in: EVANGELISCHE AKADEMIE BADEN, *Albert Schweitzer. Leben zwischen Mystik und Ethik,* Karlsruhe 1998, 33–54. **[Günzler, in: EvAk Baden, 1998]**

GÜNZLER, CLAUS, *Zwischen Wohlergehen und Lebenssteigerung – zur Schwierigkeit der ethischen Konsenssuche in der wissenschaftlich-technischen Fortschrittskultur,* in: SCHÜZ, *Leben nach Maß – zwischen Machbarkeit und Unantastbarkeit.* Biotechnologie im Licht des Denkens von Albert Schweitzer (BASF 10), Frankfurt a.M. 2005, 281–291. **[Günzler, BASF 10, 2005]**

GÜNZLER, CLAUS/ LENK, HANS, *Ethik und Weltanschauung.* Zum Neuigkeitsgehalt von Albert Schweitzers »Kulturphilosophie III«, in: GÜNZLER/ GRÄßER/ CHRIST/ EGGEBRECHT; *Albert Schweitzer heute (BASF 1),* Tübingen 1990, 17–50. **[Günzler/Lenk, BASF 1, 1990]**

GUGGISBERG, KURT (Hg.), *Albert Schweitzer und Martin Werner.* Ein Briefwechsel, in: SCIUTO, FRANCESCO (Hg.), *Weg und Werk Martin Werners,* Bern/Stuttgart 1968, S. 43–79. **[Guggisberg, in: Sciuto, 1968]**

HÄNISCH, MANFRED, *Vertrauen – eine Tugend wird politisch,* in: GÜNZLER/ GRÄßER/ CHRIST/ EGGEBRECHT, *Albert Schweitzer heute (BASF 1),* Tübingen 1990, 154–189. **[Hänisch, BASF 1, 1990]**

HÄRLE, WILFRIED, *»Ehrfurcht vor dem Leben«.* Darstellung, Analyse und Kritik eines ethischen Programms, in: HÄRLE/ PREUL, *Leben (MJTh IX),* Marburg 1997, 53–82. **[Härle, MJTh IX, 1997]**

HANHEIDE, STEFAN, *Johann Sebastian Bach im Verständnis Albert Schweitzers: Architekt.Dichter.Maler.Mystiker,* in: DERS., *Aufsätze zur Musik,* Kassel 1988, 241–251. **[Hanheide, in: AzM, 1988]**

HARTUNG, GERALD, *Wendepunkt des Denkens.* Albert Schweitzer als Kulturphilosoph, in: HAUSKELLER, *Ethik des Lebens.* Albert Schweitzer als Philosoph, Zug/Schweiz 2006, 88–111. **[Hartung, in: Hauskeller, 2006]**

HAUSKELLER, MICHAEL, *Verantwortung für alles Leben?* Schweitzers Dilemma, in: DERS., *Ethik des Lebens.* Albert Schweitzer als Philosoph, Zug/Schweiz 2006, 210–236. **[Hauskeller, in: ders., 2006]**

HEITZ-SCHOENLAUB, *In der Sprechstunde bei den Erwachsenen,* in: Bomze-Bamberger, *Das neue Lambarene,* hg. v. Deutschen Hilfsverein für das Albert-Schweitzer-Spital Lambarene Frankfurt a.M., Kelkheim 1984, o.S. **[Heitz-Schoenlaub, in: Bomze-Bamberger, 1984a]**

HELLPACH, WILLY, *Albertus Universus,* in: BURI, *Ehrfurcht vor dem Leben,* Bern 1955, 220–227. **[Hellpach, in: Buri, 1955]**

HERZOG, WILHELM, *Albert Schweitzer,* in: DERS., *Menschen denen ich begegnete,* Bern/ München 1959, 107–159. **[Herzog, in: ders., 1959]**

HEUBEL, FRIEDRICH, *Humanexperimente,* in: DÜWELL/STEIGLEDER, *Bioethik,* Frankfurt a.M. 2003, 323–332. **[Heubel, in: Düwell/Steigleder, 2003]**

HIDDING, K.A.H., *Ethik und Mystik in anthropologischer Beziehung,* in: BURI, *Ehrfurcht vor dem Leben,* Bern 1955, 134–146. **[Hidding, in: Buri, 1955]**

HIDDING, K.A.H., *Spannung und Leben in Schweitzers Persönlichkeit,* in: BÄHR, *Albert Schweitzer,* Tübingen 1962, 231–235. **[Hidding, in: Bähr, 1962]**

HIRSCH, G., *Heilversuch und medizinisches Experiment,* in: KLEINSORGE, HELLMUTH/ HIRSCH, GÜNTER/WEIßAUER, WALTHER (Hg.), *Forschung am Menschen,* Symposium der Deutschen Gesellschaft für Medizinrecht 25. 1. 1985 in München; Fortführung der Reihe »Recht und Medizin«, Berlin/Heidelberg/New York/Tokyo 1985, 13–17. **[Hirsch, in: Kleinsorge et al., 1985]**

HORNIG, GOTTFRIED, *Die Zeit Albert Schweitzers aus theologiegeschichtlicher Sicht,* in: MÜLLER, *Zwischen Denken und Mystik (BASF 5),* Bodenheim 1997, 19–33. **[Hornig, BASF 5, 1997]**

INGENSIEPP, HANS-WERNER, *Die Pflanze außer uns und in uns.* Mensch und Pflanze mit Albert Schweitzer, in: ALTNER (u. a.), *Leben inmitten von Leben.* Die Aktualität der Ethik Albert Schweitzers, Stuttgart 2005, 27–40. **[Ingensiepp, in: Altner et al., 2005]**

INGENSIEPP, HANS-WERNER, *Natur und Leben bei Albert Schweitzer – theoretisch betrachtet,* in: HAUSKELLER, *Ethik des Lebens.* Albert Schweitzer als Philosoph, Zug/ Schweiz 2006, 52–72. **[Ingensiepp, in: Hauskeller, 2006]**

ISCH, FRANCOIS, *La vocation, la formation et la pratique médicales d'Albert Schweitzer,* in : ders., Études Schweitzeriennes, Strasbourg Automne 1995, No. 7, 20–28. **[Isch, in: E.S. 7, 1995]**

JENSSEN, HANS -HINRICH, *Der Gott der Nächstenliebe und der Gott der Schöpfung.* Albert Schweitzers Gottesverständnis in der Polarität zwischen Metaphysik und Agnostizismus, in: BRÜLLMANN/ SCHÜTZEICHEL, *Leben in der Kultur (BASF 4),* Weinheim 1995, 118–133. **[Jenssen, BASF 4, 1995]**

JESSEN, RALPH, *Die Naturwissenschaften und die Nation.* Perspektiven einer Wechselbeziehung in der europäischen Geschichte, in: JESSEN, RALPH/VOGEL, JAKOB (Hg.), *Wissenschaft und Nation in der europäischen Geschichte,* Frankfurt/New York 2002, 7–37. **[Jessen, in: ders./Vogel, 2002]**

KÄSTNER, INGRID, *Der Aussatz in der Geschichte,* in: RIHA, ORTRUN (Hg.), *Seuchen in der Geschichte,* 1348–1998. 650 Jahre nach dem Schwarzen Tod, Referate einer interdisziplinären Ringvorlesung im Sommersemester 1998 an der Universität Leipzig, Aachen 1999, 89–108. **[Kästner, in: Riha, 1999]**

KAUFMANN, ARTHUR, *Rechtsphilosophische Aspekte wissenschaftlicher Tierversuche,* in: HARDEGG, WOLFGANG/PREISER, GERT (Hg.), *Tierversuche und medizinische Ethik.* Beiträge zu einem Heidelberger Symposion, in: Frankfurter Beiträge zur Geschichte, Theorie und Ethik der Medizin, hg. v. Gert Preiser, Bd. 2, Hildesheim 1986, 118–136. **[Kaufmann, in: Hardegg/Preiser, 1986]**

KEIL, GÜNTHER, *Die Philosophie, die Religionsphilosophie und der Gottesbegriff Albert Schweitzers,* in: MÜLLER, *Zwischen Denken und Mystik (BASF 5),* Bodenheim 1997, 162–178. **[Keil, BASF 5, 1997]**

KOCH, TRAUGOTT, *Ethik freier Einsicht.* Ein protestantischer Begriff von Ethik, in: von Scheliha/Schröder, *Das protestantische Prinzip,* Stuttgart/Berlin/Köln 1998, 203–217. **[Koch, in: v. Scheliha/Schröder, 1998]**

KRAATZ, ALEXANDRA, *Der Fremde als Freund.* Szenen des Erstkontaktes bei einem Heiler (walian) in Minahasa auf Sulawesi, Indonesien, in: BRUCHHAUSEN, WALTER/ KAISER, CÉLINE (Hg.), *Szenen des Erstkontakts zwischen Arzt und Patient,* in: Medizin und Kulturwissenschaft. Bonner Beiträge zur Geschichte, Anthropologie und Ethik der Medizin, hg. v. Heinz Schott und Walter Bruchhausen, Bd. 7, Bonn university press, Göttingen 2012, 41–58. **[Kraatz, in: Bruchhausen/Kaiser, 2012]**

KRAFFT, FRITZ, *Beobachtung-Versuch-Experiment,* in: HELMCHEN, HANFRIED/ WINAU, ROLF (Hg.), *Versuche mit Menschen in Medizin, Humanwissenschaft und Politik,* Berlin/New York 1986, 317–353. **[Kraft, in: Helmchen/Winau, 1986]**

KRAMER, MARTIN, *Die Bedeutung des Tierversuchs in der Risikobewertung,* in: HARDEGG, WOLFGANG/PREISER, GERT (Hg.), *Tierversuche und medizinische Ethik.* Beiträge zu einem Heidelberger Symposion, in: Frankfurter Beiträge zur Geschichte, Theorie und Ethik der Medizin, hg. v. Gert Preiser, Bd. 2, Hildesheim 1986, 13–30. **[Kramer, in: Hardegg/Preiser, 1986]**

KREß, HARTMUT, *Religiöse Ethik als Impuls kultureller Erneuerung.* Die Auseinandersetzung Albert Schweitzers mit Friedrich Nietzsche und ihr Ertrag für eine heutige Ethik der Kultur, in: BRÜLLMANN/ SCHÜTZEICHEL, *Leben in der Kultur (BASF 4),* Weinheim 1995, 9–33. **[Kreß, BASF 4, 1995]**

KREß, HARTMUT, *Bioethik in theologisch-philosophischer Konspektive.* Zur Ethik des Lebens im Anschluß an Albert Schweitzer, in: MÜLLER, WOLFGANG ERICH (Hg.), *Zwischen Denken und Mystik. Albert Schweitzer und die Theologie heute,* Beiträge zur Albert- Schweitzer-Forschung 5, Bodenheim 1997, 179–198. **[Kreß, BASF 5, 1997]**

KREß, HARTMUT, *Prädiktive Medizin und ärztliche Beratung.* Albert Schweitzers Postulat der Steigerung ethischer Verantwortung im Blick auf das Arzt-Patienten-Verhältnis, in: SCHÜZ, *Leben nach Maß – zwischen Machbarkeit und Unantastbarkeit.* Biotechnologie im Licht des Denkens von Albert Schweitzer (BASF 10), Frankfurt a. M. 2005, 231–253. **[Kreß, BASF 10, 2005]**

KREß, HARTMUT, *Das Ideal der Wahrhaftigkeit in der Ethik Albert Schweitzers.* Hintergründe in der Lebensphilosophie – Impulse für die Ethik heute, in: HAUSKELLER, *Ethik des Lebens.* Albert Schweitzer als Philosoph, Zug/Schweiz 2006, 112–146. **[Kreß, in: Hauskeller, 2006]**

KRETSCHMER, WOLFGANG, *Albert Schweitzers Ethik und die moderne Psychiatrie,* in: BÄHR, *Albert Schweitzer,* Tübingen 1962, 326–335. **[Kretschmer, in: Bähr, 1962]**

LANG, A.R., *Die rechtliche Problematik,* in: KLEINSORGE, HELLMUTH/HIRSCH, GÜNTER/WEIßAUER, WALTHER (Hg.), *Forschung am Menschen,* Symposium der Deutschen Gesellschaft für Medizinrecht 25. 1. 1985 in München; Fortführung der Reihe »Recht und Medizin«, Berlin/Heidelberg/New York/Tokyo 1985, 1–6. **[Lang, in: Kleinsorge et al., 1985]**

LAIGRET, JEAN, *La pathologie équatoriale et l'œuvre médicale du Dr Albert Schweitzer.* Le docteur Albert Schweitzer recoit la médaille de l'université de Strasbourg, in: ISCH, FRANCOIS, *Études Schweitzeriennes.* Revue d'éthique, de théologie et de philosophie, AFAAS, No. 7, Strasbourg 1995, 42–57. **[Laigret, in: E.S. 7, 1995]**

LATOUR, BRUNO, *Krieg und Frieden.* Starke Mikroben – schwache Hygieniker, in: SARASIN, PHILIPP/BERGER, SILVIA/HÄNSELER, MARIANNE/SPÖRRI, MYRIAM (Hg.), *Bakteriologie und Moderne.* Studien zur Biopolitik des Unsichtbaren 1870–1920, Frankfurt a.M. 2007, 111–175. **[Latour, in: Sarasin et al., 2007]**

LAUFS, ADOLF, *Rechtshistorische Analekten,* in: HARDEGG, WOLFGANG/PREISER, GERT (Hg.), *Tierversuche und medizinische Ethik.* Beiträge zu einem Heidelberger Symposion, in: Frankfurter Beiträge zur Geschichte, Theorie und Ethik der Medizin, hg. v. Gert Preiser, Bd. 2, Hildesheim 1986, 104–117. **[Laufs, in: Hardegg/Preiser, 1986]**

LAUTERBURG-BONJOUR, MARKUS, *Albert Schweitzer als Arzt,* in: BURI, *Ehrfurcht vor dem Leben,* Bern 1955, 159–166. **[Lauterburg-Bonjour, in: Buri, 1955]**

LEISINGER, KLAUS M., *Albert Schweitzer und die Zukunft Afrikas*. Kann Afrika geholfen werden? in: BÄUMLER-PIAGET/ FRANKHAUSER-LIEBL, *Albert Schweitzer und die Zukunft Afrikas (4. Basler Albert Schweitzer-Gespräche)*, Basel 1993, 33–47. **[Leisiger, in: Bäumler-Piaget/Frankhauser-Liebl, 4. Basler AS-Gespräche, 1993]**

LENK, HANS, *Konkrete Humanität*. Verantwortung und Menschlichkeit – ein Plädoyer mit Albert Schweitzer, in: ALTNER (u. a.), *Leben in mitten von Leben*. Die Aktualität der Ethik Albert Schweitzers, Stuttgart 2005, 129–143. **[Lenk, in: Altner et al., 2005]**

LENK, HANS, *Konkrete Humanität für die Ellenbogengesellschaft*. Albert Schweitzers Hoffnung für das Denken, in: HAUSKELLER, *Ethik des Lebens*. Albert Schweitzer als Philosoph, Zug/Schweiz 2006, 147–172. **[Lenk, in: Hauskeller, 2006]**

LENK, HANS, *Der Ethiker der konkreten Humanität*. Wie ich Schweitzers Ethik kennenlernte und einschätze, in: WEBER, EINHARD (Hg.), *Albert Schweitzer – Hundert Jahre Menschlichkeit*. Gedenk- und Gedankenbuch zum 100. Jubiläum der Spitalgründung. Persönlichkeiten unserer Zeit schreiben über Albert Schweitzer, Festschrift des Deutschen Hilfsvereins für das Albert-Schweitzer-Spital in Lambarene e.V. Frankfurt am Main; Aus Anlass des 100. Jubiläums der Spitalgründung in Lambarene durch Albert und Helene Schweitzer im Jahr 1913, Frankfurt a.M., 2013. **[Lenk, in: Weber, Hundert Jahre, 2013]**

LEVEN, KARL-HEINZ, *Krankheiten: Historische Deutung versus retrospektive Diagnose*, in: PAUL, NORBERT/SCHLICH, THOMAS (Hg.), *Medizingeschichte: Aufgaben, Probleme und Perspektiven*, Frankfurt/New York 1998, 153–185. **[Leven, in: Paul/Schlich, 1998]**

LINDER, WULF-VOLKER/ KEMPIN, SUSANNA, *Begegnung mit Fremden*. Eine Auseinandersetzung mit Theo Sundermeier, in: AHRENS, *Zwischen Regionalität und Globalisierung*. Studien zu Mission, Ökumene und Religion, Ammersbek bei Hamburg 1997, 249–263. **[Lindner, in: Ahrens, 1997]**

LUDER, PAUL, *Forschung für die Kranken in Lambarene*, in: BOMZE-BAMBERGER, ELFRIEDE, *Das neue Lambarene*, hg. v. Deutschen Hilfsverein für das Albert-Schweitzer-Spital Lambarene Frankfurt a.M., Kelkheim 1984, o.S. **[Luder, in: Bomze-Bamberger, 1984]**

LUTHER, ERNST, *Albert Schweitzers Ethik – ein Streben nach dem »Anderssein als die Welt«*, in: BRÜLLMANN/ SCHÜTZEICHEL, *Leben in der Kultur (BASF4)*, Weinheim, 1995, 134–147. **[Luther, BASF 4, 1995]**

LUTHER, ERNST, *Der Traum vom ›geklonten Paradies‹ im Licht Albert Schweitzers Ethik der Ehrfurcht vor dem Leben*, in: SCHÜZ, GOTTFRIED (Hg.), *Leben nach Maß – zwischen Machbarkeit und Unantastbarkeit*. Biotechnologie im Licht des Denkens von Albert Schweitzer. Jubiläumsband (BASF 10), Frankfurt a. M. 2005, 143–167. **[Luther, BASF 10, 2005]**

LUY, JÖRG/HILDEBRANDT, GOETZ, *Tierärztliche und juristische Fragen zu zwei innerethischen Dilemmata* – Aspekte des tierschutzethischen Forschungsbedarfs, in: ACH, JOHANN S./STEPHANY, MARTINA (Hg.), *Die Frage nach dem Tier*. Interdisziplinäre Perspektiven auf das Mensch-Tier-Verhältnis, Münsteraner Bioethik-Studien, hg. v. Ludwig Siep, Bd. 9, Berlin 2009, 65–74. **[Luy/Hildebrandt, in: Ach/Stephany, 2009]**

MABIKA, HINES, *L'hôpital Albert Schweitzer de Lambaréné, 1913–2013*, in: BERLIS, ANGELA/ DERS./VON GUTEN, FRITZ/WAGNER, ANDREAS (Hg.), *Albert Schweitzer.*

Facetten einer Jahrhundertgestalt, Referate einer Vorlesungsreihe des Collegium generale der Universität Bern im Frühjahrssemster 2013, hg. im Auftrag des Collegium generale, Berner Universitätsschriften 59, Bern 2013, 193–227. **[Mabika, in: Berlis et al., 2013]**

MAI, HERMANN, *Gelebte Ethik in Lambarene,* in: BRÜLLMANN, *Albert Schweitzer Studien 2,* Bern/ Stuttgart 1991, 96–107. **[Mai, ASS 2, 1991]**

MAIER, BARBARA, *Unsere Empfindsamkeit für und unsere Sorge um das Leben von Menschen auf dem Hintergrund moderner Biotechnologien,* in: SCHÜZ, GOTTFRIED (Hg.), *Leben nach Maß - zwischen Machbarkeit und Unantastbarkeit.* Biotechnologie im Licht des Denkens von Albert Schweitzer. Jubiläumsband (BASF 10), Frankfurt a. M. 2005, 115–142. **[Maier, BASF 10, 2005]**

MARTINI, PAUL, *Albert Schweitzer als Arzt,* in: BÄHR, *Albert Schweitzer,* Tübingen 1962, 313-320. **[Martini, in: Bähr, 1962]**

MATTER, ROGER, *Unsere Beziehungen zu Dr. Albert Schweitzer,* in: DASZ Rb. 104, Frankfurt a.M. 2012, 77–80. **[Matter, DASZ Rb. 104, 2012]**

MERTENS, PAUL, *10 Jahre nach Rio.* Der Umweltgipfel in Johannesburg und die Ehrfurcht vor dem Leben, in: DASZ Rb. 94, Frankfurt a.M. 2002, 21–25. **[Mertens, DASZ Rb. 94, 2002]**

MERTENS, PAUL, *Albert Schweizer und Johann Sebastian Bach.* Der Beitrag der Musik zur Kultur der Ehrfurcht vor dem Leben, in: ALTNER (u. a.), *Leben inmitten von Leben.* Die Aktualität der Ethik Albert Schweitzers, Stuttgart 2005, 229–238. **[Mertens, in: Altner et al., 2005]**

MÉTRAUX, GEORGES, *Georges Canguilhem als Architekt einer Philosophie des Lebenden,* in: BORCK, CORNELIUS/HESS, VOLKER/SCHMIDGEN, HENNING (Hg.), *Maß und Eigensinn.* Studien im Anschluss an Georges Canguilhem, München 2005, 317–346. **[Métraux, in: Borck et al., 2005]**

MEYER-ABICH, KLAUS MICHAEL, *Albert Schweitzers indisches Denken der Natur - und was ihm christlich entgegenkommt,* in: HAUSKELLER, *Ethik des Lebens.* Albert Schweitzer als Philosoph, Zug/Schweiz 2006, 73–87. **[Meyer-Abich, in: Hauskeller, 2006]**

MEYER, HERMANN J., *Albert Schweitzers Analyse dieses Zeitalters und seiner Kultur,* in: BÄHR, *Albert Schweitzer,* Tübingen 1962, 511–533. **[Meyer, in: Bähr, 1962a]**

MEYER, HERMANN J., *Albert Schweitzers Doktorarbeit über Kant,* in: BÄHR, *Albert Schweitzer,* Tübingen 1962, 66–74. **[Meyer, in: Bähr, 1962b]**

MINDER, ROBERT, *Albert Schweitzer und das Elsaß,* in: BÄHR, *Albert Schweitzer,* Tübingen 1962, 210–215. **[Minder, AS, in: Bähr, 1962]**

MORANGE, MICHEL, *Georges Canguilhem und die Biologie des 20 Jahrhunderts,* in: BORCK, CORNELIUS/HESS, VOLKER/SCHMIDGEN, HENNING (Hg.), *Maß und Eigensinn.* Studien im Anschluss an Georges Canguilhem, München 2005, 257–274. **[Morange, in: Borck et al., 2005]**

MÜLLER, WOLFGANG ERICH, *Der Verlust der Humanität in der Technologischen Zivilisation.* Kulturkritik und Aufgabe der Ethik im Vergleich von Albert Schweitzer und Hans Jonas, in: BRÜLLMANN/ SCHÜTZEICHEL, *Leben in der Kultur (BASF 4),* Weinheim 1995, 55–74. **[Müller, BASF 4, 1995]**

MÜLLER, WOLFGANG ERICH, *Kultur im Pluralismus.* Überlegungen zur Rezeption der Kulturphilosophie Albert Schweitzers, in: MÜLLER, *Zwischen Denken und Mystik (BASF 5)*, Bodenheim 1997, 199–223. **[Müller, BASF 5, 1997]**

MUNZ, WALTER, *Rhena Schweitzer in Lambarene.* Zu ihrem 90. Geburtstag am 14. Januar 2009 und ihrem Tod am 22. Februar 2009, in: DASZ Rb. 101, Frankfurt a.M. 2009, 48–51. **[Munz, DASZ Rb. 101, 2009]**

MUNZ, WALTER, *Lambarene 1981- Das alte Spital in neuer Gestalt*, in: DASZ Rb. 105, Frankfurt a.M. 2013, 29–40 [s.a. Rb. Nr. 51, Mai 1981, S. 21–32]. **[Munz, DASZ Rb. 105, 2013]**

NEUENSCHWANDER, ULRICH, *Albert Schweitzer und das 20. Jahrhundert*, in: BÄHR, *Albert Schweitzer*, Tübingen 1962, 568–578. **[Neuenschwander, in: Bähr, 1962]**

NEUENSCHWANDER, ULRICH, *Albert Schweitzer*, in: DERS., *Denker des Glaubens I*, Gütersloh 1974/75, 47–70. **[Neuenschwander, in: ders., 1974/75]**

NEUENSCHWANDER, ULRICH, *Ethik der Lebensbejahung*, in: GÜNZLER/ GRÄẞER/ CHRIST/ EGGEBRECHT, *Albert Schweitzer heute (BASF 1)*, Tübingen 1990, 9–16. **[Neuenschwander, BASF 1, 1990]**

NEUENSCHWANDER, ULRICH, *Begegnung mit Albert Schweitzer als Theologen – heute*, in: DERS., *Albert Schweitzer Studien 5*, Bern/ Stuttgart/ Wien 1997, 280–284. **[Neuenschwander, Begegnung, ASS 5, 1997a]**

NEUENSCHWANDER, ULRICH, *Ehrfurcht vor dem Leben*, in: DERS., *Albert Schweitzer Studien 5*, Bern/ Stuttgart/ Wien 1997, 297–311. **[Neuenschwander, EvL, ASS 5, 1997b]**

NEUENSCHWANDER, ULRICH, *Glauben und Denken im Lebenswerk Albert Schweitzers*, in: DERS., *Albert Schweitzer Studien 5*, Bern/ Stuttgart/ Wien 1997, 270–279. **[Neuenschwander, Glauben, ASS 5, 1997c]**

NEUENSCHWANDER, ULRICH, *Die Fortsetzung der Kulturphilosophie Albert Schweitzers*, in: DERS., *Albert Schweitzer Studien 5*, Bern/ Stuttgart/ Wien 1997, 324–334. **[Neuenschwander, Kulturphilosophie, ASS 5, 1997d]**

NEUENSCHWANDER, ULRICH, *Albert Schweitzer als Prediger*, in: DERS., *Albert Schweitzer Studien 5*, Bern/ Stuttgart/ Wien 1997, 285–290. **[Neuenschwander, Prediger, ASS 5, 1997e]**

NEUENSCHWANDER, ULRICH, *Bei Albert Schweitzer in der Predigt*, in: DERS., *Albert Schweitzer Studien 5*, Bern/ Stuttgart/ Wien 1997, 291–196. **[Neuenschwander, Predigt, ASS 5, 1997f]**

NISSEN, RUDOLF, *Die Konsequenzen der Ehrfurcht vor dem Leben für die Medizin*, in: BÄHR, *Albert Schweitzer*, Tübingen 1962, 321–325. **[Nissen, in: Bähr, 1962]**

NÜRNBERG, MARIA, *Auf den Spuren Albert Schweitzers und die Begegnung mit einer neuen Kultur.* Mein Aufenthalt als Medizinstudentin im Praktischen Jahr im Urwaldspital Lambarene, *1999*, in: DASZ Rb. 94, Frankfurt a.M. 2002, 122–131. **[Nürnberg, DASZ Rb. 94, 2002]**

OTT, KONRAD, *Ehrfurcht vor dem Leben und »grüne« Gentechnik – Versuch einer Verhältnisbestimmung*, in: SCHÜZ, GOTTFRIED (Hg.), *Leben nach Maß – zwischen Machbarkeit und Unantastbarkeit.* Biotechnologie im Licht des Denkens von Albert Schweitzer. Jubiläumsband (BASF 10), Frankfurt a. M. 2005, 55–73. **[Ott, BASF 10, 2005]**

PALM, DIETRICH G., *Engagement für Lambarene.* Professor Mais Wirken für das Albert-Schweitzer-Hospital, in: DASZ Rb. 94, Frankfurt a.M. 2002, 116–121. **[Palm, DASZ Rb. 94, 2002]**

PAPADEROS, ALEXANDROS, *Leben und Leben lassen.* Überlegungen eines griechischen Biologen zu Albert Schweitzers ethischem Ansatz, in: BEYER/STEMPEL, *Welt, Umwelt, Ökologie (BASF 3),* Weinheim 1995, 164–170. **[Papaderos, BASF 3, 1995]**

PATZIG, GÜNTHER, *Der wissenschaftliche Tierversuch unter ethischen Aspekten,* in: HARDEGG, WOLFGANG/PREISER, GERT (Hg.), *Tierversuche und medizinische Ethik.* Beiträge zu einem Heidelberger Symposion, in: Frankfurter Beiträge zur Geschichte, Theorie und Ethik der Medizin, hg.v. Gert Preiser, Bd. 2, Hildesheim 1986, 68–103. **[Patzig, in: Hardegg/Preiser, 1986]**

PAUL, NORBERT W., *Wissenschaftstheoretische Aspekte medizinischer Forschung,* in: SCHULZ, STEFAN/STEIGLEDER, KLAUS/FANGERAU, HEINER/PAUL, NORBERT. W. (Hg.), *Geschichte, Theorie und Ethik der Medizin.* Eine Einführung, 3. Auflage, Frankfurt a.M. 2012, 268–282. **[Paul, in: Schulz et al., [3]2012]**

PENNY, GLENN H., *Wissenschaft in einer polyzentrischen Nation.* Der Fall der deutschen Ethnologie, in: JESSEN, RALPH/VOGEL, JAKOB (Hg.), *Wissenschaft und Nation in der europäischen Geschichte,* Frankfurt/New York 2002, 80–94. **[Penny, in: Jessen/Vogel, 2002]**

PFISTER, OSKAR, *Albert Schweitzer und die Ökumenische Bewegung,* in: BURI, *Ehrfurcht vor dem Leben,* Bern 1955, 205–219. **[Pfister, in: Buri, 1955]**

PLATTNER, Fr. A., *Zahnklinik,* in: BOMZE-BAMBERGER, *Das neue Lambarene,* hg.v. Deutschen Hilfsverein für das Albert-Schweitzer-Spital Lambarene Frankfurt a.M., Kelkheim 1984, o.S.. **[Plattner, in: Bomze-Bamberger, 1984a]**

PLEITNER, HENNING, *Schweitzers Suche nach einem Zugang zu Jesus als Weg zur Ehrfurcht vor dem Leben,* in: MÜLLER, *Zwischen Denken und Mystik (BASF 5),* Bodenheim 1997, 54–71. **[Pleitner, BASF 5, 1997]**

ROELCKE, VOLKER, *Tiermodell und Menschenbild.* Konfigurationen der epistemologischen und ethischen Mensch-Tier-Grenzziehung in der Humanmedizin zwischen 1880–1945, in: GRIESECKE, BIRGIT/KRAUSE, MARCUS/PETHES, NICOLAS/SABISCH, KATJA (Hg.), *Kulturgeschichte des Menschenversuchs im 20. Jahrhundert,* Frankfurt a.M. 2009, 16–47. **[Roelcke, in: Griesecke et al., 2009]**

ROESSLER, ANDREAS, *Weltethos aus christlicher Sicht,* in: ZAGER, *Ethik in den Weltreligionen.* Judentum-Christentum-Islam, Neukirchen-Vluyn 2002, 109–126. **[Roessler, in: Zager, 2002]**

ROSENAU, HARTMUT, *Resignation und Einfalt. Anmerkungen zur Mystik Albert Schweitzers,* in: MÜLLER, *Zwischen Denken und Mystik (BASF 5),* Bodenheim 1997, 126–140. **[Rosenau, BASF 5, 1997a]**

ROSENAU, HARTMUT, *Zur Einführung: Theologische Vorbemerkung zum Thema »Leben«,* in: HÄRLE/ PREUL, *Leben (MJTh IX),* Marburg 1997, 1–14. **[Rosenau, MJTh IX, 1997b]**

RÖSSLER, ANDREAS, *Albert Schweitzer und das freie Christentum,* in: GÜNZLER/ GRÄßER/ CHRIST/ EGGEBRECHT, *Albert Schweitzer heute (BASF 1),* Tübingen 1990, 227–264. **[Rössler, BASF 1, 1990]**

SARASIN, PHILIPP, *Die Visualisierung des Feindes.* Über metaphorische Technologien der frühen Bakteriologie, in: SARASIN, PHILIPP/BERGER, SILVIA/HÄNSELER,

MARIANNE/SPÖRRI, MYRIAM (Hg.), *Bakteriologie und Moderne.* Studien zur Biopolitik des Unsichtbaren 1870–1920, Frankfurt a.M. 2007, 427–461. **[Sarasin, in: ders. et al., 2007]**

SCHAAFSMA, GERDA, *Ein Arbeitstag im Lepradorf,* in: BOMZE-BAMBERGER, ELFRIEDE, *Das neue Lambarene,* hg. v. Deutschen Hilfsverein für das Albert-Schweitzer-Spital Lambarene Frankfurt a.M., Kelkheim 1984, o.S.. **[Schaafsma, in: Bomze-Bamberger, 1984a]**

SCHLICH, THOMAS, *»Welche Macht über Tod und Leben!«* – Die Etablierung der Bluttransfusion im Ersten Weltkrieg, in: ECKART, WOLFGANG U./GRADMANN, CHRISTOPH (Hg.), *Die Medizin und der Erste Weltkrieg,* in: Neuere Medizin- und Wissenschaftsgeschichte. Quellen und Studien, hg. v. Wolfgang U. Eckart, Bd. 3, Herbolzheim 2003, 109–130. **[Schlich, in: Eckart/Gradmann, 2003]**

SCHMIEDEBACH, HEINZ-PETER, *Medizinethik und ›Rationalisierung‹ im Umfeld des Ersten Weltkriegs,* in: FREWER, ANDREAS/NEUMANN, JOSEF N., *Medizingeschichte und Medizinethik.* Kontroversen und Begründungsansätze 1900–1950, Frankfurt a.M./ New York 2001, 57–84. **[Schmiedebach, in: Frewer/Neumann, 2001]**

SCHMIEDEBACH, HEINZ-PETER, *Tierversuch und Menschenexperiment* – Historische Anmerkungen zu Forschung und Ethik in der Medizin. Antrittsvorlesung am 24.6. 2004 im Erika-Haus, in: Jahrbuch 2004, hg. v. Freundes- und Förderkreis des Universitätsklinikums Hamburg Eppendorf e.V. Hamburg, Dezember 2004, 95–105. **[Schmiedebach, in: Jb. 2004]**

SCHNEIDER, MANUEL, *Über-Leben und Tod.* Zur konvivialen Ethik Albert Schweitzers, in: ALTNER (u.a.), *Leben inmitten von Leben.* Die Aktualität der Ethik Albert Schweitzers, Stuttgart 2005, 15–26. **[Schneider, in: Altner et al., 2005]**

SCHÖPP, GUIDO, *Mein Besuch bei Albert Schweitzer in Lambarene zu Pfingsten 1955,* in: DASZ Rb. 100, Frankfurt a.M. 2008, 83–89. **[Schöpp, DASZ Rb. 100, 2008]**

SCHOLDER, KLAUS, *Albert Schweitzer und Ferdinand Christian Baur,* in: BÄHR, Albert Schweitzer, Tübingen 1962, 184–192. **[Scholder, in: Bähr, 1962]**

SCHRÖDER, IRIS, *Die Nation an der Grenze.* Deutsche und französische Nationalgeographien und der Grenzfall Elsaß-Lothringen, in: JESSEN, RALPH/VOGEL, JAKOB (Hg.), *Wissenschaft und Nation in der europäischen Geschichte,* Frankfurt/New York 2002, 207–234. **[Schröder, in: Jessen/Vogel, 2002]**

SCHÜTZ, ROLAND, *Friedfertigkeit und Brüderlichkeit,* in: BÄHR, *Albert Schweitzer,* Tübingen 1962, 392–395. **[Schütz, in: Bähr, 1962]**

SCHÜZ, MATHIAS, *»Ehrfurcht vor dem Leben« in der industriellen Welt.* Albert Schweitzers Ethik angesichts der verschärften Risikosituation von heute, in: GÜNZLER/ GRÄßER/ CHRIST/ EGGEBRECHT, *Albert Schweitzer heute (BASF 1),* Tübingen 1990, 125–153. **[Schüz, BASF 1, 1990]**

SCHULIK, ULRICH, *Zwischen Eschatologie und Ethik.* Aspekte der Reich-Gottes-Vorstellung Albert Schweitzers, in: GÜNZLER/ GRÄßER/ CHRIST/ EGGEBRECHT, *Albert Schweitzer heute (BASF 1),* Tübingen 1990, 265–278. **[Schulik, BASF 1, 1990]**

SCHULZ, STEFAN, *Medizinische Forschung am Menschen im 19. und 20. Jahrhundert,* in: SCHULZ, STEFAN/STEIGLEDER, KLAUS/FANGERAU, HEINER/PAUL, NORBERT. W. (Hg.), *Geschichte, Theorie und Ethik der Medizin.* Eine Einführung, 3. Auflage, Frankfurt a.M. 2012, 249–267. **[Schulz, in: ders. et al., ^{3}2012]**

SCHWESTER LUCIE, *Gebete der Tat,* in: BOMZE-BAMBERGER, ELFRIEDE, *Das neue Lambarene,* hg. v. Deutschen Hilfsverein für das Albert-Schweitzer-Spital Lambarene Frankfurt a.M., Kelkheim 1984, o.S.. **[Schwester Lucie, in: Bomze-Bamberger, 1984a]**

SEAVER, GEORGE, *Ehrfurcht vor dem Leben,* in: BURI, *Ehrfurcht vor dem Leben,* Bern 1955, 147–154. **[Seaver, in: Buri, 1955]**

SEITZ-WEINZIERL, BEATE, *Sehnsucht Natur.* Zugänge zur inneren und äußeren Natur mit Albert Schweitzer, in: ALTNER, GÜNTER/ FRAMBACH, L./ GOTTWALD, F.- T./ SCHNEIDER, M., *Leben inmitten von Leben.* Die Aktualität der Ethik Albert Schweitzers, Stuttgart 2005. **[Seitz-Weinzierl, in: Altner et al., 2005]**

SEYDEL, LARS, *Zwischen Mambas und Malaria.* Als Forscher in Lambarene, in: DASZ Rb. 94, Frankfurt a.M. 2002, 132–137. **[Seydel, DASZ Rb. 94, 2002]**

SITTER-LIVER, BEAT, *Ehrfurcht und Würde in der Natur,* in: ALTNER (u.a.), *Leben inmitten von Leben.* Die Aktualität der Ethik Albert Schweitzers, Stuttgart 2005, 68–97. **[Sitter-Liver, in: Altner et al., 2005]**

SITTER-LIVER, BEAT, *›Ehrfurcht vor dem Leben‹ heißt sich auf die Welt im Ganzen beziehen,* in: HAUSKELLER, *Ethik des Lebens.* Albert Schweitzer als Philosoph, Zug/ Schweiz 2006, 237–258. **[Sitter-Liver, in: Hauskeller, 2006]**

SORG, JEAN-PAUL, *Kultur und Ethik in Afrika aus Schweitzers Sicht,* in: BÄUMLER-PIAGET/ FRANKHAUSER-LIEBL, *Albert Schweitzer und die Zukunft Afrikas (4. Basler Albert Schweitzer-Gespräche),* Basel 1993, 2–20. **[Sorg, in: Bäumler-Piaget/Frankhauser-Liebl, 4. Basler AS-Gespräche, 1993]**

SORG, JEAN-PAUL, *Examen de la »critique des jugements psychiatriques sur Jésus«.* (La thèse de doctorat en médecine de Schweitzer, in: ISCH, Études Schweitzeriennes, No. 7., Strasbourg 1995, 64–86. **[Sorg, E.S. No.7, 1995a]**

SORG, JEAN-PAUL, *Les voies d'un humanisme médical (présentatin du numéro),* in: ISCH, Études Schweitzeriennes, No. 7., Strasbourg 1995, 5–17. **[Sorg, E.S. 7, 1995b]**

SPRANGER, EDUARD, *Der Idealismus,* in: BÄHR, *Albert Schweitzer,* Tübingen 1962, 19–23. **[Spranger, in: Bähr, 1962]**

STEFFAHN, HARALD, *Lambarene 1964,* in: DASZ Rb. 103, Frankfurt a.M. 2011, 71–75. **[Steffahn, DASZ Rb. 103, 2011]**

STEFFAHN, HARALD, *Leben mit Albert Schweitzer.* Gedanken zum Lambarene-Jubiläum, in: WEBER, EINHARD (Hg.), *Albert Schweitzer – Hundert Jahre Menschlichkeit.* Gedenk- und Gedankenbuch zum 100. Jubiläum der Spitalgründung. Persönlichkeiten unserer Zeit schreiben über Albert Schweitzer, Festschrift des Deutschen Hilfsvereins für das Albert-Schweitzer-Spital in Lambarene e.V. Frankfurt am Main; Aus Anlass des 100. Jubiläums der Spitalgründung in Lambarene durch Albert und Helene Schweitzer im Jahr 1913, Frankfurt a.M. 2013, 98–102. **[Steffahn, in: Weber, Hundert Jahre, 2013a]**

STEFFAHN, HARALD, *Schweitzer – sperrig, unbequem, »gefährlich«,* in: DASZ Rb. 105, Frankfurt a.M. 2013, 70–79 [s.a. Rb. Nr. 85, November 1997, S. 32–41]. **[Steffahn, DASZ Rb. 105, 2013b]**

STEINER, EMMI, *Bei den Patienten der Psychiatrie,* in: BOMZE-BAMBERGER, ELFRIEDE, *Das neue Lambarene,* hg. v. Deutschen Hilfsverein für das Albert-Schweitzer-Spital Lambarene Frankfurt a.M., Kelkheim 1984, o.S. **[Steiner, in: Berlis et al., 1984a]**

STEINKE, HUBERT, *Albert Schweitzer als Arzt: ein Versuch,* in: BERLIS, ANGELA/ DERS./ VON GUTEN, FRITZ/WAGNER, ANDREAS (Hg.), *Albert Schweitzer.* Facetten einer Jahrhundertgestalt, Referate einer Vorlesungsreihe des Collegium generale der Universität Bern im Frühjahrssemster 2013, hg. im Auftrag des Collegium generale, Berner Universitätsschriften 59, Bern 2013, 177–192. **[Steinke, Bern, 2013]**

STEMPEL, HERMANN-ADOLF, *Die Predigttätigkeit Albert Schweitzers,* in: GÜNZLER/ GRÄßER/ CHRIST/ EGGEBRECHT, *Albert Schweitzer heute (BASF 1),* Tübingen 1990, 279–293. **[Stempel, BASF 1, 1990]**

STEMPEL, ADOLF-HERMANN, *Anfragen aus der Ökologie-Debatte an Albert Schweitzer,* in: BEYER/ STEMPEL, *Welt, Umwelt, Ökologie (BASF 3),* Weinheim 1995, 182–186. **[Stempel, BASF 3, 1995]**

TEMKIN, OWSEI, *Eine historische Analyse des Infektionsbegriffs,* in: SARASIN, PHILIPP/ BERGER, SILVIA/HÄNSELER, MARIANNE/SPÖRRI, MYRIAM (Hg.), *Bakteriologie und Moderne.* Studien zur Biopolitik des Unschtbaren 1870–1920, Frankfurt a.M. 2007, 44–67. **[Temkin, in: Sarasin et al., 2007]**

TEUTSCH, GOTTHARD M., *Ehrfurchtsethik und Humanitätsidee.* Albert Schweitzer beharrt auf der Gleichwertigkeit alles Lebens, in: GÜNZLER/ GRÄßER/ CHRIST/ EGGEBRECHT, *Albert Schweitzer heute (BASF 1),* Tübingen 1990, 101–109. **[Teutsch, BASF 1, 1990]**

TEUTSCH, GOTTHARD, M., *Schweitzers Beitrag zur Ethik der Mensch-Tier-Beziehung: Von der mitmenschlichen zur mitgeschöpflichen Humanität,* in: BRÜLLMANN, *Albert Schweitzer Studien 2,* Bern/ Stuttgart 1991, 114–137. **[Teutsch, ASS 2, 1991]**

THEOBALD, WERNER, *Gibt es einen rationalen Kern der Lebensphilosophie Albert Schweitzers?,* in: HAUSKELLER, *Ethik des Lebens.* Albert Schweitzer als Philosoph, Zug/Schweiz 2006, 173–188. **[Theobald, in: Hauskeller, 2006]**

UCHIMURA, YUSHI, *Der ärztliche Weg der Humanität,* in: BÄHR, *Albert Schweitzer,* Tübingen 1962, 336–339. **[Uchimura, in: Bähr, 1962]**

VAN LEER, TONI, *Kinder und Tiere in Lambarene,* in: DASZ Rb. 105, Frankfurt a.M. 2013, 11–14 [s.a. Rb. Nr. 5 Juni 1954, S. 36–39]. **[van Leer, DASZ Rb. 105, 2013]**

VAN SOEST, AART, *Medizin und Weltanschauung bei Albert Schweitzer,* in: MÜLLER/ ECKER, Religion und Verstehen. Albert Schweitzers Religionsverständnis und der interreligiöse Dialog (BASF 8), Frankfurt a. M. 2001, 143–163. **[van Soest, BASF 8, 2001]**

VAN WIJNEN, ARY, *Die Kritik an Albert Schweitzer in dem letzten Jahrzehnt seines Lebens,* in: DASZ Rb. 104, Frankfurt a.M. 2012, 36–53. **[van Wijnen, DASZ Rb. 104, 2012]**

VOLP, RAINER, *Die Religiösen Reden – Geburtsort der Ideen des Albertus Universus,* in: MÜLLER, *Zwischen Denken und Mystik (BASF 5),* Bodenheim 1997, 292–307. **[Volp, BASF 5, 1997]**

VON BRÜCK, MICHAEL, *Ethische Mystik.* Albert Schweitzers Intuition der Ehrfurcht vor dem Leben, in: ALTNER (u. a.), *Leben inmitten von Leben.* Die Aktualität der Ethik Albert Schweitzers, Stuttgart 2005, 194–208. **[von Brück, in: Altner et al., 2005]**

WALLRAF, LENNART, *Praktisches Jahr in Lambarene,* in: DASZ Rb. 103, Frankfurt a.M. 2011, 64–69. **[Wallraf, DASZ Rb. 103, 2011]**

WARTENWEILER, FRITZ, *Eine wenig bekannte Seite in Schweitzers Wirken: Als Seelsorger an St. Nicolai 1901–1913,* in: BURI, *Ehrfurcht vor dem Leben,* Bern 1955, 104–114. **[Wartenweiler, in: Buri, 1955]**

WEBER, KARSTEN, *Nachwort,* in: ALTNER (u. a.), *Leben inmitten von Leben.* Die Aktualität der Ethik Albert Schweitzers, Stuttgart 2005, 239–242. **[Weber, in: Altner et al., 2005]**

WEISS, WOLFGANG, *Konstruktion wider die kritische Analyse.* Zur Jesusdeutung Albert Schweitzers, in: MÜLLER, *Zwischen Denken und Mystik (BASF 5),* Bodenheim 1997, 34–53. **[Weiss, BASF 5, 1997]**

WERNER, HANS-JOACHIM, *Die Ethik Albert Schweitzers und die deutsche Mystik des Mittelalters,* in: GÜNZLER/ GRÄßER/ CHRIST/ EGGEBRECHT, *Albert Schweitzer heute (BASF 1),* Tübingen 1990, 196–226. **[Werner, BASF 1, 1990]**

WIMMER, REINER, *Schweitzers Deutung der Religionsphilosophie Kants – zugleich ein Beitrag zu Schweitzers eigenem Religionsverständnis,* in: MÜLLER/ECKER, *Religion und Verstehen (BASF 8),* Frankfurt am Main 2001, 15–38. **[Wimmer, BASF 8, 2001]**

WINNAU, ROLF, *Medizin und Menschenversuch.* Zur Geschichte des »informed consent«, in: WIESEMANN, CLAUDIA/FREWER, ANDREAS (Hg.), *Medizin und Ethik im Zeichen von Auschwitz.* 50 Jahre Nürnberger Ärzteprozeß, Erlanger Studien zur Ethik in der Medizin 5, Erlangen/Jena 1996, 13–29. **[Winnau, in: Wiesemann/Frewer, 1996]**

WOLF, JEAN-CLAUDE, *Albert Schweitzers weiter Begriff von Ethik,* in: MÜLLER, *Zwischen Denken und Mystik (BASF 5),* Bodenheim 1997, 224–242. **[Wolf, BASF 5, 1997]**

WOLF, ROLAND, *Das Spital 2008 in Zahlen,* in: DASZ Rb. 101, Frankfurt a.M. 2009, 47. **[Wolf, DASZ Rb. 101, 2009]**

WOLF, ROLAND, *Sitzung der Internationalen Stiftung für das Albert-Schweitzer-Spital in Lambarene,* in: DASZ Rb. 102, Frankfurt a.M. 2010, 35–43. **[Wolf, DASZ Rb. 102, 2010a]**

WOLF, ROLAND, *Der barmherzige Samariter des Schweitzer-Spitals,* in: DASZ Rb. 102, Frankfurt a.M. 2010, 44–46. **[Wolf, DASZ Rb. 102, 2010b]**

WOLF, ROLAND, *Albert Schweitzer im Jahr 1911,* in: DASZ Rb. 103, Frankfurt a.M. 2011, 49–55. **[Wolf, DASZ Rb. 103, 2011a]**

WOLF, ROLAND, *Medizinische Aktivitäten im Albert-Schweitzer-Spital 2010,* in: DASZ Rb. 103, Frankfurt a.M. 2011, 57–59. **[Wolf, DASZ Rb. 103, 2011b]**

WOLF, ROLAND, *Albert Schweitzer im Jahr 1912,* in: DASZ Rb. 104, Frankfurt a.M. 2012, 55–62. **[Wolf, DASZ Rb. 104, 2012a]**

WOLF, ROLAND, *Sitzung der Internationalen Stiftung für das Albert-Schweitzer-Spital in Lambarene,* in: DASZ Rb. 104, Frankfurt a.M. 2012, 64–69. **[Wolf, DASZ Rb. 104, 2012b]**

WOLF-BRAUN, BARBARA, *Hexerei und Krankheit heute,* in: BRUCHHAUSEN, WALTER (Hg.), *Hexerei und Krankheit.* Historische und ethnologische Perspektiven. Unter Mitarbeit von Michael Knipper und Barbara Wolf-Braun, in: Medizin und Kulturwissenschaft. Bonner Beiträge zur Geschichte, Anthropologie und Ethik der Medizin, hg. v. Heinz Schott, Bd. 1, Münster/Hamburg/London 2003, 219–244. **[Wolf-Braun, in: Bruchhausen, 2003]**

WOYTT, GUSTAV, *Ein unveröffentlichter Artikel Albert Schweitzers für das »Journal des Missions« der Pariser Mission,* in: BRÜLLMANN, *Albert Schweitzer Studien 1,* Bern/ Stuttgart 1989, 222–226. **[Woytt, ASS 1, 1989a]**

WOYTT, GUSTAV, *Albert Schweitzer und die Pariser Mission,* in: BRÜLLMANN, *Albert Schweitzer Studien 1,* Bern / Stuttgart 1989, 114–221. **[Woytt, ASS 1, 1989b]**

WOYTT, GUSTAV, *Albert Schweitzer scheidet aus dem Lehrkörper der Straßburger Universität aus,* in: BRÜLLMANN, *Albert Schweitzer Studien 2,* Bern/ Stuttgart 1991, 138–149. **[Woytt, Albert Schweitzer, ASS 2, 1991a]**

WOYTT, GUSTAV, *Zwei Dokumente zur Rückführung von Albert und Helene Schweitzer nach Europa im Oktober 1917,* in: BRÜLLMANN, *Albert Schweitzer Studien 2,* Bern / Stuttgart 1991, 225–236. **[Woytt, Dokumente, ASS 2, 1991b]**

WOYTT, GUSTAV, *Die Rückkehr Albert Schweitzers nach Lambarene 1924 und die Pariser Mission,* in: BRÜLLMANN, *Albert Schweitzer Studien 2,* Bern/ Stuttgart 1991, 173–205. **[Woytt, Rückkehr, ASS 2, 1991c]**

WULF, STEFAN/SCHMIEDEBACH, HEINZ-PETER, *Wahnsinn und Malaria* – Schnittpunkte und Grenzverwischungen zwischen Psychiatrie und Tropenmedizin in Hamburg (1900–1925), Gesnerus 71/1 (2014), 98–141. **[Wulf/Schmiedebach, Gesnerus 71/1, 2014]**

ZAGER, WERNER, *Buchbesprechung,* Nils Ole Oermann, Albert Schweitzer 1875–1965. Eine Biographie, in: DASZ Rb. 102, Frankfurt a.M. 2010, 65–72. **[Zager, DASZ Rb. 192, 2010]**

ZBINDEN, HANS, *Lambarene- Sinnbild heilender Menschenliebe,* in: BÄHR, *Albert Schweitzer,* Tübingen 1962, 384–391. **[Zbinden, in: Bähr, 1962a]**

ZBINDEN, HANS, *Über die Macht persönlichen Helfens.* Zu Albert Schweitzers Weltwirkung, in: BÄHR, *Albert Schweitzer,* Tübingen 1962, 170–173. **[Zbinden, in: Bähr, 1962b]**

1.2.4. Zeitschriftenartikel

AGNANDJI/LELL/SOULANOUDJINGAR/FERMANDES/ABOSSOLO/CONZELMANN/METHOGO/DOUCKA/FLAMEN/MORDMÜLLER/ISSIFOU/KREMSNER, et al., *First results of phase 3 trial of RTS,S/AS01 malaria vaccine in african children,* The New England Journal of Medicine, Vol. 365, No. 20, 2011, 1863–1875. **[N Engl J Med, 365;20 (2011)]**

BURI, FRITZ, *Albert Schweitzers Theologie in seinen Predigten,* ThPr 10 (1975), 224–236. **[Buri, ThPr 10, 1975]**

BURI, FRITZ, *Albert Schweitzer, Alfred Boegner und die Pariser Mission,* ZMiss 7 (1981) 199–211. **[Buri, ZMiss 7, 1981]**

GRÄßER, ERICH, *Albert Schweitzers Selbstdarstellung seiner theologischen Entwicklung.* Geschrieben im Urwald 1926 [Authentizität des Dokuments ist in der Forschung stark umstritten, deshalb nicht unter der Primärliteratur geführt; Anm. der Verfasserin], EvTh 45, H.3 (1989), 277–289. **[Gräßer, EvTh 45, 1989]**

GRUNDMANN, CHRISTOFFER H., *Missionstheologische Probleme der »Ärztlichen Mission«,* ZMiss 13 (1987), 36–43. **[Grundmann, ZMiss 13, 1987]**

GRUNDMANN, CHRISTOFFER H., *Missionstheologische Probleme und Fragestellungen der »Ärztlichen Mission«,* ZMiss 14 (1988), 35–39.**[Grundmann, ZMiss 14, 1988]**

HURTH, ELISABETH, *Albert Schweitzers Ehrfurchtsethik und Hans Küngs Projekt Weltethos.* Ein Vergleich, RB 80/1995; 33–41. **[Hurth, RB 80/1995]**

KERN, UDO, *»Es ist uns aber bestimmt, von Überzeugungen, die wir aus innerer Notwendigkeit denken, zu leben«. (Albert Schweitzer).* Albert Schweitzers elementares ethisches Vernunftdenken, FZPhTh 39 (1992), 77–104. **[Kern, FZPhTh 39, 1992]**

KOCH, TRAUGOTT, *Albert Schweitzers Kritik des christologischen Denkens – und die sachgemäße Form einer gegenwärtigen Beziehung auf den geschichtlichen Jesus.* Eine Erinnerung anlässlich seines 100. Geburtstags, ZThK 73 (1976), 208–240. **[Koch, ZThK 73, 1976]**

KOLLBRUNNER, FRITZ, *Albert Schweitzer und die Mission*, NZM 31 (1975), 288–293. **[Kollbrunner, NZM 31, 1975]**

MAI, HERMANN, *Der Arzt Albert Schweitzer.* Begegnung und Werk, Univ. 24 (1969), 629–640. **[Mai, Univ. 24, 1969]**

OELSNER, REINER, *Albert Schweitzers Ostafrikapläne und die Berliner Mission.* Nach einem unveröffentlichten Briefwechsel der Jahre 1929–1936, in: Sudhoffs Archiv Bd. 74, H. 1 (1990), 45–74. **[Oelsner, in: Sudhoffs Archiv Bd. 74, H.1, 1990]**

OLPP, G., *Missionsarzt Prof. Dr. med., Dr. phil., D. theol. Albert Schweitzer*, in: Die ärztliche Mission. DIFÄM Tübingen, 12.Jg. Nr. 2 Januar 1922, 25–29. **[Olpp, DIfäM, 1922]**

RANGER, TERENCE/ MORITZEN, NIELS PETER, *Heilung, afrikanisch verstanden und ärztliche Mission, europäisch verstanden*, ZMiss 12 (1986), 37–43. **[Ranger/Moritzen, ZMiss 12, 1986]**

RÖHR, HEINZ, *Albert Schweitzer und Toyohiko Kagawa - zwei Beispiele christlichen Dienens in unseren Tagen.* Zu Albert Schweitzers 90. Geburtstag am 14. 1. 1965; Ev.Erz. H.3/1965. 17.Jg., 87–93. **[Röhr, Ev.Erz. H. 3, 1965]**

ROSENKRANZ, GERHARD, *Albert Schweitzer im Aufbruch der Kontinente*, EMZ 19 (1992), 13–24. **[Rosenkranz, EZM 19, 1992]**

RÖSSLER, ANDREAS, *»Ehrfurcht vor dem Leben« bei Albert Schweitzer und »Gottes Liebe zur ganzen Schöpfung« im konziliaren Prozeß*, ÖR 40 (1991), 143–154. **[Rössler, ÖR 40, 1991]**

SCHÜTZEICHEL, HARALD, *Musik als ›Abbild einer unsichtbaren Welt‹.* Der Musiker Albert Schweitzer, SRV Nr. 6/1993, 6–8. **[Schützeichel, SRV 6, 1993]**

SPIEGELBERG, HERMANN, *Albert Schweitzers »Anderer Gedanke«: Glück verpflichtet.* Philosophische Aspekte, Univ.29, H.10 (1974), 1077–1087. **[Spiegelberg, Univ 29, H. 10, 1974]**

STEMPEL, HERMANN-ADOLF, *Die Ehrfurcht vor dem Leben.* Der historische und theologische Ansatz von Albert Schweitzers Ethik, ThPr 20 (1985), 363–376. **[Stempel, ThPr 20, 1985]**

STOEVESANDT KARL, *Albert Schweitzer als Arzt und Helfer der Menschheit*, EvTh H. 3/ 1955, 97–113. **[Stoevesandt, EvTh, H. 3, 1955]**

STREBEL, U., *Albert Schweitzer an der Orgel*, Mitteilungen für Freunde der Kirchen-, Kammer- und Hausmusik, 6. Jg. Stuttgart 1929, Nr. 7, o.S. Text aus Frankfurter Archiv. **[Strebel, MFKKHM 6, 1929]**

WIRTH, STEFAN, *Kolonisation und Kultur.* Albert Schweitzer in der französischen Kolonialismus-Diskussion 1924–1929, ORb.57 (1991), 3–10. **[Wirth, Orb. 57, 1991]**

1.2.5. Lexikonartikel

Art. Leben I–VI, TRE XX, 520–566, Hg.v. Krause/ Müller, Berlin/ New York 1990. **[TRE-Artikel Leben]**

Art. Lebensphilosophie, RGG IV, Sp. 252–255, Hg. v. Galling, Tübingen ^{3}1986. **[RGG-Artikel Lebensphilosophie]**

Art. Musik und Religion, LdR, H. Sonnemans, Hg.v. Waldenfels, Freiburg i. Br. ^{2}1995. **[LdR-Artikel Musik und Religion]**

BAUTZ, *Art. Holtzmann, Heinrich Julius*, DBE, S 157, Hg.v. Killy/ Vierhaus, Berlin 1997. **[DBE-Artikel Holtzmann]**

BENRATH, GUSTAV ADOLF, *Art. Erweckung/ Erweckungsbewegungen I. Historisch*, TRE X, 205–220, Hg.v. Krause/ Müller, Berlin/ New York 1982. **[TRE-Artikel Erweckung. Historisch]**

BOLLNOW, O.F., *Art. Lebensphilosophie*, RGG IV, Sp. 252–255, Hg. v. Galling, Tübingen [3]1986. **[TRE-Artikel Lebensphilosophie]**

DEICHGRÄBER, REINHARD, *Art. Erweckung Erweckungsbewegungen II. Dogmatisch*, TRE X, 220–224, Hg.v. Krause/ Müller, Berlin/ New York 1982. **[TRE-Artikel Erwe-ckung. Dogmatisch]**

GENSICHEN, HANS-WERNER, *Art. Missionsgesellschaften/ Missionswerke* TRE XXIII, 81–88, Hg.v. Krause/Müller Berlin/ New York 1994. **[TRE-Artikel-Missionsgesell-schaften/Missionswerke]**

GRUNDMANN, CHRISTOFFER H., *Art. Heilung (Ärztliche Mission)*, Lexikon missionstheologischer Grundbegriffe, 148–152, Hg.v. Müller/ Sundermeier, Berlin 1987. **[Lexikon missionstheologischer Grundbegriffe, Art. Heilung]**

HÜBNER, JÜRGEN, *Art. Leben. V. Historisch/Systematisch*, TRE XX, 530–560, Hg. Müller, Berlin/New York 2000. **[TRE-Artikel Leben/V]**

JACOBS, MANFRED, *Art. Liberale Theologie*, TRE XXI, 47–68, Hg.v. Krause/ Müller, Berlin/ New York 1991. **[TRE-Artikel Liberale Theologie]**

KRUGER, ETIENNE, *Art. Pariser Mission: evangelisch. Societé des Missions Evangéliques des Paris – Gesellschaft für evangelische Mission von Paris*, LWM, 421, Hg. v. Neill/ Anderson/ Goodwin/ Moritzen/ Schrupp, Wuppertal 1975. **[LWM-Artikel Pariser Mission]**

LIENHARD, MARC, *Art. Frankreich III/2. Protestantische Kirchen*, TRE XI, 373–385, Hg.v. Krause/ Müller, Berlin/ New York 1983. **[TRE-Artikel Frankreich. Protestantische Kirchen]**

1.2.6. Archivmaterial und Manuskripte

ALBERT SCHWEITZER, *La mission intérieure et coloniale face à la société moderne;* o. J., Günsbacher Archiv. **[AS, mission intérieure, o. J.]**

ALBERT SCHWEITZER, *Kongo, Katanga und die vereinten Nationen*, FAZ 18.1.1963; Nr. 15; Frankfurter Archiv. **[AS, Kongo, FAZ 18.1.1963]**

ALBERT SCHWEITZER LAMBARENE, *Dokumente aus den Rundbriefen 1–11. 1930–1957.* Für den Freundeskreis als Sammelband hg. v. Richard Kik, Heidenheim (Brenz) 1965, Frankfurter Archiv. **[Albert Schweitzer Lambarene-Sammelband, 1965]**

ALBERT SCHWEITZER, MEDICAL NOTEBOOKS,

1) Notebooks »Therapeutische Notizen« 1930; Albert Schweitzer Papers, Syracuse University Library, Box Nr. 9, S. 1–171 durchnummeriert, zusätzlich bis zur S. 176 reichend;

2) Albert Schweizer Notebooks n.d. [no date]. Medizinische Notizen Heft II; Albert Schweitzer Papers, Syracuse University Library, Box Nr. 19, S. 1–160;

3) Med. Notizen Heft III, 1942; Albert Schweitzer Papers, Syracuse University Library, Box Nr. 11, S 1–156 durchnummeriert, zusätzlich bis S. 168 reichend;

4) Medizinische Notizen Bd. IV. Dr. Albert Schweitzer Lambarene. 1946. 1947.1948–1950; Albert Schweitzer Papers, Syracuse University Library, Box Nr. 11, o.S., insgesamt 47 Seiten;

5) Medizinische Notizen [Bd. V] Dr. Albert Schweitzer. Lambarene 1953; Albert Schweitzer Papers, Syracuse University Library, Box Nr. 13; o.S, insgesamt 85 Seiten;

6) Albert Schweitzer Medizinische Notizen Bd. VI. Notes médicales. Albert Schweitzer. 1956. 1957. 1958. Et Esquisses de Commandes; Albert Schweitzer Papers, Syracuse University Library, Box Nr. 14 o.S., insgesamt 100 Seiten. **[AS, medical notebooks 1–6]**

ALBERT SCHWEITZER, *Medicine in the Jungle*, in: The Journal of the American Medical Association, Vol. 156, No. 17, December 25, 1954, Albert Schweitzer Fellowship Records, Syracuse University Library, Box 28, 1547–1549. **[AS, medicine, 1954]**

ALBERT SCHWEITZER, *Notebooks*. »Comm [andes] medicam [ents] Hopital Schweitzer 1930–1951«; Syracuse University Library, Albert Schweitzer Papers, Box 8. **[AS, notebooks 1930–51]**

ALBERT SCHWEITZER, *Notebooks*, Notizbuch 1928, Albert Schweitzer Papers, Syracuse University Library, Box. 8, o.S. **[AS, notebook 1928]**

ALBERT SCHWEITZER, *Le Secours médical aux colonies*, in: Revue [Rouge] des Deux Mondes, Paris 15.9.1931, Frankfurter Archiv, 444–450; auch in: ISCH, Études Schweitzeriennes, No. 7, Strasbourg 1995, 29–41. **[AS, secours medical, 1931]**

ALBERT SCHWEITZER, *Warum ich Missionar wurde;* Frankfurter Archiv, 1965. **[AS, Missionar, 1965]**

ALBERT-SCHWEITZER-GEDENK-UND BEGEGNUNGSSTÄTTE WEIMAR (Hg.), *Albert Schweitzer Leben und Werk*. Lambarene - eine Reise durch Vergangenheit und Gegenwart, Weimar o.J.. **[Weimararchiv o.J.]**

ALBERT SCHWEITZER KOMITEE WEIMAR (Hg.), *27. Deutscher Evangelischer Kirchentag Leipzig 1997*. Aus dem Vormittagsprogramm: Liturgischer Tag Albert Schweitzer - »Ehrfurcht vor dem Leben«, Frankfurt 1998. **[Kirchentag, 1997]**

ANDERSON, ERICA, *Albert-Schweitzer-Farbfilm*. Auf Band aufgenommen bei der Erstaufführung im Universum in Heidenheim am 28.11.1957; Frankfurter Archiv. **[Anderson, 1957]**

BARTUSSEK, STEFANIE, *Der Umgang mit Krankheit bei Albert Schweitzer und der afrikanischen Naturreligion*. Wissenschaftliche Hausarbeit. Karlsruhe 1992, Frankfurter Archiv. **[Bartussek, 1992]**

BAUERMANN, ERNST, *Das Menschenbild Albert Schweitzers*. Dissertation Aachen 1984, Frankfurter Archiv. **[Bauermann, 1984]**

BAUR, HERMANN, *Albert Schweitzer und unsere Zukunft*, Vortrag aus Anlaß der Eröffnung und Einweihung der Albert Schweitzer-Gedenkstätte und des Archivs am 14.2. 1969 in Frankfurt a.M.; Manuskript Frankfurt. **[Baur, 1969]**

BERNHARD-NOCHT-MEDAILLE, *Tabellarische Übersicht der Preisträger*, 1925–1973, Autor und Jahr nicht benannt, Archiv des ISTK, Ordner nicht erkennbar. **[Bernhard Nocht Medaille Tabelle]**

BÖTH, FRIEDHELM, *Das wissenschaftliche-medizinische Humanexperiment*. Inauguraldissertation zur Erlangung der Doktorwürde einer Hohen rechtswissenschaftlichen

Fakultät der Universität zu Köln, Archiv der Staats- und Universitätsbibliothek Hamburg, Köln 1966. **[Böth, 1966]**

BOMZE-BAMBERGER, ELFRIEDE, *Christsein bei Albert Schweitzer.* Textsammlung. Frankfurt a.M. 1996. **[Bomze-Bamberger, 1996]**

BOMZE-BAMBERGER, ELFRIEDE, *Rhena Schweitzer.* Aus dem Leben mit ihren Eltern Albert und Helene Schweitzer, Frankfurter Archiv o.J.. **[Bomze-Bamberger, Rhena, o.J.]**

BOYCE/ROSS, *The History of the discovery of trypanosomes in man*, in: The lancet Vol. I, July 1903, Jg. 81, hg.v. Wakley/London, 509–513, Archiv des ISTK Hamburg. **[Boyce/Ross, 1903]**

BRIEF VON ALBERT SCHWEITZER AN DAS (BERNHARD NOCHT) INSTITUT FÜR TROPENMEDIZIN HAMBURG nach Hamburg aus Königsfeld am 2.3.1928; BNI/Günsbacher Zentralarchiv. **[AS an BNI, 1928]**

BRIEF VON ALBERT SCHWEITZER AN DAS (BERNHARD NOCHT) INSTITUT FÜR TROPENMEDIZIN HAMBURG nach Hamburg am 19.1.1955, BNI/Günsbacher Zentralarchiv. **[AS an BNI, 1955]**

BRIEF VON ALBERT SCHWEITZER AN DIE LEITUNG DES VERBANDES DER DEUTSCHEN FEINMECHANISCHEN INDUSTRIE aus Lambarene nach Köln vom 1.6.1955, Frankfurter Archiv. **[AS an Feinmechanik, 1955]**

BRIEF VON ALBERT SCHWEITZER AN GUSTAV GIEMSA nach Hamburg aus Günsbach vom 2.2.1924, Frankfurter Archiv. **[AS an Giemsa, 1924]**

BRIEF VON ALBERT SCHWEITZER AN GUSTAV GIEMSA nach Hamburg aus Straßburg ohne Datum, eingetroffen am 8.10.1929, Frankfurter Archiv; mit angehängtem Brief Schweitzers an die Höchster Farbwerke aus Straßburg, Speichergasse 2. **[AS an Giemsa/Höchster Farbwerke, 1929]**

BRIEF VON ALBERT SCHWEITZER AN GUSTAV GIEMSA nach Hamburg aus Straßburg vom 9.10.1929, Frankfurter Archiv. **[AS an Giemsa, 1929]**

BRIEF VON ALBERT SCHWEITZER AN GUSTAV GIEMSA nach Hamburg aus Lambarene vom 7.10.1932, Frankfurter Archiv. **[AS an Giemsa, 1932]**

BRIEF VON ALBERT SCHWEITZER AN GUSTAV GIEMSA nach Hamburg aus Günsbach vom 10.1.1933, Frankfurter Archiv. **[AS an Giemsa, 1933]**

BRIEF VON ALBERT SCHWEITZER AN GUSTAV GIEMSA nach Hamburg aus Lambarene ohne Datum, Frankfurter Archiv. **[AS an Giemsa, o.D.]**

BRIEF VON ALBERT SCHWEITZER UND MATHILDE KOTTMANN AN GUSTAV GIEMSA nach Hamburg aus Günsbach vom 30.11.1932, Frankfurter Archiv. **[AS/Kottmann an Giemsa, 1932]**

BRIEF VON ALBERT SCHWEITZER AN MISSIONAR HARZLER nach New-Haven/Connecticut 1959; Günsbacher Archiv. **[AS an Harzler, 1959]**

BRIEF VON ALBERT SCHWEITZER AN EMIL LIND nach Speyer aus Lambarene am 14.11.1958; unveröffentlichter Briefwechsel aus dem Nachlass, Landesbibliothekszentrum Speyer, Signatur: Autogr. 1033. **[AS an Lind, 1958]**

BRIEF VON ALBERT SCHWEITZER AN EMIL LIND nach Speyer aus Lambarene am 6.3.1962; unveröffentlichter Briefwechsel aus dem Nachlass, Landesbibliothekszentrum Speyer, Signatur: Autogr. 1033. **[AS an Lind, 1962]**

BRIEF VON ALBERT SCHWEITZER AN EMIL LIND nach Speyer aus Lambarene am 14. 10.1964; unveröffentlichter Briefwechsel aus dem Nachlass, Landesbibliothekszentrum Speyer, Signatur: Autogr. 1033. **[AS an Lind, 1964]**

BRIEF VON ALBERT SCHWEITZER UND URSULA BUNCH-KOCHER AN EMIL LIND nach Speyer aus Lambarene am 4.2.1964; unveröffentlichter Briefwechsel aus dem Nachlass, Landesbibliothekszentrum Speyer, Signatur: Autogr. 1033. **[AS/Bunch-Kocher an Lind, 1964]**

BRIEF VON ALBERT SCHWEITZER UND EMMY MARTIN AN EMIL LIND nach Speyer aus Lambarene am 29.7.1961; unveröffentlichter Briefwechsel aus dem Nachlass, Landesbibliothekszentrum Speyer, Signatur: Autogr. 1033. **[AS/Martin an Lind, 1961]**

BRIEF VON ALBERT SCHWEITZER AN ANDRÉ MULLER (Pariser Mission) nach Paris am 16.1.1946; Günsbacher Archiv. **[AS an Muller, 1946]**

BRIEF VON ALBERT SCHWEITZER AN MATTI MUSTONEN nach Finnland am 22.10.61; Günsbacher Archiv. **[AS an Mustonen, 1961]**

BRIEF VON ALBERT SCHWEITZER AN NAUCK aus Lambarene nach Hamburg am 5.5. 1950, BNI/Günsbacher Zentralarchiv. **[AS an Nauck, 1950]**

BRIEF VON ALBERT SCHWEITZER AN NAUCK aus Lambarene nach Hamburg am 19.1. 1955, BNI/Günsbacher Zentralarchiv. **[AS an Nauck, 1955]**

BRIEF VON ALBERT SCHWEITZER AN BERNHARD NOCHT nach Baden aus Königsfeld am 2.3.1928, Archiv des Hamburger Tropeninstituts, Akte Albert Schweitzer. **[AS an Nocht, 1928]**

BRIEF VON ALBERT SCHWEITZER AN J. W . THOMEE nach Tanganjeka/British East Afrika am 15.5.1956; Günsbacher Archiv. **[AS an Thomee, 1956]**

BRIEF VON »BAYER«, i.V. DR. ZSCHUKA AN MÜHLENS nach Hamburg aus Leverkusen, Bayer I.G. Farbenindustrie A-G vom 21.6.1934, Archiv des ISTK Hamburg, Ordner 2–3 (B). **[Bayer an Mühlens, 1934a]**

BRIEF VON »BAYER«, I.G. FARBENINDUSTRIE AG AN MÜHLENS nach Hamburg aus Leverkusen am 13.7.1934, Archiv des ISTK Hamburg, Ordner 2–3 (B). **[Bayer an Mühlens, 1934b]**

BRIEF VON DANIEL BENEDICT an Albert Schweitzer von der Cooperative for american remittances to europe am 6.10.1952; Günsbacher Archiv. **[Benedict an AS, 1952]**

BRIEF VON DER I.G. FARBENINDUSTRIE AKTIENGESELLSCHAFT, GEZ. EBERT, AN DAS BNI nach Hamburg aus Elberfeld am 9.4.1934, W.-Elberfeld, Analytisches Laboratorium, »Malarine«, Archiv des ISTK, Ordner 2–3 (B). **[Farbenindustrie an BNI, 1934]**

BRIEF VON FÜLLEBORN AN RONALD ROSS nach London aus Hamburg am 19.5.1914, Archiv des ISTK Hamburg, Ross Archives File 20. **[Fülleborn an Ross, 1914]**

BRIEF VON FÜLLEBORN AN TYZZER nach Boston, Harvard University aus Hamburg am 7.5.1924, Institut des ISTK Hamburg, Ordner 2–1 (T). **[Fülleborn an Tyzzer, 1924]**

BRIEF VON GUSTAV GIEMSA AN ALBERT SCHWEITZER nach Lambarene aus Hamburg vom 6.9.1924, Frankfurter Archiv/BNI/Günsbacher Zentralarchiv. **[Giemsa an AS, 1924]**

BRIEF VON GUSTAV GIEMSA AN ALBERT SCHWEITZER nach Günsbach aus Hamburg am 7.1.1932, BNI/Günsbacher Zentralarchiv. **[Giemsa an AS, 1932]**

BRIEF VON GUSTAV GIEMSA AN ALBERT SCHWEITZER nach Günsbach aus Hamburg am 14.1.1933. **[Giemsa an AS, 1933]**

BRIEF VON EMMA HAUSSKNECHT AN EMIL LIND nach Speyer aus Strassburg am 5. 12. 1930, unveröffentlichter Briefwechsel aus dem Nachlass, Landesbibliothekszentrum Speyer, Signatur: Autogr. 1033. [**Haussknecht an Lind, 1930**]

BRIEF VON KIKUTH AN NOCHT nach Hamburg aus Elberfeld, chemo-therap. Lab. I.G. Farbenindustrie A.G. am 24.4.1930, Archiv des ISTK Hamburg, Ordner 2–1 (K). [**Kikuth an Nocht, 1930**]

BRIEF VON KEẞLER AN ALBERT SCHWEITZER nach Lambarene aus Hamburg, angehängt an Brief vom 6.9.1924, »Ueber Versuche mit subkutanen Chaulmoograöl- (aus Taraktogenos kurzii) Injektionen«, BNI/Günsbacher Zentralarchiv. [**Kessler an AS, 1924**]

BRIEF VON EMMY MARTIN AN EMIL LIND nach Speyer aus Strassburg am 18.1.1954, unveröffentlichter Briefwechsel aus dem Nachlass, Landesbibliothekszentrum Speyer, Signatur: Autogr. 1033. [**Martin an Lind, 1954a**]

BRIEF VON EMMY MARTIN AN EMIL LIND nach Speyer aus Strassburg am 5.8.1954, unveröffentlichter Briefwechsel aus dem Nachlass, Landesbibliothekszentrum Speyer, Signatur: Autogr. 1033. [**Martin an Lind, 1954b**]

BRIEF VON EMMY MARTIN AN EMIL LIND nach Speyer aus Strassburg am 15.8.1965, unveröffentlichter Briefwechsel aus dem Nachlass, Landesbibliothekszentrum Speyer, Signatur: Autogr. 1033. [**Martin an Lind, 1965**]

BRIEF VON MÜHLENS AN PROFESSOR ARNING, Hamburg am 9.12.1927, Archiv des Hamburger Tropeninstituts, Akte Albert Schweitzer. [**Mühlens an Arning, 1927**]

BRIEF VON MÜHLENS AN ALBERT SCHWEITZER nach Günsbach aus Hamburg am 12.1.1935, BNI/Günsbacher Zentralarchiv. [**Mühlens an AS, 1935**]

BRIEF VON MÜHLENS AN FIRMA »BAYER«, I.G. Farbenindustrie A-G-Wissenschaftliche Abteilung »Pharma« nach Leverkusen a.Rh. aus Hamburg am 26.11.1934, Archiv des ISTK Hamburg, Ordner 2–3 (B). [**Mühlens an Bayer, 1934**]

BRIEF VON MÜHLENS AN DIE PROVINZIAL-IRRENANSTALTEN WUNSTORF nach Wunstorf aus Hamburg am 5.4.1939, Archiv des ISTK Hamburg, Ordner 2–3 (B). [**Mühlens an Irrenanstalten, 1939**]

BRIEF VON MÜHLENS AN NOCHT nach Hamburg aus Buenos-Aires am 11.11.1924, Archiv des ISTK Hamburg, Ordner 2–1 (M). [**Mühlens an Nocht, 1924**]

BRIEF VON MÜHLENS AN DEN VORSTAND DES BNI, Hamburg, 25.8.1934, Archiv des ISTK Hamburg, Ordner 2–35. [**Mühlens an Vorstand BNI, 1934**]

BRIEF VON NAUCK AN ALBERT SCHWEITZER nach Lambarene aus Hamburg am 14.4. 1950 mit angehängter offizieller Einladung des BNI, BNI/Günsbacher Zentralarchiv. [**Nauck an AS, 1950**]

BRIEF VON BERNHARD NOCHT AN RONALD ROSS nach London aus Hamburg am 12.6.1900, Archiv des ISTK Hamburg, Ordner 30/132; Ross Archives File 50. [**Nocht an Ross, 1900a**]

BRIEF VON BERNHARD NOCHT AN RONALD ROSS nach London aus Hamburg am 30.6.1900, Archiv des ISTK Hamburg, Ordner 50/142; Ross Archives File 50. [**Nocht an Ross, 1900b**]

BRIEF VON BERNHARD NOCHT AN RONALD ROSS nach London aus Hamburg am 8. 12.1900, Archiv des ISTK Hamburg, Ordner 50/209; Ross Archives File 50. [**Nocht an Ross, 1900c**]

BRIEF VON BERNHARD NOCHT AN RONALD ROSS nach London aus Hamburg am 18.4.1901, Archiv des ISTK Hamburg, Ordner 50/235; Ross Archives File 50. **[Nocht an Ross, 1901]**

BRIEF VON BERNHARD NOCHT AN RONALD ROSS nach London aus Hamburg am 1.5. 1902, Archiv des ISTK Hamburg, Ordner 50/376; Ross Archives File 50. **[Nocht an Ross, 1902a]**

BRIEF VON BERNHARD NOCHT AN RONALD ROSS nach London aus Hamburg am 30. 10.1902, Archiv des ISTK Hamburg, Ordner 91/003; Ross Archives File 50. **[Nocht an Ross, 1902b]**

BRIEF VON BERNHARD NOCHT AN RONALD ROSS nach London aus Hamburg am 20. 12.1902, Archiv des ISTK Hamburg, Ordner 15/233; Ross Archives File 15. **[Nocht an Ross, 1902c]**

BRIEF VON BERNARD NOCHT AN RONALD ROSS nach London aus Hamburg am 20.2. 1908, »Schaudinn-Medaillen-Komité«, Archiv des ISTK Hamburg, Ordner 52/122; Ross Archives File 52. **[Nocht an Ross, 1908]**

BRIEF VON BERNHARD NOCHT AN RONALD ROSS nach London aus Hamburg am 30.4.1914, Archiv des ISTK Hamburg, Ordner 20/339; Ross Archives File 20. **[Nocht an Ross, 1914a]**

BRIEF VON BERNHARD NOCHT AN RONALD ROSS nach London aus Hamburg am 9.5. 1914, Archiv des ISTK Hamburg, Ordner 20/341. **[Nocht an Ross, 1914b]**

BRIEF VON BERNHARD NOCHT AN RONALD ROSS nach London aus Hamburg am 12.5.1914, persönlicher und offizieller Brief, Archiv des ISTK Hamburg, Ordner 20/ 342. **[Nocht an Ross, 1914c]**

BRIEF VON BERNHARD NOCHT AN RONALD ROSS nach London aus Hamburg am 18.5.1914, Archiv des ISTK Hamburg, Ross Archives File 20. **[Nocht an Ross, 1914d]**

BRIEF VON BERNHARD NOCHT AN ALBERT SCHWEITZER nach Königsfeld aus Hamburg am 13.2.1928, Archiv des Hamburger Tropeninstituts, Akte Albert Schweitzer. **[Nocht an AS, 1928]**

BRIEF VON BERNHARD NOCHT AN ALBERT SCHWEITZER nach Günsbach aus Wiesbaden im November 1937, BNI/Günsbacher Zentralarchiv. **[Nocht an AS, 1937]**

BRIEF VON BERNHARD NOCHT AN DEN VORSTAND DER VEREINIGUNG DER FREUNDE DES HAMBURGISCHEN TROPENINSTITUTS, Hamburg am 17.3.1928, Archiv des ISTK Hamburg. **[Nocht an Vorstand, 1928]**

BRIEF VON GOTTFRIED OLPP AN DIE VEREINIGUNG DER FREUNDE DES HAMBURGER ISTK nach Hamburg aus Tübingen am 13.11.1934, Archiv des ISTK Hamburg, Ordner 2–35. **[Olpp an BNI, 1934]**

BRIEF VON PEISER AN MÜHLENS nach Hamburg aus Leverkusen am 16.11.1924, Archiv des ISTK Hamburg. **[Peiser an Mühlens, 1924]**

BRIEF VON PFITZER AN MÜHLENS nach Hamburg aus Wunstorf am 6.4.1939, Archiv des ISTK Hamburg Ordner 2–3 (B). **[Pfitzer an Mühlens, 1939]**

BRIEF VON CHARLOTTE PIEPENBORN AN EMIL LIND nach Speyer aus Lambarene am 7.10.1964, unveröffentlichter Briefwechsel aus dem Nachlass, Landesbibliothekszentrum Speyer, Signatur: Autogr. 1033. **[Piepenborn an Lind, 1964]**

BRIEF VON SUSO PONLACK an Albert Schweitzer von der Benedictine Mission Kogonsera/Tang.Terr.East Afrika am 27.4.1955. **[Ponlack an AS, 1955]**

BRIEF VON RONALD ROSS AN BERNHARD NOCHT nach Hamburg aus London am 14. 5. 1914, Archiv des ISTK, Ordner 20/345; Ross Archives Files 21. [**Ross an Nocht, 1914a**]

BRIEF VON RONALD ROSS AN BERNHARD NOCHT nach Hamburg aus London am 20. 5. 1914, Archiv des ISTK, Ordner 20/345; Ross Archives Files 20. [**Ross an Nocht, 1914b**]

BRIEF VON RONALD ROSS AN BERNHARD NOCHT nach Hamburg aus London am 25. 5. 1914, Archiv des ISTK, Ordner 20/345; Ross Archives Files 20. [**Ross an Nocht, 1914c**]

BRIEF VON MARIE SECRETAN AN GUSTAV GIEMSA nach Hamburg aus Günsbach am 10. 1. 1933, Frankfurter Archiv. [**Secretan an Giemsa, 1933**]

BRIEF VON SCHMIDT AN NOCHT, Hamburg 3/1926, (Vertraulich!) Plan zu einem Antimon-Unternehmen für die Tropenmedizin, Archiv des ISTK Hamburg, Ordner 2–1 (Sch), S. 1–29. [**Schmidt an Nocht, 1926**]

BRIEF VON SCHMIDT AN PFEIFFER nach Hamburg aus Dresden am 29. 4. 1926, Archiv des ISTK Hamburg, Ordner 2–1 (Sch). [**Schmidt an Pfeiffer, 1926**]

BRIEF VON TYZZER AN FÜLLEBORN aus Boston nach Hamburg am 21. 3. 1924, Archiv des ISTK Hamburg, Ordner 2–1 (T). [**Tyzzer an Fülleborn, 1924**]

BRIEF VON VOGEL AN ALBERT SCHWEITZER nach Straßburg aus Hamburg am 12. 9. 1954, BNI/Günsbacher Zentralarchiv. [**Vogel an AS, 1954**]

BRIEFWECHSEL ZWISCHEN ALBERT SCHWEITZER UND DER BERLINER MISSIONSGESELLSCHAFT, 350-seitige maschinenschriftliche Dokumentation; Günsbacher Archiv. [**BASBM, Manuskript, Günsbach**]

BRÜES, OTTO, *Der Missionar von Lambarene.* Albert Schweitzer zum 80. Geburtstag; Frankfurter Archiv. [**Brües, 1955**]

CARTELLIERI, *Abschrift Malarine. Heilmittel gegen Malaria,* Archiv des ISTK Hamburg, Ordner 2–3 (B), o. J.. [**Cartellieri, o. J.**]

DASZ Frankfurt a.M. (Hg.), *Albert Schweitzer Rundbrief Nr. 93.* Du sollst Leben miterleben und Leben erhalten – das ist das größte Gebot in seiner elementarsten Form, Jahrbuch 2001, Frankfurt a.M. 2001. [**DASZ Rb. 93, 2001**]

DASZ Frankfurt a.M. (Hg.), *Albert Schweitzer Rundbrief Nr. 94.* Ehrfurcht vor dem Leben! Was können wir wirklich tun?, Jahrbuch 2002, Frankfurt a.M. 2002. [**DASZ Rb. 94, 2002**]

DASZ Frankfurt a.M. (Hg.), *Albert Schweitzer Rundbrief Nr. 100.* Albert Schweitzer – ein Jahrhundertmensch mit Zukunft, Jahrbuch 2008, Frankfurt a.M. 2008. [**DASZ Rb. 100, 2008**]

DASZ Frankfurt a.M. (Hg.), *Albert Schweitzer Rundbrief Nr. 101.* Elementares Denken, Jahrbuch 2009, Frankfurt a.M. 2009. [**DASZ Rb. 101, 2009**]

DASZ Frankfurt a.M. (Hg.), *Albert Schweitzer Rundbrief Nr. 102.* Baue von unten auf. Ehrfurcht vor dem Leben an die Jugend weitergeben, Jahrbuch 2010, Frankfurt a.M. 2010. [**DASZ Rb. 102, 2010**]

DASZ Frankfurt a.M. (Hg.), *Albert Schweitzer Rundbrief Nr. 103.* Doppelte Wahrheit?, Jahrbuch 2011, Frankfurt a.M. 2011. [**DASZ Rb. 103, 2011**]

DASZ Frankfurt a.M. (Hg.), *Albert Schweitzer Rundbrief Nr. 104.* Vergangenheit von Albert Schweitzer – Zukunft mit Albert Schweitzer, Jahrbuch 2012, Frankfurt a.M. 2012. [**DASZ Rb. 104, 2012**]

DASZ Frankfurt a.M. (Hg.), *Albert Schweitzer Rundbrief Nr. 105.* Albert Schweitzer – Hundert Jahre Menschlichkeit. Lesens- und Nachdenkenswertes aus früheren Rundbriefen, Jubiläumsausgabe »Best of« 2013, Zum 100. Jubiläum der Spitalgründung in Lambarene, Jahrbuch 2013, Frankfurt a.M. 2013. **[DASZ Rb. 105, 2013]**

VERTRAULICHE DENKSCHRIFT DER VEREINIGUNG DER FREUNDE DES HAMBURGER TROPENINSTITUTS, *Für das Hamburger Institut für Schiffs- und Tropenkrankheiten,* August 1921, Unterzeichner u.a. Arning, Nocht, Cuno, etc., Archiv des ISTK Hamburg, Ordner 2–1 (V). **[Denkschrift, 1921]**

DENUES, A.R.T./MUNZ, WALTER, *Malagnancies at the hospital of doctor Albert Schweitzer, Lambaréné, Gabon, 1950–1965,* International Journal of Cancer, Vol. 2, No. 4, 1967, S. 406–411, Albert Schweitzer Fellowship Records, Syracuse University Library, Box 24, Medical Studies and evaluations 1961–67, 406–411. **[Denues/Munz, IJC 2/4, Syracuse, 1967]**

DER SPIEGEL, *Nur Almosen.* Medizin, Nr. 20/1981; 11.5.1981; S. 213–220; Autor nicht ermittelbar; Frankfurter Archiv, S. 213–220. **[Spiegel, 1981]**

DIETRICH, MANFRED, *Forschungslabor des Albert-Schweitzer-Spitals in Lambarene 1987,* 67. AS-Rb., hg.v. Dt. Hilfsverein für das AS-Spital Lambarene e.V., Frankfurter Archiv, November 1988, 8–10. **[Dietrich, 67. Rb., 1988]**

DREWERMANN, EUGEN, *Eine Einführung in Leben und Werk.* Eigen Drewermann im Gespräch über Albert Schweitzer, CD-ROM, FIBM, Frankfurt a.M. 2000, Frankfurter Archiv. **[Drewermann, 2000]**

EGLI, MONIQUE, *Helene Schweitzer-Bresslau:* Ein Leben mit Albert Schweitzer und Lambarene [von ihrer Enkelin verfasst], Frankfurter Archiv o.J.. **[Egli, o.J.]**

EHRBAR, KARLHEINZ, *Bernhard-Nocht-Medaille,* 57. AS.Rb., hg.v. Deutschen Hilfsverein für das AS-Spital Lambarene e.V., Frankfurt a.M. 1984. **[Ehrbar, 57. Rb., 1984]**

FINK, ROBERT, *Im Operationssaal von Lambarene,* 5. AS-Rb., Frankfurt a.M. 1954, S. 20–23. **[Fink, 5. Rb., 1954]**

FORSCHUNGSLABOR, ALBERT-SCHWEITZER-HOSPITAL, *Tätigkeitsbericht vom April 1981 bis Oktober 1983, 57. AS-Rb.,* ohne Verfasser, hg.v. Dt. Hilfsverein für das AS-Spital in Lambarene e.V., Mai 1984, 13–18, Frankfurter Archiv. **[Forschung, 57. Rb., 1984]**

FREY, KARL, *Die Kirche von Elsaß und Lothringen.* Die Aeußere Mission im Elsaß, Dt. Pfarrerblatt 20.7.1941; Frankfurter Archiv. **[Frey, 1941]**

ZUR GESCHICHTE DES INSTITUTS FÜR SCHIFFS-UND TROPENKRANKHEITEN, *Tabellarische Übersicht,* kein Autor oder Jahr erkennbar, Archiv des ISTK Hamburg, Ordner 2–115 (B), S. 1–9. **[Geschichte ISTK, Tabelle]**

GIEMSA, GUSTAV, *Biochemische Methoden bei Malariauntersuchungen,* Separat-Abdruck aus dem Handbuch der biochemischen Arbeitsmethoden, hg.v. Abderhalden, Berlin/Wien 1912; Dachboden des Instituts für Schiffs- und Tropenkrankheiten, Hamburg, Sonderdruckarchiv, S. 193–222. **[Giemsa, 1912]**

GIEMSA, GUSTAV, *Neuere Ergebnisse der Chemotherapie,* besonderer Abdruck a.d. Archiv d. Pharmazie, hg.v. Deutschen Apotheker Verein. 257. Band, 3. Heft, 1919, Institut für Schiffs- und Tropenkrankheiten, Hamburg, Sonderdruckarchiv Dachboden, S. 190–212. **[Giemsa, 1919]**

GIEMSA, GUSTAV, *Ein neues synthetisches Malaria-Heilmittel der I.G. Farbenindustrie A.-G.*; in: Koloniale Rundschau, H. 11, Berlin 1926, S. 400ff; vgl. kurze Mitteilung in »der

Kolonialdeutsche« Nr. 20, S. 336, 1926; Institut für Schiffs- und Tropenkrankheiten, Hamburg, Sonderdruckarchiv Dachboden, S. 400ff. **[Giemsa, 1926]**

GIEMSA, GUSTAV, *Neuere Arbeiten auf dem Gebiet der Chemotherapie*, Sonderabdruck aus »Zeitschrift für angewandte Chemie« 1928, Nr. 27. Institut für Schiffs- und Tropenkrankheiten, Hamburg, Sonderdruckarchiv Dachboden, S. 731–737. **[Giemsa, 1928a]**

GIEMSA, GUSTAV, *Neuere Ergebnisse der Chemotherapie*, in: Extrait du comptes rendus du congrès international de médecine tropicale et d'hygiène, le Caire-Egypte, décembre 1928, Sonderdruck des Instituts für Schiffs- und Tropenkrankheiten, Hamburg, Sonderdruckarchiv Dachboden, S. 299–309. **[Giemsa, 1928b]**

GIEMSA, GUSTAV, *Chemotherapie der Malaria*, Sonderabdruck aus Handbuch der pathogenen Mikroorganismen, hg. v. Kolle/Kraus/Uhlenhuth, Band VII, Lfg. 42, Jena/Berlin/Wien 1930; Dachboden des Instituts für Schiffs- und Tropenkrankheiten, Hamburg, Sonderdruckarchiv, S. 1061–1078. **[Giemsa, 1930]**

GIEMSA, GUSTAV, *»Prof. Dr. med. h.c. Gustav Giemsa zum 70. Geburtstage am 20. Nov. 1937«*; in: Archiv für Schiffs- und Tropen-Hygiene, Bd. 41/Heft 12, Dezember 1937; Archiv des ISTK Hamburg, Ordner 2–26. **[Giemsa, 1937]**

GIEMSA/WERNER, *Erfahrungen Chinin*, Archiv für Schiffs- und Tropenhygiene 16 (Beiheft 4), Archiv des ISTK Hamburg, Sonderdruckarchiv Dachboden, 1912, S. 65–89. **[Giemsa/Werner, 1912]**

GIEMSA/WERNER, *Erfahrungen Alkaloide*, Archiv für Schiffs- und Tropenhygiene 18, Archiv des ISTK Hamburg, Sonderdruckarchiv Dachboden, 1914, S. 12–15. **[Giemsa/Werner, 1914a]**

GIEMSA/WERNER, *Erfahrungen Alkaloide*, Archiv für Schiffs- und Tropenhygiene, 18 (Beiheft 5), Archiv des ISTK Hamburg, Sonderdruckarchiv Dachboden, 1914, S. 81–100. **[Giemsa/Werner, 1914b]**

GOLDWYN/ROBERT M./FRIEDMAN, RICHARD L, *Surgery at the Albert Schweitzer Hospital, Lambaréné, Gabon,* The New England Journal of Medicine, Vol. 264, No. 20, 1961, Albert Schweitzer Fellowship Records, Syracuse University Library, Box 24, Medical Studies and Evaluations 1961–67, S. 1031–1033. **[Goldwyn et al., 1961]**

GREBERT, F., Au Gabon, Manuskript Günsbach o. J.. **[Grébert, o. J.]**

HEGNER, *Sir Ronald Ross and the discovery of the Mosquito transmission of malaria*, in: The Journal of Parasitology, hg. v. Ward, Vol. XIX, June 1933, No. 4, S. 312f, Archiv des ISTK Hamburg. **[Hegner, 1933]**

HERMANNSBURGER MISSIONSBLATT, *Albert Schweitzer, der Urwalddoktor wurde 90 Jahre alt; 2. 1. 1965; Frankfurter Archiv.* **[Hermannsburger Missionsblatt, 1965]**

HOCHSTÄDTER, WALTER, *Der erste Entwicklungshelfer.* Zum 5. Todestag des Gründers von Lambarene, Albert Schweitzer, Sonntagsblatt Ev. Luth. Kirche 30. 8. 1970; Frankfurter Archiv. **[Hochstädter, 1970]**

HOFFMANN, CATHARINA/LEPPER, BEATE, *Albert Schweitzer Leben und Wirken.* Unterrichts- und Informationsmaterial für Pädagogen, Albert-Schweitzer-Gedenk- und Begegnungsstätte Weimar o. J.. **[Hoffmann/Lepper, o. J.]**

HOLMES, LISA, *Albert Schweitzer and medical missions – a still valid model?* Manuskript, Valparaiso 2003. **[Holmes, 2003]**

HOPITAL SCHWEITZER LAMBARENE. République Gabonaise, Rapport Annuel 1997, hg. v. FISL, Günsbacher Archiv. **[Hopital, 1997]**

JOURNAL DES MISSIONS ÉVANGELIQUE, *Avec l'église evangélique du Gabon;* sowie zweimal »Le Ministère des Missionnaires«; Günsbacher Archiv 1961. **[Journal des Missions, 1961]**

KLEINE, H.O., *Weshalb Albert Schweitzer Missionsarzt wurde;* Heidenheim 1955, Frankfurter Archiv, 19f. **[Kleine, 1955]**

KORRESPONDENZ NOCHT 1900–1930, Archiv des ISTK Hamburg, Ordner 2–1. **[Nocht, Ordner 2–1]**

KURSUS ÜBER TROPENMEDIZIN, TROPENHYGIENE EXOTISCHE PATHOLOGIE MEDIZINISCHE PARASITOLOGIE, Flyer incl. *Gründung und Organisation des Instituts,* Archiv des ISTK Hamburg, Ordner 2–29, 1938 (Nocht primär). **[Kursus-Flyer, 1938]**

LEITER DER KLINISCHEN ABTEILUNG DES TROPENINSTITUTS, o.J., o.V., Streng vertraulich! *Anweisung zur Ausübung der Malariaprophylaxe mit Beprochin,* Archiv des ISTK, Ordner 2–1 (M). **[BNI-Malariaprophylaxe-Versuch, o.J.]**

LISTE MIT MEDIKAMENTEN VON BAYER LEVERKUSEN, *Tropenpräparate,* Archiv des ISTK Hamburg, Ordner 2–137. **[Liste Medikamente BNI, o.J.]**

LUDER, PAUL, *Forschung für die Kranken in Lambarene,* 58. AS-Rb, hg.v. Dt. Hilfsverein für das AS-Spital Lambarene e.V., November 1984, 18–20, Frankfurter Archiv. **[Luder, 58. Rb., 1984]**

MAI, HERMANN, *Indienstnahme des Forschungslaboratoriums,* in: 51. AS-Rb., 1981, hg.v. Dt. Hilfsverein für das AS-Spital Lambarene e.V., 1981, Frankfurter Archiv, S. 36–39. **[Mai, 51. Rb., 1981]**

MALARIA, *1. Trimester 1940. Studenten,* kein Autor erkennbar, Archiv des ISTK Hamburg, Ordner 2–22 (B). **[Malaria, 1940]**

MANTEUFEL, Abschrift, Aerztliches Laboratorium. J. No. 76, Daressalem, 18.2.1912, Archiv des ISTK Hamburg, Anlage 1. **[Manteufel, 1912]**

MILLER, DAVID C., *The Albert Schweitzer Hospital in Mid-1966.* A medical evaluation, Manuskript Syracuse University Library, Albert Schweitzer Fellowship Records, Box 24, Medical Studies and Evaluations 1961–67, S. 1–3. **[Miller, 1966]**

MINDER, ROBERT, *Warum Albert Schweitzer nach Lambarene ging;* SZ am Wochenende 24./25.1.1976. **[Minder, 1976]**

MORNER, COUNT, The nobel prize for medicine, 1902, in: The Lancet Vol. I July 1903, Jg. 81, hg.v. Wakley/London, Archiv des ISTK Hamburg, 122f. **[Morner, Nobel prize, 1903]**

MÜHLENS, *Bericht aus Buenos-Aires vom 19.3.1924,* Bericht II, Vertraulich, Archiv des ISTK Hamburg, Ordner 2–1 (M). **[Mühlens, 1924a]**

MÜHLENS, *Bericht aus Monteros vom 16.4.1924,* Bericht IV, Vertraulich, Archiv des ISTK Hamburg, Ordner 2–1 (M). **[Mühlens, 1924b]**

MÜHLENS, *Bericht aus Buenos-Aires vom 21.5.1924,* Bericht V, Vertraulich, Archiv des ISTK Hamburg, Ordner 2–1 (M). **[Mühlens, 1924c]**

MÜHLENS, *Wissenschaft und Praxis im Hamburger Tropeninstitut,* 1934, Archiv des ISTK Hamburg, Ordner 2–23. **[Mühlens, 1934a]**

MÜHLENS, *Zur Verleihung der Medaille [Bernhard-Nocht-Medaille, Anm. der Vf.in] an Olpp am 19.10.34,* Archiv des ISTK Hamburg, Ordner 2–35. **[Mühlens, 1934b]**

MÜHLENS, *Vortrag* »Bernhard Nocht und die deutsche Tropenmedizin«, 1941, Archiv des ISTK Hamburg, Ordner 2–22 (B), S. 1–12. **[Mühlens, 1941]**

MÜLLER, A., *Archiv des Instituts/Eiserner Klappschrank* [2 Seiten] sowie *Vorläufige Uebersicht über die im Archiv untergebrachten Akten, Briefe usw.* [3 Seiten], 6. 11. 1952, Archiv des ISTK Hamburg, Ordner 2–164, S. 1–2. **[Müller, 1952]**

MÜLLER, R., *L'Hôpital Albert Schweitzer a 50 ans,* in: Medicine et Hygiene, Journal suisse d'informations médicals, Genève, vingt et unième année No. 621, 18. 12. 1963, Vingt-deuxième année No. 624, 15. 1. 1964, Med.et Hyg., 21–22: 1116–1117 et 38–40, 1963/4, Sonderdruck Frankfurter Archiv, 1–25. **[Müller, 1964]**

NESSMANN, VICTOR, *Le médecin Albert Schweitzer,* in: Schneider, Camille (Hg.), *Albert Schweitzer eine Würdigung,* 1934; S. 14–20; Frankfurter Archiv. **[Nessmann, 1934]**

NOCHT, BERNHARD, *Tropenmalaria,* in: Archiv für Schiffs- und Tropenhygiene, Nr. 3, 1899, Archiv des ISTK Hamburg, S. 1–19. **[Nocht, 1899]**

NOCHT, BERNHARD, *Über Chinintherapie bei Malaria,* Sonderabdruck aus den »Verhandlungen des deutschen Kolonialkongresses 1905«; Sektionssitzung am 6.10., Nachmittag; Dachboden des Instituts für Schiffs- und Tropenkrankheiten, Hamburg, Sonderdruckarchiv, 214–217. **[Nocht, 1905a]**

NOCHT, BERNHARD, *Über Schwarzwasserfieber,* Sonderabdruck aus den Verhandlungen des deutschen Kolonialkongresses 1905, Dachboden des Instituts für Schiffs- und Tropenkrankheiten, Hamburg, Sonderdruckarchiv, 218–225. **[Nocht, 1905b]**

NOCHT, BERNHARD, *Malaria und Schwarzwasserfieber,* 4 Vorträge, gedruckt in Berlin vom Kriegsministerium, o. J., Dachboden des Instituts für Schiffs- und Tropenkrankheiten, Hamburg, Sonderdruckarchiv, 3–42. **[Nocht, o. J.]**

NOCHT, BERNHARD, *Über Chinintherapie und Malaria. Über Schwarzwasserfieber,* [Zusammenfassung der Therapieempfehlungen], in: Zeitschrift aus dem Archiv für Schiffs- und Tropenhygiene, hg. v. Mense, 10. Bd, Leipzig 1906, S. 29–33. **[Nocht, 1906a]**

NOCHT, BERNHARD, *Chinintherapie,* in: Archiv für Schiffs- und Tropenhygiene, Nr. 10, 1906, Archiv des ISTK Hamburg, S. 29–33. **[Nocht, 1906b]**

NOCHT, BERNHARD, *Therapie der Malaria,* in: Deutsche Medizinische Wochenschrift, Nr. 30, 1909, S. 513–517. **[Nocht, 1909]**

NOCHT, BERNHARD, *Reise nach Ostafrika,* Oktober 1911- März 1912, Archiv des ISTK Hamburg; Ordner 2–8, S. 1–30. **[Nocht, 1911/12]**

NOCHT, BERNHARD, *Vortrag ohne Titel aus dem Jahr 1914*; Archiv des ISTK Hamburg, Ordner 2–6. **[Nocht, 1914a]**

NOCHT, BERNHARD, *Über das Wesen und die Bekämpfung einiger wichtiger Tropenkrankheiten*; Vortrag 1914, Archiv des ISTK Hamburg. **[Nocht, 1914b]**

NOCHT, BERNHARD, *Über die Therapie der Malaria.* Separatabdruck aus der Wiener Medizinischen Wochenschrift, Nr. 9, 1919, hg. v. Perles, Wien, Dachboden des Instituts für Schiffs- und Tropenkrankheiten, Hamburg, Sonderdruckarchiv, 2–9. **[Nocht, 1919]**

NOCHT, BERNHARD, *Über Erfahrungen bei Malariastudienreisen in Europa,* Archiv für Schiffs- und Tropenhygiene, 1926, Bd. 30, S. 1. **[Nocht, 1926]**

NOCHT/MAYER, *Merkblatt zur Vorbeugung und Behandlung der Malaria sowie zur Bekämpfung ihrer Ueberträger, der Stechmücken,* Sonderdruck aus der Münchener Medizinischen Wochenschrift 1916, Nr. 17, S. 623–625, Dachboden des Instituts für Schiffs- und Tropenkrankheiten, Hamburg, Sonderdruckarchiv, 1–7. **[Nocht/Mayer, 1916]**

NOCHT/MAYER, *Malaria,* Springerverlag 1918. **[Nocht/Mayer, 1918]**

NOCHT/MÜHLENS, *Die Behandlung der Malaria mit Plamochin*, compte-rendu de 2e Congrès international du paludisme, Alger 1930, t.11, Sonderdruck, Dachboden des Instituts für Schiffs- und Tropenkrankheiten, Hamburg, Sonderdruckarchiv, S. 285–315. **[Nocht/Mühlens, 1930]**

NOCHT/WERNER, *Chininresistenz*, in: Deutsche Medizinische Wochenschrift Nr. 36, 1910, S. 1557–1560. **[Nocht/Werner, 1910]**

PERCY, EMERIC, *Medizinische Arbeit in Lambarene*, in: DASZF, 5. AS-Rb., hg.v. Dt. Hilfsverein für das AS-Spital Lambarene e.V., Frankfurt a.M. 1954, S. 31–34. **[Percy, 1954]**

RAUM, JOHANNES, *Ein Missionsarzt im Urwald.* Die Kleine Missionsglocke, Jg. XXVIII, Nr. 3, Leipzig 1.3.1927; Frankfurter Archiv. **[Raum, 1927]**

REINKING, JASON, *Albert Schweitzer and medical missions: a still valid model?;* Manuskript Valparaiso 2003. **[Reinking, 2003]**

ROSS, RONALD, *Mosquito Malaria*; in: The British Journal 1897, Vol I/2; S. 1179, Archiv des ISTK Hamburg. **[Ross, 1897a]**

ROSS, RONALD, *Observations*, in: The British Medical Journal, Jan. 30, 1897, S. 251. **[Ross, 1897b]**

ROSS, Ronald, *An improved method for the microscopical diagnosis of intermittend fever*, in: The lancet Vol. I, July 1903, Jg. 81, hg.v. Wakley/London, 86f, Archiv des ISTK. **[Ross, 1903a]**

ROSS, RONALD, *The nobel prize for medicine*, 1902, in: The lancet Vol. I July 1903, Jg. 81, hg.v. Wakley/London, 122f., Archiv des ISTK Hamburg. **[Ross, nobel prize, 1903b]**

ROSS, RONALD, *Notes on parasites*, Cambridge 1906, Archiv des ISTK Hamburg. **[Ross, 1906]**

ROSS, RONALD, *Prevention of Malaria*, The Lancet Vol. II/2, 1907, S. 1053.1197, Archiv des ISTK Hamburg. **[Ross, 1907]**

ROSS, RONALD, *Two Ross-Manson Letters*, London 1929, Archiv des ISTK Hamburg, S. 1–12. **[Ross/Manson, 1929]**

ROSS, RONALD, *Obituary Notice.* With Portrait. 1857–1932, Reprinted from ›Obituary Notices of Fellows of the Royal Society‹, No. 2, London, 1933, Archiv des ISTK Hamburg, Ordner 192, S. 108–115. **[Ross, 1933]**

ROSS/THOMSON, *A case of blackwater fever followed by a peculiar Relapse without Haemoglobinuria or detectable Plasmodia*; in: Annuals of tropical medicine and parasitology, hg.v. Liverpool school of tropical medicine, Vol. IV, 1910/11, 307–315, Archiv des ISTK Hamburg. **[Ross/Thomson, 1910/11a]**

ROSS/THOMSON, *A case of sleeping sickness studied by precise enumerative methods: further observations*, in: Annuals of tropical medicine and parasitology, hg. v. Liverpool school of tropical medicine, Vol. III, 1910/11, 395–415, Archiv des ISTK Hamburg. **[Ross/Thomson, 1910/11b]**

ROSS/THOMSON, *Experiments on the treatment of animals infected with Trypanosomes by means of Atoxyl, vaccines, cold, x-rays and leucocytic extract; enumerative methods employed*; in: Annuals of tropical medicine and parasitology, hg. v. Liverpool school of tropical medicine, Vol. IV, 1910/11; S. 487–527, Archiv des ISTK Hamburg. **[Ross/Thomson, 1910/11c]**

SANHAN, KPASSÉMRE WOURO, Das Afrikabild Albert Schweitzers, Saarbrücken 1980, Frankfurter Archiv. **[Sanhan, 1980]**

SCHOLL, JOHANNES, *Albert Schweitzer – Pionier der Entwicklungshilfe,* Manuskript Frankfurter Archiv, o. J.. **[Scholl, Manuskript Frankfurt, o. J.]**

SCHWEITZER, RHENA, *Das Albert-Schweitzer-Spital Lambarene 1963–1965,* DASZ Frankfurt, o. J., o.S.. **[Schweitzer, Rhena, AS-Spital, o. J.]**

SCHWEITZER, RHENA, *Lambarene Juni bis November 1962,* DASZ Frankfurt, o. J., o.S.. **[Schweitzer, Rhena, Lambarene 1962]**

SCHWEITZER, RHENA, *Aus dem Lambarene-Tagebuch Helene Schweitzers für Tochter Rhena,* DASZ Frankfurt, o. J., o.S.. **[Schweitzer, Rhena, Lambarene-Tagebuch, o. J.]**

SCHWEITZER, RHENA, *Meine Mutter Helene Schweitzer-Bresslau,* DASZ Frankfurt, o. J., o.S.. **[Schweitzer, Rhena, Mutter, o. J.]**

SCHWEITZER, RHENA, *Mein Vater Albert Schweitzer und die Jugend,* DASZ Frankfurt, o. J., o.S.. **[Schweitzer, Rhena, Vater, o. J.]**

SCHWEITZER, RHENA, *Wiedersehen mit Lambarene im Sommer 1960,* DASZ Frankfurt, o. J., o.S.. **[Schweitzer, Rhena, Wiedersehen, o. J.]**

SCHWEITZER, RHENA, *Zum 14. Januar 1965,* DASZ Frankfurt, o. J., o.S.. **[Schweitzer, Rhena, 14. 1. 1965]**

SOCIÉTÉ DE MISSIONS ÉVANGÉLIQUES DE PARIS, *Conference de Talagouga Fevrier-Mars 1934.* Resolutions concernans le Docteur Schweitzer; Günsbacher Archiv. **[Pariser Mission, Talagouga-Konferenz, 1934]**

SONNTAG, WOLFGANG, *Albert Schweitzer und die Entwicklungshilfe.* Der Urwalddoktor wird heute 88 Jahre alt. Was seine Tragik lehrt; Darmstädter Echo 14. 1. 1963, Frankfurter Archiv. **[Sonntag, 1963]**

STARGARDT-KOFFER, *Koffer mit Briefen an Emmy Martin, Stargardt Angebot 2011,* Exzerpte und Notizen, am 18. 14. 2011 im Café der Alten Oper beim Besuchertag von Stargardt. **[Stargardt-Koffer]**

STEINMANN, REINHARD, *Die Debatte über medizinische Versuche am Menschen in der Weimarer Zeit.* Inauguraldissertation zur Erlangung des Doktorgrades der Medizin, Archiv der Staats- und Universitätsbibliothek Hamburg, Universität Tübingen 1975. **[Steinmann, 1975]**

TABELLE TROPENPRÄPARATE, Bayer Leverkusen, o.D., o.Vf., Archiv des ISTK, Ordner 2–137. **[Tabelle Bayer]**

TEXTE FÜR PHOTOS AUS LAMBARENE FÜR HERRN LIND SPEYER, Autor nicht genannt, unveröffentlichter Briefwechsel aus dem Nachlass, Landesbibliothekszentrum Speyer, Signatur: Autogr. 1033, 5 Seiten. **[Texte Photos, Lind, Speyer]**

TENBRINCK, MARGARET, S., *Hospital Practice in Equatorial Africa,* Journal of the American Medical Women's Association, Vol. 17, No. 2, 1962, Albert Schweitzer Fellowship Records, Syracuse University Library, Box. 24, Medical Studies and evaluations 1961–67, 129–133. **[Tenbrinck, Syracuse, 1962]**

VORTRÄGE BEI DER XI. TAGUNG DER DEUTSCHEN TROPENMEDIZINISCHEN GESELLSCHAFT, *40-jähriges Bestehen des Instituts und 11. Tagung DTG 1940,* Deutscher Nachrichtendienst Hamburg, 3.10.40; Nr. 275 Bl. 7–10; Nr. 276 Bl. 5–13; Nr. 277 Bl. 5–12, Archiv des ISTK Hamburg, Ordner 2–29 (Nocht-primär), darin:

1) Geheimrat KLEINE (Mitarbeiter von R. Koch); *Die Schlafkrankheit in Ostafrika vor und nach dem Kriege*; Nr. 275 Bl. 8;

2) Stabsarzt: Dr. FRÉGONNEAU; *Verbreitung der gegenwärtig wichtigsten Tropenkrankheiten in Ostafrika und deren Bekämpfungsmaßnahmen*; Nr. 275 Bl. 10;

3) Prof. H. HÖRLEIN-ELBERFEL, *30 Jahre chemotherapeutische Forschung auf tropenmedizinischem Gebiet*; Nr. 276 Bl. 5;
4) Prof. KIKUTH, *Die Bedeutung des neuen Entwicklungszyklus der Malariaparasiten für die Weiterentwicklung der Malariatherapie*; Nr. 276 Bl. 5;
5) Dr. ZUMPT, *Die Tsetsefliege und ihre Bekämpfung*; Nr. 276 Bl. 7. **[Vorträge DTG, 1940]**

WITH SCHWEITZER IN LAMBARENE: *Noel Gillespie's Letters from Africa*, in: Wisconsin Magazine of History, Vol. 54, No. 3, Spring, 1971, Collection Albert Schweitzer Fellowship Records, Box Nr. 34, Syracuse University Library, S. 165–203. **[Gillespie, Syracuse, 1971]**

1.2.7 Internetquellen

www.albert-schweitzer-weimar.de [homepage des Weimarer AS-Komitees]

www.albertschweitzer-haus.de [homepage des AS-Hauses in Königsfeld]

www.albertschweitzer-derfilm.de [Kinofilm aus dem Jahr 2009]

www.albert-schweitzer-zentrum.de [homepage der DASZ Frankfurt]

www.dokserv-promotion.tübingen-de [Verzeichnis der in Kooperation mit Lambarene entstandenen Dissertationen der Universität Tübingen]

www.schweitzer.org [homepage der AISL Günsbach/Bern]

www.schweitzerfellowship.org [The Albert Schweitzer Fellowship]

www.schweitzerlambarene.org [homepage der FISL Lambarene]

www.uni-tuebingen.de/delta/index.html [Medical Research Unit Albert Schweitzer Hospital à Lambaréné Gabon]

http://de.wikipedia.org/w/index.php?title=Albert_Schweitzer&oldid=133544636, [Stand: 12.9.14, 18.31 Uhr]

http://de.wikipedia.org/w/index.php?title=Ethnomedizin&oldid=133851217, [Stand: 12.9.14, 18.31 Uhr]

www.zb.uzh.ch/sondersa/hands/nachlass/Schweitzer/Schweitzer.html [Nachlass von Schweitzer in der Zürcher Zentralbibliothek]

CHRISTEN, STEPHAN/ KÖSTLER-KULL, GABRIELE, *Wem gehört Albert Schweitzer?* 100 Jahre nach der Gründung des Urwaldspitals, Dossier des Dokumentarfilms, www.videominutes.ch; [Stand: 11. 12. 2012, 13.15 Uhr]

DAHW, *Albert Schweitzer, Philosoph und Medizinmann.* Sein Einsatz für Lambarene Lambarene… http://www.dahw.de/die-dahw/helfer-vor-ort-ruth-pfau-manfred-goes-to-lambarene.html; [Stand: 26. 11. 2011, 11:51 Uhr].

DEKLARATION DES WELTÄRZTEBUNDES, Abgedruckt im Textbuch zum Seminar zum Querschnittsbereich »Geschichte, Ethik und Theorie der Medizin«, Institut für Geschichte und Ethik der Medizin, Universitätsklinikum Hamburg-Eppendorf, Stand Januar 2014, 80–81; http://www.bundesaerztekammer.de/downloads/deklhelsinki2008.pdf [Stand: 13. 1. 2009; 14.37 Uhr].

FLOTO, CHRISTIAN/ WINKELHEIDE, MARTIN, *Hippokrates.* Eine lange Nacht über ärztliche Kunst und Verantwortung, Lange Nacht im Deutschlandfunk, 14. 1. 2012,

23.05 Uhr; www.dradio.de/dlf/programmtipp/langenacht/1624462.html; [Stand: 22. 12. 2011; 15.28 Uhr].

INFORMATIONEN ZUM ARBEITSAUFENTHALT IN LAMBARENE, www.albert-schweitzer-zentrum.de; Info_Arbeitsaufenthalt_Lambarene.pdf; [Stand: 13.11.11; 15.15 Uhr.]

INTERVIEW MIT ARY VAN WIJNEN: *Mein Idol- Albert Schweitzer*, www.dahw.de/aktuelles/news/albert-schweitzer-interview-mit ary-van-wijnen.html; [Stand: 26. 11. 2011; 11.50 Uhr]

MUND, HEIKE, *Botschafter der Menschlichkeit.* Der neue Kinofilm über den Urwaldarzt, Deutsche Welle, www.dw-world.de/dw/article/0,,5071729,00.html; [Stand: 26. 11. 2011, 11.57 Uhr]

RATHAY-BIOGRAPHIEN, *Persönlichkeiten aus Schlesien,* Herkunftsorte, www.rathay-biographien.de; [Stand: 3. 10. 2014, 21.31 Uhr]

STARGARDT-KOFFER, *Mit Briefen an Emmy Martin,* Stargardt Angebot 2011, www.albert-schweitzer-zentrum.de/index; [Stand: 15. 2. 2011, 15.21 Uhr]

STEINKE, HUBERT, Forschungsprojekt »Lambarene Hospital 1913–1965/Medical networks and international networks. Albert Schweitzer's Hospital in Lambarene, 1913–1965«; www.img.unibe.ch [Stand: 26. 7. 2014, 10.35 Uhr].

TAGESANZEIGER, »*Nachlass Albert Schweitzers wird öffentlich gemacht*«, 12. 2. 2009;
http://www.tagesanzeiger.ch/zuerich/stadt/Nachlass-Albert-Schweitzer-wird-oeffentlich-gemacht/story/25252107.html [Stand: 15. 1. 2010, 16.47 Uhr]

WOLF, ROLAND, *Ein Universitätsklinikum für Lambarene?,* www.albert-schweitzer-zentrum.de/index; [Stand: 18. 08. 2011, 13.41 Uhr].

1.2.8. Wissenschaftliche Hilfsmittel

EVANGELISCHES GESANGBUCH, Ausgabe für die Nordelbische Evangelisch-Lutherische Kirche, erarbeitet von der Evangelischen Kirche Deutschland und ihrer Gliedkirchen, Hamburg/Kiel ²1995. **[EG, ²1995]**

FREY, CHRISTOFER/ DABROCK, PETER/ KNAUF, STEPHANIE, *Repetitorium der Ethik für Studierende der Theologie,* Waltrop ³1997. **[Frey et al., ³1997]**

GALLING, KURT (Hg.) *Die Religion in Geschichte und Gegenwart.* Handwörterbuch für Theologie und Religionswissenschaft. Studienausgabe, Bd. I, IV, Tübingen ³1986. **[RGG, ³1986]**

GODDARD, BURTON L. (Hg.), *The encyclopedia of modern christian missions.* The agencies, London/Toronto 1964. **[Goddard, 1964]**

HEGENBART, R., *Wörterbuch der Philosophie,* München 1984. **[Hegenbart, 1984]**

HÖFFE, OTFRIED, *Lexikon der Ethik,* München 5.Aufl.1997. **[Höffe, 1997]**

KILLY / VIERHAUS (Hg.), *Deutsche Biographische Enzyklopädie,* München 1997. **[DBE, 1997]**

KRAUSE/ MÜLLER (Hg.) *Theologische Realenzyklopädie.* Studienausgabe, Bd. I, X, XI, XX, XXI, XXIII, XXV, XXVII, Berlin/New York Teil I 1982; Teil II 1990. **[TRE, 1982/ 1990]**

MÜLLER, KARL / SUNDERMEIER, THEO (Hg.), *Lexikon Missionstheologischer Grundbegriffe,* Berlin 1987. **[Lexikon Missionstheologischer Grundbegriffe, 1987]**

PSCHYREMBEL, WILLIBALD, *Klinisches Wörterbuch,* mit klinischen Syndromen und Nomina Anatomica, bearbeitet von der Wörterbuchredaktion des Verlages unter der Leitung von Christoph Zink, 261. Auflage Berlin/New York 2007. **[Pschyrembel, 2007]**

SCHWERTNER, SIEGFRIED M., *IATG²: Internationales Abkürzungsverzeichnis für Theologie und Grenzgebiete.* Zeitschriften, Serien, Lexika, Quellenwerke mit bibliographischen Angaben, Berlin/New York, ²1992. **[Schwertner, IATG², ²1992]**

THOMPSON STUDIEN-BIBEL, *Bibeltexte nach der Übersetzung Martin Luthers.* Altes und Neues Testament, Neuhausen-Stuttgart 1988. **[Studienbibel, 1988]**

WALDENFELS, HANS; *Lexikon der Religionen.* Phänomene/Geschichte/Ideen, Freiburg i.Br. 1995. **[LdR, 1995]**

2. Abkürzungsverzeichnis

Den Abkürzungen dieser Arbeit liegt das »Internationale Abkürzungsverzeichnis für Theologie und Grenzgebiete« von Siegfried Schwertner, Berlin/New York, [2]1992 zugrunde.

Darüber hinausgehend verwende ich die von der Wissenschaftlichen Albert-Schweitzer-Gesellschaft eingeführten Siglen für die Primärliteratur von Albert Schweitzer, die ebenfalls nach der IATG[2] gebildet worden sind und u. a. in BASF 8, S. 180–185 abgedruckt sind. Schriften, welche in BASF 8 aufgrund eines jüngeren Erscheinungsdatums noch nicht mit Siglen versehen wurden, werden von mir nach den oben genannten Grundsätzen gebildet.

2.1. Schriften Albert Schweitzers – Nach Abkürzungen sortiert

AAn	Ansprache in Andende zum 18. 4. 1963
AEBJLP	Ansprache bei der Entgegennahme des belgischen Joseph-Lemaire-Preises
AEK	Vom Aufstieg der Eingeborenen zur Kultur
AGe	Afrikanische Geschichten
AJGe	Afrikanische Jagdgeschichten
AJMP	Artikel für Journal de Missions
AJTB	Zum 28. Juli, dem Todestag Bachs (1908)
ALa	Der Alltag in Lambarene (21. 12. 1958)
AM	Ansprache an die Mitarbeiter (14. 1. 1965 in Lambarene)
AMen	Appell an die Menschheit
AmeS	Das Abenteuer Mensch zu sein
AMZLJ	Das Abendmahl im Zusammenhang mit dem Leben Jesu und der Geschichte des Urchristentums
ANJ	Vom alten und neuen Jahr
APGWFNJ	Das Abendmahlsproblem auf Grund der wissenschaftlichen Forschung des 19. Jahrhunderts und der historischen Berichte
ASDOB	Albert Schweitzer. Zur Diskussion über den Orgelbau (1914)
ASESK	Albert Schweitzer erzählt von seinen Kranken

ASFB	Albert Schweitzer – Fritz Buri; Nachlassedition
ASHB	Albert Schweitzer – Helene Bresslau
ASNMVJSB	Albert Schweitzers nachgelassene Manuskripte über die Verzierungen bei J.S. Bach (Bachstudien 8)
ASUBMJ	Albert Schweitzer. Unveröffentlichte Briefe an Magrit Jacobi
ATBu	Afrikanisches Tagebuch 1939–1945
ATSG	Ansprache auf der Tagung der Schopenhauer-Gesellschaft
AWK	Atomwaffen und Kultur?
AW I–V	Ausgewählte Werke Band I–V
BATo	Bach als Tondichter
BEMZJ	Die Bedeutung der Ethik für die Menschen des 20. Jhs.
BHArN	Bericht über die Hospitalarbeit 1953
BJu	Botschaft an die Jugend
BLa	Briefe aus Lambarene
BLDo	Der Bau des Lepradorfes
BNä	Die Bitte für den Nächsten
BPK	Von Bachs Persönlichkeit und Kunst (1908)
BRL 1924–1927	Briefe aus Lambarene 1924–1927
BRL 1930–1954	Briefe aus Lambarene 1930–1954
BTEWMP	Von Bachs Tod bis zur ersten Wiederaufführung der Matthäus-Passion
BTTWBFC	Botschaft an die Teilnehmer der Tagung des Weltenbundes für freies Christentum
BWASBR	Briefwechsel zwischen Albert Schweitzer und Bertrand Russel
BWASMN	Briefwechsel Albert Schweitzer und Martin Niemöller
BWCGWAS	Briefwechsel über das Christentum zwischen Gustav Wyneken und Albert Schweitzer
BWVSEGB	Der für Bachs Werke für Violine solo erforderte Geigenbogen
CTSG	Chinesische Tierschutzgeschichten
CW	Chinesische Weisheit
CWR	Das Christentum und die Weltreligionen
DETL	Über Denken, Ethik und tägliches Leben
DFOBK	Deutsche und Französische Orgelbaukunst und Orgelkunst
DHe	An den ›Daily Herald‹
DLU	Dorfleben im Urwald
EAJSBMBS	Die erste Aufführung von J.S. Bachs ›Matthäus-Passion‹ in Spanien (1921)
ECSW	Erinnerung an Cosima und Siegfried Wagner
EEMü	Erinnerungen an Ernst Münch. 30.11.1945
ELe	Die Lehre der Ehrfurcht vor dem Leben
ELEL	Die Entstehung der Lehre der Ehrfurcht vor dem Leben und ihre Bedeutung für unsere Kultur
ELMR	Die Ehrfurcht vor dem Leben und die Menschenrechte
EMJE	Erinnerungen an Marie Joseph Erb (1946)
EMü	Eugen Münch (1898)
ENS	Erinnerungen an Nathan Söderblom
ErWA	Erdanschauung oder Weltanschauung
ESAS	Erinnerungen an Simmel von Albert Schweitzer

ESBa	Einführung in das Schaffen Bachs (1929)
FAK	Friede oder Atomkrieg
FBo	Aus Friedensbotschaften
FEr	Die Frau Erzbischof
FJä	Zur Falkenjägerei
FJSA	25 Jahre Spitalarbeit
GAZ	Geschichten aus der alten Zeit
GCa	Gespräche mit Casals. Bern 1954
GCD	Die Geschichte des chinesischen Denkens (in 2 Teilen); Nachlassedition
GDN	Den Geist dämpfet nicht
GDSL	Gottesdienst im Spital zu Lambarene
GICD	Geschichte des indischen und chinesischen Denkens
GJGW	Der Geist Jesu und der Geist der Welt
GKCSW	Zur Geschichte des Kirchenchores zu St. Wilhelm (1905)
GLJF	Geschichte der Leben-Jesu-Forschung
GNTe	Gespräche über das Neue Testament
GOSJH	Gutachten über die Orgel zu St. Jacobi in Hamburg (1928)
GPF	Geschichte der paulinischen Forschung
GPFRG	Geschichte der paulinischen Forschung von der Reformation bis auf die Gegenwart
GV	Gifford-Vorlesungen
GVR	Goethe. Vier Reden
GW	Gesammelte Werke in fünf Bänden
HEAK	Habt Ehrfurcht vor aller Kreatur
HMe	Der heutige Mensch
HSU	Vom Holzschlagen im Urwald
HTPK	Zum 100. Todestag des Philosophen Kant
Human	Humanität
HV (L)	Hibbert-Vorlesungen; Nachlassedition
HWA	Die Heilung von der Weltangst
HZi	Humanismus und Zivilisation
IASS	Ich achte und schätze die Schwarzen
IBGNEST	Ich bin gar nichts als einer, der das Selbstverständliche tut
IMWBUS	Ich muß wieder Bauunternehmer sein
IROB	Internationales Regulativ für Orgelbau
IU	Interview im Urwald
JPa	Die Johannes-Passion, in: Berichte aus Lambarene 15.4.1978
JSB	Johann Sebastian Bach
JSB 1909	Johann Sebastian Bach. Vortrag am 20.3.1909 in Dortmund
JSB 1932	Johann Sebastian Bach. Radiovortrag Amsterdam am 22.5.1932
JSBKP	Johann Sebastian Bachs Künstlerpersönlichkeit (1921)
JSBNL	Johann Sebastian Bach in den nordischen Ländern (1922)
JSBSOWAB	Johann Sebastian Bach. Sämtliche Orgelwerke in 8 Bänden von Charles Marie Widor, Edouard Nies-Berger und Albert Schweitzer
JSBSW	Johann Sebastian Bach und sein Werk. Vortrag vom 30.5.1936 in Lausanne und 5.6.1936 in Straßburg

JSBTD	Johann Sebastian Bach als Tondichter
KAC	Kein Abschied vom Christentum
KDUNHAMA	Kritische Darstellung unterschiedlicher neuerer historischer Abendmahlsauffassungen
KEWAWR	Kultur und Ethik in der Weltanschauung der Weltreligionen
KEWR	Kultur und Ethik in den Weltreligionen 1919–1921; Nachlassedition
KHe	Der kleine Heilige
KJ	Aus meiner Kindheit und Jugend
KKVN	Kongo, Katanga und die Vereinten Nationen
KPh I	Kulturphilosophie I. Verfall und Wiederaufbau der Kultur
KPh II	Kulturphilosophie II. Kultur und Ethik
KPh III, 1	Kulturphilosophie III, Teil 1: 1931–1933. Die Weltanschauung der Ehrfurcht vor dem Leben
KPh III, 2	Kulturphilosophie III, Teil 2: (1933) 1934–1937. Die Weltanschauung der Ehrfurcht vor dem Leben
KPh III, 3	Kulturphilosophie III, Teil 3: 1939–1942. Die Weltanschauung der Ehrfurcht vor dem Leben
KPh III, 4	Kulturphilosophie III, Teil 4: (1947) 1943–1945. Die Weltanschauung der Ehrfurcht vor dem Leben
KQUGD	Die Kraftquellen unseres geistigen Daseins
KVR	Krieg und Völkerrecht
LD	Aus meinem Leben und Denken
LKI	Die Lebenskraft der Ideale
LPF	Die Lage des Protestantismus in Frankreich
LS	Im Lande der Schlangen
LSHNFN	Das Lambarenespital vom Herbst 1945 bis Frühjahr 1954
LWD	Leben, Werk und Denken 1905–1965. Mitgeteilt in seinen Briefen
MAB	Modelle für einen Atombrief
MAMu	Mehr aktive Musik
MAP	Die Mystik des Apostels Paulus
MBRS	Meine Begegnung mit Rudolf Steiner
MEAC	Meine Erinnerungen an das alte Colmar
MECW	Meine Erinnerungen an Cosima Wagner
MFr	Menschlichkeit und Friede
MGE	Von der Mission. Gedanken und Erfahrungen
MKWR	Mensch und Kreatur in den Weltreligionen; Nachlassedition
MLa	Mitteilungen aus Lambarene
MLe	Aus meinem Leben
MLG	Das Messianitäts- und Leidensgeheimnis. Eine Skizze des Lebens Jesu
MM	Von Mensch zu Mensch. Aus Briefen von Albert Schweitzer und seinen Mitarbeitern
MMS	Den Menschen ein Mensch werden
MSUr	Mein Spital im Urwald
MWL	Das ist mein Werk in Lambarene
MWMe	Mein Wort an die Menschen
OUSM	Ojembo, der Urwaldschulmeister

PAAW	Das Problem der Abschaffung der Atomwaffen
PABNJ	Die Philosophie und die allgemeine Bildung im 19. Jh.
PAm	Der Prophet Amos
PBJ	Die psychiatrische Beurteilung Jesu
PEHMD	Das Problem der Ethik in der Höherentwicklung des menschlichen Denkens
PEMEK	Professor Ernst Münch und die Elsässische Kirche
PESL	Ein Pelikan erzählt aus seinem Leben
PFHW	Das Problem des Friedens in der heutigen Welt
POÖMAZA	Politik ohne öffentliche Meinung im Atomzeitalter
Pr (1898–1948)	Predigten (1898–1948); Nachlassedition
PTSB	Philosophie und Tierschutzbewegung
PTW	Der Protestantismus und die theologische Wissenschaft
RGC 1	Reich Gottes und Christentum, Teil 1; Nachlassedition
RGC 2	Reich Gottes und Christentum, Teil 2; Nachlassedition,
RGEK	Rede zum Gedächtnis an Ella Krieser am 5.10.1959
RGVUEGU	Die Idee des Reiches Gottes im Verlauf der Umbildung des eschatologischen Glaubens in den unenschatologischen
RHGL	Die Religion im heutigen Geistesleben und in der Kultur unserer Zeit
RKB	Zur Reorganisation unserer Kirchenbehörde
RKKRV	Die Religionsphilosophie Kants von der Kritik der reinen Vernunft bis zur Religion innerhalb der Grenzen der bloßen Vernunft
RMK	Die Religion in der modernen Kultur
ROB	Zur Reform des Orgelbaus (1927)
RSKRV	Die religionsphilosophische Skizze der Kritik der reinen Vernunft
RSOST	Die Restauration der Silbermannschen Orgel an St. Thomas
RSWÄ	Vom Regen und schön Wetter auf dem Äquator
RVB	Der runde Violinbogen
RWr	Von Reimarus zu Wrede
RWRe	Das Recht der Wahrhaftigkeit in der Religion
SaLa	Spitalandachten in Lambarene
Selbst.	Selbstdarstellung
SFr	Straßburger Freundschaften
SOBI	Siegfried Ochs als Bach-Interpret
SPEL	Straßburger Predigten über die Ehrfurcht vor dem Leben
SPr	Straßburger Predigten
STH	Auf den Spuren Trador Horns
SiU	Das Spital im Urwald
SUnm	Schuldig der Unmenschlichkeit (1952)
SV	Straßburger Vorlesungen 1902–1912
SWMLWE	Das Spital. Wie mein Lebenswerk entstand
TEM	Tolstoi, der Erzieher der Menschheit
TGLa	Tiergeschichten aus Lambarene
TPB	Theologisch-Philosophischer Briefwechsel 1901–1965; Nachlassedition
TSDAS	Theologische Selbstdarstellung Albert Schweitzers
TSo	Zum Totensonntag

TZ	Tabus und Zauber
ULNV	An unsere Leser zum Neujahr 1921
UTL	Von unseren Tieren in Lambarene
VVA	Vorträge, Vorlesungen, Aufsätze; Nachlassedition
VG	Verschiedene Geschichten
VST	Vom 4. Sonntag nach Trinitatis
VWOPOFJSB	Vorschläge zur Wiedergabe der Orgelpräludien und Orgelfugen J.S. Bachs
WAf	Warum nach Afrika?
WAID	Die Weltanschauung der indischen Denker
WAIS	Was bei den Weißen anders ist als bei den Schwarzen
WE	Wir Epigonen; Nachlassedition
Weg	Der Weg
WFH	Der Weg des Friedens heute
WFr	Der Weg zum Frieden
WILP	Wie ich in Lambarene predigte
WIMJSB	Was ist mir Johann Sebastian Bach und was bedeutet er für unsere Zeit?
WLe	Worte über das Leben
WMLE	Wie mein Lebenswerk entstand
WMZMNT	Was der Menschheit zur Zeit am meisten not tut
WPa	Weihnachten unter Palmen
WPFOJSB	Über die Wiedergabe der Präludien und Fugen für Orgel von J.S. Bach
WSWT	Was sollen wir tun? 12 Predigten über ethische Probleme
WU	Zwischen Wasser und Urwald
WZDS	Der Wanzenzüchter - Drei Schnirchle
ZAS	Zwei Anekdoten aus Schweden
ZK	Zivilisation und Kolonisation

2.2. Weitere Abkürzungen

Über die Primärliteratur Albert Schweitzers hinausgehend finden folgende Abkürzungen in diesem Buch Verwendung:

a. a. O.	am angegebenen Ort
AISL	Association Internationale de l'Œuvre du Docteur Albert Schweitzer de Lambaréné
Anm.	Anmerkung
Art.	Artikel
(A)S	(Albert) Schweitzer
ASS	Albert Schweitzer Studien
BASF	Beiträge zur Albert-Schweitzer-Forschung
BNI	Bernhard-Nocht-Institut
BVfäM	Berliner Verein für ärztliche Mission
bzw.	beziehungsweise
ca.	circa

d.	der
DASZ(F)	Deutsches Albert-Schweitzer-Zentrum (Frankfurt)
Ders.	Derselbe
DHV	Deutscher Hilfsverein
d.i.	das ist
DIfäM	Deutsches Institut für ärztliche Mission (Tübingen)
d.J.	der Jüngere
ebd.	Ebenda
EEvL	Ethik der Ehrfurcht vor dem Leben
EG	Evangelisches Gesangbuch
ersch.	Erschienen
E.S.	Études Schweitzeriennes
et al.	et alii/aliae/alia = und andere
etc.	et cetera
EvL	Ehrfurcht vor dem Leben
f	folgende
ff	fortfolgende
FISL	Fondation Internationale de l'Hôpital du Docteur Albert Schweitzer à Lambaréné
FS	Festschrift
ggf.	gegebenenfalls
Hg.	Herausgeber
i.d.R.	in der Regel
i.S.	im Sinne
ISTK	Institut für Schiffs- und Tropenkrankheiten
Jh.(s)	Jahrhundert(s)
Kap.	Kapitel
m.E.	meines Erachtens
m. H.	mit Hilfe
n. d.	no date
Nr.	Nummer
o.D.	ohne Datumsangabe
o.J.	ohne Jahresangabe
o. S.	ohne Seitenzahlangabe
Rb.	Rundbrief
S.	Seite
s.	siehe
Sp	Spalte
s.a.	siehe auch
s.u.	siehe unten
Tü	Tübingen
u.a.	unter anderem
u.ö.	und öfter
usw.	und so weiter
u.U.	unter Umständen
v.a.	vor allem

Vf.in	Verfasserin
Vgh.	Vergangenheit
vgl.	vergleiche
Z.	Zeile
z. T.	zum Teil
z. Zt.	zur Zeit

3. Danksagung

An diesem Ort möchte ich all denjenigen Personen sehr herzlich danken, die mich während des Entstehungsprozesses dieses Buches begleitet, unterstützt, ermutigt und gefördert haben.

Herr Prof. Dr. med. Heinz-Peter Schmiedebach hat diese Studie als mein langjähriger Mentor und Doktorvater betreut und in ihrem Entstehungsprozess unterstützt. Ihm gilt mein großer Dank.

Frau Prof. Dr. phil. Eva Brinkschulte hat die Arbeit mit wachem Interesse in der Abschlussphase begleitet, wofür ich ihr herzlich danken möchte.

Ich danke den Reihenherausgebern Prof. Dr. med. Dr. phil. Heinz Schott und PD Dr. med. Walter Bruchhausen für die gute Zusammenarbeit und Aufnahme der Studie in die »Bonner Beiträge zur Geschichte, Anthropologie und Ethik der Medizin«.

Frau Prof. Dr. theol. Inge Mager danke ich für ihre liebevolle und umsichtige Begleitung des Entstehungsprozesses dieses Buches und ihren immerwährenden Rat in wichtigen Fragen.

Frau Caroline Fetscher hat mir während des Schreib- und Denkprozesses im gemeinsamen Austausch über die Person und das Werk Albert Schweitzers, dem sie sich ebenfalls seit vielen Jahren widmet, immer wieder zentrale Impulse und Erkenntnisse ermöglicht, wofür ich ihr sehr dankbar bin.

Den MitarbeiterInnen des Hamburger Bernhard-Nocht-Instituts, insbesondere Frau Bibliothekarin Martina-Christine Koschwitz danke ich sehr herzlich für die Bereitstellung der zahlreichen Archivmaterialien und die wunderbaren Arbeitsbedingungen im Tropeninstitut. Ferner möchte ich mich bei den Mitarbeitern des Deutschen Albert Schweitzer Zentrums Frankfurt, dort v. a. Frau Dr. Blochmann, des Weimarer und Günsbacher Albert-Schweitzer-Archivs, des Emil-Lind-Archivs in der Pfälzischen Landesbibliothek in Speyer, dort v. a. Dr. Schlechter, des DifäM Tübingen, v. a. Dr. Aart van Soest und Dr. Eichler, der Zentralbibliothek Zürich sowie der Syracuse University Library N.Y. insbesondere Frau Nicole Dittrich für die Bereitstellung wichtiger Archivalien und die Unterstützung im wissenschaftlichen Forschungsprozess von Herzen bedanken.

Ein besonderer Dank gilt meinen ärztlichen Kollegen der Klinik und Poliklinik für Psychiatrie und Psychotherapie des Universitätsklinkums Hamburg Eppendorf, welche den Schreibprozess und die Entstehung dieses Buches mit regem Interesse begleitet haben.

Mein größter Dank gilt meiner Familie und meinen Freunden, welche mich auf dem eigenen Weg in die Interdisziplinarität ermutigt, gefördert und unterstützt haben. Sie sind aus dem Entstehungsprozess dieser Arbeit und meiner biographischen Entwicklung nicht wegzudenken. Eine Person sei mit besonderen Worten der freundschaftlichen Dankbarkeit aus jahrzehntelanger Verbundenheit heraus erwähnt: Frau Hildegard Roß-Thews, der ich dieses Buch widmen möchte.

Hamburg, im Juli 2015
Isgard Ohls